从分子到行为

唐孝威　沈模卫
罗建红　孙　达　主编

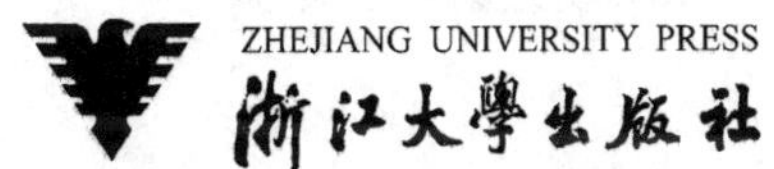

图书在版编目(CIP)数据

从分子到行为 / 唐孝威等主编. —杭州：浙江大学出版社，2009.3
ISBN 978-7-308-05857-5

Ⅰ.从... Ⅱ.唐... Ⅲ.神经心理学 Ⅳ.B845.1

中国版本图书馆 CIP 数据核字(2008)第 036445 号

从分子到行为

唐孝威 沈模卫 罗建红 孙 达 主 编

责任编辑 沈国明
封面设计 刘依群
出版发行 浙江大学出版社
(杭州天目山路 148 号 邮政编码 310028)
(E-mail：zupress@mail.hz.zj.cn)
(网址：http：//www.zjupress.com
http：//www.press.zju.edu.cn)
电话：0571—88925592，88273066(传真)
排　　版 杭州求是图文制作有限公司
印　　刷 富阳市育才印刷厂
开　　本 889mm×1194mm 1/16
印　　张 24
字　　数 690 千
版 印 次 2009 年 3 月第 1 版 2009 年 3 月第 1 次印刷
书　　号 ISBN 978-7-308-05857-5
定　　价 58.00 元

浙江大学出版社发行部邮购电话 (0571)88925591

参编人员名单

主编

唐孝威　浙江大学理学院物理系
沈模卫　浙江大学理学院心理与行为科学系
罗建红　浙江大学医学院
孙　达　浙江大学医学院附属第二医院核医学科

参与编写人员

程邦胜　浙江大学理学院物理系
曹丙利　浙江大学理学院物理系
唐孝威　浙江大学理学院物理系
曹志彤　浙江大学理学院物理系
叶　伟　浙江大学理学院物理系
胡正晖　浙江大学理学院物理系
方加忠　浙江大学理学院物理系
顾杰斌　浙江大学理学院物理系
谢小平　浙江大学理学院物理系

杨　勇　浙江大学生物医学工程与仪器科学学院
郑筱祥　浙江大学生物医学工程与仪器科学学院
李　光　浙江大学生物医学工程与仪器科学学院
封洲燕　浙江大学生物医学工程与仪器科学学院
童勤业　浙江大学生物医学工程与仪器科学学院神经信息中心

刘华锋　浙江大学信息学院光电系

徐琴美　浙江大学理学院心理与行为科学系
何　洁　浙江大学理学院心理与行为科学系

祝一虹　浙江大学医学院医学心理教研室
翁旭初　浙江大学医学院
陈宜张　浙江大学医学院
王　伟　浙江大学医学院医学心理学教研室
孙国强　浙江大学医学院医学心理学教研室

周　晓　浙江大学医学院附属第一医院神经内科

罗本燕　浙江大学医学院附属第一医院神经内科
张鸣敏　浙江大学医学院附属第一医院放射科
徐晓俊　浙江大学医学院附属第一医院放射科
楼海燕　浙江大学医学院附属第一医院放射科

张宝荣　浙江大学医学院附属第二医院神经内科
殷鑫浈　浙江大学医学院附属第二医院神经内科
刘志蓉　浙江大学医学院附属第二医院神经内科
丁美萍　浙江大学医学院附属第二医院神经内科
张　进　浙江大学医学院附属第二医院神经内科
张建民　浙江大学医学院附属第二医院神经外科
祝　笠　浙江大学医学院附属第二医院神经外科
孙　达　浙江大学医学院附属第二医院核医学科
占宏伟　浙江大学医学院附属第二医院核医学科
许　唯　浙江大学医学院附属第二医院核医学科
刘洪彪　浙江大学医学院附属第二医院核医学科

前　言

唐孝威

物理世界的结构具有层次性。物理世界中有轻子、夸克等粒子，夸克和胶子组成核子(质子和中子)，核子组成原子核，原子核和电子组成原子，原子形成分子，再到大分子，到宏观的物理世界，甚至宇宙，这就是无生命的物理世界的层次性。物理学在研究某一个物质层次时往往忽略比它更小的层次，比如说对超导体的研究就不涉及对原子核反应的研究，但物理世界的这些层次又是统一的。

正像物理世界具有许多层次那样，脑的结构和功能也具有许多层次。心理科学和神经科学研究脑的结构和功能，涉及从分子到行为的许多层次。分子指生物体内，特别是脑内的分子；行为指个体的各种反应、动作和活动。

从分子到行为，存在哪些不同的层次呢？从生物学角度来看，大脑有组织结构和功能分工。在宏观方面，我们对脑的组织结构已经认识得很清楚了。在微观方面，基因、各种蛋白质分子，与其他生物分子一道组成了神经细胞(神经元和胶质细胞)。神经元又通过突触形成连接，组成回路，进而按一定的分类组成不同的亚区，最终形成宏观的脑区，如大脑皮层、中脑、丘脑，以及脑干、脊髓等。

脑的结构与功能是相辅相成的，结构是功能的基础。神经元和神经回路结构和功能的多样性以及它们之间复杂的联系导致了脑功能的复杂性。可以想象，神经系统是一个非常复杂的网络系统，在结构和功能两个层面都可以不断地分为次级系统，各个次级系统之间有复杂的联系和相互作用。随着系统复杂性的提高，功能的复杂性也增加，并在一定条件下实现某种质的飞跃，如出现人类高级精神活动。神经系统的高级功能是通过脑内网络系统实现的。在这个意义上，分子和细胞的功能可以通过神经网络系统导致心理过程。

目前，心理科学和神经科学的研究是从不同层次来探讨人脑的活动的。神经生物学家把神经活动的表达和改变定位在神经回路的特定式样的电活动、化学过程及其改变上，认为任何一个行为都是建立在特定神经回路复杂活动的基础上的。例如，把一个短暂的心理过程解释为神经电活动和化学过程，一个持续的心理过程则引起神经细胞、轴突、树突之间连接的改变以及化学过程的变化。而心理学则更关注知、情、意等过程，认为心理活动与神经活动有区别，脑功能是不可能还原为分子的，只能讨论特定分子对心理活动的贡献。

心理科学和神经科学这两个学科能不能整合呢？整合的关键问题又是什么呢？我们认为，这两个学科是能够整合的，因为它们都研究脑的活动。但目前它们研究的侧重点不同，心理科学着重研究脑的高级功能和行为，神经科学着重研究脑的结构和生理功能。把它们整合为统一的学科，还需要很大的努力。

心理科学和神经科学的整合涉及合理还原的问题：心理能不能还原到分子，或分子事件能不能说明心理？细胞或者分子和心理现象是不同的层次，寻找心理现象的基础并不需要追究到单个细胞或者分子水平。心理活动有物质基础，某些功能分子与特定行为可以建立相关性；但情绪、心理和行为却不能简单地还原为单个细胞和分子的活动，即使能够有某种程度的还原，对于心理现象来说也已经没有意义。这就像水泥和沙子对构成建筑物是不可缺少的，但把建筑物还原到水泥和沙子的特性时，已无法欣赏建筑物的美。又像把人看成是碳、氢、氧元素的组成体，对理解人体的化学组成是有意义的，但是对理解人的整体高级特性就毫无价值。因此，要根据理解什么样的功能，来确定还原的层次。从另一个角度看，如果把人看成一个智能的机器，有一定的初始状态，能否给定一个输入就对应有一个输出，从而建立起输入输出之间一一对应的联系呢？显然不能。人作为智能体，其初始状态及以后的状态是异常复杂和不能控制的，因为人有主观能动性。目前的科学认识水平还不能使我们从物质基础逆推到复杂的心理现象。

我们认为，心理科学和神经科学整合的方向是统一的心脑科学（Brain Mind Science），或神经—心理科学，它包括神经心理学和心理神经科学两个侧面。神经心理学着重从神经活动的角度阐明心理与行为的规律；而心理神经科学着重阐明心理与行为神经基础的规律。目前的认知神经科学只是心理神经科学中的一部分，还不能包括所有的心理问题。心理有广泛的内容，而认知仅仅是心理活动的一个方面。目前的认知神经科学可以缩短心理科学和神经科学的差距，但在整合的途径上仍有一定的局限性。例如，一定的心理现象可以通过 EEG、ERP 等脑电波表现出来，但相应的脑电波还不能说明心理过程的内容。

浙江大学是多学科的综合性大学，学科门类齐全。在理科和医科方面有心理科学和神经科学等学科，还有数学、物理学、化学，以及生物学、临床和基础医学等学科。在工科方面有计算机科学、信息科学、控制科学和生物医学工程等学科。在人文社科方面，也进行语言和认知科学的研究。浙江大学一直提倡多学科的交叉研究，“十五”规划“211 工程”设置了“脑与认知科学及其应用”项目，“985 工程”设置了“语言和认知”项目，开展心理科学和神经科学的交叉研究。

本书是“脑与认知科学及其应用”项目组织编写的一本心理科学和神经科学方面的著作。书中选择心理科学和神经科学中若干前沿科学问题，介绍当前从分子到行为不同层次研究的进展，同时也介绍浙江大学相关的一部分研究工作。心理科学和神经科学的研究领域非常宽广，本书介绍的只是其中的一小部分研究成果。

本书共四章。第一章：脑的神经基础；第二章：脑的高级功能；第三章：脑的疾病防治；第四章：脑的实验技术。

目　录

第一章　脑的神经基础

第一节　中枢神经系统一氧化氮的扩散反应动力学研究

一、NO 的基本特性及其在中枢神经系统中的生理作用

一氧化氮(nitric oxide，NO)是一种不带电荷的分子，含有一个未配对的电子而呈顺磁性，NO 大多数常见的化学反应特征都与这个未配对电子的稳定化相关。NO 有两个重要的亲核试剂靶——硫和氮。NO 以氮为亲核靶生成亚硝胺，以硫为亲核靶生成亚硝基硫醇。NO 可以与含血红素铁或非血红素铁以及铜的金属蛋白配位。NO 与含金属的酶作用后常使酶可逆或不可逆地受到抑制，这种情况常见于血红素作为酶催化反应的辅基时。NO 与金属作用也可使一些酶激活，比如鸟苷酸环化酶和环氧化酶。

自 1988 年 Garthwaite[1] 等提出 NO 可能作为一种信息传递物质在中枢神经系统中起作用以来，NO 在中枢神经系统中的作用引起了神经科学工作者的极大兴趣。经典的神经递质应该在突触前合成，贮存于神经末梢的突触小泡中，当神经冲动传至末梢，小泡内容物以"胞裂外排"方式释放到突触间隙，递质与突触后膜上受体结合从而激活受体，然后通过影响细胞内第二信使或突触后膜的离子通透性变化导致细胞生理功能改变。释放出来的神经递质通过酶降解或再摄取而消除。NO 不同于上述经典递质，它是一种脂溶性的气体型小分子，没有专门的贮存机制，NO 合成后立刻就向四周快速扩散，并能直接透过细胞膜作用于邻近区域。

1. 脑内一氧化氮合成酶(NOS)的分布

生物体内 NO 主要由左旋精氨酸(*L*-argininine，*L*-Arg)在一氧化氮合成酶(nitric oxide synthase，NOS)的作用下合成。根据原型酶的细胞或组织来源以及表达方式不同，NOS 分为神经元型 NOS(neuronal NOS，nNOS)、内皮型 NOS(endothelial NOS，eNOS)和诱导型 NOS(inducible NOS，iNOS)。eNOS 和 nNOS 又称为结构性 NOS 或原发型 NOS，主要分布于血管内皮细胞、血小板、中枢神经元、星型胶质细胞等。eNOS 和 nNOS 依赖于 Ca^{2+} 和钙调蛋白，当 Ca^{2+} 浓度达到 0.2～1μmol/L 时酶活性最大。血管活性物质乙酰胆碱、缓激肽以及切应力的刺激使浆细胞内 Ca^{2+} 浓度升高，通过氧自由基或钙依赖性磷脂代谢的其他物质可以激活这两类 NOS。但由 eNOS 和 nNOS 催化 *L*-Arg 引起的 NO 释放是短时性的。iNOS 又称为非钙依赖性 NOS 或巨噬细胞型 NOS，主要存在于巨噬细胞、血管平滑肌细胞、中性粒细胞、肾小球细胞膜以及星型胶质细胞等。iNOS 可以诱导产生，不依赖于 Ca^{2+} 和钙调蛋白，能引起 NO 的长时间释放，且 NO 产量较大。几乎所有有核细胞均可诱导产生 iNOS，因其激动剂为内毒素和脂多糖，所以 iNOS 与多种疾病的发生、发展有关。

1988 年，Garthwaite 首次证实脑组织中存在 NOS，脑中 NO 主要来源于脑血管内皮细胞、

神经元和胶质细胞。nNOS在大脑皮质、海马以及纹状体等区域中广泛分布，含nNOS的神经元占这些区域的1%～2%。在海马中，nNOS主要存在于CA_1区的中间神经元和海马齿状回的颗粒细胞中，海马锥体细胞不含有nNOS而含eNOS。在小脑中，nNOS主要分布于颗粒细胞和水平纤维及框状细胞中。在中脑的上下丘表层也分布着nNOS。在脑血管内皮细胞中存在eNOS。星型胶质细胞及小胶质细胞经诱导可以产生iNOS。

2. NO在中枢神经系统中的生理作用

(1)NO和学习记忆的关系

中枢神经系统的NO由Ca^{2+}依赖的一氧化氮合成酶(NOS)催化*L*-精氨酸与氧气反应而产生。NOS可分为神经元型(nNOS)、内皮型(eNOS)和诱导型(iNOS)三种，在海马的锥体细胞中存在nNOS和eNOS。研究发现，使用NOS的抑制剂，如*N*-硝基-*L*-精氨酸甲酯(*L*-NAME)，能阻断长时程增强效应(LTP)的产生，而NO供体的应用能增加神经递质的释放。NO的清除剂，如血红蛋白也能阻断LTP的产生。血红蛋白不能穿过细胞膜，所以它清除的应该是胞外的NO，也就是说，如果突触后膜产生NO并逆行扩散到突触前膜的话，它将被血红蛋白所清除，从而证明细胞内产生并释放到胞外的NO影响LTP。更进一步的实验证明，海马锥体细胞eNOS对LTP的诱导和表达起关键作用。基因敲除实验也证明，nNOS敲除对LTP的影响不大，而nNOS和eNOS同时敲除时，LTP不能被诱导。Arancio等利用培养的海马细胞研究NO对LTP的作用，也证明NO逆行扩散到突触前膜而发挥作用。Doris Albrecht等利用海马脑片实时检测LTP诱导期NO的变化，发现海马CA_1区约$40000\mu m^2$的区域NO增加，NO的抑制剂*L*-NAME抑制LTP的诱导。

对NOS在单细胞内的空间分布研究也提示，NO可作为逆行信使候选者之一，在突触后膜nNOS通过PSD-95与NMDA受体相耦联。令人感兴趣的是，通过NMDA受体介导的Ca^{2+}内流能引发NO的神经兴奋性毒性，而注射同等量的Ca^{2+}或通过电压依赖内流的Ca^{2+}却不能引起NO的神经兴奋性毒性。Burette等用免疫组化方法证实，在突触刺内存在NOS。对在细胞质内合成的NOS如何转运到突触后膜也已有研究报道。NOS的空间分布提示，NO为逆行信使。我们实验室也开展了NO实时检测研究，通过共聚焦显微镜和NO电极实时检测单个神经细胞受刺激时胞内NO的变化。我们的研究发现，培养的海马神经细胞受谷氨酸刺激时，树突和轴突中NO的变化不一样，这与免疫组化的结果相一致。

(2)NO对脑血流的调节

NO在脑血流的调节中起着十分重要的作用。脑血管的内皮细胞中存在eNOS，与外周血管一样。在正常情况下，血管内皮细胞持续释放NO，NO激活鸟苷酸环化酶(sGC)，使血管平滑肌处于舒张状态。NOS抑制剂可抑制脑血管内皮细胞合成NO，从而导致脑血管收缩。体内外实验均证实，人和动物大的脑血管对乙酰胆碱(Ach)的反应依赖于血管内皮，利用NOS抑制剂显示，这种反应依赖于NO的合成[2,3]。体内实验表明，局部应用NOS抑制剂可导致脑血管收缩，脑血流量下降。但在这种情况下，影响脑血管张力的NO不是来源于血管内皮细胞而是来源于神经元和胶质细胞。

NO还参与脑内Meynert基底核兴奋引起的皮质血流的增加。该核团发出的胆酰能神经通到大脑皮质，核团兴奋可释放乙酰胆碱，使得皮质血流增加。静脉注射NOS抑制剂可对抗Meynert基底核兴奋引起的皮质血流增加，从而推测该神经末梢释放的Ach可能作用于脾脏血管的内皮细胞，使内皮细胞释放NO，从而舒张血管，增加血流。

由于NO具有高度弥散性，脑血管附近的神经元在激活时释放的NO也可影响血管张力。

某些星型胶质细胞也结构性地表达低水平的 NOS,可对受体介导的刺激起反应而产生 NO。由于某些星型胶质细胞的细胞足紧邻脑血管,它们也可能参与脑血管张力的调节。

二、NO 扩散反应的仿真建模研究

由于 NO 在体检测还面临着技术上和方法学上的困难,近年来 NO 合成后的扩散和反应的定量数学模型的研究得到了越来越多的重视。通过数学模型的研究,可以更好地了解 NO 的生物特性和在体变化规律:如 NO 合成后,通过扩散可以作用到靶点的有效浓度、有效浓度的维持时间等;缺血情况下 NO 与 O_2^- 相互反应的时间过程,NO 合成量的变化等。这些问题由于 NO 在体浓度低、能与多种物质发生反应、半衰期短等特点,用传统的生物医学研究方法无法解决。NO 定量数学模型的研究可以为基础研究提供指导,并能辅助临床研究的展开。

1994 年,Lancaster 从动力学出发分析了细胞内和细胞间的 NO 扩散,建立了溶液中 NO 的扩散与简单反应模型。之后,Lancaster 将单细胞模型扩展成多细胞模型,构建了一个细胞群仿真 NO 浓度变化的模型[4,5]。Lancaster 的模型分析显示,细胞群释放的 NO 并不能引起 sGC 的活化,这一结论后来被证明是错误的。出现错误的原因在于,Lancaster 对生理模型做了过度的简化,同时也由于当时可供建模的实验数据太过有限。

同年,Wood 和 Garthwaite 建立了脑中源于神经细胞的 NO 扩散模型[6]。他们以 NO 扩散动力学为基础,把单个神经元作为一个 NO 的点源,构建了单神经元 NO 扩散模型,并在单神经元模型的基础上建立了多神经元模型。通过这些模型,他们分析了神经元 NO 的扩散过程和作用范围。NO 扩散模型基于点源构建,模型中参数取自已发表文献,NO 的释放速率则为一估计数值。

Kanai 等以培养的牛动脉内皮细胞为研究对象,以平板流动小室实验为基础,构建了 NO 扩散一传递一氧化模型。在实验中,他们测量了流动小室不同位置处的 NO 浓度,通过实验探索了剪切力与 NO 释放速率之间的关系。Kanai 构建的模型仿真显示,以培养细胞实验为基础来模拟生理环境中的 NO 传递过程是可行的。但在 Kanai 的模型中没有包含 NO 与血红蛋白、O_2、硫醇及其他血流组分之间的相互作用。

1996 年,Micheal 等基于离体培养黏附细胞实验,构建了由 iNOS 催化合成 NO 的浓度时空分布模型[7]。通过该模型分析,Micheal 等认为,在稳定态下,NO 浓度应该低于4～5μmol/L;他们还指出,通过测定一群细胞产生的硝基化合物来估计 NO 的合成速率,这一方法得到的结果会低于 NO 的实际合成速率。

1998 年,Bulter 等基于 Fick 定律建立了血管系统中 NO 传递模型。该模型把血管假设为中间层(内皮细胞层)为 NO 源的无限长圆柱,内皮细胞产生的 NO 向外扩散到平滑肌细胞层,向内扩散到血流中。内皮细胞附近的红细胞会降低 NO 的清除速率,因而也被考虑在内作为模型的一部分。该模型分析提示我们,与 NO 源的距离是某处 NO 能否激活 sGC 的一个重要指标。

Vaughn 等应用 Fick 定律构建了用于分析 NO 在微循环系统中有效扩散距离的数学模型[8]。Vaughn 的模型主要由三个组分组成:血管内腔、内皮层和外腔平滑肌。在 Vaughn 的模型中,内皮层被考虑成一个细胞厚度的两个独立的表面,NO 在两个表面同时产生,并各自扩散到血管内腔和外腔平滑肌。Vaughn 分析了血管尺寸不同、血红蛋白对 NO 清除速率不同等情况下 NO 的有效扩散距离。与 Bulter 一样,为了获得与实验数据一致的仿真结果,Vaughn 在模型中也采用了非实验确定的反应速率。

Bo Chen 等则从化学工程学的角度出发，以 Lewis 等的巨噬细胞流动小室实验为基础，模拟了流动小室中 NO 的扩散与反应[9]。该模型以单层细胞为 NO 释放源，NO 释放后向流动小室中自由扩散，并与不同物质(包括 O_2，O_2^-，CO_2等)反应。该模型考虑了 NO 与多种物质的反应，给出了 NO 在反应网络中的变化。但由于这个模型基于培养细胞的流动小室实验构建，而且模型参数均取自已有文献，其模拟环境与生理环境有一定差距。

2000 年，Andrew Philliphe 在 Wood 和 Garthwaite 的点源模型基础上，用 NOS 均匀分布的球模型代替点源模型，模拟了神经细胞合成的 NO 自由扩散到胞外这一过程[10,11]。该模型考虑了神经细胞的大小和形态对 NO 扩散的影响，分析了不同神经元形态、不同 NO 清除速率下 NO 的扩散。但该模型以一个简单的一阶反应来表征 NO 与其他物质的反应，使得模型中反应信息缺失。

2001 年，Buerk 以分离肝细胞的离体实验为基础，用一维有限差分方程仿真了血流中 NO、O_2、血红蛋白的化学动力学过程[12]。该模型以三层结构来模拟血管，对血流中血红蛋白与 NO 扩散、氧浓度与 NO 扩散的关系做了详细的讨论。

Thomas 以 Lancaster 在 1994、1997 年构建的模型为原型，构建了组织氧浓度对 NO 的生成、扩散的影响的模型[13]。Thomas 的模型为一平板模型，模型中假定 NO 产生速率线性依赖于组织氧浓度。通过模型的分析显示，NO 可以抑制线粒体的呼吸氧化作用，并可以增加血管附近组织的氧浓度。但 Thomas 在模型中没有采用更接近生理情况的圆柱体为模型几何形状，采用的 NO 组织清除速率也比实验报道的数据要高得多。

2002 年，Kavdia 构建了在一个小动脉中，有 HBOC(氧合血红蛋白)存在情况下的 NO 的扩散反应数学模型。通过该研究发现，当 HBOC 外渗时，血管平滑肌的 NO 浓度显著降低。这一模型为分析血红蛋白对 NO 传递的影响开辟了一种新的思路。但该模型中没有考虑 NO 对 O_2的依赖关系，尤其是 O_2对 NO 合成的影响。

Shin 构建了人体气管中 NO 与 GSNO 相互关系的数学模型。该模型应用已经报道的文献数据仿真了稳态时 NO 与 S-硝基谷胱甘肽的动力学关系和 NO 在支气管中的传输。该模型显示 GSNO 是 NO 在气道中的载体分子之一。这一研究中的某些数据和结论虽然由于生理场景不一样，不能直接用于血管或组织 NO 模型，但仍然不失为一个很好的参考。

综上所述，国际上不少学者已在 NO 建模方面做了大量工作，研究工作也有了很大进展。尤其在心血管系统方面，NO 扩散反应模型已经从简单的扩散模型发展到比较复杂，包括几个反应在内的扩散反应模型。国内在 NO 建模方面起步较晚，迄今还未见文献报道。通过模型的研究，人们得到了一些较有意义的结果，推动了对 NO 作用机制的理解。但目前所存在的模型依然存在着过于简化及与生理环境有一定差距等缺陷，还需后来者不断努力来推动 NO 建模的发展。

1. 扩散模型研究

由于 NO 扩散速度快，又与体内多种化学物质反应，在体 NO 的检测存在较大困难，因此自 NO 被确认为内皮舒张因子起，NO 建模的工作就没有间断过。

内皮细胞释放 NO 能明显地扩张血管，调节血流，影响组织供氧和其他营养物质的传递，因此在建模工作中，内皮细胞源的 NO 受到了较多的关注，以内皮细胞为中心的血流中 NO 建模是目前 NO 建模中较热门领域。Lancaster，Kanai，Vaughn，Bulter，Kavdia 等都研究了血流中内皮细胞源的 NO 扩散反应。关于神经细胞释放的 NO 的扩散反应行为研究相对较少，目前可查文献中，仅有 Wood 和 Garthwaite，以及 Andrew Philliphe 等少数学者曾对脑中神经细胞源的 NO 扩散进行了建模。

1994 年，Wood 和 Garthwaite 首次对神经细胞源的 NO 进行了建模。该模型以 Carslaw 和 Jaeger 的热传导模型为原型，将神经细胞看做没有大小的 NO 点源，假设神经细胞给出一个时长为 T、强度为 S 的 NO 释放脉冲，则 T 时刻，绕该点源的 NO 分布可表示为：

$$C=\frac{S}{4\pi Dr}erfc\ \frac{r}{2\sqrt{DT}}$$

式中：D 为 NO 扩散系数，r 为空间一点到点源的距离。在时长为 T、强度为 S 的释放脉冲结束 t_1 时间后的某时刻，绕该点源的 NO 分布可表示为：

$$C=\frac{S}{4\pi Dr}\left(erfc\ \frac{r}{2\sqrt{D(t_1+T)}}-erfc\ \frac{r}{2\sqrt{Dt_1}}\right)$$

考虑到 NO 会与体内其他化学物质反应，Wood 和 Garthwaite 以简单的一阶过程模拟了 NO 的消耗，假设 NO 在扩散过程中的半衰期为 λ，则时长为 t、强度为 S 的 NO 释放脉冲在点源周围形成的 NO 分布可表示为：

$$C=\frac{S}{8(\pi D)^{\frac{3}{2}}}\int_0^t\frac{\mathrm{e}^{-\frac{r^2}{4D\tau}-\lambda\tau}}{\tau^{\frac{3}{2}}}\mathrm{d}\tau$$

基于上述数学模型，Wood 和 Garthwaite 对神经细胞源的 NO 在脑中的扩散进行了仿真，并给出了脉冲型 NO 释放、连续型 NO 释放、单个点源释放 NO、多个点源释放 NO 等情况下 NO 的扩散结果。

2000 年，Andrew Philliphe 在参考 Wood 和 Garthwaite 的神经细胞点源模型的基础上，考虑了神经细胞大小、形状对 NO 扩散的影响，构建了神经细胞球模型。Andrew Philliphe 将神经细胞看成一个均匀分布着 NOS 的球体，每一个 NOS 都是一个合成 NO 的点源，这些 NOS 点源行为同步。对于瞬间冲击波型 NO 释放，NO 在细胞周围的分布函数为：

$$C(a,r,t)=\int_0^a\int_0^{\pi}\int_0^{2\pi}\frac{Q\rho r'^2\sin\theta}{8(\pi Dt)^{\frac{3}{2}}}\mathrm{e}^{-\frac{r^2}{4Dt}-\lambda t}\mathrm{d}r'\mathrm{d}\theta\mathrm{d}\varphi$$

式中：Q 为单位体积的 NO 释放强度，ρ 为 NOS 密度，a 为神经细胞半径。在极坐标中求解该积分式，由于假设 NOS 分布均匀，则根据球对称，该式可简化为：

$$C(a,r,t)=Q\rho\mathrm{e}^{-\lambda t}\left[\frac{1}{2}erf\left(\frac{a+r}{2\sqrt{Dt}}\right)+\frac{1}{2}erf\left(\frac{a-r}{2\sqrt{Dt}}\right)-\frac{1}{r}\sqrt{\frac{Dt}{\pi}}\left(\mathrm{e}^{-\frac{(a-r)^2}{4Dt}}-\mathrm{e}^{-\frac{(a+r)^2}{4Dt}}\right)\right]$$

其中 $erf(x)=\frac{2}{\sqrt{\pi}}\int_0^x\mathrm{e}^{-u^2}\mathrm{d}u$。考虑神经细胞连续释放 NO，持续时间 t 的方波型 NO 释放，该神经元周围的 NO 分布为：

$$C(a,r,t)=\int_0^t\int_0^a\int_0^{\pi}\int_0^{2\pi}\frac{Q\rho r'^2\sin\theta}{8[\pi D(t-t')]^{\frac{3}{2}}}\mathrm{e}^{-\frac{r^2}{4Dt}-\lambda(t-t')}\mathrm{d}r'\mathrm{d}\theta\mathrm{d}\varphi\mathrm{d}t'$$

Andrew Philliphe 还考虑了神经突触等神经细胞结构，给出了神经细胞胞体、神经突触共同释放 NO 时的 NO 分布结果。对于 NO 在扩散过程中的反应消耗，Andrew Philliphe 与 Wood 一样，将之看做一个简单的一阶反应，以 NO 半衰期为衡量指标，以一个指数型函数模拟了 NO 扩散过程中的消耗。

Wood 和 Garthwaite，Andrew Philliphe 从热传导模型出发，根据 Fick 定律构建了脑内神经细胞源 NO 扩散的数学模型。在他们的模型中，所有数据基本都来自已出版的文献，缺少实验支持。反观 NO 在血流中的扩散模型，许多研究者已经做了不少离体实验来支持模型构建，如 Kanai 的牛动脉内皮细胞流动小室实验、Lewis 的巨噬细胞流动小室实验等。

2.反应模型研究

NO 能与体内多种化学物质反应，在 NO 建模过程中，NO 的反应动力学已经越来越受到研究者们的重视。

在早期的 NO 建模研究中，研究者以简单的一阶反应来表征 NO 在扩散过程中的反应，以半衰期来衡量 NO 消耗速度的快慢，如 Lancaster，Wood 和 Garthwaite，Kanai 等的早期 NO 模型。之后，人们开始注意到 NO 所参与的反应对 NO 扩散有着重要影响，NO 的模型中出现了与 NO 相关的反应，如 Lancaster，Bulter，Thomas，Vaughn，Kavdia 等研究者的模型。这些模型多为循环系统，即血流中 NO 的扩散反应模型，人们主要考虑了血红蛋白、O_2 与 NO 的反应。由于 NO 能与血红蛋白中的铁金属基团结合，因此血红蛋白能清除 NO 从而影响 NO 扩散。血流中存在大量的血红蛋白，因此几乎所有后期的模型都考虑了 NO 与血红蛋白的反应。O_2 作为合成 NO 的底物之一，也受到了不少研究者的关注，Thomas，Buerk 在建模过程中都考虑了 O_2 对 NO 释放、扩散的影响。Thomas 特别就不同氧浓度对 NO 的释放和半衰期的影响进行了研究。

Buerk 考查了 NO 生理研究和模型研究状况，总结了 NO 的生化特点，并对血流，脑、肺等组织的 NO 建模工作进行了探讨和分析[12]。Buerk 认为，NO 的合成速率是氧浓度依赖性的，两者之间满足

$$R_{NO} = R_{NO_{max}} \times O_2/(O_2 + K_m)$$

其中 K_m 是 Michalis 常数。Buerk 认为，NO 对线粒体呼吸即 O_2 的代谢也有一定的影响，其关系可以用

$$R_{O_2} = R_{O_{2\max}} C_{O_2}^2/(C_{O_2}^2 + K'_m)^2$$

描述，其中

$$K'_m = 16\mu\text{mol/L}(1 + C_{NO}/27\text{nmol/L})$$

Buerk 总结了部分 NO 的反应，如 NO 的自氧化反应方程可表示为

$$\frac{dC_{NO}}{dt} = -4kC_{O_2}C_{NO}^2$$

NO 与 O_2^- 的反应可表示为：

$$\frac{dC_{NO}}{dt} = -kC_{NO}C_{O_2^-}$$

考虑 NO 与 $ONOO^-$ 的反应，Buerk 总结 NO 的消耗速率为

$$\frac{dC}{dt} = -(k_1 C_{O_2^-} + 4k_2 C_{O_2} C_{NO} + k_3 C_{ONOO^-})C_{NO}$$

对超氧阴离子、过氧亚硝酸根离子等的生化反应动力学，Buerk 未做讨论。

Bo Chen 等以 Lewis 的离体巨噬细胞实验为基础，从化学工程学的角度研究了 NO 扩散过程的反应动力学[9]。Bo Chen 将流动小室看做由均一溶液填充的容器，巨噬细胞产生的 NO 和 O_2^- 都穿过细胞膜进入溶液中，NO 与 O_2 反应生成 NO_2 之后转化为 N_2O_3，最终形成 NO_2^-；O_2^- 与 NO 反应形成 $ONOO^-$，$ONOO^-$ 部分裂解，并同时与 NO、CO_2 等物质反应；进入溶液的 O_2^- 部分被溶液中的 SOD 清除。Bo Chen 总结出各物质的反应速率为：

$$R_{NO} = -4k_1 C_{NO}^2 C_{O_2} - k_2 C_{NO} C_{O_2^-} - 2k_3 C_{NO} C_{per}$$

$R_{O_2^-} = -k_2C_{NO}C_{O_2^-} - k_4C_{SOD}C_{O_2^-} - k_5C_{HO_2}C_{O_2^-}$

$R_{per} = k_2C_{NO}C_{O_2^-} - (k_6 + k_7)C_{ONOO^-} - k_8C_{CO_2}C_{ONOO^-} - k_9C_{NO}C_{per}$

Bo Chen 的模型考虑了各种化学物质之间的相互影响关系，给出了 NO 扩散过程中较全面的影响因素，还考虑了 $ONOO^-$ 参与的反应，研究了 $ONOO^-$ 的变化。但由于他是从化学工程学的角度出发的，因此在分析影响因素时忽略了某些生理细节，比如 NO－$ONOO^-$ 之间的反应，尽管它们的反应速率不慢，但由于 NO、$ONOO^-$ 的在体浓度很低，即使在缺氧态，NO 和 O_2^- 都大量产生，$ONOO^-$ 合成增加的情况下，NO 也达不到与 CO_2 竞争的 $ONOO^-$ 程度，因此这一反应对实际生理情况的影响是十分微小的，将其考虑在模型内反而会使模型的 Jacobi 条件数增多，增加了方程组的求解难度。另外，由于 Bo Chen 模型的原型为流动小室，因此 Bo Chen 的模型中 O_2 浓度为一恒定量，NO 和 O_2^- 的产生速率从单层培养的活化巨噬细胞的流动小室实验中获取，也取为常数，这与脑缺氧等生理情况是有一定差距的。

目前，脑内 NO 的反应动力学研究目前还鲜见文献，基于离体实验的脑内反应动力学模型还未见报道，而 NO 在脑缺血、缺血再灌注等过程中起着重要作用，因此建立脑内 NO 的反应模型是很有意义的。在脑缺血、再灌注等情况下，脑内 NO 主要来源于神经细胞而非内皮细胞，所以脑组织内 NO 反应动力学建模环境与循环系统中 NO 动力学建模环境有较大差异。在缺氧、再灌注等情况下，氧气的动态变化成为影响 NO 合成、反应的主要因素；同时由于细胞呼吸链电子漏形成的大量超氧阴离子能与 NO 快速结合产生 $ONOO^-$，超氧阴离子也成为影响 NO 浓度的重要因素之一；$ONOO^-$ 是缺氧、再灌注过程中 NO 的一个重要产物，有较强的细胞毒性，是缺氧等情况下产生神经细胞毒害的关键因子之一。为进一步研究缺氧、再灌注过程中 NO 的变化规律并探索其作用机制，我们以 O_2、NO、O_2^-、$ONOO^-$ 为主体构建了 NO 反应网络，由于 O_2^- 难以穿过细胞膜扩散到胞外，相关反应主要在胞内进行，因此我们选择了神经细胞为反应环境进行 NO 反应动力学研究。应用激光共聚焦扫描技术和荧光标记技术，我们获得了离体培养的神经细胞在缺氧状态下 NO 和 O_2^- 的生成数据。应用这些数据，我们可调整基于实验条件构建的实验模型中的部分参数。理想模型基于神经细胞生理基础构建，结合参数的调整，我们可以此来仿真缺血、再灌注情况下神经细胞内 O_2、NO、O_2^-、$ONOO^-$ 的变化。

三、脑缺血状态下 NO 的扩散动力学

在体研究表明，大脑缺氧 5min 将导致缺氧区脑细胞死亡。因此，舒张缺氧区域血管平滑肌，扩张血管，改善供血供氧，是机体对缺氧的急性反应之一。NO 作为一种血管舒张因子在血流调节中发挥着重要作用[14]。在脑部缺氧早期，NO 有明显的一过性升高[15]。研究表明，神经元产生的这个一过性升高的 NO 具有神经毒性作用[16]。然而，因缺氧而产生的 NO 是否能扩散到缺氧部位邻近的脑血管平滑肌，使血管舒张并增加血流，从而具有神经保护作用功能，有关这方面的研究还未见文献报道。

大脑缺氧时 NO 升高的机制目前已经研究得比较清楚，即大脑缺氧时，谷氨酸释放增加，导致神经细胞 NMDA(*N*-甲基-*D*-天冬氨酸)离子通道开放，促使 Ca^{2+} 内流入胞内，内流的 Ca^{2+} 激活 NO 合成酶，合成大量 NO。已有研究表明，谷氨酸刺激会导致大脑血流增加[17]，因此我们推测缺氧情况下，由神经细胞产生的这部分一过性升高的 NO 有可能参与舒张血管、增加血流这一过程，从而具有神经保护作用。

要研究大脑缺氧时产生的 NO 是否具有通过扩散而舒张血管供应的功能，从在体实验角度，我们还面临技术和方法学上的困难。因此，我们从 NO 扩散的数学建模和仿真角度，结合

离体实验,对此问题进行了研究。基于扩散动力学,以 NO 扩散的点源模型为基础,结合静息态和缺氧态 NO 释放仿真函数,我们分别构造了静息态和缺氧态下 NO 扩散的平板模型。

通过模型,我们分别得到神经细胞在静息态和缺氧态下的扩散行为,模拟得到一些 NO 在脑组织中扩散的定量结果。基于这些数据,我们得以进一步分析 NO 在脑部缺氧时可能发挥的生理作用。

1. 模型假设

(1)NO 作为一种非极性的小分子,可以自由穿过细胞膜结构,在组织间迅速扩散。因此,我们忽略细胞结构和组织结构对扩散的影响,假定 NO 的扩散是均匀的,其扩散速度由扩散系数 D 决定。

(2)NO 在扩散过程中会与 O_2 反应并衰减,其半衰期与其所处环境的氧浓度相关,氧浓度越低,NO 半衰期越长。在实际生理环境中,NO 的半衰期还受到超氧阴离子及亚硝酸根离子等的影响,但在本模型中主要考虑 O_2 的影响。

(3)在正常状态下,海马区神经元以较低水平稳定地产生 NO,此时 NO 的产生与消耗处于动态平衡,我们定义这种状态为“静息态”。在缺氧情况下,海马神经元产生的 NO 显著增加,动态平衡被破坏,NO 分布发生改变,我们定义这种状态为“激活态”。根据我们的实验,给予缺氧刺激后 4.5min(270s),NO 荧光染料强度有显著增加,总荧光强度上升到刺激前的 168%,其后荧光强度基本持平。根据实验数据,经比较筛选,我们用高斯函数 $e^{-\left(\frac{t}{135}\right)^2}$ 来模拟这一过程。

(4)海马与整个大脑相比体积很小,且 NO 由于快速衰减只能扩散很短距离,因此我们认为海马产生的 NO 的扩散没有边界限制,可以自由扩散到最远距离。

(5)海马区 NO 主要由 CA_1 区神经元产生,假定 CA_1 区为神经元单层、分布均匀,且每个神经元都看做一个独立的 NO 点源,如图 1-1-1 所示。

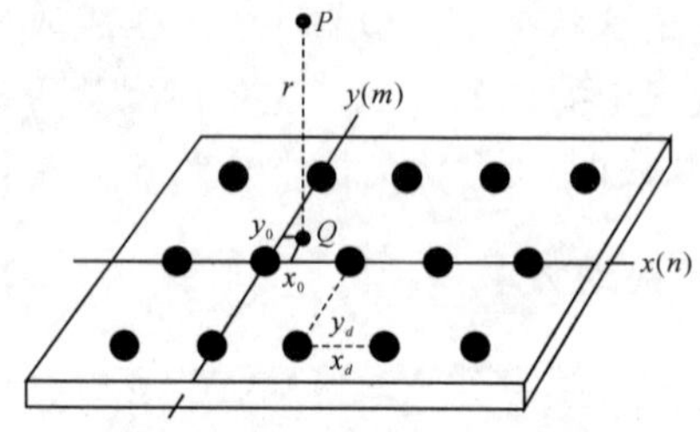

图 1-1-1 平板模型示意图

r :空间一点 P 到平板源的距离。

x_d,y_d: 神经元间 x,y 方向的间隔。神经元均匀分布,根据文献[7],可以得到 $x_d=y_d=60\mu$m。

n_0,n_1: x 方向神经元计数的下限、上限。大鼠海马形状约为(8~9)mm×3mm。取长径方向为 x 方向,则 x 方向每行神经元总数为 150。取短径方向为 y 方向,则 y 方向每列神经元总数为 50。以距离 P 在平板上的投影点 Q 最近的神经元为计数零点。

m_0,m_1:y 方向神经元计数的下限、上限。

x_0,y_0:投影点 Q 到最近神经元的 x,y 方向的距离。

(6)NO 衰减符合指数规律,有

$$T_{1/2}=e^{\frac{2}{\lambda}} \quad (\lambda \text{ 为衰减系数}, T_{1/2} \text{ 为 NO 半衰期}) \qquad [1]$$

(7)激活态 NO 初始浓度假设为 0mol/L。神经元被激活后释放大量 NO,使其周围 NO 浓度迅速升高,尽管实际上激活态 NO 存在一个静息态遗留的浓度,但由于激活态初始 NO 释放强度约为静息态 NO 释放强度的 10 倍且在几毫秒之内迅速扩散到邻近区域，此时原初始浓度对激活态模型的影响可以忽略，因此对激活态模型做此简化是可以接受的。

2. 建模过程

基于以上假设，根据 Fick 定律，我们可以得到 NO 扩散的基本微分方程：

$$\frac{\partial u}{\partial t} - D\nabla^2 u = S(x,y,z,t) - \lambda u \qquad [2]$$

u：t 时刻$(x,\ y,\ z)$处的 NO 浓度；

D：NO 扩散系数，$3300\mu m^2/s$[8]；

λ：NO 衰减系数，由方程[1]决定；

$S(x,\ y,\ z,\ t)$：t 时刻$(x,\ y,\ z)$处 NO 的释放强度。

(1)静息态模型

在静息态有

$$\frac{\partial u}{\partial t} = 0$$

故方程[2]可简化为

$$\lambda u - D\nabla^2 u = S(x,y,z,t) \qquad [3]$$

对于点源，根据其球对称性，在球坐标系中解方程[3]可得如下解：

$$C_r(r) = \frac{S_r}{4\pi Dr} e^{-r\sqrt{\frac{\lambda}{D}}} \qquad [4]$$

r：空间一点 P 到点源的距离；

S_r：NO 释放常数，即静息态 NO 的恒定释放速率；

λ：NO 衰减系数，取静息态 NO 半衰期为 5s[18]，则 $\lambda = 0.0134/s$。

对于静息态神经元平板，将各个神经元作用累加得到静息态海马神经元模型：

$$C_r(r) = \frac{S_r}{4\pi D}\sum_{j=m_0}^{m_1}\sum_{i=n_0}^{n_1}\frac{e^{-\sqrt{r^2+(jy_d+y_0)^2+(ix_d+x_0)^2}\sqrt{\frac{\lambda}{D}}}}{\sqrt{r^2+(jy_d+y_0)^2+(ix_d+x_0)^2}} \qquad [5]$$

黄志农等通过实验得到静息态大鼠海马表面 NO 浓度约为 $1\mu mol/L$[19,20]，我们通过实验测定大鼠海马神经元外径为$(11.7\pm 2)\mu m(n=9)$，取 $r=11.7\mu m$，从方程[5]可以推算出 $S_r = 6.4\times 10^{-17} mol/s$。

(2)激活态模型

解方程[2]可以得到点源解：

$$C_a(r,t) = \frac{S_a}{8(\pi Dt)^{\frac{3}{2}}} e^{-\frac{r^2}{4Dt}} e^{-\lambda t} \qquad [6]$$

r：空间一点到点源的距离；

S_a：点源在 $t=0$ 时释放的 NO 量；

λ：NO 衰减系数，λ 取值由 NO 半衰期决定。

根据我们的实验，我们用高斯函数 $e^{-(\frac{t}{135})^2}$ 来模拟缺氧刺激后海马的 NO 释放。由于给予缺氧刺激后 4.5min(270s)总荧光强度上升到刺激前的 168%，其后荧光强度基本持平，荧光强度反映的即为 NO 量的变化，因此我们得到方程：

$$\int_0^{270} S_a e^{-(\frac{135}{t})^2} dt = 0.68\times 30\times 60\times S_r \qquad [7]$$

S_r已知，可求得 $S_a=6.51\times10^{-16}$ mol/s。

将各个神经元作用累加，可得

$$C_a(r,t)=\frac{S_a}{8(\pi Dt)^{\frac{3}{2}}}\mathrm{e}^{-\lambda t}\sum_{j=m_0}^{m_1}\sum_{i=n_0}^{n_1}\mathrm{e}^{-\frac{r^2+(ix_d+x_0)^2+(jy_d+y_0)^2}{4Dt}} \qquad [8]$$

参数意义参见基本假设(5)。

方程[8]是某个瞬间平板上所有神经元释放的 NO 对空间一点的影响，考虑连续源作用，得到激活态平板模型：

$$C'_a(r,t)=\int_0^t\frac{S_a\mathrm{e}^{-(\frac{t-\tau}{135})^2}}{8(\pi D\tau)^{\frac{3}{2}}}\mathrm{e}^{-\lambda\tau}\sum_{j=m_0}^{m_1}\sum_{i=n_0}^{n_1}\mathrm{e}^{-\frac{r^2+(ix_d+x_0)^2+(jy_d+y_0)^2}{4D\tau}}\mathrm{d}\tau \qquad [9]$$

3. 建模结果和分析

(1)NO 浓度随距离的变化

正常生理状态时，海马神经元 NO 释放和消耗维持着一个动态平衡过程，其浓度分布如图 1-1-2中静息态曲线所示；作为对比，缺氧态下取 NO 半衰期为 5s，激活态 1 曲线表示缺氧发生 100s 后 NO 分布；考虑到缺氧状态下 NO 半衰期延长[18]，以中轻度缺氧为条件，取半衰期为 25s，由图 1-1-2 中激活态 2 曲线可见 NO 浓度沿距离的分布进一步升高。取 0.3μmol/L 为 NO 阈值，则静息态最大作用距离为 401μm，而激活态最大作用距离为 2600μm；若以 1.6 μmol/L为 NO 阈值，则静息态不能激活任何区域而激活态最远作用距离可以达到 1100μm。从这些数据我们可以看出，静息态时释放的 NO 浓度较低，较难到达血管附近的平滑肌，而激活态 NO 可以扩散到较远距离，从而可能到达缺氧区域附近的血管平滑肌，舒张血管，改善血流供应，起到保护神经细胞的作用。另外，Grifiths 等人指出，激活线粒体中细胞色素 c 环化酶的 NO 浓度为激活 NO-GC 所需浓度的 30 倍左右[21]；而根据我们的实验，缺氧初期 NO 释放速率上升最大不超过 10 倍左右，因此缺氧初期增加的 NO 并不足以抑制线粒体代谢而产生细胞毒性作用。

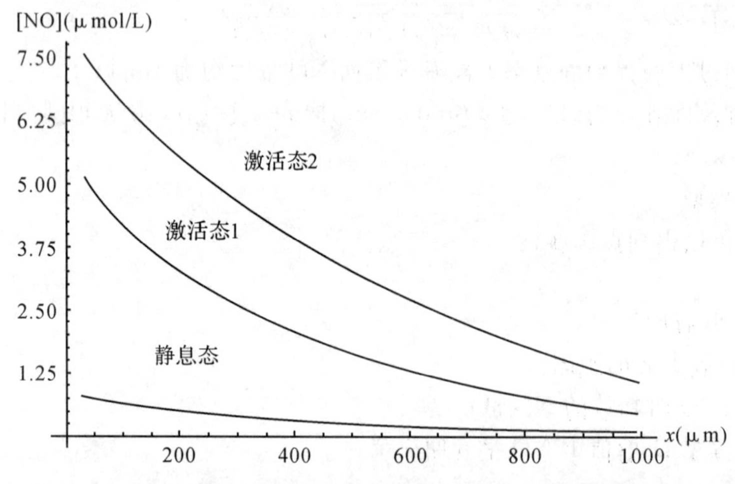

图 1-1-2 不同状态下，NO 浓度与空间点到平板距离的关系

(静息态：NO 半衰期取 5s。激活态：NO 半衰期分别取 5s，25s。激活态的曲线所选时间点为缺氧后 100s。空间点在平板上的投影点相对平板的位置参数选择为$(x_0,y_0)=(0,0)$，$n_0=-74$，$n_1=75$，$m_0=-24$，$m_1=25$)

(2)NO 浓度随时间的变化

在静息态，平板附近的 NO 浓度有一个随距离增加而降低的稳定分布(见图 1-1-2)。缺氧

激活神经元后，到平板不同距离处的 NO 浓度有着各自不同的变化规律(见图 1-1-3)。取半衰期为 25s，在 100μm 处，$t=100$s 时 NO 浓度达到最大，$[NO]_{max}=6.5$μmol/L；300μm 处，在 $t=120$s 时达到最大，$[NO]_{max}=4.7$μmol/L；而在 800μm 处，$t=180$s 时 NO 浓度达到最大，$[NO]_{max}=2.5$μmol/L。

若以 1μmol/L 为 NO 浓度阈值，则在 100μm，300μm，500μm，800μm 处维持该浓度以上的时间均为 400s 左右；若以 4.5μmol/L 为阈值，则 500μm，800μm 处达不到该阈值，100μm 处可以维持阈值以上浓度约 170s，300μm 处则是 50s 左右。因此，我们认为，距离海马越近，越能快速、灵敏地感受到 NO 释放的变化。

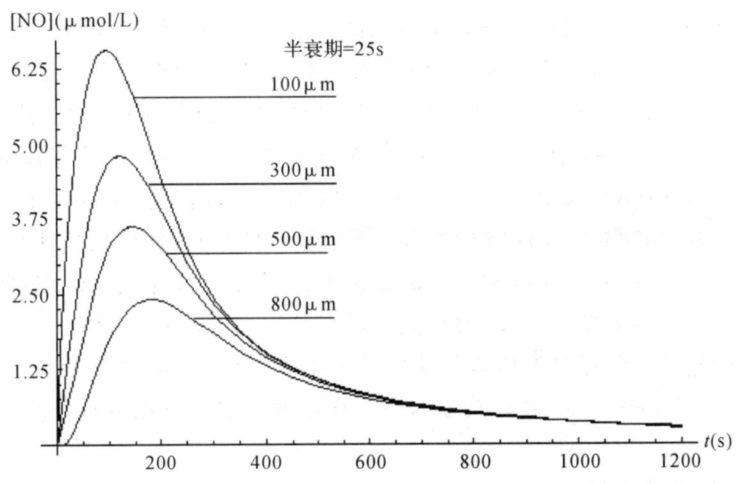

图 1-1-3　半衰期 25s，到平板不同距离的点上 NO 浓度随时间的分布
(到平板的距离分别取 100μm，300μm，500μm，800μm)

(3)半衰期对 NO 扩散的影响

脑缺氧发生后，由于缺氧区域的组织氧浓度迅速下降，使得 NO 与 O_2 反应减弱，NO 半衰期变长。图 1-1-4 反映了半衰期对 NO 扩散的影响，由于 NO 半衰期的影响因素，我们主要考虑了组织氧浓度，因此图 1-1-4 实际上反映了组织氧浓度对 NO 扩散的影响。在 NO 半衰期小于 2s 的情况下，NO 与氧气迅速反应，无法扩散到较远距离；半衰期上升到 5s 时，NO 在

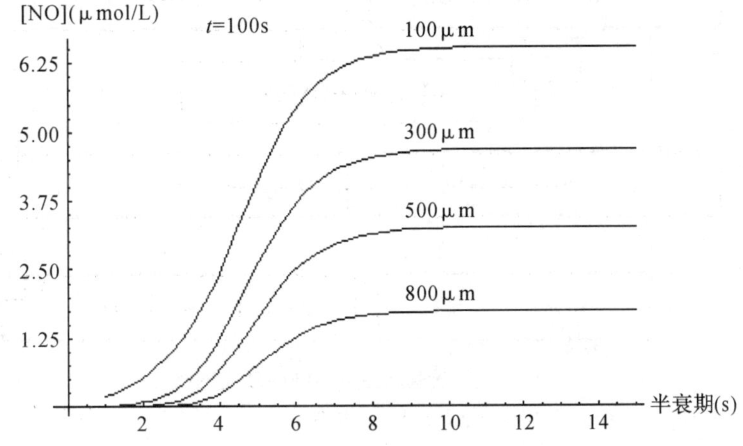

图 1-1-4　同一时刻，到平板不同距离的点上 NO 浓度与半衰期的关系
(图中所示为缺氧 100s 后距离海马 100μm，300μm，500μm，800μm 处取不同半衰期的 NO 浓度值)

800μm 处已经有了较明显作用；半衰期继续增加，NO 作用也随之增强，当半衰期达到 8s 后，随着半衰期增加，NO 作用不再有明显增强。这意味着缺氧发展到一定程度后，NO 的扩散不再受组织氧浓度的影响，其生理意义尚在探讨中。

四、脑缺血状态下 NO 的反应动力学

NO 在脑生理中同时兼有保护和毒害两种作用。在缺血前或缺血早期，使用 *L*-精氨酸，SIN-1 等 NO 供体升高脑内的 NO 水平能改善缺血区血供，对细胞起保护作用。当脑实质中 NO 过量生成时又会引起神经毒性，此时使用 NOS 抑制剂降低脑内 NO 水平则可能是有益的，低剂量的 NOS 抑制剂在持续局部脑缺血和缺血再灌注中的保护作用已经在小鼠、大鼠等动物实验中得到证实。但也有报道显示，NOS 并不能起到保护作用，甚至加重了脑缺血梗塞。因此研究 NO 的变化规律，分析 NO 作用机制以选择恰当的给药时机是有实践意义的。

在生物体内，NO 能与 O_2、O_2^-、$ONOO^-$ 等多种化学物质反应，并且有着复杂的反应动力学关系。同时，O_2^-、$ONOO^-$ 又能与生物体中多种物质反应，这些物质构成了一个复杂的反应网络。由于 NO、O_2^-、$ONOO^-$ 等物质在体内浓度很低，且能与多种物质快速反应，因而想通过生物检测技术来探索这些物质在脑缺血及缺血再灌注过程中的变化和作用，到目前为止还存在困难。我们希望，通过对脑缺血、缺血再灌注过程及包括 NO、O_2^-、$ONOO^-$ 等物质的反应动力学进行研究，构建合适的模型来仿真脑缺血及再灌注过程中 NO 的变化，了解 NO 的变化和作用机制，对 O_2^-、$ONOO^-$ 等在脑缺血过程中一样起着重要的细胞毒性作用的物质也有更深一步的了解。

2. 建模假设和建模过程

(1)生化反应网络

NO 在缺氧状态下的反应网络如图 1-1-5 所示：

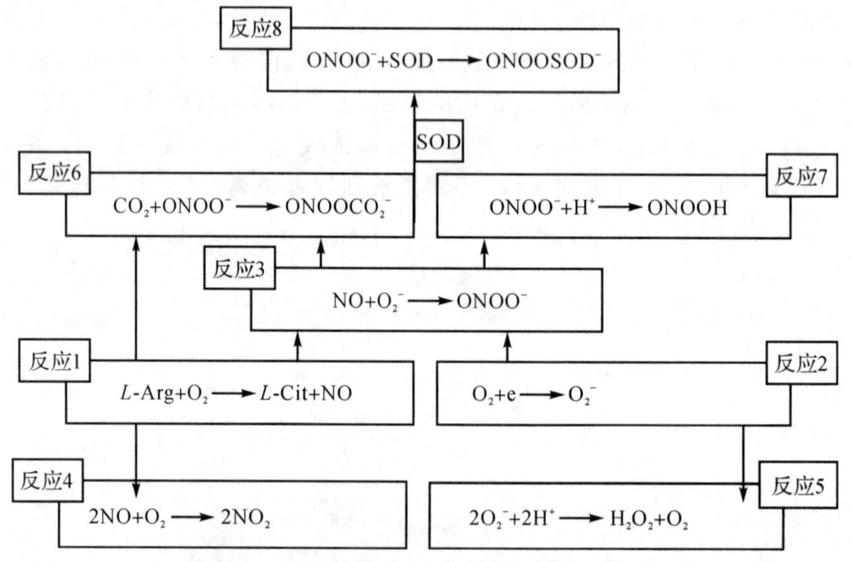

图 1-1-5　缺氧状态下 NO 的反应网络

基于图 1-1-5 中的反应，可以得到以下基本方程。

反应 1：

$$\frac{dNO}{dt}=-\frac{dO_2}{dt}=R_{NO}\times C_{O_2}/(C_{O_2}+k_{m\_no})$$

反应 2：

$$\frac{dO_2^-}{dt}=-\frac{dO_2}{dt}=(R_{O_2^-\_1}+R_{O_2^-\_2})\times C_{O_2}/(C_{O_2}+k_{m\_so})$$

反应 3：

$$\frac{dNO}{dt}=\frac{dO_2^-}{dt}=-\frac{dONOO^-}{dt}-k_{\_no\_so}\times C_{NO}\times C_{O_2^-}$$

$k_{\_no\_so}=6.7\times10^9(mol/L)^{-1}\cdot s^{-1}$(Donald G. Buerk, 2001)

反应 4：

$$\frac{dO_2}{dt}=\frac{1}{2}\frac{dNO}{dt}=-k_{\_no\_o_2}\times C_{O_2}\times C_{NO}^2$$

$k_{\_no\_o_2}=9.6\times10^6(mol/L)^{-1}\cdot s^{-1}$(Mahendra Kavdia,2002)

反应 5：

$$\frac{dO_2^-}{dt}=-2\frac{dO_2}{dt}=-2\times k_{\_sod\_so}\times C_{O_x^-}$$

$k_{\_sod\_so}=2\times10^9(mol/L)^{-1}\cdot s^{-1}$(Donald G. Buerk, 2001)

反应 6：

$$\frac{dONOO^-}{dt}=-k_{\_pn\_co_2}\times C_{ONOO^-}\times C_{CO_2}$$

$k_{\_pn\_co_2}=5.8\times10^4(mol/L)^{-1}s^{-1}$(Michael P. Murphy, 1998)

反应 7：

$$\frac{dONOO^-}{dt}=k_{\_pn}\times C_{ONOO^-}$$

$pK_a=6.75$(Bo Chen, 1998)，$k_{\_pn}=0.1$（刘占卜,2002）

反应 8：

$$\frac{dONOO^-}{dt}=\frac{dSOD}{dt}=-k_{\_pn\_sod}\times C_{ONOO^-}\times C_{SOD}$$

$k_{\_pn\_sod}=1\times10^5(mol/L)^{-1}\cdot s^{-1}$(Celia Quijano, 2001)

(2)模型假设

1)各反应遵循已列反应方程之规律。以 NO、O_2、O_2^-、$ONOO^-$、SOD 为对象，研究其在缺氧(缺血)、复氧(再灌注)情况下的变化规律。

2)细胞内各物质均匀分布。由于 NO 扩散很快，能在几毫秒内扩散至整个细胞，可以看做均匀分布。O_2^- 和 $ONOO^-$ 分布复杂、随机，但由于 NO 扩散迅速，假设 O_2 在胞内分布均匀，从参加反应的底物数量来说，并不受到底物空间分布的重大影响，因此忽略其空间信息，将 O_2^-、$ONOO^-$ 也看做均匀分布。

3)稳定态时，胞内的 NO，O_2^-，$ONOO^-$ 浓度均很低，在 nmol/L、pmol/L 级别，因此，假设 NO、O_2^-、$ONOO^-$ 在缺氧以前初始值为 0。O_2 初值为 55μmol/L(30mmHg，中度缺氧)，SOD 初值为 10μmol/L，CO_2 假设为一恒定不变的值，为 1.5mmol/L。假设胞内 L-Arg 过量。

4)NO 由于快速扩散，有部分 NO 扩散到胞外，假设扩散到胞外的 NO 与胞内 NO 的比值为 λ。O_2^- 疏水，不能穿过细胞膜扩散到胞外，因此假设其扩散分量为 0。$ONOO^-$ 虽然能扩散到胞外，但由于扩散速度不快，大部分在胞内已经反应，因此假设其扩散到胞外的分量为 0。

5）O_2胞内外交流由胞内外氧分压差决定。在缺氧态时，由于胞内外氧分压差较小，假设氧气不存在内外交流，氧传质系数即 $OTR=0$。复氧时，假设胞外氧浓度为一恒定高浓度。细胞内外氧传递属于液固传质，传质速率由公式

$$OTR = K_{L2} \times \alpha_{LS} \times (O_L - O_S)$$

决定，其中 $K_{L2}=2D_L/d_p$，D_L为氧在液体中的扩散速率，d_p为细胞直径。α_{LS}为液固比表面积（m^2/m^3），O_L为液相中氧浓度，O_S为胞内氧浓度。氧扩散速率取 10^{-9} m/s，细胞直径取 24μm（短径 20μm，长径 27μm）。海马区单层平均神经元密度为 250/mm²，取层间距为 300μm，神经元表面积以立体菱形计算，液固比表面积为

$$(250\times8\times15.3\times14.1/2)\times10^{-12}/(300\times10^{-6}\times10^{-6})=719.1$$

则

$$OTR = [2\times10^{-9}\times719.1/(24\times10^{-6})]\mathrm{s}^{-1}\times(O_L-O_S)\mathrm{mol/L}$$
$$=0.06\times(O_L-O_S)\ (\mathrm{mol/L})/\mathrm{s}$$

6）在缺氧态，O_2^- 主要由线粒体电子漏产生；复氧时，由于在缺氧态累积了大量次黄嘌呤，O_2再提供后，次黄嘌呤与氧气反应产生大量 O_2^-，同时线粒体电子漏也是部分 O_2^- 来源。文献报道，在缺血期间胞内积累的次黄嘌呤浓度达几十 μmol/L，因此假设次黄嘌呤足量。

7）假设 NO 生成，O_2^- 生成均遵守 Machelis-Mentan 法则，有计算式

$$R_{NO} = R_{NO} \times C_{O_2}/(C_{O_2} + k_{m\_no})$$

$$R_{SO} = R_{SO} \times C_{O_2}/(C_{O_2} + k_{m\_so})$$

其中 C_{O_2}为织氧浓度，k_{m_no}为该 NO 生成反应的 MM 常数，k_{m_so}为该超氧阴离子生成反应的 MM 常数，R_{NO}是底物浓度趋向无穷时 NO 的最大产率，R_{SO}是底物浓度趋向无穷时超氧阴离子的最大产率。组织内 L-Arg 浓度在 50～200μmol/L，在内皮细胞、神经细胞内更高达几百μmol/L〔Kathleen〕，因此假设 L-Arg 过量。

（3）建模过程（理想模型）

理想模型意指在理想生理条件下，各个反应正常进行，组成一个完整反应网络的模型。在理想模型中，包含以上所列各个方程。

记 NO 浓度为 NO，O_2^- 浓度为 O_2^-，$ONOO^-$ 浓度为 pn，O_2浓度为 O_2，SOD 浓度为 SOD，NO 生成反应的 MM 常数为 k_{m_no}，O_2^- 生成反应的 MM 常数为 k_{m_so}。由线粒体电子漏生成 O_2^- 的最大速率记为 $r_{\_so_1}$，由黄嘌呤反应生成 O_2^- 的最大速率记为 $r_{\_so_2}$。

$$\frac{dNO}{dt} = r_{\_no}\times O_2/(O_2+k_{m\_no}) - k_{\_no\_so}\times NO\times O_2^- - 2\times k_{\_no\_o_2}\times O_2\times(NO)^2 - \lambda\times NO$$

$$\frac{dO_2}{dt} = -r_{\_no}\times O_2/(O_2+k_{m\_no}) - (r_{\_so_1}+r_{\_so_2})\times O_2/(O_2+k_{m\_so}) - k_{\_no\_o_2}\times O_2\times(NO)^2$$
$$+ k_{\_so\_sod}\times O_2^-\times SOD - otr\times(O_2 - O_{2\_out})$$

$$\frac{dO_2^-}{dt} = (r_{\_so_1}+r_{\_so_2})\times O_2/(O_2+k_{m\_so}) - k_{\_no\_so}\times NO\times O_2^- - 2\times k_{\_so\_sod}\times O_2^-\times SOD$$

$$\frac{dONOO^-}{dt} = k_{\_no\_so}\times NO\times O_2^- - k_{\_onooh}\times ONOO^- - k_{\_pn\_co_2}\times ONOO^-\times CO_2 - k_{\_pn\_sod}\times$$
$$ONOO^-\times SOD$$

$$\frac{dSOD}{dt} = -k_{\_pn\_sod}\times SOD\times ONOO^-$$

缺血模型与再灌注模型在数学表达上一致，主要通过不同参数来表现。该模型涉及众多化学反应，反应速率差距较大，为一刚性模型（病态模型）。该模型用显式龙格一库塔法难以求解，因此采用稳定性较好的隐式龙格一库塔法，并结合牛顿法求解。

3. 模型结果及分析

(1)缺血模型

氧气浓度初值取为正常生理值 90.7μmol/L，由于胞内外同时缺氧，氧气由于消耗不断下降，胞内外氧浓度差很小，因此氧传质系数取 0。NO 与 O_2^- 生成速率根据实验模型的拟合结果分别取为 0.1 (μmol/L)/s，0.1 (μmol/L)/s。根据文献报道，$ONOO^-$ 转化率取为 0.1。NO、O_2^-、$ONOO^-$ 等在正常生理下浓度很小，因此初值均取为 0。各反应速率参见生化反应网络部分。仿真结果如图 1-1-6 所示。

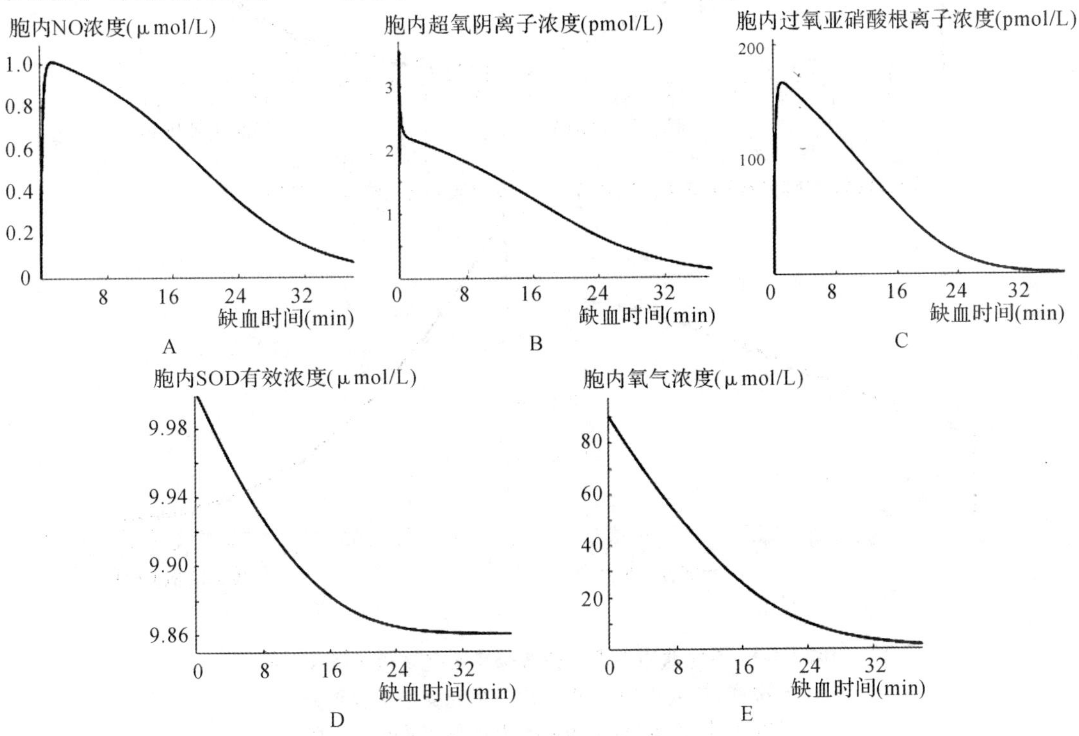

图 1-1-6　缺氧状态下细胞内各物质浓度变化的仿真结果

A：缺血（缺氧）时神经细胞内一氧化氮浓度变化；

B：缺血（缺氧）时神经细胞内超氧阴离子浓度变化；

C：缺血（缺氧）时神经细胞内过氧亚硝酸根离子浓度变化；

D：缺血（缺氧）时神经细胞内超氧化物歧化酶浓度变化；

E：缺血（缺氧）时神经细胞内氧气浓度变化

(2)再灌注模型

假设再灌注（复氧）前，胞内氧气完全耗尽，因此氧气浓度初值取为 0μmol/L，再灌注时胞外氧气浓度逐步恢复正常；假设胞外氧气浓度为正常生理值 90.7μmol/L，此时由于胞内外明显的氧浓度差，氧气由胞外传递到胞内，氧传质系数根据计算取 0.06。由于胞内 *L*-Arg 浓度很高，而缺血时由于氧气迅速耗尽，再灌注时 *L*-Arg 仍为足量，NO 生成速率根据实验模型取 0.1 (μmol/L)/s。O_2^- 此时一方面来自线粒体电子泄漏，另一方面来自缺血时积累的大量次黄嘌吟，生成速率暂时缺乏实验支持，根据实验模型拟合结果，取大致总生成速率为 0.2 (μmol/L)/s。根据文献报道，$ONOO^-$ 转化率取为 0.1。根据缺血模型，NO、O_2^-、$ONOO^-$ 等均为一过性升高，因此在再灌注时这些物质胞内浓度很小，初值均取为 0。各反应速率参见生化反应网络部分。仿真结果如 1-1-7 所示。

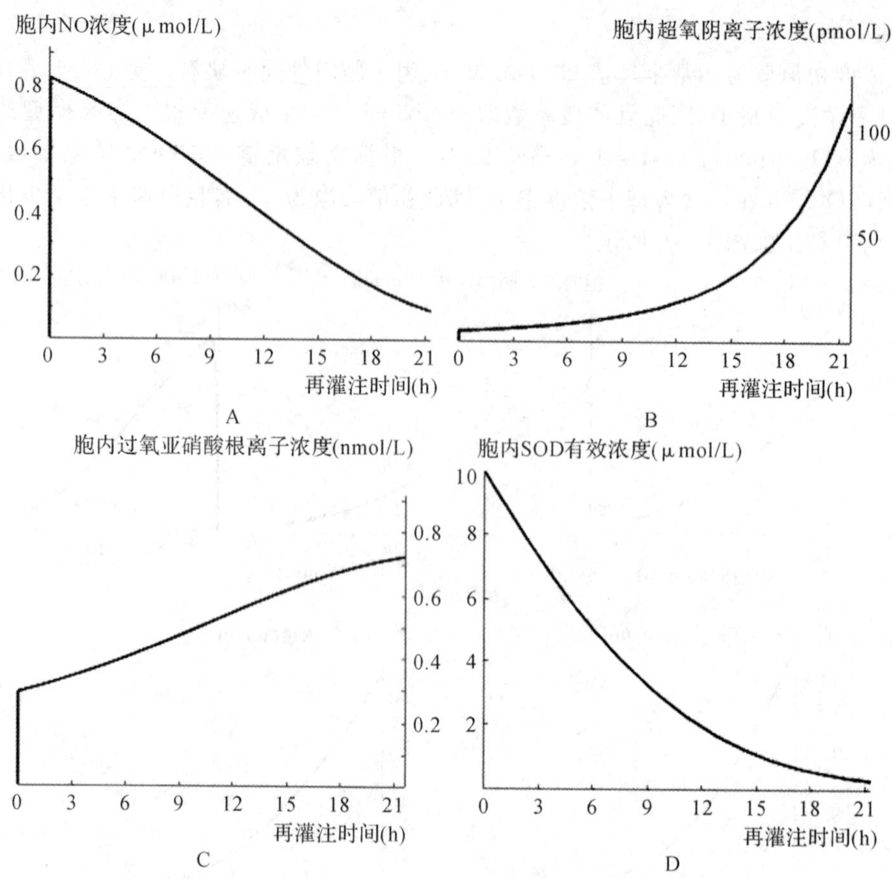

图 1-1-7　再灌状态下细胞内各物质浓度变化的仿真结果

A：再灌注（复氧）时神经细胞内一氧化氮浓度变化；

B：再灌注（复氧）时神经细胞内超氧阴离子浓度变化；

C：再灌注（复氧）时神经细胞内过氧亚硝酸根离子浓度变化；

D：再灌注（复氧）时神经细胞内超氧化物歧化酶浓度变化

NO 扩散率对 NO 和 $ONOO^-$ 浓度变化的影响如图 1-1-8 所示，在 NO 扩散率较高的情况下，由于 NO 与 O_2^- 结合生成的 $ONOO^-$ 较少，SOD 有效浓度下降较慢而使得 O_2^- 浓度上升也较低。而胞内 NO 浓度，在高扩散率情况下起始浓度较低，但由于大量 NO 扩散到胞外使得胞内形成 $ONOO^-$，从而损伤 SOD 的机会减少，O_2^- 浓度上升较慢，与 NO 结合增加较少，在再灌注 13h 后高扩散率情况下，胞内的 NO 浓度反而要高于低扩散率情况下的胞内 NO 浓度。由此可见，胞内各个物质变化之间的关系密切而又复杂，但从总体上看，降低胞内 NO 浓度不仅能减少 $ONOO^-$ 的生成，同时也能抑制 O_2^- 升高，对减少神经细胞损伤有着积极意义。

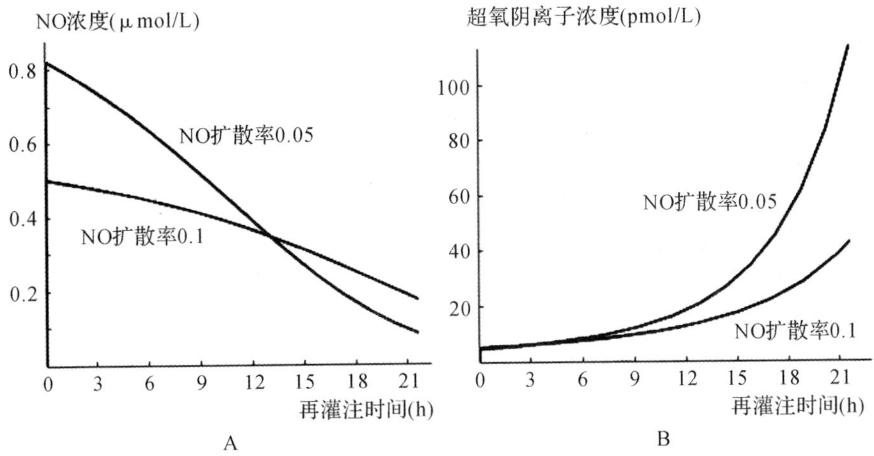

图 1-1-8　扩散率对再灌期间 NO 及 O_2^- 浓度变化的影响

参考文献

[1] Garthwaite J, Charles SL, Chese-Williams R. Endothelium-derived relaxing factor release on activation of NMDA receptors suggests role as intracellular messenger in the brain. Nature, 1988, 336: 385—388

[2] Alonso MJ, et al. Predominant role for nitric oxide in the relaxation induced by acetylcholine in cat cerebral arteries. Pharmacol Exp Ther, 1992, 261:12—20

[3] Faraci FM, et al. Regulation of the cerebral circulation by endothelium. Pharmacol Ther, 1992, 56:1—22

[4] Lancaster JR Jr. Simulation of the diffusion and reaction of endogenously produced nitric oxide. Proc Natl Acad Sci USA, 1994, 91:8137—8141

[5] Lancaster JR Jr. A tutorial on the diffusibility and reactivity of free nitric oxide. Nitric Oxide, 1997, 1(1): 18—30

[6] Mahendra Kavdia, et al. Model of nitric oxide diffusion in an arteriole impact of hemoglobin-based blood substitutes. Am J Physiol Heart Circ Physiol, 2002, 282: H2245—H2253

[7] Michel Laurent, et al. Kinetic modeling of the nitric oxide gradient generated in vitro by adherent cells expressing inducible nitric oxide synthase. Biochem J, 1996, 314: 109—113

[8] Mark W. Vaughn, et al. Estimation of nitric oxide production and reaction rates in tissue by use of a mathematical model. Am J Physiol Heart Circ Physiol, 1998, 274: H2163—H2176

[9] Bo Chen, et al. Diffusion and reaction of nitric oxide in suspension cell cultures. Biophysical Journal, 1998, 75: 745—754

[10] Wood J, Garthwaite J. Models of the diffusional spread of nitric oxide: implications for neural nitric oxide signaling and its pharmacological properties. Neuropharmacology, 1994, 33(11): 1235—1244

[11] Andrew Philliphe, et al. Four-dimensional neuronal signaling by nitric oxide: a computational analysis. J Neuroscience, 2000, 20(3): 1199—1207

[12] Donald G Buerk. Can we model nitric oxide biotransport? A survey of mathematical models for a simple diatomic molecule with surprisingly complex biological activities. Annu Rev Biomed Eng, 2001, 3: 109—143

[13] Tomas C Bellamy, John Garthwaite. Sub-second of the nitric oxide receptor, soluble guanylyl cyclase, in intact cerebellar cells. Biological Chemistry, 2001, 276(6):4287—4292

[14] Lust WD, Yasumoto Y, et al. Ischemia encephalopathy. In: McCandless DW (Ed.), Cerebral Energy Metabolism and Metabolic Encephalopathy. New York: Kluwer Academic Pub, 1985, 79—112

[15] Furchgott RF and Jothianandan D. Endothelium-dependent and independent vasodilation involving cyclic. GMP：relaxation induces by nitric oxide，carbon monoxide and light. Blood Vessels，1991，28：52－61

[16] Brain JE，Faraci JE，et al. Recent insights into the regulation of cerebral circulation. Clin Exp Pharmacol Physiol，1996，23：449－457

[17] Dawson VL，Dawson TM，London ED，et al. Nitric oxide mediates glutamate neurotoxicity in primary brain culture. Proc Natl Acad Sci USA，1991，88：6368－6371

[18] Ford PC，Wink DA，et al. Autoxidation kinetics of aqueous nitric oxide. FEBS Lett，1993，326：1－3

[19] Malinsky T，Taha Z，et al. Diffusion of nitric oxide in the aorta wall monitored n situ by porphyrinic microsensors. Biochem Biophys Res Commun，1993，193：1076－1082

[20] 黄志农，杨茹，程介士等. 电针和7-硝基吲唑对癫痫的效应及其与脑内一氧化氮的关系. 生理学报，1999，5：508－514

[21] Grifiths C，et al. Dynamics of nitric oxide during simulated ischaemia-reperfusion in rat striatal slices measured using an intrinsic biosensor，solule guanylyl cyclase. Eur J Neurosci，2002，15：962－968

（杨　勇　郑筱祥）

第二节　神经突触与神经系统疾病

一、病理性突触重构与癫痫

大脑可塑性与癫痫的关系已受到各国学者的普遍关注。颗粒细胞苔藓纤维出芽（MFS）作为癫痫海马可塑性改变的最主要特征，更是受到了特别的重视。近年来，对MFS的病理解剖生理学特征、出芽机制及其与癫痫的关系进行了广泛的研究，成为探讨难治性癫痫形成机制的新趋势[1,2]。

1. MFS的病理解剖生理学特征

海马由一系列功能性薄片沿海马纵轴垂直排列而成，就像一架钢琴的键盘，各板层的功能具有相对独立性。齿状回颗粒细胞轴突（即苔藓纤维）的投射具有方向性及板层特异性，即只向同一板层的门区及CA_3区投射，既不折返入齿状回分子层，也不向邻近的板层纵向延伸，纵向联系则主要靠门区神经元（苔藓细胞、含生长抑素或神经肽Y的中间神经元等）完成。MFS则打破了这种投射特异性，芽生的轴突侧枝沿海马隔颞轴横向及纵向蔓延至内分子层/上颗粒层，并与此层密集的颗粒细胞及中间神经元树突形成新的突触联系[3]。癫痫海马MFS首先由Tauck和Nadler于1985年在海人酸癫痫模型中描述，并认为这种出芽导致的突触重构与以后的癫痫自发性再发作有关。之后，有关MFS的研究有如星火燎原之势，涉及不同的颞叶癫痫在体及离体模型，如海人酸模型、匹罗卡品模型、点燃模型，以及人类颞叶癫痫，对其病理解剖学特征的研究随之日渐深入。Timm染色法（因为苔藓终末含有丰富的锌）作为研究MFS应用最广泛的方法，被Roubort等应用于器官型海马培养脑片上，也证实了在体研究的发现，海人酸处理2～3周后，尽管总的Timm染色分布模式没有改变，但CA_3区和门区染色强度较正常减弱，而内分子层染色显著增强，提示该区MFS增多，而且Timm染色强度随海人酸浓度及处理时间的增加而增强。Biocytin作为细胞内示踪剂，近年来广泛用于离体脑片及在体致痫标本的MFS研究，更加详细地阐明了出芽苔藓纤维的形态学及空间分布特征。在海人酸处理的大鼠在体及离体标本，Biocytin 示踪发现芽生的苔藓纤维呈现异源性分布，苔藓纤维轴突在到达 CA_3 区以前便折断，正常巨大膨体（giant varicosities）几乎消失，齿状回上锥体叶（suprapyramidal blades）和下锥体叶（infrapyramidal blades）内的颗粒细胞轴突芽生至各自邻近的上颗粒层，而且，下锥体叶颗粒细胞轴突出芽延伸至对向的上锥体叶上颗粒层，同样，起自上锥体叶的苔藓纤维横跨整个门区侵入到下锥体叶的颗粒细胞层和分子层[4,5]。此外，出芽苔藓纤维还沿海马隔颞轴纵向扩散，增加各板层的纵向联系。因此，在海马横轴及纵轴方向上，MFS 增加了齿状回叶间及叶内的神经联系。定量分析显示，癫痫大鼠至少 1/3 的颗粒细胞有异常轴突投射到分子层，平均轴突总长度达每细胞 1mm，是对照组的 2 倍；平均苔藓纤维分支点的数目是对照组的 11 倍，平均突触数目是对照组的 7 倍。MFS 构成无数异位小型不对称终扣（terminal boutons），不同于门区及 CA_3 区正常呈现的巨大终扣（giant boutons）[6]。电镜检查发现，内分子层苔藓纤维终扣与颗粒细胞树突干及树突棘构成不对称突触，包括与母体颗粒细胞树突形成自体突触。除颗粒细胞轴突增生外，也有证据表明，门区及 CA_3 区也有回返侧枝的出芽[7]。而且，颗粒细胞可塑性改变不仅表现为轴突的增生即 MFS，同时也有树突的可塑性反应及颗粒细胞本身的发散，前者为颗粒细胞提供了另一条可塑性通路，后者被认为是 MFS 的一种特殊形式。来自电生理学研究的资料证实了解剖学的发现。颗粒细胞逆行刺激可以诱发出长期痫样放电，点燃或海人酸致痫后，Lynch 等在海马脑片记录颗粒细胞以外的颗粒细胞层局部应用谷氨酸微滴，结果诱发出成串兴奋性突触后电位（EPSPs）及爆发性群放电，当浸用 $1\mu mol/L$ 河豚毒素时，EPSPs 及爆发性放电被阻断，进一步证明这种放电有赖于网络源性突触联系；当低强度电刺激癫痫鼠脑片齿状回下锥体叶时，在上锥体叶记录到短潜伏期的 EPSP，也证明在齿状回两叶间有单突触联系的形成。

2. MFS 的机理

MFS 是海马神经元丢失的附带现象还是边缘叶发作所致的病理学异常，至今存在较大争议。多数学者认为，海马神经元特别是门区细胞死亡是诱发 MFS 的关键因素。正常情况下，苔藓细胞（主要的门区中间神经元）广泛投射到内分层，并与颗粒细胞近端树突形成突触；在颞叶癫痫患者及其实验模型中均可见苔藓细胞死亡，以致颗粒细胞突触后位点空腾，因此，为颗粒细胞轴突出芽至内分子层占领空腾的突触后部位提供了目标和机会。新近的一些研究提供了很好的证据，将耐兴奋性毒性细胞死亡的小鼠株（C57BL/6）与对兴奋性毒性敏感的小鼠株（FVB/V）同时海人酸致痫，结果发作活动两株相似，但 MFS 仅出现于 FVB/V 小鼠，表明海人酸诱发的发作活动不足以诱发 MFS，MFS 是门区神经元损伤的结果[8]。CA_3 区锥体细胞与门区神经元一样也是致痫海马的易损细胞，锥体细胞死亡后，苔藓纤维的正常投射靶区消失，以致苔藓纤维侧枝发芽至齿状回内分子层，Shetty 等[9]做了一个有趣的实验，即将胎鼠的海马细胞移植到成年鼠海人酸致痫的 CA_3 区，意图建立苔藓纤维对移植锥体细胞的合适投射，减少对内分子层的错误投射，恢复已破坏的苔藓纤维环路，结果发现整个齿状回异常苔藓纤维显著减少。然而，苔藓纤维重构也出现在没有明显细胞死亡的再发作中。有学者认为，仅是突触游离不足以诱发 MFS，因为切断培养海马脑片内嗅皮层的纤维传入，外 2/3 分子层几乎空出 86% 的突触，但芽生的苔藓纤维却很少进入该层；Silva 等用小鼠匹罗卡品模型研究证实，CHX 抑制 MFS 的机理并非是选择性保护门区苔藓细胞所致；对抑郁症长期电惊厥治疗发现，颗粒细胞显著 MFS，但细胞计数及 Nadler 银染并未在门区、CA 亚区及齿状回发现明显的细胞死亡或丢失；对 Long-Evens 点燃大鼠、Ihara 癫痫突变鼠及海人酸致痫鼠研究均发现，MFS 程度与发作的频率及严重性有关，与细胞丢失无关；最近的研究提供了新的佐证，脑室内注射神经生长因子可以加速点燃的进程，并增加内分子层及 CA_3 区芽生的苔藓纤维，但能补偿发作诱发的门区神经元丢失。由此认为，MFS 可能不是细胞死亡的补偿反应，而是发作的结果[10]。过分强调问题的某一方面恐怕都有失偏颇，故有学者提出，MFS 可能是由长期的发作活动和神经元丢失共同引起的[11]。

促发和维持 MFS 的分子机制仍在探索之中。即刻早基因(IEGs)可能是这一可塑性过程最初步骤的主要候选者，因为 IEGs 可以编码转录因子触发活动依赖性基因表达的级联反应，并在各种 MFS 实验模型中高度表达。为了验证这一假说，有学者检查了野生型(+/+)、杂合型(+/-)及携带 c-fos 纯合子(-/-)小鼠点燃发育及点燃诱发 MFS 的行为及电生理学指标，发现-/-裸突变小鼠的点燃率及 MFS 均低于+/+小鼠，+/-小鼠居中，因此，认为基因 c-fos 裸突变可以阻抑病理性功能可塑性(点燃)发育及结构可塑性(苔藓纤维重构)反应[12]。基因 c-fos 可能是通过激活因子蛋白-1 调节 GAP-43(生长相关蛋白)表达实现 MFS，因为 GAP-43 增加与 MFS 触发在时间和空间分布上一致。但对 Staragzer 小鼠的研究却发现 LEGs 不是海马 MFS 的必需步骤，因在苔藓纤维出芽前及出芽中并未见 IEGs 蛋白 c-fos、c-jun或 zif/268 增高。Habashi 等[13]发现 NMDA 受体拮抗剂 MK801 显著抑制点燃的发育及 MFS，但对 IEGs 蛋白表达的调节存在差异，认为不同的 IEGs 家族成员可能在 MFS 中发挥了不同作用。

多数学者认为，NMDA 及非 NMDA 受体依赖性基因表达在致苔藓纤维环路结构及功能的长期变化中发挥了重要作用[14, 15]。有学者发现，单侧门区注射海人酸后，内分子层 MFS 比 $NMDAR_1$ 表达增高迟 10 天，因此推测 $NMDAR_1$ 诱导营养因子释放刺激了苔藓纤维的生长锥；有学者认为，虽然 NMDA 受体对于新形成的谷氨酸通路相关的 MFS 是重要的，但 AMPA 受体的激活似乎更关键，在人类难治性颞叶癫痫患者及海人酸模型中，均发现 MFS 与 AMPA 受体亚单位 $GluR_1$ 及 $GluR_2/GluR_3$ 的表达水平及时间过程高度相关[12, 14]；MFS 也与海人酸受体亚单位 KA_2 及 $GluR_5$ 基因表达增高有关。

Ikegaya 等发现，*L* 型 Ca^{2+} 通道阻滞剂尼卡地平能干预匹罗卡品诱导的 MFS，但不影响海马的基本形成形态学，提示 *L* 型 Ca^{2+} 通道参与了病理性激活所致的结构改变，但并不参与正常的苔藓纤维形成，推测 Ca^{2+} 通过 *L* 型 Ca^{2+} 通道激活了 CaMKⅡ而触发 MFS。在 PC12 细胞中，CaMKⅡ抑制剂能妨碍生长因子激发的细胞突起生长，为此提供了佐证。

众多研究表明，癫痫发作可诱发某些神经营养因子如 BDNF、NGF 表达量增多，因此，一些神经营养因子在发作诱发 MFS 及突触重构中可能发挥了重要作用。如 NGF 抗体能抑制点燃诱导的 MFS；BDNF 反义核苷酸可以阻碍海人酸所致颗粒细胞增生及出芽等。然而，也有研究表明，MFS 可以在 BDNF 敲除小鼠中发育；在海马移植培养中，注射 BDNF 高亲合受体 trkB-IgG 并不能抑制海人酸诱导的 MFS；同样，脑室内注射 NGF 特异性抗体不能改变匹罗卡品诱导的 MFS。因此，神经营养因子在癫痫诱导 MFS 中的作用还有待进一步证实。近年来，还发现了与 MFS 有关的许多其他分子标志物。相信随着研究的深入，最终会破解 MFS 之谜，为攻克难治性颞叶癫痫带来新的希望。

3. MFS 的意义

尽管 MFS 详细的解剖学阐述为研究其意义提供了良好的基础，但是 MFS 的功能意义仍未明了而且存在相当大的矛盾。目前占主导地位的假说是：MFS 及突触重构改变了门区及上颗粒层局部环路，在颗粒细胞间形成异常兴奋性联系，增加了发作敏感性从而促进癫痫的形成。表明 MFS 与颗粒细胞高兴奋性及自发性边缘叶发作有关的电生理学证据，最早由 Tauck

和 Nadler 用成对脉冲增强测量获得，而证明 MFS 密度与发作活动有关的直接证据，则来自对颞叶癫痫在体模型的观察，在匹罗卡品模型中，发作频繁的动物比发作稀少者，MFS 密度更强；颞叶癫痫自发性发作在癫痫持续状态后一段时间再出现，MFS 环路重构正好符合这种延迟的需要；在点燃大鼠中也证实了齿状回兴奋性联系的时间过程平行于 MFS 的发育，而且，对传入刺激具有高度敏感的点燃大鼠，其 MFS 也明显，MFS 是点燃持久高兴奋性逐渐发育的关键机制；颞叶癫痫患者的硬化海马标本也显示出 MFS，并与其他颗粒细胞形成直接的兴奋性突触联系，类似于实验研究的发现；最近的电生理学研究证实，颗粒细胞轴突重构形成兴奋性环路，产生正反馈，导致癫痫样放电，用荷包牡丹碱阻断抑制后，刺激穿通通路，有 MFS 的海人酸大鼠呈现出高度兴奋性，而且有自发性群棘波爆发的大鼠较无癫痫样事件的大鼠其颗粒细胞轴突出芽及重构更明显。推测 MFS 在颗粒细胞近端树突产生巨大的突触兴奋性，从而反复点燃，易化癫痫在齿状回的形成。当谷氨酸应用于癫痫大鼠脑片时，颗粒细胞 EPSP 频率显著增加。如果 MFS 的确有助于癫痫形成，那么，重构的异常突触环路应当改变突触后谷氨酸受体的特性，因为出芽苔藓纤维本身也包含并释放谷氨酸。在匹罗卡品模型上证实了这种假说，某些突触后 AMPA、NMDA 受体亚单位 mRNA 杂交密度的变化与 MFS 有关，多变量分析显示，内分子层 Timm 染色强度与齿状回 $GluR_3$ 及 $NMDAR_1$ 水平呈正相关，与 CA_1 区、下托区 $GluR_1$ 及 $GluR_2$ 负相关，而且随癫痫静止期到慢性期的进展而出现相应的动态变化，推测神经元高兴奋性的电生理信号可能部分是因为谷氨酸受体亚单位改变的结果。

尽管多数研究支持 MFS 有利于癫痫的形成，但是，最近也有学者对这种关系提出了疑问，MFS 对于自发性发作的产生是否足够或是否必要尚有待证实。例如，能反映癫痫形成模型的高兴奋性点燃状态可以在颗粒细胞出芽发生前快速诱发；匹罗卡品或海人酸模型中自发发作也可早于 MFS 出现；遗传性快速点燃动物比慢速点燃动物，颗粒细胞出芽较少；伞一穹隆切断导致 MFS 并不产生自发性癫痫发作，实际上还减少后放电阈值，增加后放电时间，提高局灶性兴奋，推迟点燃获得，减少癫痫形成；长期视频 EEG 监测研究未能证实 MFS 的密度与颞叶癫痫大鼠的发作次数或发作频率有关，颞叶癫痫患者的病程与 MFS 密度也无关，因此，MFS 可能是癫痫发作的一种伴行现象而与自发性发作形成并无直接的联系；长期海马内注射脑源性神经营养因子可以促进 MFS 却显著抑制点燃的进程；更为直接的证据来自Longo 等近期的工作，蛋白合成抑制剂环己酮(CHX)几乎能完全阻断匹罗卡品及海人酸模型的 MFS，却并不妨碍随后的自发性发作形成；为了研究 MFS 对齿状回单一板层内神经元活动的影响，最近，有研究者采用神经元活动高速光学成像技术进行研究，并发现，刺激海人酸大鼠脑片门区诱发几乎整个分子层(颗粒细胞树突区)的大量去极化，去极化的振幅以内分子层(MFS 靶区)最大，且去极化的大小与 MFS 密度有关，尽管如此，癫痫样活动却从未出现，因此认为，MFS 在癫痫形成过程中并未发挥关键作用。

对上述两种不同研究结论的变通解释是，出芽苔藓纤维可能与颗粒细胞建立了兴奋性和抑制性双重联系。出芽苔藓纤维不对称突触的超微结构研究提供了两种突触存在的证据，苔藓纤维环绕含 Parralbumin 中间神经元(可能是 GABA 能神经元)并与之形成兴奋性突触，GABA 能神经元作用增强是由于苔藓纤维支配增多所致；某些研究发现，尽管门区神经元丢失，但侧旁抑制持续存在；啮齿类动物研究发现，在癫痫持续状态后，GABA 介导的抑制作用显著减少，而当动物呈现显著 MFS 及自发性边缘叶发作时，其抑制作用又部分或完全恢复；颗粒细胞的反馈抑制与 MFS 有关。简而言之，MFS 的发生，不仅在颗粒细胞之间建立兴奋性环路，有利于癫痫的形成，同时也恢复了对抑制性中间神经元的兴奋性传入，增加了对颗粒细胞的侧旁抑制，掩盖或阻碍了兴奋性环路的作用，重新达到一种稳定状态。因此，MFS是一种痫性发作后的适应行为，并非是导致发作产生的适应不良行为。这也许正好提供了为什么癫痫在大部分时间内不发生的解释，除非传入冲动引起的短期动力学改变又打破了这一平衡。因此，对发作诱发环路重构的研究有助于对癫痫形成机制的更全面了解，但还有待于解决两个关键问题：①在发作的起始部位，发作所诱发的抑制与兴奋环路重构的相对量是多少？②导致抑制作用减弱而允许癫痫同步化发生的动力学过程是什么？

二、中枢神经系统缝隙连接

神经系统各种细胞之间存在广泛的信息传递，神经突触(synapse)一直被认为是完成这种信息传递的主要结构基础。但除突触外，细胞间的联系，还有其他方式，其中广泛存在于细胞间的缝隙连接(gap junction, GJ)尤为人们关注。

1. 中枢神经系统的缝隙连接

缝隙连接由2个位于相邻细胞的细胞膜上互相对应的半通道组成，中间相隔2nm，每个半通道是由6个缝隙连接蛋白(connexin,CX)组成的中空的六聚体结构，称为连接小体(connexon)，中间的管道对接而连通相邻细胞的细胞浆。CX是由多基因家族编码的一大类膜蛋白，由许多成员组成，至今在哺乳动物中已发现有15种，其中有9种CX在成年或发育中的中枢神经系统中有不同程度的表达(CX_{26}，CX_{32}，CX_{33}，CX_{36}，CX_{37}，CX_{40}，CX_{43}，CX_{45}，CX_{46})，各家族成员有大约50%氨基酸序列相同，而且这些相同的序列大多为跨膜区和细胞外环。细胞外环的氨基酸序列相同使得即使是由不同CX组成的连接小体也可以相互配对，排列组合成不同种类细胞间的缝隙连接[16-20]。

缝隙连接一般成簇分布，数目从6个至1000甚至更多不等，缝隙连接通道直接连接相互耦联细胞的胞浆，允许相对分子质量小于1.2×10^3和直径小于1.5nm的小分子物质如离子、代谢分子、第二信使(Ca^{2+}，IP3，CAMP和ATP)等通过，这样为细胞间传递物质和信息提供了直接通路，这也是缝隙连接具有各种生理功能(包括电耦联、离子、代谢耦联)，进行细胞间信息传递(gap junction intercellular communication GJIC)，脑内长和短的信号传导的结构基础，从而在神经细胞的生长、分化、生理功能的调节中发挥重要作用[21]。

缝隙连接蛋白家族成员的相对分子质量从26×10^3至60×10^3不等(命名由CX和其相对分子质量组成)，通过比较CX的氨基酸序列或编码DNA序列，就可以发现哪些CX家族成员之间有密切关联，一般将CX分为三大类：Ⅰ组或β类的CX与位于肝细胞上的CX_{32}具有高度同源性，包括CX_{26}、CX_{30}、$CX_{30.3}$、CX_{31}、$CX_{31.1}$、CX_{32}；Ⅱ组或α类则与心肌细胞上的CX_{43}高度同源，包括CX_{33}、CX_{37}、CX_{40}、CX_{43}、CX_{45}、CX_{46}、CX_{50}、CX_{57}；Ⅲ组或γ类以最近发现的CX_{36}为代表。CX在不同组织细胞上相对特异性分布，同一种细胞可有几种CX表达，并且相互之间有重叠[22]。在哺乳类动物脑组织的细胞中，神经元上主要是CX_{32}、CX_{36}、CX_{26}，星形胶质细胞上主要是CX_{43}，还有CX_{30}、CX_{45}、CX_{40}、CX_{32}，少突胶质细胞上主要是CX_{32}、CX_{45}，成年哺乳类动物脑组织中表达最强的是CX_{43}，主要在星形胶质细胞中表达。

缝隙连接既存在于同种类型细胞之间，也存在于不同类型的细胞之间。在中枢神经系统中，神经元之间、胶质细胞之间(包括星形胶质细胞之间、少突胶质细胞之间、星形胶质细胞与少突胶质细胞之间)、室管膜细胞之间、软脑膜细胞之间均存在缝隙连接，其中中枢神经系统内数量最多的星形胶质细胞之间具有最广泛的缝隙连接。星形胶质细胞之间通过缝隙连接相互形成功能合胞体，这种“星形胶质细胞网络”在神经系统的信息传递及各种反应中，通过细胞外离子、神经递质、神经调质及神经元一胶质细胞间的相互作用，维持细胞内外环境的稳定及神经元某些功能[23,24]。

CX 在中枢神经系统中的分布与表达具有区域和发育阶段差异性，同一种细胞上的同一种 CX 在不同脑区表达水平不同，而且在中枢神经系统的不同发育阶段，其表达水平也有明显的差异。CX 的区域和发育阶段的差异表达，导致形成具有不同生理特性的缝隙连接，与不同脑区及脑发育不同阶段的不同功能需求密切相关。

2. 中枢神经系统缝隙连接的生理功能

(1)神经元缝隙连接的功能

1)参与神经元的电活动

缝隙连接允许细胞间直接交换离子，是神经元的电突触。近年来，越来越多的证据表明，脑区神经元之间存在较多的电突触，当这些通道开放时，影响细胞离子内流阻力及耦联神经元的电活动。脑神经元之间通过缝隙连接进行电紧张突触联络是重要的同步化机制。电活动的同步化对神经系统功能如呼吸节律、昼夜节律、脊髓前角运动神经元恒定运动形式的产生与维持，甚至对于固定记忆起重要作用[25]。

神经元电活动的超同步化作为痫样放电的特征之一，也有许多的实验证明缝隙连接在其中起了作用(见后)。

2)参与神经元的发育

神经元之间缝隙连接耦联在不成熟神经细胞与出生后不久的神经元中明显，研究证明，电耦联是发育中神经环路普遍存在的一种特性，并出现在化学突触分化形成之前，这提示在脑内神经环路形成、皮层发生的过程中，缝隙连接耦联起到了相当重要的作用。胚胎成神经细胞相互耦联，在皮层发生过程中，通过缝隙连接信号传导，使准备迁移至皮层的细胞集合起来，通过缝隙连接耦联集合的神经元电及生物学活动一致，形成一个个脑功能区。出生后神经元的缝隙连接介导生长与分化的信息，参与脑内神经环路的形成与修饰[26,27]。

在神经系统成熟后，神经元间的缝隙连接明显减少，但仍有一些特定的神经元细胞间仍保持缝隙连接电信号传导，而且实验证明，脊髓神经损伤后，运动神经元重新耦联，参与神经再生与功能重塑。

3)参与传递第二信使

第二信使交换使得功能区内耦联神经元活动协调。不同的细胞群内部及相互之间通过缝隙连接进行联系，根据它们表达的 CX 不同而分隔为一个个功能区，功能区内的细胞间缝隙连接有较强的通透性，第二信使通过缝隙连接在耦联细胞间流动，从而使功能区内的细胞生物效应一致协调。

(2)胶质细胞之间的缝隙连接

与神经元比较，胶质细胞的 CX 表达高而且一直持续到成年阶段。星形胶质细胞与少突胶质细胞的结构特点之一是它们之间由缝隙连接耦联成合胞体样结构，尤其是星形胶质细胞，不同脑区星形胶质细胞的 CX_{43} 表达及缝隙连接耦联程度存在差别，目前对星形胶质细胞的缝隙连接功能研究主要在以下几个方面：

1)空间缓冲 K^+

超微结构显示大多数的星形胶质细胞的缝隙连接位于包绕神经元的胞体、树突和突触球的突起上，当神经元兴奋时，大量 K^+ 外流，此时神经元及突触周围的星形胶质细胞的 K^+ 内流通道激活，摄入 K^+ 并迅速通过缝隙连接运送到相邻的星形胶质细胞，使 K^+ 在这个功能合胞体中得到缓冲，从而保持神经元外 K^+ 的稳态，有利于维持神经元周围正常的微环境，保证神经元电活动的进行[28]。

2）星形胶质细胞的信号传导

功能耦联的星形胶质细胞网络对细胞外环境的改变及神经元活动产生反应，产生长程的信号传导，缝隙连接是其生物学基础。星形胶质细胞感受整合外部刺激，细胞内 Ca^{2+} 发生变化，外界刺激（如 Glu）引起胞内 Ca^{2+} 增加，Ca^{2+} 通过缝隙连接在星形胶质细胞网络中扩散，称为钙波，Ca^{2+} 是一个功能活跃的阳离子，通过活化钙调素能够调节众多的细胞生物学过程，星形胶质细胞之间传递的钙波从而成为神经元外长程信号的传导方式，也是胶质细胞活动整合的基础，并还可能涉及胶质细胞产生活性物质作用于神经回路，参与调节神经元的活动[29]。

星形胶质细胞内含有腺苷酸环化酶和磷酸肌醇信使传递系统，并可通过缝隙连接进行第二信使传递。另有实验证明，当给予氧化损伤时，星形胶质细胞之间 Ca^{2+} 传递有助于 Ca^{2+} 稳态的保持，从而增强神经元对氧化损伤的耐受性，但同时有可能传递细胞死亡的信息，从而使脑损伤扩大。

3）神经元代谢支持

星形胶质细胞是脑内糖原的主要贮存部位。星形胶质细胞通过终足围绕颅内血管，以摄取葡萄糖。葡萄糖及葡萄糖-6-磷酸均可通过缝隙连接，这样，星形胶质细胞网络就可以从血液循环中摄取能源物质再传递与分发给神经元，对整个脑代谢起调节作用。

3. 缝隙连接的调节

缝隙连接的通透功能可塑性较大，缝隙连接的数目、分布、分子结构的改变和内在化（interlization）发生均可影响细胞间信息传递（GJIC）。CX 的许多调节过程包括变换构象、聚集/去聚集、降解，缝隙连接的开放与关闭涉及 CX 的磷酸化，通过调节 CX 的磷酸化状态而调节 GJIC，胞内磷脂酶催化 CX 去磷酸化。另外，不同的 CX 还有不同的转录及转录后调控机制，不同区域的调节也有差别。

细胞内 pH 值下降，Ca^{2+} 浓度增加均可减少 GJIC，神经递质，尤其是单胺类的神经递质（如多巴胺、去甲肾上腺素、5-羟色胺等）则通过激活两条不同的细胞内信号瀑布效应来减少 GJIC：CAMP/蛋白激酶 A 和 IP3/Ca^{2+}/蛋白激酶 C，这样胆碱与多巴胺酶神经递质除直接作用于突触后膜受体外，还可通过影响缝隙连接耦联，影响神经细胞的电活动。

星形胶质细胞的缝隙连接调节的一个主要因素是神经元的活动，这种作用有赖于神经元的数目及分化程度。视神经刺激后，视网膜星形胶质细胞耦联加强，中度坐骨神经刺激在脊髓可发现有 CX_{43} 去磷酸化标记。大鼠脑片予以 Glu 及 K^+ 可引起 CX_{43} 去磷酸化。Glu 还可引起 CX_{43} 去内在化，这种作用可被针对神经元 NMDA 谷氨酸受体的拮抗剂完全阻断，说明星形胶质细胞的缝隙连接对 Glu 及 K^+ 的反应可能由神经元介导，另一方面，星形胶质细胞还有许多离子通道与膜受体，在体外培养的星形胶质细胞，ATP、花生四烯酸、生物活性肽（如内皮素）、NO 及其过氧化产物可减少星形胶质细胞的缝隙连接耦联，提示缝隙连接的通透性还可由神经元及内皮细胞释放的内源性物质控制。

4. 缝隙连接与神经系统疾病

（1）缝隙连接与癫痫

癫痫灶神经元电活动同步化导致神经元群放电是痫样放电产生与维持机制之一，而缝隙连接是同步化的结构基础，在其中起关键的作用。应用双细胞内记录显示，在观察的神经元间有直接的细胞间电流。CA_1 神经元去极化电流引起爆发样电活动仅在那些显示有染料耦联的神经元中出现。Ross[30]应用不含 Mg^{2+} 或 4-aminopyidine 灌流液诱发大鼠海马脑片 CA_1 区产生高频的群棘波自发性发放，加用缝隙连接阻断剂生胃酮灌注 75 s 可降低这种自发性发放的频率；若将海马脑部在生胃酮中孵育后转入不含 Mg^{2+} 或 4-aminopyidine 中则可延迟爆发活动出现的时间，并在前 60 s 内减少爆发活动的次数。还有实验证明，惊厥后大鼠海马及皮层 CX_{32} mRNA 表达在 4 h 后明显增加，24 h 达高峰，应用反义 CX_{32} 寡聚核苷酸通过抑制 CX_{32} mRNA 表达及 CX_{32} 蛋白合成可明显抑制惊厥发作。

我们先前的研究也证实致痫组海马 CX_{32} 蛋白表达明显增高，表明了癫痫发作会诱导缝隙连接蛋白的异常表达。生胃酮被确认为缝隙连接阻断剂，其机制是甘草次酸衍生物直接与缝隙连接结合，使之构象发生改变，导致通道关闭，而不影响缝隙连接及 CX 的数量。我们的实验发现，20 mg/kg 生胃酮组大鼠痫性发作等级明显低于致痫组及 10 mg/kg 生胃酮组，显著延缓了点燃形成进程，痫性发作潜伏期也较后两组明显延长。而 10 mg/kg 生胃酮组大鼠与致痫组比较，虽然痫性发作等级没有显著下降，但痫性发作潜伏期已明显延长。以上结果说明生胃酮有较明确的抗癫痫作用，并提示在一定范围内有剂量依赖性，从而揭示了缝隙连接在癫痫形成中的易化作用。这些都支持缝隙连接在癫痫特征性神经元同步化发放的形成发展过程中发挥了作用，并为癫痫治疗提供了一个新的思路，应用缝隙连接阻断剂可能成为治疗癫痫的新方法。

(2)缝隙连接与脑缺血缺氧损伤

基因 CX_{43} 杂合子小鼠，其 CX_{43} 表达为野生型的 40%，其 GJIC 功能也减弱，局部脑组织缺血后，CX_{43} 杂合子小鼠明显显示更大的梗死面积，提示星形胶质细胞的 GJIC 增强对缺血损伤有保护作用。但也有证据表明，急性动脉闭塞后，梗死面积随时间延长而扩大，其中一种机制是细胞损伤信号在缺血细胞与周围非缺血区细胞之间进行传递，这可能是脑缺血损伤后继续扩大的基础，而预先给予缝隙连接阻断剂后，平均梗死面积较对照组明显减少。同样在全脑一过性缺血模型中，海马对缺血耐受性差的 CA_1/CA_2 区，其缝隙连接的密度高于耐受性高的 CA_3/CA_4 区，缝隙连接阻断剂可能可以减少神经元的死亡。

脑组织缺血缺氧反过来又可以影响缝隙连接。缺血持续时间及损害的程度不同、距离损害中心远近不同的部位(缺血中心及半暗带)，其缝隙连接的改变也不相同，星形胶质细胞的 CX_{43} 出现的调节改变包括快速的去磷酸化，膜上 CX 蛋白抗原决定簇隐藏和内在化。损害后 CX_{43} 及缝隙连接网络的再塑造，通过调节离子及代谢分子的流动可能有利于组织细胞存活[31]。

(3)缝隙连接与脑肿瘤

应用 Western blot 和 RT-PCR 检测几种脑内肿瘤，发现其 CX_{43} 基因表达很低，成胶质瘤细胞转染 CX_{43} 基因后，其增殖可受到抑制，推测肿瘤细胞间由于缺乏缝隙连接，抑制细胞生长的因子不能通过缝隙连接传导，而导致瘤细胞生长失控。应用示踪剂显示，胶质瘤细胞与周围正常脑组织细胞间存在耦联，从而作用于邻近细胞引起其表型改变，这与肿瘤的浸润也密切相关。应用 ganciclovir(GCV)对肿瘤进行化疗，在此之前给瘤细胞导入单纯疱疹病毒胸嘧啶核苷酸激酶基因(HSV+K)是目前被广泛研究的肿瘤治疗方法，这种方法不仅可以杀死被转导的瘤细胞，还可杀死其周边并未被转导的瘤细胞，即所谓“旁观者效应”，其中邻近细胞间存在的缝隙连接耦联是主要机制。C_6 大鼠胶质瘤细胞 CX 表达水平低，当转导 CX_{43} 基因后，这种旁观者效应明显增强。这样，对于本身缺少缝隙连接耦联的肿瘤，通过转导 CX_{43} 基因，增强旁观者效应，可明显提高治疗的疗效[32]。

(4)缝隙连接与 Alzheimer 病

对 Alzheimer 病人的脑组织用 CX 抗体进行免疫标记,显示含有许多 beta/A_4淀粉样斑块的皮层 CX_{43}免疫标记增强,提示有可能星形胶质细胞突起伸入老年斑中并进行缝隙连接联络,从而进一步加剧淀粉样斑块形成的病理性微环境。

(5)CX_{32}与腓骨肌萎缩症(Charcot-Marie-Tooth disease,CMT)

现已证实,定位于 Xq13.1 的 CX_{32}基因是 X 连锁显性遗传的腓骨肌萎缩症(CMTX1)的致病基因,在 CMTX1 患者中已检测出 CX_{32}基因的 160 种不同的突变形式,突变分散在整个 CX_{32}编码序列上。中枢神经系统的少突胶质细胞与周围神经的雪旺氏细胞都有 CX_{32}蛋白的表达,并随髓鞘发生、华勒氏变性、轴突再生而改变。CX_{32}基因的突变有可能导致缝隙连接通道的通透性改变,可能导致神经髓鞘形成或维持功能障碍,故发现有些 CMTX1 病人除有周围神经的病变外,还有痉挛性麻痹、反射增加、头部 MRI 异常等 CNS 症状。

参考文献

[1] Pierce JP, Melton J, Punsoni M, et al. Mossy fibers are the primary source of afferent input to ectopic granule cells that are born after pilocarpine-induced seizures. Exp Neurol, 2005,196:316—331

[2] Galvis-Alonso OY, Cortes De Oliveira JA, Garcia-Cairasco N. Limbic epileptogenicity, cell loss and axonal reorganization induced by audiogenic and amygdala kindling in wistar audiogenic rats (WAR strain). Neuroscience, 2004,125:787—802

[3] Jung KH, Chu K, Kim M, et al. Continuous cytosine-b-*D*-arabinofuranoside infusion reduces ectopic granule cells in adult rat hippocampus with attenuation of spontaneous recurrent seizures following pilocarpine-induced status epilepticus. Eur J Neurosci, 2004,19:3219—3226

[4] Dailey ME, Buchanan J, Bergles DE, et al. Mossy fiber growth and synaptogenesis in rat hippocampal slices in vitro. J Neurosci, 1994,14:1060—1078

[5] Schlander M, Frotscher M. Non-pyramidal neurons in the guinea pig hippocampus. A combined Golgi-electron microscope study. Anat Embryol (Berl), 1986,174:35—47

[6] Pelkey KA, McBain CJ. How to dismantle a detonator synapse. Neuron, 2005,45:327—329

[7] von Gersdorff H, Borst JG. Short-term plasticity at the calyx of held. Nat Rev Neurosci, 2002,3:53—64

[8] Represa A, Jorquera I, Le Gal La Salle G, et al. Epilepsy induced collateral sprouting of hippocampal mossy fibers: does it induce the development of ectopic synapses with granule cell dendrites? Hippocampus, 1993,3:257—268

[9] Shetty AK, Zaman V, Turner DA. Pattern of long-distance projections from fetal hippocampal field CA_3 and CA_1 cell grafts in lesioned CA_3 of adult hippocampus follows intrinsic character of respective donor cells. Neuroscience, 2000,99:243—255

[10] Scott R, Rusakov DA. Main determinants of presynaptic Ca^{2+} dynamics at individual mossy fiber—CA_3 pyramidal cell synapses. J Neurosci, 2006,26:7071—7081

[11] Bausch SB. Potential roles for hyaluronan and CD_{44} in kainic acid-induced mossy fiber sprouting in organotypic hippocampal slice cultures. Neuroscience, 2006, 143:339—350

[12] Han Y, Qin J, Chang X, et al. Hydrogen sulfide may improve the hippocampal damage induced by recurrent febrile seizures in rats. Biochem Biophys Res Commun, 2005,327:431—436

[13] Habashi JP, Judge DP, Holm TM, et al. Losartan, an AT1 antagonist, prevents aortic aneurysm in a mouse model of Marfan syndrome. Science, 2006,312:117—121

[14] Wang XM, Bausch SB. Effects of distinct classes of *N*-methyl-*D*-aspartate receptor antagonists on seizures, axonal sprouting and neuronal loss in vitro: suppression by NR2B-selective antagonists. Neurop-

harmacology, 2004,47:1008—1020

[15] Kakegawa W, Tsuzuki K, Yoshida Y, et al. Input- and subunit-specific AMPA receptor trafficking underlying long-term potentiation at hippocampal CA_3 synapses. Eur J Neurosci, 2004,20:101—110

[16] Nlend RN, Michon L, Bavamian S, et al. Connexin 36 and pancreatic beta-cell functions. Arch Physiol Biochem, 2006,112:74—81

[17] Jiao Z, De Jesus VR, Iravanian S, et al. A possible mechanism of halocarbon-induced cardiac sensitization arrhythmias. J Mol Cell Cardiol, 2006,41:698—705

[18] Komuro T. Structure and organization of interstitial cells of cajal in the gastrointestinal tract. J Physiol, 2006,576:653—658

[19] Xu X, Francis R, Wei CJ, et al. Connexin 43-mediated modulation of polarized cell movement and the directional migration of cardiac neural crest cells. Development, 2006,133:3629—3639

[20] Vanden Abeele F, Bidaux G, Gordienko D, et al. Functional implications of calcium permeability of the channel formed by pannexin 1. J Cell Biol, 2006,174:535—546

[21] Debeer P, Van Esch H, Huysmans C, et al. Novel GJA1 mutations in patients with oculo-dento-digital dysplasia (ODDD). Eur J Med Genet, 2005,48:377—387

[22] Li Z, Lin XM, Gong PL, et al. Effects of Gingko biloba extract on gap junction changes induced by reperfusion/reoxygenation after ischemia/hypoxia in rat brain. Am J Chin Med, 2005,33:923—934

[23] Cushing P, Bhalla R, Johnson AM, et al. Nerve growth factor increases connexin43 phosphorylation and gap junctional intercellular communication. J Neurosci Res, 2005,82:788—801

[24] Palmada M, Schmalisch K, Bohmer C, et al. Loss of function mutations of the GJB2 gene detected in patients with DFNB1-associated hearing impairment. Neurobiol Dis, 2006,22:112—118

[25] Pearson RA, Luneborg NL, Becker DL, et al. Gap junctions modulate interkinetic nuclear movement in retinal progenitor cells. J Neurosci, 2005,25:10803—10814

[26] Hagiwara H, Sato H, Shirai S, et al. Connexin 32 down-regulates the fibrinolytic factors in metastatic renal cell carcinoma cells. Life Sci, 2006,78:2249—2254

[27] Gittens JE, Kidder GM. Differential contributions of connexin 37 and connexin 43 to oogenesis revealed in chimeric reaggregated mouse ovaries. J Cell Sci, 2005,118:5071—5078

[28] Salameh A, Dhein S. Pharmacology of gap junctions. New pharmacological targets for treatment of arrhythmia, seizure and cancer? Biochim Biophys Acta, 2005,1719:36—58

[29] Gajda Z, Szupera Z, Blazso G, et al. Quinine, a blocker of neuronal CX_{36} channels, suppresses seizure activity in rat neocortex in vivo. Epilepsia, 2005,46:1581—1591

[30] Ross PE, Ehring GR, Cahalan MD. Dynamics of ATP-induced calcium signaling in single mouse thymocytes. J Cell Biol, 1997,138:987—998

[31] Le M, Li Z, Cilley RE, et al. Connexin 43 gene expression in mice with cardiopulmonary developmental defects. Front Biosci, 2006,11:3014—3025

[32] Jung JW, Cho SD, Ahn NS, et al. Effects of the histone deacetylases inhibitors sodium butyrate and trichostatin A on the inhibition of gap junctional intercellular communication by H(2)O(2)-and 12-O-tetradecanoylphorbol-13-acetate in rat liver epithelial cells. Cancer Lett, 2006,241:301—308

（丁美萍　张　进）

第三节 神经细胞同步活动的非化学突触介导的机制
——低钙痫样活动及其在体模型的研究

中枢神经系统神经细胞群的同步活动是大脑生理性和病理性节律活动的基础，在脑电信号中反映为大幅值的电位变化，如：睡眠期脑电中出现的高幅慢波，癫痫发作期产生的痫样发放等。特别是痫样发放中的大幅值高频率棘波(spike)，显示了脑组织较大区域内神经元动作电位的发放活动具有异常高的同步性。突触连接在神经细胞之间的信息传递中起着重要的作用。突触连接有化学突触和电突触两类。通常认为神经递质和受体介导的化学突触传递(chemical synaptic transmission)是正常生理环境下神经细胞之间通讯和相互作用的主要方式，是细胞群产生同步活动的基础，文献中经常将化学突触简称为突触。通过化学突触连接，可以将神经元的电发放沿着神经纤维的投射传递到远程脑区，也可以通过局部的神经回路在一定的脑组织区域内同步神经元的电活动。化学突触连接有兴奋性和抑制性两种，当抑制性突触的作用减弱或兴奋性突触的作用增强时，神经细胞的兴奋性及其活动的同步性就会增加，可以在大脑组织中产生大幅值的痫样发放电位。因此，中枢神经系统兴奋性和抑制性化学突触传导之间的失平衡被认为是导致癫痫发作的主要原因之一[1]，许多临床使用的抗癫痫药物就是针对增强抑制性化学突触的作用而开发的。

但是，1982 年，在两本国际著名的学术刊物 Science 和 Nature 上分别刊登了科学家 Taylor和 Dudek(美国)[2]，Jefferys 和 Haas(瑞士)[3]观察到的奇特现象：在离体海马脑片上，使用低钙人工孵育液(Ca^{2+}浓度为 0.2 ～ 0.5mmol/L)阻断化学突触传导后，海马 CA_1 区神经细胞反而会出现自发性的大幅值同步痫样发放电位。这种痫样活动可以周期性出现，并且持续数小时，其中的单个发放可以持续数十秒钟，是一种同步性很高的神经细胞群体发放现象[2,3]。这种现象表明：除了化学突触传导以外，其他机制的作用也可以导致神经细胞的异常同步活动。经过 20 多年的广泛深入研究，对于神经细胞同步活动的非化学突触介导的机制已经有了重要的认识，缝隙连接的电耦合(即电突触的传导)、电场效应的作用、细胞外液离子浓度的作用，以及持续性钠电流的增加等因素被认为是无化学突触介导的情况下神经元同步活动增强的主要机制[4,5,6]。这些研究结果对于深入了解神经细胞活动的同步机制具有重要的意义。

然而，自从低钙痫样活动的模型在离体海马大鼠脑片上建立以后，有关这方面的研究工作一直局限于离体孵育的脑组织切片上，缺乏在体环境下的低钙痫样活动的动物模型，所以，这种无化学突触介导的痫样活动是否能在整体动物身上产生，一直是有待于验证的问题，它关系到这种痫样活动模型的实际临床意义。笔者与美国 Case Western Reserve University 生物医学工程学系神经控制中心的 Dominique M. Durand 教授合作，在大鼠海马组织中建立了在体低钙痫样活动模型，并研究了此痫样活动产生和传播的特点，发现钙离子浓度降低的过程中，在体海马神经细胞可以产生多种不同形式的痫样发放电位，具有与离体脑片电活动不同的发放特性，并且，大脑单侧海马区域诱发的某些低钙痫样发放可以传播到大脑另一侧海马和大脑皮层区域，而有些痫样活动则不能大范围传播[7-11]。这些在体研究的结果揭示了新的低钙痫样活动的特点，对于其产生机制的进一步研究具有促进作用，也为癫痫治疗药物的筛选和药效的检测提供了新的动物模型和方法。

低钙痫样发放活动的发现引出了大量对于非化学突触介导的神经细胞同步机制的研究，本节将首先综述和讨论这些研究成果，然后介绍笔者近年来有关低钙痫样活动的在体模型的研究工作。

一、离体低钙痫样活动的特点和产生机制

(一)低钙痫样活动的特点

低钙痫样发放最早在大鼠离体海马脑片实验中被发现，基本的诱发条件是人工脑脊液中钙离子的浓度小于0.5mmol/L(正常约为2mmol/L)，并且钾离子的浓度大于5mmol/L(正常约为3mmol/L)。以后的研究证明，这种痫样发放最易在海马的CA_1区诱发。进一步减小钙离子浓度(小于0.1mmol/L)或增加钾离子浓度(甚至到9mmol/L)，可以在海马的其他区域(包括CA_3区和齿状回)诱发出低钙痫样发放[12]。海马组织以外的脑区，如靠近齿状回颞叶区的内嗅皮层(medial entorhinal cortex)和下丘脑，也可以诱发低钙痫样发放[13,14]。

细胞外记录的低钙痫样发放的场电位具有独特的波形，在神经细胞胞体层表现为一个负向的场电位偏移，在此偏移上往往叠加有负向的尖窄的棘波串，相应的细胞内记录是一个持续的去极化波和去极化诱发的连续动作电位发放[4]。低钙痫样发放的频率通常小于0.5Hz，每个发放的持续时间大于1s，在神经细胞胞体层的传播速度大约为1mm/s，这种痫样发放一旦在离体脑片上被诱发，稳定的发放时间可达数小时。突触后受体的拮抗剂，如AMPA/KA，NMDA和γ-氨基丁酸受体的拮抗剂6,7-dinitroquinoxaline-2,3-dione (DNQX)，*D*-(—)-2-amino-5-phosphonopentanoic acid (D-APV)和Picrotoxin等，不能抑制这种痫样发放[15]，并且，细胞外的低钙离子浓度本身也已经阻止了突触前神经递质的释放，因此，这种痫样发放是非化学突触介导的。

(二)低钙痫样活动的产生机制

细胞外场电位的记录中出现大幅值的痫样发放通常需要两个条件：一是神经细胞的兴奋性增高，使得细胞的自发性电位发放增多；二是神经细胞去极化和动作电位的产生具有很强的同步性，成百上千个神经细胞的动作电位几乎在毫秒级时间范围内同时产生，才能够在场电位中形成大幅值的同步性群峰电位(population spike)。使用低钙高钾溶液诱发低钙痫样发放时，细胞外离子浓度的变化增加了神经细胞的兴奋性；而神经细胞之间发放的同步主要由电场效应、缝隙连接和离子浓度变化等机制介导。

1. 低钙高钾溶液中神经细胞兴奋性增加的因素

(1)突触前神经递质的释放需要钙离子内流的介导，细胞外溶液钙离子浓度的降低可以阻断快速化学突触传导，其中抑制性突触传导的阻断可以增加神经细胞的兴奋性。虽然此时兴奋性突触传导也受到抑制，可能抵消抑制性突触传导减弱的作用，但是大脑神经组织的局部回路中存在许多反馈抑制回路(feedback inhibitory circuits)，例如，海马CA_1区锥体神经细胞产生的动作电位发放可以通过突触连接激活周围的中间神经元，而这些中间神经元的发放反过来又通过抑制性突触连接在锥体神经细胞胞体部位产生抑制性的突触后电位，从而压制锥体神经细胞的过度发放[16]。这些反馈抑制的削弱将使神经细胞的过度发放失去控制，从而使神经细胞的自发性电位发放增加。

(2)钙离子浓度的降低可以减少钙依赖性钾离子的超极化电流，还可以通过消除细胞膜上二价阳离子形成的电荷栅效应(charge screening)来增加神经细胞膜的兴奋性[17]。电荷栅效应是细胞外液中紧贴细胞膜的钙、镁等二价阳离子吸引细胞膜内的负电荷所形成的，它增加了

跨膜电场，从而影响膜通道的状态。实验结果显示，通过增加细胞外镁离子浓度，从而增加阳离子电荷栅效应，可以减小痫样发放的频率；反之，减少细胞外二价阳离子的浓度就可以减小这种电荷栅的效应，有利于膜电位的去极化和痫样发放的产生[18]。

(3)细胞外高钾离子浓度会使细胞膜平衡电位向去极化方向偏移，并且减少钾离子外流介导的超极化电流，使神经细胞发放增加，细胞的发放会排出更多的钾离子，从而进一步增加细胞外钾离子的浓度，引起正反馈效应，使神经细胞的兴奋性进一步增加[19]。

(4)细胞外钙离子浓度的降低和钾离子浓度的升高还会增加持续性钠电流(persistent sodium current)，这种电流是在细胞膜去极化开始一段时间后持续开放的钠离子通道中产生的，形成一种“后去极化电位”(after depolarization)，可以提高神经细胞的兴奋性，使细胞的发放从单个棘波的形式转变为棘波串的形式[6,20－22]。使用持续性钠离子通道的拮抗剂 Phenytoin，可以抑制离体脑片中诱发的低钙痫样活动[23]；反之，使用持续性钠离子通道的增强剂 Veratridine，则可以促使非化学突触介导的痫样活动的产生[15]。这些实验结果表明，持续性钠离子电流对于这种痫样活动的产生具有重要作用。

以上几种因素的结合，导致了神经细胞在低钙高钾溶液中自发性发放的增加，这些自发性发放在同步机制的作用下，可以产生细胞外的大幅值场电位变化，也就是在胞外记录到的痫样发放电位。

2. 低钙痫样活动中非化学突触介导的同步机制

大量的离体实验和计算机仿真结果表明，化学突触传导被抑制后，低钙痫样发放的同步机制主要有三个：电场效应(electric field effects)、神经细胞之间的缝隙连接(gap junctions)和离子浓度的变化。

(1)电场效应

在外加电场作用下，神经组织内会产生电流，电流流过细胞膜会产生跨膜电压，接近电场阴极的一部分细胞膜产生去极化。当细胞外空间减小、阻抗增大时，流过细胞外空间的电流减小，流向细胞内的电流就增大，产生的跨膜电压和去极化电位也增大[24]。神经细胞自发产生的电位变化也会在神经组织内产生电场效应，如：神经细胞产生动作电位时，在细胞外胞体部位由于钠离子的快速内流，产生一个电流穴(current sink)，是负极；在远处树突部位电流的流出形成一个相应的电流源(current source)，是正极，正、负极形成了电场。尤其是在海马等大脑结构中，神经细胞排列紧密、平行、有规则和方向性，可以在胞体层和树突层之间形成较大的电场效应。跨膜电位的记录和计算机仿真结果已证实，只要神经细胞具有较高的兴奋性，并且细胞外阻抗足够高，海马区域神经细胞产生的群峰电位就可以通过电场效应去极化还未被激活的神经细胞，使这些神经细胞产生同步的动作电位发放，这种效应循环作用，可以同步更多的神经细胞的发放活动[25－27]。

细胞外钙离子浓度的降低会引起细胞的膨胀，使细胞外空间减小，增加电场效应对于神经细胞的作用[4]。有关渗透压以及细胞外空间大小和阻抗大小的研究结果也证实，电场效应在低钙痫样发放中具有重要的作用。在离体脑片实验中改变孵育液的渗透压可以改变细胞外空间的大小，从而改变细胞外电阻抗以及电场作用的大小。低渗透压溶液，引起细胞膨胀，可以增加低钙痫样发放；反之，高渗透压溶液，引起细胞收缩，可以减少低钙痫样发放的产生[28,29]。电场效应还可以调节低钙痫样发放波形的变化，对于离体海马脑片锥体细胞层细胞外电阻抗的测试结果显示，低钙痫样发放的后阶段，胞外阻抗会增加，使得棘波发放的幅值和空间同步性增加[30]。

(2)缝隙连接

缝隙连接,又称为电突触,是连接于两片非常接近(2～4 nm间距)的细胞膜之间的低阻抗蛋白质通道(称为connexins),可以在两个细胞之间通过电流和小分子,如染料分子等。细胞外液钙离子浓度的降低会增加细胞之间缝隙连接的传导,从而同步神经细胞之间的发放,产生低钙痫样活动。离体海马脑片实验显示,增加细胞内液pH值可以进一步增加低钙环境下细胞之间的缝隙连接,使痫样发放的频率和持续时间增加;反之,减小细胞内液pH值后,单个神经细胞的动作电位发放虽无减少,但是,神经细胞的发放失去同步性,细胞外自发场电位减小。此结果表明,缝隙连接对于痫样发放的同步具有重要的作用[31-33]。

实验研究发现,幼体动物大脑中缝隙连接比较丰富,并且对于相邻细胞之间的同步可能起到重要的作用[34,35],这可能是低钙非化学突触介导的痫样发放在未成年大鼠的脑片中比较容易被诱发[36]的原因之一。临床上,有关幼年期大脑比较容易产生癫痫发作的情况,以及癫痫痉挛的起始阶段脑电图中出现的快波具有缝隙连接介导的电信号的特征等现象[37],也都说明了缝隙连接对于痫样活动的产生可能具有重要的影响。

(3)离子浓度的变化

痫样发作时,痫样活动本身会使细胞外溶液中钙离子浓度降低,钾离子浓度升高[38,39],这种离子浓度的变化可以促使痫样活动的进一步发展。细胞外液的低钙和高钾不仅可以增加神经细胞的兴奋性(见前面所述),而且,对于提高神经细胞活动的同步性也具有重要作用,还可以介导痫样活动的传播。如前所述,胞外钙离子浓度的降低,会引起细胞膨胀,增加缝隙连接,从而增加细胞之间活动的同步性。另外,选择性离子微电极的检测结果显示,局部区域神经细胞活动增加引起的细胞外钾离子浓度的升高,可以通过神经胶质细胞的吸收、传输和释放,传送到远处钾离子浓度较低的区域,形成钾离子的重新分布,并兴奋远处区域的神经细胞,从而使神经细胞的发放扩散和传播到其他区域[40]。离体脑片实验还显示,低钙痫样发放可以由钾离子的扩散波传导[19,41]。在海马CA_1区做一个切断,断口两边脑组织中的低钙痫样发放仍然同步,将切断的两片脑组织分开一定距离或用薄膜隔离时,两边的发放活动才失去同步,说明非物理性连接机制(如钾离子的扩散)可能是这种发放活动传播的机制[42]。计算机仿真结果也进一步说明,钾离子的扩散对于低钙痫样活动的同步和传播具有重要作用[43]。

总之,根据已有的实验研究和计算机仿真结果,低钙痫样发放的产生过程可以解释如下:低钙高钾的细胞外环境增加了神经细胞的兴奋性,使一部分神经细胞的动作电位发放增加,形成较大的电场效应。细胞外钙离子浓度的降低也使细胞外空间减小,使电场效应增强,并且使细胞之间的缝隙连接增加或缝隙连接的开放数目增加,从而可以使已经产生发放的神经细胞通过增强的电场效应和缝隙连接等机制激发和同步周围其他神经细胞,一起产生更多的动作电位发放,如此扩散下去,就可以在神经组织的一个区域形成较大的胞外场电位发放,也就是没有化学突触介导的同步性痫样发放。这种发放可以通过钾离子浓度的扩散传播到其他区域。有关在体低钙痫样模型的建立进一步揭示了这种活动的产生和传播特性。

二、在体低钙痫样活动的研究

1. 在体低钙痫样活动模型的建立

由于海马组织CA_1区是最容易诱发低钙痫样活动的脑区,因此,在体低钙痫样活动模型的建立选择在海马CA_1区[9]。实验在麻醉大鼠脑内进行,这里,首先需要解决的问题是,如何降低在体海马组织中的细胞外钙离子浓度,形成低钙环境。我们采取了两个措施:(1)暴露海马表面。即:打开左侧大脑颅骨,将覆盖在海马组织上面的一部分大脑皮层揭去,露出位于脑室下的海马组织的上表面,在海马上方自然形成的凹坑中灌注人工脑脊液。(2)使用钙离子螯合剂 EGTA。实验证明,即使表面灌注液采用无钙离子的人工脑脊液,也不能使浸没在液体下面的海马组织中的钙离子浓度降低到阻断突触传导并诱发痫样活动的水平。因此,我们在无钙人工脑脊液中加入了钙离子螯合剂 EGTA,它可以进入海马组织,与钙离子结合,有效地降低细胞外溶液中钙离子的浓度。

实验操作和海马 CA_1 区记录电极和刺激电极的放置见图 1-3-1 所示。其中,记录电极是具有四个测量点的微电极阵列,用于检测细胞外场电位,测量点之间的距离均为 200μm,四个测量点从上至下分别位于 CA_1 区锥体细胞的基树突层、胞体层和顶树突层。刺激电极用直径为 80μm 的双股聚酯漆包镍铬金属丝制作,放置于海马 CA_1 区的 Schaffer 侧支通路上。Schaffer 侧支是海马 CA_3 区神经细胞发出的轴突纤维,与 CA_1 区锥体细胞顶树突部位形成突触连接。在 Schaffer 侧支上施加脉冲刺激电流,可以正向(orthodramic)激活 CA_1 区锥体细胞,在 CA_1 区锥体细胞的顶树突层和胞体层分别诱发出细胞外场电位的兴奋性突触后电位(excitatory postsynaptic potential, EPSP)和动作电位的整合——群峰电位(population spike, PS)。检测诱发电位 EPSP 的大小、PS 的幅值和潜伏期是判断突触传导状况的有效方法。

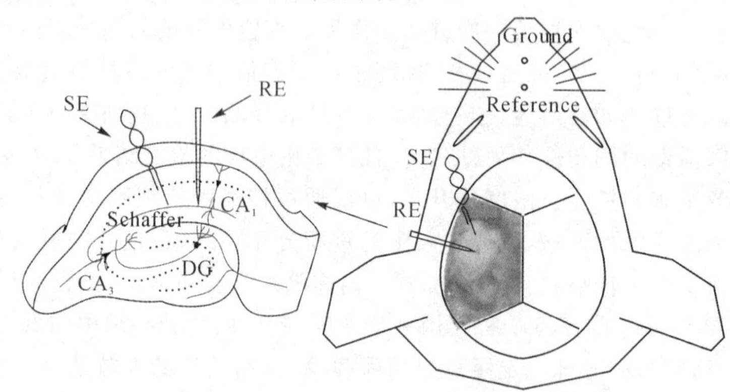

图 1-3-1 实验操作和海马 CA_1 区电极放置示意图

SE:刺激电极;RE:记录电极;Ground:地电极;Reference:参考电极

与离体脑片上的实验结果有所不同,在体的海马低钙痫样模型中可以观察到三种痫样放电活动,分别被称为“早发放”、“慢波”和“晚发放”[9]。在暴露的海马组织表面施加无钙离子的人工脑脊液,并加入 EGTA 后,几分钟之内就会在 CA_1 区记录到一种可持续数分钟的长时间发放,因为这种发放出现的潜伏期比较短,被称为“早发放”(early-burst,见图1-3-2)。在早发放出现之前记录的诱发电位显示,EGTA 的使用已经使 EPSP 的幅值下降,但由于神经细胞兴奋性的增加,诱发的 PS 成为多个棘波,PS 多峰的幅值之和反而增加(见图 1-3-2A)。在整个早发放过程中,棘波的幅值和频率都有较大的变化(见图 1-3-2B)。

继续使用 EGTA,早发放消失,取而代之的是另一种被称为“慢波”(slow-wave,见图 1-3-3)的发放形式,慢波的形式也有较大的变化,有离体脑片实验中常见的低钙痫样发放波形,即在 CA_1 区胞体层表现为负向的电位偏移上叠加负向的棘波串(图 1-3-3A);有时这种发放也表现为没有棘波串的高幅慢波,可以形成周期性的纺锤波,波幅由小变大,又由大变小(图 1-3-3B)。慢波的幅值在顶树突层较大,而叠加其上的棘波的幅值则在细胞胞体层较大。顶树突层和胞体层的慢波相位相反。慢波出现时,CA_1 区正向刺激诱发波的 EPSP 幅值很小,并且不能诱发出 PS 波,说明突触传导大部分已被钙离子的降低所阻断。

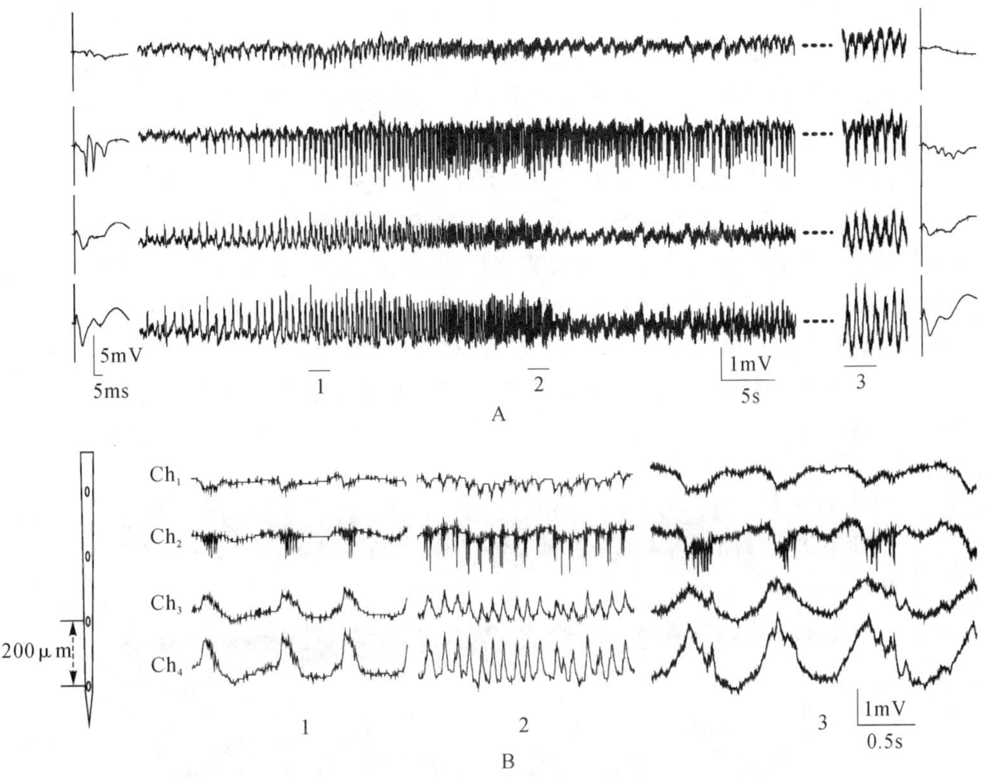

图 1-3-2　“早发放”举例

（使用含有 5mmol/L EGTA 和 5mmol/L KCl 的人工脑脊液约 4min 后开始出现，持续时间大于 2min）

A：早发放的四通道记录结果，第二通道（Ch_2）为 CA_1 区胞体层信号，第三、四通道（Ch_3、Ch_4）为 CA_1 区顶树突层信号，其中的 1min 记录被省略（省略号），左右两边的插图分别是早发放之前和之后的正向诱发电位；

B：为 A 中数码所指信号段的放大，左边是记录电极示意图

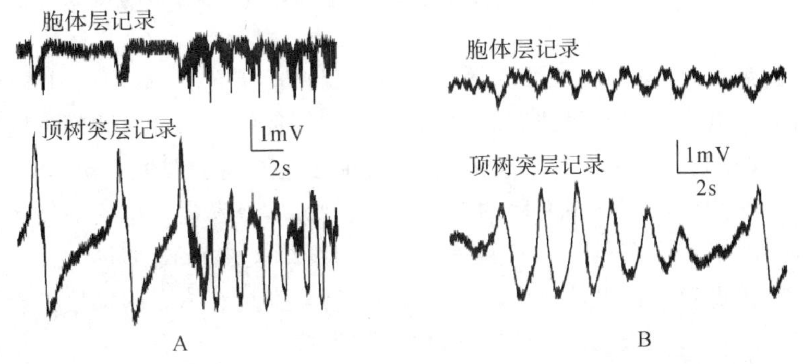

图 1-3-3　海马 CA_1 区胞体层和顶树突层记录的两种“慢波”

A. 叠加有棘波的慢波；B. 形状为纺锤波的慢波

在使用高浓度 EGTA（10mmol/L）约 30min 后，当大部分突触传导被阻断时，海马 CA_1 区可以记录到一种频率较高、幅值较小的波，因为出现时间较晚，被称为“晚发放”（late-burst，见图 1-3-4）。其出现频率是几分钟到十几分钟一次，每个发放可持续几十秒钟，起始频率可高达 40Hz 左右。晚发放波形的幅值在顶树突层较大，并且波形在胞体层和顶树突层的相位相同。

2. *在体低钙痫样发放的特点*

（1）大鼠海马在体研究所观察到的三种低钙痫样发放中，慢波与离体脑片研究中所观察到

的低钙痫样发放相似，可能具有相似的产生机制。而另外两种，早发放和晚发放，是在体低钙痫样模型中特有的发放形式。在人工脑脊液中加入兴奋性突触后谷氨酸受体的拮抗剂（AMPA/KA受体阻断剂DNQX和NMDA受体阻断剂*D*-APV）后，早发放不再出现，但慢波和晚发放的出现不受影响；并且正向诱发电位测试结果表明，这两种波形出现时大部分钙离子介导的突触传导已被阻断，这说明慢波和晚发放是非化学突触介导的痫样发放活动。

（2）早发放出现在EGTA使用的早期，可能是细胞外液钙离子浓度降低的过程中，兴奋性突触传导和抑制性突触传导受阻的时间过程不同所引起的。有报道证实[44]，当细胞外液钙离子浓度降低至1.0～0.7mmol/L时，抑制性突触后电位已消失，而兴奋性突触后电位要在细胞外液钙离子浓度降低至0.78～0.26mmol/L时才消失。所以，在钙离子浓度下降的早期，兴奋性突触传导和抑制性突触传导之间的失平衡可能是早发放痫样波产生的原因。临近早发放出现时，CA_1区正向诱发电位的PS成为棘波串且幅值增大也说明了这个机制。

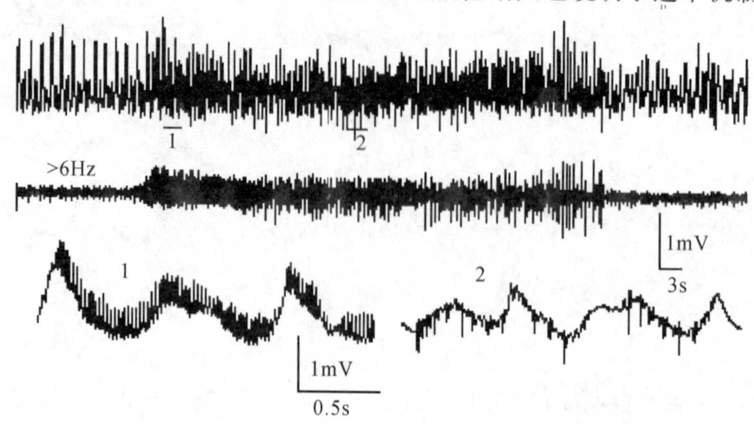

图1-3-4 “晚发放”举例

（人工脑脊液中包含10mmol/L EGTA，10mmol/L KCl，100μmol/L *D*-APV 和 80μmol/L DNQX。从上到下显示的分别是CA_1区顶树突层记录的自发电位，该电位大于6Hz的滤波信号，以及记录中数码标出段的放大显示）

（3）晚发放的棘波频率较高，棘波的最大幅值出现在顶树突层，不是在胞体层，棘波在胞体层和顶树突层同相，并且可以与慢波同时出现，在慢波的负向波和正向波都可以出现。这些特点与慢波中只叠加在其负向波上的棘波不同，后者由细胞群同步产生的动作电位形成，在胞体层幅值最大，波形在胞体层和顶树突层的相位相反。所以，晚发放中出现的高频波是不同的波形，可能是海马CA_1区记录到的CA_3神经细胞的轴突纤维上的发放活动[10]。

由此可见，在体低钙痫样发放有多种不同的形式，分别具有不同的发放机制。增加细胞外液的钾离子浓度还可以诱导出另一种持续性的棘波发放。

3.钾离子浓度对于在体低钙痫样发放活动的影响

高浓度钾离子溶液可以在钙离子浓度正常的离体脑片上诱发化学突触介导的痫样发放活动，K^+浓度的进一步增加还可以通过减少抑制性的后超极化钾电流，增加痫样发放的频率[45,46]。在低钙离体脑片痫样模型中，增加K^+浓度也可以增加非化学突触介导的痫样发放的频率[12,21,47]。因此，我们也考察了K^+浓度的升高对于在体低钙痫样发放的影响。

用EGTA降低钙离子浓度使得大部分突触传导被阻断后，将人工脑脊液中K^+浓度从7.5mmol/L上升到15mmol/L时，低钙痫样发放的形式可以由周期性慢波转变成频率为4Hz左右的持续性双棘波发放（见图1-3-5）。在使用EGTA降低Ca^{2+}浓度之前，先用高K^+浓度

(12mmol/L)处理数十分钟，再加入 EGTA(5mmol/L)后，也可以在 CA_1 区直接诱导出这种频率为 4Hz 左右的连续双棘波发放。兴奋性突触后谷氨酸受体的拮抗剂 DNQX 和 *D*-APV 不能抑制这种持续的双棘波发放的产生[11]。对于 CA_1 区神经细胞胞体层的多单元信号(multiple unit activity)的检测结果表明，高 K^+ 结合低 Ca^{2+} 可以大大减少棘波发放后的抑制性活动，从而使棘波发放频率增加[8]。这种连续双棘波发放可以持续一个小时以上，是一种少见的痫样发放模型。

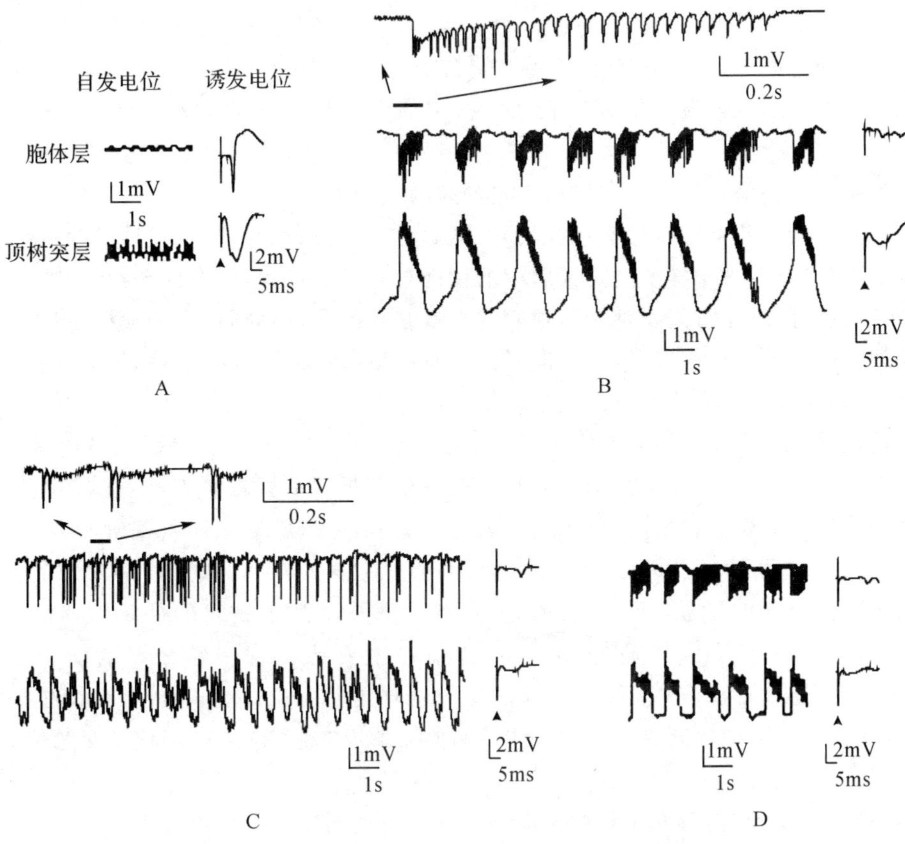

图 1-3-5　钾离子浓度的升高使得周期性发放的慢波转变成为持续的双棘波发放

(各图中显示同时记录的胞体层和顶树突层的自发电位(左)和正向诱发电位(右)，小箭头指示刺激伪迹)

A：基线记录；

B：使用 K^+ 7.5mmol/L 和 EGTA 5mmol/L 30min 后记录的叠加有棘波的周期性慢波；

C：溶液中 K^+ 浓度升高到 15mmol/L 8min 后，慢波转变为持续的双棘波发放；

D：K^+ 浓度回到 7.5mmol/L 后 20min，发放形式又恢复到周期性慢波

无钙环境下的离体脑片细胞内记录和计算机仿真结果，证实了动作电位双脉冲发放形式的存在[21]，并且，仿真计算得到的双脉冲周期～270ms(相应于频率 3.7Hz)和发放的持续时间～50ms 与我们在体的实验结果(频率为 3.77 ± 1.28Hz，持续时间为 38 ±39ms)很接近。离体的胞内记录和计算机模型仿真显示，低钙高钾环境下 CA_1 区神经细胞呈现的动作电位双脉冲或三脉冲发放是持续性钠电流增加的结果，是一种非突触介导机制[6,20,21]。可以推测，在体实验中观察到的胞外场电位的双棘波发放就是细胞内自发的动作电位双脉冲或三脉冲发放所引起的，它与离体低钙痫样发放的产生机制相似。

但是，这种连续的双棘波发放在离体脑片研究中没有被报道过，离体的低钙高钾诱发的痫

样发放的频率小于 0.5Hz，持续时间大于 1s[4,15]，与在体实验中使用较低 K^+ 浓度（5～7.5mmol/L）时出现的有棘波或无棘波的慢波（去极化波）相似。仿真计算显示，在无钙环境下，逐渐升高 K^+ 浓度的过程中，海马 CA_1 区神经细胞的动作电位发放的脉冲数目首先增加到 3 个以上，然后又降低到 2 个甚至单个脉冲的发放，最后，当 K^+ 浓度升高到 9mmol/L 以上时，细胞过度的去极化导致去极化阻断（depolarization block），动作电位的发放被中止；细胞内记录的双动作电位发放也需要特定强度的外加去极化电流的诱导[21]。这些结果表明，动作电位的双脉冲发放形式只是 K^+ 浓度升高过程中出现的一种中间状态，它介于长棘波串发放的形式和去极化阻断之间，这种双脉冲发放要求的较窄的 K^+ 浓度范围可能使得离体脑片实验上难以记录到胞外持续双棘波的发放形式，因为，离体低钙痫样活动较容易受到去极化阻断的影响[12,47]。

4. 在体研究低钙痫样活动在大脑组织中的传播

癫痫病人大脑中产生的痫样活动往往是从脑内局部的病源灶开始，然后扩散、传播到大脑的其他区域，搞清楚各种痫样活动在大脑中的传播过程及其机制，将有助于控制和治疗癫痫病的发作，具有重要的临床意义。利用所建立的大鼠在体海马低钙痫样活动模型，我们对于低钙诱发的各种痫样活动在同侧海马区域、向对侧海马区域，以及向大脑皮层的传播进行了研究。

（1）低钙痫样活动在同侧海马区域的传播

海马是最易于产生痫样活动的大脑组织之一，而其中的 CA_3 区又是海马各个区域中痫样发生阈值最低的部位，许多痫样活动在海马中往往始发于 CA_3 区神经细胞，然后通过 Schaffer 侧支传播到 CA_1 区。例如：致惊药物印防己毒素（picrotoxin，PTX）、四氨基吡啶（4-AP）、毛果芸香碱（pilocarpin）等引起的发放，电脉冲刺激串诱发的发放，高钾或无镁溶液引起的痫样发放等都属于这种形式的发放[45,48-51]。但是，在离体海马脑片上诱发的低钙痫样活动却是从 CA_1 区起始，然后向 CA_3 区传播的，并且其传播速度要比突触传导介导的痫样活动慢得多[4,52]。在体实验结果也证实了低钙痫样活动的这种传播方式，而且，在进一步的研究中，我们观察到，在钙离子浓度逐渐降低的过程中，痫样活动的传播方向会随着化学突触传导的逐渐抑制而转变方向[7]。

如图 1-3-6 所示，在海马 CA_1 区插入带有并列两个记录针（R_1 和 R_2，相距 0.6mm）的电极阵列，R_1 和 R_2 上的两个记录触点分别记录 CA_1 区两个不同位置的胞体层场电位，刺激电极 S_1 用于正向刺激 Schaffer 侧支，检测突触传导状况。当使用无钙的高钾（12mmol/L）孵育液后，再加入 EGTA（5mmol/L），CA_1 区胞体层很快出现自发的负向棘波脉冲，开始是频率较高的单棘波，棘波先出现在 R_1，再传播到 R_2，此时还存在较大的诱发电位，说明突触传导还未被严重阻断。随着 EGTA 作用时间的增加，突触传导减少，直至大部分被阻断，诱发电位中的 PS 波消失，此时自发电发放转变为持续的双棘波形式，其传播方向也改变为从 R_2 传播到 R_1，即 CA_1 区传向 CA_3 区的方向。

在海马 CA_1 区，只要突触传导部分受阻，痫样发放的传播方向就会发生变化，如图 1-3-7 所示，使用致惊药物印防己毒素（PTX）诱发痫样发放的在体实验说明了这一点。记录电极 R_1 和 R_2，以及刺激电极 S_1 放置的位置与图 1-3-6A 所示相同。先用无钙的高钾（12mmol/L）孵育液处理 40 多分钟，使得诱发电位的 PS 峰潜伏期显著增加，说明 CA_1 区的胞外钙离子浓度有所下降，突触传导被部分阻断，由于高钾和低钙会增加神经细胞的兴奋性，所以，诱发电位的 PS 幅值反而增加，表现为 2～3 个棘波串的形式。但是，此时自发电位中无痫样波。加入 PTX 0.1mmol/L 后，诱发产生痫样发放（图 1-3-7A），具有低钙痫样波的特征，表现为负向去

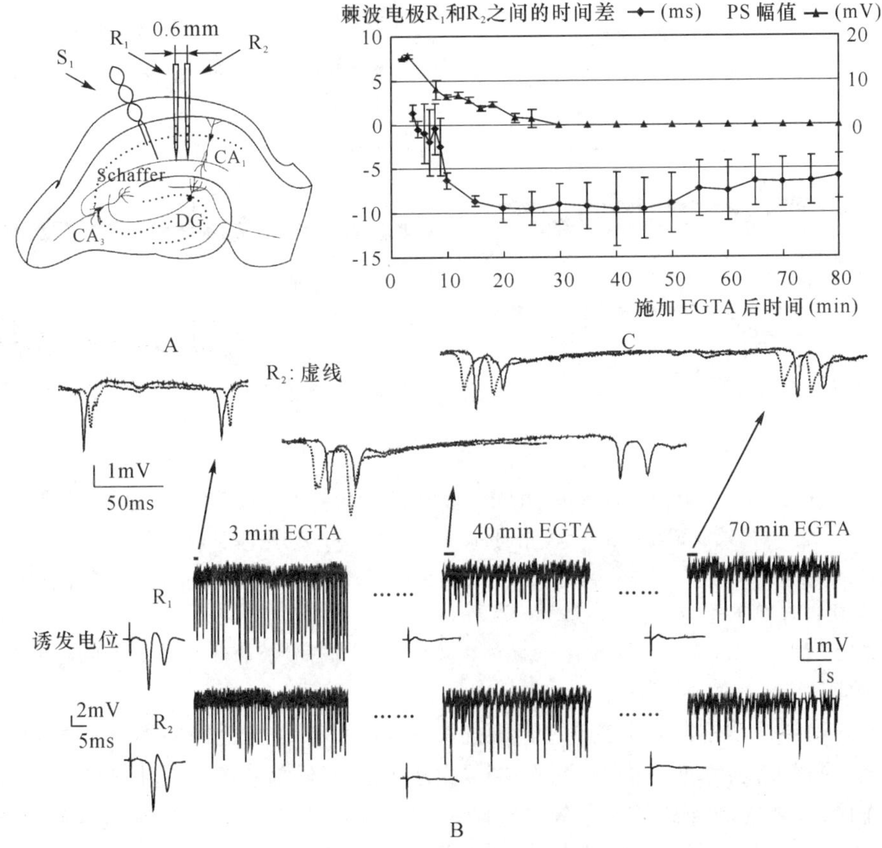

图 1-3-6 海马 CA_1 区诱发的痫样活动的传播在突触传导逐渐被抑制的过程中发生的变化

A:电极放置图;

B:施加 EGTA 后 3min、40min 和 70min 时记录的自发棘波和诱发电位(左下角),从放大图中可以看到,自发棘波的传播方向从 R_1 到 R_2 转变成为 R_2 到 R_1;

C:施加 EGTA 后 80min,CA_1 区诱发电位的 PS 幅值(三角形,右坐标)和自发棘波在记录电极 R_1 和 R_2 之间的时间差(菱形,左坐标)的变化过程,时间差为正,表示自发棘波先出现在 R_1,再传播到 R_2

极化偏移上叠加棘波串。这些痫样发放的传播方向是从 R_2 到 R_1。但是,在溶液中加入正常钙离子浓度(2mmol/L)5min 后,诱发波 PS 的潜伏期减小,PS 棘波串中棘波的个数也增加,表明突触传导恢复,此时,自发痫样发放的波形发生变化,传播方向也改变为从 R_1 到 R_2,并且,传播速度增加(图 1-3-7B)。

这些实验结果表明,在体的低钙痫样发放在 CA_1 区的传播方向,即从 CA_1 区尾部传向 CA_3 区的方向,以及其传播速度与离体的实验结果相似,传播速度范围为 1~100mm/s,比突触介导的痫样发放的传播速度(~500mm/s)要慢得多,并且,与突触介导的痫样发放的传播方向相反[7,41,53]。另外,在突触传导被逐渐抑制的过程中,在体痫样发放的传播方向和速度会随着突触传导的抑制状况而动态改变。

兴奋性突触传导的抑制可以降低突触介导的痫样活动的传播速度,这在以前的离体脑片实验中也有报道[54,55]。但是,为什么突触传导的抑制会改变痫样活动传播的方向呢?许多突触介导的痫样活动始发于海马的 CA_3 区,然后向 CA_1 区扩散[49,56];也有的起源于内嗅皮层,从齿状回进入海马,再通过 CA_3 区传播到 CA_1 区[57,58]。总之,多数痫样活动在海马组织中的传播都是从 CA_3 区到 CA_1 区。离体脑片研究显示,低钙非化学突触介导的痫样发放的传播机制

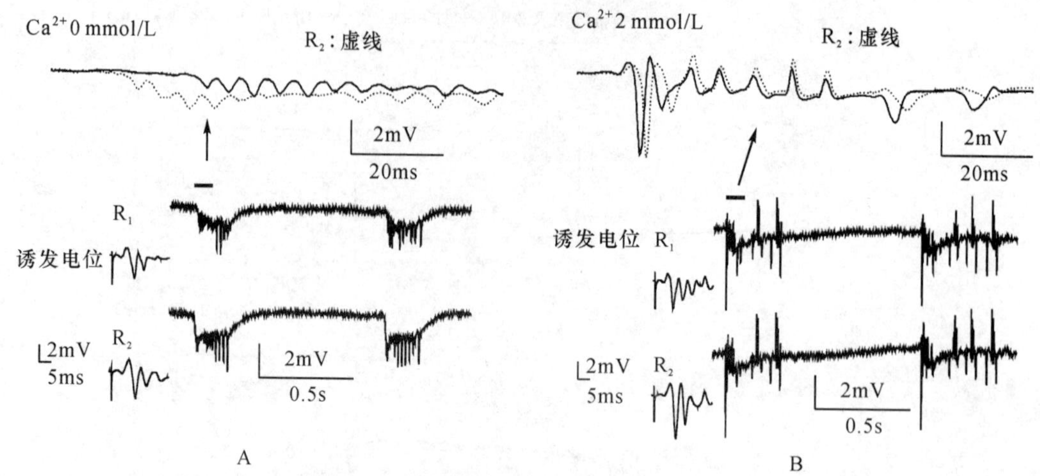

图 1-3-7 突触传导的部分受阻可以改变 PTX 诱发的痫样发放的传播方向

（电极放置与图 1-3-6A 相同，R_1 和 R_2 记录 CA_1 区胞体层场电位）

A：先使用无钙高钾（12mmol/L）溶液降低突触传导后，加入 PTX（0.1mmol/L）诱发痫样发放，传播方向是从 R_2 到 R_1；

B：加入钙离子（2mmol/L）5min 后，突触传导恢复，自发痫样发放的波形发生变化，传播方向也改变为从 R_1 到 R_2，传播速度增加

与突触介导的痫样活动不同，不是通过突触连接传导，而是可能通过钾离子波扩散[41,42]。因此，一种可能的解释是：在海马的几个部位中，由于 CA_1 区锥体神经细胞排列比较紧密[59]，有利于缝隙连接、场效应和钾离子耦合等非突触机制产生作用，从而，低钙痫样发放比较容易在 CA_1 区先被诱发，然后向 CA_3 区扩散[4,52]，由此形成了独特的传播方向。

（2）低钙痫样活动向对侧海马区域的传播

在一侧海马区域产生的许多局部性痫样活动可以通过神经纤维的投射传播到对侧海马和大脑的其他区域[60]。为了研究低钙痫样活动在大脑中的扩散性，我们利用所建立的大鼠在体模型，考察了钙离子浓度降低过程中诱发的三种痫样活动（早发放、慢波和晚发放）向对侧海马结构的传播情况[10]。

如图 1-3-8A 所示，暴露左侧大脑的部分海马背部，插入记录电极（R_1）到 CA_1 区、刺激电极（S_1）到 Schaffer 侧支；并且在右侧颅骨上开一个小窗，将另一对记录电极（R_2）和刺激电极（S_2）通过完好的大脑皮层插入到右侧的海马 CA_1 区和 Schaffer 侧支。由海马组织的回路结构可知[16]，大脑一侧 CA_3 区锥体神经细胞发出的轴突纤维分成两束：一束投射到同侧海马的 CA_1 区，形成 Schaffer 侧支；另一束穿过大脑中部的连接体投射到对侧海马的 CA_1 区，与对侧的 Schaffer 侧支并行，形成 Commissure 神经束。因此，在大脑一侧电刺激 Schaffer/Commissure 神经纤维时，不仅可以在同侧 CA_1 区产生正向诱发电位，也可以通过 CA_3 区神经细胞伸向对侧的轴突（Commissure）诱发对侧 CA_1 区的神经细胞的响应（图 1-3-8A）。基线记录时，左侧 Schaffer 侧支的刺激（S_1）在左 CA_1 区（R_1）诱发出 PS 波，在右 CA_1 区（R_2）诱发出 EPSP 波；右侧 Schaffer 侧支的刺激（S_2）在左右两侧 CA_1 区（R_1 和 R_2）均诱发出 PS 波。基线记录的自发电位中无痫样活动。

使用 EGTA 5mmol/L 和 KCl 7mmol/L 孵育液 5min 后（图 1-3-8B），两侧电刺激诱发的 R_1 的响应电位的 PS 幅值增大，且成为多棘波，R_1 的自发电位中出现早发放，并且传播到 R_2（箭头所示），而两侧刺激诱发的 R_2 的诱发电位无明显变化。EGTA 作用 20min 后（图

1-3-8C)，由于左侧海马 CA_1 区突触传导受阻，R_1 的诱发电位显著减小，R_1 自发电位中出现低钙痫样发放(带棘波串的负向电位——慢波)，但是，这种痫样发放没有传向对侧 R_2。当左侧 R_1 诱发电位的 PS 消失，即突触传导被显著抑制后(图 1-3-8D)，在孵育液中加入四乙胺(TEA) 20mmol/L 后，R_1 中出现高频率的晚发放，并传播到 R_2(空心箭头所示)。在两大脑半球之间作一切断后(图 1-3-8E)，一侧的 Schaffer 侧支的电刺激再也不能在对侧诱发出响应，说明两侧海马之间通过中间连合体的联系被切断。R_1 中仍出现晚发放，但 R_2 中不再出现，而右侧 S_2 的电刺激仍可在 R_2 诱发出正常大小的 PS 波，说明右侧神经细胞状态正常，也说明切断之前右侧的晚发放是左侧传播而来的，而不是右侧自发的。

如前所述，早发放出现在兴奋性突触传导未被严重阻断的情况下，这种痫样发放是化学突触传导参与的。而慢波和晚发放则出现在化学突触传导被显著抑制时，都是非化学突触介导的痫样发放，但是，晚发放可以传播到对侧海马区域，而慢波则不能，这可能与这两种发放的产生机制有关，也与海马结构各个区域神经细胞的投射连接有关。CA_1 区锥体神经细胞的输出(alveus)不直接投射到对侧海马区域，低钙痫样发放中的慢波发放只出现在 CA_1 区，离体脑片实验也证实 CA_1 区诱发的低钙痫样发放不能进入 CA_3 区[3,52]，因此，缺少直接的投射连接，这种痫样发放的强度可能不足以通过间接的通路传播到对侧海马区域。而在体实验中诱发的另一种独特的低钙痫样发放(晚发放)涉及 CA_3 区神经细胞的参与，可能是低钙高钾溶液的长时间作用使得 CA_3 神经细胞的轴突纤维(Schaffer 侧支)上产生发放，反向传到 CA_3 神经细胞胞体，引起 CA_3 神经细胞的发放，这种发放可以通过 Commissure 的直接连接，投射到对侧 CA_1 区，而引起对侧 CA_1 区神经细胞的发放[10]。

(3)低钙痫样活动向大脑皮层区域的传播

利用大鼠在体低钙痫样模型，我们也考察了海马 CA_1 区诱发的低钙痫样活动向大脑皮层区域传播的情况。

实验操作中，大鼠左侧大脑的处理与前述实验相同，即打开颅骨，除去覆盖在海马上方的部分大脑皮层，暴露海马背部，在 CA_1 区放置刺激电极和记录电极。为了检测大脑皮层上的脑电信号(electrocorticogram，ECoG)，在右侧大脑上钻三个小孔，将不锈钢金属丝电极分别固定于大脑皮层的前额叶、枕叶和小脑区域的上方。实验结果显示，CA_1 区胞体层记录到的早发放可以传播到大脑皮层的前额叶、枕叶和小脑，使这三个区域 ECoG 的幅值显著增加，痫样活动的最大幅值出现在枕叶。在一部分实验中，较大幅值的晚发放也可以传入大脑皮层。但是，低钙痫样慢波发生时，大脑皮层电位 ECoG 没有明显变化[9]。这个结果与上述在体低钙痫样活动向对侧海马区域传播的结果一致，即早发放和晚发放的痫样活动扩散和传播范围比较大。

5. 在体低钙痫样活动研究小结

总之，这一系列有关在体海马低钙痫样模型的研究结果表明：(1)在体的低钙痫样发放可以有多种不同的形式，除了与离体低钙痫样发放相似的“慢波”以外，高频低幅的“晚发放”和持续性的双棘波发放也出现在化学突触传导被大部分阻断以后，并且不能被兴奋性突触后受体的拮抗剂所抑制，因此，这些痫样发放产生的机制是非化学突触介导的；(2)在体低钙痫样发放在海马 CA_1 区的扩散速度和方向与离体研究结果一致，并且，痫样发放的扩散方向会随着化学突触传导的逐渐减少而发生动态变化；(3)低钙因素诱发的某些痫样活动可以传播到远离诱发区的大脑其他区域。

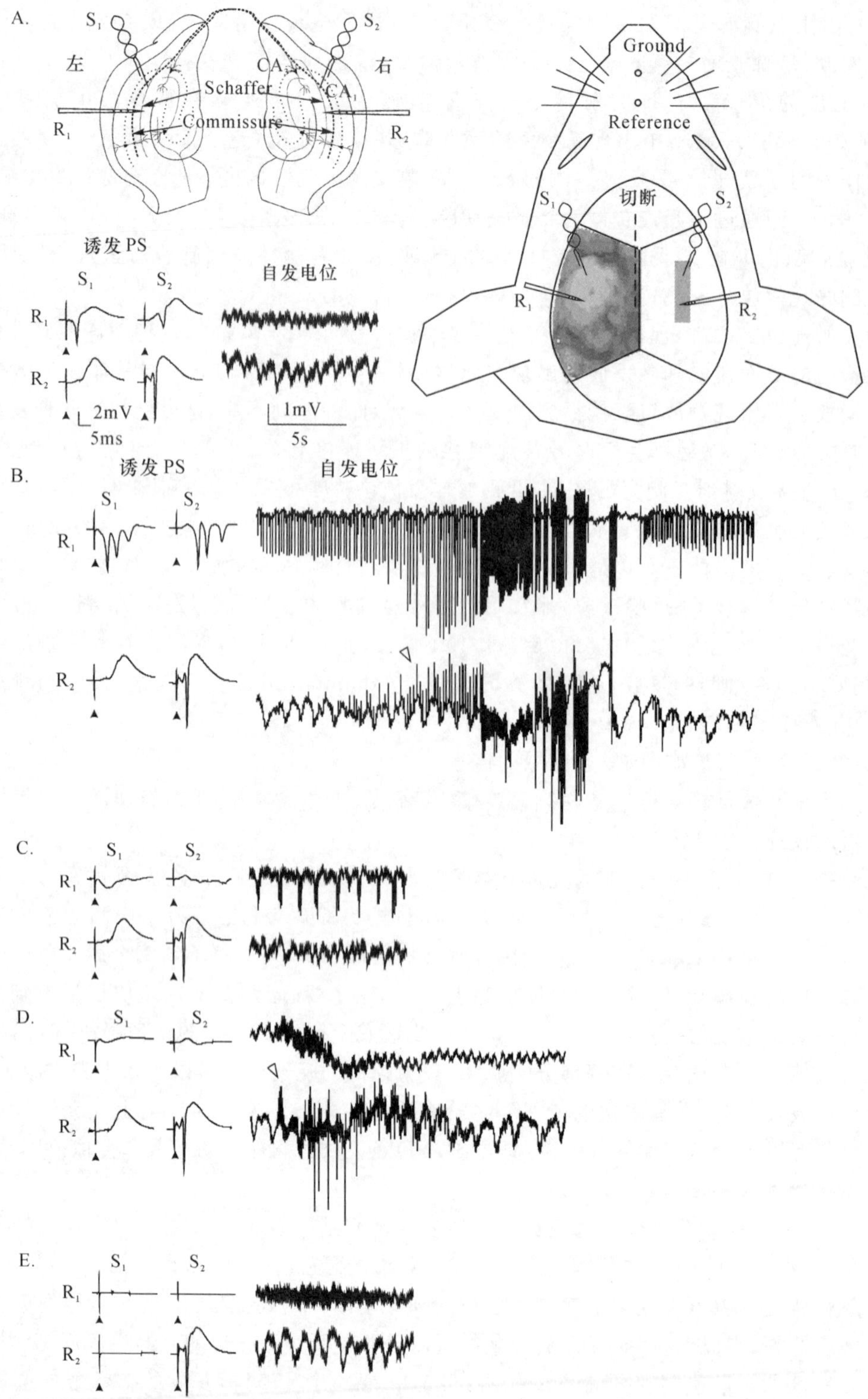

图 1-3-8　三种在体低钙痫样发放向对侧海马的传播

A：实验操作和电极位置示意图，S_1 和 S_2 为刺激电极，R_1 和 R_2 为记录电极，以及在左、右海马 CA_1 区胞体层记录的基线诱发电位和自发电位，小箭头指示刺激伪迹，基线记录的自发电位无痫样活动；

B：使用 EGTA 5mmol/L 和 KCl 7mmol/L 孵育液 5min 后，两侧刺激诱发的 R_1 诱发电位的 PS 幅值增大，且成为多棘波，R_1 的自发电位中出现早发放，并且传播到 R_2（空心箭头所示）；

C：20min 后，由于突触传导受阻，R_1 的诱发电位显著减小，R_1 自发电位中出现低钙痫样发放，但是，这种痫样发放没有传向对侧 R_2；

D：左侧 R_1 的诱发电位 PS 消失后，在孵育液中加入 TEA 20mmol/L，R_1 中出现高频晚发放，并传播到 R_2（空心箭头所示）；

E：如 A 所示，在两大脑半球之间作一切断后，Schaffer 侧支电刺激再也不能在对侧诱发出响应，R_1 中仍出现晚发放，但 R_2 中没有，而 S_2 刺激仍在 R_2 中诱发出正常大小的 PS 波

这些在体研究结果证明，在整体动物大脑中，钙离子浓度的降低确实可以诱发神经细胞产生痫样活动，进一步说明了离体脑片低钙痫样活动研究中所阐明的有关神经细胞兴奋和同步的机制对于痫样发放所具有的重要作用，有关低钙痫样活动的扩散和传播特性的研究也填补了离体研究中的不足之处。

另外，在体研究也揭示了一些新的现象有待于进一步深入的研究，例如：在高钾和无钙溶液的作用下，兴奋性突触后受体 NMDA 通道的阻断反而有利于同步性痫样电位的产生[11]。以前的小鼠在体实验中也曾经观察到过类似的现象，向嗅球内注射 NMDA 受体的阻断剂 APV 会诱发小鼠产生痫样痉挛[61]。并且，实验证明在大鼠皮层离体脑片上，NMDA 受体的拮抗剂也可以产生去抑制效应[62]。这种抑制兴奋性突触的传导反而会增加细胞兴奋的现象说明，神经细胞回路中兴奋性和抑制性突触连接之间具有复杂的关系，或者，NMDA等兴奋性离子通道可能具有多种功能。

另一个值得注意的现象是海马 CA_1 区记录到的高频低幅的"晚发放"，它在 CA_1 神经细胞的顶树突层有较大幅值，并且波形在胞体层和树突层同相位，因此，不像是 CA_1 锥体细胞产生的动作电位发放，可能是处于 CA_1 区的 CA_3 神经细胞轴突上产生的发放活动，然后反传到 CA_3 区[9,10]。以前用青霉素或电刺激在丘脑皮层诱发痫样发放时，也曾发现过兴奋性电位的发放可能起始于轴突末端，再反传到神经细胞胞体的现象[63]。最近的研究还发现，海马神经细胞的轴突与轴突之间存在缝隙连接，可以在轴突部位产生耦合电位，然后传向细胞胞体[64]。这些现象说明，动作电位发生的起始位置不只局限于神经细胞胞体附近，这是一个值得深入研究的问题，对于深入了解大脑神经细胞信息产生、传递和处理的机制具有重要意义。

三、结束语

海马离体脑片在低钙或无钙孵育液中可以产生痫样发放，在体的海马组织中降低钙离子浓度也可以诱发痫样活动，临床上也发现由维生素 D 缺乏引起的低血钙可以在人的大脑中产生痫样脑电位发放和痉挛[65]，这些低钙痫样活动的发现表明了非化学突触机制在神经细胞同步活动中可能具有的重要作用。实际上，使用化学致惊药物或电刺激诱发痫样发放活动时，大脑组织细胞外溶液中自然会产生钙离子浓度降低、钾离子浓度升高的情况[38,39,66]，这说明，由这些细胞外离子浓度变化诱导的非化学突触性的同步机制，如：缝隙连接的耦合、电场效应和钠离子通道的开放等，在各种同步性痫样活动中可能普遍存在并产生作用。

在这些非化学突触介导的同步机制中，对缝隙连接（电突触）的研究受到越来越多的重视。缝隙连接不仅在低钙环境下对痫样活动的产生有作用，对于其他钙离子浓度正常状态下产生的痫样发放也具有重要的影响。例如，使用阻断缝隙连接的药物可以抑制低镁溶液诱发的长时间痫样发放[51]。在海马脑片上，经过长时间使用荷包牡丹碱诱发痫样活动后，缝隙连接蛋

白的 mRNA 表达会增加，细胞膜上的缝隙连接蛋白和缝隙连接耦合也显著增加，说明缝隙连接在痫样发作过程中是一个内在调节因素[67,68]。一些有关临床癫痫病的研究结果也表明了缝隙连接对于痫样发作的作用，如：对于顽固性癫痫病人切除的颞叶皮层脑组织的分析结果显示，其中缝隙连接蛋白的 mRNA 明显增加[69]，说明缝隙连接合成的增加可能增强了细胞之间的耦合。现在已经确认中枢神经系统中至少存在十多种缝隙连接蛋白参与神经细胞或神经胶质细胞之间的通讯[70]，缝隙连接（电突触）在中枢神经系统中的作用可能远大于人们如今所认识的水平。

由此可见，深入研究非化学突触介导的机制在神经细胞同步活动中所产生的作用，对于进一步阐明大脑神经细胞的信息处理机制、开发新型的控制和治疗顽固性癫痫病的药物等都具有重要的意义。

参考文献

[1] McCormick DA, Contreras D. On the cellular and network bases of epileptic seizures. Annu Rev Physiol, 2001, 63: 815—846

[2] Taylor CP, Dudek FE. Synchronous neural afterdischarges in rat hippocampal slices without active chemical synapses. Science, 1982, 218 (4574): 810—812

[3] Jefferys JG, Haas HL. Synchronized bursting of CA_1 hippocampal pyramidal cells in the absence of synaptic transmission. Nature, 1982, 300 (5891): 448—450

[4] Jefferys JG. Nonsynaptic modulation of neuronal activity in the brain: electric currents and extracellular ions. Physiol Rev, 1995, 75 (4): 689—723

[5] Dudek FE, Yasumura T, Rash JE. Non-synaptic' mechanisms in seizures and epileptogenesis. Cell Biol Int, 1998, 22 (11—12): 793—805

[6] Su H, Alroy G, Kirson ED, Yaari Y. Extracellular calcium modulates persistent sodium current-dependent burst-firing in hippocampal pyramidal neurons. J Neurosci, 2001,21 (12): 4173—4182

[7] Feng Z, Durand DM. Decrease in synaptic transmission can reverse the propagation direction of epileptiform activity in hippocampus in vivo. J Neurophysiol, 2005, 93 (3): 1158—1164

[8] Feng Z, Durand DM. Effects of potassium concentration on firing patterns of low-calcium epileptiform activity in anesthetized rat hippocampus: inducing of persistent spike activity. Epilepia,2006,47:727

[9] Feng Z, Durand DM. Low-calcium epileptiform activity in the hippocampus in vivo. J Neurophysiol, 2003, 90 (4): 2253—2260

[10] Feng Z, Durand DM. Propagation of low calcium non-synaptic induced epileptiform activity to the contralateral hippocampus in vivo. Brain Res, 2005, 1055 (1—2): 25—35

[11] Feng Z, Durand DM. Suppression of excitatory synaptic transmission can facilitate low-calcium epileptiform activity in the hippocampus in vivo. Brain Res, 2004, 1030 (1): 57—65

[12] Schweitzer JS, Patrylo PR, Dudek FE. Prolonged field bursts in the dentate gyrus: dependence on low calcium, high potassium, and nonsynaptic mechanisms. J Neurophysiol, 1992, 68 (6): 2016—2025

[13] Patrylo PR, Kuhn AJ, Schweitzer JS, Dudek FE. Multiple-unit recordings during slow field-potential shifts in low-Ca^{2+} solutions in rat hippocampal and cortical slices. Neuroscience, 1996, 74 (1): 107—118

[14] Bouskila Y, Dudek FE. Neuronal synchronization without calcium-dependent synaptic transmission in the hypothalamus. Proc Natl Acad Sci USA, 1993, 90 (8): 3207—3210

[15] Bikson M, Baraban SC, Durand DM. Conditions sufficient for nonsynaptic epileptogenesis in the CA_1 region of hippocampal slices. J Neurophysiol, 2002, 87 (1): 62—71

[16] Andersen P. Oranization of hippocampal neurons and their interconnections. In: The Hippocampus, Volume 1: Structure and Development. Edited by Isaacson RL and Pribram KH. New York: Plenum Press, 1975, 155—175

[17] Hille B. Ionic channels of excitable membranes. Biophysical J, 1978, 22: 283—292

[18] Bikson M, Ghai RS, Baraban SC, Durand DM. Modulation of burst frequency, duration, and amplitude in the zero-Ca^{2+} model of epileptiform activity. J Neurophysiol, 1999, 82 (5): 2262—2270

[19] Jensen MS, Yaari Y. Role of intrinsic burst firing, potassium accumulation, and electrical coupling in the elevated potassium model of hippocampal epilepsy. Journal of Neurophysiology, 1997, 77: 1224—1233

[20] Somjen GG, Muller M. Potassium-induced enhancement of persistent inward current in hippocampal neurons in isolation and in tissue slices. Brain Res, 2000, 885 (1): 102—110

[21] Shuai J, Bikson M, Hahn PJ, Lian J, Durand DM. Ionic mechanisms underlying spontaneous CA_1 neuronal firing in Ca^{2+}-free solution. Biophys J, 2003, 84: 2099—2111

[22] Yue C, Remy S, Su H, Beck H, Yaari Y. Proximal persistent Na^+ channels drive spike afterdepolarizations and associated bursting in adult CA_1 pyramidal cells. J Neurosci, 2005, 25 (42): 9704—9720

[23] Heinemann U, Franceschetti S, Hamon B, Konnerth A, Yaari Y. Effects of anticonvulsants on spontaneous epileptiform activity which develops in the absence of chemical synaptic transmission in hippocampal slices. Brain Res, 1985, 325 (1—2): 349—352

[24] Jefferys JG, Deans J, Bikson M, Fox J. Effects of weak electric fields on the activity of neurons and neuronal networks. Radiat Prot Dosimetry, 2003, 106 (4): 321—323

[25] Taylor CP, Dudek FE. Excitation of hippocampal pyramidal cells by an electrical field effect. J Neurophysiol, 1984, 52 (1): 126—142

[26] Snow RW, Dudek FE. Evidence for neuronal interactions by electrical field effects in the CA_3 and dentate regions of rat hippocampal slices. Brain Res, 1986, 367 (1—2): 292—295

[27] Traub RD, Dudek FE, Taylor CP, Knowles WD. Simulation of hippocampal afterdischarges synchronized by electrical interactions. Neuroscience, 1985, 14 (4): 1033—1038

[28] Dudek FE, Obenaus A, Tasker JG. Osmolality-induced changes in extracellular volume alter epileptiform bursts independent of chemical synapses in the rat: importance of non-synaptic mechanisms in hippocampal epileptogenesis. Neurosci Lett, 1990, 120 (2): 267—270

[29] Roper SN, Obenaus A, Dudek FE. Osmolality and nonsynaptic epileptiform bursts in rat CA_1 and dentate gyrus. Ann Neurol, 1992, 31 (1): 81—85

[30] Fox JE, Bikson M, Jefferys JG. Tissue resistance changes and the profile of synchronized neuronal activity during ictal events in the low-calcium model of epilepsy. J Neurophysiol, 2004, 92 (1): 181—188

[31] Carlen PL, Skinner F, Zhang L, Naus C, Kushnir M, Perez Velazquez JL. The role of gap junctions in seizures. Brain Res Rev, 2000, 32 (1): 235—241

[32] Perez-Velazquez JL, Valiante TA, Carlen PL. Modulation of gap junctional mechanisms during calcium-free induced field burst activity: a possible role for electrotonic coupling in epileptogenesis. J Neurosci, 1994, 14 (7): 4308—4317

[33] Schweitzer JS, Wang H, Xiong ZQ, Stringer JL. pH sensitivity of non-synaptic field bursts in the dentate gyrus. J Neurophysiol, 2000, 84 (2): 927—933

[34] Peinado A, Yuste R, Katz LC. Gap junctional communication and the development of local circuits in neocortex. Cereb Cortex, 1993, 3 (5): 488—498

[35] Connors BW, Benardo LS, Prince DA. Coupling between neurons of the developing rat neocortex. J Neurosci, 1983, 3 (4): 773—782

[36] Roper SN, Obenaus A, Dudek FE. Increased propensity for nonsynaptic epileptiform activity in imma-

ture rat hippocampus and dentate gyrus. J Neurophysiol, 1993,70 (2): 857—862

[37] Traub RD, Whittington MA, Buhl EH, LeBeau FE, Bibbig A, Boyd S, Cross H, Baldeweg T. A possible role for gap junctions in generation of very fast EEG oscillations preceding the onset of, and perhaps initiating, seizures. Epilepsia, 2001, 42 (2): 153—170

[38] Heinemann U, Lux HD, Gutnick MJ. Extracellular free calcium and potassium during paroxsmal activity in the cerebral cortex of the cat. Exp Brain Res, 1977, 27 (3—4): 237—243

[39] Somjen GG, Giacchino JL. Potassium and calcium concentrations in interstitial fluid of hippocampal formation during paroxysmal responses. J Neurophysiol,1985, 53: 1098—1108

[40] Lux HD, Heinemann U, Dietzel I. Ionic changes and alterations in the size of the extracellular space during epileptic activity. Adv Neurol, 1986, 44: 619—639

[41] Konnerth A, Heinemann U and Yaari Y. Nonsynaptic epileptogenesis in the mammalian hippocampus in vitro. I. Development of seizurelike activity in low extracellular calcium. J Neurophysiol, 1986,56: 409—423

[42] Lian J, Bikson M, Shuai J and Durand DM. Propagation of non-synaptic epileptiform activity across a lesion in rat hippocampal slices. J Physiol (Lond),2003,537: 191—199

[43] Park EH, Durand DM. Role of potassium lateral diffusion in non-synaptic epilepsy: a computational study. J Theor Biol,2006,238:666—682

[44] Jones RSG, Heinemann U. Abolition of the orthodromically evoked IPSP of CA_1 pyramidal cells before the EPSP during washout of calcium from hippocampal slices. Exp Brain Res, 1987, 65: 676—680

[45] Korn SJ, Giacchino JL, Chamberlin NL, Dingledine R. Epileptiform burst activity induced by potassium in the hippocampus and its regulation by GABA-Mediated Inhibition. J Neurophysiol, 1987, 57: 325—341

[46] Rutecki PA, Lebeda FJ, Johnston D. Epileptiform activity induced by changes in extracellular potassium in hippocampus. J Neurophysiol, 1985, 54:1363—1374

[47] Yaari Y, Konnerth A, Heinemann U. Nonsynaptic epileptogenesis in the mammalian hippocampus in vitro. II. role of extracellular potassium. J Neurophysiol, 1986, 56: 424—437

[48] Hablitz JJ. Picrotoxin-induced epileptiform activity in hippocampus: role of endogenous versus synaptic factors. J Neurophysiol, 1984, 51:1011—1027

[49] Luhmann HJ, Dzhala VI and Ben-Ari Y. Generation and propagation of 4-AP-induced epileptiform activity in neonatal intact limbic structures in vitro. Eur J Neurosci, 2000, 12: 2757—2768

[50] Nagao T, Alonso A and Avoli M. Epileptiform activity induced by pilocarpine in the rat hippocampal-entorhinal slice preparation. Neuroscience, 1996, 72: 399—408

[51] Kohling R, Gladwell SJ, Bracci E, Vreugdenhil M, Jefferys JG. Prolonged epileptiform bursting induced by 0—Mg(2+) in rat hippocampal slices depends on gap junctional coupling. Neuroscience, 2001,105 (3): 579—587

[52] Konnerth A, Heinemann U, Yaari Y. Slow transmission of neural activity in hippocampal area CA_1 in absence of active chemical synapses. Nature, 1984, 307: 69—71

[53] Haas HL and Jefferys JGR. Low-calcium field burst discharges of CA_1 pyramidal neurons in rat hippocampal slices. J Physiol (Lond), 1984, 354: 185—201

[54] Golomb D and Amitai Y. Propagating neuronal discharges in neocortical slices: computational and experimental study. J Neurophysiol,1997,78: 1199—1211

[55] Traub RD, Jefferys JG and Miles R. Analysis of the propagation of disinhibition-induced after-discharges along the guinea-pig hippocampal slice in vitro. J Physiol (Lond), 1993, 472: 267—287

[56] McNamara JO. Cellular and molecular basis of epilepsy. J Neurosci ,1994,14: 3413—3425

[57] Barbarosie M and Avoli M. CA_3-driven hippocampal-entorhinal loop controls rather than sustains in vitro limbic seizures. J Neurosci, 1997, 17: 9308—9314

[58] Dzhala VI and Staley KJ. Transition from interictal to ictal activity in limbic networks in vitro. J Neurosci, 2003, 23: 7873—7880

[59] McBain CJ, Traynelis SF, Dingledine R. Regional variation of extracellular space in the hippocampus. Science, 1990, 249 (4969): 674—677

[60] Goto Y, Araki T, Kato M, Fukui M. Propagation of hippocampal seizure activity arising from the hippocampus: a local cerebral blood flow study. Brain Res, 1994, 634 (2): 203—213

[61] Brennan PA, Keverne EB. Impairment of olfactory memory by local infusions of non-selective excitatory amino acid receptor antagonists into the accessory olfactory bulb. Neuroscience, 1989, 33 (3): 463—468

[62] Li Q, Clark S, Lewis DV, Wilson WA. NMDA receptor antagonists disinhibit rat posterior cingulate and retrosplenial cortices: a potential mechanism of neurotoxicity. J Neurosci, 2002, 22 (8): 3070—3080

[63] Noebels JL, Prince DA. Development of focal seizures in cerebral cortex: role of axon terminal bursting. J Neurophysiol, 1978, 41: 1267—1281

[64] Schmitz D, Schuchmann S, Fisahn A, Draguhn A, Buhl EH, Petrasch-Parwez E, Dermietzel R, Heinemann U, Traub RD. Axo-axonal coupling. a novel mechanism for ultrafast neuronal communication. Neuron, 2001, 31 (5): 831—840

[65] Oki J, Takedatsu M, Itoh J, Yano K, Cho K, Okuno A. Hypocalcemic focal seizures in a one-month-old infant of a mother with a low circulating level of vitamin D. Brain, 1991, 13 (2): 132—134

[66] Krnjevic K, Morris ME, Reiffenstein RJ. Changes in extracellular Ca^{2+} and K^{+} activity accompanying hippocampal discharges. Can J Physiol Pharmacol, 1980, 58: 579—582

[67] Samoilova M, Li J, Pelletier MR, Wentlandt K, Adamchik Y, Naus CC, Carlen PL. Epileptiform activity in hippocampal slice cultures exposed chronically to bicuculline: increased gap junctional function and expression. J Neurochem, 2003, 86 (3): 687—699

[68] Li J, Shen H, Naus CC, Zhang L, Carlen PL. Upregulation of gap junction connexin 32 with epileptiform activity in the isolated mouse hippocampus. Neuroscience, 2001, 105 (3): 589—598

[69] Naus CC, Bechberger JF, Paul DL. Gap junction gene expression in human seizure disorder. Exp Neurol, 1991, 111 (2): 198—203

[70] Nagy JI, Dudek FE, Rash JE. Update on connexins and gap junctions in neurons and glia in the mammalian nervous system. Brain Res Rev, 2004, 47 (1—3): 191—215

（封洲燕）

第四节 神经信息学研究在浙江大学

浙江大学神经信息学中心建立于2001年4月，是中国第二个神经信息学研究中心[1]，由中国科学院院士唐孝威教授和美国加州大学伯克利分校神经生物学家 Walter J. Freeman 教授分别担任学术委员会主任和顾问，主要研究方向是神经系统信息检测和处理机制的研究及其应用。

浙江大学神经信息中心在单个神经元信息检测处理机制研究、生物嗅觉机理及其仿生应用、人体触觉机理和试验研究、脑功能成像、脑电非线性分析及神经和精神疾病治疗仪器方面开展了大量工作，先后承担和完成了国家“973”计划重大基础研究前期专项“非线性神经信息学在嗅觉机理研究中的应用”、国家自然科学基金“混沌阵列在电子鼻中应用研究”、国际合作项目“人体定量电流感觉阈值测量系统”等相关研究项目。

在单个神经元信息检测处理机制研究方面，基于 Hodgkin-Huxley 方程，对单个神经元的非线性特性进行了理论研究[2]；并且从电路上模拟了单个神经元检测微弱信号，实现了微弱变化电信号的混沌测量；对神经网络利用多个神经元的耦合抑制噪声的机理也进行了探索[3-7]。

在生物嗅觉机理和模型研究方面，得到教育部、浙江省外专局和浙江大学的多次资助，与美国加州大学伯克利分校合作，成立了联合研究小组，在实验基础上开展了仿生嗅觉模型的研究：仿生嗅觉模型在模式识别中的应用[8-20]和仿生人工嗅觉（电子鼻）的研究和应用[21,22]等方面。模仿生物嗅觉系统的模式识别引擎，能够对不完全图形和毁损图形以及手写字符进行快速识别，与传统的计算机神经网络算法相比，具有学习次数少、识别速度快、容错能力强的优点；电子鼻具有不依赖于传感器的选择性、可以对气味进行综合分析等传统气体传感器所不具有的仿生特性。

在人体触觉机理和实验研究方面，以国际合作的方式，研究了人体触觉阈值检测技术[24,25,28]；开发了人体电流感觉阈值、温度感觉阈值和振动感觉阈值测量的系列仪器[23,26-27,29-30]；开展了人体触觉系统随机共振现象实验研究。

一、定量神经功能检测技术的研究与开发

（一）国内外现状

神经功能的评价在临床上有十分重要的意义。目前神经科的检查多停留于定性检查，典型的有用羊毛、棉花团等来考察触觉，用试管内加冷水和热水来考察温度感觉。可是神经功能的退化和缺失是个渐变的过程，定性的检测往往要到后期，即感觉严重变化的时候才能发觉，对于疾病的治疗已没有多大的帮助作用。如果有一种手段，能够定量地追踪感觉的渐变过程，则可以在疾病早期发觉并进而对症下药，对于很多不可逆转的疾病来讲，早发现早治疗是最好的办法。定量感觉测试(quantitative sensory testing, QST)作为一个定量评价感觉功能的心理物理学方法得到人们越来越多的重视，在国外已经开始应用于临床。

1. QST 的神经生理基础

根据神经解剖生理学，神经系统分为中枢神经系统和周围神经系统。中枢神经系统包括脑和脊髓。周围神经系统，从解剖形态上将其分为脑神经（12 对）和脊神经（31 对）。由脑的不同部位发出的称为脑神经，由脊髓发出的称为脊神经。从神经功能上，又可将周围神经系统分为传入神经和传出神经。传入神经（又称感觉神经），是将外周感受器发生的神经冲动传至中枢的神经纤维；传出神经（又称运动神经），是将中枢发出的神经冲动传至外周效应器的神经纤维。传出神经又可进一步分为支配骨骼肌的躯体运动神经及支配内脏、心血管和腺体的植物性神经（又称自主神经）。植物性神经又分为交感神经和副交感神经两种。

不同的神经纤维，传导兴奋的速度不同。粗大的、有鞘的神经纤维传导速度快，最大可达 120m/s；细小的、无鞘的神经纤维传导速度慢，仅有 0.5～2.0m/s。根据神经纤维的粗细和传导速度可将神经分为 A、B、C 三类，见表 1-4-1。

表 1-4-1　神经纤维分类和功能分工

分　类		纤维直径(μm)	传导速度(m/s)	有无髓鞘	功　能
A	α	20～2	120～60	有	躯体运动
	β	14～8	80～30	有	皮肤触觉
	γ	8～12	55～15	有	肌肉运动
	δ	3～15	3～6	有	痛觉、温觉、植物神经传入纤维
B		3	15～3	有	植物神经节前纤维
C		约 1	2～0.5	无	交感神经节后纤维，皮肤温、触觉一部分

人体对外界的感受是由感受器感觉，然后经由神经纤维传导至神经中枢系统来完成的。人体皮肤的不同感觉，触压、振动、冷、热、痛觉等，分别由不同的感受器感受，并由不同直径的外周神经纤维传导：人体对加热信号的感受主要由最纤细的无髓鞘神经 C 纤维(non-myelinated C fibre)来传导；对致冷信号的感受由最小的有鞘神经 Aδ(myelinated Aδ fibre)来传导；而振动信号则由较大的有鞘神经 Aβ(myelinated Aβ fibre)来传导。图 1-4-1 表示外周感觉神经纤维不同直径及数目分布和功能分工。

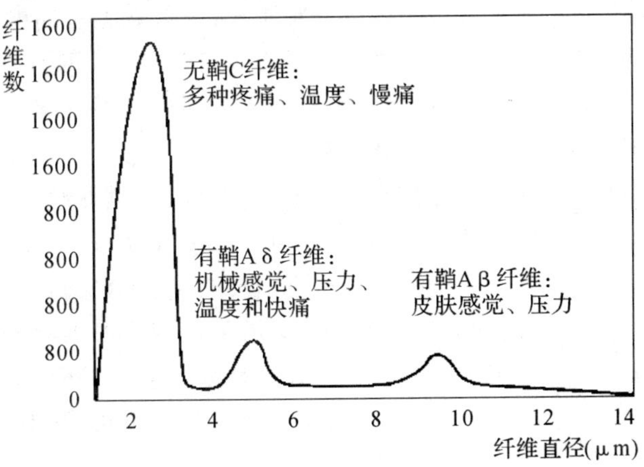

图 1-4-1　外周神经按直径的数目分布

人体外周神经的功能分工，使得采用不同模式的刺激，可以评估不同类型神经的功能。临床实验表明，5Hz，250Hz，2000Hz 的正弦交流电流刺激引起的神经冲动分别由三族不同大小的神经 C 纤维、Aδ 纤维和 Aβ 纤维传导，也就是说可以代替加热信号、致冷信号和振动信号的刺激。

按照刺激源的不同，定量感觉测试分为两类：

(1)自然刺激源，包括触压、振动、冷、热、痛觉等自然感觉模式。其特点是遵照人体对自然刺激的响应，这种方法有良好的神经生理基础，因而为大多数临床医生和研究者所接受。

(2)非自然刺激源——恒定电流刺激。电流刺激是一种非自然的刺激，它没有对应的感受器，一定频率的正弦交流电直接通过刺激相应的神经纤维，传入中枢并作出反应。测量的阈值称为电流感受阀值(current perception threshold，CPT)。

2. 国内外现状

人体感觉功能的变化与很多疾病存在着较大的相关性，内分泌和代谢的异常、机械压迫、中毒、感染、免疫缺陷和创伤等都可能引起感觉功能的异常(例如糖尿病、艾滋病、腕管综合征等)。神经功能的退化和缺失是许多疾病的并发症之一。

在各种感觉功能相关的疾病中，糖尿病是覆盖群体最广、危害最为严重的一种疾病。目前，世界有糖尿病患者1.2亿以上，据1996年全国糖尿病流行病学调查报告资料估计，仅我国糖尿病实际患病人数就在4000万左右。糖尿病的损害甚为广泛，从头至脚，从外而内的组织器官几无幸免。神经系统的并发症是糖尿病最多见的并发症之一。从糖尿病的纵向发展来看，90%以上的患者都会并发神经病变。而且，糖尿病的不少血管并发症，或多或少与糖尿病的神经并发症有一定的关系。值得注意的是，临床大多数糖尿病患者的神经系统损害都未能得到及时的诊断与治疗。在糖尿病中占大多数的2型糖尿病，由于起病的时间及病程多难确定，发现糖尿病时间可能比实际时间要晚得多，往往在发现糖尿病时，神经病变的发病率就已经相当高了。

目前临床上感觉检查通用的床旁检查方法有：

(1)痛觉——用针刺皮肤，检查有无痛觉过敏、减退或消失；

(2)温度觉——用5～10℃的冷水及40～55℃的热水盛于试管内，分别检查各部皮肤的温度感觉；

(3)触觉——用棉签或毛笔轻触病人皮肤各部位，让病人说出有无接触及接触的部位；

(4)振动觉——用振动的音叉柄置于各骨的突出部，检查有无振动感觉以及持续时间。

床旁检查所用的刺激很难控制，而且患者和检查者可能引入一些不可避免的人为影响，所以床旁检查是定性的、粗略的，这不能满足医生对病人感觉状况的了解。因此，定量感觉测试(QST)作为一个定量评价感觉功能手段，就显得非常重要。

QST可以广泛应用于各种神经病的辅助检查，主要包括：糖尿病神经病变(diabetic neuropathies)；内分泌和代谢性的神经病(endocrine and metabolic neuropathies)；慢性压迫性神经病(chronic compression-entrapment neuropathies)；中毒引发的神经病(toxic neuropathies)；感染相关的神经病(infection associated neuropathy)；免疫相关的神经病(immune-related neuropathies)；遗传的神经病和肌病(hereditary neuropathies and myopathies)；中枢神经疾病(diseases of the central nervous system)；创伤(trauma)；神经性的无力(neurogenic impotence)；疥疮(itch)。

对感觉进行定量评价的概念和一些工具最早可以追溯到19世纪。20世纪50、60年代，人们开始了定量感觉测量的研究；70年代开始把QST用于临床，1976年发表了第一篇关于QST用于临床的论文。30多年来，QST引起了人们广泛的关注，出现了多种类型的定量感觉测试仪器和多种QST检查方法。

目前从事QST研究与开发的主要有以色列的MEDOC公司，美国的WR MEDICAL公司和瑞典的SOMEDIC公司，它们研发的QST测试仪用的都是自然感觉模式。

美国的NEUROTRON公司主要从事电流刺激的QST，即CPT测试仪的研究与开发。NEUROTRON公司开发的基于CPT的测试仪Neurometer，已经得到广泛使用，拥有不少采用自然刺激的QST所没有的优势，并通过了FDA的认证。

(二)定量神经感觉功能检测研究和开发

1. 系统构成

电流感觉阈值测量系统和振动定量感觉阈值测量系统的结构分别如图1-4-2(A)和(B)所示[23]。系统在单机模式中(即不与PC联机)，可以独立实现所有的测试功能，CPU除了要完成键盘管理、液晶显示和算法的实现，还要控制振动器的实时输出和加速度信号的反馈。测试者完成参数设定后，CPU通过D/A转换器按照2AFC规则(双间隔强迫选择法)控制振动器

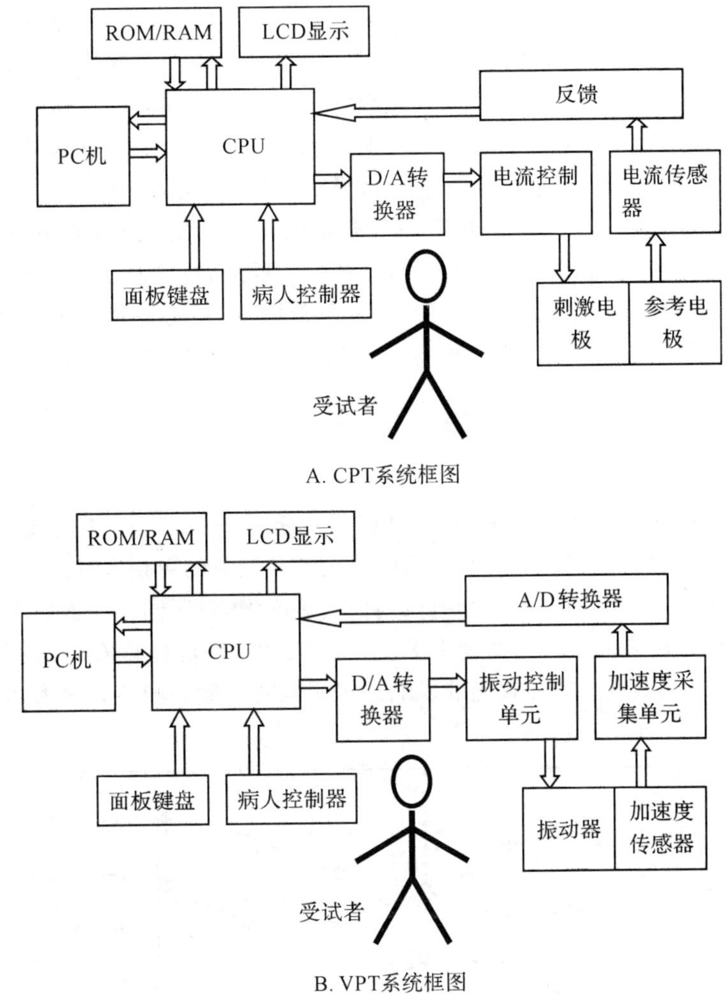

图 1-4-2　电流感觉阈值测量系统(A)和振动定量感觉阈值测量系统(B)的结构框图

以设定的幅度给出电流或振动刺激。每个刺激完成以后,受试者通过病人控制器选择在哪一个时间段内感受到了刺激,根据受试者选择的正误,CPU 根据 UDTR 规则计算出下一次应该输出的刺激幅度,一直到得到最终的测试结果。

在联机模式中(即同 PC 机联机工作),下位机通过 RS232 口与上位机进行通讯,所有的算法和图形化显示都由上位机完成。当下位机成功请求上位机控制后,CPU 则只负责与上位机的通讯、电流或振动的输出与控制、信号反馈。但是整个测试过程同样需要受试者的参与,把自己的刺激感受选择反馈给系统。

2. QST 阈限测量的算法

阈限测量是心理物理学方法的主要研究对象之一。阈限的操作定义为 50%的实验次数能够感觉到的刺激值。适应性方法是在传统的心理物理学方法基础上进一步发展而形成的。与传统的方法相比,适应性方法能够选择较少的刺激点数而准确地测定阈限。适应性方法包括阶梯法(或者称为上下法,极限法的变式)和系列试验的参数估计法信号检测论,广泛地应用于心理学研究的各个领域。

通过变形阶梯法和强迫选择法相结合的算法,我们实现了人体感觉阈限的可靠和可重复测量。具体算法如下:

基于时间的双间隔强迫选择法(two alternative forced choice,简称 2AFC),将连续给出两个刺激时间间隔,在一个时间间隔上给出信号,另一个时间间隔上没有信号,或称为只有噪音,哪一个时间间隔上为信号是随机的,要求被试判断在哪一个时间间隔上给出了信号。被试在选择时如果不能确定,也必须按其认为最大可能性的间隔选择一个。分别用两个灯提示两个时间间隔。在我们所用的算法当中,按照强迫选择法的要求,定义"选择正确"为正反应,"选择错误"为负反应。从图 1-4-1 中可以看到一个典型的算法执行过程,刺激的上下变化按照 UDTR 规则确定。被试选对,称为 S(success),对应正反应;反之称为 F (failure),对应负反应。刺激从一个较强的水平开始,先是粗测,步长不断折半,大致确定阈限的范围;在两个转折点后,采用 UDTR 规则进行细测,步长恒定。经过六个转折点后收敛,求取六个转折点的均值,作为最终的阈限。

3. 实验研究

(1)电流感觉阈值检测实验[24]

利用人体定量电流感觉测量系统,对 4 名健康志愿者(3 男 1 女,年龄 23～26 岁)进行了连续六天、每天四次的跟踪实验,以观察系统的稳定性和测量的可重复性。

考虑到同一个体在一天当中不同的时段阈值会有起伏,对于同一个被试者,每天在基本相同的时段进行测量。测量时段均选在晚上 18:00—20:00。环境保持安静,温度保持在20℃左右。测量间隔充分休息,减少疲劳效应的影响。采用双盲实验。测量频率为 250Hz,实验结果如图 1-4-3 所示。

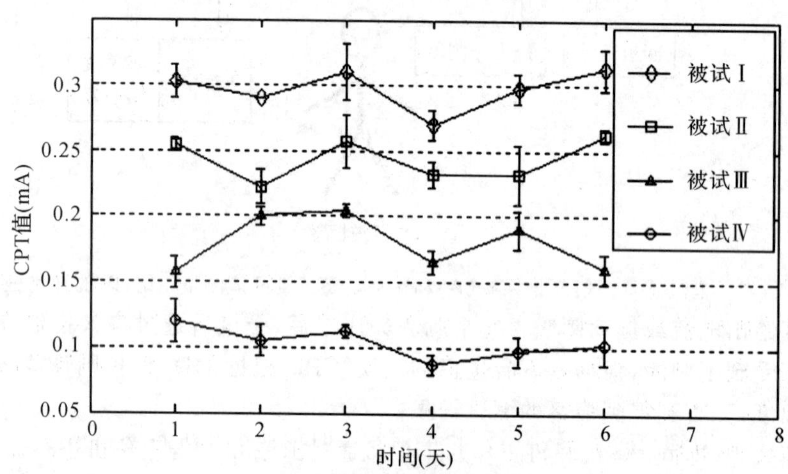

图 1-4-3　CPT 值的均值和方差趋势图

图 1-4-3 中四条折线代表四个被试者追踪六天的测量结果,每个点代表某个被试者在某天四次测量的均值和方差。被试者Ⅰ电流感觉阈值在 0.3mA 左右,被试者Ⅱ在 0.25mA 左右,被试者Ⅲ在 0.18mA 左右,被试者Ⅳ在 0.11mA 左右。

从实验结果看,六天中同一被试者的电流感觉阈值基本稳定,小范围内有所波动。对于同一被试者,六天中均值最大的一天和最小的一天之间的差都小于 0.05mA。人体感觉的灵敏度每天由于不同的生理状态会有一定的波动,所以这种现象是可以接受的。不同的被试者个体的电流感觉阈值存在一定的差异,但是同一个体的阈值波动则比较小。从实验结果可以得出,用该系统测量人体电流感觉阈值具有很好的可重复性。

(2)振动感觉阈值检测实验

利用振动感觉阈值测量系统，将 6 名健康志愿者（4 男 2 女，年龄 23～26 岁）作为测定对象，以其右手中指指尖为测试部位，观察系统的稳定性和测量的可重复性[28]。

实验结果见表 1-4-2。由表 1-4-2 可以看出，利用振动感觉阈值测量系统对人体进行的测量结果，具有较好的可重复性。

表 1-4-2　振动感觉阈值测试结果（振动频率 100 Hz）

振动感觉阈值（μm）	被试 1	被试 2	被试 3	被试 4	被试 5	被试 6
测试 1	0.9	0.5	0.9	0.9	0.6	0.5
测试 2	0.8	0.3	0.9	1.0	1.1	0.7
测试 3	0.8	0.5	0.8	0.8	0.8	0.7
测试 4	0.8	0.3	0.8	0.9	0.7	0.7
测试 5	0.9	0.6	0.6	0.7	0.9	0.8
测试 6	0.8	0.6	0.7	0.7	1.2	1.2
均值	0.83	0.47	0.78	0.83	0.88	0.77
方差	0.05	0.14	0.12	0.12	0.23	0.23

（三）人体电流感觉阈值客观定量检测方法研究

传统的定量感觉测试方法如强迫选择法本质上是心理物理学方法，病人对感觉刺激的响应是一个主观的报道，因而需要病人的合作。为了客观测定人体电流感觉阈值，我们进一步研究设计了新型的人体电流感觉阈值测试系统，实现了对人体 CPT 的客观测定[27]。

1. 系统构成

电流感觉阈值客观定量检测系统由电流刺激仪、皮肤电流响应（galvanic skin response，GSR）放大仪以及计算机控制系统组成。其结构如图 1-4-4 所示[27]。

电流刺激仪由微控制器、D/A 转换器、V/I 转换器和电流反馈回路组成。它可产生5Hz、250Hz 和 2000Hz 的电流刺激施加到被试身上。GSR 放大仪是一种心理检流计，用来客观地记录被试对刺激的 GSR 响应。PC 机作为中心控制器，通过 RS232 串口指导电流刺激仪给出准确的电流刺激；同时通过 USB 接口将 GSR 信号实时地显示在屏幕上。

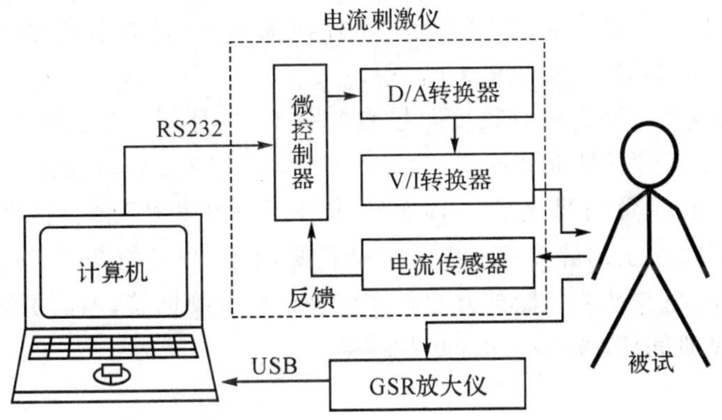

图 1-4-4　人体电流感觉阈值客观定量测试系统框图

2. GSR 检测原理

受外界环境刺激或受心理状态影响，个人的皮肤电特性会发生变化，即为皮电响应(electrodermal response，EDR)。皮肤电流响应(galvanic skin response，GSR)是皮电响应的一种，人体的交感神经兴奋时，特别是在紧张时，汗腺活动增加，皮肤电导会发生变化。凡是能够引起交感神经兴奋的刺激都能引起皮肤电流响应，响应的幅度变化与刺激强度有关，取决于刺激对人造成的惊讶程度。作为汗腺活动的一个参数，GSR 是一个简单有效并且可重复的记录自主神经的响应的方法。

当向被试施加特定频率、幅度的电流刺激时，被试的皮肤电流响应信号由一个放大仪客观地记录下来。被试的电流感觉阈值定义为被试无皮肤电流响应时所接受的最大刺激强度和有响应时所接受的最小刺激强度的平均值被检出，作为被试的电流感觉阈值。相对现有的定量感觉测试方法，该方法可以更加客观地评价被试的感觉程度。

3. 实验研究

利用电流感觉阈值客观定量检测系统，对 5 名健康志愿者(3 男 2 女，年龄 21～25 岁)进行了连续 3 天、每天 3 次的测量实验，以观察系统的稳定性和测量的可重复性。

测试在每天上午 8:30—11:00 进行，室温 23℃左右，环境安静。采用被试单盲试验。被试舒适地坐在椅子上，保持轻松，左手接受 5Hz 电流刺激，右手食指和中指与 GSR 电极稳定接触。电流刺激随机给出，幅度按指数增长，当被试出现 GSR 时，停止测试。

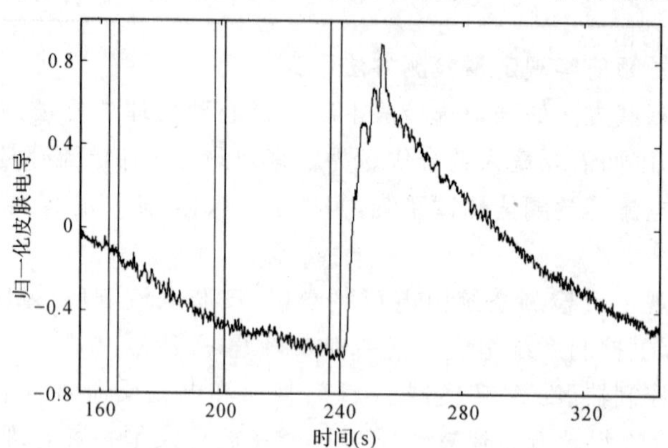

图 1-4-5 被试的一次 GSR 响应曲线图

图 1-4-5 给出了某个被试的一次 GSR 变化曲线，纵坐标为归一化皮肤电导，横坐标为时间，单位秒(s)。图中三个矩形脉冲为间断的电流刺激信号，从左至右幅度依次为 0.16mA、0.22mA、0.28mA。根据定义，被试的 CPT 值为(0.22+0.28)/2mA ＝0.25mA。

CPT 测试结果见表 1-4-3，其均值变化趋势如图 1-4-6 所示。从图中可知，CPT 值因个体而异；同一个体的 CPT 值又因时间而异，但基本稳定，小范围内有所波动。

由图表可以看出，尽管 CPT 值因个体而异，同一个体的 CPT 值又因时间而异，但测量结果基本稳定，处于可以接受的波动范围内。实验表明，我们开发的 CPT 测试系统能有效地测得被试的 CPT 值，可重复性好。测试方法不需要被试的主观回答，因而更加客观；被试只需保持平静放松，且测试时间相对较少，因而更易接受。

表 1-4-3　电流感觉阈值测试结果　（单位:mA）

被试	时间	1	2	3	均值	方差
Ⅰ	第一天	0.32	0.32	0.28	0.31	0.02
	第二天	0.25	0.39	0.45	0.36	0.10
	第三天	0.32	0.39	0.32	0.34	0.04
Ⅱ	第一天	0.22	0.25	0.25	0.24	0.02
	第二天	0.32	0.32	0.25	0.30	0.04
	第三天	0.25	0.25	0.32	0.27	0.04
Ⅲ	第一天	0.45	0.39	0.39	0.41	0.03
	第二天	0.45	0.39	0.45	0.43	0.03
	第三天	0.39	0.45	0.45	0.43	0.03
Ⅳ	第一天	0.42	0.32	0.39	0.38	0.05
	第二天	0.39	0.25	0.32	0.32	0.07
	第三天	0.45	0.42	0.32	0.40	0.07
Ⅴ	第一天	0.19	0.25	0.19	0.21	0.03
	第二天	0.25	0.25	0.19	0.23	0.03
	第三天	0.25	0.19	0.19	0.21	0.03

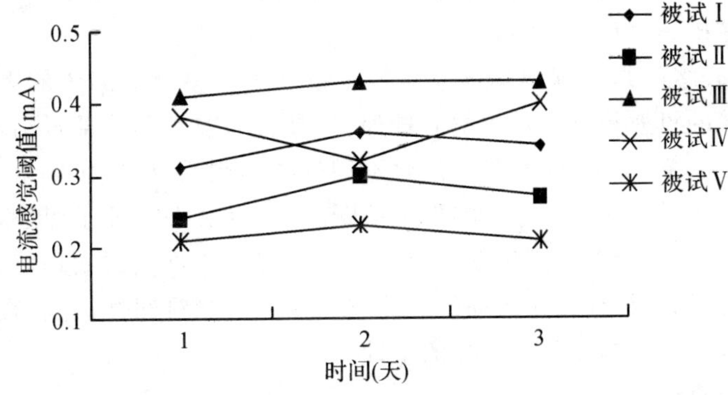

图 1-4-6　被试的电流感觉阈值变化图例

二、嗅觉神经信息处理机理和仿生模型的应用研究

研究神经系统最直接的方法是分析感觉系统的机制，在以往对感觉神经系统的研究中，对视觉和听觉系统的研究比较多，对嗅觉系统的研究相对比较少。实际上，对嗅觉神经系统的研究也具有很重要的意义。

嗅觉对维持人和动物的生命及日常生活具有重要的作用，嗅觉是最原始的感觉功能之一，起着识别、报警、增进食欲、影响情绪等作用。例如，猫能靠灵敏的嗅觉寻找到老鼠、鱼等食物和自己产的幼仔。嗅觉对维持人的社会生活也具有重要的作用，对于一些从事特殊职业者，如香精师、美食家、侦察员、化学师、医师、公安消防人员等，灵敏的嗅觉更是必不可少。同样，警犬灵敏的嗅觉在军事、缉毒等方面也发挥着重要的作用。国际上已把对嗅觉的仿生研究列为重要的研究课题。

以往和嗅觉相关的研究主要包括以下方面：

(1)引起嗅觉的基本气味的研究

人能分辨2000～4000种气味，其中包括新合成的以及生平第一次接触的化合物。如此庞大的数值使得我们不可能设想对每一种气味物质都有一种受体分子或有一种感受细胞。生理学家相信，嗅觉感受可细分为数个离散的基本嗅觉感受，各种气味感觉由基本的嗅觉互相配合而产生，曾有人提出四种基本嗅觉：香气味、臭气味、糊气味和辛酸气味。但这种分法已被否定。Amoore(1964)提出7种基本嗅觉，即樟脑气味、麝香气味、花香气味、薄荷气味、乙醚气味、辛酸气味、腐败气味。此分法曾广为接受，但近年来，嗅觉细胞单位电活动的研究显示，难以按7种基本嗅觉对嗅感受器进行分类。新近的研究认为有50多种基本嗅觉。

(2)气味物质的功能—结构关联

嗅觉是特殊的化学感觉。但物质的气味与其化学性质并无密切关联。例如香蕉和香蕉水所含成分不同但气味相似。功能—结构关联学说认为，引起相同气味感觉的物质，其整个分子结构有一定的相似性。两个最重要的参数是，整个分子的形状和在此形状内存在的功能基。

(3)受体的研究

嗅觉细胞单位电活动研究表明：许多物质可以刺激嗅觉细胞，但任何一种物质只使每一嗅觉细胞不同程度地兴奋。人类的气味受体数量约350种，嗅上皮层的每一个嗅细胞都只表达某一种特定的气味受体。每一个受体可与多种气味分子作用而刺激嗅觉细胞，但对具有特异形状极性和大小的气味分子反应最大。这样某一种气味分子可以同时地，但不同程度地刺激不同的嗅细胞，反映不同的信息密码，提供了分辨气味的能力。

(4)嗅觉信息在传导途径上的整合与编码

嗅觉方面研究较多的是嗅球。嗅球是对嗅觉信息进行整合与编码的重要部位。研究表明：①嗅黏膜至嗅球的投射具有一定的空间排列：嗅黏膜的前部和背部投射至嗅球前端，后部和腹部投射至嗅球后端。②嗅球不同部位对不同气味的刺激，所产生的电活动是有区别的。例如，兔嗅球前部对水果气味(醋酸戊酯)发生活跃反应，而嗅球后部对油臭味(苯或戊烷)发生活跃反应。③僧帽细胞电活动的潜伏期、时程和波形，与气味物质的物理特性、化学特性和气流速度有关。嗅球内的二级神经元活动的这些空间性区别和时间性区别，在嗅觉信息的整合与编码上起重要作用，可能构成分辨气味的基础。

(5)人工嗅觉的研究

人工嗅觉的研究，主要是通过气体传感器和人工智能技术的结合模拟生物嗅觉系统，实现生物嗅觉系统具有的气体检测、分离等功能。

我们研究的嗅觉神经系统的模型，与美国加州大学伯克利分校神经生物学家 Walter J. Freeman 教授合作，在 Freeman 教授建立的嗅觉神经系统的网络模型的基础上，重点研究整个嗅觉神经系统的工作机理和应用，包括神经系统对于信息进行传递、处理、学习、记忆的方式，并将该模型算法应用于图形、手写体、语音、人脸图象、脑电信号(EEG)和气体传感器阵列响应信号(电子鼻)等工程信息处理中。

(一)嗅觉神经系统仿生模型

1. 嗅觉系统的生理结构

对嗅觉系统的生理解剖结构研究表明，完整的嗅觉系统主要由嗅上皮、嗅球层(olfactory bulb, OB)和嗅皮层三部分组成，按层状结构排列。由外向内更微细的结构可以分为嗅感觉神经层(olfactory sensory neuron，OSN)、球周细胞层(periglomerular，PG)、突触球层(glomerular)、外丛状层(external-plexiform-layer，EPL)、僧帽细胞层(mitral cell，M)、颗粒细胞层(granule cell，G)、前嗅核(anterior olfactory nucleus，AON)和前梨状皮层(prepyriform cortex，PC)，其中僧帽细胞层和颗粒细胞层构成嗅球层，如图 1-4-7 所示。

对于嗅觉的产生机理，目前认为是通过嗅上皮上的对气味分子敏感的嗅感受器与气体分子接合后，通过主要的嗅神经将气味信息传到嗅球，然后再通过侧嗅束(lateral olfactory tract，LOT)将信息传到前嗅核、梨状皮层以及皮层深部的锥体细胞等，产生嗅觉。其中嗅球是嗅觉通路中的一个中间单元，也是一个很重要的单元，它不仅接受前端嗅感受器的输入，还接受从前嗅核以及皮层等部的神经纤维的输入。通常认为嗅球已经具有一定的信息处理功能。但是气味分子的编码、识别以及与嗅觉相关的气味信息在神经系统中的表达、传递、存贮方式目前还没有公认的理论解释。

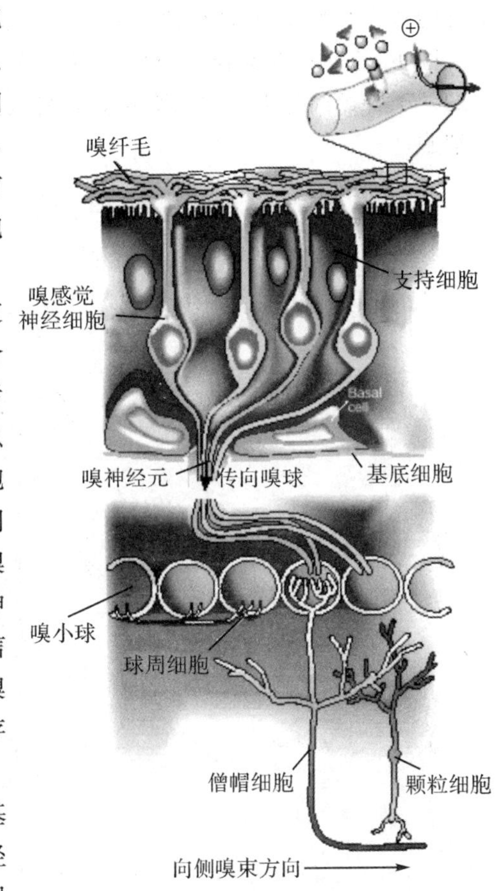

图 1-4-7　嗅觉系统的生理结构

嗅上皮主要由嗅感觉神经细胞，支持细胞和基底细胞三种细胞构成，见图 1-4-7。其中嗅感觉神经细胞呈杆状，属于双极神经元，其远端伸出五六根嗅纤毛，嗅细胞的另一端变细，成为无髓鞘神经纤维，穿过筛板到达嗅球。嗅感受神经细胞起着感受和传导的双重作用，既是感受器细胞又是神经节细胞。嗅感觉神经细胞一生都在不停地更换，每个嗅感受细胞的寿命只有一两个月，新的嗅感受细胞从嗅上皮中的基底细胞层中生长出来。支持细胞规则地排列于黏膜浅表嗅感觉细胞的树突间，起着支持作用，而不直接参与嗅觉处理。基底细胞位于黏膜最底层，能分化为嗅觉感受细胞和支持细胞。

嗅球是嗅通路中第一个突触中继中枢，它接受来自嗅上皮的嗅感受神经、嗅皮层中的前嗅核以及梨状皮层的神经轴突输入，同时嗅球的主中继神经元发出其轴突经侧嗅束，投射到嗅皮层，进行信号输出。

对嗅球的第一类输入来自于嗅感觉神经。嗅感受神经细胞的轴突通过筛板在嗅球表面形成嗅神经层(ONL)。轴突终止于围成圆形的神经毡的区域内，称为嗅小球(GL)，兔的嗅小球直径为 150～200μm。嗅小球的周围分布有很多球周细胞。球周细胞的细胞体直径仅约 8μm。每个细胞伸出一树突簇至一个小球，并发出一向外侧走向的轴突，在近傍小球的周围发出分支并终止，它们是短轴突细胞，这是一种见于脑的许多部分的细胞类型。球周细胞在嗅小球附近形成局部的神经元回路。

对嗅球的另一类外源输入来自端脑的中枢性输入。来自中枢的输入可以根据其起源的位置分为三种。第一种输入性神经纤维由位于嗅球后的前嗅核发出；第二种则由对侧的前嗅核发出，前两种输入神经纤维在前联合(AC)处交叉。第三种则是从在斜带(diagonal band)的水平支的核中细胞发出，此核位于端脑腹侧部的嗅结节附近，这些都称为离中纤维(C)。

图 1-4-8 为嗅觉系统的简化结构图，较为清楚地描述了嗅球处的神经解剖结构，嗅球中主要的两类神经细胞为僧帽细胞和颗粒细胞，其中僧帽细胞属于兴奋性细胞，颗粒细胞属于抑制性细胞。

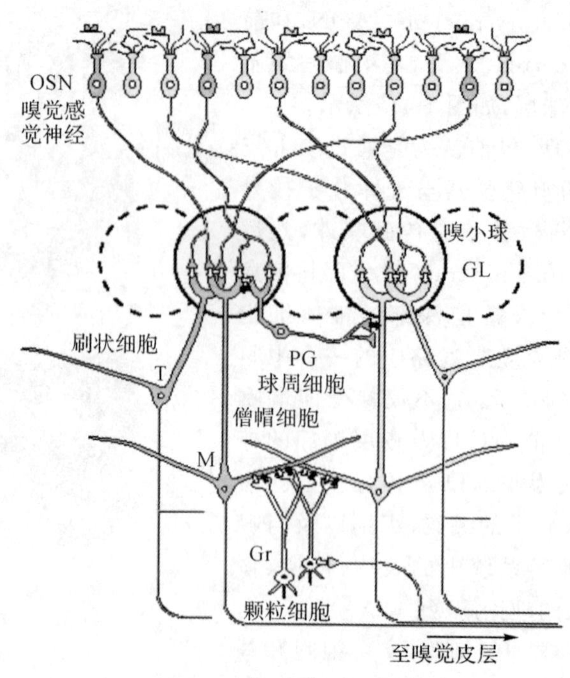

图 1-4-8　嗅觉系统的简化结构图[5]

僧帽细胞体在嗅球中是最大的，直径达到 30μm，它们处于嗅球表面下 700～800μm 的薄层之中。每个僧帽细胞伸出一支主轴突，它伸向表面，末端呈簇状，终止于一个嗅小球中。最大的主轴突直径为 8～10μm，最小的为 2～4μm，它们均有光滑的轮廓，它们跨越外丛状层到达嗅小球。僧帽细胞的主轴突在嗅小球中，与由嗅上皮输入的嗅感觉神经元轴突通过突触连接。每个僧帽细胞也发出若干次级树突，在嗅球中呈水平和切向方位，次级树突略作分支并终止，它们的直径比主轴突要小一些，但可能有较长的长度。次级树突完全限于外丛状层之中，并不达到小球。僧帽细胞的另一极轴突经过侧嗅束，投射到嗅皮层。

在外丛状层中也有更小型的僧帽细胞，称为刷状细胞(T)。其中大多数位于 EPL 的中部或外部。一般认为，这些细胞中有许多伸出轴突至侧嗅束，如僧帽细胞一样，虽然它们在嗅球中侧支的分布可能是不同的。深刷细胞(Td)与移位的僧帽细胞不能区别，但浅刷细胞(Ts)散在于小球层内。

颗粒细胞在嗅球中是数目最多的细胞，远多于其他细胞。它们也有小的细胞体(直径 8μm)。有些位于僧帽细胞体之间，呈一薄层，大多数呈小岛状簇集于更深层。每个细胞有一支向深处的突起和一支在外丛状层分支和终止的外周突起。外周突起限于外丛状层之中，从不进入小球，这种分布相似于僧帽细胞次级树突和返回侧支的分布。颗粒细胞在外丛状层中的分支为许多突棘所覆盖。颗粒细胞无轴突，中央和外周突起在电子显微镜下观察有树突的特性。颗粒细胞在外丛状层的深部与僧帽细胞的次级树突形成局部的突触回路，见图 1-4-8。

嗅皮层指包括前嗅核、梨状皮层在内的深层的嗅觉中枢，目前对于嗅皮层的解剖结构还没有定论，一般认为嗅束接近前穿质处形成嗅三角，其底部两侧发出两条灰质带，即外侧嗅回和内侧嗅回。前者移行于梨状皮层，其内侧缘的纤维束（外侧嗅纹）至岛回，终止于杏仁核周区；后者移行于大脑半球内侧面隔区，通过内侧嗅纹中的纤维束连接终板旁回、胼胝体下回和前海马残体，部分内侧嗅纹经前连合与对侧嗅球联系。嗅皮层为嗅高级中枢，分为初级嗅皮层和次级嗅皮层。前者包括前梨状区和杏仁周区，直接接受来自嗅球和前嗅核的纤维；后者指内嗅区，接受来自初级嗅皮层的纤维，而不直接接受嗅球或嗅束来的纤维，发出纤维主要投射到海马。嗅觉的较高级中枢受两侧大脑皮层的支配。

2. 嗅觉系统的拓扑结构

整个嗅觉神经系统的拓扑结构如图 1-4-9 所示，每个嗅感受细胞（receptor，R）的轴突都延伸到并终止于一个嗅小球。一个嗅球大约与 1.4 亿个没有相互连接的嗅觉感受细胞连接着。球周细胞（PG）在各个嗅小球之间连接着。嗅球中的僧帽细胞（M）接受来自 PG 及 R 的信号。嗅球中的僧帽细胞相互之间通过轴索旁支或突触相互连接在一起。在嗅球的深部，僧帽细胞（M）与颗粒细胞（G）相互连接形成神经回路。僧帽细胞（M）使颗粒细胞（G）兴奋，颗粒细胞（G）使僧帽细胞（M）抑制，这两种性质不同的细胞通过负反馈连接形成一个振荡的神经回路。嗅觉信号经过嗅球处理以后，通过侧嗅束（LOT）传向前嗅核（AON）及前梨状皮层（PC）的锥形细胞。AON 和 PC 中各有一些兴奋性神经元（E 和 A）及抑制性神经元（I 和 B）也构成类似僧帽细胞和颗粒细胞构成的神经回路。前梨状皮层（PC）通过深锥细胞（deep pyramidal cells，C）连接到外皮层（EC），并且通过中嗅束（middle olfactory tract，MOT）向前嗅核（AON）、嗅球（OB）输出反馈信号。同时前嗅核（AON）也有连接到颗粒细胞（G）和球周细胞（PG）的反馈。

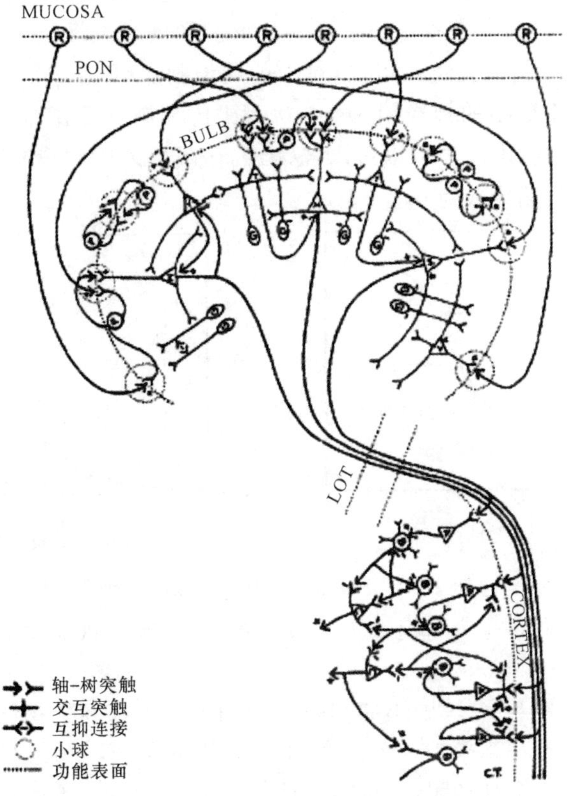

图 1-4-9　嗅觉神经系统的拓扑结构图

3. 嗅觉神经系统仿生模型——K 系列模型

K 系列模型对于嗅觉神经系统的研究是基于神经团理论的，即认为相似的神经元组成的细胞团具有相似的功能和一致的特性，可以作为整个神经系统中的组成模块。每一个模块都由更低级的模块组成，它们又共同组成更高级的模块，模块的层次分为 $K0$、KⅠ、KⅡ、KⅢ等。

在 K 系列模型中，所有的神经团都用统一的方程形式描述，如式(1)所示[8-20]：

$$\frac{1}{a\cdot b}[x_i^n(t)+(a+b)x'_i(t)+a\cdot b\cdot x_i(t)]$$

$$=\sum_{j\neq i}^{N}[W_{ij}\cdot Q(x_j(t),q_j)+W'_{ij}\cdot f_j(Q(x_j(t),q_j),t)]+I_i(t) \tag{1}$$

$i=1,\cdots,N$(通道数)

其中 $x_i(t)$是第 i 个神经团的电位状态变量，可以类比为神经元胞体的慢变电位状态变量，a 和 b 分别代表神经电生理活动的两个时间常数，由实验得出其数值分别为 0.220/ms，0.720/ms。W_{ij} 代表第 j 个神经团连接到第 i 个神经团的突触连接强度。$I_i(t)$代表第 i 个神经团接受的外部输入。$f_j(\cdots,t)$是个线性函数，对输入变量作时间上的处理。

$Q(x_j(t),q_j)$是一个由 H-H 方程 $x_j(t)$导出的非线性的 S 型输入/输出函数，其表达式为：

$$Q(x_i(t),q)=\begin{cases}q(1-\mathrm{e}^{-(\mathrm{e}^{x(t)}-1)/q}) & x(t)>x_0\\ -1 & x(t)<x_0\end{cases} \tag{2}$$

$x_0=\ln[1-q\ln(1+1/q)]$

这个非线性的 S 形函数是一个将神经团的电位状态变量转化为这个神经团通过神经突触输出的脉冲密度变量的传递函数，可以类比为将一个神经细胞胞体的慢变电位转化为动作电位脉冲密度的传递函数。其中参数 q 用来表示 S 形函数的最大渐近线，由实验可以测得在各个层次中 q 的数值。比如由实验可以得出，对于球周细胞层(PG)中的神经团，$q=1.824$，而在嗅球层，前嗅核和梨状皮层中的神经团，$q=5.0$。图 1-4-10 为 Q 函数在不同的 q 值下的函数曲线以及函数导数的曲线，由图中可以看出，Q 函数在函数的中间段导数出现最大值，具有最大的增益，而在函数的两端导数为 0。

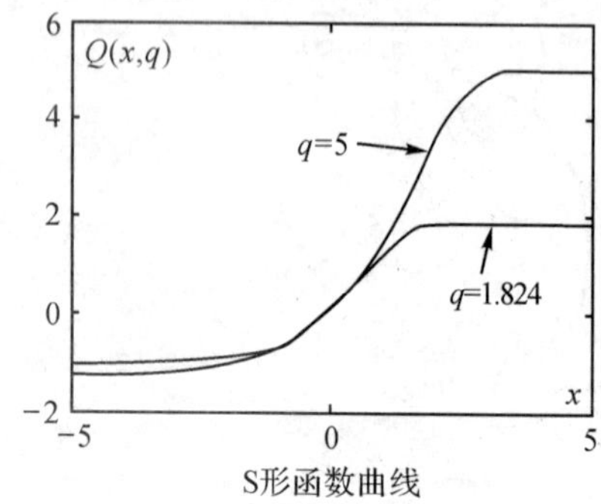

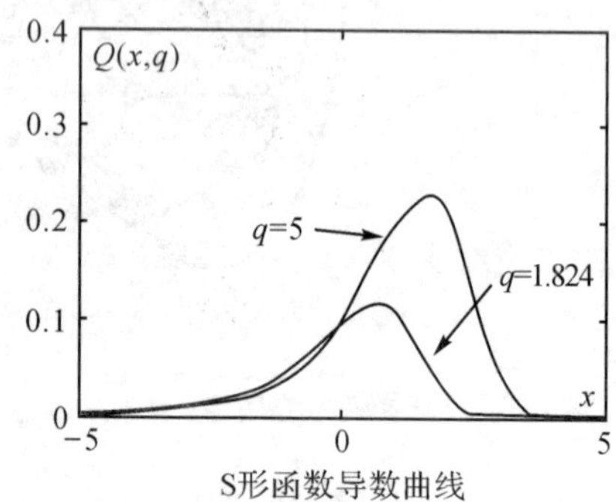

图 1-4-10 Q 函数及其导函数的图形

K 系列模型中的所有模型都是由若干个用形如式(1)的二阶微分方程描述的神经团单元组成。

K 系列模型中的 $K0$、KⅠ、KⅡ、KⅢ模型分别用来模拟实际生物嗅觉系统中不同规模和层次的单元机构，$K0$ 模型用来模拟一个独立的神经团，KⅠ模型用来模拟相互之间有兴奋性或者抑制性突触连接的两个神经团，KⅡ模型是一个由四个神经团通过相互之间的非线性耦合构成的混沌振荡网络，KⅢ模型则是根据目前研究所知道的嗅觉系统的解剖结构建立的网络模型，包括对嗅上皮、嗅球和嗅皮层的模拟，KⅢ模型由多个 K0、KⅠ、KⅡ模型按照嗅觉系统的生理结构建构而成。KⅢ模型可以很好地模拟神经电生理实验中测得的 EEG 信号，对于嗅觉神经系统的感知机制也进行了合理的解释。K 系列模型最新的研究是 KⅣ模型，KⅣ模型是在对 KⅢ模型以及对低等动物脑结构的研究基础上，对于低等动物的前脑的模拟，KⅣ模型由多个 KⅢ模型整合而成，可以实现比 KⅢ模型更高级的人工智能。

在 K 系列模型的阶层结构中，最简单的是 K0 单元，它是 K 系列模型的基本构成单元。K0 单元是 $10^3 \sim 10^8$ 个有相同的输入和相同的输出（本文中用"＋"表示兴奋性输出，"－"表示抑制性输出）的神经元集合，这种单元的特征就是神经集合中的神经元间不存在功能性连接。输入源可能是与接收器有关的一种刺激，比如气味、白光、特定波长的光、压力刺激等等。一定数量的 K0 模块互相连接形成 K0 网络。

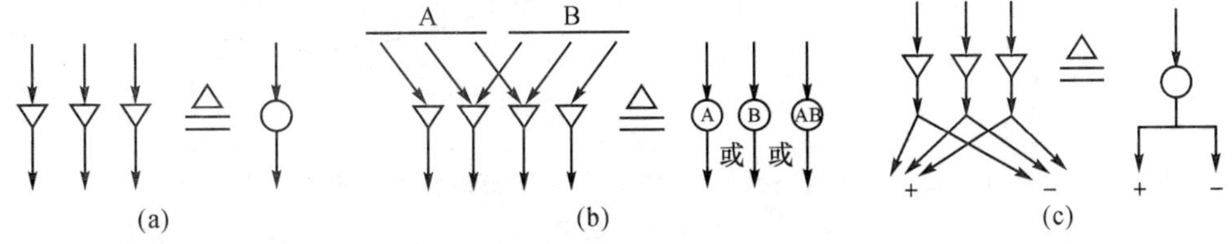

1-4-11　K0 模型的拓扑结构

K0 模型几种典型的拓扑结构如图 1-4-11 所示，(a)表示单输入通道、单输出通道的 K0 模型；(b)表示有部分交迭输入通道和一个单独的输出通道；(c)表示一个输入通道和两个的输出通道。每幅图的左边是神经元拓扑结构，右边是该拓扑结构的 K0 表示方法。不管是哪种形式，神经元之间都没有功能性连接。

以 PG 层为例，下面的方程(3)描述的是模拟嗅觉系统中 PG 层的 K0 模型，它实际上是一个单输入单输出的二阶线性时不变系统。$P(t)$代表 K0 模型的脉冲响应输出，A、B 为常数，可以通过神经生理实验得出，其中 $A=0.22/\text{ms}$，$B=0.72/\text{ms}$，r 是外界输入，此处被设为 11～15ms 间的 0.65V 的方波脉冲。图 1-4-12 中(A)为 K0 模型的拓扑图，(B)为在 11～15ms 间加入 0.65V 的方波脉冲输入刺激情况下的 K0 模型的脉冲响应特性曲线，它与经典的单个神经元的后突触电位图吻合。

$$\frac{1}{A\cdot B}[\ddot{P}(t)+(A+B)\dot{P}(t)+A\cdot B\cdot P(t)]=r \tag{3}$$

图 1-4-12　球周细胞的 K0 单元及其脉冲响应

KⅠ模型是由两个或两个以上的 K0 单元通过侧反馈相互连接而成的。单元间连接都被赋予一定的权重，这种权重可以是常数，也可以是时变量，并可以通过神经生理学测量得出。

对于由两个 $K0$ 模型构成的 KⅠ模型而言,根据 $K0$ 模型不同的兴奋性共有三种情况,即由两个兴奋性的 $K0$ 单元构成的 KⅠ模型 $K\text{Ⅰ}_{ee}$,由一个兴奋性 $K0$ 单元和一个抑制性 $K0$ 单元构成的 KⅠ模型 $K\text{Ⅰ}_{ei}$以及由两个抑制性 $K0$ 单元构成的 KⅠ单元 KI_{ii}。一定数量的 KⅠ和 $K0$ 模块只在前向通道中相互联系就构成了 KⅠ网络。

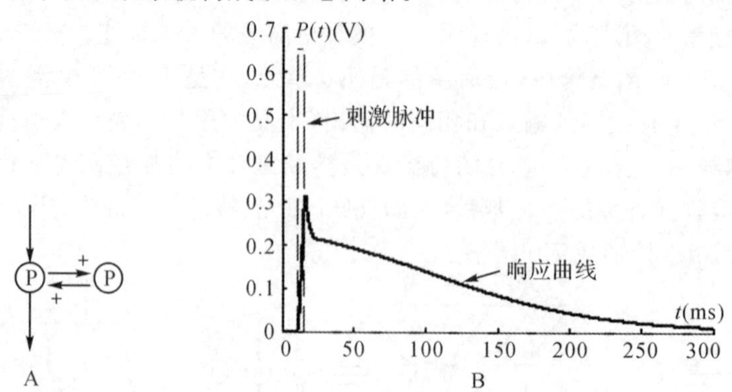

图 1-4-13　两个兴奋性的 $K0$ 组成的 KⅠ模型及其脉冲响应曲线

图 1-4-13(A)为 PG 层中两个兴奋性 $K0$ 单元构成的 KⅠ模型,其方程描述见(4)式。

$$\begin{cases} \frac{1}{a \cdot b}[\ddot{P}_1(t) + (a+b)\dot{P}_1(t) + a \cdot b \cdot P_1(t)] = W_{p12}Q(P_2(t), q) + R \\ \frac{1}{a \cdot b}[\ddot{P}_2(t) + (a+b)\dot{P}_2(t) + a \cdot b \cdot P_2(t)] = W_{p21}Q(P_1(t), q) \end{cases} \tag{4}$$

(4)式中常数 a, b 与 $K0$ 模型中的参数相同,$a=0.220/\text{ms}$,$b=0.720/\text{ms}$。W_{p12},W_{p21} 是两个兴奋性 $K0$ 之间的连接权重,R 为外界输入。通过电生理实验可以测得在球周细胞层中 $W_{p12}=W_{p21}=0.900$。R 为 11~15ms 内的 0.65V 的方波脉冲,$q=1.824$,解(4)式可得$K\text{Ⅰ}_{ee}$的脉冲响应曲线,如图 1-4-13B 所示。可以看出,与 $K0$ 模型的脉冲响应相比,$K\text{Ⅰ}_{ee}$的响应有明显的延时。

正反馈时,KⅠ单元中两个同种神经元集合相互增强减慢衰减速度,起延时滤波的作用;负反馈时,两种不同神经元集合相互竞争,加快衰减速度,形成一定程度的振荡。这样,在系统中就形成两种明显不同的状态。一定数量的 KⅠ单元通过侧反馈相互连接就形成了 KⅠ网络,此网络能够对信号进行初步处理或在信息处理过程中起中间过渡作用,如 PG 层就是由 KⅠ网络构成的。

图 1-4-14(A)为前嗅核(AON)中的一个兴奋性神经团和一个抑制性神经团组成的$K\text{Ⅰ}_{ei}$模型的拓扑结构,其方程描述如式(5):

$$\begin{cases} \frac{1}{a \cdot b}[\ddot{E}(t) + (a+b)\dot{E}(t) + a \cdot b \cdot E(t)] = -W_{ei}Q(I(t), q) + R \\ \frac{1}{a \cdot b}[\ddot{I}(t) + (a+b)\dot{I}(t) + a \cdot b \cdot I(t)] = W_{ie}Q(E(t), q) \end{cases} \tag{5}$$

式(5)中兴奋性单元 E 对抑制性单元 I 作用的连接强度为 $W_{ie}=1.372$,I 对 E 的连接强度为 $W_{ei}=1.426$,式中 W_{ei}前的负号表示是抑制性的连接,$q=5.0$,参数 a, b,R 与(4)式中一样,图 1-4-14B 为 $K\text{Ⅰ}_{ei}$的脉冲响应曲线,可以看出在 $K\text{Ⅰ}_{ei}$中出现了振荡。当输入脉冲刺激结束后,模型的输出响应立即进入减幅振荡,最后稳定在 0 附近。这说明有正、负两种反馈的系统已经具备了产生振荡的基本条件。

KⅡ模型是由两层相互耦合的 KⅠ模块构成的。如果两层 KⅠ模块都是兴奋性的,即是

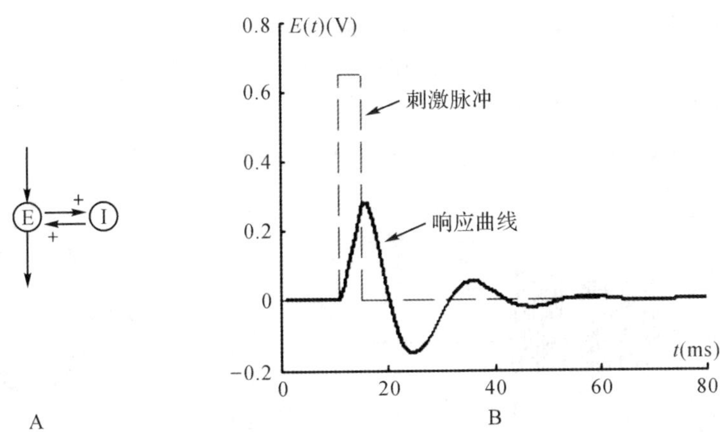

图 1-4-14　一个兴奋性和一个抑制性的 $K0$ 组成的 $K\text{I}$ 模型及其脉冲响应曲

$K\text{II}_{ee}$模型；如果两层 $K\text{I}$ 模块都是抑制性的，即是 $K\text{II}_{ii}$。如果一层是兴奋性的，一层是抑制性的，它就是 $K\text{II}_{ei}$模型或者是 $K\text{II}_{ie}$模型。在 $K\text{II}$ 模型中，每个兴奋性的神经团都会与其他兴奋性的神经团和抑制性的神经团有连接，每个抑制性的神经团也同样会与兴奋性和抑制性的神经团有相互的连接。只有在少数情况下，兴奋性神经团只和抑制性的神经团有相互之间的连接，而没有与其他兴奋性神经团的连接，这种情况可以用简化的 $K\text{II}$ 模块描述。图 1-4-15 是前嗅核中的 $K\text{II}$ 模型的拓扑结构图。其中 E_1 和 E_2 是兴奋性单元，I_1 和 I_2 是抑制性单元。根据这个拓扑结构，我们可以得出式(6)：

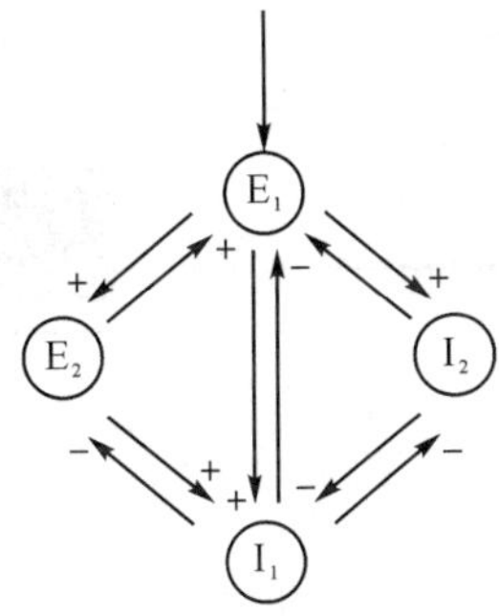

图 1-4-15　前嗅核中 $K\text{II}$ 模型的拓扑结构图

$$
\left\{
\begin{aligned}
&\frac{1}{a\cdot b}[\ddot{E}_1(t)+(a+b)\dot{E}_1(t)+a\cdot b\cdot E_1(t)]\\
&\quad =-W_{ei}[Q(I_1(t),q)+Q(I_2(t),q)]+W_{ee}Q(E_2(t),q)+R\\
&\frac{1}{a\cdot b}[\ddot{E}_2(t)+(a+b)\dot{E}_2(t)+a\cdot b\cdot E_2(t)]\\
&\quad =-W_{ei}Q(I_1(t),q)+W_{ee}Q(E_1(t),q)\\
&\frac{1}{a\cdot b}[\ddot{I}_1(t)+(a+b)\dot{I}_1(t)+a\cdot b\cdot I_1(t)]\\
&\quad =W_{ie}[Q(E_1(t),q)+Q(E_2(t),q)]+W_{ii}Q(I_2(t),q)\\
&\frac{1}{a\cdot b}[\ddot{I}_2(t)+(a+b)\dot{I}_2(t)+a\cdot b\cdot I_2(t)]\\
&\quad =W_{ie}[Q(E_1(t),q)+W_{ii}Q(I_1(t),q)
\end{aligned}
\right.
\tag{6}
$$

其中外部输入刺激是加在 E_1 单元上的，时间常数 a、b 同前，$q=5.0$，模型中所有的兴奋性神经团之间的连接权是一致的，均为 W_{ee}，所有的兴奋性神经团到抑制性神经团的连接权均为 W_{ie}，所有抑制性神经团到兴奋性神经团的连接权为 W_{ei}，所有的抑制性神经团之间的连接权为 W_{ii}。在前嗅核的 KⅡ模型中这些神经团之间的连接权分别为 $W_{ee}=1.202$，$W_{ie}=1.372$，$W_{ei}=1.426$，$W_{ii}=1.571$，输入振幅 R 为 0.65V，从 100～500ms 的方波。求解式(6)可以得出图 1-4-16。

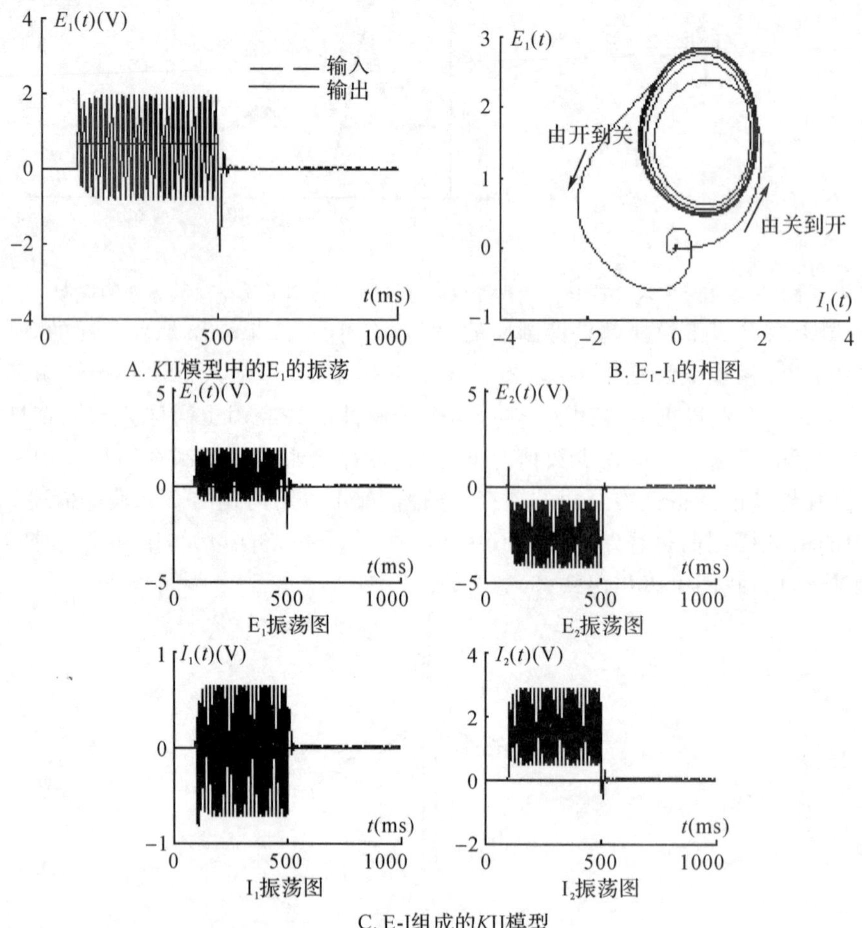

图 1-4-16　KⅡ模型的响应性质

图 1-4-16(A)为 KⅡ模型中 E_1 单元的状态变化轨迹，可以看出，当输入刺激持续在 0.65V 的高度时，KⅡ模型就保持等幅振荡的状态。而当输入刺激减为 0 时，KⅡ马上从等幅振荡转入减幅振荡，最后稳定在 0 点。这时 KⅡ单元就成为一个由输入控制的振荡器，这个振荡器可以通过调节内部的连接权重来设置内部频率。图 1-4-16(B)是兴奋性单元 E_1 和抑制性单元 I_1 之间的相图，可以看出系统存在一个不动点和一个极限环。当有外部输入时 KⅡ的状态从初始位置(不动点)向附近的一个环形区域靠近，并停留在这个环上，当输入停止时，系统又迅速衰减到初始位置。图 1-4-16(C)是 KⅡ模型中的各个 K0 单元的响应状况，可见当有外部输入时 KⅡ整体作一定频率的振荡。通过调节内部各个 K0 间的权重，可以控制 KⅡ模型振荡的频率。

当 KⅡ模型中各个 K0 单元之间的连接权重发生改变时，系统状态输出的振荡波形会产生明显的变化。令 $W_{ee}=W_{ii}=0.8$，$W_{ie}=W_{ei}$，图 1-4-17 为 W_{ei}分别取 1.2，1.5，1.6，1.7 时系统不同的状态轨道输出和对应的 I_1-E_1 的相图。

从图 1-4-17 可以看出，当 $W_{ei}=1.2$ 时，振荡迅速衰减，最后稳定到 0；$W_{ei}=1.5$ 时，衰减速

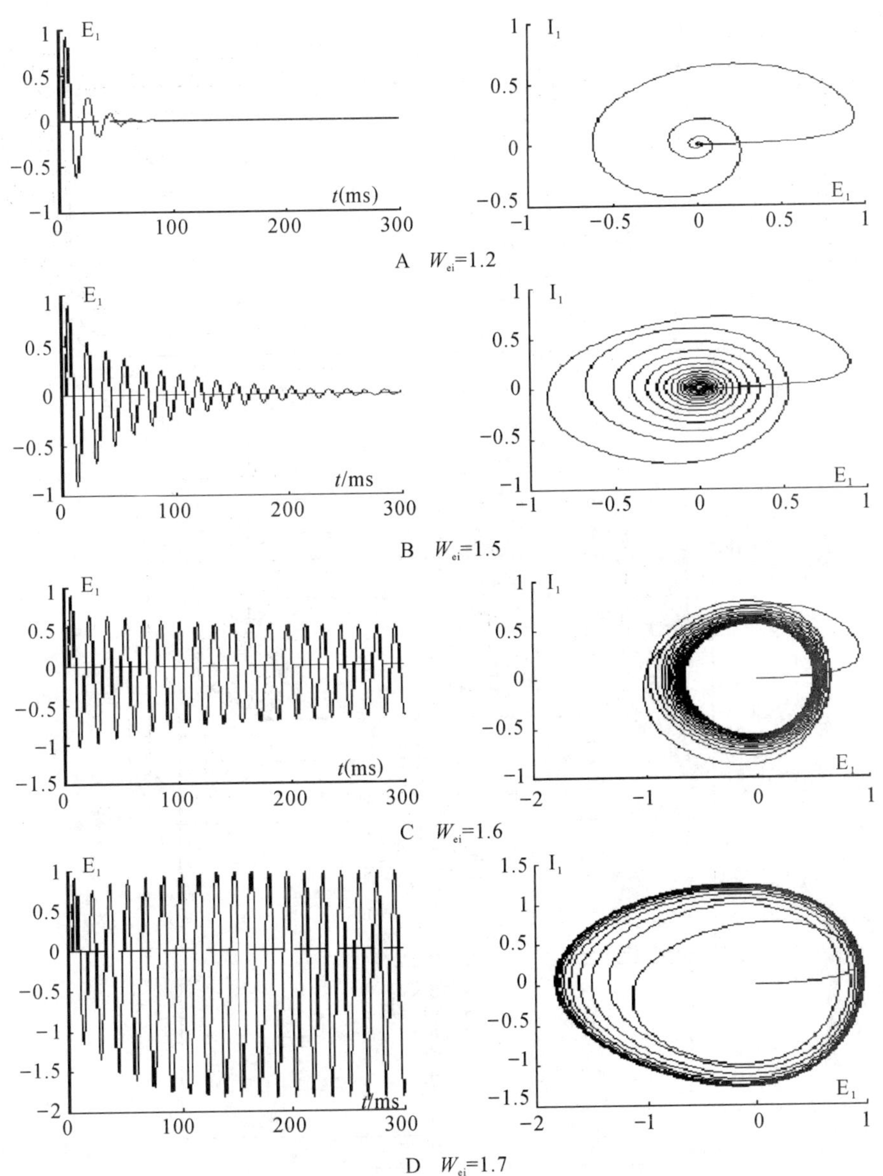

图 1-4-17　不同连接权对 *K*Ⅱ模型状态输出的影响

度明显减慢，但是与第一种情况相似的是，最后它也稳定到 0；当 $W_{ei}=1.6$ 时，振荡幅值先衰减一段时间，而后进入稳定的等幅振荡；$W_{ei}=1.7$ 时的系统振荡波形与 $W_{ei}=1.6$ 时的系统振荡波形区别在于，它首先经过一段时间的增幅振荡后才进入等幅振荡的。从图 1-4-17 右侧的 E_1-I_1 相图来看，前两种情况的共同点是相图稳定在一个稳定点上，而后两种情况的共同点是相图稳定在一个极限环上。

多个 *K*Ⅱ单元通过相互之间的侧向连接形成一个 *K*Ⅱ网络。嗅觉系统中的嗅球(OB)层就是这样的 *K*Ⅱ网络，如图 1-4-18 所示。

*K*Ⅱ网络的输入是一个矢量，其中的每个分量分别输入到对应的 *K*Ⅱ单元的第一个兴奋性 *K*0 单元中(图中用 M_1 表示的单元)，并且在 *K*Ⅱ网络中，每个 *K*Ⅱ单元都与其他所有的 *K*Ⅱ单元有侧向兴奋性和抑制性的连接。

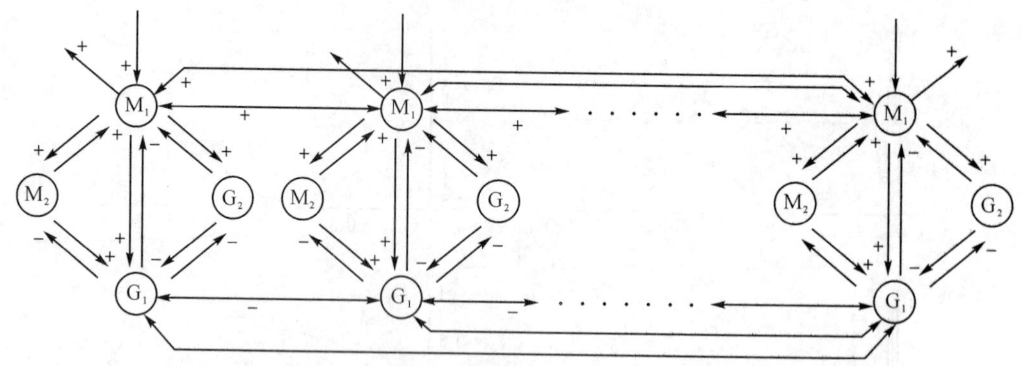

图 1-4-18　由 KⅡ单元形成的 KⅡ网络（M 为僧帽细胞、G 为颗粒细胞）

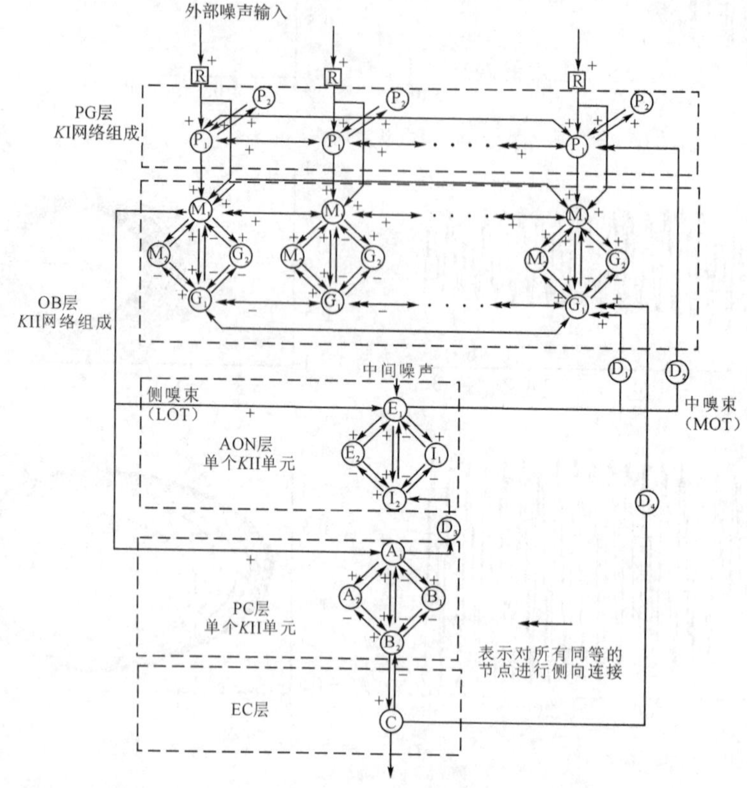

图 1-4-19　KⅢ模型的拓扑结构图

KⅢ模型是根据整个嗅觉神经系统的解剖结构建立的。图 1-4-19 为 KⅢ模型的拓扑结构图，模型可以分为 5 层，即 PG 层，OB 层，AON 层，PC 层和 EC 层，其中 PG 层采用的是分布式的 KⅠ网络，OB 层采用的是分布式 KⅡ网络结构，AON 和 PC 层由单个 KⅡ单元构成，EC 层由单个 $K0$ 单元构成。根据图 1-4-19 的拓扑结构，n 通道的 KⅢ网络模型可以表示成如式(7)的微分方程组。

式(7)如下：

P 层：

$$\frac{1}{a\cdot b}[\ddot{P}_i(t)+(a+b)\dot{P}_i(t)+a\cdot b\cdot P_i(t)]$$
$$=\frac{\bar{\omega}_{(PPL)}}{n-1}\sum_{j=1,j\neq i}^{n}Q(P_j(t),q^p)+\bar{\omega}_{(PD_2)}D_2(t)+k_{(PR)}R_i(t)$$

OB 层：

$$\begin{cases}\frac{1}{a\cdot b}[\ddot{M}_{1i}(t)+(a+b)\dot{M}_{1i}(t)+a\cdot b\cdot M_{1i}(t)] \\ \quad =\bar{\omega}_{(M_1P)}Q(P_i(t),q^p)+\bar{\omega}_{(MM)}Q(M_{2i}(t),q^{OB})-\bar{\omega}_{(MG)}[Q(G_{1i}(t),q^{OB})+Q(G_{2i}(t),q^{OB})] \\ \quad +\frac{1}{n-1}\sum_{j=1,j\neq i}^{n}\bar{\omega}_{(M_1M_1L)ij}Q(M_{1j}(t),q^{OB})+k_{(M_1R)}R_i(t) \\ \frac{1}{a\cdot b}[\ddot{M}_{2i}(t)+(a+b)\dot{M}_{2i}(t)+a\cdot b\cdot M_{2i}(t)] \\ \quad =\bar{\omega}_{(MM)}Q(M_{1i}(t),q^{OB})-\bar{\omega}_{(MG)}Q(G_{1i}(t),q^{OB}) \\ \frac{1}{a\cdot b}[\ddot{G}_{1i}(t)+(a+b)\dot{G}_{1i}(t)+a\cdot b\cdot G_{1i}(t)] \\ \quad =-\bar{\omega}_{(GG)}Q(G_{2i}(t),q^{OB})+\bar{\omega}_{(GM)}[Q(M_{1i}(t),q^{OB})+Q(M_{2i}(t),q^{OB})] \\ \quad -\frac{\bar{\omega}_{(G_1G_1L)}}{n-1}\sum_{j=1,j\neq i}^{n}Q(G_{1j}(t),q^{OB})+\bar{\omega}_{(G_1D_1)}D_1(t)+\bar{\omega}_{(GD_4)}D_4(t) \\ \frac{1}{a\cdot b}[\ddot{G}_{2i}(t)+(a+b)\dot{G}_{2i}(t)+a\cdot b\cdot G_{2i}(t)] \\ \quad =\bar{\omega}_{(GM)}Q(M_{1i}(t),q^{OB})-\bar{\omega}_{(GG)}Q(G_{1i}(t),q^{OB})\end{cases}$$

AON 层：

$$\begin{cases}\frac{1}{a\cdot b}[\ddot{E}_1(t)+(a+b)\dot{E}_1(t)+a\cdot b\cdot E_1(t)]=\bar{\omega}_{(EE)}Q(E_2(t),q^{AON}) \\ \quad -\bar{\omega}_{(EI)}[Q(I_1(t),q^{AON})+Q(I_2(t),q^{AON})]+\frac{\bar{\omega}_{(E_1M_1)}}{n}\sum_{j=1}^{n}Q(M_{1j}(t),q^{AON})+N^c(t) \\ \frac{1}{a\cdot b}[\ddot{E}_2(t)+(a+b)\dot{E}_2(t)+a\cdot b\cdot E_2(t)]=\bar{\omega}_{(EE)}Q(E_1(t),q^{AON}) \\ \quad -\bar{\omega}_{(EI)}Q(I_1(t),q^{AON}) \\ \frac{1}{a\cdot b}[\ddot{I}_1(t)+(a+b)\dot{I}_1(t)+a\cdot b\cdot I_1(t)]=-\bar{\omega}_{(II)}Q(I_2(t),q^{AON}) \\ \quad +\bar{\omega}_{(I_1D_3)}D_3(t)+\bar{\omega}_{(IE)}[Q(E_1(t),q^{AON})+Q(E_2(t),q^{AON})] \\ \frac{1}{a\cdot b}[\ddot{I}_2(t)+(a+b)\dot{I}_2(t)+a\cdot b\cdot I_2(t)]=\bar{\omega}_{(IE)}Q(E_1(t),q^{AON}) \\ \quad -\bar{\omega}_{(II)}Q(I_1(t),q^{AON})\end{cases}$$

PC 层：

$$
\left\{
\begin{aligned}
&\frac{1}{a\cdot b}\left[\bar{\bar{A}}_1(t)+(a+b)\bar{A}_1(t)+a\cdot b\cdot A_1(t)\right]\\
&\quad=\bar{\omega}_{(AA)}Q(A_2(t),q^{PC})-\bar{\omega}_{(AB)}\left[Q(B_1(t),q^{PC})+Q(B_2(t),q^{PC})\right]\\
&\quad+\frac{\bar{\omega}_{(A_1M_1)}}{n}\sum_{j=1}^{n}Q(M_{1j}(t),q^{OB})\\
&\frac{1}{a\cdot b}\left[\bar{\bar{A}}_2(t)+(a+b)\bar{A}_2(t)+a\cdot b\cdot A_2(t)\right]\\
&\quad=\bar{\omega}_{(AA)}Q(A_1(t),q^{PC})-\bar{\omega}_{(AB)}Q(B_1(t),q^{AB})\\
&\frac{1}{a\cdot b}\left[\bar{\bar{B}}_1(t)+(a+b)\bar{B}_1(t)+a\cdot b\cdot B_1(t)\right]\\
&\quad=-\bar{\omega}_{(BB)}Q(B_2(t),q^{PC})+\bar{\omega}_{(B_1C)}Q(C(t),q^{C})+\bar{\omega}_{(BA)}\left[Q(A_1(t),q^{PC})+Q(A_2(t),q^{PC})\right]\\
&\frac{1}{a\cdot b}\left[\bar{\bar{B}}_2(t)+(a+b)\bar{B}_2(t)+a\cdot b\cdot B_2(t)\right]\\
&\quad=\bar{\omega}_{(BA)}Q(A_1(t),q^{PC})-\bar{\omega}_{(BB)}Q(B_1(t),q^{PC})
\end{aligned}
\right.
$$

EC 层：

$$\frac{1}{a\cdot b}\left[\bar{\bar{C}}(t)+(a+b)\bar{C}(t)+a\cdot b\cdot C(t)\right]=-\bar{\omega}_{(CB_1)}Q(B_1(t),q^{PC})$$

延时反馈：

$$T_l^sT_l^e\left[D_l(t)+\left(\frac{1}{T_l^s}+\frac{1}{T_l^e}\right)D_l(t)+\frac{1}{T_l^sT_l^e}D_l(t)\right]=Q(y_l(t),q^{LR})$$

式(7)中

$$R_i(t)=I_i(t)+|N_i^P(t)| \tag{8}$$

其中式(7)和(8)中的$|N_i^P(t)|$和$N^c(t)$分别代表 KⅢ模型中第 i 通道的外周噪声信号和中心噪声信号。外周噪声信号用来模拟嗅感受神经细胞在接受外界气味信号过程中接收到的噪声信号。因为在生物上嗅感受神经接收到的外界噪声信号一定是兴奋性的，所以在KⅢ模型中加入的外周噪声信号是用一个均值为 0 的高斯分布随机数的绝对值来模拟的，这个随机数的方差作为 KⅢ模型的一个参数。KⅢ模型的中心噪声输入部位为前嗅核的兴奋性神经单元，这个噪声信号是用一个具有正数均值的高斯分布随机数来模拟的，方差为 KⅢ模型的一个参数。

式(7)中 $R_1(t)\cdots R_n(t)$为嗅感受神经输出的脉冲密度变量，是气味信息经过嗅感受神经处理后的信号。

$P_1(t)\cdots P_n(t)$，$M_{11}(t)\cdots M_{1n}(t)$，$M_{21}(t)\cdots M_{2n}(t)$，$G_{11}(t)\cdots G_{1n}(t)$，$G_{21}(t)\cdots G_{2n}(t)$，$E_1(t)$，$E_2(t)$，$I_1(t)$，$I_2(t)$，$A_1(t)$，$A_2(t)$，$B_1(t)$，$B_2(t)$，$C(t)$分别代表球周细胞，僧帽细胞，颗粒细胞，前嗅核，前梨状皮层中的兴奋性和抑制性的细胞以及深锥细胞的电位状态变量。

$D_1(t)$，$D_2(t)$，$D_3(t)$，$D_4(t)$，分别代表 $E_1(t)$，$E_1(t)$，$A_1(t)$，$C(t)$经过四个不同的长延时反馈环节的脉冲密度变量，即 $y_1(t)$，$y_2(t)$，$y_3(t)$，$y_4(t)$分别为 $E_1(t)$，$E_1(t)$，$A_1(t)$，$C(t)$。对于 $D_1(t)$，$D_2(t)$而言，LR 为 AON；对于 $D_3(t)$而言，LR 为 PC；对于 $D_4(t)$而言，LR 为 C。这里用微分方程代替了早期的 KⅢ模型中的差分方程作为延时反馈环节。

$\bar{\omega}_{(PPL)}$，$\bar{\omega}_{(PD_2)}$，$\bar{\omega}_{(M_1P)}$，$\bar{\omega}_{(M_1M_1L)12}$，$\bar{\omega}_{(M_1M_1L)13}\cdots\bar{\omega}_{(M_1M_1L)1n}$，$\bar{\omega}_{(M_1M_1L)21}$，$\bar{\omega}_{(M_1M_1L)23}\cdots$，$\bar{\omega}_{(M_1M_1L)2n}\cdots$，$\bar{\omega}_{(M_1M_1L)n1}$，$\bar{\omega}_{(M_1M_1L)n2}\cdots\bar{\omega}_{(M_1M_1L)n(n-1)}$，$\bar{\omega}_{(MM)}$，$\bar{\omega}_{(GM)}$，$-\bar{\omega}_{(MG)}$，$-\bar{\omega}_{(GG)}$ $-\bar{\omega}_{(G_1G_1L)}$，$\bar{\omega}_{(G_1D_1)}$，$\bar{\omega}_{(G_1D_4)}$，

$\bar{\omega}_{(E_1M_1)}$,$\bar{\omega}_{(EE)}$,$\bar{\omega}_{(IE)}$,$-\bar{\omega}_{(EI)}$,$-\bar{\omega}_{(II)}$,$\bar{\omega}_{(I_1D_3)}$,$\bar{\omega}_{(A_1M_1)}$,$\bar{\omega}_{(AA)}$,$\bar{\omega}_{(BA)}$,$-\bar{\omega}_{(AB)}$,$-\bar{\omega}_{(BB)}$,$\bar{\omega}_{(BC)}$,$-\bar{\omega}_{(CB)}$为各个神经单元之间的连接权重,例如$\bar{\omega}_{(M_1P)}$为P到M_1的连接权重,$\bar{\omega}_{(M_1M_1L)12}$为第1个$M_1$节点到第2个$M_1$节点的连接权重。同样$K_{(PR)}$,$K_{(M_1R)}$分别代表$R$到$P$和$M_1$的连接系数。

4. *K* 系列模型的研究

*K*Ⅲ模型中的系统参数是通过一定的优化算法逼近实际的生理实验数据得到的,主要是*K*Ⅲ模型各个层次中的*K*Ⅰ和*K*Ⅱ网络的正负反馈系数,以及这些网络之间的侧向连接权重和各个层次之间的前后向连接权重,系统优化的目标是使得模型的输出能够模拟实验中测得的嗅觉系统的EEG电位,使得模型的输出信号具有和生理信号同样的一些重要性质。最终优化算法要求*K*Ⅲ模型的输出信号满足以下标准:

(1)静息状态下产生非周期的振荡和$1/f$的功率谱,并且对于初值和参数的扰动具有统计意义上的稳定性,即对于一定的初值和参数的扰动,在足够长的时间内系统的轨道距离足够小。

(2)应于生理上吸气时EEG产生的振荡信号,当模型中加入兴奋性输入时,产生峰值在γ频率段的周期振荡。

(3)球的各个节点产生空间上相关的波形。

(4)静息状态转变到兴奋状态时间小于10ms。

(5)各个节点的振荡波形的幅度分布服从高斯分布。

(6)G中的各个节点振荡中心在S型函数的最大斜率处的右端。

(7)B中的各个节点振荡中心在S型函数的最大斜率处的左端。

(8)G_1和G_2节点具有近似相同的均值。

(9)M_1节点的振荡中心在0附近。

本文对64通道的*K*Ⅲ模型,即式(7)中$n=64$,进行了计算仿真分析。对于*K*Ⅲ模型的所有计算是在IBM,1.0G的计算机上运行的。在对*K*Ⅲ模型的计算仿真中,用4阶Runge-Kutta法对(7)式进行数值求解,其中各个状态变量和状态变量的1阶导数的初始值均为0,数值积分的时间步长均为1ms。方程中的各个系统参数采用的是经过上述优化算法逼近实验数据得到的参数值[13]。

仿真计算可以得到*K*Ⅲ模型在各种情况下的输出。图1-4-20为*K*Ⅲ模型在没有外加刺激时第2通道中的$P_2(t)$,$M_{12}(t)$,$G_{22}(t)$以及$E_1(t)$,$A_1(t)$的2000ms的输出波形;图1-4-21是此时$P_2(t)$,$M_{12}(t)$,$G_{22}(t)$以及$E_1(t)$的功率谱图;图1-4-22为此时$P_2(t)$,$M_{12}(t)$,$G_{22}(t)$以及$E_1(t)$的输出波形振荡幅度的统计图。

由图1-4-20可以看出,正如实验测得的生理EEG信号一样,系统在没有外界刺激的稳定状态时,处于一种非周期的混沌振荡,同时具有$1/f$功率谱,见图1-4-21,并且满足(5)~(9)的统计分布特性,见图1-4-22。其中$1/f$功率谱是指信号的功率谱函数,类似于倒数函数,在log-log坐标中功率谱函数则近似线性。$1/f$功率谱是如EEG信号在内的很多复杂生物信号区别于白噪声信号的一个显著特点。

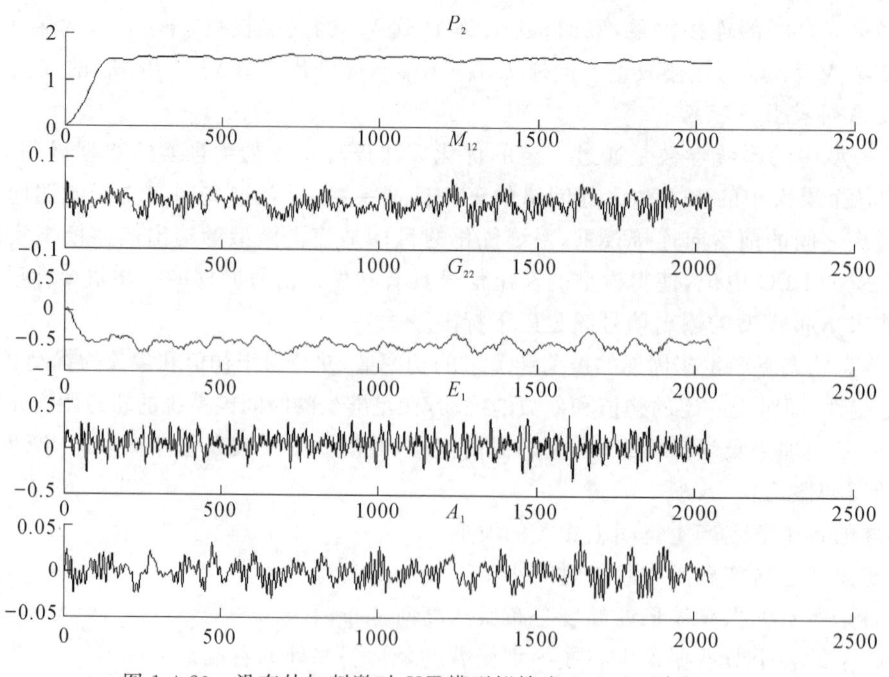

图 1-4-20 没有外加刺激时 KⅢ模型拟输出 2000ms，步长 1ms

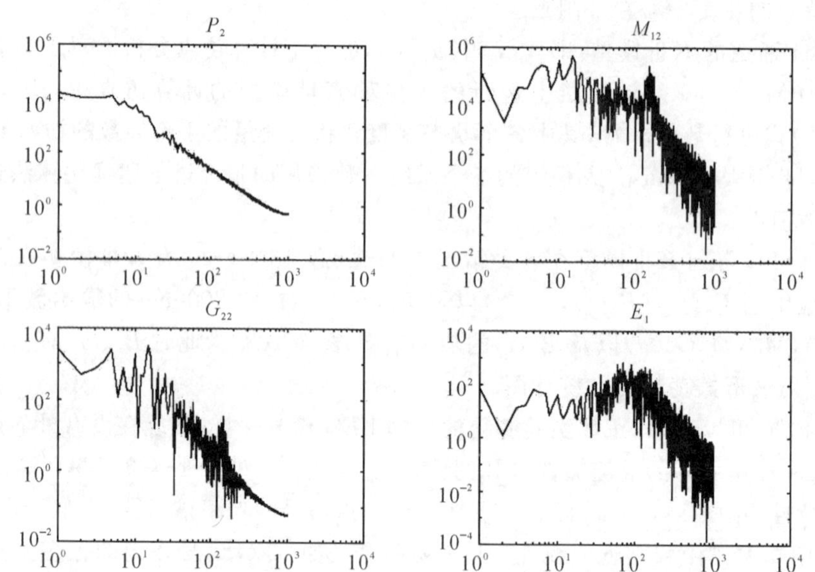

图 1-4-21 没有外加刺激时 KⅢ模型 $P_2(t)$，$M_{12}(t)$，$G_{22}(t)$以及 $E_1(t)$的 log-log 功率谱图

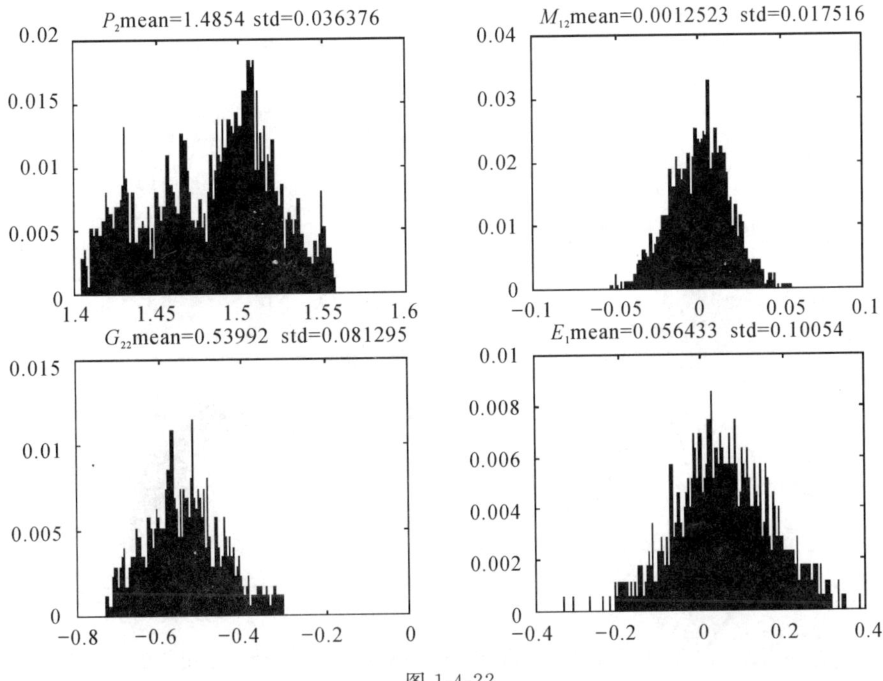

图 1-4-22

图 1-4-23 为在 768～1024ms 在 KⅢ模型的通道 2 加入幅度为 1 的方波输入时，第 2 通道中的 $P_2(t)$，$M_{12}(t)$，$G_{22}(t)$以及 $E_1(t)$，$A_1(t)$的输出。图 1-4-24 左上为 $G_{22}(t)$在外部刺激加入前的功率谱图，右上为加入外界刺激时 $G_{22}(t)$输出的功率谱图，左下为外界刺激结束后 $G_{22}(t)$输出的功率谱图，右下为 $E_1(t)$的功率谱图。由图 1-4-23 和图 1-4-24 可以看出，在刺激加入前，系统处在一种全局混沌吸引子的轨道之中，当外部刺激(对应于嗅觉生理中的气味信号)加入时，系统很快转变到一种对应于这种刺激的 γ 频率(20～80Hz)的准周期振荡，刺激结束后，系统很快进入原先的混沌吸引域。

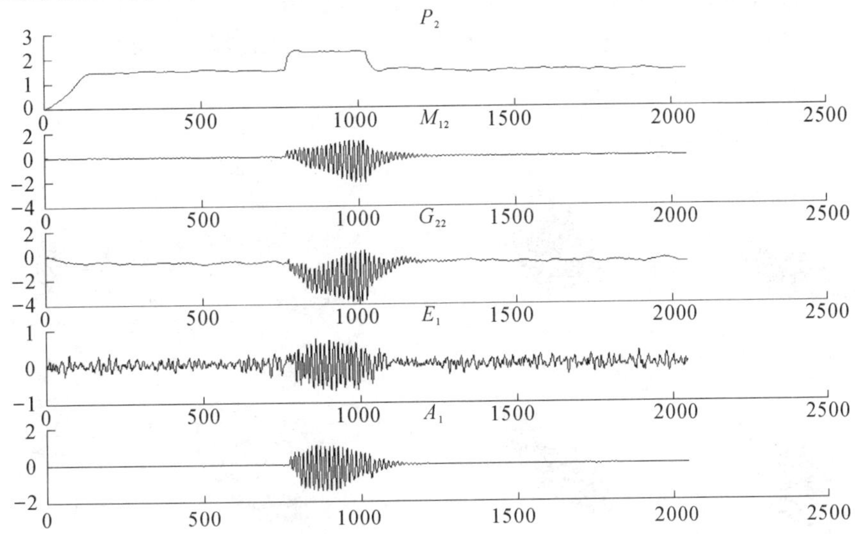

图 1-4-23 在通道 2，768～1024ms 加入幅度为 1 的刺激时 KⅢ模型模拟输出 2000ms，步长 1ms

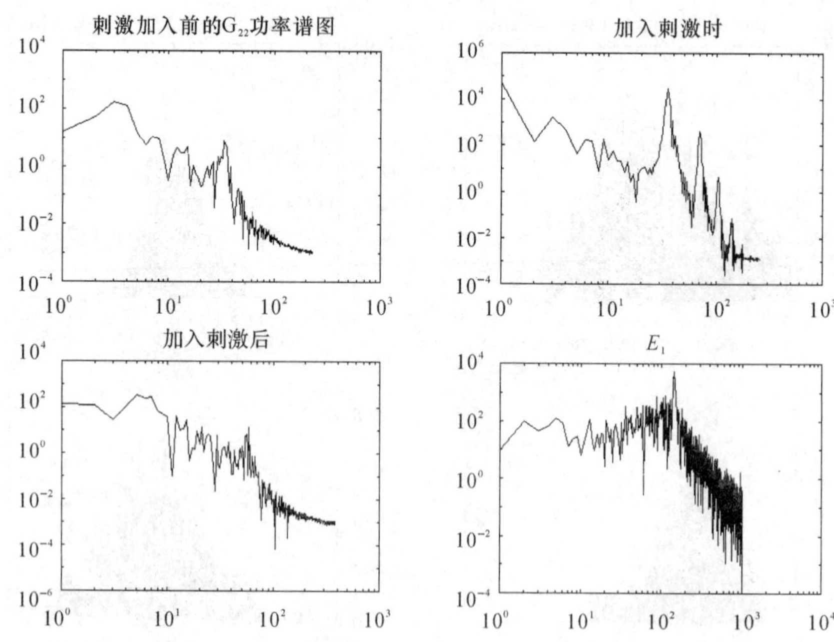

图 1-4-24　加入刺激时 KⅢ模型的 G_2 和 E_1 节点的功率谱分析

同样我们可以用 KⅢ模型中若干节点的输出相互构成的相图来观察模型输出的混沌特性。所谓相图是在状态空间对于系统轨道的描迹，因为直观上无法对三维以上的系统轨道进行描述，所以对于高维系统而言，一般只能通过系统状态变量中的一部分变量形成的轨道相图对整个系统轨道进行间接的分析，这也可以看做是整个系统轨道在某个空间截面上的投影。图 1-4-25 中左半部分的四幅图分别为没有加入外部刺激时，$M_{12}(t)$-$G_{12}(t)$（左上），$E_1(t)$-$I_1(t)$（右上），$A_1(t)$-$B_1(t)$（左下），$M_{11}(t)$-$M_{12}(t)$（右下）构成的相图，可以看出，系统的轨道是一个在有界区域内复杂的非周期轨道，图 1-4-25 的右半部分为加入外部刺激后相应节点构成的轨道相图，可以看出，加入外部刺激后，系统从原先的全局混沌吸引子跳到一个准周期的局部吸引子，这个变化过程是一种由输入导致的状态变化，在输入刺激结束以后，系统的轨道又回到刺激加入前的全局吸引域。

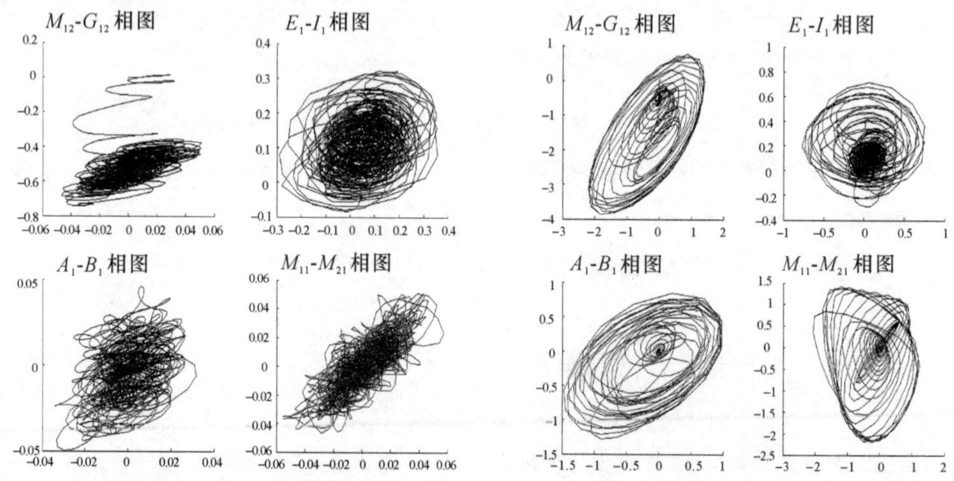

图 1-4-25　没有外部刺激（左）和加入外部刺激（右）时 KⅢ网络的相图

实验中观察到的嗅觉 EEG 信号的时空模式变化，也是对于不同的刺激形成不同的振荡时空模式，对应高维空间的一些局部的吸引子。对于那些熟悉的气味，或者有某种含义的气味，比如某种食物，或者敌人的气味都会形成各自不同的局部吸引域，当接收到这些气味信息时，EEG 的时空模式就会迅速转换到相应的局部吸引子中。对于不同的刺激信号，系统通过不同的振荡调幅信号的时空模式来区分，同样也是通过与这些时空结构相对应的节点之间的连接权重（生理上对应于神经突触的连接强度）产生学习和记忆的功能。

在 *K*Ⅲ系统中，噪声的加入起了很重要的作用。当用类似 Lorenz 方程这样的低维、自治、无噪声的确定性的混沌系统来描述生物系统时，计算李氏指数和分维数等数值指标得不到一致的结果。Freeman 提出生物复杂系统应该是一种高维、非自治、有噪声的分布式系统。*K*Ⅲ模型是一个高维的混沌微分系统，并且在前端的感受器 R 输入部位和中心 AON 处分别加入低维的高斯噪声信号，用来模拟生物系统中确实存在的噪声因素。噪声的加入，使得 *K*Ⅲ系统的轨道输出在统计上趋于稳定，即在存在初值和参数扰动的情况下，在足够长的时间内系统的轨道在足够小的范围内变化，这样就消除了 *K*Ⅲ系统原先类似于确定性混沌系统所具有的对于初值和参数扰动的敏感性，这里所谓的敏感性是指当混沌系统的初值和参数受到很小的扰动时，会导致系统轨道很快地发散。Freeman 将在 *K*Ⅲ模型中引入噪声后，使得混沌系统具有稳定性和鲁棒性的混沌现象称为随机混沌（Stochastic chaos）。图 1-4-26 为在 768～1024ms 在 *K*Ⅲ模型的通道 2 加入幅度为 1 的方波输入时，第 2 通道中的 $P_2(t)$，$M_{12}(t)$，$G_{22}(t)$以及 $E_1(t)$，$A_1(t)$的输出，两条轨道分别对应采用不同初值时系统的输出波形。这里的两种初值分别采用了 0 初值和[0，1]区间的随机数初值。

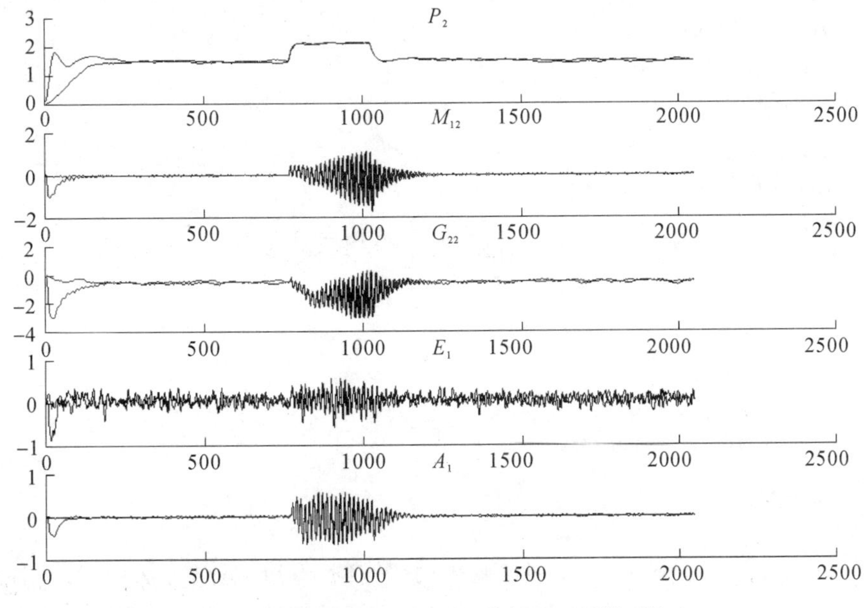

图 1-4-26　*K*Ⅲ模型在不同初值情况下的模型输出

由于这种随机混沌现象，*K*Ⅲ模型具有了类似生物混沌系统所具有的稳定性和鲁棒性，因此，*K*Ⅲ模型虽然是一种混沌神经网络，但也具有良好的模式学习和识别的功能。

（二）*K* 系列模型应用于模式识别的实验研究

K 系列模型，特别是 *K*Ⅲ模型对嗅觉神经系统进行了很好的模拟，模型输出可以模拟实验中得到的复杂的生理 EEG 电信号，表现出与实际的生理系统相似的混沌特性。另一方面，在引入了对于实际生理噪声的模拟，形成随机混沌现象后，模型具备了进行模式识别所需要的稳定性和鲁棒性。

模式识别问题是研究和理解生物神经系统进行信息处理的一个重要课题，同时对于创造更高级的人工智能有着重要的指导作用。所以将 K 系列模型应用到模式识别问题中，一方面可以验证模型的正确性，另一方面也为建立更加仿生、有效的人工智能提供基础。在 Freeman 以往工作的基础上，我们利用 KⅡ网络和 KⅢ网络模型对一维序列、条形码、简单图象模式、手写数字模式进行了模式识别研究。

1. KⅢ网络的学习和分类规则

KⅢ网络的学习和记忆能力是通过修改 OB 层的连接权重来实现的，包括 M 节点之间的侧向连接权重 $\omega(mml)_{ij}$，M 和 G 节点之间的连接权重 $\omega(gm)_i$，感受器 R 到 P 和 M 节点的连接权 $k(pr)_i$ 和 $k(mr)_i$。

KⅢ网络的学习分为两个过程：(1)适应学习；(2)加强学习。适应学习是 Freeman 根据生物感觉系统中普遍存在的适应性现象提出的，通过适应学习使系统降低对背景无关信息和噪声的敏感性。加强学习则是让系统记忆特定的模式，采用改进的 Hebbian 学习规则。

具体的学习算法描述如下。

(1)算法 1

第一步：先对模型进行适应学习，学习的模式是一些被认为是背景的无关信息。将信息在一个 200ms 的时间段输入 KⅢ网络，将 KⅢ网络中 OB 层 M 节点的状态作为系统的输出。将有外部模式信息输入的时间段的系统输出分为 s 段，计算各个节点各段的方差 $SD_{\beta ik}$，各节点所有段的平均方差 $SD_{\beta i}^{(w)}$（其中 k 为段编号，i 为节点编号，β 表示属于适应学习），和所有节点的平均方差 $SD_{\beta}^{(w)}$。如式(9)，(10)：

$$SD_{\beta i}^{(w)} = \frac{1}{s}\sum_{k=1}^{s} SD_{\beta ik} \tag{9}$$

$$SD_{\beta}^{(w)} = \frac{1}{n}\sum_{i=1}^{s} SD_{\beta i}^{(w)} \tag{10}$$

对于方差大于平均方差 $SD_{\beta}^{(w)}$ 的节点，将其与其相连节点的连接权重减弱。如式(11)：

如果

$$SD_{\beta i}^{(w)} - SD_{\beta}^{(w)} > 0$$

则

$$\begin{aligned} \omega(mml)_{ij} &= h_1 w(mml)_{ij} \\ k(pr)_i &= h_2 k(pr)_i \\ k(mr)_i &= h_2 k(mr)_i \end{aligned} \tag{11}$$

其中 h_1, h_2 为两个大于 0，小于 1 的适应常数。

第二步：对模型进行加强学习，学习法则采用改进的 Hebbian 学习法则，对于各连接权重的修改不直接由输入模式决定，而由系统在以需要学习的模式为输入时的输出决定。同适应学习过程相同，计算在给定学习模式下系统的输出的各节点的方差值 $SD_{\alpha i}^{(w)}$ 和平均方差值 $SD_{\alpha}^{(w)}$，如式(12)，(13)：

$$SD_{\alpha i}^{(w)} = \frac{1}{s}\sum_{k=1}^{s} SD_{\alpha ik} \tag{12}$$

$$SD_{\alpha}^{(w)} = \frac{1}{n}\sum_{i=1}^{n} SD_{\alpha i}^{(w)} \tag{13}$$

如果两个节点同时兴奋（即方差大于平均方差），则加强两个节点之间的连接权重，如式

(14)：

如果

$$(SD_{ai}^{(w)}-SD_{a}^{(w)})(SD_{aj}^{(w)}-SD_{a}^{(w)})>0 \tag{14}$$

则

$$\omega(mml)_{ij}=w(mml)^{high}$$

其中 $w(mml)^{high}$ 为一个预先设定的值。

(2)算法 2

算法的加强学习算法同算法 1，但是在适应学习中采用了一种连续的适应算法，即在加强学习的过程中，对于那些不兴奋的节点，将它们与其他节点的连接权重减弱。如：设 $h_{hab}=0.9995$，一次学习过程 600ms，如果没有其他的学习规则影响这个节点的连接权重，则学习结束时，它的连接权重将被减弱到 $0.9995^{600}=0.74$。算法 2 适用于多个模式学习和识别。

KⅢ网络的分类是通过计算以待识别模式为输入的模型输出的 n 维方差向量和已学习模式的输出的 n 维方差向量的欧氏距离来进行识别分类的，即：

如果

$$\sum_{i=1}^{n}(SD_{ri}^{(w)}-SD_{i}^{(hab)})^2<\sum_{i=1}^{n}(SD_{ri}^{(w)}-SD_{i}^{(rei)})^2 \tag{15}$$

则认为被识别的模式为已适应的模式，其中由 $SD_i^{(hab)}$ 组成的向量为适应学习模式的中心，由 $SD_i^{(rei)}$ 组成的向量为加强学习模式的中心。

2. KⅢ模型算法对简单图象的模式识别实验

利用 KⅢ模型对两种简单的图象模式——三角形和圆进行了学习和识别分类[12,18]。本文采用的是 P 和 OB 层都含有 64 个节点的 KⅢ网络模型，即 $n=64$，系统的各项参数采用的是前面 KⅢ模型的参数。每次学习或者识别的模拟时间为 400ms，即 $\psi_{M1}(i)$ 向量的长度为 400。学习模式或者测试模式的输入时间段为 100～300ms(其中 0～100ms 是初始化段，KⅢ网络进入静息的混沌状态)。

学习算法采用的是算法 2，采用的是 Hebb 学习规则和连续的适应性学习规则，其中 $S=5$，$h_{Hebb}=2.1$，$h_{hab-c}=0.9995$。

整个模式学习和识别的过程可以分三步。

第一步：KⅢ网络对两种模式的学习。学习的模式是 8×8 像素大小的等腰三角形和圆的轮廓二值图象，学习时将二值图象转化为 64×1 的二值向量，作为 KⅢ网络的学习模式。学习样本中每一类模式都只含有一个标准样本，对这两类模式进行轮换学习时，对两个标准样本进行重复学习。通过对学习过程的观察可以看出，因为采用了连续性适应性算法，那些没有兴奋的节点与其他节点的连接权重将随着学习过程不断地减小，而与学习模式相关的连接权重会很快达到一个稳定值。图 1-4-27 为随着学习次数的增加 $\bar{\omega}_{(M_1M_1L)}$ 变化梯度的变化，这里的变化梯度是指每一次学习后的 $\bar{\omega}_{(M_1M_1L)}$ 与学习前的 $\bar{\omega}_{(M_1M_1L)}$ 的差矩阵的所有元素的平方和，用来描述每一次学习后，权重矩阵的变化大小。从图 1-4-27 中可以看出，随着学习次数的增加，很快权重矩阵就趋于稳定，变化梯度趋向于 0。设定一个权重矩阵变化梯度的门限值来决定所需要的学习次数。本文采用的权重矩阵变化梯度的门限值为 0.005，相应需要的学习次数为 3 次。

第二步：对待识别的图象进行预处理，这里用到的图象预处理包括：边缘提取，图象分割，图象缩放。

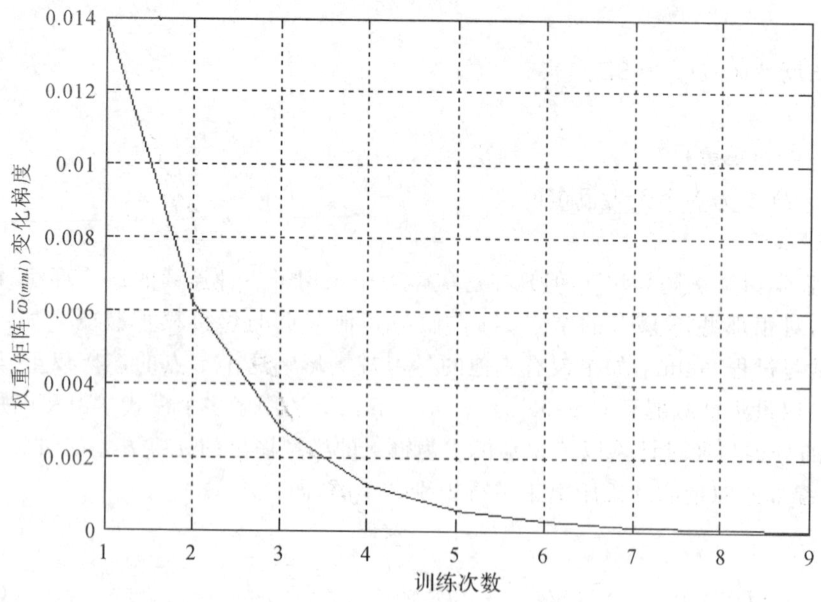

图 1-4-27　不同的学习次数下权重矩阵 $\bar{\omega}_{(M_1 M_1 L)}$ 的变化梯度

第三步：将经过预处理的图象模式输入 *K*Ⅲ网络，模拟计算输出，对图象模式进行分类识别。这里在模式分类准则中加入了阈值判别，即只有当待识别模式输入 *K*Ⅲ模型产生输出的 M_{test} 与两种学习模式类的中心点之间的欧氏距离的差值大于阈值时，才认为模式被有效地识别。本文将两种已学习模式之间的欧氏距离的 1/3 作为这个判别阈值。对于学习 3 次后得到的 *K*Ⅲ网络，可以得到圆形类到三角形类的欧氏距离为 4.4050，故所取的识别阈值为 1.4683。

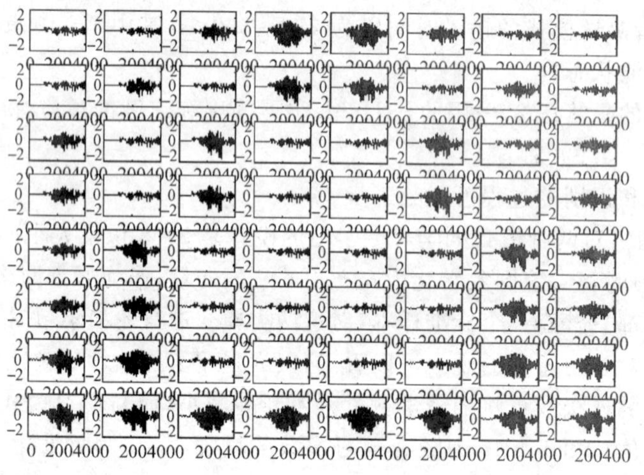

图 1-4-28　对学习模式训练 3 次后，输入一个标准三角形模式时 *K*Ⅲ网络的输出

图 1-4-28 为在学习后的 *K*Ⅲ网络中输入一个学习集中的标准三角形模式时 *K*Ⅲ网络的输出。从图可以看出，网络输出为一个三角形模式，通过模式分类的距离计算可以得到同样的结果。

再例如图 1-4-29 为一幅含有待识别模式的图象。在经过预处理和 *K*Ⅲ网络识别以后，可以得到表 1-4-4 中的结果。可以看出，*K*Ⅲ网络清楚地对两个物体进行了分类。

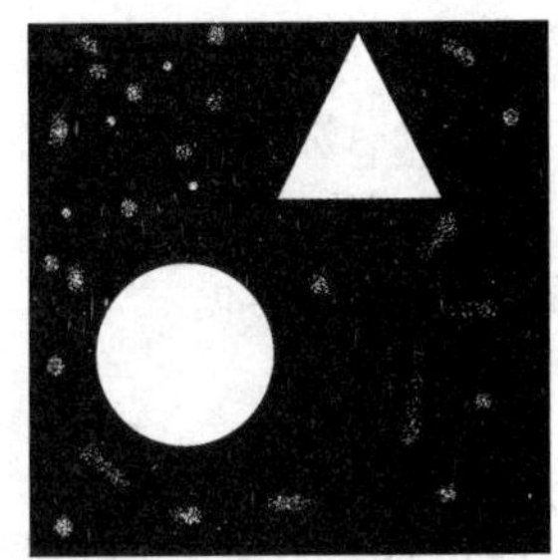

图 1-4-29　一幅含待识别模式的图象

表 1-4-4　用 KⅢ 网络对图象中的模式进行识别的计算结果

物体	到圆类的欧氏距离	到三角形类的欧氏距离	物体中心坐标
1	0.3559	7.3113	[152,318]
2	6.6196	1.9795	[322,111]

对于一种模式识别的方法而言，方法的稳定性和鲁棒性很重要，即需要能够对一种模式类的多种形态进行识别。我们利用训练好的 KⅢ 网络对存在不同缺损和变形情况下的模式进行了分类实验，并将采用 KⅢ 网络和不采用 KⅢ 网络而直接匹配识别的方法做了比较。

实验分三组，第一组是对于不同缺损率的三角形和圆形模式。对于一个信息缺损的模式，如一个三角形缺损了一角，我们将缺损的像素数和完整模式的像素数的比值定义为信息的缺损率。第二组实验是对于不同离心率的椭圆进行的模式识别实验。第三组是对于不同顶角的等腰三角形模式进行的实验。下面分别对每一组实验进行详细的描述。

实验一：

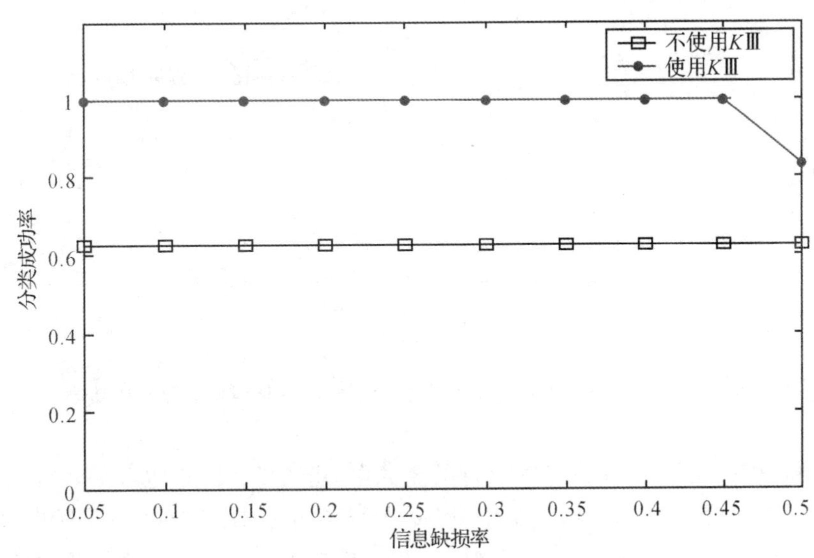

图 1-4-30　不同缺损率下使用 KⅢ 模型和不使用 KⅢ 模型的分类成功率

在对不同缺损率的模式进行的测试中，进行测试的模式包括 3 组圆形模式和 3 组三角形模式，每组模式包括了 10 个样本，每一组中的 10 个样本分别对应 5%～50%的缺损率，变化间隔为 5%。对于同一缺损率，样本组之间的差别为模式缺损像素在模式中的位置不同，同时在实验中，对于特定的缺损率和特定的一组下的某一模式，进行了 4 个不同方向的测试，即对于原模式，和逆时针旋转 90°，180°，270°后的模式进行了测试。对于同一个缺损率下的模式，最后的结果是对各不相同的 12 个圆形模式和 12 个三角形模式进行识别的结果。实验结果见图 1-4-30。其中不使用 KⅢ的对比实验的识别方法是直接将待识别模式与学习样本进行匹配计算欧式距离，然后根据距离进行分类。实验 2 和实验 3 中均采用了这种方法作为对比实验组。由实验结果可以看出，KⅢ模型对于缺损的模式可以 100％识别，仅当缺损率达到 50％时，识别率下降为 80％。

实验二：

在对于不同的离心率的椭圆模式进行的测试中，测试模式同样包含了 3 组椭圆模式，每组模式包括了 10 个实验样本，每一组中的 10 个样本分别对应 10 个不同的离心率，10 个不同的离心率的中心值为：0.0333，0.3720，0.5330，0.6105，0.7180，0.7919，0.8649，0.8985，0.9169，0.9474。样本组之间的差别为椭圆的大小不同，同时离心率在中心值附近变动，方差为：0.0156，0.0396，0.0392，0.0273，0.0201，0.0141，0.0311，0.0205，0.0239，0.0246。同时在实验中，对于特定离心率和特定一组下的某一模式，进行了 4 个不同方向的测试，即对于原模式，和逆时针旋转 90°，180°，270°后的模式进行了测试。对于同一个离心率下的模式，最后的结果是对各不相同的 12 个椭圆模式进行识别的结果统计。实验结果见图 1-4-31，可以看出 KⅢ模型的识别正确率随着椭圆模式的增加而下降较快。

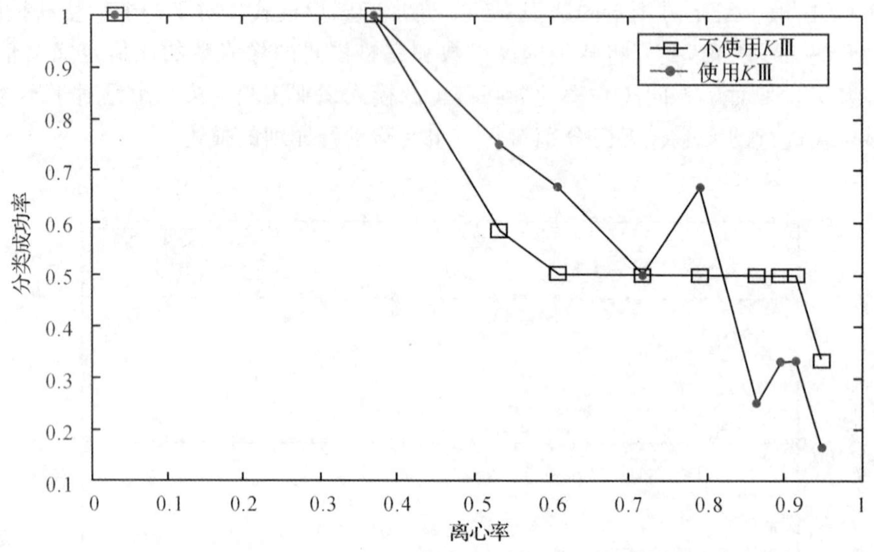

图 1-4-31　不同离心率下使用 KⅢ模型和不使用 KⅢ模型的分类成功率

实验三：

在对于不同顶角的等腰三角形模式进行的测试中，测试模式同样包含了 3 组三角形模式，每组模式包括了 10 个实验样本，每一组中的 10 个样本分别对应 10 个不同的三角形顶角：39°，43°，47°，53°，59°，67°，77°，90°，106°，126°。样本组之间的差别为三角形的大小不同，即同样的顶角下，三角形的高不同。同时在实验中，对于特定三角形顶角和特定一组下的某一模式，进行了 4 个不同方向的测试，即对于原模式，和逆时针旋转 90°，180°，270°后的模式进行了测试。对于同一个顶角下的模式，最后的结果是对各不相同的 12 个等腰三角形模式进行识别的结果。实验结果见图 1-4-32，虽然 KⅢ网络的识别正确率保持在 50％以上，但是随着顶角的变化波动较大。

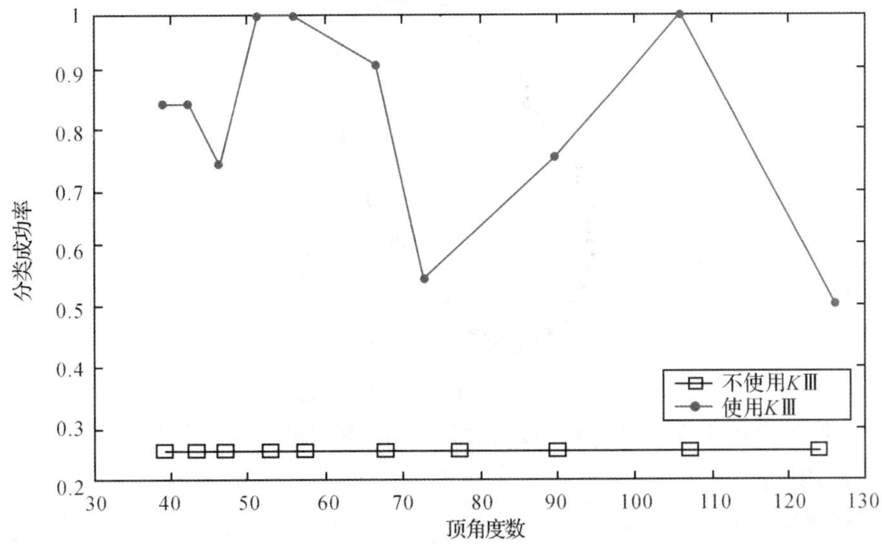

图 1-4-32　不同的顶角度数下使用 KⅢ模型和不使用 KⅢ模型的分类成功率

3. KⅢ模型对手写体数字的模式识别实验

手写体数字的识别是模式识别领域的一个实际的应用课题，在如邮政编码、各种票据、身份证、车牌的自动识别上有很重要的实用价值。目前手写体数字识别的方法主要是先提取手写体的结构特征，统计特征，或者两种特征的组合，然后用模板匹配或人工神经网络等分类器进行分类。通过对不同特征，不同分类器的结合使用，对手写数字的识别已经可以达到很高的速度和识别正确率。我们选取手写体数字作为 KⅢ模型的应用领域的原因之一是想借此考察 KⅢ模型对多模式问题的识别能力[11,14]。

我们利用 KⅢ模型对 0～9 这 10 个数字的无约束自由手写体模式进行了学习和识别。实验使用的手写字符集是征集了不同学生书写的 0～9 的字符数据 200 组。本文采用的是 P 和 OB 层都含有 64 个节点的 KⅢ网络模型，即 $n=64$，系统的各项参数采用的是前面 KⅢ模型的参数。每次学习或者识别的模拟时间为 400ms，即 $\psi_{M1}(i)$向量的长度为 400。学习模式或者测试模式的输入时间段为 100～300ms(其中 0～100ms 是初始化段，KⅢ网络进入静息的混沌状态)。学习算法采用的是算法 2，采用的是 Hebb 学习规则和连续的适应性学习规则，其中 $S=5$，$R_{Hebb}=1.2$，$h_{hab-c}=0.9995$。

利用 KⅢ网络模型对手写数字的识别分为三个部分：预处理，特征提取，学习和识别。

(1)预处理

首先将由无约束手写数字扫描得到的图象进行二值化。然后对得到的二值图象进行图象分割，去除噪声和细化处理，得到手写数字模式的结构线条。图 1-4-33 为一个经过预处理后得到的数字 0 的模式。

(2)特征提取

我们选取手写数字模式的笔画结构特征作为模式的特征向量。具体的特征选取方法为：根据预处理后得到的字符模式的图象质心，将字符分割为 4×4 的矩形块，再用同样的方法将每一个得到的小矩形块分割为 4×4 的矩形，这样一共得到 16 个小的矩形区域。对于每一个小的矩形区域，统计其中的字符模式不同的笔画走向。这里，我们选取了 0°，90°，45°，135°这四种笔画的比率值作为模式的笔画特征。这样对于 16 个小的矩形区域，一共得到 64 个笔画

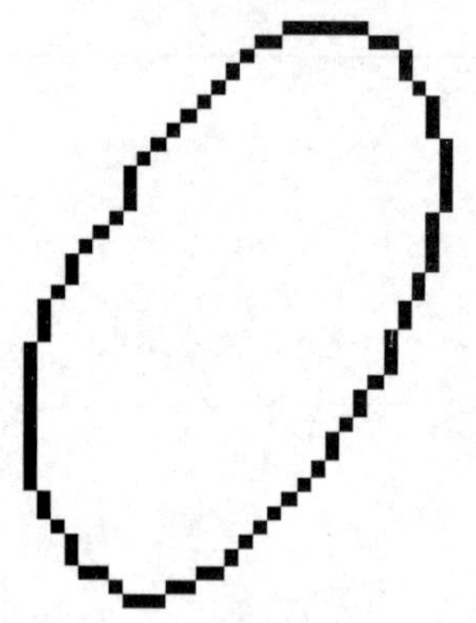

图 1-4-33 经过预处理后 0 的模式

方向特征[45]。将每个数字模式经过预处理和特征提取得到的 64×1 的特征向量作为 KⅢ 网络学习和识别的模式。

(3)学习和识别

将每个数字模式的特征向量输入 KⅢ 网络，模拟计算输出，进行模式的学习和识别。我们从所有的自由手写数据中随机抽取了 10 组，每一组包括 0～9 共 10 个数字，这样一共 100 个字符对 KⅢ 网络进行培训。然后对所有的 200 组数据，一共 2000 个字符模式进行识别测试。

我们在模式分类准则中加入了阈值判别，即只有当待识别模式输入 KⅢ 模型产生输出的 M_{test} 与某一种学习模式类的中心点之间的欧氏距离和，与其他 9 类学习模式类的中心点之间的欧氏距离之差大于阈值时，才认为模式被有效地识别。这里设定待识别模式与所有学习模式类的中心点的最小距离的 1/20 作为识别阈值，如果最小距离与次最小距离的差值小于阈值，则认为模式无法辨识，称为拒识。表 1-4-5 为由上述学习和识别计算得到的统计结果。

表 1-4-5 使用 KⅢ 对手写数字模式进行识别得到的结果

模式	正确识别	错识	拒识	可靠度(%)
0	195	2	3	98.98
1	173	21	6	89.18
2	187	8	5	95.90
3	180	12	8	93.75
4	171	17	12	90.96
5	172	10	18	94.51
6	192	3	5	98.46
7	180	11	9	94.24
8	170	18	12	90.43
9	181	11	8	94.27
总计	1801	113	86	94.10
比率(%)	90.05	5.65	4.3	94.10

在对手写数字的识别中，如果不采用 KⅢ 网络，即采用相同的方法对手写数字模式进行预处理，特征提取，然后通过直接计算特征向量的欧式距离来进行分类时，得到的分类结果如表 1-4-6 所示。其中各个模式的中心点是通过计算上述 KⅢ 实验中采用的不同模式的 10 组学习样本的特征向量的均值得到的。在识别过程中采用了上述 KⅢ 实验中相同的阈值判别方法。

表 1-4-6　利用特征向量的距离计算对手写数字模式进行识别得到的结果

模式	正确识别	错识	拒识	可靠度(%)
0	197	1	2	99.49
1	179	14	7	89.50
2	188	6	6	96.91
3	187	8	5	95.90
4	179	12	9	93.72
5	179	13	8	93.23
6	191	4	5	97.95
7	186	8	6	95.88
8	179	9	12	95.21
9	184	5	11	97.35
总计	1849	80	71	95.85
比率(%)	92.45	4.00	3.55	95.85

由表 1-4-5、1-4-6 的比较可以看出，使用 KⅢ 模型对以上手写数字模式进行识别的结果不如通过距离计算方法得到的识别结果。

我们用在不同的噪声参数下的 KⅢ 网络对自由手写数字的模式进行了识别实验，其中学习和识别算法均采用前述的算法，学习集合和测试集合亦相同。在对手写数字模式进行的识别实验中，经过预处理和特征提取后，最后作为学习和识别模式输入 KⅢ 网络的是一个特征向量。这个特征向量的元素是某个区域中不同方向的笔画的一个百分比，取值范围为[0,1]。所以我们将 KⅢ 模型中在外周感受器单元加入的高斯噪声信号，即(8)式中的$|N_i^P(t)|$的标准方差参数定义为这个实验中的噪声信号比。我们对于噪声信号比参数从 20%变化到 200%，对步长为 20%的情况进行了模式识别实验。图 1-4-34 为在不同的噪声信号比下，对于手写数字的模式识别的正确率，其中横坐标为不同的噪声信号比，纵坐标为对于手写数字模式识别的正确率。表 1-4-7 为在噪声信号比为 160%时，对手写数字测试集进行识别的计算统计结果。在这个实验中，随着噪声信号比参数的增加，KⅢ 网络的模式识别正确率逐渐上升到一个平台区，然后下降。其中当噪声信号比参数在[60%，160%]区间变化时，KⅢ 网络的模式识别正确率都保持在 90%以上。这个实验中没有发现如文献中对于不同噪声参数下，系统识别正确率明显提高的最优值。但是这个实验说明 KⅢ 网络对于手写数字模式识别的正确率在一个较宽的噪声参数范围内都是比较高的。这可能也说明了生物嗅觉神经系统可以在一定的噪声范围内稳定地工作。

表 1-4-7　噪声优化后的 KⅢ 模型对手写数字的识别结果

模式	正确识别	错识	拒识	可靠度(%)
0	196	3	1	98.49
1	185	10	5	94.87
2	192	4	4	97.96
3	177	12	11	93.65
4	179	11	10	94.21
5	181	7	12	96.28
6	191	1	8	99.48
7	189	7	4	96.43
8	174	9	17	95.08
9	186	9	5	95.38
总计	1850	73	77	96.20
比率(%)	92.50	3.65	3.85	96.20

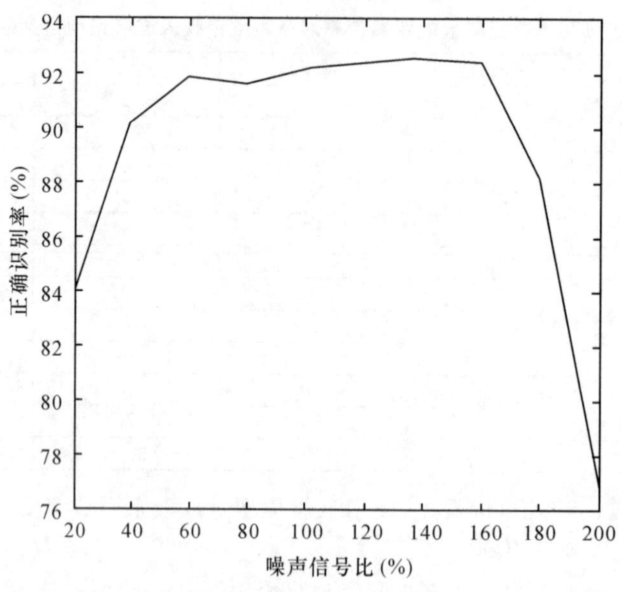

图 1-4-34　不同噪声信号比参数下 KⅢ网络的模式识别正确率

尽管在手写数字这个模式识别问题上 KⅢ模型对于提高模式识别的正确率并没有显著的效果，但对于 KⅢ网络的噪声参数的调整可以使得 KⅢ网络对于模式识别的能力有所提高，这与生物感觉系统的随机共振现象是相吻合的。

4. KⅢ模型对脑电数据的模式识别实验

实验中所采用的脑电数据来自美国加州大学伯克利分校的 Walter J. Freeman 教授。实验对象是新西兰白兔，在它们大脑左半球的嗅皮层上通过外科手术植入一个 8×8 的不锈钢电极阵列。兔子的皮层脑电信号就通过这些电极被脑电放大器采集到电脑里。采样周期为 2ms，放大器的滤波器设置为 0.1～100Hz 的带通滤波器，最后采得的脑电数据以 16 位精度保存下来。经过一周左右的适应，兔子已经习惯了电极阵列的存在，接下来对兔子进行训练，使其能够区分两种不同的气味。一种气味是使其愉悦的气味 CS＋，例如食物的香味，在给入这种气味刺激之后给兔子一些奖励(提供食物或水)；而在给入另一种气味 CS－之后则给兔子一次轻微的电击。经过这样的训练使兔子对两种气味产生不同的反应：舔嘴巴或者不舔嘴巴，最后再在给刺激气味的同时记录兔子的嗅皮层脑电。

实验数据一共 40 组，CS＋和 CS－两种刺激各 20 组，实验次序完全随机。每组实验中记录 6s 的脑电信号，气味刺激在第 3 秒处给入。随后对采集到的脑电信号进行预处理，先用带通滤波提取 γ 频段的信号，然后在时间尺度上将每道信号分为 85 个小窗口，每个窗口用该窗口内所有数据的均方根来代表。这样，最后得到的待识别的数据就是 40 组 64 道的脑电信号，其中每道信号的时间长度为 6s，85 个数据点。实际的模式识别就是基于这些数据点进行的。

我们采用 KⅢ模型配合欧式距离分类法对上述的数据进行分类。沿着实验时间这根轴，考察每个窗口的情况：对于一个特定的窗口，一组实验有 64 个数据点，每个数据点对应一道脑电电极的信号。我们把这 64 个数据点作为代表这次实验在这个窗口上的特征向量。对于所有 40 组实验来说，就有 40 组长度为 64 的特征向量。模式识别的任务就是把这 40 个特征向量按照 CS＋和 CS－两种不同刺激区分开来。

我们随机选取 10 组 CS＋和 10 组 CS－的数据作为学习样本，剩下的 20 组数据作为测试样本。由于学习样本和测试样本都是 64 维的向量，我们可以认为是在 64 维空间中进行分类。

将学习样本输入 KⅢ网络，模拟计算输出，根据学习样本的输出，分别计算出 CS＋和 CS－两类模式的质心。然后取测试样本，输入到 KⅢ模型中进行仿真计算，得到输出向量后再计算它到两个模式质心的欧式距离，离哪一类模式的质心近，该测试模式就属于哪一类模式。完成对 20 个测试样本的分类后，我们又做了交叉检验，即交换学习和测试样本以后，再进行一遍识别，最后计算出基于全部测试样本的识别正确率。

值得注意的是，以上过程只是针对一个特定窗口进行的，如果对所有 85 个窗口都进行上述分类，将得到一个随时间变化的正确率曲线，如图 1-4-35 所示。

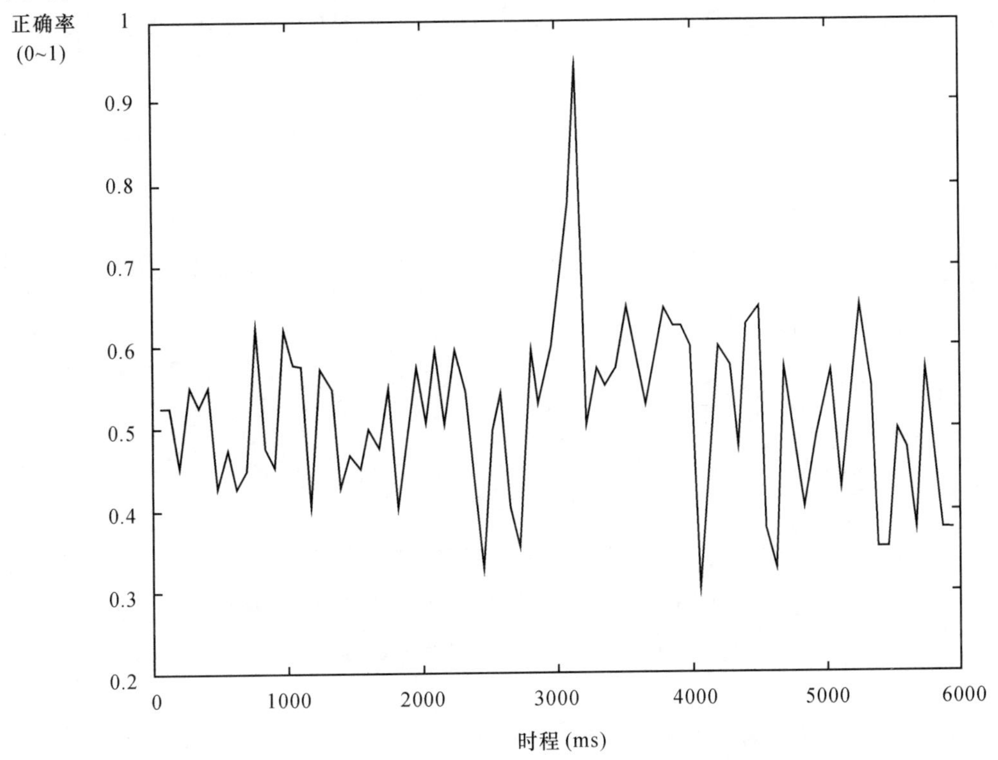

图 1-4-35　随实验时间变化的识别正确率曲线

从图中我们可以看到，在给刺激前(0～3000ms)和给刺激一段时间后(3300～6000ms)，对实验数据的分类效果很差，基本处于随机水平。但是在给刺激后 500ms 以内，明显有一个尖峰，正确识别率达到了 90％以上。这个结果说明在这段时间内(3000～3300ms)，兔子的嗅皮层上出现了与刺激气味高度相关的模式，刺激气味不同，产生的模式也显著不同，而后随着时间的推移，皮层脑电上出现的模式迅速消失。这与 KⅢ模型的工作过程非常相似：正常状态时，大脑(KⅢ系统)的活动没有任何规律，完全杂乱无章，处在一个混沌的背景模式；当有刺激信号输入时，大脑(KⅢ系统)呈现出与刺激信号高度相关的新模式，这种模式明显与背景模式不同；当刺激信号结束后，新模式迅速消失，大脑(KⅢ系统)逐渐回复到初始的背景状态。

为了进一步验证上一段中提出的想法，我们还用 Sammon 非线性映射的方法对这 40 组数据进行了分类。Sammon 非线性映射是常用的统计模式分类方法，它能够有效地将高维空间中的向量映射到低维空间中，例如 2 维、3 维，并且保持向量间的距离不变，即保持空间结构上的一致性。经过这样的映射以后，我们可以方便而清晰地观察高维向量之间的相互位置和空间结构，也便于我们对高维向量进行分类。

由于本文脑电实验中的样本特征向量都是 64 维的，很难直接观察它们之间的相互关系。

所以我们采用 Sammon 非线性映射将这些向量映射到 2 维平面上。我们选取了第 1、45、55 窗口的特征向量进行映射，分别对应给刺激前，刺激给入后 100～300ms，以及刺激给入后 700ms 左右三种情况，即图 1-4-36，1-4-37，1-4-38（其中空心圈表示给 CS＋刺激的实验数据，黑点表示给 CS－刺激的实验数据）。

在以上三图中可以看到，图 1-4-36 和 1-4-38 中的空心圈和黑点相互混杂，无法进行有效分类，而图 1-4-37 中的空心圈和黑点则可以用一根直线简单的划分开来，这也就是说，只有在给刺激后 100～300ms 的窗口内嗅皮层脑电才有明显的分别。这又一次说明气味相关模式是在刺激给入后 100～300ms 内产生的，之前和之后都没有明显的模式存在于嗅皮层脑电中。

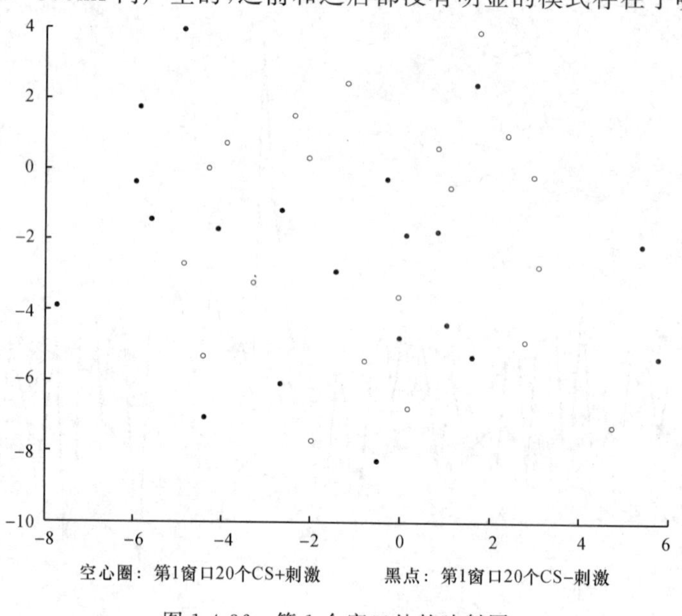

图 1-4-36　第 1 个窗口处的映射图

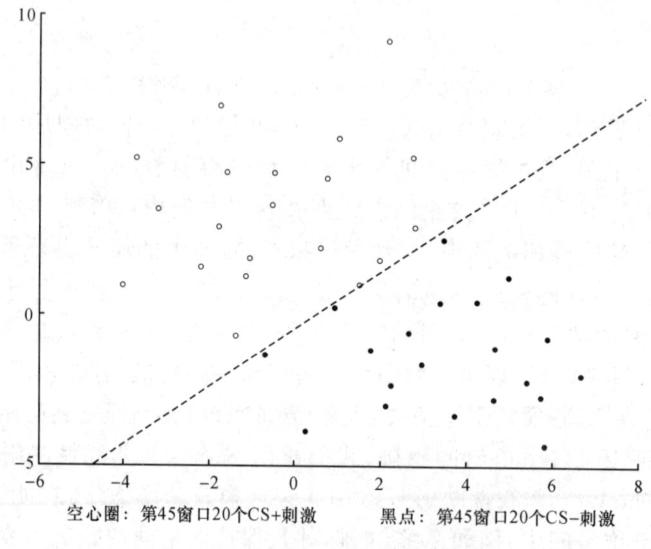

图 1-4-37　第 45 个窗口处的映射图

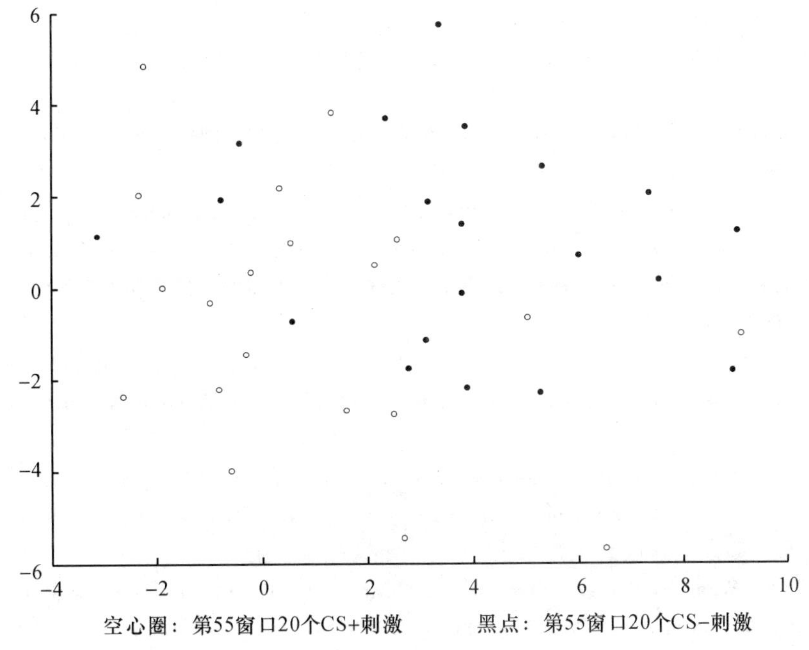

图 1-4-38　第 55 个窗口处的映射图

有了 Sammon 映射的验证，图 1-4-1 中的峰值就有了更加明确的含义，即 *K*Ⅲ模型在 3100～3300ms 处对 CS＋和 CS－两类刺激产生的不同模式的区分能力。该处高达 95％的正确率说明 *K*Ⅲ模型能够很好地解决这种两类脑电模式识别问题。

基于上述研究，目前我们正致力于将基于嗅觉系统的混沌神经网络应用于人工嗅觉的研究[21－22]，研究具有生物神经系统特性的智能感知系统。

参考文献

[1] Guang Li，Jing Zhang，Fanji Gu，Ling Yin，Yiyuan Tang and Xiaowei Tang. Neuroinformatics research in China-current status and future research activities. Lecture Notes in Computer Science，2005，3610：1052－1056

[2] 刘军，李光，童勤业. H－H 模型阈值特性分析及参数空间拟合. 浙江大学学报（理学版），2004，31(6)：685－689

[3] Jun Liu，Zhengguo Lou and Guang Li. Effect of noises on two-layer Hodgkin-Huxley neuronal network. Lecture Notes in Computer Science，2005，3610：411－419

[4] Jun Liu and Guang Li. Positive effect of noises on sensory systems. Journal of Bionics Engineering，2004，1(1)：61－66

[5] 刘军，李光，姚海锋，陈裕泉. 噪声促进神经处理信息的研究. 国外医学（生物医学工程分册），2004，27(5)：290－194

[6] 刘军，李光，刘世龙，陈裕泉. 感觉系统检测微弱信号的随机共振现象. 航天医学与医学工程，2004，17(5)：360－364

[7] 刘军，李光，陈裕泉. 用信号检测理论和泊松过程仿真感觉系统中随机共振现象. 浙江大学学报（理学版），2005，32(2)：211－215

[8] 李绪，李光，汪乐，Walter J Freeman. 模拟生物嗅觉神经系统的混沌神经网络及应用. 计算机仿真，2003，20(9)：124－127

[9] 汪乐，李光，郭宏记，李绪，Walter J Freeman. 非线性嗅觉生理模型在一维序列识别中的应用. 系统仿真

学报,2004,16(3):564－569

[10] 李绪,李光,汪乐,郭宏记,Walter J Freeman. 嗅觉混沌神经网络的研究和应用. 传感技术学报，2004,17(2):179－184

[11] 郭宏记,李光,李绪,汪乐,史嘉宁,Walter J Freeman. 嗅觉系统神经网络模型字符识别中的应用. 复旦大学学报(自然科学版)，2004,43(5),710－713

[12] Le Wang, Guang Li, Xu Li, Walter J Freeman. A chaotic network mimicking an olfactory system and its application on image recognition. Journal of Bionics Engineering, 2004, 1(3),191－196

[13] 郭宏记,李光,李绪,汪乐,沃特·费利曼. 嗅觉系统神经网络模型的模拟与动力学特性分析. 生命科学研究,2004,8(2):140－144

[14] Guang Li, Zhenguo Lou, Le Wang, Xu Li, and Walter J Freeman. Application of chaotic neural model based on olfactory system on pattern recognitions. Lecture Notes in Computer Science, 2005, 3610:378－381

[15] Hu M, Li G, Ding Q and Li J. Classification of normal and hypoxia EEG based on Hilbert Huang transform. Proceedings 2005 International Conference on Neural Networks & and Brain (ICNN&B'05), 851－854,Beijing, China, Oct. 13－15, 2005

[16] Zhang J, Li G, Wang L, Walter J Freeman. Application of chaotic neural network on face recognition. Proceedings 2005 International Conference on Neural Networks & and Brain (ICNN&B'05), 1367－1372,Beijing, China, Oct. 13－15, 2005

[17] Ding Q, Li G, Wang B, Hu M,Li J. Complexity and topographic analysis of EEG under normal and simulated high altitude acute hypoxia conditions. Proceedings 2005 International Conference on Neural Networks & Brain (ICNN&B'05), 1526－1529,Beijing, China, Oct. 13－15, 2005

[18] Li X, Li G, Wang L and Freeman WJ. A study on a bionic pattern classifier based on olfactory neural system. International Journal of Bifurcation and Chaos, 2006 (in press)

[19] Meng Hu, Jiaojie Li, Guang Li, Xiaowei Tang and Walter J Freeman, Normal and Hypoxia EEG recognition based on a chaotic olfactory model. Lecture Notes in Computer Science, 2006, 3973: 554－559

[20] Guang Li, Jin Zhang, You Wang and Walter J Freeman. Face recognition using a neural network simulating olfactory systems. Lecture Notes in Computer Science, 2006, 3972:93－97

[21] Fu Jun, Yang Xinling, Yang Xianglong, Li Guang and Walter J Freeman. Application of biologically modeled chaotic neural network to pattern recognition in artificial olfaction. Proceedings of the 27th Annual International Conference of the IEEE Engineering in Medicine and Biology Society, Sept 1－4, 2005, Shanghai, China

[22] Xinling Yang, Jun Fu, Zhengguo Luo, Liyu Wang, Guang Li and Walter J Freeman. Tea classification based on artificial olfaction using bionic olfactory neural networks. Lecture Notes in Computer Science, 2006, 3972:343－348

[23] 刘世龙,姚海锋,胡贵权,李光. 人体神经定量电流感觉检测系统的研制. 中国医学物理学杂志,2003,20(3):173－175

[25] 姚海锋,刘世龙,李光,吴萍建. 主动式人体电流感觉阈值的测量方法研究. 传感技术学报，2004, 17(2):228－231

[26] 姚海锋,李光,吴萍建,刘世龙. 基于强迫选择法的一种阈限算法及其实现. 应用心理学，2004, 10(2):29－31

[27] Yan-fei Le, Yan Li, Guang Li, Ping-jian Wu, Jun-bao Zheng and You Wang. Development of a novel method to determine human current perception threshold. Proceedings of the 27th Annual International Conference of the IEEE Engineering in Medicine and Biology Society, Sept 1－4, 2005, Shanghai, China

[28] 乐艳飞,刘军,郑俊褒,李光. 人体电流感觉阈值客观测试系统的研制. 仪器仪表学报，2005, 26(8):270

—274

[29] 胡又佳，李光，郑俊褒，吴萍建. 定量检测振动觉阈值的自动方法研究. 浙江大学学报(工学版)，2006，40(1)：158—161

[30] Zhang Hongmiao, Liu Jun, Yang Shaohua, Lou Zhengguo and Li Guang. Measurement of bioelectric currents based on the coupling of electric and magnetic field. Proceedings of the 27th Annual International Conference of the IEEE Engineering in Medicine and Biology Society, Sept 1 — 4, 2005, Shanghai, China

[31] 杨少华，刘军，张虹森，楼正国，李光. 一种基于磁声电相互耦合的神经电流检测方法. 仪器仪表学报，2005，26(8)：31—32

(李 光)

第五节 理论神经信息学的研究

一、神经信息学

1. 神经信息学的研究内容

神经信息学从研究的内容上看可以分为两类。一类是对神经系统信息提取的研究，如EEG信号提取、脑成像等等。另一类是对神经系统内的信息传递、信息变换过程的研究，如对于视觉、听觉等感觉器官内信号变化的研究。也包括对大脑各功能区信息变化的研究，如大脑皮层信息提取过程、海马体的记忆过程等等。

神经信息学不同于生理学和神经生物学。神经生物学着重研究各种化学成分如何影响神经系统的活动，但对神经系统的信息过程不是其研究的重点。此外，它们所采用的研究手段和所需的理论基础也不相同。神经信息学是跨学科的或称多学科的，它不仅要有神经生物学的基础，更需要有数学、物理、信息科学等学科的基础。

2. 神经信息学的重要性

(1)神经系统疾病的诊治

脑部电子计算机断层扫描(computed tomography, CT)和磁共振显像(magnetic resonance imaging, MRI)是神经系统疾病诊断和研究的重要工具。但是它们属于脑的解剖学显像技术，几乎不能提供任何真正的功能方面的信息。单光子发射计算机断层显像(SPECT)和正电子发射计算机断层显像(PET)是功能性显像技术，可以无创性地探查脑的血流灌注、代谢及受体的位置、密度(活性)和分布等功能变化，而这些功能性改变的本质就是神经信息的提取、传递和编码出现障碍。因此，只有把脑的信息处理机理搞清才能说是真正把脑的工作原理搞清楚，也才能真正把很多神经和精神性疾病的病因搞清，使其得到正确的诊断和有效的治疗。

(2)信息科学的要求

信息技术的进步推动了整个科学和经济的发展，所以人们称现代为信息时代，信息化这一口号已成为各经济领域的行动方向，几乎所有科学领域的发展都与信息科学有关。信息技术的发展也可以用来评价一个国家技术发展的水平。可是现在信息处理的理论需要进一步突破。

信息处理科学的突破首先有待于搞清脑的信息过程。为此,很多信息学家都转向神经信息学研究,企图在那里找到信息处理的新启发,从而促进信息科学的发展。

从以上两点可看出,神经信息学不仅与脑本身疾病的医治有关,而且更加迫切的是信息科学发展的需求。任何信息科学的突破,都会对科学或技术带来巨大影响。神经信息学的研究已成为发达国家正在激烈竞争的科学制高点之一。

3.神经信息学研究的现状

近年来神经信息学的研究越来越受到重视,Nature Neuroscience 在 2005 年底发表了一篇编辑部文章,专门讨论计算神经科学和系统神经科学[1],并且还组织或参与国际会议,如自 2004 年开始,每年在美国盐湖城举办一次计算和系统神经科学(Computational and Systems Neuroscience,Cosyne)国际会议,每次有 400 名来自各个相关领域的研究者参加。其他很多有关神经科学和神经网络的会议也有神经信息学的内容和专题。中、日、韩、印神经生物学和神经信息学的国际会议每年四个国家轮流举行一次,其中已有两次在中国召开。

神经信息学的一个核心问题是神经编码问题,神经编码问题的提出已有很多年,关于神经编码的专业会议差不多每两年开一次。到目前为止,关于神经编码的方法归纳起来主要有三种。一种是平均频率编码,或称 rate code,就是以单位时间内的脉冲数作为信息码[2-4]。这种情况在从连续变化的模拟信号转为脉冲信号这一环节上是正确的,并且已被实验和理论证明都是对的。这种信号转换一般发生在感觉器官,所以平均编码形式在感觉器官信息分析中运用较多[2,3]。但是它并不适合于其他地方。除了 rate code 以外,还有将脉冲序列的密度随时间分布的函数作为编码,也称 temporal code[5-7]。这种理论一般只能用于特定的实验。还有些人认为单个神经元发放的脉冲不能代表信息,只有一群神经元聚合起来的综合信号才能代表信息,这就是所谓 population code,或称群体编码[8-10]。这三种编码相互之间显然有些矛盾。但是,几十年来并存共处,谁也否定不了谁。到现在还没有人能把它们说得很清楚,人们还不知这一串串神经脉冲究竟有何意义。

由于脑内信息过程十分复杂,所以有不少学者致力于研究神经系统的动力学过程,如神经振荡、同步等。这些研究虽然没有直接涉及信息,但为神经信息研究提供了一定的基础。Neurocomputing,The Neurobiology of Computation,Computational Neuroscience,Journal of Computational Neuroscience 等杂志经常发表这类文章,所以也可以被认为是神经信息研究的一部分。由于这方面研究一般从模型开始,在计算机上计算,所以有一部分人称它为神经计算。

Gilles Laurent 在 Science 杂志上发表的论文[11]开始有这样一段话:"研究神经编码需要回答一些特定的问题,如信号携带什么样信息?采用什么样形式?为什么用这一形式?这些问题虽然浅显,但也充满种种困难。"而 Eric 总结了一百年来有关神经科学的发展概况[12],在结尾处提到,物理学家和化学家常谈起现代生物学仍然处在非理性阶段,可是 Eric 认为这种日子不会太长了。他所指的"这种日子不会太长"是指分子神经生物学的出现。确实,神经递质、离子通道等的生物化学过程分析已经有了很明确的结果,但它还是不能解决神经信息的问题。神经元中某些分子成分产生变化,确实会影响到整个神经系统的工作,这正像电视机中某些电阻变质会影响图象质量一样。但是电阻的化学成分与图象还是两个层次上的概念,是两回事。因此,即使分子神经生物学发展得很完整,神经信息学还只能是处在描述性阶段。

现在国内对脑科学的研究重点基本上是与疾病有关,关于脑在正常状态的信息过程研究很少。

4.研究神经信息学的困难

早在20世纪60年代，我国生物物理所就提出神经信息学的概念，应该说在国际上也是早的。可是到现在为止，无论国内国外都没有取得很大进展，还处在积累经验的过程。虽然提出了很多数学模型，特别近期有很多学者进行了非线性动力学的研究，但是，对于神经系统内的信息过程研究还是很少，对于神经编码方面研究仍然停留在三个编码理论的基础上。而且这些模型的分析往往不被生物学家所接受。因此，对于神经信息学的研究正像Eric所说，仍处在非理性的阶段，成为科学界中最难攻克的堡垒之一。为什么会这样呢？它的关键在哪里呢？

(1)脑的复杂性

我们认为，亦如Felix所指出的[13]，研究神经信息学的困难在于脑的复杂性，而脑的复杂性在于脑的不稳定性和不确定性。脑的不确定性表现为以下两方面：

1)神经系统在结构上的不确定性

如果我们要了解计算机工作原理，首要的一条是要知道它的电路结构，否则就无从下手。一个集成电路可以由成千上万个门电路组成，它们相互之间的连接有自己特定的规律，任何一点小的改变就可能使它成为另一个集成电路。同时，如果这成千上万个门电路中有一个损坏，那么集成电路就不能正常工作。因此，这是完全确定性的系统，对于信息科学家来说这是毫无疑问的。人们很难想象如果集成电路中某些电路经常损坏，而集成电路本身还能正常工作。

同样道理，要了解脑的信息处理原理也要了解脑的结构。可是到目前为止人们对神经系统的结构还是没有完全搞清，只是知道一个大概。图1-5-1是一张神经网络图，它是神经生物学家根据实验观察所得出来的示意图。每一个神经元就像一棵树一样，有很多“根”与其他神经元相连。目前的技术使我们不可能像了解集成电路那样去了解神经网络，而且也没有必要。实际上每一神经元所分出的突触好像树根一样都是不确定的。它像树一样，即使是同一种类的树，它们的根系还是各不相同。我们不可能找到两棵根长得完全一样的树，神经系统也一样，它们也是千变万化的，我们同样不可能找到两个神经网络长得一样的生物体。这就是神经系统结构上的不确定性。因此可以说，任何一个脑都是独一无二的[14]。

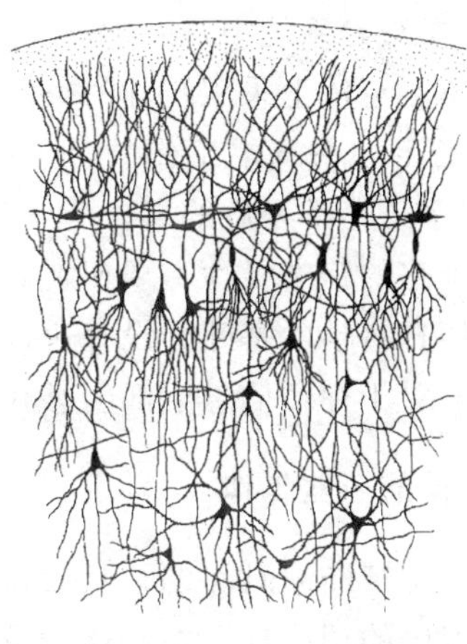

图1-5-1　神经网络示意图

2)神经系统工作的状态不确定性

神经的可塑性是普遍存在的。在生物系统实验中，多次重复实验会因为细胞疲劳而使获得的实验数据不一样。细胞有生长、发育、衰老、死亡的过程，像嗅感受细胞每隔一至两个月就需要全部更新一次，这就意味着系统参数在不断变化着。而且细胞需要新陈代谢来维持，受外界影响很大。这些因素使系统的状态产生很大的不确定性。同样也使系统参数产生很大的不确定性。这就是为什么同样的实验系统和方法，每次的实验结果都不相同。生物学家往往把它归结为实验时没有掌握所有因素，所以是实验不稳定。其实这就是生物系统本身的特点。任何人不能以任何方法得到相同的脑电信号 EEG，这也说明神经系统中的信号也是千变万化的。

(2)统计平均的不适用性

生物学家通常用统计学的方法处理不确定性的事物，如统计平均、统计分布等。或采用 pattern 的方法，如用 CT 成像、磁共振成像、脑地形图等。

统计平均的分析方法在某些领域(如空气动力学)获得很好的效果。空气中的气体分子运动是很不规则的，也是很不确定的。但是采用了平均压力、平均温度等概念就可以使空气动力学的实验结果和理论非常接近。

我们能否在神经系统中也采用这种统计学的方法呢？神经团理论或群体编码理论都在这方面进行了尝试。尽管这些理论已有几十年历史，但最后还只能如 Eric 在 Science 上所说，神经科学还是停留在实验观察的非理性的状态。

为什么统计学的方法不能在神经系统中应用呢？这是因为统计学方法的应用是有条件的。首先，统计方法只能用于线性系统或非线性不很强的系统中，它必须满足叠加原理。其次系统必须是稳定的，只有在外界干扰下系统才会在稳定点附近游荡，统计平均的结果也会在稳定点附近。而神经系统却完全与这些条件相反。

空气动力学中每一气体分子对动力学所作的贡献是一样的，所以统计的方法十分有效，可是神经系统中的每一神经元对系统所作贡献不一样，很难使用统计。

除了统计方法还有什么方法可以用来处理神经系统的不确定性？这确实是一个大难题。

在非线性动力学中还有一个方法就是用 pattern 的方法，如采用 CT、磁共振成像等，也有把脑电信号作为是一混沌系统，看混沌系统的奇怪吸引子的形状或称模式，这种模式又能用什么指标去描述，如李雅普诺夫指数、分维数、复杂性指标等。但是对神经系统来讲虽然能得到一些信息，却丢掉了大量信息。其实神经系统中每一神经元像集成电路中的每一门电路一样，各自起着不同的作用。因而我们不能总体上采用统计的方法。

以上说明神经网络是在很不确定的系统中工作的，但是它能做出确定的信息处理结果。而且不满足统计上的确定性，这似乎是非常矛盾的事。

神经信息学还有一个难点在于它的跨学科性。要研究神经信息学，不仅仅要知道神经生理上的知识，更需要数学的基础、信息科学的基础。没有这几方面知识的结合无从思考。一些单纯搞生物的专家和搞信息的专家对于神经信息学都会感到束手无策。

二、我们在理论神经信息学方面的一些工作

神经信息学最核心的问题之一是神经编码问题。只有搞清编码问题，才能更好地研究神经信息处理。现在有关神经信息编码的理论有很多，还有大量文章不断涌现，提出一些新的理论，且都有实验佐证，其中有些理论在某些方面是有矛盾的。然而，究竟哪一种理论是正确的呢？这个问题必须解决，否则这方面的理论还会越来越多，致使我们迷失方向。对于这一问题我们必须有一个理性的思考。

为此我们提出“纯理论神经信息学”用来区别于现有的神经信息学、理论神经科学等[15]。

“纯理论神经信息学”的研究特点类似于物理中理论物理一样是不做实验，只提出假设前提（这些假设经几十年考验，能被大家所接受的）和理论系统。根据理论和假设作推理去解释和分析神经系统的信息变换过程。

我们仅仅是开始，不管我们所提出的理论是否是对的，但是，我们认为只有这样才能使神经信息的研究走向理性。

1. 首先，我们提出了检验神经编码的四个关键问题[15]

（1）神经脉冲序列的集合中能否找到一个子集与外界输入信号建立起对应关系？

人的神经系统所能接受到的信息都是通过感觉器官，感觉器官所感受到的信息要在神经系统中反映，神经系统中神经脉冲序列就要有与外界输入信号建立起对应关系，至少在神经脉冲序列集合中存在一个子集与外界输入信号建立起对应关系。

（2）神经脉冲序列空间是否为一个有序空间？

如果我们把所有在神经系统中可能出现的神经脉冲序列集合起来构成一个“神经脉冲序列空间”，那么这一空间是有序空间吗？

因为所有感觉器官所感受的刺激（如声、光、气味等）信号都有一最基本的特性就是“有序性”，声音有大小之分，光有明暗之分，气味有浓淡之分。如果要把外界信息与神经脉冲序列空间建立起对应关系，那么最基本的一条是神经脉冲序列空间也必须具有这一特征——可排序性，至少其中有一个子空间是有序的。

（3）神经脉冲序列空间内具有变换或运算的性质吗？

神经系统内能实现信息处理，这个事实已被广泛接受。信息处理的实质是变换和运算（这里暂不讨论像意识等高层次信息处理）。Ω 空间要成为信息编码空间就必须具有这一特征。从数学的集合论来看，有些元的集合可以组成一个群，如重整化群（renormalization group）、伽罗瓦群（galois）等。有些集合可以构成一个环，如整数环（ring of integers）等。有些集合可构成代数，如布尔代数（Boolean algebra）、李代数（Lie algebra）等等。那么伴随的另一个问题就是 Ω 空间能够运用什么样的运算或映射？

尽管像 EEG 之类信号包含有信息，但是 EEG 所构成的空间至少到目前为止不能成为神经编码空间，因为在 EEG 空间中到目前为止还没有发现具有这一特性。这也是衡量神经脉冲序列是否能成为真正编码空间的有力的指标。

（4）神经系统中不确定性的轨道（脉冲系列）与确定性的信息处理要求之间的矛盾如何解决？

从神经信息处理过程看，神经系统在输入信号确定的情况下往往要求响应的输出也是确定的（例如我今天看到一只狗，我的神经系统反应说这是一只狗，到明天我看到同样的狗，我的神经系统必须反应说这是狗，而不能说是猫，否则我的神经系统就是不正常。这说明神经信息处理的结果是确定的。当然，这不排斥多次信息处理中所出现的学习、记忆和改进），但是，神经元的可塑性和易变性[16]使得神经系统中的每一参数会随时产生变化，这样反映在系统轨道上的随时变化，使轨道（神经脉冲序列）出现不稳定和不确定性，这两者之间矛盾如何解决？

我们可以提出种种的神经信息编码假设，但是不解决以上四点至少不能称得上是神经信息编码。虽然这四个准则不一定完整，甚至有错误，需要在以后的不断研究中逐渐发展完善，但只有按这样的思路进行研究，才能使神经信息的研究逐渐走向理性。这里第四个问题是最为关键的，其核心是“观念问题”。

根据前面提到的这四个问题[15]，我们认为神经脉冲序列更有理由成为神经信息编码，并为此建立了神经脉冲序列的排序规则，利用神经元的圆映射原理建立了脉冲序列变换为另一串脉冲序列的变化规律。更重要的是用序空间理论解决了第四个关键问题。

2. 纯理论神经信息学

为了使神经信息学能更理性地发展，就要开发脑“本身的数学”。这种“数学”包括数学模型，但绝不仅于此。它应该有自己的理论体系，能实现各种推理。然后用这些理论推理结果去解释神经系统的种种现象。解释得越多，说明此理论越接近实际。碰到不能解释的现象，就要分析理论的正确性和完整性，不对的就改正。不管谁提出任何新理论，只有能遵循这一规律才能使神经信息学走上理性的道路。逐渐开发脑“本身的数学”，我们称它为纯理论神经信息学。

什么是纯理论神经信息学？Nature Neuroscience 的编者[1]所提出的理论神经科学还是以数学模型为主，实际上这仅仅是一个初步。纯理论神经信息学要在大量反复实验所得出的模型基础上，经抽象归纳后提出假设和各种理论。从假设出发，按所提出理论作为推理依据，逐渐形成系统理论，并用这种理论尽可能多地解释生物现象。我们对此进行了有意义的尝试[15]。文章中的信号基本上都不是神经系统的信号，有的是三角波，有的是正弦波，有的甚至是任意画的曲线。这种完全脱离生物实际的仿真能反映生物实际吗？这对于实验生物学家来看确实是个疑问。为此，我们按理性的方法思考问题，按假设和推理最后来解说嗅觉系统的信息过程。

3. 解决问题办法

为了解决第四个关键问题，我们中首先提出了神经系统是在序空间中进行信息处理的概念[15]。这是一个全新的概念，也是解决第四个关键问题的有效方法。

(1)“序空间”的提出

我们认为神经系统是在序空间内进行信息处理和信号检测的。例如人的眼睛要看清图象，只要能分辨出图象各点明暗的差别就行，并不需要知道每一个像素点光照度的绝对值是多少；如果我们把语音录下来，播放时改变播放速度(改变频率)或改变声音大小(声波的幅值)，人耳同样能听清话音。狗要闻出有没有微弱的气味，如果说“没有”为 0，“有”为大于 0，也只要有一个排序就够了。因此，我们有理由说神经系统对信息的要求只是有个“序”就可以了，也就是说：神经系统是在序空间中进行信息处理的。

(2)序空间的性质

笛卡儿坐标是一个重要的发明，它把函数与几何联系了起来，但是，笛卡儿坐标是画在刚体上的，也就是说，它是完全确定性的。序空间的概念好像是把笛卡儿坐标移到了弹性膜上，我们把弹性膜任意上下、左右拉伸。这种拉伸虽然膜上各点都会产生移动，但是，有一点它是始终不变的，这就是膜上各点的上、下和左、右次序是不变的。

序空间中最大特点是只有序的概念，没有具体的度量。在序空间中每两个单元只能说出谁大谁小，但是分不清两个量相差多少。在这样的空间中所有的单调上升(下降)函数可以认为是同一函数。为说明问题，我们来看图 1-5-2 中的三个函数，f_1, f_2, f_3，它们都是通过 O 和 D 两点，现有 x_1, x_2 x_3 三个量，有关系 $x_1 < x_2 < x_3$。经 f_1 作用，得 y_1', y_2' 和 y_3'，也有关系 $y_1' < y'_2 < y'_3$，f_1 保持了 y'_1, y'_2 和 y'_3 对应于 x_1, x_2 和 x_3 的序。f_2 和 f_3 也有同样的作用。不考虑 $(x_1 - x_2)$ 和 $(x_2 - x_3)$ 的确切数值，只考虑这三者的大小次序，这就是序空间中的特性，在序空间中 f_1, f_2, f_3 是等效的。f_1, f_2, f_3 可理解为同一函数在膜上不同拉伸的结果。

(3)序空间是解决不确定性的又一个新方法

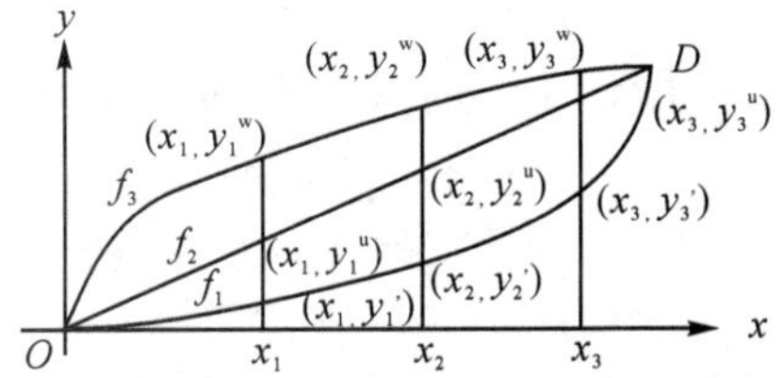

图 1-5-2　序空间中的函数(这里的 f_1，f_2，f_3在序空间上可认为是相同的)

如前所述，通常人们对待不确定性的现象就是采用统计的方法，或综合性指标，也可采用 pattern 的成像方法。但统计的方法不适于在神经系统中应用，理由已如前述。在这里，序空间也许是一个好方法。

(4)序空间不变性和统计不变性

在图 1-5-2 中不仅仅只有 f_1，f_2，f_3这三个函数是同一的，而且有无穷多的函数与 f_1，f_2，f_3保持同一性。只要满足单调性，我们可以给出很多函数。而这些函数是我们任意给出的，所以不可能满足统计规律。如果说上述的同一性可以认为是序空间的不变性，那么符合统计规律的事物在统计上也可以认为有一个不变性。这两个不变性是两回事。没有任何内在联系。

生物学家碰到不确定性的现象都用统计的方法去处理。当碰到实验数据不符合统计规律的时候，就会把它归结为“还有某些因素没有被控制好”，由于生物系统的复杂性，这种说法还是会被大家所接受。有了序空间的概念，我们应该重新来考虑这些问题，某些不符合统计规律的数据也许在序空间中表现得很有规律性。

我们利用序空间理论，分析了嗅觉系统神经网络的信号传递和变换过程[15]。这些分析结果有些与现有实验相符。文中首先提出了僧帽细胞输出一串串不规则神经脉冲序列的含义。虽然这一结果没有实验证明，但是，如果这一假定是正确的(H-H 方程能定性地反映神经细胞电生理的特性)，则其结果应该是可信的。如果不对，那么我们就要来检查假定错在哪里，或者在推理上出了什么毛病。只有经过这样反复检查研究，才能使理论逐渐走向完善。总之，这样的思考方法是比较理性的，只有这样才能把嗅觉系统的机理真正搞清楚。

今后进一步的工作是：如果我们所提出的理论是正确的，应该在此基础上再进一步抽象。我们采用的是最普遍公认的 H-H 方程，如果我们永远停留在 H-H 方程上，几百个神经元组成的网络就要有几百个 H-H 方程，而且这一系统是不稳定系统，这将给计算造成很大困难，即使计算出来，一大堆的数据也会使人眼花缭乱，不知所措。因此必须有更抽象的符号运算，如在脑中是否存在像图灵机这样的单元[17]。这也就是纯理论神经信息学的工作，而这一步是必要的，但是这部分工作也是很困难的。

参考文献

[1] Editorial. The practice of theoretical neuroscience. Nature Neuroscience, 2005, 8(1)6: 1627—1627

[2] Read HL and Siegel RM. The origins of aperiodicities in sensory neuron entrainment. Neuroscience, 1996, 75(1):301—314

[3] Shields KG, Storer RJ, Akerman S and Goadsby PJ. Calcium channels modulate nociceptive transmission in the trogeminal nucleus of the cat. Neuroscience, 2005,135:203—212

[4] Rospars JP, Lansky P, Duchamp-Viret P, Duchamp A. Spiking frequency versus odorant concentration in olfactory receptor neurons. BioSystems, 2000,58:133—141

[5] Hoppensteadt FC. Modeling The cumulative distribution function of spikes in neural networks. Int J Bi-

furcation and Chaos, 2004, 14(5): 1549－1558

[6] Gibbs J, Flores CM and Hagreaves KM. Neuropeptide Y inhibts capsaicin-sensitive nociceptors via a Y1-receptor-mediated mechanism. Neuroscience, 2004, 125: 703－709

[7] Lovejoy LP, Shepard PD and Canavier CC. Apamin-induced irregular firing in vitro and irregular singls-spike firing observed in vivo in dopamine neurons is chaotic. Neuroscience, 2001, 104(3): 829－840

[8] Thaddeus Roppel, Denise M Wilson. Biologically-inspired pattern recognition for odor detection. Pattern Recognition Letters, 2000, 21: 213－219

[9] Isabel Deam, Nicols Harper and David McAlpine. Neural population coding of sound level adapts to stimulus statistic. Nature Neuroscience, 2005, 8(12)

[10] Ashraf M Abdelbar, Deena O Hassan, Gene A Tagliarini, Sridhar Narayan. Receptive field optimization for ensemble encoding. Neural Comput Applic, 2005, 15: 1－8

[11] Gilles L. A systems perspective on early olfactory coding. Science, 1999, 286(22): 723－728

[12] Eric RK, Larry R. Squire neuroscience: breaking down scientific barriers to the study of brain and mind. Science, 2000, 290(5494): 1113－1120

[13] Felix T Hong. Towards physical dynamic tolerance: an approach to resolve the conflict between free will and physical determinism. BioSystems, 2003, 68: 85－105

[14] [美]杰拉尔德·埃德尔曼，朱利欧·托诺尼.意识的宇宙.上海:上海科学技术出版社,2004

[15] 童勤业,钱鸣奇,李绪等. 嗅觉神经系统脉冲编码的机理研究.中国科学 F, 2006, 36(4): 449－466

[16] Pierre-Marie Lledo, Mariana Alonso and Matthew S Grubb. Adult neurogenesis and functional plasticity in neuronal circuits. Nature Reviews Neuroscience, 2006, 7: 179－193

[17] 汪云九,杨玉芳等.意识与大脑——多学科研究及其意义.北京:人民出版社,2003

（童勤业）

第二章 脑的高级功能

第一节 意识问题研究

意识是自然科学的重大难题之一。近年来,意识问题已经纳入自然科学研究的范畴,由于它涉及广泛的学科知识,因此成为物理科学、化学科学、生物科学、神经科学、信息科学、心理科学、认知科学等各个学科交叉的研究前沿,并且成为科学界的热点领域之一。尽管意识问题有其复杂性,而且目前尚处于初步发展的阶段,但是有关意识的研究和发现正在改变人类对自身的理解。意识的实验研究和理论研究都需要多门学科的交叉合作,随着实验技术的进步和意识理论的综合,意识难题将在自然科学的框架内得到解决。在过去的几年时间内,科学界以极大的热情从自然科学的角度探索意识之谜。

在 2003 年上半年,就先后有多篇论著论述意识问题。Crick 等[1]发表了一篇关于意识的重要文章,对他们关于意识的研究方法进行了总结,并在以前研究的基础上提出了一个解释意识的神经相关物(neural correlates of consciousness, NCC)的整体框架。这个框架有十个假设性建议,并由竞争性神经细胞协作体(coalition)的假设把它们连为一体。他们认为,正如生命科学的发展破除了对生命的"活力论"解释,脑科学的发展也正在揭开关于意识的神秘面纱。"精神"现象和主观感受被纳入自然科学的范畴已经是势所必然。无论是神经科学、认知科学,还是信息科学,意识的研究已经成为解开一系列难题的开始。

唐孝威在《脑功能原理》[2]一书中根据实验事实归纳出支配意识体验的四条定律,作为解释意识活动的系统框架。在这个框架中,意识的物质基础是脑及其激活态,在脑内多个功能系统的协调活动下,脑内信息加工系统中的一些脑功能子系统处于激活态是意识的必要条件之一。

Edelman[3]发表了另一篇论文,提出了解释意识的另一种理论框架,在这个框架内,一套进化和发展的原则成为解释意识属性的生物学基础。他认为,关于意识的理论应该是基于物理学规律的,并且满足进化论原理。意识应该是一个在大脑、躯体、环境进行交互作用下所涌现的信息处理的过程。

目前对意识的科学解释上的争议说明这门学科还处于发展阶段,需要更多的实验研究和理论突破才能真正地从科学上攻克意识难题。

一、意识问题的复杂性

意识问题涉及心智—身体(mind-body)的问题[4],也就是要问,在意识与大脑之间存在什么样的关系?我们意识经验中发生的事件与我们大脑中发生的一切有怎样的联系?这些问题非常复杂,根据 Zeman[5]所做的归纳,目前对这些问题有四种观点。

第一种观点认为在意识中发生的事件与大脑中的神经事件是等同的。依照这种观点，可以把意识简约为大脑的神经生物学属性。然而对这种观点的疑问在于，我们即使知道了大脑的所有物理化学性质以及大脑的行为模式，也并不能知道关于意识的一切。也就是说，关于意识的神经生物学属性不能让我们直接了解意识的主观内容，意识经验的主观特性不能完全简约为它所依赖的神经结构和生物学过程。

第二种观点则认为意识的本质在于它所提供的功能[6]，意识是神经系统把输入信号转化为输出信号的特定变换的集合。这种功能主义的观点主要来源于人工智能科学。对这种观点的争议在于它不能解释意识的定性的特点。如果我们的大脑等同于一个"虚拟的机器"，为了完成现有的功能，意识对它难道是必需的吗？是否会存在一种系统，它能够完成人类大脑的功能，但不产生意识？

第三种观点承认意识和大脑中的神经事件是紧密相关的，但认为意识和神经事件是根本不同的现象。例如 Chalmers[7] 坚持二元主义的观点，认为用神经系统的结构和功能对意识进行解释并不能说明为什么这些神经系统的结构和功能会产生意识。这种观点的疑点在于：我们的直觉说明我们意识的主观特性可以改变我们的生活。但如果意识现象与物理现象完全不同，那么意识事件的非物理性质怎么会改变我们基于物理的行为过程呢？二元主义观点倾向于认为意识现象只是物理世界的一种点缀，对人的行为不具有功能性的作用，而这是违反我们的直觉的。

第四种观点认为自然界的一些事件既具有物理特性，也具有意识特性[8]，就如同一个硬币的两面，它们并不是附带相关的。这种观点认为意识经验是不可简约的，但是与物理世界密切相连的，意识对物理世界是必需的，但这种必需性目前超出我们所理解的范围。这种观点的缺陷在于把意识归结为事物的另外一种基本属性，而这种属性我们不能理解，这种观点难以找到科学的支持。

以上这些就意识问题进行争论的不同观点并不妨碍对意识进行科学的探索。因为对意识的科学的探索更多的是基于科学实验，而不是基于逻辑的推演。

意识作为自然科学问题来说，科学界有以下三个直觉判断[7,8]：首先，意识是需要进行解释的现象。其次，意识与物理世界是关联的。最后，意识对物理世界产生影响。这三个直觉判断构成了对意识现象进行科学研究的基础。基于这三个直觉判断，科学界认为意识问题可以在自然科学的框架内得到解决，我们可以利用已经建立起来的实验科学的各个分支（如神经科学、心理科学、认知科学等）来建立一个解决意识问题的自然科学框架。由于意识现象直接涉及大脑的神经生物学过程，所以许多神经生物学家都认为意识问题是一个神经生物学问题。

从神经生物学的角度来说，意识问题可以概括为[9]：大脑的神经生物学过程是怎样引起意识状态的？以及这些意识状态是怎样在大脑的神经生物学结构中实现的？这两个问题又可以分解成一系列较小的问题：什么是意识状态的神经相关物？这些神经相关物当中哪些与意识状态的产生具有因果联系？神经生物学过程产生意识状态的原理是什么？是否能够用已有的理论工具解释意识，或者需要引入新的变革性理论概念来解释它？意识现象是局限于大脑的特定区域还是大脑的一个整体现象？如果意识局限于大脑的某些区域，那么这些区域是哪些区域？意识与大脑的哪些生理学性质（如特定类型的神经细胞）有关？我们需要在哪一个层次（量子层次、神经细胞和神经突触的层次、神经簇和神经回路的层次、全局的层次）对意识进行解释？这些问题类似于其他领域的科学问题，完全可以通过科学的方法进行解决，并最终找到正确的答案。

虽然意识可以被纳入自然科学研究的范畴，但它所具有的一系列的特性却对科学的研究形成了挑战[10]。首先，意识具有定性的性质，任何意识状态都有一个特定的定性感觉，例如喝茶的感觉与听音乐的感觉是非常不同的。其次，意识具有主观的特性，任何意识状态只有被主观体验时才会存在。这不同于分子原子这些物理实体，它们的存在不依赖于生命是否存在，而意识的存在必须以主体的存在为前提，这就是意识的主观特性。再次，意识具有整体统一的特性，在任何给定的时刻，所有的意识经验都是一个统一的整体意识的一部分。意识经验的定性性质、主观性质和统一性质共同构成了意识的本质特征，是它们把意识现象同其他的自然现象区分开来，成为科学界所面对的独一无二的现象。

意识还具有其他一系列需要自然科学进行解释的特性[10]：

(1)意向性(intentionality)，意识状态的意向性是指我们的心智状态可以指向现实世界中的具体的物体和事件。

(2)中心意识和边缘意识。在任何时刻我们可以在意识场当中把我们的注意力从一个方面转移到另一个方面。

(3)所有的意识经验都发生在一定的心境当中。

(4)所有的意识状态都发生于愉快和不愉快的维度当中。

(5)意识状态具有格式塔结构，我们能够把模糊的不完全的感知刺激组织成为完整的知觉形式。

(6)熟知性(familiarity)，我们倾向于把陌生的感觉刺激归类为熟悉的知觉形式。上面这些意识的特殊性质需要关于意识的科学理论予以解释。

意识现象的复杂性、奇异性对科学研究构成重大挑战，只有多个学科的交叉合作，我们才可能最终从科学上解释意识现象，解决意识问题。

二、意识的实验研究

为了探索意识的神经相关活动，已经开展了大量的实验研究。常用的研究手段包括侵入性的细胞电记录，如单神经元电活动记录、多神经元电活动记录和局域场电位(LFPs)记录，无创性的脑活动探测，如脑电图(EEG)、事件相关电位(ERP)、脑磁图(MEG)、功能核磁共振成像(fMRI)、穿颅磁刺激(TMS)及需要注入少量正电子标记物的正电子发射断层成像(PET)等[11, 12](参见图 2-1-1)。现在应用最广泛的是血氧依赖水平(BOLD)的 fMRI，这种方法可以测定与认知活动相对应的脑内血流动力学变化[13]。越来越多的实验证据表明，神经元群的电发放活动与 BOLD 信号是线性相关的[14, 15]，因而通过 fMRI 实验所获得的脑激活图可以间接反映相应脑区的神经元活动。以下介绍近年来用各种实验方法，特别是功能核磁共振成像技术，对意识的神经生物学机制进行的若干重要探索。

1. 无意识感知

用行为学、神经心理学与脑成像等方法进行的大量实验研究表明，存在着许多不能通过内省觉察的认知过程，如盲视等无意识感知现象。这些无意识心理过程的发现有助于缩小意识神经基础的探索范围。

无意识感知现象存在的证据最初来自对脑损伤病人的研究。Pöppel 等在 1973 年观察到 4 例因初级视觉皮层损伤而出现对侧盲的病人，发现他们仍能探测到呈现在盲区的视觉刺激[17]。这种现象被称作盲视(blindsight)，受试者虽然报告不能意识到损伤对侧的视觉刺激，但能够完成与刺激线索一致的目标行为[18]。与盲视相关的神经通路至今仍未完全揭示清楚。

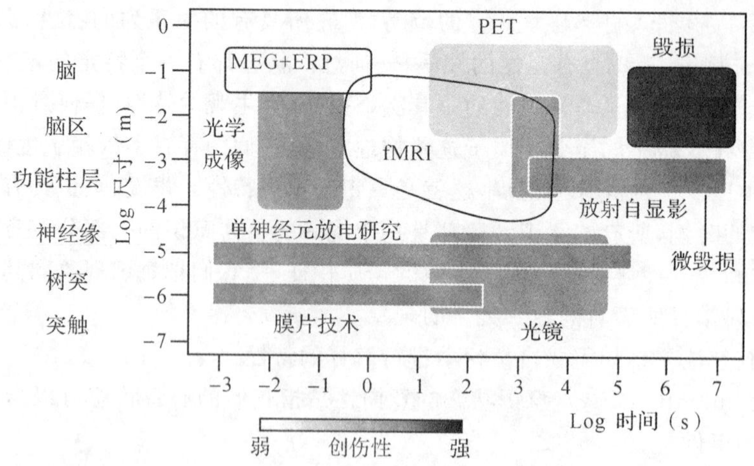

图 2-1-1 探测脑的各种技术的时间和空间特性[20]

Sahraie 等对一位盲视病人进行的 fMRI 研究发现，在该病人意识不到但可以辨别出物体正确的运动方向时其上丘有明显激活[19]。Stoerig 等的研究发现，盲视病人接受视觉刺激时 V_1 区完全没有激活而纹外皮层有不同程度的激活[20]。因此，由上丘经丘脑枕到皮层的通路很可能是使盲视病人具备无意识感知能力的神经基础。

Milner 等详细研究了一个名为 D. F. 病例的感觉与意识分离现象。D. F. 因为一氧化碳中毒导致脑损伤而无法识别形状和方向，当询问她一条细长的信箱狭缝的方向是水平或者垂直时她只能猜测，但当让她将一封信投入信箱时，她总是可以毫无困难地将信准确投入狭缝；当她伸手抓取铅笔或者杯子时，她能够做得像正常人一样好，但她坚持声称自己没有看到任何东西[21]。Milner 和 Goodale 根据这些观察事实提出，对视觉来说大脑中存在着两个相对独立的系统：一个是无意识的、快速反应的实时在线系统，主要由视觉背侧通路完成快速而相对粗糙的信息处理；另一个是有意识的、相对较慢的反应系统，主要靠视觉腹侧通路完成更精确的感知功能[22]。

对正常受试者，一个刺激呈现后的数十毫秒内再呈现另一刺激可以掩蔽其对前一刺激的有意识感知。被掩蔽刺激虽不能被意识觉察但仍能对后续刺激的处理过程产生可测量的效应，这种现象被称为掩蔽启动(masked priming)[23]。Bar 和 Biederman 发现，在不同的任务中对目标刺激的处理过程都可以被前面的相同被掩蔽刺激易化，这种现象被称为重复启动(repetition priming)[24]。Dehaene 等研究了数字刺激的语义启动效应，同时还发现在运动皮层有明显的被掩蔽刺激的激活[23]。Morris 等发现被掩蔽的不同人脸表情可引发不同的杏仁核活动[25]。这些掩蔽启动的脑成像实验证实了无意识感知过程的存在，直接探测了无意识处理过程的相关脑区。今后通过对接近感受阈的刺激效应的研究也许可以进一步揭示在无意识感知向有意识感知转变过程中大脑神经元活动的一些规律[26]。

2. 双眼竞争

视觉实验中同时给受试者双眼呈现不同的图象，受试者看到的不是两种图象的叠加，而是两个单眼图象各持续一定时间并且以随机的方式不断转换。比如给左眼呈现竖直条纹而给右眼呈现水平条纹，受试者不会看到交叉网格，感觉到的是水平和竖直条纹的交替出现。这种现象看起来似乎是在双眼的输入刺激之间存在一个动态的竞争，因此被称作双眼竞争(binocular rivalry)。在此过程中，外界的输入刺激保持不变但受试者有意识的主观感觉却不断发生变化，使得双眼竞争成为探索意识神经相关活动的经典实验范式。

自从 Dutour 于 1760 年作了首次描述，Wheatstone 在 1838 年开始系统的研究以来，人们对双眼竞争现象做了大量的实验并作出了数种理论解释。初期的观点认为双眼竞争是由于注意的转移引起的[27]，后来在更多的实验事实基础上，Blake 提出了一个与单眼刺激直接对应的神经元群之间交互抑制的模型[28]。这个模型解释了许多双眼竞争的现象，但与新的一些神经电生理学的实验事实不符。Logothetis 与其同事对经过严格训练的猴子进行了一系列出色实验[29, 30, 32]，发现在整个视觉通路中部分神经元如 V_1 区的大量神经元的电发放和单眼刺激保持一致而与猴子的感知状态无关，另一部分神经元的活动则和猴子报告的感知状态密切相关并且在视觉通路的不同层次所占的比例不同，在 V_1 区和 V_2 区各约有 20%，而在不接受任何直接的单眼输入刺激信息的下颞区则高达 90%。这些结果表明双眼竞争不是发生在对双眼的输入刺激直接处理的早期阶段，而是在对刺激进行再现的视觉通路的后期阶段[32]。

近几年所做的一系列人的 fMRI 实验进一步证实和发展了猴子单神经元电记录结果所得出的结论。Lumer 等首次通过巧妙的 fMRI 实验设计直接探测了与两种感觉状态的转换相关的大脑皮层活动[33]。受试者在两种情况下完成视觉任务，第一种情况是双眼同时呈现竞争性的刺激，实验中采用的是一只眼睛呈现红色的移动光栅而另一只眼睛呈现绿色的面孔，受试者通过按两个按键之一来报告所观察到的刺激；第二种情况下用同样的两种刺激根据受试者在第一种情况下的按键报告结果，以一种“重播”的时空序列分别呈现到单眼，并且在发生感觉转换的时刻给受试者呈现混合的两种刺激。通过对比两种情况下的 BOLD fMRI 信号发现，纹外皮层 19 区、顶下回、顶上回和大脑右半球的额下回在竞争条件下比“重播”条件下有更强的激活（参见图 2-1-2）。在之后的实验中，Lumer 和 Rees 探测了受试者在不需要做报告的双眼竞争体验过程中不同脑区的相关活动，他们发现在纹外皮层和包括 BA46 区在内的几个额顶区之间的活动存在着确实可信的共变[34]。尽管双眼竞争与视空间注意明显不同，感觉的竞争也不需要意志控制的参与，但受试者仍然会在一定时刻不能知觉某一视觉刺激，因此，Lumer 等推测，通常被认为参与短时记忆和运动计划等认知过程的右侧额顶区可能在产生对某一刺激的意识的选择过程中起到了重要作用。

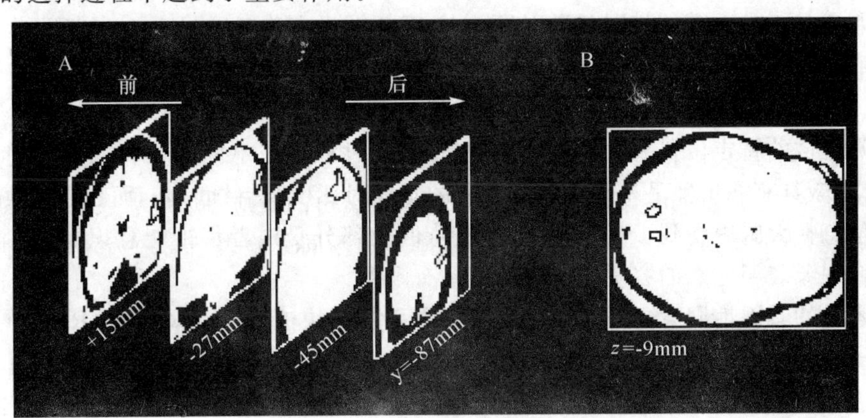

图 2-1-2　竞争性和非竞争性视觉任务脑区的不同激活（引自 Lumer, 1998）

A. 显示右脑半球额顶区在竞争条件下比重播条件下有更强的激活

B. 显示初级视皮层在重播条件下比在竞争条件下有更强的激活

Tong 等用对梭状回面孔识别区（FFA）和海马旁回房屋识别区（PPA）有特定激活的面孔和房屋作为刺激进行实验，发现在对两种刺激的感觉发生转换时会伴随与刺激对应的脑区激活的加强和另外一个脑区活动的减弱，而且竞争性任务和非竞争性任务中 FFA 和 PPA 中神经元的激活程度几乎等同[35]。这个结果与 Logothetis 等的实验结果一致，进一步支持了双眼竞争发生在纹外皮层等视觉通路的后期阶段的判断。但是 Tong 和 Engle 在之后新的实验[36]中却又得到了不同的结果。他们用 fMRI 探测了大脑 V_1 区中只接受同侧视觉刺激输入而不接受对侧输入的盲点区的神经活动。竞争任务实验中给受试者的一只眼睛呈现红色的竖直条纹，而在另一只眼睛对应的视觉盲点及周围区域呈现绿色的水平条纹，受试者通过按键报告所感觉到的刺激。分析 fMRI 信号后发现，初级视皮层单眼盲点区在受试者感知到盲点眼条纹时活动受到抑制，而在感觉转移到另一只眼条纹时则活动增强，并且这种变化与实际改变条纹时所产生的效应无显著差异。Tong 和 Engle 认为这个实验结果首次给出了双眼竞争发生在单眼刺激之间的生理学证据，而且 V_1 区在觉知视觉信息的选择和表达过程中起重要作用。

尽管还有其他的实验证据[37]表明双眼竞争可能发生在与单眼刺激直接对应的 V_1 区水平，也有实验提出双眼竞争可能与大脑左右半球之间的相互作用有关[38]，但结合多数单神经元电活动记录和 fMRI 实验结果可以认为，双眼竞争是刺激再现水平的竞争，视觉腹侧通路的纹外皮层和背侧的前额叶、顶叶区在两种感觉的觉知和转换过程中起到了重要作用[39]。V_1 区虽然是引起视觉意识的必要条件，但 V_1 区神经元的活动本身不是视觉意识神经相关活动的组成部分[40]，何生等完成的方位依赖的后效应(orientation-dependent aftereffect)实验进一步支持了这一结论[41, 42]。

3. 选择性注意

注意可能是刺激被选择进入意识的重要机制[43]。大量探索意识神经相关活动的实验致力于揭示选择性注意的神经机制[44]，特别是探索与注意刺激和非注意刺激相关的神经活动是否存在显著差异。

Driver 和 Mattingley 发现，右侧顶叶损伤的病人很难探测并且无法对损伤对侧的刺激作出反应，这种现象被称作忽视(neglect)[45]。也有的顶叶损伤病人只能对右侧视区的刺激保持注意，但当在其视网膜的相同区域单独呈现同样的左侧视区刺激时，刺激可以被正常感知。被忽视刺激虽然不能引起注意但其信息在视皮层进行了高度处理。Vuilleumier 等发现，被忽视的左半区刺激与正常看到的相同刺激引发的 V_1 区活动没有明显差异[46]。这至少表明在顶叶皮层损伤的情况下 V_1 区本身的活动不足以产生有意识视觉。

Mack 和 Rock 详细研究了一类被称作无注意盲(inattentional blindness)的现象[47]。受试者在视觉区域的特定位置完成视觉区别任务，任务过程中在不同的位置同时呈现另一视觉刺激，尽管刺激具有在单独呈现时被觉知所需的足够对比度和持续时间，而且启动效应的测量也表明其信息在大脑中受到了相当程度的处理，但大部分受试者都未能意识到后一刺激。这类无注意盲现象表明注意的容量在空间维度是有限的。

注意容量的有限性同时也体现在时间维度方面。在快速序列视觉呈现(RSVP)范式实验中，当两个掩蔽刺激以小于 500ms 的时间间隔相继呈现时，受试者尽管可以正确地报告第一个刺激(T_1)，但通常不能准确报告第二个刺激(T_2)，而当要求受试者不注意 T_1，或者 T_1 和 T_2 的时间间隔大于 500ms 时，受试者能够准确报告 T_2，这种前一刺激的正确辨认严重干扰与其时间上临近的后一刺激辨认的现象被称为注意瞬脱(attentional blink)[48]。Vogel 等进行的 ERP 实验发现，在注意瞬脱过程中，与感觉处理过程对应的 ERP 成分(P_1 和 N_1)没有变化，但是与工作记忆的信息提取密切相关的 P_3 成分被完全抑制，表明注意瞬脱是由后感觉处理阶段受到阻碍所致[49]。Marois 等进行的 fMRI 实验发现在注意瞬脱过程中大脑右半球的顶内皮层和额叶皮层有明显激活[50]，进一步的实验发现中颞区在受试者报告或不报告视觉刺激时都有激活，而额叶只有在受试者能正确报告视觉刺激时才激活，结果表明中颞区的作用可能是对视觉刺激进行快速的分类，而额叶皮层则可能是注意容量有限性的一个瓶颈[51]。这些实验事实表明，注意的一个作用是使刺激处于能够进入意识的水平，注意是产生意识的必要条件。

Treisman 和 Gelade 对正常受试者进行的视觉空间搜索实验[52]表明，注意的指向对一个给定刺激能否进入意识起关键作用。Duncan[53]，Schoenfeld 等[54]的研究揭示了注意基于客体特征的选择机制。最近，Mitchell 等通过巧妙设计的行为学实验发现注意和双眼竞争均依赖于基于客体特征的选择机制[55]。给受试者的双眼分别呈现相同的一组圆点，其中一半圆点围绕中心一固定点作顺时针方向转动而另一半圆点作逆时针方向转动，受试者在单眼看到的是两个重叠的透明表面。当转动持续到 750ms 时，其中一个透明表面的圆点由转动转变为朝向 8 种方向之一的某一方向运动，沿此方向运动 150ms 后再进行之前的转动 150ms。要求受试者报告转变的方向，此过程中发生运动方向转变的表面被注意标记。随后将一只眼的注意标记表面和另一只眼的非注意表面分别移除，受试者判断在双眼竞争过程中观察到的表面类型。结果表明多数受试者只能观察到被注意标记的表面，而且在之后随机的判断转变方向的任务中非注意标记表面的准确率偏低。这一结果提示，选择性注意与双眼竞争等多稳态感知现象(multistable phenomena)[56]可能依赖于共同的神经机制。

综上所述，掩蔽启动等无意识感知实验表明刺激必须持续一定的时间和保持一定的清晰度才能够进入意识；双眼竞争等有意识感知实验则表明刺激信息即使经过初级大脑皮层的充分处理也不一定进入意识；注意是意识产生的必要条件。

三、意识的理论研究

意识的科学理论不仅要能够解释到目前为止所得到的一系列的实验结果，而且要能够解释意识现象所具有的一系列特征，并为意识现象的未来的实验研究指明方向。但是目前对意识现象的科学研究还处于初级阶段，由于实验技术的限制，对大脑这个极度复杂的神经系统的结构和运作原理的了解还非常有限，难以对意识现象给出确实的理论图景。因此现在的关于意识的所有理论框架在很大程度上由一系列带有推测性的原理构成。并且由于各个理论框架所关注的焦点不同，导致各个理论框架做出的基本假设就不尽相同，对意识现象也就给出了不同的理论图景，并对意识的实验研究指出了不同的研究方向。

有两个问题可以成为各个意识理论的分水岭[57]：其一是在大脑中是否存在专门的“意识模块”负责意识的产生和处理？其二是意识的产生是由信息在大脑中的神经表达本身所具有的性质决定的，还是由在这些神经表达的基础之上进行的信息处理过程所具有的性质决定的？这两个问题形成了两个独立的维度，把各种意识的理论划分成四种不同的类型。

第一种理论认为大脑中存在专门的“意识模块”，并且一旦信息在此“意识模块”中得到表达并具有了某种特定的性质(比如形成稳定的神经表达)就会形成意识。这种理论的代表是 Atkinsin 和 Shiffrin[58]所提出的短时记忆模型，认为一旦信息在短时记忆系统中得到表达，就会成为意识中的内容，但这种理论由于过于简单而不再被认为能单独构成意识的理论。

第二种理论也认为意识产生于大脑中特定的“意识模块”，但意识的产生不仅要求信息在意识模块中得到表达，而且要求在这些神经表达之上进行特定的处理过程。其中较为典型的理论是 Schacter[59]提出的“意识知觉系统”(conscious awareness system，CAS)模型，认为“意识知觉系统”中对信息进行的操作使得大脑对正在进行的心智活动产生知觉，从而形成意识。Baars[60]的“全局工作空间”(global workspace，GW)模型认为“全局工作空间”是意识的计算基础，信息一旦在其中得到表达，就可以为下层的理性行为所访问，从而形成意识。最近的神经病理学研究对此理论给予了支持[82]。Carruthers[61]，Rolls[62]则认为如果主体对一个心智状态具有更高层次的思想，则这个心智状态是有意识的。

第三种理论认为意识的产生并不依赖于大脑中的某个特殊的机构，而只依赖于大脑对信息的神经表达的特殊性质。一旦信息在大脑中的神经表达具有了某种特殊的性质（如稳定性），就会产生意识，意识并不依赖于所谓的“意识模块”。O'Brien 和 Opie[63,64]的“知觉经验的连接主义理论”认为知觉经验等同于大脑对信息的显式表达，即在由神经细胞所构成的并行分布式处理网络中形成了稳定的激活模式。Greenfield[65]认为从无意识状态到有意识状态构成一个意识状态的连续统（continuum），意识状态强烈的程度对应于当信息的一种神经表达在竞争性过程中压制住其他可能的神经表达，从而占据主导地位时皮层神经激发的绝对量。而 Penrose 和 Hameroff[66]则认为意识对应于发生在神经细胞微管蛋白质结构中的量子事件。

第四种理论同样认为大脑中并不存在“意识模块”，但认为意识的产生是由于大脑中发生的具有特定属性的信息处理过程引起的。Tononi 和 Edelman[3,67,68]的“动态核心假设”认为在大脑中并不存在专门的意识脑区，意识过程是在大脑神经细胞间形成一种稳定强烈的互相激发模式所产生的一个神经信息处理过程。Grossberg [69]的“自适应共振理论”则认为意识过程是自上向下的反馈信息和自下向上的前馈信息发生共振的过程。John[70]认为意识过程是大脑的复杂神经系统从局部到全局的神经共振过程。

唐孝威[2]提出的观点接近上述第四种理论，但也包含第四种理论的一些特征。这种观点强调脑内多个功能系统的协同作用和意识的动态过程：当大脑皮层某一专一性脑区的激活水平未达到意识涌现的临界条件时，脑区信息加工保持无意识；在多个脑功能系统协同作用下，当这一脑区的激活水平达到意识涌现的临界条件时，脑区信息加工从无意识转变为有意识，这时脑内意识涌现，出现相应于这个专一性脑区激活的主观体验，类似于物理现象中对称性破缺的发生。

以上是根据各个理论的核心假设的不同对意识理论进行的分类。如果根据各理论对意识现象进行解释的角度进行分类，意识理论可以划分为以下三类[5]：基于神经生物学的意识理论、基于信息处理的意识理论和基于社会学的意识理论。

其中基于神经生物学的意识理论注重于意识的神经生物学根源，主要从大脑的神经生物学原理来解释意识现象。它们认为脑干在维持大脑的清醒状态上起着关键作用，而丘脑和大脑皮层的活动决定着意识的内容。并且大多数此类理论都认为意识的神经相关物可能是一些大脑皮层的神经元簇，例如 Tononi 和 Edelman[3]的“动态核心”、Crick 和 Koch[1]的神经细胞协作体、Zeki[71]的“微意识”。

唐孝威[2]提出，脑功能由离散分离而又复杂整合的基本功能单位组成，这些单位称为脑功能因子（“知因”）。知因的神经基础是脑内专一性的神经元簇。意识的内容是在脑内多个功能系统的协同作用下知因信息的表达。知因的内隐表达是无意识的，知因的外显表达则是有意识的。

这些基于神经生物学的意识理论的发展很大程度上依赖于大脑的神经生物学的研究进展，我们对大脑的神经生物学属性了解得越多，基于神经生物学的意识理论就会更加完全。

基于信息处理的意识理论是从意识的功能性角度来理解意识现象。它们关注的是意识是怎样作用于物理世界的，因此采用信息处理的框架来解释意识现象。这些理论倾向于把意识同选择性注意和工作记忆联系起来。Baars[60]的模型认为“全局工作空间”可以把意识的内容广播到广泛分布于大脑的神经系统。Shallice[72]，Cooper[73]则认为意识的主要作用是综合集成各个心理学子系统的活动。这些理论把意识等同于信息处理的不同模块和不同阶段，并且假设意识对指导我们清醒状态的行为起着重要的作用。

基于社会学的意识理论认为对意识现象的理解需要考虑意识的社会学功能。它们认为意识经验不仅是神经生理学和神经心理学现象，同样还是一种由社会构建的现象。意识问题的很多困难之处可以通过意识的社会学维度进行解释。Humphrey[74]所提出的意识的社会功能理论认为意识的作用是使得社会性群体的成员通过了解自己的心理学动机来对他人的行为进行建模，从而让社会合作能够顺畅地进行下去。Frith 和 Frith[75]的"心智理论"认为意识的作用是发展人类的"社会智力"，从而让人类的社会互动能够成功地进行。基于社会学的意识理论对于解释"自我意识"或者"高层意识"是有帮助的，但对更基本的感知意识却难以进行解释。

在意识的神经生物学理论当中，根据各理论对意识现象所作的基本假设的不同又可以分成两种不同的理论，即块结构和统一场意识理论[6]。在对整体意识的基本构成原理上，它们持完全不同的观点。

第一种是块结构(building block)意识理论，认为就像一座建筑由一块块的砖块所构成的那样，整体意识也是由大量小的意识构件所共同构成的。为了解释意识现象，需要找到各个构件所对应的神经相关物。并且如果找到其中一个意识构件(如视觉意识)的神经相关物，将对解决整个意识问题有很大的帮助。持这种观点的最典型的理论是 Crick 和 Koch[1]的意识理论，他们否认意识的整体统一性，认为整体意识可以拆分为视觉意识、听觉意识、嗅觉意识等更小的意识构件。通过寻找视觉经验的神经相关物，就可以解释视觉意识，然后可以仿照视觉意识的研究方式，去找到听觉意识、嗅觉意识等的神经相关物，把这些意识的构件放到一起，就可以得到意识的整体图象。

Bartels 和 Zeki[71]也否认意识的整体统一性，他们认为整体意识由大量的微意识构成。知觉处理系统的每一个结点的活动都有与其相关的意识，各个微意识通过绑定(binding)而形成更大的意识场。这种结构化的理论倾向于认为意识问题有一个简约主义的解答，正如我们可以把物质简约为原子、分子进行研究，我们也可以把意识简约为更小的结构进行研究。

与块结构意识理论相对应的是统一场(unified field)意识理论，它们否认统一的整体意识可以分割为更小的意识构件。Llinas[76]、Searle[10]等认为意识是涉及大量脑结构的统一的功能状态，感觉输入是用来调制已经存在的意识，而不是用来产生新的意识的。因此他们否认存在类似视觉意识、听觉意识等更小的意识结构。他们相信意识的神经相关物是丘脑皮层的神经同步振荡，而不是视觉意识等的神经相关物。Tononi 和 Edelman[3,67,68]的"动态核心假设"认为意识经验是大脑特定神经过程的一种全局特性，否认大脑中存在局部的神经细胞与意识具有优先的相关性。

也有些意识的神经生物学理论试图既承认意识的整体统一性，又承认意识整体的可分割性。例如 John[70]认为意识把当前多模态感觉环境的信息同记忆中过去的相关元素结合起来。各个模态的感觉信息被不断地分解为不同的属性，由不同的专职提取这些属性的脑区进行局部处理，并通过这些脑区间的相互作用进行全局处理。此理论认为，为了解释大脑把同步分布的神经发放转化为无缝的全局的主观意识的转变机制，需要同时考虑信息的局部处理和信息的全局处理。又如唐孝威[2]从系统水平上对脑与意识的关系进行研究，认为意识的涌现是在脑内多个功能系统的协同作用下，大脑皮层的专一性脑区信息加工情况的相变。

四、展望

进行意识神经相关活动的实验研究需要明确地区分两点[78]：一是要区分开意识水平的神经相关活动和意识内容的神经相关活动，也就是说要将有意识和意识到什么的神经相关活动区分开来；另一点是要区分开引起某一特定意识体验的神经活动与伴随的无意识神经活动，也就是说要区分出在意识体验过程中无法进入到意识的部分神经活动。

Crick 曾把意识神经相关活动的实验探索比喻为试图侦破神秘的谋杀案。要了解案件的一些线索，还要知道与案件可能有关的许多杂乱的事实；可以试着将案发地点限定在某一区域并在现场抓住嫌疑犯，也可以通过寻找凶手的犯罪动机和典型特征来锁定凶手的范围[79]。目前由于技术方法的限制，对人的意识相关神经活动的实验探索仍然局限在探测大量神经元的群体活动方面。如果意识的神经相关活动只是与部分皮层神经元的活动或者与神经元电发放的精确时间有关，那么神经元水平的活动探测就非常重要。在现有技术条件下如何以群体神经元的活动为基础，更深入地分析单个神经元的活动，是今后研究应该考虑的一个重要方向。结合计算机建模方法进行灵长类动物的 fMRI 研究是解决这一问题的一个可能途径[80]。

用正确的态度来看待意识问题，从分子、神经元和脑等三个层次进行系统的联合实验研究，向解决意识这一困惑人类数千年的科学和哲学难题进军已提到日程上。全世界心理学、神经科学、计算机科学和物理学等领域科学家共同的交叉合作研究最终必将揭去意识的神秘面纱，揭示其内在的神经机制。与国际上对意识研究的热潮相比，目前国内的实验研究[81]还比较少，这是我们今后应该加强努力的方面。

无论是对意识状态的实验研究，还是对意识内容的实验研究，我们都可以看到意识的科学研究是一个跨越多个学科门类，需要多个学科进行交叉合作的综合性的实验科学。随着意识科学研究的进一步的深入，这种综合性将会更加明显地体现出来。

对于意识科学的理论研究来说，根据实验数据对各种理论进行综合以形成理论框架已经成为意识理论的发展方向。意识理论的多样性来自意识现象本身的复杂性。由于目前对意识的研究处于不成熟的阶段，导致对意识现象本身所具有的一些性质难以给予合理统一的解释，从而形成了不同的理论。意识现象跨越多个学科，各个学科都从自己的视角对意识现象进行解释，从而形成了不同的有自己学科背景的理论。但是，关于意识的最终的科学理论应该是包括各门学科知识在内的统一的理论框架。

造成对意识现象的块结构式理论和统一场式理论的争论是由于意识现象本身所具有的整体统一性与自然科学研究中的还原论传统的矛盾，这种矛盾将随着对意识现象本质的认识逐步加深而得到消除。目前对意识现象的科学解释的多样性和矛盾性应该是暂时的现象，这是每一门新的学科发展所必经的道路，随着这门学科的逐步成熟，各种理论将在新的实验数据面前进行不断的修正和综合，并最终形成更加合理和完整的理论。

另外，意识的研究将与一系列的学科互相促进，意识科学的发展可能会促进一系列新的学科的诞生，并使得一些门类的技术科学产生巨大的变革。

本文受国家重点基础研究发展规划（批准号：G1999054000），浙江省科技计划基金及浙江大学 211 项目资助。

参考文献

[1] Crick F, Koch C. A framework for consciousness. Nature Neuroscience, 2003, 6:119－126

[2] 唐孝威. 脑功能原理. 杭州:浙江大学出版社, 2003,34－104

[3] Edelman GM. Naturalizing consciousness: a theoretical framework. Proc Natl Acad Sci USA, 2003, 100: 5520－5524

[4] Pawlik K. The neuropsychology of consciousness: the mind-body problem re-addressed. International Journal of Psychology, 1998, 33(3):185－189

[5] Zeman A. Consciousness. Brain, 2001, 124:1263－1289

[6] Dennett DC. Consciousness Explained. Boston: Little Brown, 1991

[7] Chalmers DJ. The Conscious Mind. Oxford: Oxford University Press,1996

[8] Velmans M. Understanding Consciousness. London: Routledge, 2000

[9] Crick F,Koch C. The problem of consciousness. Scientific American, 2002, 10:10

[10] Searle JR. Consciousness. Annu Rev Neurosci, 2000, 23:557－558

[11] 唐孝威. 脑功能成像. 合肥:中国科技大学出版社,1999,5－89, 145－191

[12] George MS, Wassermann EM,Post RM. Transcranial magnetic stimulation: a neuropsychiatric tool for the 21st century. J Neuropsychiatry Clin Neurosci, 1996, 8: 373－382

[13] Ogawa S, Lee TM, Kay AR, et al. Brain magnetic resonance imaging with contrasts dependent on blood oxygenation. Proc Natl Acad Sci USA, 1990, 87: 9868－9872

[14] Logothetis NK, Pauls J, Augath M, et al. Neurophysiological investigation of the basis of the fMRI signal. Nature, 2001, 412: 150－157

[15] Bandettini PA, Ungerleider LG. From neuron to BOLD: new connections. Nature Neuroscience, 2001, 4: 864－866

[16] Belliveau JW, Cohen MS, Weisskoff RM,et al. Functional studies of the human brain using high-speed magnetic resonance imaging. J Neuroimaging, 1991, 1: 36－41

[17] Pöppel E, Held R, Frost D. Residual visual function after brain wounds involving the central visual pathways in man. Nature, 1973, 243: 295－296

[18] Weiskrantz L. Consciousness Lost and Found. Oxford: Oxford University Press, 1997

[19] Sahraie A, Weiskrantz L, Barbur JL, et al. Pattern of neuronal activity associated with conscious and unconscious processing of visual signals. Proc Natl Acad Sci USA, 1997, 94: 9406－9411

[20] Stoerig P, Kleinschmidt A, Frahm J. No visual responses in denervated V_1: high-resolution functional magnetic resonance imaging of a blindsight patient. NeuroReport, 1998, 9: 21－25

[21] Milner AD, Perrett DI, Johnston RS, et al. Perception and action in visual form agnosia. Brain, 1991, 114: 405－428

[22] Milner AD, Goodale MA. The Visual Brain in Action. Oxford: Oxford University Press, 1995

[23] Dehaene S, Naccache L, Le Clec'HG, et al. Imaging unconscious semantic priming. Nature, 1998, 395: 597－600

[24] Bar M, Biederman I. Localizing the cortical region mediating visual awareness of object identity. Proc Natl Acad Sci USA, 1999, 96: 1790－1793

[25] Morris JS, Öhman A, Dolan RJ. Conscious and unconscious emotional learning in the human amygdala. Nature, 1998, 393: 467－470

[26] Libet B. Neural processes in the production of conscious experience. In: The Science of Consciousness. London: Routledge, 1996, 96－117

[27] James W. The Principles of Psychology. 北京:中国社会科学出版社,1999,402－458

[28] Blake R. A neural theory of binocular rivalry. Psychological Review, 1989, 96: 145－167

[29] Logothetis NK, Schall JD. Neuronal correlates of subjective visual perception. Science, 1989, 245: 761－763

[30] Leopold DA, Logothetis NK. Activity changes in early visual cortex reflect monkeys' percepts during binocular rivalry. Nature, 1996, 379: 549—553

[31] Sheinberg DL, Logothetis NK. The role of temporal cortical areas in perceptual organization. Proc Natl Acad Sci USA, 1997, 94: 3408—3413

[32] Logothetis NK. Single units and conscious vision. Proc R Soc London Ser B, 1998, 353: 1801—1818

[33] Lumer ED, Friston KJ, Rees G. Neural correlates of perceptual rivalry in the human brain. Science, 1998, 280: 1930—1934

[34] Lumer ED, Rees G. Covariation of activity in visual and prefrontal cortex associated with subjective visual perception. Proc Natl Acad Sci USA, 1999, 96: 1669—1673

[35] Tong F, Nakayama K, Vaughan JT, et al. Binocular rivalry and visual awareness in human extrastriate cortex. Neuron, 1998, 21: 753—759

[36] Tong F, Engel S. Interocular rivalry revealed in the human cortical blind-spot representation. Nature, 2001, 411: 195—199

[37] Polonsky A, Blake R, Braun J, et al. Neuronal activity in human primary visual cortex correlates with perception during binocular rivalry. Nature Neuroscience, 2000, 3: 1153—1159

[38] Miller SM, Liu GB, Ngo TT, et al. Interhemispheric switching mediates perceptual rivalry. Current Biology, 2000, 10: 383—392

[39] Rees G, Kreiman G, Koch C. Neural correlates of consciousness in humans. Nature Review Neuroscience, 2002, 3: 261—270

[40] Crick F, Koch C. Are we aware of neural activity in primary visual cortex? Nature, 1995, 375: 121—123

[41] He S, Cavanagh P, Intriligator J. Attentional resolution and the locus of visual awareness. Nature, 1996, 383: 334—337

[42] He S, MacLeod DI. Orientation-selective adaptation and tilt after-effect from invisible patterns. Nature, 2001, 411: 473—476

[43] Steinmetz PN, Roy A, Fitzgerald PJ, et al. Attention modulates synchronized neuronal firing in primate somatosensory cortex. Nature, 2000, 404: 187—190

[44] Desimone R, Duncan J. Neural mechanisms of selective visual attention. Annu Rev Neurosci, 1995, 18: 193—222

[45] Driver J, Mattingley JB. Parietal neglect and visual awareness. Nature Neuroscience, 1998, 1: 17—22

[46] Vuilleumier P, Sagiv N, Hazeltine E, et al. The neural fate of seen and unseen faces in visuospatial neglect: a combined event-related functional MRI and event-related potential study. Proc Natl Acad Sci USA, 2001, 98: 3495—3500

[47] Mack A, Roch I. Inattentional Blindness. Cambridge: MIT Press, 1998

[48] Raymond JE, Shapiro KL, Arnnell KM. Temporary suppression of visual processing in an RSVP task: an attentional blink? J Exp Psychol Hum Percept Perform, 1992, 18 (3): 849 — 860

[49] Vogel EK, Luck SJ, Shapiro KL. Electrophysiological evidence for a postperceptual locus of suppression during the attentional blink. J Exp Psychol Hum Percept Perform, 1998, 24 : 1656—1674

[50] Marois R, Chun MM, Gore JC. Neural correlates of the attentional blink. Neuron, 2000, 28: 299—308

[51] Marois R, Yi DJ, Chun MM. The neural fate of consciously perceived and missed events in the attentional blink. Neuron, 2004, 41: 465—472

[52] Treisman A, Gelade G. A feature-integration theory of attention. Cogni Psychol, 1980, 12: 97—136

[53] Duncan J. Selective attention and the organization of visual information. J Exp Psychol Gen, 1984, 113: 501—517

[54] Schoenfeld MA, Tempelmann C, Martinez A, et al. Dynamics of feature binding during object-selective

attention. Proc Natl Acad Sci USA, 2003, 100: 11806－11811

[55] Mitchell JF, Stoner GR, Reynolds JH. Object-based attention determines dominance in binocular rivalry. Nature, 2004, 429: 410－413

[56] Leopold DA, Logothetis NK. Multistable phenomena: changing views in perception. Trends Cogn Sci, 1999, 3: 254－264

[57] Atkinson AP, et al. Consciousness: Mapping the theoretical landscape. Trends in Cognitive Sciences, 2000, 4(10):372

[58] Atkinson RC, et al. The control of short-term memory. Sci Am, 1971, 224:82

[59] Schacter DL. On the relations between memory and consciousness: Dissociable interactions and conscious experience. In: Varieties of Memory and Consciousness: Essays in Honour of Endel Tulving. Roedigger HL, et al(eds). Mahwah: Lawrence Erlbaum, 1989,355

[60] Baars BJ. The conscious access hypothesis: Origins and recent evidence. Trends in Cognitive Sciences, 2002,6(1):47

[61] Carruthers P. Language, Thought and Consciousness: An Essay in Philosophical Psychology. Cambridge: Cambridge University Press, 1996

[62] Rolls ET. The Brain and Emotion. Oxford: Oxford University Press, 1998

[63] O'Brien G, et al. Radical connectionism: Thinking with (Not In) language. Language and Communication, 2002, 22:313

[64] O'Brien G, et al. Connectionist vehicles, structural resemblance, and the phenomenal mind. Communication and Cognition,2001, 34:13

[65] Greenfield S. Journey to the centers of the mind, New York: WH Freeman, 1995

[66] Penrose R, et al. What gaps? J Conscious Stud, 1995, 1:17

[67] Tononi G, et al. Consciousness and complexity. Science, 1998, 282:1846

[68] Edelman GM, et al. Degeneracy and complexity in biological systems. Proc Natl Acad Sci USA, 2001, 98:13763

[69] Grossberg S. The link between brain learning, attention, and consciousness. Consciousness and Cognition, 1999, 8(1):1

[70] John ER. The neurophysics of consciousness. Brain Research Reviews, 2002, 39:1

[71] Zeki S. Localization and globalization in conscious vision. Annu Rev Neurosci, 2001, 24:57

[72] Shallice T. Information-processing models of consciousness. In: Marcel AJ, et al(eds). Consciousness in Contemporary Science. Oxford: Clarendon Press, 1988, 305－333

[73] Cooper R, et al. A systematic methodology for cognitive modeling. Artificial Intelligence, 1996, 85(1):3

[74] Humphrey N. Nature's psychologists. New Scientist, 1978, 78:900

[75] Frith CD, et al. Interacting minds－a biological basis. Science, 1999, 286:1692

[76] Llinas R, et al. The neuronal basis for consciousness. Phil Trans R Soc London Ser B, 1998, 353:1801

[77] Chicurel M. Neuroscience: Magnetic mind games. Nature, 2002, 417:114

[78] 唐孝威. 意识的四个要素理论. 应用心理学,2003,9(3):10－13

[79] Crick F. 惊人的假说:灵魂的科学探索. 汪云九等译. 长沙:湖南科学技术出版社,1999,271－275

[80] 汪云九,唐孝威,吴建永等. 意识的计算神经科学研究. 科学通报, 2001, 46(13):1140－1144

[81] 耿海燕,朱滢. 意识和无意识知觉:注意和刺激特性间的相互补偿. 心理学报,2001,33(5):390－397

[82] Cooney JW, et al. Neurological disorders and the structure of human consciousness. Trends in Cognitive Sciences, 2003, 7(4):161

(程邦胜　曹丙利　唐孝威)

第二节 情绪理解

在最近20年中,情绪理解(understanding emotion)或情绪知识(emotion knowledge)越来越成为研究者感兴趣的领域。情绪理解被定义为儿童理解情绪的原因和结果的能力,以及应用这些信息对自我和他人产生合适的情绪反应的能力[1]。它作为情绪智力的一个成分,被认为是有关情绪—认知发展研究的一个关键因素。儿童情绪理解是通过影响儿童思想和动机,推测出他们自己和别人的感情和行为,然后反过来影响自己的想法和行动的过程。它是儿童早期发展的一项重要任务。它不但指导着儿童在人际交往中的行为,而且使儿童能够了解自己和他人的情绪,可以帮助儿童预测他人的行为,帮助儿童确定自己行为的后果。情绪理解为情绪交流和社会关系提供基础,是个体发展和社会适应的良好反映指标[2]。

那么情绪理解究竟包括哪些内容?情绪理解的发展特点是什么?前人对此已经作了大量的研究,但迄今为止尚无定论。不同研究探讨了情绪理解的不同成分,包括表情识别、情绪情景理解、情绪线索理解、情绪原因理解、情绪结果理解、愿望与信念对情绪作用的理解、混合情绪理解、情绪表现规则的知识、情绪调节理解和自我意识情绪理解等。我们认为情绪理解可以分为对情绪状态的理解和对情绪过程的理解两部分。

对情绪状态的理解:许多早期的研究主要涉及对他人情绪状态的理解,是相对静态的。主要包括表情识别、情绪情景识别和混合情绪理解等。

对情绪过程的理解:如果说情绪状态的理解更多是静态的,那么对情绪过程的理解是相对动态的。儿童对情绪过程的理解,不在于理解他人当时的情绪,而在于理解这种情绪为什么发生、发生后可能会引发自己/他人什么结果、哪些因素会影响情绪的发生以及如何影响等,也就是理解情绪前因后果的整个过程。有关情绪过程理解的研究主要包括情绪原因的理解、愿望与信念对情绪作用的理解、情绪表现规则的知识和情绪调节的知识等。

一、表情识别(Expressive identification)

儿童要理解情绪,他们首先要能够识别基本的表情,这是情绪理解最基本的能力。Nelson等[3]提出,面部表情的识别能力反映出儿童能通过情绪表情推测他人内部心理状态的能力。表情识别的研究主要是使用面部表情图片,图片包括线条画和照片。

Nelson等[3]用习惯化—去习惯化序列的面部表情,考察了婴儿对这些面部表情识别的发展顺序,结果发现7个月婴儿能够区分高兴和害怕的面部表情。有一研究给4~7个月的婴儿呈现不同女性高兴和惊奇的表情照片,结果发现7个月的婴儿对同样表情的照片逐渐失去兴趣(习惯化),但当出现不同表情时婴儿又表现出兴趣(去习惯化)[4]。婴儿还可以理解特定声音对应的表情,Walker-Andrews[5]给7个月的婴儿呈现生气和高兴的表情图片,同时,婴儿可以听到一个高兴或生气的声音,结果发现婴儿对表情图片的注视与声音相匹配,当听到高兴声音时,婴儿注视高兴的图片,当听到生气声音时,婴儿注视生气的图片。

但这些研究还不能说明婴儿能够认识到特定的表情反映特定的情绪——微笑传达高兴,皱眉撅嘴传达生气。所以,有研究通过考察婴儿面对不同表情的反应,以探讨婴儿对不同表情的认知。Haviland[6]邀请母亲和她们10周大的婴儿参加研究,让母亲对婴儿做出高兴、伤心或生气的表情,结果发现婴儿对不同情绪给出不同的反应,对母亲的高兴他们表现出高兴,对母亲的生气他们表现出生气或静寂(still),对母亲的伤心他们的反应是咀嚼和吮吸。另一研究 Termine 和 Izard[7]让母亲向 9 个月的、正在玩玩具的婴儿表露出高兴或伤心的不同表情,结果发现当母亲表露出高兴,婴儿常常看着母亲,同时也表现出高兴;当母亲表露出伤心,婴儿较少看着母亲,而且表现出更多的生气和偶尔的伤心;看到母亲高兴时,婴儿玩耍的时间长于看到母亲伤心时的玩耍时间。

当 1 岁的婴儿碰到未知客体时,母亲等主要照料者对该客体表现出的面部表情,直接影响婴儿对该客体的态度。Klinnert[8]对 12～18 个月的婴儿研究表明,当母亲对未知玩具表现出高兴,婴儿露出高兴的表情,并靠近玩具;当母亲对未知玩具表现出害怕,婴儿露出害怕表情,并迅速退回到母亲身边。所以,婴儿把母亲对未知客体的表情当作社会参照,指导他们对待该客体的态度。另一研究支持此观点,在视崖实验中,面对高兴表情的母亲,婴儿更多爬过“悬崖”;而面对害怕表情的母亲,几乎没有婴儿爬过“悬崖”[9]。照料者的不同表情给婴儿带来的不同影响,这种现象的可能解释:一种是不同表情伴随的不同结果,微笑的表情伴随着希望的结果,害怕的表情伴随着害怕的结果。另一种是,模仿虽然不是绝对的复制,但起着关键作用,比如照料者微笑,婴儿也模仿、表现出微笑。

Izard[10]根据眼睛、鼻子等重要线索编制了“表情辨别整体判断系统”(Affex),产生兴趣、高兴、惊奇、伤心、生气、厌恶、轻蔑、害怕和羞愧等九种面部表情让儿童识别。这个系统包括表情持续的时间和反应时,它为辨认表情提供了一个有效的、全面的情况。孟昭兰等[11]也借鉴这种方法探讨了我国婴儿的面部表情模式。最初儿童学会区分高兴和非高兴,或者感到好和坏(或伤心)[12]。然后从非高兴/伤心类别中分化出对生气和害怕的理解。人脸不同部位对儿童的表情识别起着不同作用,儿童首先根据嘴巴来识别表情,其次是眼睛,再次是鼻子[13]。Denham[14]发展了用于 2～4 岁儿童的高兴、伤心、生气和害怕的表情识别方法。具体操作是向儿童呈现表情图片,让儿童用言语命名(labeling)这些表情;让儿童从四种表情图片中指认(identification)出相应的表情。结果表明,儿童非语言的指认表情的能力优于语言上的命名表情的能力。Camras 和 Allison[15]的一个研究发现了一个有趣的现象,学前儿童对害怕和讨厌的言语命名优于非言语识别,此结果与一般的研究结果趋势相反,可能儿童在日常生活中很少看到害怕和讨厌,但已经学会了用言语命名这两种情绪。儿童对不同表情识别的发展不同,指认和命名高兴情绪的能力优于消极情绪。在消极情绪中,害怕是最难识别的表情,甚至对于成人也一样。年长儿童表情识别能力高于年幼儿童。我们利用孟昭兰等人的表情照片让幼儿进行识别,结果发现高兴、伤心、好奇的识别较好,害怕、讨厌和生气的识别较差[16]。这一结果与国外的许多研究一致,如 Camras 和 Ribordy[17],但与姚端维等人[18]的研究结果不一致,他们发现中国儿童对生气的识别高于对伤心的识别,这些不一致可能与研究材料不同有关。此外,Izard[19]还编制了包括表情识别以及后面提到的情绪情景理解在内的初中生情绪技能问卷(ACES)。

二、情绪情景理解(Emotional situation understanding)

情绪情景理解指的是在特定情绪诱发的情景中,对自己或他人的情绪进行识别或推断。许多研究创设一系列诱发特定情绪的典型情景,以故事的方式呈现给儿童,考察儿童是否可以理解情景中诱发的情绪。比如,Borke[20]早期的经典研究,给儿童讲简短的故事,这些故事中主人公遇到的事情都是儿童非常熟悉的,比如,某某参加生日会,某某在森林里迷路了,某某跟人吵架了,儿童听完每个故事后,要求其选出最能反映主人公心情的表情图片。结果发现 3 岁儿童已经能够预测主人公的高兴、生气、伤心等情绪。

这种方法的一个局限是受语言能力的影响较大。为了降低对儿童语言和认知的要求，Denham[14]通过布偶的肢体语言、声音、表情线索来呈现情景。她的情景任务分为明显情景任务(unequivocal situation)和非明显情景任务(equivocal situation)。明显情景任务指大多数人在此情景中都体验到某种情绪，比如得到冰淇淋体验到高兴。非明显情景任务是指在情景中有些人体验到某种情绪，而另一些人体验到另一种情绪。比如跳入游泳池，有人感到高兴，有人感到害怕。具体任务是，由儿童的母亲事先报告该情景中儿童的情绪体验，呈现的布偶的情绪与母亲报告的儿童情绪相反，如母亲报告儿童跳进游泳池为害怕，则情景中布偶表达的情绪为高兴，从而探讨儿童能否推断违背自身体验的他人情绪。主试要求儿童从四种基本表情图片中选出一个合适的表情给布偶贴上。

情绪情景理解是情绪理解中的重要成分，有关情绪理解的很多研究都采用Denham的这种方法(如，Arsenio[21]；Garner[22])。结果表明，在明显情景中，高兴、伤心最容易识别，害怕最难识别[23]，此发展趋势与表情识别相同。最初，年幼儿童把所有消极情绪的情景都理解为伤心，比如同伴找别人玩了，不得不吃讨厌的食物，逐渐地儿童开始区分生气和伤心[24]。儿童最难理解害怕情景，原因可能有多种：害怕情绪的面部表情较复杂，儿童很少面临极度害怕的情景，而且儿童经常把害怕与魔鬼、黑暗等联系起来，较少经历真实的害怕场景。他们经常把这些情景理解为伤心，这说明他们已经知道这些情景是消极的，但他们还不能够或不愿意承认其中的潜在危害[25]。

在非明显情景中，当布偶的情绪性质和儿童相反时，儿童更容易识别，即积极－消极情绪的组合较消极－消极情绪的组合容易识别，其中高兴－伤心非明显情景最容易识别，比如儿童可以理解布偶对上幼儿园感到伤心，虽然他们自己上幼儿园是高兴的。生气－害怕非明显情景最难识别[26]，比如儿童较难理解面临惩罚时布偶感到生气，而他们自己往往会害怕。另外Gnepp[27]也研究非明显情景的情绪理解。除了这些情绪情景理解的基本测试中提到的非明显情景，一些情绪理解的研究也采用了不同人可能诱发不同情绪的情景，比如，借别人的玩具被弄破[28]、得到失望的礼物[29]。Van Tijen[30]的研究中提到生气和伤心的模糊假设情景，其他研究较少涉及这个概念。这类情景，由于其模糊性的特点最值得关注，不同的人对这些情景可能会给出完全不同的情绪推断，所以能够最大限度地区分不同情绪倾向的个体。

三、情绪线索理解(Emotional information/clue understanding)

情绪线索包括面部线索、情景线索、个体线索等。

面部线索和情景线索都是影响儿童识别他人情绪的线索。在推断他人情绪上，年幼儿童依赖于表情线索，而年长儿童依赖于情景线索[31,32]。到4岁左右，儿童已经掌握了一套情绪的典型情景[33]。随着儿童的成长，他们推断他人情绪的水平越来越高。他们能够结合表情线索和情景线索来区分和理解他人情绪[32]，Hoffner[32]认为儿童直到8～9岁才可以结合两种线索进行情绪推断。表情线索与情景线索相匹配有助于情绪推断。最容易识别的情绪是积极情绪，根据微笑的表情线索和得到想要东西的情景线索，儿童很容易理解他人的情绪为高兴。消极情绪比如伤心、害怕、生气较难识别，但如果与情景线索匹配，儿童就容易识别。当表情线索和情景线索发生矛盾时，学龄儿童更倾向于选择相对更清楚的线索[34]。例如，研究者给儿童呈现这样一个情景：一个男孩打针时露出微笑，结果儿童推断男孩的情绪是紧张或害怕，尽管他试图微笑。

但也有人认为在辨别他人的情绪时，情景线索变得比表情线索更为重要，因为儿童开始理解表现规则[35]，即在一个消极情绪情景中因为某种原因(怕被人嘲笑)而表现出积极情绪。但究竟表情、情景线索随着发展谁起的作用更多，目前研究还没有统一看法。

关于儿童情绪线索的发展，杨丽珠[36]认为是按情景特征、对象所属集团的一般行为倾向、特定对象的特征的顺序发展的。随年龄的增长，幼儿的情绪认知线索由情景线索向情景线索与已有社会知识和特定对象的特征相结合的顺序发展。3 岁幼儿是情景依存型，他们往往把自己对情景的体验投射到他人，带有很强的自我中心性；4 岁幼儿处于社会知识依存型阶段，他们更倾向于根据已有的社会知识做出刻板的推测；5 岁幼儿处于行为信息依存型阶段，已能根据特定对象的行为信息比较灵活地进行推测；6 岁儿童处于情报的统合型阶段，已能根据情景信息、已有知识和特定对象的行为作出综合推测。

在解释情绪时，独特的个体线索也是很重要的，比如 Sarah 生活在一个绿谷中，那里的人对老虎都很友好，还经常跟老虎一起玩，现在问 Sarah 如果看到老虎心情会怎样？这是一个非明显情景，大多数人看到老虎都是害怕的，但是一些儿童可以使用独特的个体线索(喜欢老虎)从而推断 Sarah 看到老虎很高兴。另外，学前儿童已经开始根据年龄、性别等个体线索来理解他人的情绪。比如，得到礼物洋娃娃，男孩会不高兴，而女孩会高兴。

在个体线索中，个性线索对理解情绪有促进作用，Gnepp[37]在故事中描绘的主人公是勇敢的、乐于助人的、残酷的、害羞的或自私的，当问及当主人公穿着一只黑一只白的鞋子去上学，被同学嘲笑时，他的心情会怎样，6 岁以上的儿童在推断主人公情绪时考虑了其个性线索。

另外，个体过去历史线索，比如，Robin 的好朋友说不再喜欢她了。第二天，Robin 看到她的好朋友在操场上玩，她的心情会怎样？5 岁儿童更多根据当前的情景线索认为“Robin 会感到高兴，因为她可以跟好朋友玩了”，但大一点的儿童会结合个体过去历史线索，认为“Robin 会感到伤心，因为她知道好朋友不喜欢她了”。

总之，年长儿童比年幼儿童在推断新情景中他人的情绪时，更有可能结合独特的个体线索，Gnepp[37]认为入学前后可能是这种变化的转折点。

四、情绪原因理解(Emotional causes understanding)

儿童对情绪产生的原因的理解即情绪归因。从某种程度上看，情绪归因就是情绪情景理解的反向。即告知儿童某种情绪，询问儿童是什么情景引发了这种情绪。Trabasso 等[38]给 3 岁和 4 岁的儿童呈现六种情绪：高兴、兴奋、惊奇、伤心、生气和害怕，让儿童给某种情绪编一个故事，来解释为什么主人公会产生这样的情绪。比如，告诉儿童“一天，Jennifer 很生气，她是那么生气以至于爸爸妈妈和所有的朋友都知道她很生气”，询问儿童“你觉得 Jennifer 为什么这么生气”。结果发现，3 岁儿童已经开始根据以往经验对情绪给出合理的解释。与 Trabasso 一样，多数研究者在研究情绪原因的理解时采用半结构的访谈，让儿童讨论情绪产生的原因。比如 Denham[39]让儿童探讨布偶的情绪产生的原因：“什么使得布偶体验到这种情绪？”Cassidy等[1]让儿童谈论自己、父母和同伴的情绪：“为什么你/他会感到××(某种情绪)？”结果表明，5～6 岁的儿童能够对自己和他人的情绪体验给出合理的解释。儿童对自身情绪原因的理解优于对父母或同伴情绪原因的理解[40]。对不同的情绪，儿童给出不同的原因解释，高兴的解释常常是非社会性的，比如，玩玩具；生气和伤心的解释往往是社会性的，比如，被惩罚(生气)，等不到妈妈(伤心)；害怕的解释往往是幻想的，比如看到恐龙。Fabes 等研究表明，相比积极情绪，儿童对消极情绪(主要是生气、痛苦)产生的原因更能够稳定识别，不同于情绪情景理解中积极情绪更容易识别的结果，可能因为消极情绪的强度更大，更容易突出情绪唤起的资源，更容易引起注意。但是他人伤心的原因不容易被识别，因为伤心比生气和痛苦复杂、抽象，且更多是内部诱发的[41]。有研究发现情绪原因解释的性别差异，女孩比男孩更多采用人际原因[42,43]。

儿童对同一情绪情景可能会进行不同的归因。Levine[44]考察 5～6 岁儿童在假设情景中推断生气和伤心，她发现当儿童推断生气时，他们更关注结果的敌意性，相信目标是可以修复的。但当他们推断伤心时，他们更关注主人公体验到的损失，认为目标是不可以修复的。儿童也可以通过情景的故意和非故意性来推断生气和伤心，但故意性并非儿童区分两者的主要特征。所以，儿童的归因在推断情绪上起着很多作用。同样一个情景，因为腿伤不能出去玩，儿童有不同的归结，诱发生气（如，他很生气因为他不得不呆在屋里，他不想这样），诱发伤心（如，他很伤心因为他想出去玩但却不能够）。可见儿童虽然学会了特定情景匹配特定情绪，但他们对情绪的感知还受到他们对目标结果的期望。

也有研究探讨特定情景下的情绪归因，比如成功与失败情景中儿童有关成就结果的原因对情绪产生影响的认知，主要涉及与成就有关的情绪，包括高兴、自豪、惊奇、内疚、害羞等[45]。我们的研究发现儿童在成功情景下趋于他人归因，在失败情景下趋于自我归因[46]，而不同的情绪归因影响儿童的情绪表达与否和表达策略[47]。

五、情绪结果理解(Emotional consequences understanding)

情绪产生后的结果如何，此问题涉及儿童对情绪结果的理解。情绪结果理解可以帮助儿童认识在社会情景中如何做，比如当朋友生气时我怎么办。情绪结果理解能力较高的儿童能更好地控制自己的情绪，对他人的情绪做出恰当行为。学前儿童已经对情绪产生的行为结果有一定程度的认识。

Denham[48]对 4～5 岁儿童自身情绪结果的理解研究发现，儿童认为伤心导致的结果主要是退缩（如，去睡觉），生气导致的结果主要是消极表达（如，打破玩具，骂人）。同时，儿童还认识到父母对自己的不同情绪也会产生不同行为，如，惩罚孩子的生气、安慰孩子的伤心和害怕。

6 岁和 12 岁儿童认为不同情绪对他人产生不同结果（包括情绪和后继行为），生气比伤心和害怕诱发他人更多的生气情绪，生气诱发他人更多的攻击和远离等后继行为，伤心和害怕诱发他人更多的安慰、趋近和目标恢复[28]。罗峥、郭德俊[49]沿用 Jenkins 的方法对二、四、六年级小学生的研究发现，儿童认为生气和伤心会诱发他人不同的情绪，生气较多诱发他人的害怕，较少诱发他人的高兴，而伤心较多诱发他人的伤心，较少诱发他人生气。但生气和伤心都诱发他人较多的目标恢复的后继行为。不过我们在前人开放式访谈基础上对 4～6 岁儿童进行的封闭式访谈，得到的结果与 Jenkins 一致，儿童认为生气较多诱发他人远离，伤心较多诱发他人目标恢复、道歉和趋近[50]。

母亲、同伴等不同的对象也会影响儿童对不同情绪结果的理解，儿童报告对同伴的伤心比对母亲的伤心表现出更多亲社会行为[28]，而对母亲的生气比同伴的生气表现出更多亲社会行为[51]。

六、愿望与信念对情绪作用的理解

与愿望、信念相联系的情绪理解也是心理理论的重要分支。这块内容探讨儿童对情绪的理解是基于愿望还是信念，由此推断儿童的认知发展水平。

1. 愿望与情绪

虽然儿童能够对特定情景中他人的情绪作出合理预测，但这些都被儿童的先前经历（或已经习得的情绪脚本）所限制。儿童是否可以理解由于每个人所拥有的愿望不同，不同人对同一情景可能会产生不同的情绪反应。如果儿童可以理解他人的需要，他们就可以理解不同的人对特定事情可能产生不同的愿望，而他们的情绪反应会根据他们各自的愿望与情景是否匹配而变化。

那么，儿童在解释他人情绪时是否关注愿望呢？Stein 和 Levine[52]给儿童呈现愿望满足和不满足的情景：比如，Tina 很喜欢小狗，她很想要一只小狗。一天，Tina 的朋友带着她的小狗来找 Tina 玩，后来朋友回家时忘记把小狗带走了。Tina 给朋友打电话说明天会把小狗送回去，不过现在 Tina 可以跟小狗玩了。3 岁儿童认识到愿望满足主人公会高兴，愿望不满足主人公会生气或伤心。在解释情绪时他们往往提及故事的结果——主人公拥有或没有小狗，但如果进一步询问，大多数儿童提到主人公喜欢或想要小狗。比如：

主试：为什么 Tina 感到高兴？

儿童：因为她得到了小狗。

主试：为什么得到小狗会使 Tina 感到高兴？

儿童：因为她的朋友带给她小狗。

主试：为什么朋友带给她小狗会使 Tina 感到高兴？

儿童：因为她喜欢小狗。

此研究说明 3 岁儿童在解释他人的情绪时考虑了愿望，Wellman[53]等研究者也发现，2～3 岁儿童已经开始理解一个人的情绪与他想要/不想要是相联系的。在年幼儿童的认知中，喜欢/不喜欢，想要/不想要是与目标相关的关键因素。但这种理解可能掺杂了儿童自己的愿望，比如在 Stein 和 Levine[52]的研究中，可能他们自己就喜欢小狗，根据自己的喜好来推断他人。所以，严格的设计应该是，考察儿童是否理解持有不同愿望的人对同一情景能够产生不同的情绪。

根据这种构思，Harris 和 Johnson 等[54]设计了如下研究：

让儿童听一个故事：一只玩具象“Ellie”只喜欢喝牛奶，或者只喜欢喝可乐。一只玩具猴子“Mickey”搞恶作剧，它在 Ellie 不知情的情况下把 Ellie 瓶子里喜欢喝的饮料换成另外一种。比如，Mickey 把可乐罐里的可乐都倒掉，换成牛奶，然后给 Ellie 喝。询问儿童：“当 Ellie 发现可乐罐里的是牛奶的时候，它的心情怎样？”

结果发现 4 岁和 6 岁的儿童都能够依靠 Ellie 的愿望来推断它的情绪。这个结果证实了此年龄阶段的儿童能够理解他人的真实需要，能够根据实际情况和愿望是否符合来推断他人的情绪，甚至这种情绪与他们的实际情况不相符。

2. 信念与情绪

Harris[55]提出，最终决定个体情绪的不是愿望和情景的匹配，而是愿望和表面情景（apparent situation）的匹配，表面情景不一定是真实的，但却是个体的信念决定的情景。例子：有一个人独居一室，晚上他突然听到好像有人进来的声音，他被惊醒了。他马上感到非常害怕，他把卧室的门关上，然后报警了。等到警察来了，按响了门铃，他非常紧张地从卧室出来，跑下楼，开了门让警察进来。警察搜索了每一个房间，没有一丝外人闯入的痕迹，后来他们在最后一个房间里发现了事情的缘由，原来屋里有一只鸟想飞出房间又飞不出，所以发出了声音，一场虚惊。这个故事说明个体对于情景的信念决定了情绪而非整个情景本身：这个人害怕的是外人闯入而不是鸟。所以，有时候，虽然信念是错误的，但仍然能够决定我们的情绪。儿童能够根据信念理解他人的情绪吗？

回到 Ellie 的例子中。Harris 进一步询问儿童，Ellie 在打开可乐罐之前的心情是如何的？当它从外面回来，很热也很渴，看到 Mickey 递给它可乐罐时，它感到高兴还是伤心呢？

结果表明大部分 4 岁儿童只注意到 Ellie 的愿望，无法考虑 Ellie 的信念而错误理解 Ellie 打开可乐罐之前的心情。而 6 岁儿童能够准确意识到，打开可乐罐前，Ellie 的情绪取决于它是否喜欢可乐罐的表面现象，如果它喜欢喝可乐，打开之前它会感到高兴，虽然可乐实际上已经被换了。可见，6 岁儿童的情绪理解已经摆脱了自我中心的限制。他们看到 Mickey 的恶作剧，也知道可乐罐里面其实是牛奶。即使如此，他们仍旧能够通过 Ellie 的错误信念推断出 Ellie的情绪，这种情绪理解能够使儿童从他人拥有的不同信念来推断他人的情绪。这个结果也表明，儿童预测一个人的情绪不是简单地通过情绪脚本，而是依靠愿望和信念来预测他人的情绪状态。

此经典研究是 Harris 等在错误信念任务中考察儿童基于愿望和信念的情绪理解。Baron-Cohen[56] 对 Harris 的研究加以改变，进一步考察儿童理解愿望与信念引起的情绪。结果表明，基于信念的情绪理解晚于基于愿望的情绪理解出现，我们的研究也证实了这一点[16]。前面的研究是分别考察信念和愿望，Wellman 等结合了信念和愿望对情绪的作用，结果发现 4～5 岁儿童逐渐认识到，信念和期望在推断一个人的情绪时也很重要[57]，年龄大的儿童才能理解基于信念的情绪。除了一级信念，许多研究还考察了二级信念，我们的研究表明二级信念推理能力与儿童的羞愧情绪理解相关[58]。

对于愿望、信念等心理状态词汇的使用，Bretherton 等[59] 发现 2 岁儿童在描述自己和他人的认知状态时已经开始加入感知到的情绪、拥有的愿望等词汇。其中有关愿望（如，want）和知觉（如，see）的词汇最多，情绪状态词汇（如，高兴、生气）也比较多，1/3～2/3 的儿童使用信念词汇（如，know，think）。儿童在他们日常谈话中谈及愿望早于谈及信念，这也可能是因为愿望和情绪之间的概念距离比信念和情绪之间的概念距离来得小，因为愿望和情绪有一个共同的动机成分在，而信念则是纯认知性的。中国儿童可能较晚能够使用这些词汇，尤其是信念词汇。

Rieffe[60] 的研究认为，在心理理论的研究中，不仅对信念的研究很重要，对愿望的研究（比如，动机本质的理解）也很重要。信念还是比较容易变化的，而愿望则在一定程度上很难改变。

七、混合情绪理解（Mixed-emotion understanding）

成人和年长儿童常常有混合情绪的体验，比如爸爸被两岁女儿的把戏逗乐了，但是看到被女儿搞得非常混乱的场面，他又感到生气。混合情绪理解指儿童认识到同一情景可能会引发同一个体两种不同或矛盾的情绪反应。有关混合情绪理解的研究结果差异较大，这与不同研究者对混合情绪的界定和采用的研究方法不同有关。Steele[61] 的研究通过给儿童呈现卡通人物的情景，让儿童帮助寻找卡通人物的情绪。结果发现 5～6 岁儿童已经可以描述卡通人物既高兴又不高兴的情绪。但研究中采用的情景许多是相继发生的，而非同时发生。比如，某某拿着冰淇淋，蹦蹦跳跳的，后来冰淇淋掉了。这样得到的结果并不意味着儿童可以同时体验两种冲突的情绪，他们只是先关注一个情景，进行情绪推断，再关注另一个情景，并做出情绪推断。

Gordis[62] 的研究考虑了这一问题，设置的情景同时诱发两种截然相反的情绪（如主人公在放暑假时同时感到高兴和伤心，高兴是因为放假了，伤心是因为不能跟同学一起玩了）。然后，询问儿童主人公的感受，提到两种情绪的儿童得 2 分，提到一种情绪的儿童得 1 分，否则得 0 分。结果发现 6 岁的儿童已经开始对混合情绪有所了解。

Harter[63]的研究更好地强调了混合情绪的同时性，且对混合情绪作了更细致的区分，包括同一性质的混合情绪和不同性质的混合情绪等。他让儿童讲述产生多种情绪的情景，询问问题为“怎样在同一时间体验到……”，发现儿童情绪理解的发展分为五个阶段：

阶段一，3～6 岁儿童只能讲述同一性质情绪的情景，例如同为积极情绪，或者同为消极情绪，否认同一情景可以诱发两种情绪。

阶段二，6～8 岁儿童可以讲述两种情绪的情景，但这两种情绪是相继产生的，比如，得到滑雪鞋我很开心，但当穿上鞋开始滑雪时我感到害怕。这个年龄阶段的儿童仍然不相信个体能够同时体验到两种情绪。

阶段三，7～9 岁的儿童可以讲述两种同时产生的情绪，但一开始他们提到的两种情绪是同一性质的——同为积极情绪或同为消极情绪，他们描述单一事件，比如，朋友打了你，你感到又生气又伤心。他们也讲述两个同时发生的不同事件，比如，她弄脏了我的桌子我很生气，撕破了我的图画我很伤心。

阶段四，10 岁儿童开始把两种性质相反的情绪联系起来，但这两种情绪还是存在于两个事件中，比如，我在学校里正为我生病的小狗伤心，看到我这次考试得了 A，我很高兴。

阶段五，11 岁儿童可以讲述包含两种性质相反情绪的情景，比如，得到洋娃娃的生日礼物我感到有高兴又伤心，高兴的是我得到礼物，伤心的是我不喜欢洋娃娃。说明，11 岁儿童才能理解存在一种以上不同性质的情绪同时发生在同一个体的现象。

但这些研究更多依赖于言语报告，Harris[64]认为，可能儿童可以再认混合情绪，但较难回忆这些混合情绪的情景。但 Hater[63]的研究要求儿童讲述情景，这需要儿童构建和记忆情景的较高级能力，而非仅仅考察儿童是否存在对混合情绪的认知。Wintre[65]认为如果不依赖于言语表达，可能年龄更小的儿童就可以对一些事件产生多种情绪反应。Wintre 对一系列情绪情景进行问卷调查，7 岁儿童已经能理解这些情景。他在每一个情景后呈现五种情绪：高兴、生气、伤心、害怕和爱(一种次级积极情绪)，使用五点量表让儿童对情绪的程度逐一进行评定。结果发现 8 岁儿童就可以预测在一些情景中能够同时产生三种情绪。

为什么年幼儿童对混合情绪的理解存在困难？年幼儿童根据面部表情解释情绪(脸不可能在同一时间又上又下)，而且他们的心理理论仍未发展完善(人不可能从两个角度思考)[66]。Kestenbaum 和 Gelman[67]设计了一系列研究来考察儿童对混合情绪的理解。研究一，他们用开放式问题询问 5 岁儿童同时感到高兴和害怕，高兴和生气，或伤心和生气的情景，64％的儿童承认两种混合的情绪，但他们给出的情景基本上是不完整的，很少有儿童提到同时性或两种冲突事件结合的情绪。所以，没有任何支持的开放式问题引发了混合情绪最低程度的理解。研究二降低了语言要求，分离情绪事件，让儿童听两个不同但同时发生的故事，这两个故事产生混合情绪或单一情绪，5 岁儿童能够区分故事中的不同情绪，尤其在给予视觉信息提示时，但 4 岁儿童还不能理解。研究三进一步加大了混合情绪的视觉效果，呈现给幼儿两类视觉形象，一类是眼睛和鼻子分别代表不同情绪的成人照片，另一类是拥有两个呈现两种情绪的脑袋的外星人，在迫选条件下 4～5 岁儿童能够识别混合情绪。所以在不同程度的支持下，儿童对混合情绪产生不同程度的理解。

八、情绪表现规则的知识(The knowledge of emotion display rules)

情绪表现规则知识是个体在社会化过程中获得、用以指导在特定社会情景下调节情绪表达,以符合社会期望的一套规则。在许多情况下,社会压力促使儿童根据更多的社会期望来调节情绪,比如,即使得到一个不喜欢的礼物,也要微笑并表示喜欢这个礼物。Jones 等认为情绪表现规则知识包括表情调节(expression regulation)和目标(goals)。目标也就是掩饰情绪的理由,包括亲社会(如,如果我表现出不高兴会使得阿姨失望)、自我保护(如,如果我表现出生气别人会嘲笑我)、标准维持(如,别人送我礼物我应该表现出高兴)等。

情绪表现规则知识的主要研究方法是访谈。Harris 等[68]使用结构式访谈,情景中直接呈现主人公需要掩饰的情绪及其理由,让儿童回答主人公的外部表情是什么,这个任务相对简单,结果发现 6 岁儿童已经掌握了最初有关情绪表现规则知识的面部表露和内心体验的区分技能。但此任务不能够考察儿童调节情绪的目标或理由。Jones[69],Zeman 等[29]对任务作了修改,情景中不直接呈现主人公的情绪反应和表达理由,让儿童报告主人公的情绪反应、主人公是否会表达情绪、表达与否的理由(包括亲社会、自我保护、标准维持等)。这些问题开放性较大,所以一般只能用于具有一定语言能力的小学生。因此,Zeman[70]进一步把情绪表达与否的理由以选择的形式呈现,降低了难度,可以用于 4～6 岁幼儿。我们的研究发现儿童掩饰情绪的理由主要是自我保护。这些研究的材料主要是假设情景,包括目标受阻、犯错误等困难情景和失望情景等。但这些半结构性访谈也存在受言语能力影响的问题,研究者承认被试主要是已具备一定语言能力的小学儿童,对于学前儿童不太适用,所以许多研究得出情绪表现规则知识在小学阶段得到迅速发展、学前期发展缓慢,我们认为这个结论值得商榷。

除了不同开放程度的访谈外,Saarni[71]还提供了一个较客观的实验范式,即给儿童一个失望的礼物,比较实验者在场和不在场时儿童的情绪反应。通过与儿童获得喜欢礼物的情绪表达倾向和强度作对照,在失望情景中如果儿童表现出较多的积极情绪和较少的消极情绪,就认为其对情绪表现规则知识的发展水平较高。而且根据这个实验范式,Cole 等[72]发现 4 岁女孩已经能够使用情绪表现规则知识。但此方法只能得到情绪表达的调节,具体调节什么,调节的目标或理由则不得而知。

情绪表现规则知识存在性别差异。有研究发现,女孩比男孩更擅长使用情绪表现规则知识,这种差异在他们年幼时尤其明显[73]。而且相对于女孩,在失望情景下男孩试图掩饰情绪时表现出更多的过渡行为(如,无力的道谢,咬着嘴唇,触摸面部)[71]。但也有研究没有发现性别差异,出现这种矛盾可能有以下两方面的原因:一方面,因为情绪表现的性别差异依赖于特定的情绪类型,Zeman 等[29]的研究发现,男孩倾向掩饰伤心或痛苦的情绪,而女孩更可能掩饰愤怒;另一方面,女孩更有可能自我疏泄情绪,或直接表现某些情绪以寻求他人的支持和帮助,而男孩则较少寻求情感支持和帮助,因为社会对男女角色的期望不同,从而导致他们表现情绪时的动机水平不同。

情绪类型影响儿童对情绪表现规则知识的使用,更多的儿童报告掩饰消极情绪。有研究表明,儿童掩饰生气是为了避免消极结果,痛苦的表达比生气和伤心的表达更容易被接受,因为痛苦能得到他人的支持和同情[74]。年长儿童更可能掩饰失望和积极情绪,而年幼儿童更倾向掩饰生气[75]。五、八、十一年级儿童掩饰伤心多于生气,他们认为表达生气能够得到更多的人际支持,并对伤心的掩饰有更高的自我效能感[74]。儿童认为如果不表达生气他们会感到更糟,他们缺乏能力掩饰生气,而对于伤心,他们认为“不应该表达”,他们关注在别人面前是否会显得脆弱或尴尬,而表达生气有控制和力量的含义。

我们做了有关幼儿和小学生情绪表现规则知识的研究,也得到类似结果。对二、五年级儿童在困难情景中的情绪反应的研究表明,儿童倾向于表达生气,不表达伤心。其中表达生气的理由主要为澄清事实、强调自己情绪的合理性(如,我没有偷东西、他把我的本子弄脏了),自我保护;不表达伤心的理由主要为亲社会,自我保护。对三、五年级儿童表情调节知识的研究表明,儿童掩饰伤心多于生气。其中掩饰伤心的主要理由为亲社会和自我保护,掩饰生气的主要理由是自我保护[76]。对 3～6 岁幼儿情绪表现规则知识的研究发现,儿童更倾向于表达生气,而表达伤心与否几乎不存在差异。其中表达生气和伤心主要都是工具支持(他人可以帮助自己),掩饰生气主要是人际支持(他人不理解自己的情绪),掩饰伤心主要是工具支持(他人不会帮助自己)[77]。

儿童调节外部情绪表现的形式。Gnepp 和 Hess[78]研究还发现,儿童理解和使用语言表现规则要早于理解和使用面部表情的表现规则,原因可能是控制和调节面部表情需要较高的社会技能以及较好的肌肉控制能力。

面对不同的对象,儿童的情绪表现规则知识不同。儿童在他人面前比自己单独时更多地掩饰自己的情绪表达,特别当他人是权威人物或陌生人时,儿童在老师面前比在同学面前更多地掩饰生气情绪。Zeman 和 Garber[29]研究发现,一、三、五年级儿童对父母比对同伴表达更多的消极情绪,因为从同伴那会得到更多的消极后果。比较父母之间,儿童更多向父亲表达生气,更多向母亲表达伤心。父亲比母亲更不鼓励儿童(尤其是男孩)表达伤心[79]。但也有研究得到不同结果,Saarni[80]研究发现,年长儿童(10～13 岁),尤其是女孩,更愿意对同伴而不是父母表达他们的情绪,而年幼儿童更愿意对父母表达情绪。我们的一个有关学前儿童情绪表现规则知识的研究发现,4 岁儿童不愿意向母亲表达情绪,理由是他们认为母亲比其他人不了解自己的消极情绪,这个结果比较有意思,我们进一步的访谈发现,母亲往往被认为要逼幼儿吃不喜欢的东西,带幼儿去不喜欢的地方,不顾及幼儿的感受,4 岁幼儿尚未能分清结果和动机,所以他们可能觉得母亲不了解自己的消极情绪[77]。

人们的情绪表达受到文化和社会习俗的影响,不同文化对情绪表达有不同的社会准则。以往的研究表明,集体主义文化不鼓励人们表达生气情绪而提倡表达羞愧情绪,因为生气威胁到人际协调,如,婆罗门的儿童比美国儿童更不愿意交流消极情绪[81]。Matsumoto[82]要求美国和日本被试,对八种社交情景(自己、公众场合、好朋友、家庭成员、熟人、地位高的人、地位低的人、儿童)六种情绪表现规则知识进行评定。结果表明,美国人认为在团体内表达一些消极情绪,在团体外表达快乐更合适,而日本人认为在团体外表达一些消极情绪更合适。跨文化研究进一步表明社会化对儿童控制情绪的作用。例如,研究发现,英国儿童比意大利儿童更早地掌握情绪表现规则知识,英国文化更强调隐藏消极情绪。Joshi 和 Maclean[83]发现,印度的女孩比英国的儿童在成人在场的情况下更早地学会隐藏情绪表达。

从儿童使用情绪表现规则知识所实现的社会目标来说,较多的情绪表现规则知识有助于亲社会行为目标的产生,而且,拥有较多情绪表现规则知识的儿童,同伴和老师也认为他们的社会能力更强[1]。因为他们更多地考虑到了他人的情绪,对情绪情景的评价较积极;反之,情绪表现规则知识较少的儿童,在解释他人的行为或动机时,较倾向于敌意归因,尤其在面对模糊情绪情景时,更易于解释为消极的情绪情景,相应地很难达到亲社会目标,产生更多消极行为和消极情绪体验,同伴和老师对他们的社会能力评价也较低[84]。我们的一个有关小学生情绪表现规则知识与同伴接受性的研究表明,更多使用自我保护表现规则的儿童更不被同伴拒绝[85]。

九、情绪调节理解(Emotional regulation understanding)

情绪调节理解的研究总体上较少,现有的研究主要涉及产生情绪后的调节策略(情绪调节策略)、产生的情绪对他人的影响(情绪结果的理解)等问题。具体方法也是呈现情景,让儿童回答:情景中主人公的情绪反应是怎样的?主人公怎么做才能使自己感觉好一点?情绪接受者体验到的情绪是什么?情绪接受者会产生怎样的行为反应?结果发现,儿童认为生气/羞愧的最佳调节方式是问题解决,伤心的最佳调节方式是寻求支持,害怕的最佳方式是问题解决和寻求支持[86]。Jenkins 等[28]的研究表明,儿童能认识到不同的情绪会引发接受者不同的行为反应,生气会引起接受者更多的恐惧、生气和远离,伤心和害怕引起接受者更多的伤心,以及安慰、目标修复等亲社会反应。除了带有明确问题的访谈,Zahn-Waxler 等[87]采用故事续尾的方法,使用多个布偶来呈现情景,让儿童表演和说出主人公接下来会怎么做。对儿童的言语、行为和表情进行编码。结果表明,儿童主要采用亲社会和自我保护的行为模式。有研究考察了学前儿童对父母消极情绪进行调节的认知,结果发现儿童(尤其是女孩)认为,改变父母生气和伤心的最普遍方式是身体方式,比如拥抱他一下[88]。

随着年龄增长,儿童面对自己或他人的情绪不仅可以使用行为调节,还开始使用认知调节,但对于 4～15 岁的儿童,这种认知调节还不是主要的调节方式。比如这样一个情景:老师告诉 Jacob 明天他的表演节目不能安排足够的时间,Jacob 感到很生气,他想让自己开心一点。外部调节方式包括改变外部环境、表情,或寻求帮助,比如,他应该笑一笑。认知调节方式包括重新解释情景,或假想,比如,他应该想象明天他的表演会多么有趣。3.5 岁的儿童在自由回答时更多使用外部调节方式,但在迫选情况下,5 岁儿童选择认知调节方式多于外部调节方式。

儿童在消极情绪情景或冲突情景下,情绪应对策略与其社会能力水平相关;McDowell 等[73]认为,儿童报告出解决情绪冲突情景的应对策略越有效,其社会能力越高;Jones[69]就儿童解决情绪冲突情景的策略与其同伴关系的研究发现,儿童积极有效地解决情绪冲突情景的策略与其同伴接受性呈正相关。Golsman[89]也认为,儿童解决情绪冲突情景的方式是问题行为的一个预测指标,用发怒、生气或攻击等消极方式来面对冲突情景的儿童表现出更多的问题行为。

十、自我意识情绪理解(Self-conscious emotion understanding)

儿童从 2、3 岁开始已经具备基本情绪理解,但是对于一些复杂的社会性情绪只有到 7～8 岁才可以理解[90],因为年幼儿童不能提供恰当的情绪产生情景。比如当有人在任务中因为不够努力而失败时,儿童可能用悲伤而不是内疚表达这一情绪,或者在个体通过努力获得成功时,个体会说感到高兴而不是自豪。也有研究表明对内疚和羞愧差异的感知出现得也较晚,因为做这些区分要求足够的认知能力,比如能力和努力之间的差异。不同研究者对自我意识情绪有不同的看法。

归因理论认为基本情绪的产生是依赖于结果的,比如当个体将事件评价为满足或不满足个体目标时就产生高兴或悲伤,而自豪、内疚、羞愧等需要复杂的原因归因,它们要求个体去分析事件的起因和可控性,因而是依赖于归因的。根据这一观点,儿童首先体验并且知道"结果依赖"的情绪,然后随着认知技能的成熟,才体验和理解"归因依赖"的情绪。

而 Harter 和 Whitesell[91]提出个体对复杂情绪的体验依赖于他人对情绪体验者的期望,也就是说观众起到重要作用。他们研究发现,4、5 岁儿童只能认识到羞愧和自豪是消极或积极情绪,以及故事主人公有这样的情绪体验只是因为害怕惩罚或得到奖励。而 6、7 岁时儿童会描述只有当行为被别人看到时才产生这样的情绪。而到 8 岁以后儿童开始认为父母是否在场不重要，此时观众已经内化。在此基础上，Harter[91]认为理解社会性情绪要求归因他人心理状态的复杂能力，比如期望别人去关注这种行为，情绪正是由这种期望唤起的。

Griffin[92]提出自我意识情绪理解包含了对观众的感知，但是他提出不同的解释，认为成人体验羞愧或自豪包含了两种认知：满足标准过程中成功或失败，以及观众参与或关注了这种成功或失败，因此这种情绪在7～8岁之间发展，此时儿童有了表征两变量的工作记忆能力。儿童在6岁左右只能表征一个变量，上面两种认知不能同时表征时引起的是其他情绪，比如伤心、生气而不是羞愧，这些可以看做是自我意识情绪的早期体现。在4岁时儿童还不能表征心理状态，他们对情绪的描述只是与一些外显的表情等有关。

那么我们如何去解释这些自我意识情绪的理解过程呢？虽然我们了解和报告情绪的能力是有限的，但我们报告和参与情绪状态的能力可以在某种程度上反映我们对某些复杂情绪的感知和理解。所以对情绪状态的表达和报告的分析是我们研究情绪理解的一个重要途径，比如记录个体自然语言或分析其对他人情绪的归因。Wellman等[57]在研究中发现2岁的儿童也可以系统地谈论情绪，虽然他们涉及的是简单的情绪状态，比如积极的（感到高兴或好笑，觉得爱或被爱）或者是消极的（生气或疯狂，觉得害怕、恐惧、担心，或觉得伤心）。尽管谈论最多的是他们自己的情感，他们也会谈到别人的情感。而且儿童对情绪的归因也不是简单地通过诱因、表情的呈现所激发的，因为他们很容易将很多的情绪归因于玩具娃娃、动物和捏造的人物。总之，他们一能够说话，他们就开始报告他们自己和别人的情感，就开始投射这种情感在非人类上。

我们对内疚和羞愧等自我意识情绪的理解进行了探讨，结果表明9岁儿童还不能很好地理解内疚情绪，他们更多的是从行为产生有利于违规者的结果来理解违规者的情绪[93]，而11岁儿童已经能够理解羞愧情绪[58]。

十一、总结

综上所述，我们可以发现情绪理解的内涵非常广泛，不同成分在儿童的不同时期得到发展，Harris[94]认为表情识别、情绪情景理解、情绪原因理解等内容在儿童4～5岁发展起来，信念、愿望与情绪的关系，真实和表面情绪区分等的理解到儿童6～7岁出现，情绪调节、混合情绪、内疚感等的理解到8～9岁才出现。

研究者对情绪理解的不同侧面进行了大量的研究，取得了不少研究成果。但从研究方法和研究内容看，还存在一定的局限性。

目前情绪理解的研究方法主要还是访谈法，这种方法在很多程度上受到儿童语言能力的影响。有关儿童语言发展的研究表明，儿童的言语理解早于言语运用，能理解的东西不一定能用恰当的言语准确地表达出来。儿童的词汇掌握情况可以分为两种水平，一种是儿童能理解但不会用，一种是儿童理解且会用。因此，以往研究中使用的访谈法对年幼儿童不太适用，而且很难把情绪理解能力和言语能力区分开来。儿童掌握的情绪知识不在于情绪词汇的使用，而在于对情绪状态和情绪过程的推断，虽然两者的关系也是一个值得研究的课题。可以尝试通过内隐社会认知和偏好等测量方式考察儿童的情绪理解，降低对儿童语言能力的要求。

而且，开放式的访谈涉及的内容更多为自由描述，由于儿童的认识存在很多个体差异，容易导致编码内容的分散，而且难以全面地反映儿童的情绪理解。如儿童可能会从自己感兴趣的方面对情绪产生的某个原因进行推断，儿童可能对某个情绪的原因拥有几个不同的认识，但是在自由描述中并不能自发地表达出来。因此，有必要进行较严格的实验设计，如以选择方式呈现各种可能的原因。

另外,以往的情绪情景往往是比较宽泛和不加控制的情景,比如表情、声音等不同线索的作用都掺和在一起。所以,可以考虑对问题和情景进行比较严格的设计,对变量进行更好的控制,使结果更加可靠。除了访谈和实验,我们还可以考虑使用自然语言分析的方法,利用自然语言分析进一步佐证有关儿童情绪理解的研究结果。

目前情绪理解研究主要来自于西方,所以这些研究材料存在跨文化效度问题。比如,情绪情景识别任务中选择的情景是否具有典型性,典型情景任务是否能够代表相应的情绪。Wang[95]考察中美儿童的情绪情景识别,结果发现两种文化下的儿童在生气情绪情景识别上存在显著差异。我们使用这些情景对儿童进行访谈也发现,有些典型情景并不典型,比如Denham[23]使用的典型生气情景"积木城堡被同伴弄坏了",许多儿童报告伤心。所以在使用这些材料时,有必要对其文化适用性进行标准化。

从研究内容上看,以往研究主要局限于儿童的情绪理解能力,如Harris[94]发展的情绪能力测验(TEC)也主要侧重于儿童情绪理解能力的高低,但尚未能深入探讨情绪理解的内部过程,比如不同线索如何影响情绪理解。也很少有研究涉及情景理解的内容本身,比如生气和伤心情绪情景理解倾向的差异。

参考文献

[1] Cassidy J and Parke RD. Family-peer connections: the roles of emotional expressiveness within the family and children's understanding of emotions. Child Development, 1992,63: 603—618

[2] Izard C and Fine S. Emotion knowledge as a predictor of social behavior and academic competence in children at risk. Psychological Science, 2001,12: 18—23

[3] Nelson CA. Recognition of facial expressions by 7-month-old infants. Child Development, 1979,50(4): 58—61

[4] Caron RF, Caron AJ and Myers RS. Abstraction of invariant face expressions in static faces? Child Development, 1982,56: 1552—1560

[5] Walker-Andrews AS. Intermodal perception of expressive behaviors: relation of eye and voice? Developmental Psychology, 1986,22: 373—380

[6] Haviland JM and Lelwica M. The induced affect response: 10-week-old infants' responses to three emotional expressions. Developmental Psychology, 1987,23: 97—104

[7] Termine NT and Izard CE. Infants'responses to their mothers' expressions of joy and sadness. Developmental Psychology, 1988,24: 223—232

[8] Klinnert M. The regulation of infant behavior by maternal facial expression. Infant Behavior and Development, 1984,7: 447—465

[9] Sorce JF, Emde RN, Campos JJ and Klinnert MD. Maternal emotional signaling: its effects on the visual cliff behavior of 1-year-olds. Developmental Psychology, 1985,21: 195—200

[10] Izard CE. The young infant's ability to produce discrete emotion expressions. Developmental Psychology, 1980,6(2): 132—140

[11] 孟昭兰,阎军,孟宪东. 确定婴儿面部表情模式的初步尝试. 心理学报,1985,1: 55—61

[12] Bullock M and Russell J. Further evidence on preschoolers' interpretation of facial expressions. International Journal of Behavioral Development, 1985,7: 193—214

[13] Cunningham JG and Odom RD. Differential salience of facial features in children's perception of affection

expression. Child Development, 1986,57: 136－142

[14] Denham SA. Social cognition, prosocial behavior, and emotion in preschoolers: contextual validation. Child Development, 1986,57: 194－201

[15] Camras LA and Allison K. Children's understanding of emotional facial expression and verbal labels. Journal of Nonverbal Behavior, 1985,9: 84－94

[16] 蔡迎春，徐琴美. 幼儿情绪理解能力及其相关因素的研究. 浙江大学硕士学位论文，2004

[17] Camras LA and Ribordy S. Maternal facial behavior and recognition and production of emotional expressions by maltreated and nonmaltreated children. Developmental Psychology, 1990,26(2): 304－312

[18] 姚端维，陈英和. 3～5 岁儿童情绪能力的年龄特征、发展趋势和性别差异的研究. 心理发展与教育，2004,2: 12－16

[19] Izard CE and Fine S. Modeling emotional, cognitive, and behavioral predictors of peer acceptance. Child Development, 2002,73: 1175－1787

[20] Borke H. Interpersonal perception of young children: Egocentrism or empathy? Developmental Psychology,1971, 5: 263－272

[21] Arsenio W. Affective predictors of preschoolers' aggression and peer acceptance: direct and indirect effects. Developmental Psychology,2000, 36: 438－448

[22] Garner PW. Continuity in emotion knowledge from preschool to middle-childhood and relation to emotion socialization. Motivation and Emotion, 1999,23(4): 247－266

[23] Denham SA and Couchoud EA. Young preschoolers' understanding of emotion. Child Study Journal, 1990, 20(3): 171－192

[24] Denham SA. Emotional Development in Young Children. London: The Guilford Press,1998

[25] Brody LR and Harrison RH. Developmental changes in children's abilities to match and label emotionality laden situations. Motivation and Emotion, 1987,11: 347－365

[26] Denham SA and Couchoud EA. Young preschoolers' understanding of equivocal emotion situations. Child Study Journal, 1990,20(3): 193－202

[27] Gnepp J, McKee E and Domanic JA. Children's use of situational information to infer emotion: understanding emotionally equivocal situations. Developmental Psychology, 1987,23(1): 114－123

[28] Jenkins JM. Children's understanding of the social-regulatory aspects of emotion. Cognition and Emotion, 2000,14: 261－282

[29] Zeman J and Garder J. Display rules for anger, sadness, and pain: it depends on who is watching. Child Development, 1996,67: 957－973

[30] Van Tijen N, Stegge H, Terwogt MM and van Pantuis N. Anger, shame and guilt in children with externalizing problems: an imbalance of affects? European Journal of Developmental Psychology, 2004,1(3): 271－279

[31] Gnepp J. Children sociall sensitivity: inferring emotion from conflicting cues. Developmental Psychology, 1983,19: 805－814

[32] Hoffner C and Badzinski DM. Children's integration of facial and situations cues to emotion. Child Development, 1989,60: 1503－1512

[33] Barden RC, Zelko, FA, Duncan SW and Masters JC. Children's consensual knowledge about the experiential determinants of emotion. Journal of Personality and Social Psychology, 1980,39: 968－976

[34] Wiggers M and van Lieshout CF. Development of recognition of emotions: children's reliance on situational and facial expressive cues. Developmental Psychology, 1985,21: 338－349

[35] Gnepp J. Children's use of personal information to understand other people's feelings. In: Harris P and Saarni C(eds). Children's Understanding of Emotion. Cambridge: Cambridge University Press, 1989,

151－177

[36] 杨丽珠，胡金生. 不同线索下 3～9 岁儿童的情绪认知、助人意向和助人行为. 心理科学，2003,26(6)：988－991

[37] Gnepp J and Chilamkurti C. Children's use of personality attribution to predict other people's emotional and behavioral reactions. Child Development，1988,59：743－754

[38] Trabasso T，Stein NL and Johnson LR. Children's knowledge of events：a causal analysis of story structure. In：Bower G(ed). Learning and Motivation，15. New York：Academic Press，1981

[39] Denham SA. Socialization of preschoolers' emotion understanding. Developmental Psychology，1994,30(4)：928－936

[40] Dunn J. Young children's understanding of emotions within close relationships. Cognition and Emotion，1998,12：171－190

[41] Fabes RA and Eisenberg N. Young children's appraisals of others' spontaneous emotional reactions. Developmental Psychology，1991，27(5)：858－866

[42] Fabes RA，Eisenberg N，McCormick SE and Wilson MS. Preschoolers' attribution of the situational determinants of others' naturally occurring emotion. Development Psychology，1988,24：376－385

[43] Strayer J and Schroeder M. Children's helping strategies：influences of emotion，empathy，and age. In：Eisenberg N(ed). New directions for child development：No. 44. Empathy and Related Emotional Responses. SanFrancisco：Jossey-Bass，1989,85－105

[44] Levine LJ. Young children's understanding of the causes of anger and sadness. Child Development，1998,66：697－709

[45] Stipek DJ and Decotis KM. Children's understanding of the implications of causal attributions for emotional experiences. Child Development，1988,59：1601－1610

[46] 徐琴美，鞠晓辉. 7～11 岁小学生对学习成功和失败的情绪反应与情绪归因研究. 中国临床心理学杂志，2004,12：239－243

[47] 徐琴美，鞠晓辉. 9～11 岁儿童对失败学习情景的情绪反应和情绪表达研究. 心理科学，2005,28 (2)：447－450

[48] Denham SA. "When I have a bad dream，Mommy holds me"：preschoolers' consequential thinking about emotions and social competence. International Journal of Behavioral Development，1997,20：301－319

[49] 罗峥，郭德俊. 小学生对情绪社会调节作用的理解. 心理发展与教育，2002,3：34－39

[50] 何洁，徐琴美. 幼儿生气和伤心情绪倾向及其与同伴接受性的关系. 浙江大学硕士学位论文，2006

[51] Denham SA，MasonT and Couchoud EA. Scaffolding young children's prosocial responsiveness：preschoolers' responses to adult sadness，anger，and pain. International Journal of Behavioral Development，1995,18(30)：489－504

[52] Stein NL and Levine L. Thinking about feelings：the development and organization of emotional knowledge. In：Snow RE and Farr M(eds). Aptitude，Learning and Instruction，3：Cognition，Conation，and Affect. Hillsdale：Erlbaum，1987

[53] Wellman HM and Banerjee M. Mind and emotion：children's understanding of the emotional consequences of beliefs and desires. British Journal of Developmental of Psychology，1991，9：191－214

[54] Harris PL，Johnson CN and Hutton D. Young children's theory of mind and emotion. Cognition and Emotion，1989,3：379－400

[55] Harris PL. Children and Emotion：Beliefs，Desires and Emotion. Oxford：Basil Blackwell，1989,51－79

[56] Baron-Cohen S. Does the study of autism justify minimalist innate modularity? Learning and Individual Differences，1998,10(3)：179－191

[57] Wellman H，Harris PL，Banerjee M and Sinclair A. Early understanding of emotion：evidence from natu-

ral language. Cognition and Emotion, 1995,9, 117—149

[58] 翟春艳，徐琴美. 4～11岁儿童羞愧情绪理解及其影响因素. 浙江大学硕士学位论文，2004

[59] Bretherton I, McNew S and Beeghly-Smith M. Early person knowledge as expressed in gestural and verbal communication: when do infants acquire a "theory of mind"? In: Lamb ME and Sherrod LR (eds), Infant Social Cognition. Hillsdale: Erlbaum,1981

[60] Rieffe C, Terwogt MM and Cowan R. Children's understanding of mental states as causes of emotions. Infant and Child Developments,2005,259—272

[61] Steele H and Steele M. Infant-mother attachment at one year predicts children's understanding of mixed emotion at six years. Social Development,1999,8(2): 161—178

[62] Gordis F, Rosen AB and Grand S. Young children's understanding of simultaneous conflicting emotions. Poster presented at the Society for Research in Child Development biennial meetings, Kansas City,1989

[63] Harter S. Children's understanding of the simultaneity of two emotions: a five-stage developmental acquisition sequence. Developmental psychology,1989,23: 388—399.

[64] Harris PL. Children and Emotion: Mixed Feelings. Oxford: Basil Blackwell,1989, 107—125

[65] Wintre M. Self-predictions of emotional response patterns: age, sex, and situational determinants. Child Development, 1990,61: 1124—1133

[66] Harris PL. Children's understanding of the link between situation and emotion. Journal of Experimental Child Psychology, 1983,36: 490—509

[67] Kestenbaum R and Gelman S. Preschool children's identification and understanding of mixed emotions. Cognitive Development,1995,10: 443—458

[68] Harris PL and Donnelly K. Children's understanding of the distinction between real and apparent emotion. Child Development,1986, 57: 895—909

[69] Jones DJ and Abbey BB. The development of display rule knowledge: linkage with family expressiveness and social competence. Child Development,1998,69(4): 1209—1222

[70] Zeman J and Penza S. Preschoolers as functionalists: the impact of social context on emotion regulation. Child Study Journal, 1997,27 (1): 41—67

[71] Saarni C. An observational study of children's attempts to monitor their expressive behavior. Child Development, 1984,55: 1504—1513

[72] Cole P. Children's spontaneous control of facial expression. Child Development, 1986,57: 1309—1321

[73] McDowell DJ, O'Neil, Robin Parke and Ross D. Display rule application in a disappointing situation and children's emotional reactivity: relations with social competence. Merrill-Palmer Quarterly,2000,46(2): 306—324

[74] Zeman J and Shipman K. Social-contextual influence on expectancies for managing anger and sadness: the transition from middle childhood to adolescence. Development Psychology,1997,6: 917—924

[75] Underwood MK. Peer social status and children's choices about the expression and control of positive and negative emotions. Unpublished manuscript, Department of Psychology, Reed College, Oregon,1996

[76] 徐琴美，何洁. 儿童在困难情景中的情绪反应. 心理科学，2006，29(4)：822—825

[77] 何洁，徐琴美. 幼儿的情绪表现规则知识发展及其与家庭情绪表露、社会行为的相关研究. 心理发展与教育,2005,3: 49—53

[78] Gnepp J and Hess DLR. Children's understanding of verbal and facial display rules. Developmental Psychology,1986,22: 103—108

[79] Fuchs D and Thelen M. Children's expected interpersonal consequences of communicating their affective state and reported likelihood of expression. Child Development, 1988,59: 1314—1322

[80] Saarni C. Children's understanding of the interpersonal consequences of dissemblance of nonverbal emo-

tional-expressive behavior. Journal of Nonverbal Behavior,1988,12：275－294

[81] Cole PM，Bruschi CJ and Tamang BL. Cultural differences in children's emotional reactions to difficult situations. Child Development，2002,73 (3)：983－996

[82] Matsumoto D. Cultural similarities and differences in display rules. Motivation and Emotion,1990,14：195－214

[83] Joshi MS and McLean M. Indian and English children's understanding of the distinction between real and apparent emotion. Child Development,1994,65 (5)：1372－1385

[84] 侯瑞鹤，俞国良，林崇德. 儿童对情绪表达规则的认知发展. 心理科学进展,2004,12(3)：387－394

[85] 徐琴美,何洁. 小学生情绪表现规则的发展特点及与同伴接受性的关系研究. 中国临床心理学杂志，2005,13(2)：177－179

[86] Saarni C. Coping with aversive feelings. Motivation and Emotion,1997，21：45－63

[87] Zahn-Waxler C and Friedman RJ. Japanese and United States preschool children's responses to conflict and distress. Child Development，1996,67(5)：2462－2477

[88] Denham SA. Preschoolers' understanding of parents' emotion：Implications for emotional competence. Unpublished manuscript,1996

[89] Golsman M and Wulfert E. Conflict resolution style as an indicator of adolescents' substance use and other problem behaviors. Addictive Behaviors，2002,27：633－648

[90] Harris PL. Children and Emotion：Pride，Shame，and Guilt. Oxford：Basil Blackwell,1989,81－105

[91] Harter S and Whitesell NR. Developmental changes in children's understanding of single，multiple，and blended emotion concept. In：Saarni C and Harris P (eds). Children' s Understanding of Emotion. Cambridge：Cambridge University Press,1989,81－116

[92] Griffin S. A cognitive-developmental analysis of pride，shame，and embarrassment in middle childhood. In：Tangney J and Fischcer K (eds). Self-conscious Emotions：The Psychology of Shame，Guilt，Embarrassment and Pride. New York：Guilford Press,1995,219－236

[93] 徐琴美，张晓贤. 5～9 岁儿童内疚情绪理解的特点. 心理发展与教育,2003,3：29－34

[94] Harris PL. Emotion comprehension between 3 and 11 years：developmental periods and hierarchical organization. European Journal of Developmental Psychology,2004,1：127－152

[95] Wang Q. Emotion situation knowledge in American and Chinese preschool children and adults. Cognition and Emotion,2003,17(5)：725－746

（徐琴美　何　洁）

第三节 随意运动的脑功能成像

随意运动(voluntary movement)是受意识调节的运动,人能随意地发动或制止,加速或减慢,加强或减弱它。人的意志活动是由一系列随意运动实现的。随意运动不同于反射。首先,随意运动是围绕着有目的的任务而组织的;其次,随意运动的有效性随着经验和学习而提高。最后,随意运动不仅仅是对环境刺激的反应,同时可以从内部产生。随意运动是一个连续的过程,包含了从接受运动信息到完成运动任务的一系列心理生理活动。为研究方便,习惯上把它分为两阶段:准备和执行。准备阶段包括从接受运动有关信号到开始运动前一段时间,更多体现复杂的组织计划功能;执行阶段包括开始运动到运动结束这一段时间[1,2],主要表现为肌肉收缩等生理活动。虽然,对运动的脑机制研究相对其他功能来说较为成熟,但仍有很多问题有待解决。随着这几年脑功能成像研究的兴起和不断发展,使我们有可能对运动控制和学习的脑基础进行更深入更直接的研究。

一、随意运动控制

(一)概述

1. 随意运动的两个阶段

大脑皮层的运动区通常被分为初级运动区和次级运动区。初级运动区(M_1)位于中央前回,相当于 Brodmann 4 区;次级运动区包括辅助运动区(SMA)和运动前区(PMA)。此外,后顶叶皮层等也参与运动。参与运动的两个重要的皮层下结构包括小脑和基底节,其中基底节是皮层下一些神经核团的总称,主要包括豆状核、尾状核、苍白球。运动一般引起脑区的双侧激活,但运动手的对侧脑区往往表现更多更强的激活[3]。

以往通过观察脑损伤病人的运动功能障碍,认为不同的脑区分别执行不同的运动功能。随着电生理技术的发展,首先在高等动物的大脑,研究者发现一个脑区并非只单纯地执行某项运动功能,脑区内的功能分布有待细化。Johnson 等利用电生理技术,发现以往认为的执行单一功能的区域其实同时参与了运动准备和执行。在运动的不同时段记录,发现各运动相关脑区都能记录到与准备、执行分别相关的神经元兴奋,只是不同区域的细胞数量和分布有所不同。初级运动区(M_1)只有极少数细胞与准备有关,其余的与执行有关。而在运动前区(PMC)和顶叶后部皮层(PPC),则存在较多与准备有关的细胞。从准备到执行,细胞数量呈梯度分布。在 PMC,从前到后,与准备有关的细胞逐渐减少,而与执行有关的细胞逐渐增加。在 PPC,其分布特点恰好相反[4]。运动的脑功能成像研究,通常结合延时序列运动任务,即给运动准备信号后,间隔一段时间,再给运动执行信号,以区分运动的两个阶段。很多学者认为在运动准备阶段,SMA、PPC、PMC 的激活较强,而 M_1 的激活较弱,提示区域内部可区分分别与准备和执行有关的亚区,或一个区域在不同的程度上与执行、准备有关[2,5,6]。这些实验为细化运动区的功能提供了很好的依据。目前已经初步阐明了参与运动的主要脑结构包括 M_1、SMA、PMC、PPC、基底节(basel ganglia,BG)、小脑(cerebellum)等[7-9]。

2. 参与运动准备的脑区

运动准备是一个复杂的内部过程,包含多种高级认知活动,如注意、工作记忆、信息整合等。

在外部线索引导的运动中，SMA存在着功能的区域分布[10,11]。其结构可分为两部分，前联合的冠状切面的前面为SMA前部，其后为SMA后部[12,13]。SMA前部主要参与运动的准备功能[2]。fMRI研究表明，在延时手指运动中，SMA前部[2]、背侧PMC和顶内沟的尾部[6]显示较强的与准备有关的激活。SMA的激活和 M_1 的激活有平均0.8s的延迟[14]。Kansaku得出延迟时间为0.5s左右，SMA在运动准备过程中的作用较 M_1 强，M_1 有可能接受来自SMA的信号，然后被激活[15]。Funahashi在猴子执行延时的抓物任务时，记录前额叶神经元活动。任务信号具有方向性和时间顺序。被记录的神经元分别表现出与方向、时间，或两者组合有关的激活。尤其是前额叶的背外侧部在运动准备中显示出重要作用[16]。不同频率声音刺激为线索的手指叩击运动中，只有背侧PMC和SMA前部在区分频率时激活，它们可能在感觉信息和运动方式的整合中起作用[17]。当运动不可预知时，所有与准备有关的区域，包括SMA、PMC、扣带回、顶上小叶都显示出增强的激活[18]。经颅磁刺激(TMS)研究结果显示，PMC前部、PMC后部、SMA在从准备到执行的过程中被顺次激活，表明这一区域存在着与运动准备、执行有关的梯度分布[19]，与准备有关的细胞多集中在PMA前部。当动物准备抓取物体时，PPC激活最早，有28%的细胞在手指触到物体前兴奋，尤其是物体的形状对PPC细胞影响最大，该部位可能与预见运动程序有关[20]。PMC外侧部具有一定的感觉能力[21]，去除PMC外侧皮质的猴子在执行视觉线索引导的运动时，速度明显减慢，但仍执行已经记住序列的运动[22,23]。基底节和两侧小脑同时参与了准备，它们也具备一定的认知功能，如工作记忆、注意等[8]。

(1)运动复杂度对运动准备的影响

序列运动的复杂度是影响运动准备的重要因素之一。不同复杂度的任务可引起激活部位的数量、强度，及准备时间的变化。利用正电子发射断层扫描(PET)技术研究发现SMA前部的激活程度与序列运动的复杂度成正比，同时基底节也在准备过程中激活[24]。随着运动任务从陌生到熟悉的转变，额顶网络的激活逐渐下降，表明这些区域在运动的学习、准备过程中起作用[25]。一旦任务熟悉，个体可减少注意、协调等心理过程。Catalan以听觉刺激为线索，引导手指运动。对侧感觉运动区和运动前区、辅助运动区、同侧小脑皮质从休息到简单运动，到序列运动，激活程度逐渐增加，而同侧的运动前区、双侧顶叶后部、楔前叶只与序列的长度有关，这与以往认为这些区域参与存储运动序列的空间工作记忆功能相一致[7]。当线索的复杂度增加，顶叶内侧、背侧皮质的激活增加，准备时间延长，SMA的激活增加[24]。

(2)主动运动和被动运动

与被动运动相比，主动运动需要个体对信息进行更多的加工，其运动准备过程复杂得多。在主动运动中，扣带回前部、SMA中部、顶叶下部在运动的准备阶段被激活，这可能与注意等功能有关，SMA甚至有可能解除 M_1 的抑制，而最终发起运动[26]。Mima等也得出类似结果，对侧PMC、SMA、基底节、同侧小脑在主动运动时较被动运动激活多[27]。参与序列运动的手指数，手指的转换次数与顶叶、背侧PMC的激活成正比[28]。Larsson等发现SMA、PMC、扣带运动区(CMA)在主动运动时激活较被动运动多，并进一步发现主动运动过程中SMA的激活较PMC强[29]，Wessel等也得出了类似的结果[30]。在主动运动过程中，这些区域更多地参与计划、组织功能。

(3)运动障碍病人的运动准备

肌无力病人执行自主运动较外部线索引导的任务慢，且更困难[31]，帕金森病人亦如此[32]。自发运动较外部线索引导的任务困难，外部线索引发的运动中，SMA前部较 M_1 早

0.7s,自发运动 SMA 前部较 M_1 早 2.0s[33]。外部线索减少,会引起帕金森病人运动准备时间延长[34],这些病人可能缺少引导运动的内部线索机制,而自主运动的启动需要较复杂的内部准备过程。

顶叶受伤的病人,复杂的躯体感觉受到损害,由于缺少感觉刺激,引起运动障碍。序列运动所需的精确时间调节没有了,运动在很大程度上被打乱,但他们仍能执行模仿运动[35]。因此,顶叶在运动过程中可能较早激活,且有传导信息的功能,参与运动的高级功能。

3. 参与运动执行的脑区

运动执行所激活的脑区范围、强度、时间先后等的变化较运动准备简单得多,内部机制也不如运动准备复杂。激活部位主要集中在 M_1 和 SMA 的后部[2,36],有时也包括体感区(S_1)。有关运动执行的研究较少。

当运动的复杂度变化时,SMA 后部的血流量并未变化,表明该区域只与执行功能有关[24]。执行简单和复杂运动时,感觉运动区(SMC)都被明显激活[1]。运动幅度增加,SMC 的激活增强[37]。运动速度越快,SMC 的激活越多越强[38]。不同的运动方式(如弯曲大拇指、弯曲小拇指、伸屈手腕等)引起 M_1 激活区域较 S_1 多,而复杂度不同的运动则更多体现在 S_1 的变化上[39]。执行可预见与不可预见的运动引起 M_1 激活程度相同[18]。上顶叶也显示执行有关的激活,但其强度小于 M_1[6]。也发现靠近 M_1 的顶叶皮层,其与执行有关的激活增加。体感区(S_1)仅在运动执行时激活,而在想象运动时不激活[40],可能与运动时产生的本体感受性有关。两侧小脑参与运动的执行,但激活时间较 M_1 迟 1.5s,强度略小于 M_1[8]。被动运动时,只有对侧初级运动区和次级体感区被激活[27]。可能因为个体无需组织计划运动的实施,而只表现为动作过程,只体现执行功能。

4. 运动准备和执行信号的分布特点

传统观点认为,初级运动皮层(M_1)主要参与执行功能,而运动前区(PMC)、辅助运动区(SMA)、后顶叶皮层(PPC)等次级运动区主要参与准备过程[10,41,42]。利用灵长类的生理实验和人类一般的脑成像,研究者们发现,这些区域的功能并非如此单一。比如 M_1 区域,动物[4,10,43]和人类研究[5,8,44,45]都记录到与运动准备有关的区域激活。近来,越来越多的研究认为准备和执行在各运动区是呈梯度分布的,没有明显的分界线。大脑皮层运动系统各区域大都参与了运动准备和执行过程,各区域之间功能上的差别更倾向于量的差别而非质的差别[4,46]。PMdc 前部与信号相关的神经元比例较高,而后部较低[4,47,48]。Johnson 的单细胞记录研究结果表明在额叶和顶叶皮层准备和执行有关的激活呈梯度分布,M_1 和 PMC 之间无明显界限[4]。甚至从 M_1 的前外侧部到后内侧部都有运动准备到执行的梯度分布[46]。fMRI 研究在运动想象和运动执行的研究中也发现类似的梯度分布[49,50]。但以往的研究往往不能探测到这种梯度分布特点,倾向于把运动功能区分为功能亚区,认为它们分别参与运动准备和执行[2,51-53]。这可能是因为在 fMRI 研究中使用了过于绝对的阈值,低于阈值的激活不能被显示出来,而丢失了部分信号。近年来,功能成像技术的发展,逐渐解决了这些问题,揭示出了新的分布特点。新的实验设计应着重于细分运动准备和执行的成分,甚至运动准备内的成分,以明确运动的过程。这将有助于我们了解病人产生运动障碍的内部机制,运动障碍的代偿机制,为运动康复手段的提出提供很好的理论基础,并且可以通过运动的训练,同时提高其他功能。

以往的功能成像技术揭示的梯度分布特点并不是建立在定量分析的基础上的,而停留于定性分析[6,49,50]。进一步的研究,应该从定量角度分析这种分布趋势,使数据更有说服力。

(二)运动准备和执行在大脑皮层运动区的功能分布

大量研究表明,在多数运动区都能记录到与准备和执行相关的激活,寻找这些激活区域的功能组织或分布特点显得很有意义。本研究采用延时序列运动分离了运动准备和执行。使用较复杂的运动任务结合未事先设定的阈值,得到了准备与执行连续分布激活图,并对激活结果进行了定量分析。

受试者为7名健康志愿者,年龄18～39岁,均为中文版标准问卷确定的右利手。

刺激以视觉的方式呈现。每个序列开始时,屏幕上的食指、中指、无名指、小拇指上随机出现红点,请受试者记住该顺序,但不能动手指。14s后,手指上出现绿点,受试者以最快的速度按刚才记住的顺序依次作手指叩击运动。间隔14s后,出现下一个序列。每个序列持续28s,分为准备和执行两个阶段,共9个序列。

采用美国GE公司生产的Signa 1.5T全身超导型磁共振成像系统,扫描二维结构像,功能像,三维结构像。数据预处理后,利用反卷积生成激活图,最后做一般线性检验,找出准备和执行有差异的区域,并作出随位置变化的准备执行成分的回归方程。结果如下:

用一般线性检验(GLT)比较准备和执行阶段各像素点的激活强度,发现两种成分在不同区域有不同的分布规律。从三维激活图看整个大脑皮层运动区的激活(见图2-3-1),发现各脑区靠近M_1的部位显示较强的与执行有关的激活,远离M_1部位显示较强的准备有关激活,表现出一种以M_1为中心的镜像分布特点。

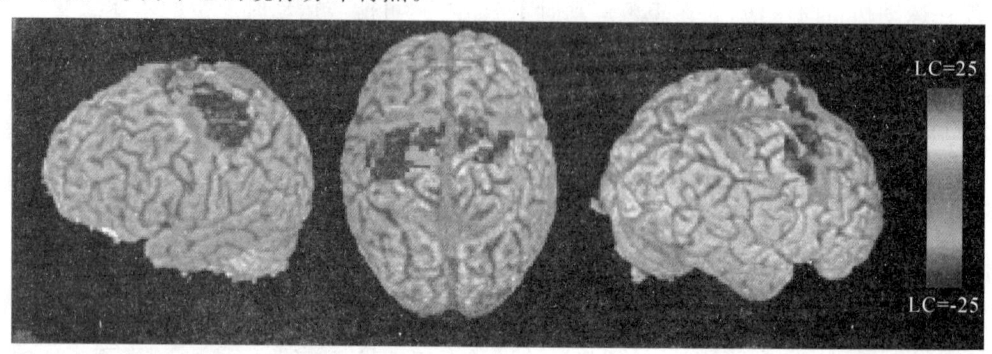

图2-3-1　三维激活图(彩图2-3-1)

(用伪彩色标注一般线性检验的线性组合值(LC)($-25<LC<25$)。红色和黄色标注的区域表明准备成分多于执行,蓝色标注的区域表明准备成分少于执行,绿色区域显示准备和执行强度相似)

轴位和矢状位的切面图(见图2-3-2)更详细地显示了上述结果,双侧SMA前部同时参与了准备和执行,激活强度几乎相同。SMA本部主要参与执行,对侧PMC前部主要参与准备,而后部两种任务都参与。对侧M_1主要参与执行,内侧较外测激活强。对侧PPC后部主要参与执行,前部准备和执行两种成分有重叠。

从血流反应曲线,我们还发现对侧额叶皮层,从前往后表现出准备和执行激活信号的梯度分布特点。最前面在准备和执行时都有激活,逐渐往后,与准备有关的激活减少而与执行有关的激活逐渐增强(图2-3-3A)。对侧顶叶皮层则显示相反的趋势。与准备有关的激活越往后越强,而执行有关的激活越往前越强(图2-3-3B)。

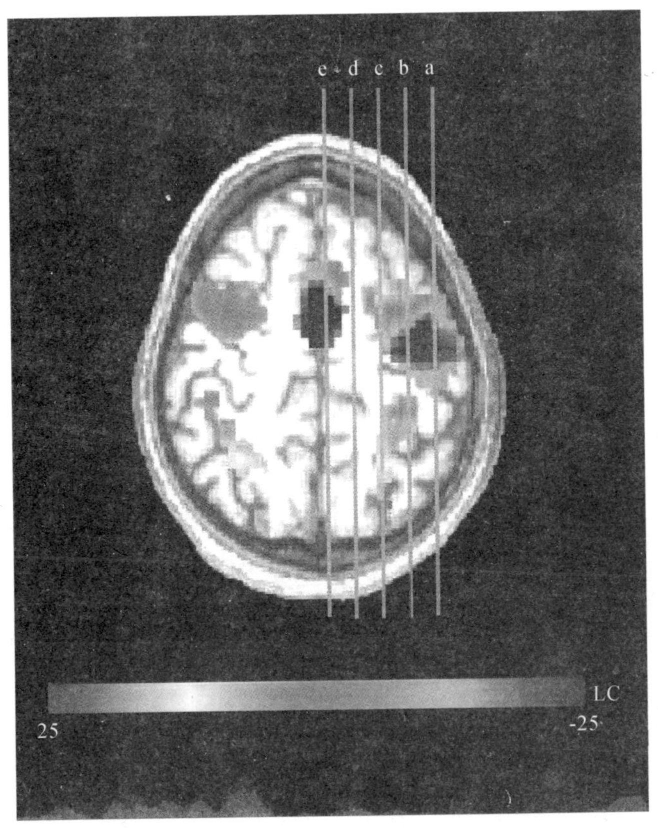

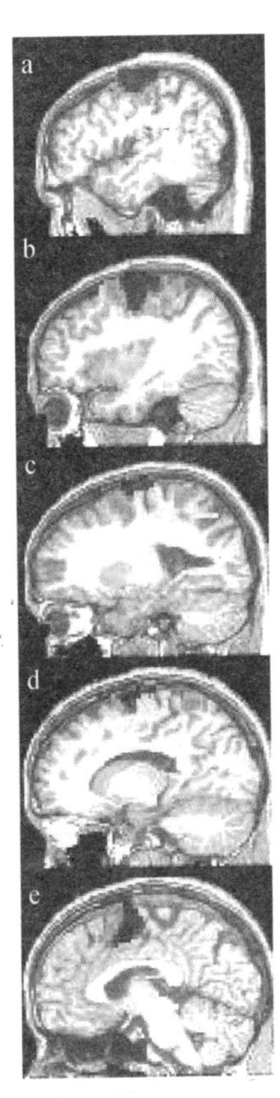

图 2-3-2　激活图切面(彩图 2-3-2)

(线性组合值(−25<LC<25)。红色和黄色标注的区域表明准备成分多于执行,蓝色标注的区域表明准备成分少于执行,绿色区域显示准备和执行强度相似)

在上述两个区域,从前往后,准备和执行信号峰值的比值呈与各体素位置有关的近似线性变化的分布。在对侧额叶,最前面表现最强的准备有关激活,对侧 PPC 则显示相反趋势(图 2-3-3C,D)。

各受试者的一元线性回归方程显示,SMA 和 PMC 区域,7 名受试者的数据呈线性回归,方程的 R 值和 F 值统计学上显著。PPC 除一名受试者外,其余受试者方程有显著性(见表 2-3-1)。单个受试者的准备和执行激活信号的比值亦呈线性分布。

表 2-3-1　名受试者额叶和顶叶回归方程及方程的 R 值,F 值

受试者	对侧额叶			对侧顶叶		
	方程	R 值	F 值	方程	R 值	F 值
1	$y=1.44-0.214x$	0.696	27.25**	$y=1.05-0.024x$	0.124	0.265
2	$y=0.71-0.065x$	0.600	10.09**	$y=0.37+0.115x$	0.795	36.08**
3	$y=1.31-0.150x$	0.823	44.04**	$y=0.51+0.192x$	0.617	10.47**
4	$y=0.85-0.106x$	0.601	13.00**	$y=0.23+0.308x$	0.605	11.55**
5	$y=1.97-0.308x$	0.898	75.32**	$y=0.38+0.142x$	0.790	36.50**
6	$y=1.03-0.100x$	0.800	33.70**	$y=0.86+0.048x$	0.335	3.033
7	$y=1.11-0.119x$	0.698	15.20**	$y=0.26+0.096x$	0.803	56.42**

注:** $P<0.01$(方程显著性)

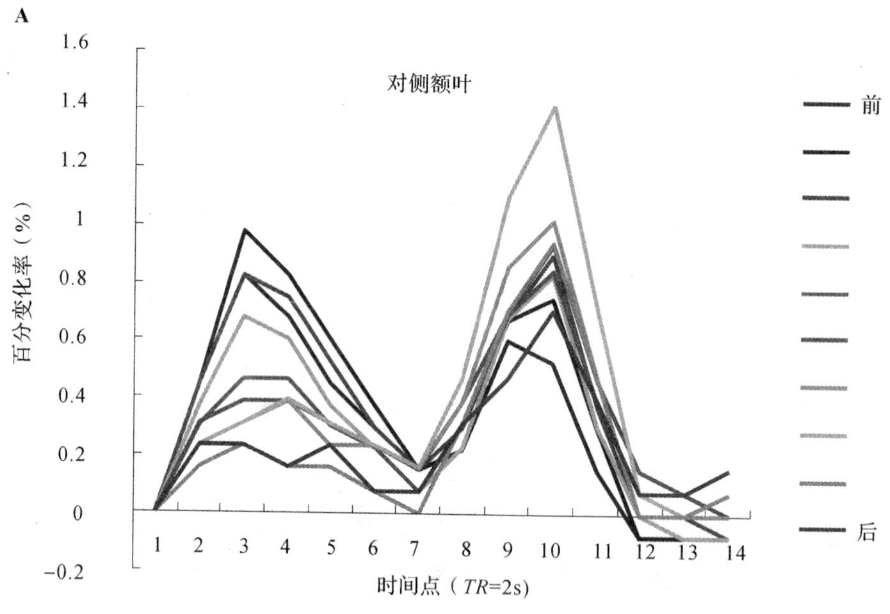
A
对侧额叶
1.6
1.4
1.2
1
0.8
0.6
0.4
0.2
0
−0.2
百分变化率（%）
1 2 3 4 5 6 7 8 9 10 11 12 13 14
时间点（TR=2s）
前
后

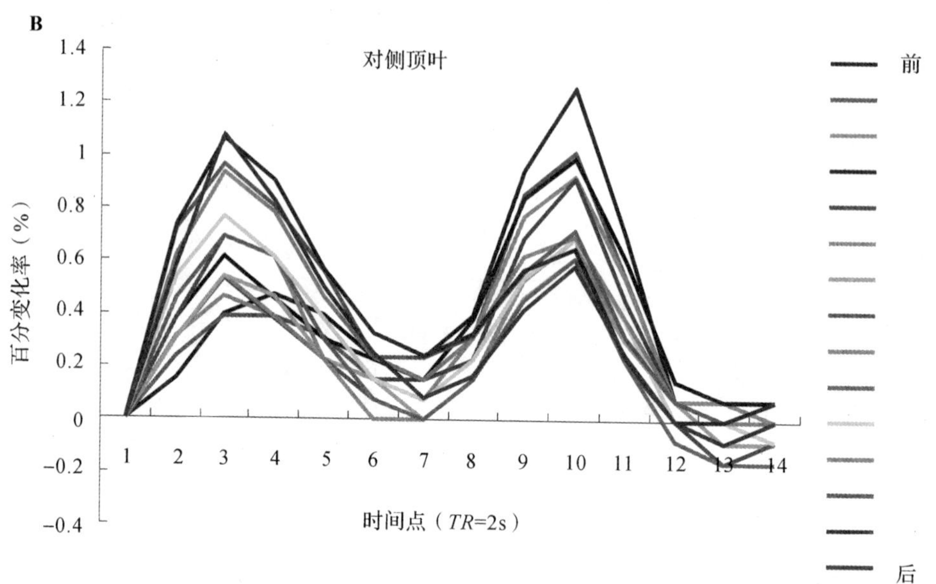
B
对侧顶叶
1.4
1.2
1
0.8
0.6
0.4
0.2
0
−0.2
−0.4
百分变化率（%）
1 2 3 4 5 6 7 8 9 10 11 12 13 14
时间点（TR=2s）
前
后

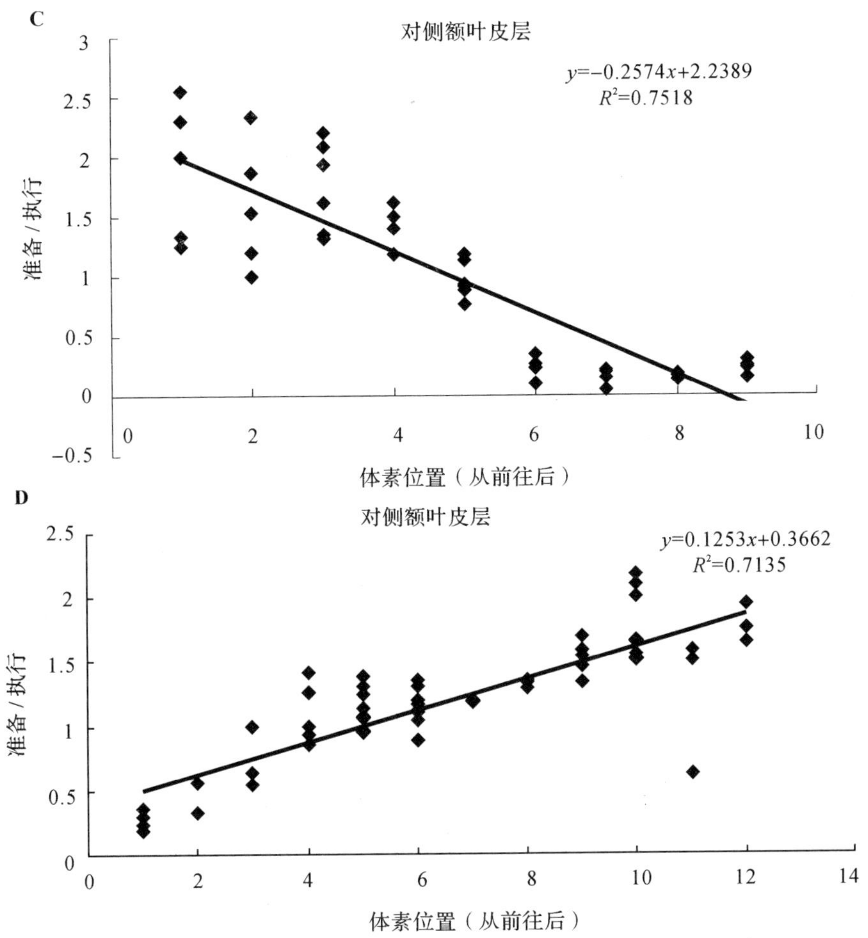

图 2-3-3　皮层功能分布图(平均)(彩图 2-3-3)

A. 对侧额叶时间反应曲线，从前往后不同的体素点用不同的颜色标注，如右侧所示。第一个峰与准备有关，第二个峰与执行有关。

B. 对侧顶叶时间反应曲线。

C. 对侧额叶各体素点准备与执行峰值的比值，x 轴表示从前到后的位置，y 轴表示比值。

D. 对侧顶叶各体素点准备与执行峰值的比值。

本研究在每个运动区都检测到了与准备和执行有关的激活，并且呈连续的梯度分布，中间没有明显的界限。运动准备和执行的分布呈现以 M_1 为中心的两侧对称。运动区域之间还有投射关系，有相似分布的区域可能有相似的功能特点。每个皮层运动区都是一个良好组织的微系统，而非同质的功能单位。

二、随意运动学习

(一)概述

1. 学习和记忆

学习和记忆是两个相互联系的神经过程，学习是指人或动物获得外界新信息的神经过程，记忆是将获得的信息储存和提取的神经过程[54]。

认知心理学家把正常人的记忆分为两类：内隐记忆(implicit memory)和外显记忆(explicit memory)。内隐记忆又称非陈述性记忆(nondeclarative memory)，其内容通常以无意识的方式回忆，典型的包含在反射性运动或知觉性技巧的训练中。这种记忆比较固定，总是紧紧地与最初发生学习的刺激条件相联系。而对人、地点、事物及所含意义的认识则被归为外显记忆，又称陈述性记忆(declarative memory)，回忆方式通常是有意识的。

2. 参与运动学习的脑区

运动技能学习较多属于内隐学习的范畴，但当受试者意识到这种学习过程，并有意识地掌握这种技巧时，则属于外显学习。在运动技能学习的过程中，运动在速度、精确性、自动化及适应性各方面都有所提高，学习的主体感觉运动任务由难到易。运动任务的练习过程伴随着神经系统功能的不断重组。运动学习是一个复杂的过程，皮层运动区、基底节和小脑的参与都是不可或缺的。

序列运动学习是其中的一种重要范式，受试者根据提示，按不同顺序做手指运动，重复多次。这种技能的建立过程是缓慢的，需要多次重复，在操作过程中不断提高，根据受试者是否意识到学习过程分属外显和内隐记忆的范畴。该过程需要多个脑区的参与。对猴子的单一神经元记录显示，前运动皮层在视觉运动学习中表现激活改变[55]。手指序列运动学习可导致小脑激活的减弱[56]。运动皮层[57]、小脑[58]、尾状核和壳核[59]、前额叶和视皮层[60]均参与了视觉序列运动学习。已有的序列运动学习研究表明，在学习的早期和晚期，皮层－基底节环路的功能是不同的[61]。前额叶环路(包括前额叶、辅助运动区前部、尾状核头部)主要参与新序列的学习，而那些运动环路内的脑区(包括辅助运动区、壳核)则参与执行熟练学习的运动。这两个环路是如何相互联系的呢？有人推测，在运动过程中，这两个环路的功能是不同的，视觉空间整合在前额叶环路，运动整合在运动环路中完成。这个假设能合理解释多个研究的结果。

小脑作为参与运动的重要脑区之一，对其非运动功能的认识也是神经科学的一个重要突破[62－65]，而其中对小脑学习功能的研究备受关注。虽然大量研究提示小脑参与了某些学习过程，但确切功能尚未完全明了。比如，多项研究显示小脑活动在运动学习前后有明显变化，但尚不清楚这种变化是否仅仅是因为小脑直接参与了学习过程，还是由于学习导致运动性质改变进而引起小脑活动的变化[66,67]。对动物瞬膜条件反射学习的一系列生理心理学、神经生理学和发育神经生物学结果均表明，小脑直接参与学习过程而与运动操作本身无直接联系[68,69]。一项脑成像研究也发现，小脑某些区域的活动在迷宫学习后发生显著变化，而且非训练侧肢体执行同一任务也可引起相似的变化，提示这些区域在抽象水平(abstract level)上编码信息，而与依赖于肢体的运动操作(motor performance)无关[70]。其中，抽象水平可理解为一类不依赖于某种具体任务的能力水平。然而新近的一项研究发现，在序列反应时任务中，固定序列(学习序列)在干扰条件下其反应时与随机序列相同，小脑也未见明显激活；而干扰撤销之后，固定序列的反应时下降并出现小脑激活，作者据此认为小脑可能只与学习后的序列运动表达有关，而与学习这种序列无关[71]。由于上述研究结果的分歧，加上小脑本身参与随意运动，分离运动和学习成分存在很大难度，该结构究竟参与运动本身抑或学习过程成为新的争论焦点[66,67,72]。

此外，学习究竟导致小脑激活增加还是减少也未获得一致的结果。一些研究发现，小脑体积激活随着运动成绩的提高而减少[56,73,74]，而另一些研究则观察到，学习后激活体积增加[75,76]。由于运动频率对小脑激活体积有显著影响[77,78]，产生上述分歧的原因至少部分与多数研究未能控制学习后运动频率增加这一因素有关。因此，在研究中控制学习前后的运动频率，以达到分离运动操作和学习的效果显得尤为重要。学习早期，脑激活特点受到注意等非学习因素的影响[79]，变化较多，采用长时程学习模式，可以获得更加稳定的结果。

运动学习过程中还有另一重要现象，即偏侧化。脑功能偏侧化是神经科学的重要研究课题。传统观点认为，语言信息主要由左脑加工而空间信息加工主要在右脑进行，但近年来分别观察到了右脑在语言加工和左脑在空间信息加工中的作用，说明上述传统观点过于绝对。单侧肢体的随意运动曾被认为主要由对侧大脑皮层控制，但本实验室和其他研究者的脑功能成像研究显示，运动肢体同侧大脑在多种运动任务中也起着重要作用[3,80－83]。

目前对脑功能偏侧化的成因和生理意义所知甚少。多数学者认为，脑功能偏侧化是进化、发育和经验(包括学习)综合作用的结果，但迄今对经验在脑功能偏侧化中的作用还缺乏系统研究。曾有人观察到长时学习可以导致脑功能偏侧化的变化[84,85]，而短时练习对脑功能偏侧化的影响尚未见报道。短时学习可使信息传递更快更有效，而单侧脑内信息传递效率高于两侧半球之间[86]，短时训练也将表现该趋势。双耳分听、Wada 测试和裂脑人的神经心理学等是传统的脑功能偏侧化研究技术，但这些技术都是行为测量技术，并不能直接观察到脑的内部活动。

3. 运动学习的阶段性

脑功能成像研究表明，在学习的不同阶段，脑区激活特点在不断变化，揭示这种阶段性的变化特点已成为脑功能成像研究领域的一个重要方向。fMRI 和 PET 研究发现，在学习的最初阶段，运动手的对侧 M_1 区域激活逐渐减少，训练四周后，M_1 激活增加，这种变化可以保持几个月，提示随着训练进程的深入，成年人的 M_1 功能在不断重组，以获得和保持运动技能[87]。在顶叶皮层、基底神经节、小脑都发现了激活随学习进程改变的现象[73,75]。

Karni 等认为运动技能的获得至少包含两个阶段，即快速学习和慢速学习阶段。快速学习是学习早期的，同一序列内的提高阶段，包含随后几小时的巩固。接着是慢速学习，它是技能的延续和增加获得阶段，在持续练习后获得[88]。这种时间进程反映了不同技能获得和保持的神经可塑性的基本机制。对感觉和运动学习任务的研究表明，介导快速和慢速学习的脑区至少有一部分是不同的[89－91]。快速学习体现了神经元之间基本联系建立的过程。生理学研究显示，在学习的早期阶段，重复刺激可提高神经元选择性，只有那些能够表征刺激本质的神经元被激活，而其他大部分神经元活动受到抑制[92,93]。而慢速学习的神经机制是新神经元甚至新功能区的参与，并形成了新的更多的神经联结[87,88,94]。尽管这一观点可以很好地解释单一脑区的阶段性变化，但不能很好地解释阶段性的变化在不同脑区各不相同这一现象。因此，有必要结合各种研究手段，如 fMRI、PET 等深入了解技巧学习的脑区内部变化特点。

在学习有关的研究中，大部分受试者的学习时间都不超过 4 个月，这对人类一生的学习进程来说，实在是微不足道的。因此从广义上讲，乐器的长期练习也是运动技能学习的一种方式，学习的时间较我们通常意义上理解的长时学习还要长。

对音乐人的研究近几年引起了相当的注意。从形态学上看，他们的脑体积与普通人不同[95－99]。在对音乐人的功能研究中，有相当一部分是考察乐器演奏者的运动功能的。他们总是从小就学习乐器，并且不断地重复练习这种技能。这是运动功能，尤其是手指运动功能不断增进的过程。比如他们运动的自动化程度提高，双手的协调能力提高等等。在这个过程中，神经系统也在不断地变化，经过较长时间后，会达到一个稳定状态。在脑功能成像技术未出现之前，我们无法知道内部各脑区的具体变化，他们在执行一般的运动任务时，大脑激活和普通人有何区别。随着脑功能成像技术的不断发展，乐器演奏对运动功能影响的脑机制逐渐明了，但此类研究还很少。对钢琴演奏者的研究发现，职业钢琴演奏家执行双手任务时，M_1、SMA、扣带回激活都较普通人少，其中尤以 SMA 前部和扣带回更明显[100]。职业钢琴演奏家在熟练练习的手指复杂任务中皮层运动区激活也比普通人少[101]。从运动的阶段看，准备阶段和执行阶段参与的脑区有所不同[102]，乐器演奏者在运动方面的变化到底体现在哪个阶段呢？目前没有文献涉及此类报道。仅有Lotze等发现小提琴手在实际演奏(左手)时,对侧感觉运动皮层、双侧顶上小叶、同侧小脑前部激活,初级听皮层有很强的激活[103];想象演奏时激活了更多区域,但听皮层没有激活。说明想象演奏和实际演奏参与的脑区是有差异的。长期的乐器演奏训练对大脑皮层功能的可塑性有待深入的研究。

(二)短时练习对序列运动脑功能偏侧化的影响

脑功能偏侧化是进化、发育和经验(包括学习)综合作用的结果,但迄今对经验在脑功能偏侧化中的作用还缺乏系统研究。曾有人观察到长时学习可以导致脑功能偏侧化的变化,而短时练习对脑功能偏侧化的影响尚未见报道。本研究利用事件相关功能磁共振成像技术直接观察短时学习对脑功能偏侧化的影响,并进行两半球差异的定量分析,试图为脑功能偏侧化的生理意义提供基本数据。

12名健康志愿者参加了实验。采用延时序列运动任务。任务重复三次,分别扫描二维结构像、功能像、三维结构像。比较第一和第三阶段的脑成像结果。采用反卷积等生成学习前后的运动准备和执行激活图。测量学习前后运动准备和执行的激活体积,并计算偏侧化指数。结果如下:

图2-3-4显示了12名受试者学习前后(第一次和第三次扫描,下同)运动准备和运动执行的平均激活图。学习前,运动准备显著激活双侧辅助运动区前部、运动前区和后顶叶等次级运动区,而运动执行则主要激活初级运动区、双侧运动前区和后顶叶前部,两种任务的左脑激活体积都大于右脑。但从个体水平看,准备阶段12名受试者中有8名左脑激活体积大于右脑,执行阶段有11名左脑激活体积大于右脑。学习后两种任务所激活的脑区与学习前基本相同,但激活体积都减少,以右侧减少更明显(准备:左右侧激活体积减少分别为23%和45%,$P<0.05$;执行:左右侧减少分别为19%和41%,$P<0.05$)。

我们接着分别对准备和执行过程学习前后左右脑的激活体积(测量单位为激活的体素值)进行了2(学习前后)×2(左右侧)方差分析(ANOVA with repeated measure)(图2-3-5)。由于完整采集了每名受试者学习前后的数据,为了提高统计力,我们把学习因素作为重复测量因素。在运动准备过程中的分析显示,学习后的激活体积显著小于学习前,差异达到显著水平($P<0.05$),而且无论是学习前还是学习后,左半球激活体积均大于右半球($P<0.01$)。在运动执行过程中的分析显示,学习后的脑激活体积小于学习前,但差异未达到显著水平($P=0.11$),而左右半球之间激活体积的差异在学习前后也均达到显著水平($P<0.01$)。学习和左右侧因素的交互作用不显著($P>0.05$)。

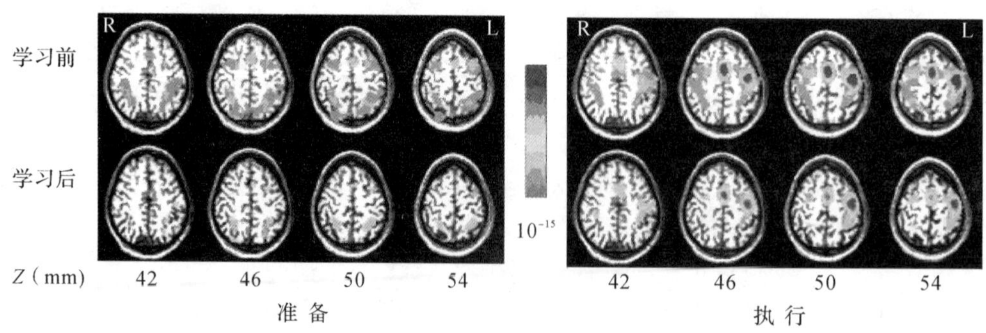

图2-3-4 学习前后平均激活图(彩图2-3-4)

(左图为运动准备激活图,右图为运动执行激活图。无论对于哪种任务,学习前(上排)的激活范围都大于学习后(下排)。伪彩色表示P值($P<10^{-15}$),Z表示该层面在Tarairach标准坐标体系中与零平面的距离(mm))

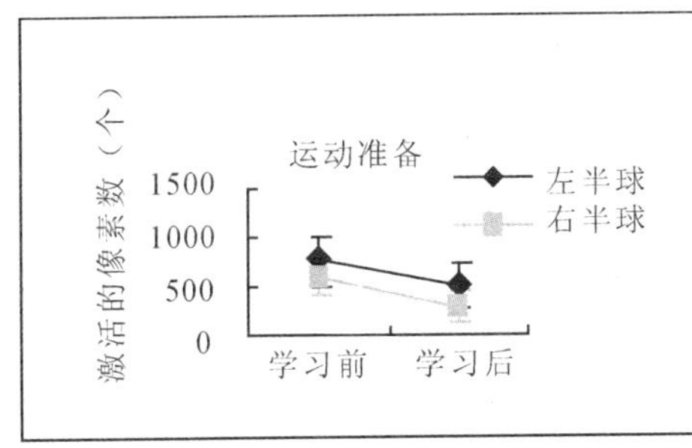

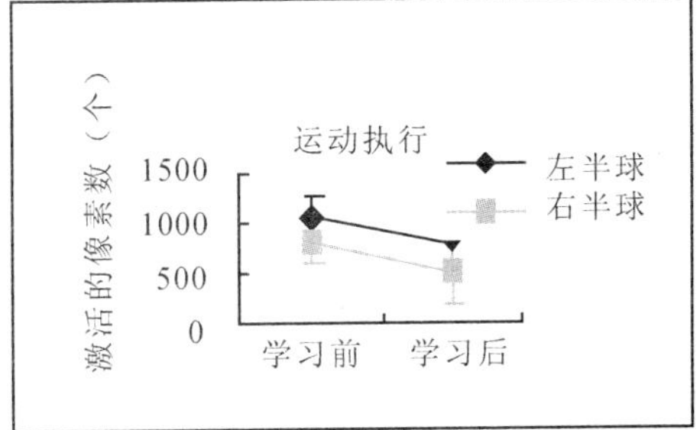

图 2-3-5 左右半球学习前后激活体积(以体素表示,每个体素=27mm³)的变化(平均数±标准差)

(左图:运动准备;右图:运动执行)

进一步计算不同任务时学习前后偏侧化指数(LI),并对结果进行了单样本 t 检验,显示各项 LI 统计学上都不等于 0。学习前,准备 LI 为 0.14±0.18($P<0.02$),执行 LI 为 0.18±0.17($P<0.004$);学习后,准备 LI 为 0.35±0.29($P<0.001$),执行 LI 为 0.42±0.30($P<0.001$),均呈左侧化。再用配对 t 检验比较学习前后偏侧化指数的差异,显示学习后左侧化增加(图 2-3-6),两种任务的差异都达到显著水平(准备,$P<0.003$;执行,$P<0.001$)。

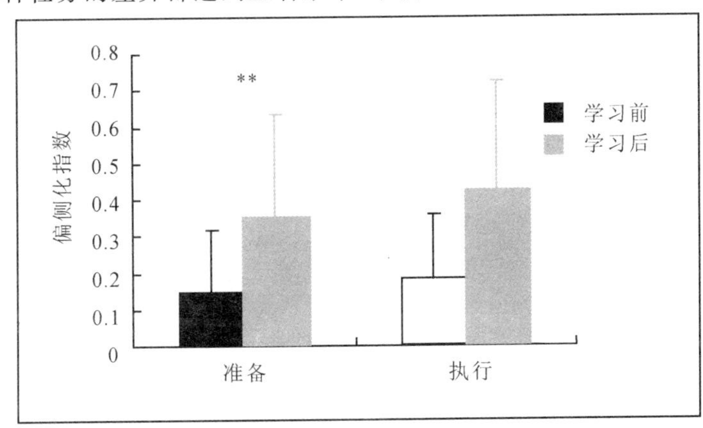

** 表示$P<0.01$(学习前后比较)

图 2-3-6 学习前后准备和执行过程的偏侧化指数(平均数±标准差)

无论是运动准备还是运动执行,双侧大脑皮层都有显著激活,仅表现出轻度左侧化,表明序列运动并非完全由对侧大脑控制,与我们先前的研究结果一致[103]。短时学习后,无论是运动准备还是运动执行,各脑区的激活体积均减少,表明包括初级运动区在内的各个运动区域都参与了学习过程。只需经过短短的几分钟练习,随意运动脑功能偏侧化(左侧化)程度就会显著加大。

(三)小脑在手指序列运动学习中作用的功能磁共振成像研究

多项研究显示小脑活动在运动学习前后有明显变化,但尚不清楚这种变化是否仅仅是因为小脑直接参与了学习过程,还是由于学习导致运动性质改变进而引起小脑活动的变化。本研究拟采用 fMRI 技术结合手指随意序列运动模式,探讨运动学习前后小脑激活体积的变化及这种变化与运动操作和学习的关系。本研究通过控制学习前后的运动频率,以达到分离运动操作和学习的效果。

受试者为 8 名健康志愿者,采用组块设计(见图 2-3-7)。a 和 b 为不同的运动序列。为保持被试间的平衡,其中一半被试以 a 为学习序列,b 为对照序列,另一半被试以 b 为学习序列,a 为对照序列。扫描过程中,被试根据视觉提示,以 1Hz 的频率连续执行手指序列运动,持续

20s，再静止休息 20s，重复 6 次。学习期间，被试以 1Hz 的速度每天练习学习序列 10min，而对照序列避免任何练习。前六天要求被试每天前来测量一次按键速度，以后每五天测试一次按键速度，要求被试尽可能快地按键，测试 25s，记录总按键次数（减去错误次数），计算出频率（Hz）。练习 41 天后，进行第二次扫描，所有设计与第一次相同。结果如下：

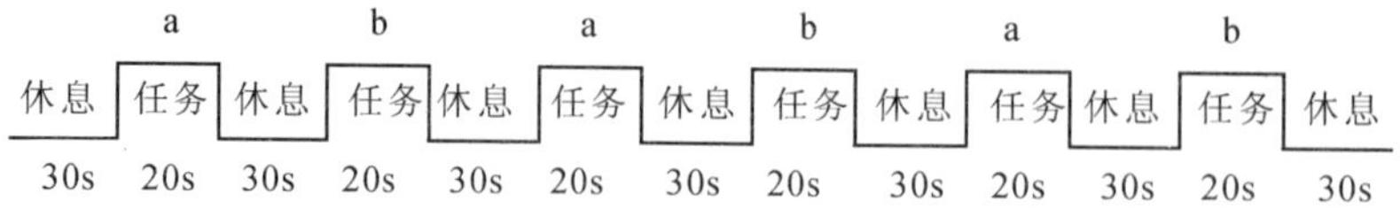

	a		b		a		b		a		b	
休息	任务	休息	任务	休息	任务	休息	任务	休息	任务	休息	任务	休息
30s	20s	30s	20s	30s	20s	30s	20s	30s	20s	30s	20s	30s

图 2-3-7　任务设计

（a 序列或 b 序列，受试者执行手指序列运动。中间间隔 20s，为静止状态，不做手指运动）

学习前，对照序列平均运动频率为 1.91±0.34 Hz，学习序列为 1.90±0.34 Hz；学习后，对照序列为 2.58±0.26 Hz，学习序列为 5.35±0.70 Hz（如图 2-3-8 所示）。配对 t 检验结果显示，学习前和学习后学习序列频率差异有显著性（$P<0.01$），学习后学习序列频率显著快于对照序列（$P<0.01$）。

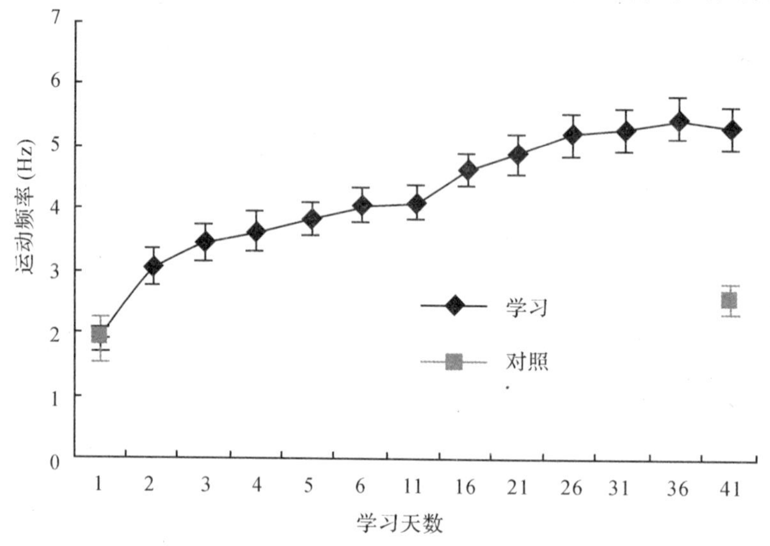

图 2-3-8　所有受试者在学习进程中的平均运动成绩（Hz）

（随着练习天数的增加，学习序列的运动频率逐渐增快。学习完成后，对照序列的运动频率也增加了，但小于学习序列）

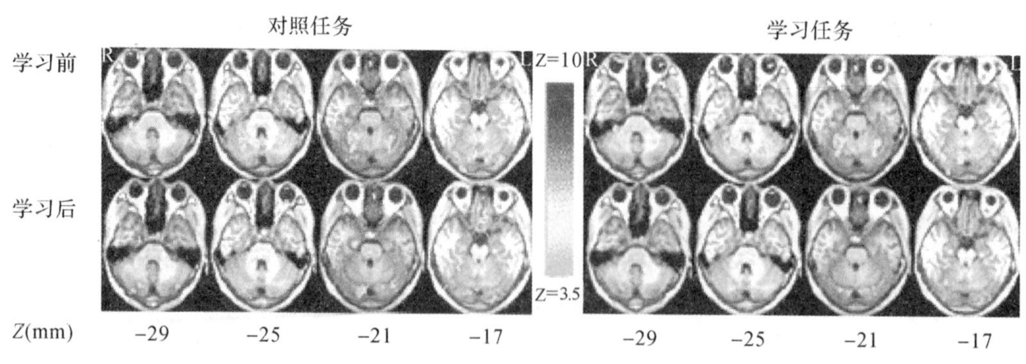

图 2-3-9　学习前后小脑激活图（彩图 2-3-9）

（Z 值大于 3.5（$P\leqslant 4.7\times 10^{-4}$）的像素被定义为激活点。左图示对照序列，右图示学习序列。上排为学习前激活，下排为学习后激活。无论哪种序列的学习，学习前双侧小脑激活都较学习后多）

学习前，双侧小脑表现与任务相关的激活，其中同侧小脑激活较多。学习后，无论是学习序列还是对照序列，双侧小脑的激活区都明显减少。图 2-3-9 示其中一名受试者双侧小脑的激活图。可见学习前后都以右侧小脑激活为主，学习后较学习前激活减少。无论是学习前还是学习后，对照序列和学习序列激活差异均不显著。

为了进一步验证这种差异在群体中是否显著，分别计算每种任务下左右小脑半球和全小脑的激活体积（以体素数表示，每个体素体积为 3mm×3mm×3mm）：学习序列，学习后较学习前激活体积减少，左侧小脑（$P=0.02$）变化较右侧小脑（$P=0.04$）略大；对照序列：学习后激活体积也减少，左侧小脑（$P=0.01$）变化较右侧小脑（$P=0.03$）略大（图 2-3-10）。

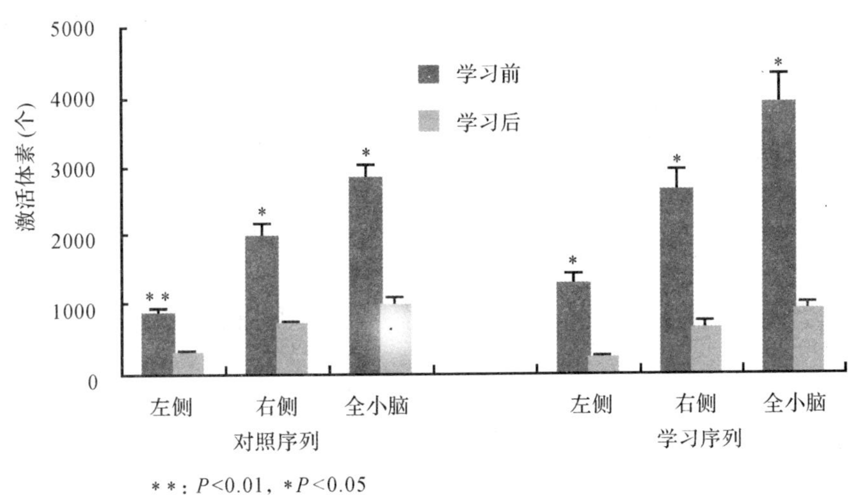

图 2-3-10　学习前后小脑激活体积

（以激活体素个数表示激活体积，每个体素体积为 27mm³。无论对照或学习序列，左侧小脑、右侧小脑或全小脑，学习前激活体积都大于学习后激活体积（$P<0.01$））

即便对运动频率进行严格控制，小脑的激活体积在长时程学习后仍显著减小。学习后学习序列的成绩远远好于控制序列，而两个序列引起的小脑激活位置和激活体积几乎相同。综上所述，小脑的激活在学习前后有显著变化，与任务熟悉程度无关，证明小脑的确参与了序列运动的学习过程。

三、总结

浙江大学医学院自 1999 年底开始，在各位工作人员的积极努力下开展脑功能成像研究，成为全国较早掌握功能磁共振成像（fMRI）技术，并开展研究工作的高校之一。我们的研究重点是随意运动的脑机制，目前已发表四篇相关论文，其中两篇为 SCI 收录论文，并在重要国际会议上发表多篇研究摘要，内容涉及运动控制、运动学习、运动学习对其他任务学习的易化等。开展工作以来，我们还申报、参加了多项相关课题研究，包括“成人学习进程中脑区之间联结性的研究”、“脑功能和脑重大疾病的基础研究”、“一个弱智——音乐天才的脑功能研究”、“序列运动学习机制的脑成像研究”、“青春期少女生理认知和脑相互关系研究”、“ADHD 儿童脑机制的 fMRI 研究”。目前，我们不仅继续原有的工作，还积极致力于新方法的学习和使用。

参考文献

[1] Neural coding of the direction of reaching and a comparison with saccadic eye movements. Cold Spring

Harb Symp Quant Biol, 1990,55:849—859

[2] Lee KM, Chang KH and Roh JK. Subregions within the supplementary motor area activated at different stages of movement preparation and execution. Neuroimage, 1999, 9(1):117—123

[3] Shibasaki H, Sadato N, Lyshkow H, et al. Both primary motor cortex and supplementary motor area play an important role in complex finger movement. Brain,1993, 116(6):1387—1398

[4] Johnson PB, Ferraina S, Bianchi L, et al. Cortical networks for visual reaching: physiological and anatomical organization of frontal and parietal lobe arm regions. Cerebral Cortex, 1996, 6:102—119

[5] Richter W, Andersen PM, Georgonpoulos AP. Sequential activity in human motor areas during a delayed cued finger movement task studied by time-resolved fMRI. NeuroReport, 1997, 8:1257—1261

[6] Toni I, Schluter ND, Josephs O, et al. Signal-, set-, and movement-related activity in the human brain: an event-related fMRI study. Cerebral cortex, 1999,9:35—49

[7] Catalan MJ, Honda M, Weeks RA, et al. The functional neuroanatomy of simple and complex sequential finger movements:a PET study. Brain,1998, 121(Pt 2):253—264

[8] Cui SZ, Li EZ, Zang YF, et al. Both sides of human cerebellum involved in preparation and execution of sequential movements. Neuroreport, 2000, 11(17):3849—3853

[9] Weng XC, Li EZ, Zang YF, et al. Neural correlates of sequential finger movements revealed by event-related fMRI. Neuroimage, 2000, 11:S920

[10] Alexander GE and Crutcher MD. Preparation for movement: neural representations of intended direction in three motor areas of the monkey. J Neurophysiol,1990,64:133—150

[11] Matsuzaka Y, Aizawa H and Tanji J. A motor area rostral to the supplementary motor area (presupplementary motor area) in the monkey: neuronal activity during a learned mortor task. J Neurophysiol, 1992, 68:653—662

[12] Matelli M, Luppino G and Rizzolatti G. Architecture of superior and mesial area 6 and of the adjacent cingulated cortex. J Comp Neurol, 1991, 311:445—462

[13] Luppino G, Matelli M, Camarda R, et al. Corticocortical connections of area F3(SMA-proper) and area F6(pre-SMA) in the macaque monkey. J Comp Neurol,1993, 338:114—140

[14] Wildgruber D, Erb M, Klose U, et al. Sequential activation of supplementary motor area and primary motor cortex during self-paced finger movement in human evaluated by functional MRI. Neurosci Lett, 1997, 227(3):161—164

[15] Kansaku K, Kitazawa S and Kawano K. Sequential hemodynamic activation of motor areas and the draining veins during finger movements revealed by cross-correlation between signals from fMRI. Neuroreport, 1998, 9(9):1969—1974

[16] Funahashi S, Inoue M and Kbota K. Delay-period activity in the primate prefrontal cortex encoding multiple spatial positions and their order of presentation. Behav Brain Res, 1997,84(1—2):203—223

[17] Kurata K, Tsuji T, Naraki S, et al. Activation of the dorsal premotor cortex and pre-supplementary motor area of humans during an auditory conditional motor task. J Neurophysiol, 2000, 84(3):1667—1672

[18] Dassonville P, Lewis SM, Zhu XH, et al. Effects of movement predictability on cortical motor activation. Neuroscience Research, 1998, 32:65—74

[19] Schluter ND, Rushworth MF, Mills KR, et al. Signal-, set-, and movement-related activity in the human premotor cortex. Neuropsychologia, 1999, 37(2):233—243

[20] Gardner EP, Ro JY, Debowy D, et al. Facilitation of neuronal activity in somatosensory and posterior parietal cortex during prehension. Exp Brain Res,1999, 127(4):329—354

[21] Samuel M, Ceballos-Baumann AO, Blin J, et al. Evidence for lateral premotor and parietal overactivity in Parkinson's disease during sequential and bimanual movements: a PET study. Brain,1997, 120:963

—967

[22] Petrides M and Pandya DN. Projections to the frontal cortex from the posterior parietal region in the rhesus monkey. J Comp Neurol, 1984, 228:105—116

[23] Passingham RE. Premotor cortex: sensory cues and movement. Behav Brain Res,1985,18:175—185

[24] Boecker H, Dagher A, Ceballos-Baumann AO, et al. Role of the human rostral supplementary motor area and the basal ganglia in motor sequence control: investigations with $H_2^{15}O$ PET. J Neurophysiol, 1998,79(2):1070—1080

[25] Mesial motor areas in self-initiated versus externally triggered movements examined with fMRI: effect of movement type and rate. J Neurophysiol, 1999, 81(6):3065—3077

[26] Ball T, Schreiber A, Feige B, et al. The role of higher-order motor areas in voluntary movement as revealed by high-resolution EEG and fMRI. Neuroimage,1999, 10(6):682—694

[27] Mima T, Sadato N, Yazawa S, et al. Brain structures related to active and passive finger movements in man. Brain, 1999,122(10):1989—1997

[28] Harrington DL, Rao SM, Haaland KY, et al. Specialized neural systems underlying representations of sequential movements. J Cogn Neurosci, 2000, 12(1):56—77

[29] Cortical representation of self-paced finger movement. Neuroreport, 1996, 7(2):463—468

[30] Wessel K, Zeffiro T, Toro C, et al. Self-paced versus metronome-paced finger movements. Apositron emission tomography study. J Neuroimageing, 1997, 7(3):145—151

[31] Curra A, Berardelli A, Agostino R, et al. Movement cueing and motor execution in patients with dystonia: a kinematic study. Mov Disord, 2000,15(1):103—112

[32] Curra A, Berardelli A, Agostino R, et al. Performance of sequential arm movements with and without advance knowledge of motor pathways in Parkinson's disease. Mov Disord, 1997, 12(5):646—654

[33] Weilke F, Spiegel S, Boecker H, et al. Time-resolved fMRI of activation patterns in M_1 and SMA during complex movement. J Neurophysiol, 2001, 85(5):1858—1863

[34] Georgiou N, Bradshaw JL, Iansek R, et al. Reduction in external cues and movement sequencing in Parkinson's disease. J Neurol Neurosurg Psychiatry, 1994,57(3):368—370

[35] Pause M, Kunesch E,Binkofski F, et al. Sensorimotor disturbances in patients with lesions of the parietal cortex. Brain,1989, 112(6):1599—1625

[36] Thickbroom GW, Byrnes ML, Sacco P, et al. The role of the supplementary motor area in externally timed movement: the influence of predictability of movement timing. Brain Res, 2000, 874(2):233—241

[37] Waldvogel D, Van Gelderen P, Ishii K, et al. The effect of movement amplitude on activation in functional magnetic resonance imaging studies. J Cereb Blood Flow Metab, 1999, 19(11):1209—1212

[38] Jancke L, Peters M, Schlauger G, et al. Differential magnetic resonance signal change in human sensorimotor cortex to finger movements of different rate of the dominant and subdominant hand. Brain Res Cogn, 1998, 6(4):279—284

[39] Hlustik P, Solodkin A, Gullapalli RP, et al. Somatotopy in human primary motor and somatosensory hand representations revisited. Cerebral Cortex, 2001, 11:312—321

[40] Lotze M, Montoya P, Erb M, et al. Activation of cortical and cerebellar motor areas during executed and imagined hand movements: an fMRI study. J Cogn Neurosci, 1999, 11(5):491—501

[41] Transcortical reflexes and servo control of movement. Can J Physiol Pharmacol, 1981, 59(7):757—775

[42] Wise SP, Boussaoud D, Johnson PB, et al. Premotor and parietal cortex: corticocortical connectivity and combinatorial computations. Annu Rev Neurosci, 1997, 20:25—42

[43] Neuronal activity in the primate premotor, supplementary, and precentral motor cortex during visually guided and internally determined sequential movements. J Neurophysiol, 1991, 66(3):705—718

[44] Kawashima R, Roland PE, O'Sullivan BT. Activity in the human primary motor cortex related to ipsilateral hand movements. Brain Res, 1994, 663(2):251-256

[45] Human cortical activity related to unilateral movements. A high resolution EEG study. Neuroreport, 1996, 8(1):203-206

[46] Zang Y, Jia F, Weng X, et al. Functional organization of the primary motor cortex characterized by event-related fMRI during movement preparation and execution. Neurosci Lett, 2003, 337(2):69-72

[47] Tanne J, Boussaoud D, Boyer-Zeller N, et al. Direct visual pathways for reaching movements in the macaque monkey. Neuroreport, 1995, 7(1):267-272

[48] Caminiti R, Ferraina S, Johnson PB. The sources of visual information to the primate frontal lobe: a novel role for the superior parietal lobule. Cereb Cortex, 1996, 6(3):319-328

[49] Gerardine E, Sirigu A, Lehericy S, et al. Partially overlapping neural networks for real and imagined hand movements. Cereb Cortex, 2000, 10(11):1093-1104

[50] Hanakawa T, Immisch I, Toma K, et al. Functional properties of brain areas associated with motor execution and imagery. J Neurophysiol, 2003, 89(2):989-1002

[51] Stephan KM, Fink GR, Passingham RE, et al. Functional anatomy of the mental representation of upper extremity movements in healthy subjects. J Neurophysiol, 1995, 73(1):373-386

[52] Decety J, Perani D, Jeannerod M, et al. Mapping motor representations with positron emission tomography. Nature, 1994, 371(6498):600-602

[53] Rao SM, Binder JR, Bandettini PA, et al. Functional magnetic resonance imaging of complex human movements. Neurology, 1993, 43(11):2311-2318

[54] Squire LR. Memory and Brain. New York: Oxford University Press, 1987

[55] Mitz AR, Godschalk M, Wise SP. Learning-dependent neuronal activity in the premotor cortex: activity during the acquisition of conditional motor associations. J Neurosci, 1991, 11(6):1855-1872

[56] Friston KJ, Frith CD, Passingham RE, et al. Motor practice and neurophysiological adaptation in the cerebellum: a positron tomography study. Proc R Soc Lond B Biol Sci, 1992, 248(1323):223-228

[57] Jenkins IH, Brooks DJ, Nixon PD, et al. Motor sequence learning: A study with positron emission tomography. J Neurosci, 1994, 6: 3775-3790

[58] Ramnani N, Passingham RE. Changes in the human brain during rhythm learning. J Cogn Neurosci, 2001, 13: 952- 966

[59] Rauch SL, Whalen PJ, Curran T, et al. Thalamic deactivation during early implicit sequence learning: a functional MRI study. Neuroreport, 1998, 9: 5865- 5870

[60] Passingham RE, Toni I, Schluter N, et al. How do visual instructions influence the motor system. Novartis Found symp, 1998, 218: 129-141

[61] Pearson K. Motor systems. Curr Opin Neurobiol,2000, 10(5):649-654

[62] Schmahmann JD, Sherman JC. Cerebellar cognitive affective syndrome. Int Rev Neurobiol, 1997,41:433-440

[63] Xiang H, Lin C, Ma X, et al. Involvement of the cerebellum in semantic discrimination: an fMRI study. Hum Brain Mapp, 2003, 18(3):208-214

[64] Gao JH, Parsons LM, Bower JM, et al. Cerebellum implicated in sensory acquisition and discrimination rather than motor control. Science, 1996, 272(5261):545-547

[65] Hernandez-Muela S, Mulas F, Mattos L. The contribution of the cerebellum to cognitive processes. Rev Neurol, 2005, 40(Suppl 1):S57-64

[66] Freeman JH Jr, Nicholson DA. Developmental changes in the neural mechanisms of eyeblink conditioning. Behav Cogn Neurosci Rev, 2004, 3(1):3-13

[67] Bracha V. Role of the cerebellum in eyeblink conditioning. Prog Brain Res, 2004, 143:331-339

[68] Freeman JH. Jr, Nicholson, DA. Developmental changes in eye-blink conditioning and neuronal activity in the cerebellar interpositus nucleus. J Neurosci, 2000,20: 813-819

[69] Thompson R. Neural mechanisms of classical conditioning in mammals. Phil Trans R Soc (Sect B), 1990, 329: 161-170

[70] van Mier HI, Tempel LW, Perlmutter JS, et al. Changes in brain activity during motor learning measured with PET: effects of hand of performance and practice. J Neurophysiol, 1998, 80(4):2177-2199

[71] Seidler RD, Purushotham A, Kim SG, et al. Cerebellum activation associated with performance change but not motor learning. Science, 2002, 296(5575):2043-2046

[72] Hazeltine E, Ivry RB. Can we teach the cerebellum new tricks? Science, 2002, 296(5575):1979-1980

[73] Seitz RJ, Canavan AG, Yaguez L, et al. Representations of graphomotor trajectories in the human parietal cortex: evidence for controlled processing and automatic performance. Eur J Neurosci, 1997, 9(2): 378-389

[74] Toni I, Krams M, Turner R, et al. The time course of changes during motor sequence learning: a whole-brain fMRI study. Neuroimage, 1998, 8(1):50-61

[75] Seitz RJ, Huang Y, Knorr U, et al. Large-scale plasticity of the human motor cortex. Neuroreport, 1995, 6(5):742-744

[76] Grafton ST, Woods RP and Tyszka M. Functional imaging of procedural motor learning: relating cerebral blood flow with individual subject performance. Human Brain Mapping, 1994, 1:221-234

[77] Riecker A, Wildgruber D, Mathiak K, et al. Parametric analysis of rate-dependent hemodynamic response functions of cortical and subcortical brain structures during auditorily cued finger tapping: a fMRI study. Neuroimage, 2003, 18(3):731-739

[78] Jancke L, Specht K, Mirzazade S, et al. The effect of finger-movement speed of the dominant and the subdominant hand on cerebellar activation: a functional magnetic resonance imaging study. Neuroimage, 1999, 9(5):497-507

[79] Schulze K, Luders E and Jancke L. Intermanual transfer in a simple motor task. Cortex, 2002, 38(5): 805-815

[80] 顾云，臧玉峰，翁旭初等. 次级运动区参与外源性触发的利手和非利手单指运动. 科学通报，2003, 48: 1035-1040

[81] Hlustik P, Solodkin A, Gullapalli RP, et al. Functional lateralization of the human premotor cortex during sequential movements. Brain Cogn, 2002, 49(1):54-62

[82] Jia FC, Zhang MM, Zhu YH, et al. Brain activity during simple and sequential movements as revealed by event-related fMRI. NeuroImage, 2001, 13(6): S1198

[83] Solodkin A, Hlustik P, Noll DC, et al. Lateralization of motor circuits and handedness during finger movements. Eur J Neurology, 2001, 8: 425-434

[84] Schreurs BG, McIntosh AR, Bahro M, et al. Lateralization and behavioral correlation of changes in regional cerebral blood flow with classical conditioning of the human eyeblink response. J Neurophysiol, 1997, 77(4):2153-2163

[85] Molchan SE, Sunderland T, McIntosh AR, et al. A functional anatomical study of associative learning in humans. Proc Natl Acad Sci USA, 1994, 91(17):8122-8126

[86] Toga AW and Thompson PM. Mapping brain asymmetry. Nat Rev Neurosci, 2003, 4(1):37-48

[87] Karni A, Meyer G, Jezzard P, et al. Functional MRI evidence for adult motor cortex plasticity during motor skill learning. Nature, 1995, 377(6545):155-158

[88] Karni A, Meyer G, Rey-Hipolito C, et al. The acquisition of skilled motor performance: fast and slow

experience-driven changes in primary motor cortex. Proc Natl Acad Sci USA, 1998, 95(3):861－868

[89] Karni A and Sagi D. The time course of learning a visual skill. Nature, 1993, 365(6443):250－252

[90] Shadmehr R and Brashers-Krug T. Functional stages in the formation of human long-term motor memory. J Neurosci, 1997, 17(1):409－419

[91] Shadmehr R, Holcomb HH. Neural correlates of motor memory consolidation. Science, 1997, 277(5327):821－825

[92] Li L, Miller EK and Desimone RJ. The representation of stimulus familiarity in anterior inferior temporal cortex. J Neurophysio, 1993, 69: 1918－1927

[93] Miller EK, Desimone R. Parallel neuronal mechanisms for short-term memory. Science, 1994, 263: 520－522

[94] Poldrack RA, Desmond JE, Clover GH, et al. The neural basis of visual skill learning: an fMRI study of mirror reading. Cerb Cortex, 1998, 1: 1－10

[95] Amunts K, Schlaug G, Janke L, et al. Hand skills co-vary with the size of motor cortex: a macrostructural adaptation. Hum Brain Mapp, 1997, 5:206－215

[96] Lee DJ, Chen Y and Schlaug G. Corpus callosum: musician and gender effects. Neuroreport, 2003, 14(2):205－229

[97] Ozturk AH, Tascioglu B, Aktekin M, et al. Morphometric comparison of the human corpus callosum in professional musicians and non-musicians by using in vivo magnetic resonance imaging. J Neuroradiol, 2002, 29(1):29－34

[98] Keenan JP, Thangaraj V, Halpern AR, et al. Absolute pitch and planum temporale. NeuroImage, 2001, 14(6):1402－1408

[99] Gaser C, Schlaug G. Gray matter differences between musicians and nonmusicians. Ann N Y Acad Sci, 2003, 999:514－517

[100] Jancke L, Shah NJ and Peters M. Cortical activations in primary and secondary motor areas for complex bimanual movements in professional pianists. Brain Res Cogn, 2000, 10(1－2):177－183

[101] Krings T, Topper R, Foltys H, et al. Cortical activation patterns during complex motor tasks in piano players and control subjects: a functional magnetic resonance imaging study. Neurosci Lett, 2000, 278(3):189－193

[102] Yihong Zhu, Xuchu Weng, Minming Zhang, et al. Functional anatomy of motor preparation and execution characterized by event-related fMRI. NeuroImage, 2002, 14:S898

[103] Lotze M, Scheler G, Tan HR, et al. The musician's brain: functional imaging of amateurs and professionals during performance and imagery. NeuroImage, 2003, 20(3):1817－1829

（祝一虹　翁旭初　陈宜张）

第四节　汉语语言认知功能和脑显像研究

语言是人类所特有的、区别于其他动物的本质特征之一，也是促进人类及其大脑进化的重要动力。人的学习、记忆、思维等高级神经功能活动都是与语言的产生和发展密切相关的。因此，对语言认知的研究是脑科学的重要分支，而功能性脑血流灌注和代谢显像是研究脑科学的重要工具和手段，可以探查到CT/MRI探查不到的局部脑生理生化等功能改变。两者结合可以精确地探查语言、文字及其在大脑中储存(学习)、恢复(记忆)等功能活动在人脑中的定位和定量变化，为语言语音学的基础研究和大脑潜能的开发等提供科学的客观依据。同时也有助于聋哑人、语言和/或智力障碍者的治疗和康复训练，为临床应用提供依据[1,2]。

一、大脑语言认知研究的历史

自从有了语言后，人类对语言的产生及其与大脑的关系的探索从来没有停止过。

1.我国传统中医学的脑主神明和心主神明学说

人的精神、意识、思维活动属于大脑的生理功能，是大脑对外界事物的反映。这在古文献里早有明确的记载。殷墟甲骨文是三千多年前我国历史上商朝后半期统治阶级祭祀的占卜文字。殷墟甲骨文所涉及的内容非常广泛，其中有不少反映医学，特别是多种疾病的内容。如“疾首”，是指头部得了疾病[3]。在殷墟发现的甲骨文中有囟的初文，研究者指出：“卜辞之囟，像头壳之形，其意为首、脑。”当时的“囟”即“头”、“首稽”之意，又有“思考”、“想”、“想象”之意。甲骨文的研究还发现，古人已将“囟”与失语症联系在一起，说明“囟”(头脑)与语言的关系，即脑有主语言的功能。这从一个侧面反映了古人对脑主神明的认识。《内经》通过解剖发现，“目系如线，上通于脑，后出于项中”，表明早在春秋时期人们已认识到人的眼球与脑髓连接相通。在《灵枢·大惑论》对复视症的发病机理也作了准确的描述，指出复视症是因病邪毒气感染后伤及脑神经中的视神经，使两眼的眼肌麻痹，两眼运动不协调，物像不能聚合在一个成像点所产生的病症。表明眼睛的视觉功能由脑主宰，当外邪伤及与脑就会影响视觉功能。《灵枢·经筋》中说“伤左角右足不用”，说明《内经》的作者已经通过解剖和病例的反证，认识到脑神经的左右交叉，支配肢体的运动[4,5]。

古人通过解剖和临床实践了解到心脏处于胸腔的正中，并不断地“自充自盈”，一旦心脏停止舒缩搏动，生命也就此停止，从而认识到“心”在人体生命中有突出地位。而心又位于胸腔的正中，因此将心与君主帝王相类比。再者，中医用五行学说来说明人体脏腑的生理特点和相互之间的关系。脏腑即人体内脏的总称，包括五脏六腑，脏为主，腑为辅，心为脏而(脑)髓为奇恒之府。主神明、主思维这样重要的功能只能由脏担任，故而由心来替代脑。通过比类思维及封建帝制的影响，春秋战国的中晚期至秦汉时期，在中国的思维、文化以及医学领域全面确立了心主神明、主思维的统治地位。然而在医学领域中，脑主神明、主思维的观点虽不占主流，却并未因此而湮灭，时时有所体现。明清以后西方医学传入中国，国人对心主神明、主思维的主流认识进行了反思，使人们对于固有的脑主神明、主思维重新予以重视[4]。

2.神经解剖学的进展

中外古人对脑的解剖结构早有描述。如在阜阳汉简《万物》和长沙马王堆《五十二病方》可以见到脑字的原形，距今已有2200年的历史。许慎的《说文解字》指出：“脑(匘)，头髓也，从匕。”匕是取脑组织表面沟回隆起部分形态之象(像取饭用的筷子一样排列)。在《内经》中称脑为“髓海”，《五十二病方》称之为“头脂”，《颅囟经》中则称之“泥丸”。表明当时人们不但对脑髓外形，如大脑半球的沟回进行了观察，而且发现用手触摸时呈柔软状。希腊医师盖伦(公元130—200年)做了大量细致的动物解剖，根据羊的大脑和小脑的不同结构，推断大脑和小脑具有不同的功能，并因此提出脑室中心论，认为液体通过神经到达和离开脑室的过程使人产生感知和肌体运动。然而这些对大脑的描述有很大的局限性和片面性。1543年，韦萨留斯发表了解剖名著《人体构造》，详尽地描绘了他对实际的脑解剖标本观察所作的脑解剖图。17—18世纪的一些科学家摆脱了脑室中心论的传统观念，对脑的解剖和物质构成进行了更为深入的研究，发现脑组织可以分为灰质和白质；神经系统包括中枢和外周两部分，中枢部分包括脑和脊髓，外周部分由遍布躯体的外周神经组成；大脑半球的表面有很多沟和回。对大脑皮质表面沟和回的发现成为神经解剖学史上的一个重大突破，为脑功能定位研究奠定了基础，开创了神经科学研究的新时代。然而人类对语言认知的研究直到150年前才取得突破性进展。

3.脑(语言)功能区定位

1861年，法国神经病学家Paul Broca报告了一个病例，该病人在中风后丧失了言语能力，只能说"tan，tan"一个字。死后解剖发现其左额下回后2/3部位已损害(图2-4-1)。后来他又发现一些类似的病例，因此得出结论：该部位为运动性语言功能区；并于1885年发表了著名的论文，成为脑功能研究史上的里程碑[6]。在该论文中他写到："我们用左大脑半球说话。"该部位被命名为Broca's区，并沿用至今。1874年，Wernicke描述了一左侧颞上回病变引起言语理解困难的病例，该部位命名为Wernicke's区。1879年，Broadbent发现左顶下叶角回受损时发生失读症，该区被命名为"阅读中枢"。1881年，Exner报道左半球额中回后部病变时丧失写字和绘画能力，该区被命名为"书写中枢"。其他还有"概念中枢"、"计算中枢"、"空间定向中枢"等，并提出了"主半球优势"的概念。1905年，Campbell发表了《大脑功能定位的组织学研究》一文，以阐明脑功能与组织结构的关系，并把脑皮质分为20个区。1909年，Brodmann发表了他的50个左、右半脑不同区域的皮质图，并被广泛沿用至今[7]。以上研究的特点是将患者生前脑功能障碍的临床表现与尸检的结果相结合，将复杂的心理过程直接定位于脑的特定部位。这些研究成果极大地激发了神经学者对大脑的兴趣。

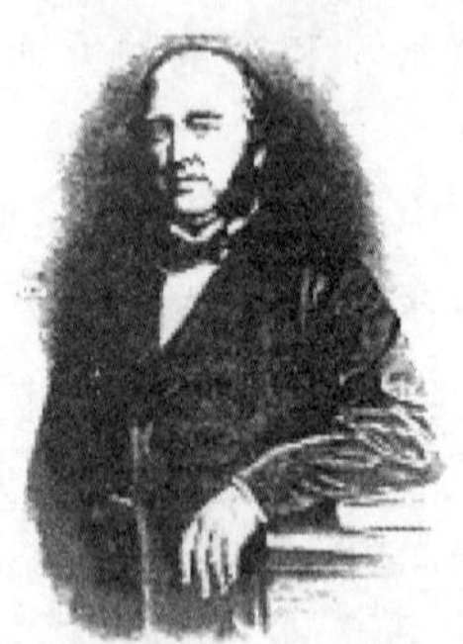

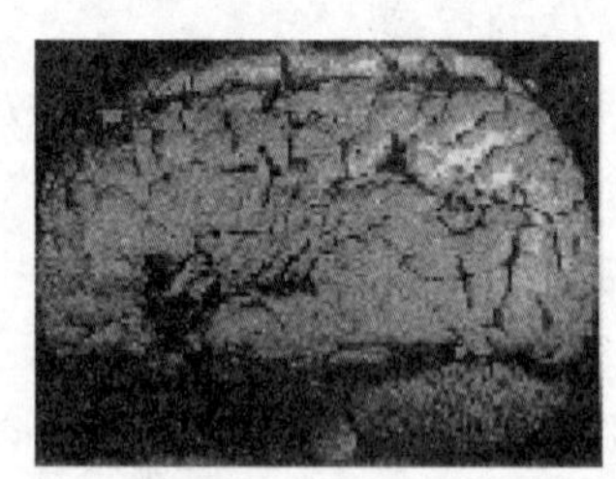

图2-4-1　P. Broca以及他报告的病例脑标本

与此同时，也有神经学者提出，复杂的心理活动与其说是脑皮质特定部位工作的产物，不如说是整个脑的活动结果。从上个世纪初开始，他们用各种不同的方法对脑与行为的关系进行了系统的研究。这些方法主要有：观察不同部位脑损伤患者的临床表现；脑外科手术时电刺激皮质各部位并观察病人的反应；切除或损毁动物脑的某一部位或通过埋藏电极刺激脑的某一部位以观察动物的行为改变等。20世纪30年代，Penfield用弱电流直接刺激开颅手术患者大脑皮质各部位，让患者说出其感受，从而画出了皮质运动区、感觉区、听觉区、视觉区等的精确部位。他和Boldrey在1937年首次报告了人脑的运动图[8]。经过多年的不断研究，在1950年完成了著名的运动矮人图，至今在几乎每一本神经科学的教科书上都可见到。

4.功能系统学说[9]

鲁利亚在第二次世界大战期间研究了大量脑外伤患者的脑功能改变，相继发表了《创伤性失语症》(1947)、《战伤后脑机能的恢复》(1948)、《人的高级皮质功能》(1962)和《神经心理学原理》(1973)等专著，提出了"功能系统学说"，该学说指出：

(1)高级复杂的脑功能活动不可能定位于脑皮质的狭隘区域或孤立的细胞群，而应包括一系列协同工作的脑区复杂系统，参与其中的每个区在这一复杂的脑功能活动中都有自己的职能，这些区可能分布在脑的不同部位，有的彼此之间相距很远。

(2)它们在脑皮质中的定位并不是固定不变的。这种定位可以在脑的发育过程中或连续的练习阶段发生变化。

在“功能系统学说”基础上，鲁利亚提出了三个“基本功能联合区”。

第一功能联合区：调节紧张度或觉醒状态的联合区，脑干内上行网状系统在其中起决定性作用。

第二功能联合区：接收、加工和保存来自外部世界信息的联合区，位于大脑半球后部，包括大脑皮质的视觉区(枕叶)、听觉区(颞叶)和一般感觉区(顶叶)及相应的皮质下结构。

第三功能联合区：制定程序、调节和控制心理活动的联合区，位于大脑两半球的前部，中央前回前方。

“基本功能联合区”的概念强调，一个“功能系统”任何部位损伤可引起某一种脑功能活动的损害；不同部位损伤可引起不同的症状和体征。

5. 实验神经心理学

上述的研究多为在相对自然的状态下研究单一或少数患者的行为与脑解剖定位的关系，没有预先计划好的方案和定量的测定。在20世纪60年代，研究者开始用实验方法研究脑和行为的关系。即用预先设计好的方案，对有不同病变部位或不同行为障碍的患者进行探查，并作定量分析，与无脑损伤的对照者进行比较。

这一阶段有价值的研究主要包括：由裂脑人的研究发现两半球功能的不对称性，右半球也有语言功能；颞叶内侧部位与记忆功能密切相关。

6. 脑认知心理学和脑激活实验

在过去的二三十年，脑认知功能的研究有了较大的进展。这主要是由于：

(1)认知心理学的确立

认知心理学是用信息加工的观点和术语，说明人的认知过程的科学。认知过程就是人接受、编码、操作、提取和利用知识的过程。认知心理学家通过不同的刺激和指导语来测量反应和反应潜伏期，由此来推论刺激和反应之间的信息处理过程。脑认知神经心理学在研究方法上的特点之一是它不强调研究报告中的例数，即使只对一例脑损伤患者进行了详尽的实验分析，也可以成为一篇优秀的论文。

(2)脑认知功能实验研究(脑激活试验)的广泛开展

脑激活试验是指对正常人进行特异的生理性(触觉、听觉、视觉等)刺激，或让受试者执行某一特定的作业(思维、学习、注视等)，以激活与之相关的特异的脑区，同时对这些被激活的脑区进行定位探查，对其活性变化进行定量分析，研究脑的正常功能活动模式与脑解剖结构(脑功能区)的关系[10]。

脑激活时，相关脑功能区神经元和神经胶质的生物化学和生物物理学活动的快速增强，突触区域的能量消耗是最高的。局部脑组织对葡萄糖和氧的额外需求导致该部位脑血流量的增加。这样就可以通过测定局部脑血流灌注和血容量(rCBF、rCBV)以及局部葡萄糖和氧代谢率(rCMRGlu、$rCMRO_2$)来测量脑的激活。通过与静息状态的对比，可以探查被激活的脑区及其活性变化。脑激活试验也可在病人群中进行，以了解脑功能区的损伤与脑功能活动障碍之间的关系。

(3)新的功能性脑成像技术(SPECT、PET和fMRI)的问世

脑功能区定位最早是通过病人生前特异的脑功能损伤的确认和死后病人尸体解剖探查脑

损伤的部位，将两者直接联系起来就可以定位特异的脑功能区。然而用这种方法累积大量相同的病例非常困难，Paul Broca 为确认左额叶的语言功能区（Broca's 区）前后用了二十多年时间。自上个世纪初以来，动物实验、术中电刺激探查和脑电图的应用加快了脑认知功能的研究。而近三十年来，随着放射性核素脑显像（PET 和 SPECT）、功能性磁共振显像（fMRI）、脑磁照相术（MEG）和磁共振光谱（MRS）的相继问世，使脑认知功能研究无论在广度和深度上都有了突破性进展[11,12]。

二、脑的功能性显像技术

电子计算机断层扫描（computed tomography, CT）和磁共振显像（magnetic resonance imaging, MRI）是在 20 世纪 70 年代相继问世的新的显像技术，可以将活人体内任何部位（包括脑）的横断层和冠状面、矢状面的解剖结构清晰地显示出来，成为神经系统疾病诊断和研究的重要工具。但是它们属于脑的解剖性显像技术，几乎不能提供任何真正的功能方面的信息。

1. 脑功能显像

（1）单光子发射计算机断层显像（single photon emission computed tomography，SPECT）

将脑血流灌注示踪剂（^{99m}Tc-ECD 或 ^{99m}Tc-HMPAO）通过静脉注射引入人体内，这些示踪剂可以自由地穿过正常的血脑屏障进入脑组织，被脑细胞摄取并固定滞留在脑细胞内，在较长时间无再分布现象。它在脑组织中的聚集与血流量成正比，此时用 SPECT 可以探查到放射性示踪剂在脑内的分布，从而了解整体和局部的脑血流灌注（rCBF）。当脑内发生病变或受到刺激时，相关部位脑组织的血供增加或减少，显像图上就会出现异常放射性浓聚或减低区。SPECT 也可用于脑受体显像，了解脑内特异受体结合的部位和活性变化。

（2）正电子发射计算机断层显像（positron emission computed tomography, PET）

PET 是利用人体主要元素的超短半衰期正电子发射同位素（^{18}F、^{11}C、^{13}N、^{15}O）及其标记的示踪剂引入人体后，参与体内的生理生化代谢过程，通过计算机断层显像，无创性地从体外对人体内的各种生理过程，包括血流量、血容量、局部葡萄糖利用（rCMRgl）、氧消耗、氨基酸代谢、蛋白质合成、血脑屏障的完整性，以及受体的位置、密度和分布等变化进行定位、定量、动态检测，使我们能从细胞和分子水平观察到活体脑组织的功能状态和正常人的高级神经精神活动的过程以及各种脑疾患引起的脑功能异常改变，是研究人体，特别是大脑奥妙的先进技术和有效手段[13]。

放射性核素脑显像（SPECT 和 PET）是大脑功能（血流灌注或葡萄糖代谢）状态的即刻快照，即反映注射示踪剂瞬间的脑功能状况。我们可以在自然的环境（如让受试者坐在书桌前或站在教室面对听众）进行相关的认知试验，认知试验可以激活和增高大脑特定功能区的活性，当其变化达到一定程度时，通过预置的静脉通道将显像剂注射入体内，随血流到达脑，被脑细胞摄取而在脑内固定分布。其在脑内的分布与注射即刻的局部脑的血流和代谢相匹配。在注射后 20～120 分钟内再到 SPECT 或 PET 机房进行显像，即可获得注射时刻的脑功能显像图，这样探查到的脑激活区更符合预期的脑活动状态。

（3）功能性磁共振成像（fMRI）

目前应用最多的是依靠血氧合水平磁共振成像法。人脑在内外刺激作用下处于功能活动状态，神经活动兴奋性增强，局部脑血流、血容量及血氧消耗增加，导致该部位静脉中血氧浓度增高，脱氧血红蛋白相对减少。脱氧血红蛋白是顺磁物质，氧合血红蛋白是逆磁物质。将这种磁性物质的相对增减记录下来就可以反映局部脑血管内脱氧血红蛋白的变化（减少），间接地反映局部脑血流和氧消耗增加，提示相关脑区的激活状态。其独特的优点是不用注射放射性示踪剂，受试者容易接受；可在MRI的脑解剖图上直接精确地显示（定位）脑激活部位（图2-4-2），且时间分辨率较SPECT和PET高[14,15]。

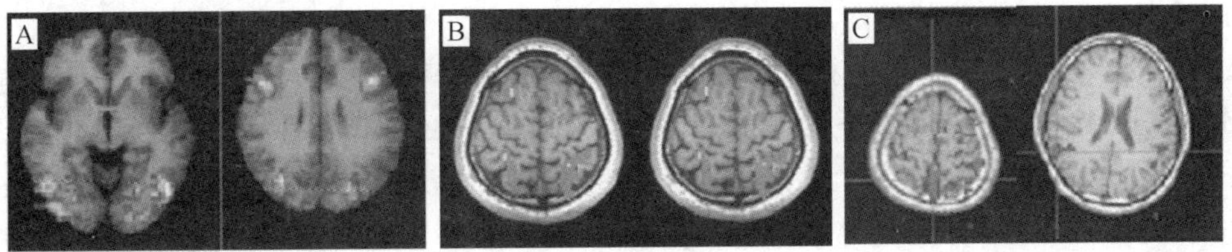

图2-4-2　不同激活试验的fMRI显像图

A：词产生（浙江大学医学院附属第一医院放射科提供）；

B：计算（浙江大学医学院附属第一医院放射科提供）；

C：书写和听（浙江大学医学院附属邵逸夫医院放射科提供）

其不足之处是，受试者必须在MRI室，躺在检查床上，头放在MRI的探头内，在进行相关认知激发的同时进行采集，无法模拟脑激活试验的“自然环境”（如站在教室面对听众讲故事）。

2. 图象处理的方法和应用

对于同一受试者在激发试验前后两次显像所获得的图象需要经过对比分析才能明确与激发试验相关的脑功能部位。目前常用的图象分析和处理方法有三种，即半定量分析、数字减影和统计学参数图（SPM）。

（1）半定量分析

SPECT和PET脑显像的半定量分析是指脑局部感兴趣区（region of interesting，ROI）与脑内某一特定的对照区（对侧相应脑区、小脑或全脑）的平均放射性计数比值，即局部指数（regional index，RI）或摄取指数（uptake index，UI）[16,17]。它不仅可以帮助发现用视觉难以确定的异常或激活区域，了解异常或激活的程度，提高诊断的灵敏度，还可以在病人或受试者的多次显像之间，以及不同病人或受试者之间进行比较，为临床和研究提供更可靠的信息。此方法非常简单、方便，易于在临床和研究中推广应用[11]。通常，半定量分析所用的对照区有感兴趣区对侧相应部位、小脑或全脑（图2-4-3）。考虑到小脑也参与部分语言认知功能活动，故以全脑作为半定量分析的对照区较为适宜。

RI =（某一激活区每pixel平均计数/小脑或全脑每pixel平均计数）× 100%

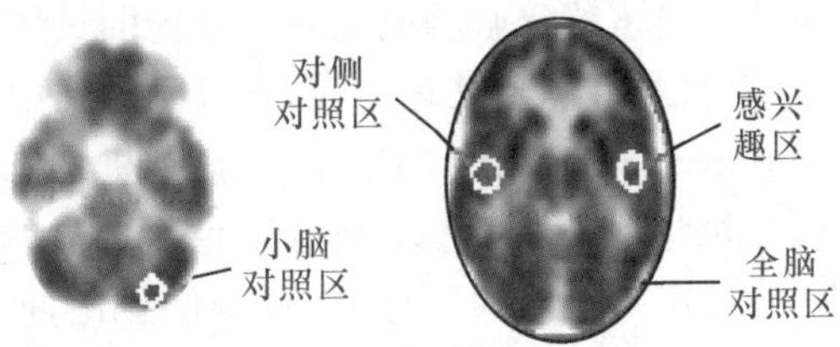

图2-4-3　感兴趣区和对照区设置示意图

（2）统计学参数图（statistical parametric mapping，SPM）

SPM是一种体积像素（体素）灰度值对全脑功能成像进行数学计算并作出统计学推断的工具软件。这种基于体素并能考虑到整体和其他对局部体素产生效应等多个混杂变量的图象数据统计分析软件已取代了手工分析的感兴趣区法，成为脑激活研究的金标准，并在脑功能成像研究的许多领域得到应用[18-20]。在不要求绝对定量的情况下，SPM分析的一个重要特征就是可以对不同研究对象或同一研究对象的几次显像之间的图象按照某一参考区作为权重进行归一化，以使不同对象或同一观察对象多次成像之间的局部脑血流或代谢具有可比性。

SPM 的处理过程包括以下步骤：

1)数据采集，即相关的脑断层成像。

2)经 SUN SPARK 工作站处理后的横断面图象通过 WebView 软件(ADA Co)传输到装有 Windows 98(Microsoft)的个人电脑上，并转换为 ANALYZE 7 的数据格式，其像素大小为 5.12mm×5.12mm，层厚为 5.12mm。然后用 SPM(Wellcome Department of Congitive Neurology, London, UK)图象处理软件进行处理。

①图象对齐和空间标准化：为了校正每个受试者每次图象采集时的头部位置差异，所有图象均用 SPM 的 REALIGNMENT 工具进行位置校正，使每个研究对象的图象空间位置相同。由于受试者大脑在解剖结构上存在差异，需要把不同的大脑图象进行空间标准化处理，将其转化为大小和朝向都相同的标准化图象。空间标准化结果的好坏直接取决于扫描图象和模板之间的匹配程度。

②高斯平滑：确保图象数据具有随机高斯场的性质，以满足 SPM 的统计假设，同时提高信噪比。

③全脑归一化：采用 SPM 全脑平均体素域值(*TMVV*)为归一化参数，对每个研究图象进行归一化处理。*TMVV* 可分两步算出，首先计算研究图象的体素灰度值 S，将灰度值小于 $S/8$ 的体素视为脑外组织予以剔除。剔除灰度值小于 $S/8$ 的所有体素后，求解出所有剩余体素灰度值的平均值，该值就是 *TMVV*。然后将每个受试者每次脑显像图的全脑活性通过成比例缩放调节到全脑 50mL/(min·100g)的标准值，以去除显像图之间因全脑活性差异对分析结果产生的影响。

3)用 SPM 分析测定两组 rCBF 间有统计学差异区域的投射图，显示最终分析结果，该投射图一方面直观地显示出明显激活的脑区，同时给出激活脑区的坐标，使我们能够查出这些激活区的精确的解剖部位(定位信息)。

(3)数字减影技术

数字减影就是将每一个受试者的两次脑数字显影图进行相减，通常将第一次在静息状态下获得的脑显像图作为基线显像(减数)，第二次激发状态下获得的脑显像图作为被减数，两者相减获得的就是与激发内容相关的特定脑功能区的定位图(余数)。将该定位图再叠加到第一次脑显像图上，就可以直观地看出该特定脑功能区在大脑中的具体解剖部位。

数字减影技术属电子计算机数字图象处理范畴，在医学影像中应用最早、最广泛的数字减影血管造影(digital subtraction angiography, DSA)是上个世纪 70 年代后期开发的高科技之一[21]。DSA 是利用电子计算机将含碘浓度低的血管影像提高，增强到肉眼可见水平，同时消除造影血管以外的组织影像，提高可检测的信息量，减少信噪比，便于研究血管疾病或其他原因所致血管异常。目前 CT、MRI 数字减影冠状动脉和脑血管造影也已广泛用于临床[22,23]。

上个世纪 80 年代，已有学者尝试用数字减影技术处理放射性核素脑显像图，取得满意的结果[24-26]。国内也有人对此进行了研究[27]。但相关的文献报道不多，迄今尚未见成熟的可用于核素脑显像的数字减影软件问世，这与核素显像的一些固有特点有关。X 射线摄片、CT 和 MRIDSA 是在受检者体位固定不变的前提下，注射造影剂前后快速连续获得图象，按时间先后进行减影(亦称为时间减影)，而且仪器的分辨率高，造影剂的对比度大，因此基本上不存在图象归一化和空间位置大小匹配的问题。又由于所需时间非常短暂，心跳、呼吸等生理活动对图象的影响也非常小。而核素脑显像存在仪器分辨率小，图象本底计数高，数据采集时间长，示踪剂衰变快，两次显像大多不能在同一体位下获得等不足之处，因此，在应用数字减影技术处理两次不同时间获得的显像图时，需要解决的关键问题是两次图象的空间匹配和归一化[18,24]。具体地说，两次不同时间获得的脑显像图，由于给予的剂量、给药后开始显像的时间，头部与探头的距离等条件不同，其获得的信息量（总计数）是有差别的。如第二次显像的总计数明显少于第一次显像，两者相减后只能是空白，即无结果。如果第二次显像的总计数明显多于第一次显像，两者相减获得的仍是一幅相对完整的脑图，与刺激无关的脑区也呈现在其中。要解决这个问题，除了注意尽量使两次显像的条件保持一致（很难做到）外，重要的是在对图象进行处理时，要先将两次图象的总计数调整到一个水平，即归一化。同时由于两次显像时受试者头的摆位及头部与探头的距离等不同，还要对图象进行平移、旋转和缩放，以解决两次图象空间位置和大小不匹配的问题（图 2-4-4）。

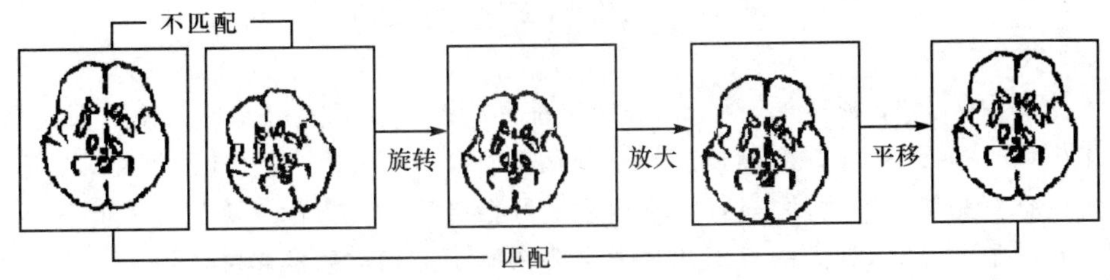

图 2-4-4　两次显影图空间位置和大小匹配示意图

我们据此原理设计了脑 SPECT 和 PET 图象的数字减影软件，通过上述相关数学模型解决图象数据归一化和空间位置大小匹配的问题，图象处理的结果与半定量分析及 SPM 分析结果基本一致，表明该软件的设计是合理的。此外，考虑到数字减影后所获得的活性增加区是孤立的，无法确定其在大脑中的定位，因而我们通过把减影所获得的特定脑功能区（活性增高区）改变颜色后再叠加到第一次（基线）脑显像图上，可以直观地看出该特定脑功能区在大脑中的具体解剖部位（图 2-4-5）。

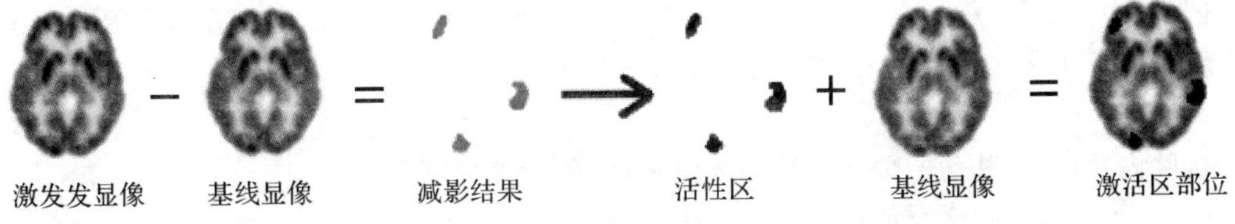

图 2-4-5　数字减影处理结果

三、语言认知的神经解剖学基础

脑是人类高级神经活动，包括意识、思维和语言的器官，也是全身各系统适应外界环境的最高调节机构，关系到人的生命活动、社会活动和生产劳动。人所特有的高度分化发展的大脑皮层，是人类长期劳动的产物，也是人们认识世界、改造世界不可缺少的物质基础。人类的语言及思维、记忆、情感等精神活动属于精神系统最高级部位——大脑皮层的功能。

1. 大脑和小脑半球

人脑可分为大脑、间脑、小脑和脑干四部分。大脑由两个结构大致对称的半球组成，中间由胼胝体相连。大脑半球的表面有很多深浅不等的沟或裂,沟或裂之间的隆起叫回,它们大大增加了大脑的表面积。大脑借外侧裂、中央沟及枕切迹至顶枕裂顶端之间的假想连线分为五个脑叶,即额叶、顶叶、颞叶、枕叶及岛叶(位于大脑内侧面)(图 2-4-6)。

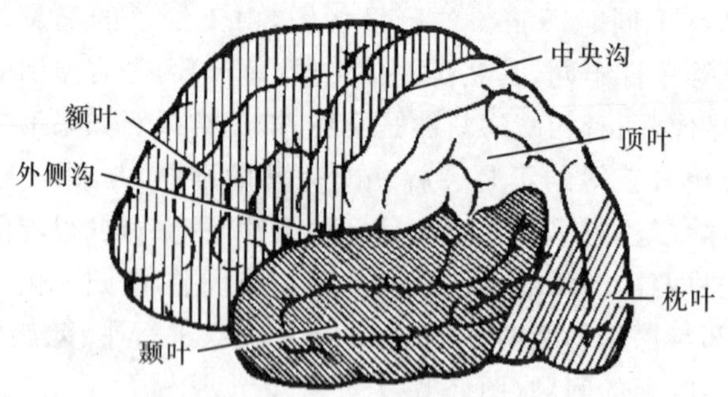

图 2-4-6　大脑半球(外侧面)的分叶

(1)额叶

额叶主要由额上回、额中回、额下回和中央前回构成。左侧大脑半球的额下回盖部为运动性语言中枢(Broca's 区)。额叶新皮质特别与运动性活动、判断、预见性及情绪、心境等有关。额叶损害的症状主要表现为随意运动、语言表达及精神活动三方面的障碍。额叶的不同部分,其功能也有明显的差异,如人的意识和智力主要依赖于前额皮质的功能。

(2)颞叶

颞叶主要包括颞上回、颞中回和颞下回。隐藏于外侧裂内者还有颞横回。颞叶中部为听觉中枢,此区专门负责接收辨认由耳朵所接受的刺激(听觉信息)。优势侧之听觉中枢稍后有听觉性语言中枢,损害后可出现感觉性失语症。颞叶中部和内侧部是一个复杂的多功能区,具有广泛的视觉和听觉功能,其中右颞叶中部主要涉及视觉和非词语听功能,而左颞叶中部与语言听觉能力关系较密切。

(3)顶叶

顶叶分为中央后回、顶上回(顶上小叶、顶下小叶)和顶下回(缘上回、角回)三区。其中中央后回系皮质感觉中枢。角回为视觉语言中枢,优势半球角回在阅读上起着非常重要的作用,损害后病人可出现失用症及失读症。顶叶也与数学和逻辑相关。

(4)枕叶

枕叶内侧面,距状裂的两侧皮质是视觉中枢,负责处理视觉信息。

(5)大脑半球的边缘系统

边缘系统为大脑内侧面的一个呈马蹄形的脑回,其主要成分为扣带回、海马旁回和海马。其机能主要与保持个体和种系生存的防御反应、获食行为、进食、生殖等关联的动机、情绪、记忆、嗅觉、内脏、自主神经、内分泌、性、学习、记忆及运动功能有关,属于高级植物神经中枢,又称为内脏脑和精神脑。

(6)小脑

小脑由左右两个半球所构成,略呈椭圆形。小脑的主要功能为维持身体平衡、调节肌紧张和协调随意运动等。Zentay 在 1937 年发现小脑的急性损伤可有语言障碍,在分节发音、发音及语言呼吸运动的协同作用方面失调,出现缓慢的、爆发性的语言,即断续语言。近年来许多学者的研究也发现,小脑可能在较高水平上参与语言认知功能活动。右小脑半球在语言产生上有一定的优势,这可能与其和左大脑半球之间存在交叉联络有关。

2.大脑半球功能的不对称性和大脑皮质功能区

人类大脑结构和功能的一个主要特征为两侧半球功能的不对称性。这个现象又称半球优势、功能侧化、半球侧化或半球专化。也就是说，在产生行为、高级心理活动或认知功能的神经过程中，左、右大脑起着不同的作用。人类的语言及使用工具(运用技巧)等特殊活动在一侧皮层上也有较集中的代表区(优势半球)，即语言运用中枢。右利者一般优势在左侧，反之优势则在右半球。

根据解剖学所见及脑皮质的沟回分布，一般可确定大脑皮质的功能位置，并依据大脑皮质的各个部位在主要机能上的差异，将其划分为许多机能区，这叫大脑皮质的机能定位图。目前常用的为 Brodmann 提出的 47 或 52 个脑机能区的两种定位方法。

3.语言和运用中枢

语言中枢包括运动语言中枢、书写中枢、听觉语言中枢和视觉语言中枢(图 2-4-7)。在优势半球的缘上回还有运用中枢，它们彼此间有密切联系。

(1)运动语言中枢：位于优势半球的额下回后部，即 Brodmann(以下略)44、45 区，又称 Broca's 区，管理语言运动。此区受损时，出现运动性失语。

(2)书写中枢：位于额中回后部 8、6 区，即中央前回手区的前方，受损时出现失写症。

(3)听觉语言中枢：在颞横回听觉皮质区的后方，即 42、22 区，又称 Wernicke's 区。该区负责听到声音并对听到的声音和语言进行理解，受损时出现命名性失语。

(4)视觉语言中枢：位于顶下小叶的角回，即 19 区，为理解看到的文字或符号的皮质区。受损时对看到的物体不能理解，称为失读症，且有计算障碍。

(5)运用中枢：位于优势半球顶下小叶的缘上回，即 40 区。此区主管精细的协调功能，是在劳动或生活中，通过实践建立的复杂动作或操作技巧的皮质中枢，受损时不能完成过去所掌握的复杂动作或操作技巧。

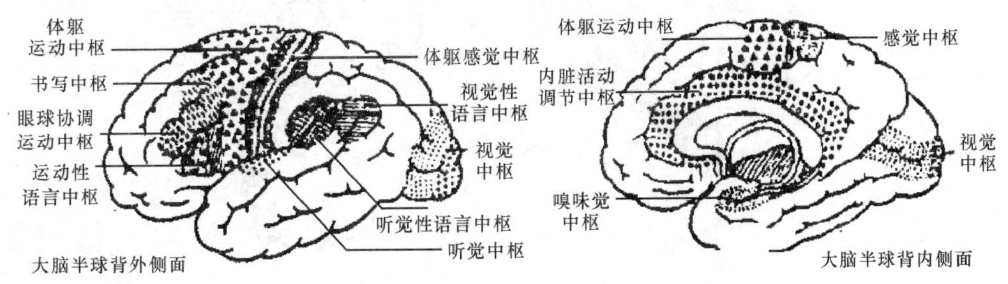

图 2-4-7　语言中枢部位示意图

4.与语言认知活动相关的其他脑功能区(图 2-4-8)

(1)皮质运动区：位于中央前回，即 4 区，是支配对侧躯体随意运动的中枢，也称为初级运动区。它主要接受来自对侧骨骼肌、肌腱和关节的本体感觉冲动，以感受身体的位置、姿势和运动感觉，并发出纤维，即锥体束控制对侧骨骼肌的随意运动。该区的下端主要控制头面部，包括口唇和舌等发音器官的肌肉运动，损伤时可引起发音困难。

(2)皮质运动前区：位于中央前回之前，上额叶的中部(6 区)，亦称补充运动区(supplementary motor area)，系锥体外系的皮质区。它发出的纤维至丘脑、基底神经节、黑质和红核等，与联合运动和姿势动作的调节有关，并有迟缓肌肉、抑制运动的作用。电刺激该区可致随意讲话障碍。

(3)初级视皮质区和视相关区：视觉皮质区在距状裂的两唇与楔叶和舌回的相邻部，即 17

区，也称纹状区。视觉信息，包括文字符号等首先进入该区，然后由视相关皮质区进一步处理。后者位于初级视皮质区周围(18、19区)，其功能主要为识别形状、颜色和运动。

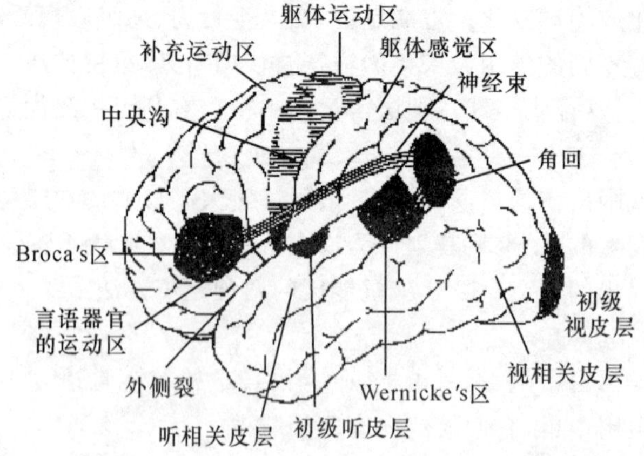

图 2-4-8 与语言认知相关的脑功能区分布[2]

(4)初级听皮质区和听相关区：初级听皮质区位于颞横回，隐藏在侧沟(41区)。耳所接受到的听觉信息大多数被传送到对侧初级视皮质区。听相关区位于上颞回(22区)，占整个颞叶的上三分之一，是处理像语言和音乐等听觉信息的更高级功能的部位(图 2-4-9)。

(5)听视相关皮质区：位于下颞回后部。下颞回有大量纤维与视区相联系。该区的主要功能是视觉语言处理和唇读(看口唇的形状变化识别其说话内容)。

(6)顶相关区：包括角回(39区)和缘上回(40区)，来自顶、颞、枕叶的联络纤维与该区联系密切，与躯体感觉、视觉和听觉感知相关联。

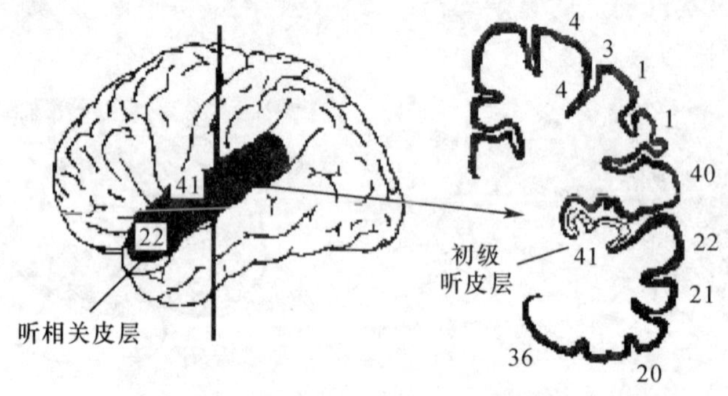

图 2-4-9 初级听皮层和听相关皮层的位置示意图[2]

(7)前额区：包括上、中、下额回的前部(9、10、11、46、47区)，被认为是脑功能进行最高水平整合的部位，与精神和心理方面的功能，包括个性、智力、情绪、意志、思维等有重要关系，包括讲话期间的思维。该部位在控制运动(练习和操作)中也起重要作用。

(8)前扣带回：前扣带回(24、33区)与丘脑有着重要的联系，24区与补充运动区(6区)及前额区也有很多联系。

四、英语等西方语言认知功能研究的进展

自从20世纪70年代SPECT和PET问世以来，西方国家对语言认知功能就已进行了广泛深入的研究并取得了引人注目的成果[10]。

1.脑语言认知活动的复杂性

语言包括口头语言和书面语言(文字)。口头语言主要涉及聆听和述说;书面语言涉及书写和阅读;而阅读又可分为朗读和默读(看)等。口头语言有语调、韵律、音频之分;书面语言也有字、词、句和形、义之区别。而对语言的理解(解码)又与学习、记忆、思维等功能相关联。因此每个语言认知活动都涉及多个脑功能区的活动。

例如,一个词包含形、音、义三种成分。我们在学习这个词时,它的这些特征已经储存在我们大脑的某个部位。当再认读时,要经过字形特征的视觉感知—初级和相关视皮层—识别—找到其储存的部位—记忆恢复—语音转换—语义提取—发音器官的组织—语音输出等一系列复杂的加工处理工序,至少与视觉中枢、视觉性语言中枢、运动性语言中枢等密切相关。因此,读一个认识的词,不是"先看见再读出"的简单过程。它包括有多个脑功能区参与的许多不同水平的信息加工处理程序。

又如同一个词的听写认知过程,首先是该词的语音特征通过听觉器官的感知到达初级听皮层和听觉相关皮层,然后激活该语音的储存区,使其从记忆中恢复,并提取相应的语义和字形特征,再通过手指运动区,支配相应的神经肌肉群,完成该词的书写。与之相关的神经中枢则主要有听觉、听觉性语言和书写中枢。类似的认知过程还有同一个词先看再默写(认写);或先听再复读(听读)。

为了从上述复杂的语言认知活动中找出与某一特定的(单一的)脑功能活动相关的脑区,可以通过其他相关的实验将无关脑活动区排除。例如将前述 4 个认知过程的显像图进行比较,就可以确认一些特异的相关脑功能区。

在认读、听读时被激活而认写、听写时未被激活的脑区可能和"读"该词相关;

在认读、听读时未被激活而认写、听写时被激活的脑区可能和"写"该词相关;

在听读、听写时被激活而认读、认写时未被激活的脑区可能和"听"该词相关;

在听读、听写时未被激活而认读、认写时被激活的脑区可能和"认"该词相关。

如果将前面提到的先认后写一个认识的词换成一个不认识或无意义的词(只有字形特征而无语音、语义成分),我们可能会从两个实验的比较中发现与语音和语义相关的脑功能区。同样,如果把听写和听读一个认识的词换成一个不认识或无意义的词(只有语音成分而无字形特征和语义成分),我们可能会从两个实验的比较中发现与字形和语义相关的脑功能区。

如果把刺激物"词"变换成动词、名词、形容词、平和的词或让人感到恐惧的词,我们可能会从中发现不同的词类其储存、记忆、恢复的部位是否相同,带情感和不带情感的认读有何区别。

2.听觉语言认知

(1)原始语言

人类最初的语言,即非常原始的语言元素是声象词,Nishizawa 等发现受试者听这些原始的、无进一步特定结构的声象词时,上颞部听相关区(左 29%,右 18%)、角回区(左 24%,右 13%)、上前额皮层侧位(左 12%,右 18%)被激活[28]。这种类型正好是位于 Roland 等在音调和韵律鉴别试验期间所见到的右半球 rCBF 增加的脑区左侧相对应的部位[29]。

(2)简单的单音节词(含语言信息分析)

受试者听简单的单音节词(非声象词类),带有更多的主意、关系和事实的想象,Broca's 区,左下额回后部常被激活。这些部位是最常见的与言语、讲话相关的脑功能区,甚至在分析简单的词信息时。例如,让受试者听简单的单音节指令,在迷宫中移动手指,也可以发现 Broca's区 rCBF 增加 22%,上颞叶中部的听觉相关区 rCBF 也增高(图 2-4-10)。词的指令的含义对执行这个实验是必不可少的[30]。

Bartlett 等[31]调查了受试者在听单音节词时葡萄糖代谢的比率。受试者被要求每听到一个以音素“b”或“s”开始的词时按一次踏板。他们发现,结果是独特的,听单音节词时,所有区的局部葡萄糖代谢均比静息时更低。然而通过对不同区局部葡萄糖代谢相关性的分析,发现左后下额皮层(Broca's 区)的局部糖代谢与初级听皮层及即刻听皮层、后上颞皮层和角回(Wernick's 区)、左和右前额皮层相关。这表明,一些与感觉相关的皮层区也共同被激活。Bartlett 认为,后下额区(如 Broca 区)涉及音素靶的识别。

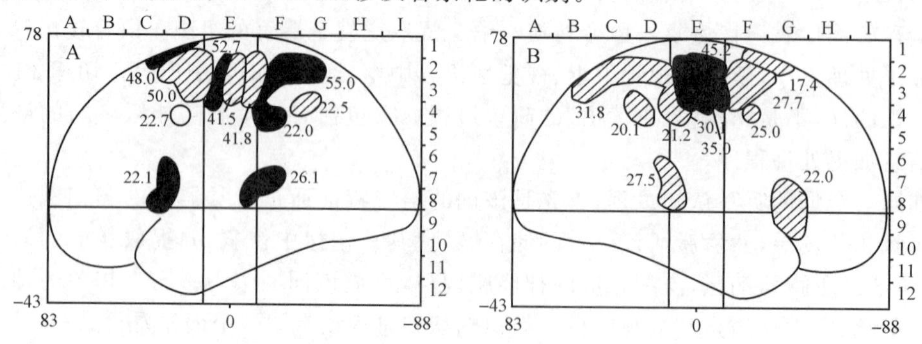

图 2-4-10 谜宫试验期间 rCBF 平均变化和程度

A:左半球;B:右半球

(3)听名词

当受试者无特定目的地听名词时,左右上颞回听皮层和即刻相关皮层 rCBF 增加,左半球上颞区后部,前到即刻听相关区的部位,前扣带回也增加,但后下额未增加(图 2-4-11)[32]。

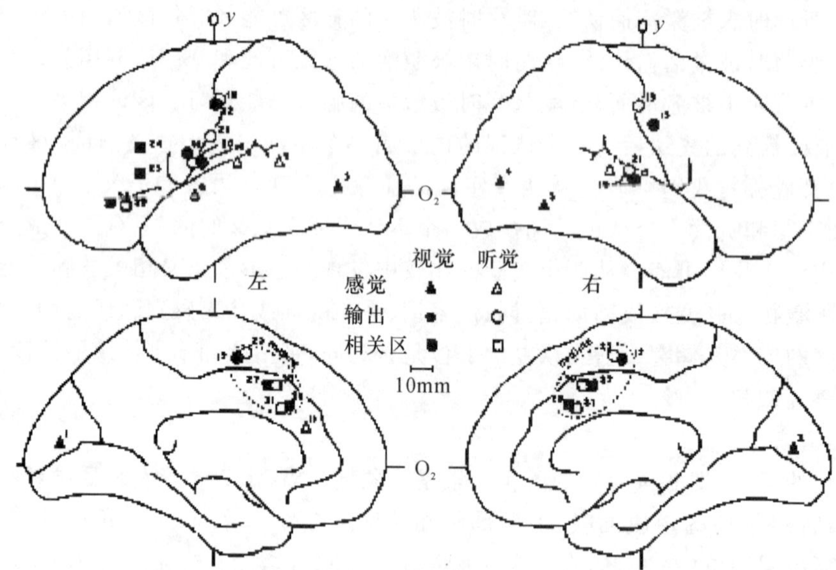

图 2-4-11 看或听词(三角)、重复词(圆点)和词联想(方块)等不同水平的语言研究结果[32]

词流畅试验是更高水平的语言解码。Parks[33]在用 PET 进行的词流畅试验中要求受试者闭眼,听到一个字母后尽可能快地产生尽可能多的以这个字母开头的词。结果显示额、颞顶、枕叶 rCMRgl 分别增加 25%、27%、19%和 19%。作者认为枕叶增加是一般注意的指征,如以枕叶的 rCMRgl 为标准,则仅颞叶呈明显的统计学意义的增加。这表明,rCMRgl 增加与产生的正确的词的数量呈阴性相关性,即产生词有困难的人有最高的 rCMRgl 增加和可能最大的广泛注意的增加。

Frith[34]也重复了词流畅试验，他们让受试者每隔 2 秒听到“next ”一词，并以一个由 s 开头的词作对应，而在对照的试验中，受试者仅重复听到的词。结果显示，活性增加和减少的脑区均被看见，活性增加是广泛地呈现在左前额皮层和前扣带皮层（图 2-4-12）。在另一组试验中，要求受试者在 PET 测定期间产生尽可能多的职业名词或产生以字母 a 开头的词，而与之对照的两个试验则是从“1”开始大声地简单计数，或词汇判断作业，即受试者听真正的词和呈现的非词，如对前者说“正确”，对后者则说“错误”。与这些对照试验比较，两个词流畅作业，使左背侧前额皮层的中部、左海马旁回、左下顶叶双侧前扣带回 rCBF 增加。这个试验中也可见双侧上颞回 rCBF 减少，后者可以推测是由于与计数比较，在词与非词的鉴别中上颞区有大的激活[35]。真正的词产生没有发声，受试者须产生尽可能多的适当的动词以配名词，导致左后上额皮层、Broca’s 区、后前额皮层和 SMA 的 rCBF 也增加[36]。

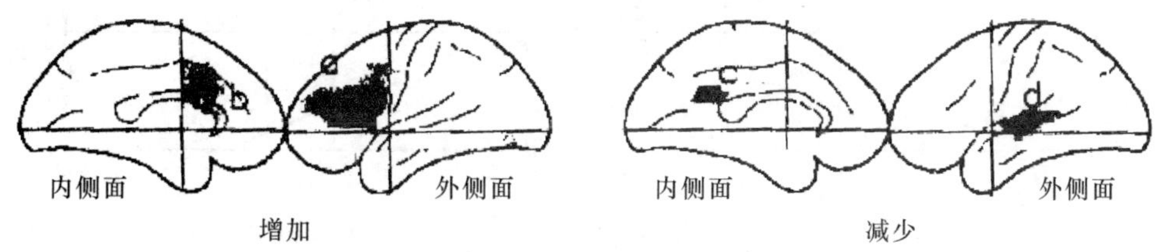

图 2-4-12　词流畅试验：要求产生以 F 开头的词（对照组：重复听到的词）

（左中和下额回可见明显的增加，而右听区减少[34]）

（4）听故事（理解和不理解）

人至少有 4～5 个，甚至更多的听觉相关区参与声音信号的解码，这些听觉相关区均位于颞横回及上和中颞回。原则上，口头语言的解码应与其他听觉信息的解码没有区别，由于语言中的音素再生的特异结构，语言信息的解码已在不同的水平被检测。为了检测脑结构参与语言的识别，Kushner 给非匈牙利人听匈牙利语磁带，要求注意文中出现的无意义词“honat”，并按按钮。可以观察到受试者右和左上额、左颞枕、左下颞皮层 rCMRgl 增加[37]。而让丹麦人听丹麦语故事，并要求确定文中意思时，其上颞皮层（中颞回皮层下）、上颞区后部、临近角回区的部分、后下额皮层（Broca’s 区）、额眼区、上侧前额皮层被激活。将上述故事的磁带倒放时，以上部位均为双侧被激活，并产生最大的增加；顺放时仅右侧 Broca 相应区，右前额皮层被激活[38]。

当受试者在听故事的同时加上分析、想象、记忆等认知活动时，其激活的部位是不尽相同的。例如，日本受试者听日语故事，要求听后概要故事重点，结果显示双侧上颞回、右 Broca 相应区、右额极区 rCBF 增加。而要求受试者听故事，并视觉地想象场景时，可见左距皮层、视相关区、双侧角回和左扣带回 rCBF 也增加[39]。Mazziotta 等让受试者听福尔摩斯故事，并告知要考察其能记住多少细节，结果发现双侧颞横回、上颞回即刻听相关区、左后中颞区、中颞区右中部、左前额皮层、左下额区后部、左和右丘脑 rCMRgl 增加[40,41]。

（5）带感情的语调和传递的信息

口述语言含有两种信息：带感情的语调（通过舌头的压力和韵律传递）和传递的信息内容。人类最初的思维表达是通过带感情的语调来传递的。至今，当一个人听不懂对方的语言时，通过估价其带感情的语调也可以理解所要传递的信息。例如，让日本受试者听意大利语故事，要求注意故事中的情感语调，并与听空白噪音磁带对比，可以看到左后上颞区、右上颞区 rCBF 增加。当要求受试者概括故事的要点时，左上颞回、Broca’s 区、右额极区 rCBF 增加。由此看来，企图解码不熟悉的口述语言时，激活上颞回（中部和后部）、Broca's 区和前额皮层的听区。而这些区也有解码熟悉语言的决定性作用[39]。

(6)听觉语言认知解剖定位的相关性

为了概要参与解码口述语言的脑区，Roland 等[10]综合了部分研究者的成果，绘制成一个总图（图 2-4-13）。从中可以看出，企图从接受不同的听觉语言的研究中发现一致的活性类型是困难的。因为除了呈现给受试者的口头信息的内容和形式外，受试者自身的差异（性别、年龄、职业、受教育程度等）、试验所用的仪器、方法、示踪剂不同也会影响研究结果的可比性。

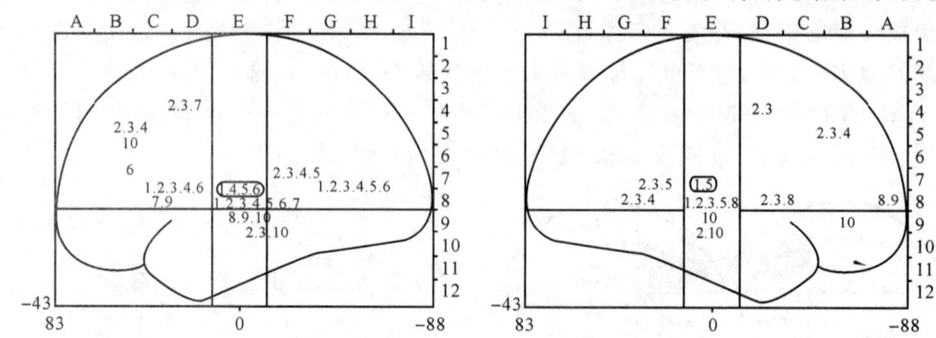

图 2-4-13　参与语言理解研究的受试者平均激活定位[10]

（1. 听匈牙利语[37]；2. 听倒放的丹麦语[38]；3. 听拟声[28]；4. 听单音节词[31]；5. 听名词[32]；6. 听福尔默斯的故事[40]；7. 听动词指令[20]；8. 听受试者母语的故事[42]；9. 日本受试者听意大利语，要求抓住要点[42]；10. 受试者比较名词[36]）

3. 口头语言

(1)阅读（语言符号的视觉解码）

阅读是语言符号视觉呈现的解码。阅读通常在四个复合物的水平上进行研究：①阅读像字母的铅字（假铅字）；②阅读不能发音的字母串（如 GK、SM、TDBW）或可发音的非词（LERTAN、RESH）；③阅读词；④阅读故事。

1974 年，Ingvar 和 Schwartz[43]发表了第一个阅读的 rCBF 研究。受试者大声阅读选自一周刊的简单文章，发现阅读与左半球的活性增加相关，这种视相关皮层、上前额皮层、额眼区、“上前运动区”、嘴运动区激活的活性类型也被其他研究者在后来的研究中所证实（图 2-4-14）。Larsen 等[44,45]证实受试者双侧颞枕视相关区 rCBF 增加 15%，上和后上颞区、双侧额眼区也被激活。上前运动区后来被视为补充运动区。Snyder 和 Petersen 又进一步在四个复合物的水平上研究了阅读时的脑活性。受试者先行静息（仅仅注视屏幕的一个固定位置）下的脑显像研究，然后让受试者阅读投影在屏幕固定位置上的像字母一样的假铅字、不能发音的字母串（GK、SM、TDBW）、可发音的非词（LERTAN、RESH）、真正的名词或阅读故事。结果显示所有阅读时，初级视区和视相关区的激活程度均超过对照组水平，但角回的活性例外。阅读真正的词和可发音的非词时，左下额回的 rCBF 也增加[46,47]。

为了探查视觉分析阅读材料的效果，了解无意义的话和有意义的书面材料的解码之间的区别，Wise 等[36]让受试者读无意义的铅字、一个真实的词表和概要的词表，然而在这些情况之间没有发现明显的差别。Wise[45]还让受试者一遍又一遍地说同样的词，并与大声阅读实在的词表和概要的词表时的结果相比较，后者使后上颞回产生更强的活性。当受试者听有意义的词和可发音的非词时，左后上颞回也被同样程度地激活。与读假的铅字相比，受试者读真正的词时，左后上颞回更强地被激活。这可能是因为假的铅字不被有意识地细读，而无意义的词和新词需要细读。

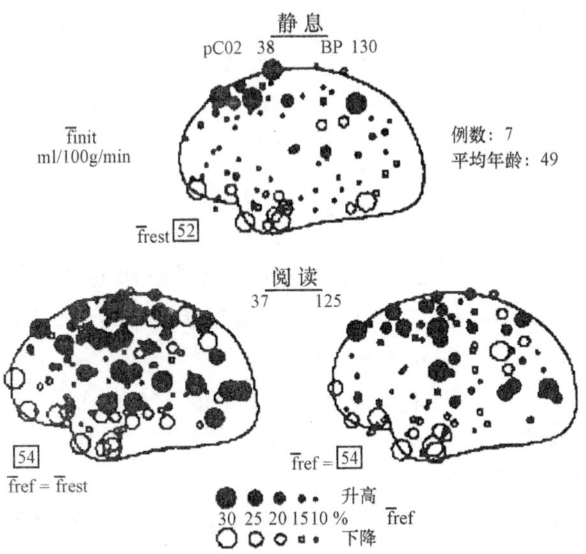

图 2-4-14　7 例受试者朗读周刊上简单文章时左半球 rCBF 的变化(注意:侧枕区、颞枕区内侧、嘴运动区、下额皮层和前额区的大部 rCBF 增加)[43]。

阅读所激活的脑区也和阅读对象(文字)的特征有关。例如,日语书写常用两种主要的字符系统,汉字(kaoki)和假名(kena),假名是基本音素,更像西方语言,从假名引出的意思需要脑中音韵学的编码。Law 等[48]的研究发现,与阅读假名比较,阅读汉字时,视觉相关区和或下颞区更多地被激活,而与阅读汉字比较,阅读假名时,缘上回更多地被激活(图 2-4-15)。

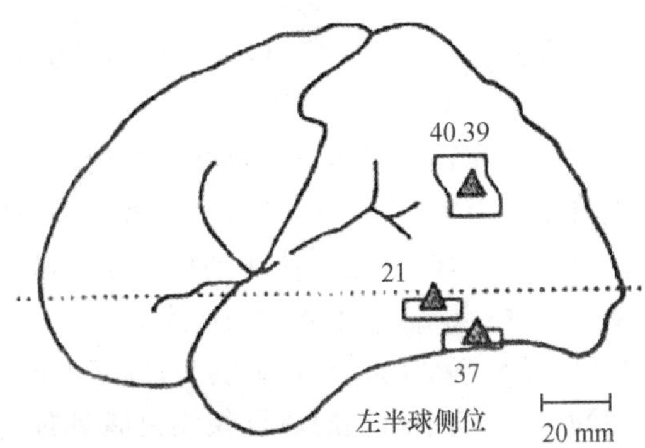

图 2-4-15　日语假名和汉字阅读的对比(数字代表 Brodmann 分区)[48]
(阅读假名时 39、40 区被激活,且活性大于阅读汉字时。而阅读汉字时 21 和 37 区被激活,且活性大于阅读假名时)

Roland[10]概要上述研究成果时指出,朗读是通过初级视区和枕相关皮层的激活引起的,此外,双侧后下额区和运动区(补充运动区和嘴的初级运动区)被激活,根据对照情况,额眼区也可能被激活。正如 Ingvar 和 Schwartz 所描述的,在朗读时,视区正在进行课文中精确的视觉信息的解码,而(左)后下额区和运动区正在产生一个输出,然后从这些区引出来自课文的意思。许多用 PET 进行的研究未发现任何皮层下区,例如基底节和小脑在朗读时被激活,但 Peterson 的研究发现了小脑和右矢状旁的活性[47]。

(2)默读和朗读的区别

在默读和朗读的对比研究中,Larsen[44]等发现,两者的差异仅仅在于朗读时可见双侧嘴运动区的活性。然而Petersen等[32]让受试者注视屏幕上的一点,当在该点的部位显示单一名词时,要求受试者默读或朗读该词。结果显示,默读仅激活初级视区和视相关区,而朗读还引起右上颞区、额盖、补充运动区和嘴运动区的活性。

4.语言理解和加工

(1)语言理解研究

Richard Wise和他的助手[36]进行了更系统的语言理解研究,以揭示与推测的语言理解的分层次组织结构相符的活性差异。受试者首先在静息状态下(仅有几秒一次的手指运动)进行脑显像,然后受试者接受不同的语言理解试验:

①受试者听有典型英语语调结构的非单词,如“ked”,“pretch”。

②受试者听一对“高级－基本”名词,如“水果－苹果”。其中有一半是错的,如“家具－衬衫”。听到正确的时用手指简单示意。

③听动名词匹配,如“吃－苹果”。有一半不匹配,如“编织－玻璃”。同样听到正确的时用手指简单示意。

④动词产生,即给一个名词,受试者尽力产生更多的与之搭配的动词,如:给出“花”,可回答“生长”、“采”、“闻”等等。

其中①、②和③反映听觉分析和语义分析两种水平,导致双上颞区(听觉和听觉相关区)的特定的活性,这些区与解码有意义和无意义的语言相关。而④反映语言产生,还激活Broca’s区、左中额回后部、补充运动区。他们的研究证实语言理解和语言产生之间是有区别的,并与Nishizawa[28]和Fribery[38]的研究结果一致。

(2)词语成分加工

Petersen[32]设计了很好的语言处理研究方案,以在解剖学上鉴别语言的知觉、运动和语义学三个语言处理水平。其实验方法如下:

①词的感觉,受试者看屏幕上的名词,或通过耳机听一个词。

②受试者重复在屏幕上所见或通过耳机所听到的词。这个水平呈现语言的知觉和运动成分。然后,来自被动的词知觉(听觉和视觉)的活性从词的产生中减去。结果显示,左额盖、补充运动区、小脑皮层、嘴运动区特异地参与口述名词的产生。

③词联系,这是三个水平中最高水平的研究,受试者对屏幕上或耳机中呈现的名词(如“点心”),造一个相关的动词(如“吃”)。这个水平的研究包括语言处理的三要素,即解码、简单产生和词汇联系。

词产生中的活性可以被减去,以揭示在词汇联系中起特异作用的部位。这些部位是左后下额皮层、左右扣带回前部。

然而,如Frith[35]所指出的,最高水平的作业包括语义学成分和内生,或词记忆的研究,词的重复也与小脑前叶内中带的增加有关。而词的产生与后叶侧位和蚓部的增加有关。他们的试验方法如下:

①受试者双眼看屏幕上的注视点(“＋”字符号)。

②看注视点的同时被动地看注视点下方的名词或被动地听名词。

③跟着说出看到或听到的名词。

④看到或听到名词后大声说出一个相关的动词,如:“点心”－“吃”。

结果显示，当以试验①获得的显像为基线显像，将试验②获得的显像减去试验①获得的显像时，可得到与视觉或听觉呈现词相关的脑活动区。视觉呈现词时，枕叶的纹状前区，向前到颞枕边界被激活；而听觉呈现词时，初级听皮层和左颞顶语言相关区被激活。

当以试验②获得的显像为基线显像，将试验③获得的显像减去试验②获得的显像时，可得到与词输出有关的部位。结果显示，左右半球初级感觉运动区及左半球的运动前皮质和辅助运动区，接近 Broca's 区的左 Sylvian 区（专用作语言输出）及相应的右半球被激活。

当以试验③获得的显像为基线显像，将试验④获得的显像减去试验③获得的显像时，可得到动词联想的相关区，即额下回和扣带回。前者与词义加工有关；后者可能与脑前部的注意系统活动有关，并在执行意识功能中起作用。

(3)语言产生（主意转化为语言）

理解书面和口述语言是一回事，而将主意、记忆和感觉转化为书面或口述语言是另一回事。Pawlik[49]要求受试者讲 30 分钟关于某一社会哲学的论点，通过该试验，将他们的主意转化为流利的口述语言。结果显示，小脑半球 rCMRgl 增加（左 19%、右 29%），双侧 Wernicke's 区（后上颞和角回邻近部位）、Broca's 区和右侧相应区（即右后下额皮层）、嘴运动区、前额皮层 rCMRgl 增加，以躯体感觉皮层的增加为最大。

一些研究涉及感觉是如何输入转化为语言产生的。Friberg 和 Roland[50]与受试者谈话，内容是你如何过圣诞夜？受试者流畅地回答，但有规律地被测试者的特殊问题打断。有趣的是，结果显示右侧（非语言优势侧）即刻听相关皮层被激活。而在受试者双眼闭合，描述自己生活的房间内的家具时，与上一个试验一样，边缘视相关区被激活（图 2-4-16）。这可能是因为边缘视相关区作为特异的视觉记忆在这两个作业中均必然被涉及。

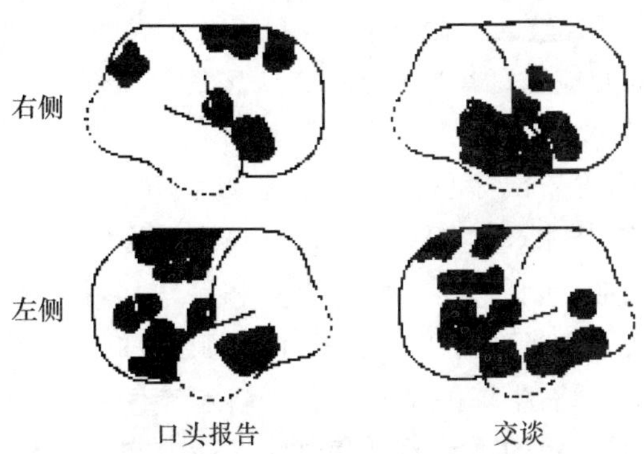

图 2-4-16　来自视觉记忆的口头报告和交谈期间激活区的平均范围和定位[50]

(4)语言产生的功能性解剖

在语言产生过程中，脑的一些功能区参与其中，从不同的方面发挥作用。有些部位对听觉输入或视觉输入作出反应，有些对说出的特异记忆进行处理。Roland 等[10]综合了部分研究者的成果，概要地绘制成一个参与语言产生的脑功能性解剖图（图 2-4-17）。

(5)句子理解和加工

Stromswold 等[53]用 PET 进行句子理解的脑功能定位研究。他们要求受试者进行句子阅读并对语义作出可接受判断。实验句子分 3 种条件，内含有关系从句的复杂结构，并分为语义合理或不合理句子，或句中的动词、名词被假词所替代。结果显示，受试者判断语义上合理的句子时，结构复杂的句子比不大复杂的句子，在 Broca's 区特别是岛盖部 rCBF 较大。受试者必须确定句子在语义上是否合理，与必须确定句法上同一的句子是否包含一个无意义的词相

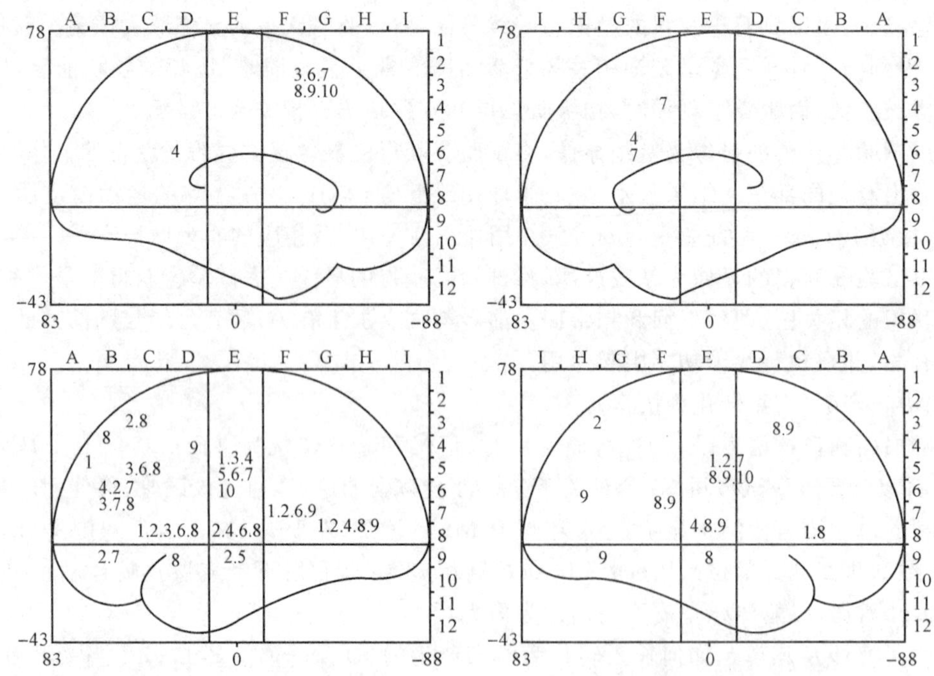

图 2-5-17 参与语言产生研究的受试者平均激活的脑功能区定位[10]

(1. 社会哲学演讲[49];2. 来自视觉记忆的词汇报告[51];3. 词流畅[52];4. 内在的词产生[34];5. 词流畅[33];6. 给予名词产生动词[36];7. 词联想[32];8. 交谈(会话)[50];9. 视觉命名[45];10. 无意识讲话[44])

比,左外侧裂周围语言区 rCBF 较大。由此可见,句子加工发生在外侧裂周围联想皮层区,而理解复杂结构的句子时,其相应脑区集中在 Broca's 区的岛盖部。

5. 小结

综上所述,近三十年来,由于认知心理学的确立,脑认知功能实验研究(脑激活试验)的广泛开展和新的功能性脑成像技术(SPECT、PET 和 fMRI)的出现,脑认知功能的研究有了较大的进展,对正常人语言功能(包括聆听、阅读、书写和口述)的脑 PET 和 SPECT 的研究取得了丰硕的成果,进一步证实了左半球对语言程序(词语刺激)的特殊作用,而语言的音调、韵律和音乐(非词语刺激)可以激活右半球的结构。这些结果与有特殊的皮质损伤所显示的特异的语言缺失的临床研究结果是一致的。它们也有力地支持这样的观点,即在复杂的语言输入的过程中,需要脑的多个和广泛区域的合作。然而,这些研究都是在北美和欧洲进行的,其研究对象(患者和受试者)是北美和欧洲人,因此,他们的研究成果尚局限在以字母拼写为特征的英语和欧洲语言。

五、汉语语言认知研究的现状

目前,国际上对大脑认知功能的研究几乎都是在以英语(包括部分法语、西班牙语等)为母语的受试者中进行的。但汉语是当今世界上使用人数最多的一种语言,有久远的历史和丰富的内涵。通过对以汉语为母语的受试者进行语言认知的功能性脑显像研究,探查其在大脑功能区的定位和定量变化,揭示汉语和西方语言认知功能在神经解剖学、神经生理学和心理学上的共性和差异,有助于汉语系统工程研究,对提高汉语在世界语种中的地位、开发大脑潜能和人工智能研究都有重要理论意义和广泛的应用价值[1]。

1.汉语的特征

汉语以笔画字型和四声表达为特征，与用字母拼写的英语比较，有其独特的文字构型、拼写、词汇组合、音韵学和语义学的特征。

(1)汉语是一个语标系统，由一系列笔画组成的方块字作为语言的基本单位。字的含意与发音和字型(偏旁、笔画等)相关，而不像英语中用音节，这表明在英语等语言中普遍存在的字母一音节的转换规则不适用于汉语。由于汉字的发音是按字音而不是音节，必须机械地记忆字型及其相应的字音来学习，偶尔可以通过汉字中的某一笔画部分的发音来记忆。

(2)汉语普通话有四个声调，一般被标注为第一、二、三、四声，分别为高平声、高升调、低转声、高降调。同样的拼音，声调不同，字和意各不相同。

(3)汉语的词由独立的汉字组合而成(有别于英语的词由字母组成)，其读音和词意有其独特的规律，等等。

汉语的这些特征提示神经活动对汉语的阅读认知机制可能会与英语认知的机制不同。中华民族是世界上最大的民族，构成了世界人口的五分之一。汉语普通话不仅是汉族和中国其他少数民族的共同语言，也是亚洲许多国家流行的语言。因此，研究汉语对于我们进一步了解大脑语言处理系统的广泛性和特殊性有重要意义。

2.国外与中国港台地区汉语语言认知功能研究的初步成果

北美、欧洲、中国香港和中国台湾的学者已经意识到这一点，他们以中国人或当地能讲汉语的华裔患者和正常受试者为研究对象，探查汉语语言认知的特点及其与英语语言认知的区别。Tzeng 等[54]的单视野速示研究发现中文单字词的加工存在右侧优势。他们基于汉字具有明显字形特征的特点，提出右大脑半球为加工处理汉字的优势半球的假说。Hu 等[55]对汉语交叉性失语症的研究显示，汉语的功能区域不是位于左大脑半球，而是位于右大脑半球或双侧大脑。中国人的左大脑半球没有定义的 Wernicke's 区，其大脑有关语言的神经通路也与诸如讲英语的人群不同。所以他们对普遍适用的由 Dax 和 Broca 提出的语言功能的大脑偏侧性和优势半球的理论提出质疑。Tan 等[56]和美国学者合作的研究也显示，在进行汉字的正确拼写、音韵学和语义的研究时，左中额回和左下额皮层也介入汉字的处理。而在阅读汉字时，与读英语比较，有更多右半球的皮层区广泛参与中文的阅读，而这些区域在相应的英语研究中没有被提及。他们认为，中文的方块字需要更精细的空间分辨能力，而右半球的额区可以调整和加强方块字结构的视觉空间分析和语义分析的能力。他们因此认为，右额叶和顶叶的特定区域参与了汉字笔画的空间位置分析和组合。Low 等[48]对日本文字中汉字符号和假名的对比研究中发现，在阅读汉字时与阅读假名对比，视觉相关区和后下颞区更多地被激活。他们认为，这是因为从日本汉字引出其含义需要符号类型的视觉认知。但也有国外的学者持不同的观点。Chee 等[57]采用经典的“棕榈树”或“金字塔”(PPT) 任务模型判断汉字、英语单词和图片的含义，发现汉字、英语单词、图片语义处理激活共同的区域为左额(9、44、45 区)、左颞叶后部(左颞中回和左颞上沟)(21、22 区)、左顶叶(7 区)及左梭状回(37 区)。虽然汉字语义处理和图片语义处理激活许多相同的区域，但相比之下，汉字语义处理和英语单词更具有相似性[57]。另有研究显示，汉字语义处理在图片语义处理功能受损后仍不受影响，表明汉字更多的是一种语言符号而不是一种图案[58]。对于额下回更深入的研究发现，音韵处理激活右侧额下回的背侧(44、45 区)，而语义处理激活左侧额下回的脑室面(45、47 区)[59]。Gandour 等人[60](1998)比较了美国人和泰国人在加工听觉呈现的泰语时大脑激活的差异。结果发现泰国人的 Broca's 区被激活，而美国人则在右侧额叶出现激活。还有研究者[61,62]以中国人和不懂中文的外国人为受试者，考察他们加工中文语音时的大脑激活模式，也得到了非常类似的结果。由于英语中没有声调，为了避免声调经验缺乏对结果的影响，Gandour 等人[63]做了进一步的实验。他们让中国人、美国人和泰国人三组受试者同时来加工泰语的声调。结果发现，只有泰国人表现出 Broca's 区域的激活。虽然中国人具有声调的经验，但是在加工泰语时 Broca's 区同样不激活。这些结果支持处理不同的语言以及对所听到的语言理解程度不同，激活的脑区是不一样的，对于不熟悉的语言，更多的是听无意义的声音，而不是语言被加工。

母语不同的受试者在进行汉语或英语认知研究时，其参与的脑区也不尽相同。加拿大学者 Klein 等[64]的一项研究显示，12 名在 10 岁以后移民加拿大的年轻华人在进行汉字的四声识别时，与 12 名以英语为母语的青年比较，除一些共同的 rCBF 增加区外，另外还可见左大脑半球的额叶、顶叶和顶枕区被激活。他们认为，汉语的经验可能影响处理听觉信息的左大脑半球的回路。Hsieh 等[65]也认为，美籍华裔儿童双语受试者的汉语语言的影响作用与亚裔美国人的不同的教育方法和成果有关。同样也有学者指出，由于中文的语言学特征，语义和句子的区分不是一定的。因此，以汉语为母语的双语受试者对英语的语义和句法进行合理判断时，他们使用的是建立在处理中文的大脑基础上的英文处理系统。由此可见，以土生土长的中国人为受试者进行系统的汉语语言认知功能研究尤为重要。

3. 中国内地学者汉语语言认知脑显像研究的进展

最近几年，随着 fMRI 的引进，国内也开展了以母语为汉语的受试者为主体的汉语认知的脑功能成像研究，并取得不少虽不一致，但很有意义的成果[66,67]。

(1)一些学者支持汉语语言优势半球在右侧大脑的观点。赵小虎等[68]对 22 名正常中国人，说中文句子状态下进行 BOLD 磁共振脑功能成像，探索其大脑语言活动皮层相关功能区。结果显示，说中文时激活的脑区包括两侧运动区、左右侧额下回、左右侧额上回、左侧岛叶及左右侧小脑半球。与 Tan 等[69]的研究结果相似，他们发现中文任务也激活了右额下回、右颞上回前部这两个脑区。一般认为右侧额下回是汉字阅读相关脑区，并且与理解物体外形特征有关的情景记忆有关。而右侧颞叶上部，是与音调理解力相关的脑区[70]。由此他们认为，这些区域的脑活动说明其与汉字的音调加工有关。也有研究发现，中国人在加工汉语时额叶和颞叶具有左侧优势，而在小脑、顶叶和枕叶具有右侧优势[71]。

(2)也有一些脑功能成像的研究结果提示，同其他语言一样，中文加工优势半球在左脑。刘刚等[72]研究的结果表明，正常受试者(右利手)语言活动的激活区主要位于左侧半球，在左额中回、左额下回及双侧楔叶处存在明显的激活，表明此区域的脑神经元参与了语言活动，这与传统语言优势半球的定位和现代脑功能研究相一致。马林等[73]的研究发现，8 例健康受试者无论是执行同义字还是同音字判断任务，其皮层激活区域均以左侧大脑半球为主，包括 Broca's 区和 Wernicke's 区双侧辅助运动区(SMA)、纹外视区以及颞叶腹侧皮层亦可见激活信号。方俊明和何大芳[74]对 4 名成年聋人行外显手语和隐性手语语词流畅性脑功能成像的研究，发现与正常人和美国手语[75,76]的研究相似，聋人的视觉性语言优势半球也是在左半球，而且手语和有声语言的绝大多数功能区是叠合的。

(3)然而更多的学者则认为，汉语语言认知需要双侧大脑的协同作用，并有多个脑功能区参与。因而在执行汉语语言认知作业时，通常可以激活双侧半球的多个脑区。而根据任务的不同，有时以左侧更为显著，有时则以右侧为优势。

章士正等[77]用磁共振对 10 名健康志愿者进行默读、复杂对指运动、抄写三个任务期间的脑功能成像研究，结果表明，主要共同激活区位于额顶叶皮质，包括左侧额中回、双侧顶上小叶、双侧顶下小叶、两侧额内侧回、左侧中央前后回。他们的受试者主要为右利手,所获得的结果涉及两侧大脑半球,为此,他们又对1例左利手者作了同样的试验,结果也是两侧半球均有激活。因此他们认为,书写功能涉及较多的皮质及皮质下结构,汉字的书写是双脑协同的过程,而右侧大脑半球对汉字的书写尤为重要。Xue G 等[78]和董奇等[79]通过左右半球激活强度直接相减的统计分析,对一侧化的空间模式进行更细致的描述。他们发现,中国儿童在加工汉语语音和语义时具有左侧优势的区域在额下回、顶下小叶、扣带回和梭状回以及一些皮层下区域。但在颞叶 Wernicke's 区和枕叶的初级视皮层区域并没有表现出左侧优势[79]。儿童在押韵判断任务时,中顶叶的左侧优势比语义相关判断任务更为明显[78]。还有研究发现,颞叶区域左侧优势在听故事、句子重复任务中表现突出,但在言语流畅性任务中并不明显[80]。这表明语言功能一侧化的空间特异性是与任务相关的。李恩中等[81]运用 fMRI 对语言与音乐刺激下脑功能活动进行研究,结果证实,语言刺激时,主要为左大脑半球的脑区激活,右侧半球少数脑区也可被激活;而在音乐刺激时主要为右侧半球被激活,说明左、右大脑半球在语言和音乐加工时存在分工优势性,但同时两半球间及半球内各脑区有相应协同作用。另有学者运用 fMRI 进行汉语同义字和同音字测试,结果发现两种语言任务均能明显激活 Broca's 区、Wernicke's 区、双侧纹外视区及双侧颞叶腹侧皮质,两者所激发的脑功能区之间无显著性差异,且可重复性好[82]。唐一源等[83]采用读词名的方法研究汉字词及假词视觉识别时的脑功能偏侧化现象,结果表明,仅字词激活左下额区(45区)以及右颞叶(21、22区)、右枕叶(18区),而假词除额区外表现出广泛激活,提示除左脑半球与汉字词加工密切相关外,右脑半球在汉字词加工中有一定参与,但确切机制有待进一步研究。彭聃龄等[84]采用 fMRI 研究双单字词音、义加工的脑机制,结果表明在语义任务中与语音有关的脑区得到激活,而在语音任务中与语义有关的脑区没有激活,该实验也支持汉语单字词加工的非知觉观点,以及"普遍语音"的观点。金真等[85]让8名正常学龄儿童参与中文认知任务的磁共振脑功能成像研究,结果显示在完成真假字判断的任务时,最大范围的激活任务信号出现在左侧额叶中央前回(4区),其次为双侧梭状回(37区),左侧额中回(9、44区)和双侧小脑。而在完成同音字判断的任务时,左侧额下回(44、9区)激活范围最大,其次为左侧额叶(6区)、左侧顶叶(40区)、右侧颞上回(22区)和双侧小脑。伍建林等[86]应用功能磁共振成像对比研究12例正常志愿者在数字及汉字认知刺激下脑的功能活动。结果显示,看数字和汉字均能激活双侧纹外视区、枕上回、顶叶及额下回少部分区域;默读数字和汉字时额上回和额中回激活较明显,处理汉字在额叶激活的面积比处理数字更大。他们还发现在汉字的认知加工过程中有豆状核、丘脑及小脑的参与。他们的初步研究显示,数字和汉字激活脑内不同区域,额叶在汉字处理过程中起更重要的作用。

六、汉语语言认知功能的核素脑显像研究

我们自2001年开始在以汉语为母语的健康青年学生志愿者中应用^{99m}Tc-ECD SPECT 脑血流灌注显像探查汉语语言刺激在正常青年受试者大脑中的功能定位,并与聆听学过的英语及不熟悉的日语刺激相比较。志愿受试者共29例,均为在校健康大学生,右手利,男16例,女13例,年龄22～24岁。每个受试者先在静息状态下行^{99m}Tc-ECD 脑灌注显像,然后分为4组(男女比例相近),在间隔2～4天后分别进行不同的口头语言刺激试验,或重复静息状态下的脑显像研究:第一组,重复静息状态下的脑显像研究;第二组,听汉语言情故事(要求记忆和想象);第三组,听介绍爱因斯坦生平事迹的英语故事(要求记忆);第四组,听不熟悉的日语故事。

各组的显像结果均用视觉、局部与全脑的计数比(半定量分析)和 SPM 软件进行分析。

脑血流灌注显像仪为 SIEMENS 公司 E. CAM^duet 双探头 SPECT,配低能高分辨准直器。显像剂为^{99m}Tc-乙撑双半胱氨酸二乙酯(^{99m}Tc-ECD),剂量为 740～925MBq,静脉注射显像剂后 20～40min 显像。受试者取仰卧位,探头绕头部旋转 360o°,每 6°采集一帧,共计 60 帧,然后重建冠状切面、矢状切面和眼眦外耳孔(OM)线水平切面断层图像,每断层切面厚度为 3.3mm。取以 OM 线为基准的水平断层切面进行视觉和半定量分析。

半定量分析时,选取基底节显示最清楚的一帧(编号 3),然后向下和向上间隔 3 帧和 7 帧再各取 1 帧(分别为编号 1、2、4、5),共计 5 帧作为基本的图像设置感兴趣区(ROI)进行半定量分析(见图 2-4-18)。感兴趣区包括额叶(额上回、额中回、额下回、中央前回、前扣带回)、颞叶(颞上回、颞中回、颞下回、海马旁回)、顶叶(中央后回、顶上小叶、角回)、枕叶(楔回、枕外侧回)、基底节(尾状核、壳核)、丘脑和小脑。对照区为全脑。

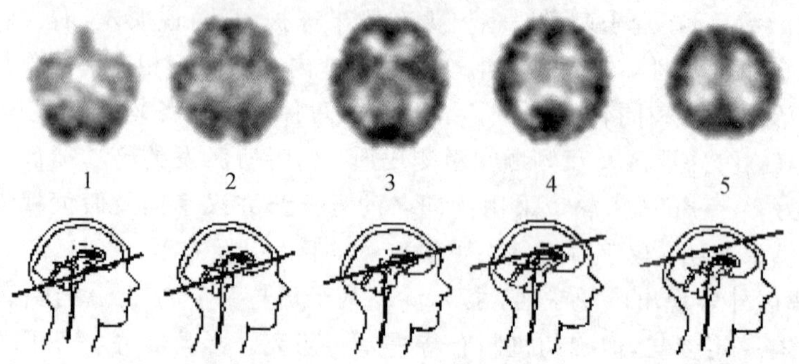

图 2-4-18　半定量分析分析所用 OM 线断层切面及其解剖位置示意图

半定量分析所用的感兴趣区(ROI)大小为 1cm^{3}左右,形态为圆形或椭圆形。对照区为该 ROI 所在层面的全脑(图 2-4-3)。首先分别计算受试者静息显像和口头语言激发试验显像的局部摄取指数(RI),然后计算同一部位(感兴趣区)两次显像局部指数的变化率(ΔRI)。

RI =[(ROI 计数/ROI 体积)/(该层面全脑计数/全脑体积)] × 100%

ΔRI =[(激发试验的 RI − 静息时的 RI)/(静息时的 RI)] × 100%

1. 静息状态脑血流灌注显像

(1)受试者(共 8 例)先在安静的房间里闭眼休息至少 15min,然后给予示踪剂(^{99m}Tc-ECD)并继续保持休息状态,20～40min 进行脑断层显像。2～4 天后再重复一次上述静息状态脑显像,以比较间隔 2～4 天进行的两次静息显像之间的差异。

(2)静息状态下脑摄取比值(RI)及左右脑半球对比

以 8 例受试者第一次静息状态脑灌注显像 OM 线水平切面图进行视觉分析,两大脑皮层灰质、尾状核、豆状核、纹状体、丘脑和小脑清晰可见,侧脑室和枕角亦可观察到。与脑回结构和大脑外侧裂一致的放射性分布使额、颞、顶、枕叶及基底节、丘脑和小脑的部位可以区分开。在 1 号图上可见小脑、颞下回和海马旁回底部,2 号图上可见额叶、颞叶枕叶和脑桥,3 号图除额、颞、枕叶外,尚可见基底节(尾状核头、壳核和纹状体)和丘脑,4 号图和 5 号图主要观察额叶和顶叶(包括中央前回和中央后回),4 号图亦可见颞上回顶部(颞横回或颞平面)。各层面双侧大脑各叶灰质、基底核、丘脑和小脑灰质放射性分布均匀。8 例中有 6 例视觉分析可见左侧颞叶(2 例包括左侧额叶)部位放射性分布略高于右侧,1 例可见右侧颞叶部位放射性分布略高于左侧,另 1 例则两侧放射性分布未见明显差异。半定量分析结果也显示，左大脑半球各部位 *RI* 普遍略高于右侧对应部位，但差值均小于 8%。左右脑半球各感兴趣区 *RI* 值见表 2-4-1。

表 2-4-1　正常受试者静息脑灌注显像脑摄取比值（*M*±*SD*）及左右半球比较

	左半球	右半球	左右差值
额叶：额上回	1.20±0.10	1.13±0.10	6.2%(0.07)
额中回	1.24±0.10	1.16±0.13	6.9%(0.08)
额下回	1.22±0.09	1.22±0.09	0
中央前回	1.24±0.08	1.17±0.12	6.0%(0.07)
前扣带回		1.31±0.08	
颞叶：颞上回	1.20±0.13	1.17±0.11	2.6%(0.03)
颞中回	1.20±0.08	1.13±0.12	6.2%(0.07)
颞下回	1.18±0.09	1.10±0.14	7.3%(0.08)
海马旁回	1.16±0.10	1.08±0.09	7.4%(0.088)
顶叶：中央后回	1.29±0.09	1.21±0.11	6.6%(0.08)
顶上小叶	1.22±0.08	1.21±0.09	0.8%(0.01)
角回	1.24±0.09	1.15±0.11	7.8%(0.09)
枕叶：楔回	1.24±0.12	1.24±0.14	0
枕外侧回	1.27±0.08	1.20±0.13	5.8%(0.07)
基底节	1.23±0.17	1.24±0.12	−0.8%(−0.01)
丘脑	1.18±0.19	1.19±0.15	−0.8%(−0.01)
小脑	1.54±0.17	1.44±0.21	6.9%(0.10)

（3）探查不在同一天进行的两次静息脑血流灌注显像或脑葡萄糖代谢显像之间可能存在的差异

半定量分析的结果显示，两次静息显像各感兴趣区的放射性计数比之间的差异范围绝大多数在正负 12 之间，而平均差异（*M*±*SD*）则均在正负 10 之间（表 2-4-2）。因此，我们在激活试验的对比中，将两次显像的某感兴趣区的放射性计数变化率≥13%定为阳性（激活）。

表 2-4-2　正常受试者两次静息脑显像脑摄取比值变化率（%）比较

	右半球		左半球	
	范围（%）	*M*±*SD*（%）	范围（%）	*M*±*SD*（%）
额叶：额上回	−16～13	−0.75±8.0683(−9～7)	−13～13	−1.375±7.3474(−9～6)
额中回	−9～16	3.5±6.2061(−3～10)	−13～12	−1.4375±6.9743(−8～6)
额下回	−8～13	0.875±6.3021(−5～7)	−12～12	0.9375±8.3942(−7～9)
中央前回	−16～10	−1.6±7.5668(−9～6)	−12～10	−2.1875±6.2420(−8～4)
前扣带回	−7～12	2.913±6.9604(−4～10)		

续 表

	右半球		左半球	
	范围(%)	M±SD(%)	范围(%)	M±SD(%)
颞叶:颞上回	−7～13	4.25±6.9603(−3～10)	−13～12	0.0454±6.8694(−7～7)
颞中回	−13～11	−2.7083±3.1667(−6～0)	−9～14	0.75±6.2918(−6～7)
颞下回	−13～8	0.4167±6.6512(−6～7)	−12～7	−1.8182±5.5860(−7～4)
海马旁回	−11～8	−4.3±6.5995(−11～2)	−11～10	−3.5±8.2496(−12～5)
顶叶:中央后回	−7～12	2.5333±5.4624(−3～8)	−9～10	−0.5714±6.2476(−7～6)
顶上小叶	−8～12	2±7.1913(−5～9)	−11～15	3.125±8.2365(−5～11)
角回	−9～12	1.1875±5.7180(−5～7)	−9～14	−0.0625±6.2872(−6～6)
枕叶:楔回	−10～13	3.2875±6.206(−3～9)	−11～16	1.1111±7.9327(−7～8)
枕外侧回	−6～12	2.1364±6.2205(−4～8)	−10～12	−0.2857±5.9594(−6～6)
基底节	−12～11	−0.125±7.7707(−8～8)	−10～15	2.1875±7.0731(−5～9)
丘脑	−7～17	1.625±8.6675(−7～10)	−10～11	1.1429±8.5133(−7～10)
小脑	−10～10	1.25±6.3823(−5～8)	−8～12	0.4375±6.4701(−6～7)

SPM 分析结果显示，间隔 2～4 天进行的两次静息脑显像之间无明显的差异(图 2-4-19)。表明静息和激发试验两次脑显像之间出现的差异(激活区)是由于该区被相关的激发试验激活所致。

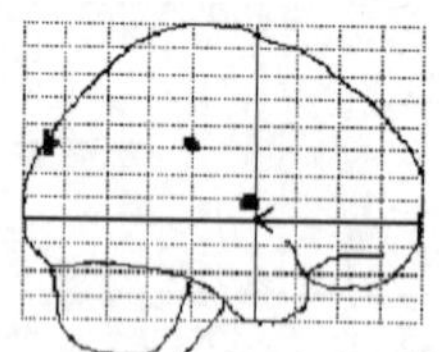
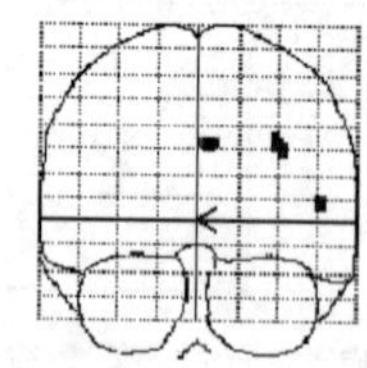
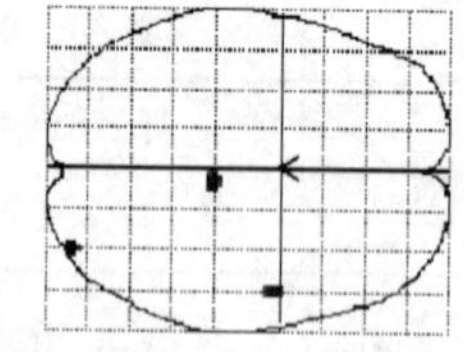

图 2-4-19　8 例正常受试者两次静息显像的 SPM 处理结果

2. 听中文言情故事

(1)受试者(8 例)听一段磁带播放的中文言情故事(20 分钟)，描述的是一名电台年青男主持人和其女朋友及一位青年女听众之间的情感故事，要求记住故事的内容、人物和地点，并想象故事发生的场景。在开始听故事后 2～3min 静脉给予 ^{99m}Tc-ECD，注射后 20～40min 行脑断层显像。

(2)半定量分析结果显示，与静息时比，听故事并要求记住内容，想象情景时，左右颞叶听皮层均被激活，其中颞上回和颞中回激活区最多(2 例双侧、4 例左侧、1 例右侧)，左侧局部摄取指数变化率增加值平均(以下简述为平均增加)为 19.7%，右侧为 18.3%。大部分受试者颞下回亦被激活(1 例双侧、4 例左侧、1 例右侧，其中左侧平均增加 23.3%，右侧平均增加 22.5%)。所有受试者均可见前额叶被激活，但前额叶的活性区呈散在分布，主要在左右上和中额回，以左侧激活区更多，左侧额叶活性平均增加 22.9%，右侧为 20.5%。其他被激活的脑区还包括枕叶和基底节(各 6 例)、顶叶(5 例)及中央前回、海马旁回、小脑等(表 2-4-3)。半定量分析的结果还显示，与静息显像比较，所有受试者双侧半球均有一些部位的 rCBF 明显减少

（变化率等于或低于－13％，下同），但这些活性减低的部位是分散的，有的受试者仅见1处，而有的受试者多达9处。部位可在活性增高区的旁边、附近或对侧半球。以中、上额回（右侧平均减少15.3％，左侧平均减少16％）、枕叶（右侧平均减少为16％，左侧平均减少为18.2％）和基底节（右侧平均减少21％，左侧平均减少14.3％）较多。

表2-4-3 正常受试者语言认知显像和静息脑显像脑摄取比值变化率(％)比较

	汉语		英语(A组)		英语(B组)		日语	
	右(例)	左(例)	右(例)	左(例)	右(例)	左(例)	右(例)	左(例)
额叶：额上回	20.0(1)	27.3(3)	24.6(2)	22.8(4)	20.0(3)	17.5(5)	21.8(3)	20.8(6)
额中回	20.6(5)	20.1(4)		19.0(5)	20.5(4)	14.0(1)	20.9(5)	25.0(2)
额下回		23.0(3)	15.5(2)	16.0(2)	15.3(3)	20.0(2)	19.0(2)	14.0(1)
中央前回	18.0(2)	19.5(2)	21.0(2)		23.0(1)		25.0(6)	
颞叶：颞上回	14.5(2)	21.6(4)	16.5(1)	14.0(4)		15.0(1)	17.7(3)	16.8(4)
颞中回	26.0(1)	28.3(5)	13.0(1)	20.0(4)	20.0(3)	26.0(5)	19.3(5)	20.7(3)
颞下回	22.5(3)	23.3(5)	18.0(1)	16.0(4)	21.0(2)	20.9(6)	24.3(2)	
海马旁回	16.0(1)	23.5(2)	17.0(2)	14.0(1)	18.3(3)		21.3(3)	18.0(3)
顶叶：	22.3(3)	24.8(4)	18.0(3)	20.5(2)	20.3(4)	22.6(4)	21.0(4)	20.0(3)
顶上小叶	25.1(2)	28.7(3)	20.0(1)	27.0(1)	19.8(4)	24.7(3)	17(1)	
枕叶：	18.9(4)	18.2(6)	23.7(4)	17.3(5)	21.4(4)	19.3(3)	18.8(5)	20.3(3)
枕外侧回	19.6(4)	20.7(6)	25.0(4)	15.7(3)	21.4(4)	19.3(3)	19.3(3)	19.0(2)
基底节	14.9(4)	17.0(2)	20.0(2)		15.0(1)		29.0(1)	17.3(4)
小脑	22.0(2)	22.5(2)	18.0(1)	14.0(2)	17.5(2)	26.0(2)	17.5(2)	23.8(4)

SPM分析的结果显示，左侧颞中回(39区)、颞下回(39区)和左侧额中回(10区、11区和46区)、额下回(10区和11区)、额一颞区及右侧额中回(6区)、额下回(44区)被激活，以左侧额叶被激活的部位更显著。其他被激活的脑区还包括左侧中央后回(2区)、楔回(18区)、顶下小叶、壳核、丘脑和右侧中央前回(44区)、前楔回和丘脑(图2-4-20)。

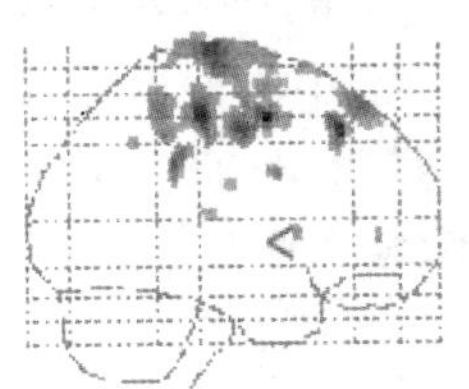
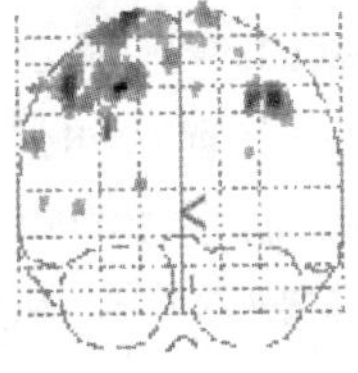
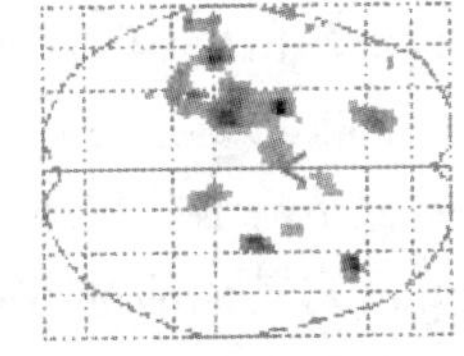

图2-4-20 8例正常受试者听汉语言情故事与静息显像对比的SPM处理结果

(3)国外对英语语言认知的脑显像研究已经证实，其语言的优势半球在左侧大脑[10]。Hu等[55]的研究则显示，中国人大脑有关语言的神经通路与诸如讲英语的人群不同，汉语的功能区域不在左大脑半球，而是位于右大脑半球或双侧大脑。这一发现极大地激发了学者研究汉语认知的兴趣，并出现一些相左的观点。Tan等[56,71]的研究表明大脑在处理汉语和英语等字母拼写的语言时，其皮层上可能有独立隔离的区域负责，并支持汉语作为字型表达的语言，在处理时需要右大脑半球更多的参与。杨振燕等[87]的研究也显示，说中文时除了激活左侧与说英文时激活的相同脑区外，还主要激活右侧颞上回。该区域似乎是中文特异脑区，因为英文任务时极少被激活。也有一些脑功能成像的研究结果提示，同其他语言一样，中文加工优势半球在左脑[72－74]。然而更多的学者则认为，汉语语言认知需要双侧大脑的协同作用，并有多个脑功能区参与。因而在执行汉语语言认知作业时，通常可以激活双侧半球的多个脑区。而根据任务的不同，有时以左侧更为显著，有时则以右侧为优势[77-79]。

本组的结果显示，听汉语言情故事，并要求记住内容时，左侧颞中回和颞下回听觉相关皮层是激活的，双测额回、楔回和丘脑的活性也明显增加，但仍以左侧更明显，左侧额一颞区及顶下小叶也被激活。这些部位的功能活动多与分析、记忆和想象密切相关。半定量分析结果则显示活性增高区也还包括双侧颞上回等更多的脑区，但亦以左侧更显著。我们的结果与刘刚等[72]及董奇等[79]的研究相一致，说明汉语口述语言的解码以左侧听觉相关区为主，同时需要脑内其他多功能区参与，但以左侧更明显，支持上述学者关于汉语的优势半球也在左侧的推论。我们的结果还显示丘脑也参与汉语语言认知活动。目前认为丘脑与语言和词汇记忆有关，丘脑病变时也可以引起包括记忆、智力、人格、情感、语言等大脑高级功能的全面损害。

3.听不熟悉的日语故事

(1)受试者(7 例，均不懂日语)被要求仔细听一段日语故事(20min)。在开始听故事后 2～3min 静脉给予 ^{99m}Tc-ECD，注射后 20min～1h 行脑断层显像。

(2)半定量分析结果显示，7 例受试者左右颞上回和颞中回均有局部的脑区被激活(5 例双侧、2 例左侧)，其中左侧平均增加 18.4%，右侧平均增加 18.8%。但不同的受试者被激活的脑区不尽相同，以左侧颞中回激活区最多。颞下回激活区很少(仅右侧 2 例)。有意思的是，虽然没有要求记忆、分析等作业，7 例受试者均可见前额叶活性有不同程度的增加(双侧 5 例、左侧和右侧各 1 例)，左侧平均增加 21.3%，右侧平均增加 20.9%，分布范围主要在左侧额上回和右侧额中回。其他被激活的部位还有顶叶、枕叶、中央前回(各 6 例)、小脑、海马旁回(各 5 例)及基底节(4 例)等，且以左侧更为明显(表 2-4-3)。半定量分析的结果同样显示，与静息显像比较，所有受试者双侧半球均有一些部位的 rCBF 明显减少，但活性减低的部位相对较少，3 例受试者为 1～2 处，4 例为 5～8 处。活性减少区以中、上额回略多(右侧平均减少 15%，左侧平均减少 19.2%)，其他部位则很分散，左右侧分布无明显差异。

SPM 分析结果显示，与静息时比较，听不熟悉的语言(日语)时，左侧颞上回(38 区)、颞中回(21 区)、颞下回、中额回(11 区)、下额回(9 区和 47 区)、前中央回(4 区和 6 区)、中枕回(19 区)、前楔叶及顶上小叶、下顶叶、中央后回、前后扣带回(30 和 31 区)、海马旁回(35 区)、岛叶(13 区)叶、丘脑、基底节等部位被激活。右半球激活的区域主要位于额叶，包括额中、下回和扣带回(23 区和 32 区)，其他部位还有楔回(18 区)和丘脑(图 2-4-21)。

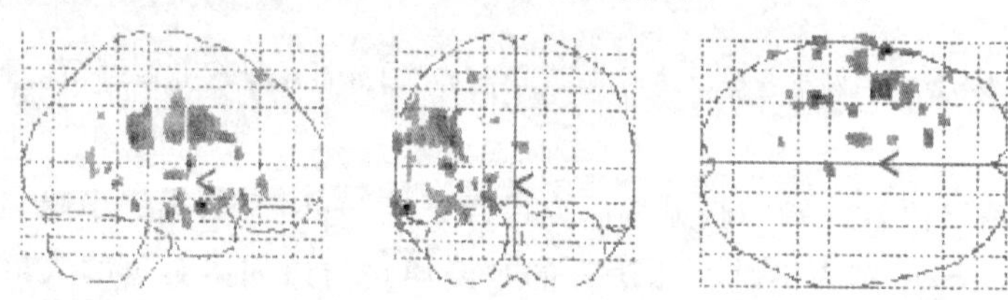

图 2-4-21　7 例正常受试者听日语时与静息显像对比的 SPM 处理结果

(3)听不熟悉的日语故事时，除了左侧颞上回、颞中回和颞下回听觉相关皮层被激活外，额叶及其他皮层区的激活也是广泛的，包括双测前额皮层、中额叶、下额叶、扣带回丘脑和楔叶以及左侧中央前回、顶叶、枕中回、基底节和海马旁回等，这与文献报告的，解读不熟悉的口述语言的企图激活更多的相关功能区的理论是一致的[39]。本组的另一个显著特征是 SPM 分析显示，受试者听日语时激活的区域主要集中在左半球，以左侧颞叶和额叶最明显。这表明受试者在聆听不熟悉的语言时仍将其作为语言进行信息的接收、传递和解码。然而半定量分析的结果显示，7例受试者聆听日语故事时右脑半球有更多的脑区被激活，特别是右侧颞中回和额中回，与SPM分析的结果比较，两者的差异较大，其原因尚待进一步分析。如前所述，日语口语所传递的感情比较丰富，语调变化较大。而大脑左右半球有一定的分工，语言的音调、韵律和音乐(非词语刺激)主要激活右半球的结构。本组受试者听不熟悉的日语故事时，没有语义解码和理解的作业，更多的是聆听日语中音调韵律等非词汇材料和带感情的语调的变化，而这些功能的优势半球在右侧[40,41]。我们据此推测，这可能是在半定量分析中，本组受试者右侧半球可见更多被激活区的主要原因之一。

4.听作为第二语言的英语故事

(1)受试者(13例，学习英语近10年)被要求仔细听一段英语故事(20分钟)。故事叙述著名科学家爱因斯坦的生平事迹。要求记住故事的主要内容、提及的人物和有关的年代、事迹。在开始听故事后2～3min静脉给予^{99m}Tc-ECD，注射后20～40min行脑断层显像。并根据其英语听力(复述故事的内容)水平再分为两个亚组(A组英语听力好，6例；B组英语听力差，7例)，以进行亚组间的比较。

(2)半定量分析结果显示，与静息时比，听关于爱因斯坦的生平事迹的英语故事时，受试者的左右颞上回和颞中回被激活(4例双侧、7例左侧)，左右侧平均增加均为15.3%。大部分受试者的颞下回(2例双侧、8例左侧，1例右侧)也被激活，其中左侧平均增加19.1%，右侧平均增加20.0%。前额叶激活的部位和程度不尽相同，以上额回(4例双侧、4例左侧，1例右侧，左侧平均增加20.2%，右侧平均增加22.3%)和中额回(1例双侧、5例左侧，3例右侧，其中左侧平均增加18.0%，右侧平均增加20.5%)为主，下额回(1例双侧、3例左侧，4例右侧，其中左侧平均增加18.0%，右侧平均增加15.4%)也被激活。其他被激活的部位还有枕叶(13例)、顶叶(10例)、小脑(7例)、海马旁回和基底节(各6例)。但激活的区域分散，且均以左侧更显著。按照听力测定分组比较，听力差的B组受试者前额叶激活区的部位更多，面积更大，特别是与记忆和分析功能相关的上额叶、中额叶以及顶上小叶。另外，B组受试者颞叶激活区主要位于左侧中颞回和下颞回。相比之下，A组(听力好的受试者)左侧中颞回很少被激活，而上颞回被激活相对略多(表2-4-3)。半定量分析的结果还显示，与静息比较，所有受试者双侧半球均可见2～6个部位的rCBF明显减少(左侧平均减少16.5%，右侧平均减少15.6%)，但部位分散，以左侧略多见。

SPM分析结果显示，与静息时比较，听关于爱因斯坦的生平事迹的英语故事，并要求记住故事的情节时，13例受试者的激活区主要集中在左半球，包括中额回、下额回(46区)、中央前回、前扣带回(22区)、中央后回(40区)、小脑和岛叶等部位。右半球的活性相对较少，仅下额回、前扣带回(25区)和中央后回等少数部位被揭示。在英语听力好的A组中，被激活的区域主要集中在左额叶和左顶叶，包括左中额回(11区)、下额回(47区)、中央前回(4区和6区)、前扣带回(32区)、顶上小叶(7区)、顶下小叶(40区)。其他部位有左侧海马旁回(28区)、中央后回、中枕回(19区)、基底节和右侧中颞回、中额回、下额回、中央前回、梭状回(37区)及双测小脑。而在英语听力差的B组中，活性区分布主要在左侧大脑的前部，包括左侧颞中回(21区)、颞下回、中额回(10区和46区)、下额回、眶回(11区)、中央前回(6区)，以及右侧下颞回、额一颞区、额中回(6区)、下额回、中央前回(4区)、前扣带回(6区)和海马旁回(35区)，其他激活的部位还有左侧顶下小叶和基底节。左侧脑半球活性区域范围较大，且分布相对较分散。AB两组比较，B组额叶的活性区较A组更多一些，特别是右侧。而A组顶叶和小脑的活性更明显(图 2-4-22,表 2-4-4)。

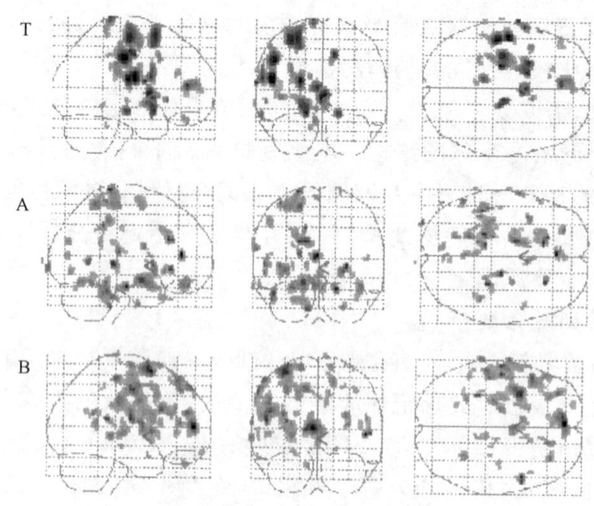

图 2-4-22　正常受试者听英语故事与静息显像对比的 SPM 处理结果
(T:所有受试者,13 例;A:英语听力好者,6 例;B:英语听力差者,7 例)

表 2-4-4　正常受试者英语认知显像和静息脑显像 SPM 处理结果比较

	英语(13 例)		英语 A 组(6 例)		英语 B 组(7 例)	
	右	左	右	左	右	左
额叶	下额回	中额回 、下额回(46 区)、中央前回	中额回、下额回、中央前回	中额回(11 区)、下额回(47 区)、中央前回(4 区、6 区)	中额回(6 区)、下额回、中央前回(4 区)、额一颞区	中额回(10、46 区)、下额回、眶回(11 区)、中央前区(6 区)
颞叶			中颞回、梭状回(37 区)	中颞回	下颞回	中颞回(21 区)、下颞回
顶叶	中央后回	中央后回(40 区)		顶上小叶(7 区)、顶下小叶(40 区)、中央后回		顶下小叶、中央后回
枕叶				中枕回(19 区)、楔叶		
边缘叶	前扣带回(25 区)	扣带回(22 区)		海马旁回(28 区)、前扣带回(32 区)	海马旁回(35 区)、前扣带回(32 区)	前扣带回
其他	中脑	小脑、桥脑、岛叶(13 区)	小脑	小脑、桥脑、基底节		基底节、岛叶

(3)除了母语外,又学习和掌握了一门外语(第二语言)的人被称为双语者。双语者大脑皮层两种语言功能区定位研究的主要目的是探索他们在相同的实验控制条件下加工两种语言时的皮层活动具有哪些共性或差异。目前研究比较多的有两种西方(字母拼写)语言的双语[90],以及日英双语[91]和汉英双语的认知研究。这些研究已经取得一定的共识,即两种语言的激活区既有重叠(共性),又有分离(差异)。但重叠和分离的具体部位和范围则不尽相同。其原因(影响因素)有很多,其中受试者的组成、语种的不同及第二语言的熟练程度是影响研究结果的主要因素。例如,以日语为母语,英语为第二语言的受试者与以英语为母语,日语为第二语言

的受试者在阅读同一篇英语或日语文章时，其脑激活区是不可能完全相同的。受试者母语的语种不同主要体现在语言形态上，李宝荣等[92]采用事件相关电位（ERP）技术对汉英双语表征的研究结果表明，双语者两种语言的形态是分别表征的，而语义是共同表征的。又因为第二语言的学习在很大程度上受其母语的影响[91]，因此母语的语种不同还会影响其第二语言的表达。本组^{99m}Tc-ECD SPECT 脑血流灌注显像和 SPM 分析的结果显示，中国学生听作为第二语言的英语故事时，双侧颞中回和颞下回听觉相关皮层是激活的，但以左侧更为明显。SPM 分析结果还显示，双侧额叶、顶叶和边缘叶也参与第二语言英语的解码，且主要集中在左侧，表明中国学生对英语认知的优势半球亦在左侧。然而，汉语的解码需要更多右半球功能区的参与是大多数研究者的共识。对于中国的非熟练的英语学习者来说，他们的第二语言只能借助其汉语对译词的词汇表征通达其语义概念的表征[93]。伍建林等[94]用磁共振成像进行汉字和英文字形辨认的脑功能研究结果也显示，除枕叶外，英文在额、颞及顶叶引起的激活体积均大于汉字。表明母语为汉语者，其英文脑处理过程需更多的脑活动来参与完成。这可能就是导致本组 SPM 和半定量分析显示中国学生听英语故事时在右半球亦可见较多的脑激活区位于右半球的原因之一。

本组的实验结果还显示，除听相关皮层外，其他被激活区则根据其英语听力（对英语的熟练程度）不同而有差异。对于英语听力好的受试者而言，被激活的区域相对较小而集中，与学习和记忆相关的额叶和边缘叶也被激活。而对于英语听力差的受试者而言，被激活的区域相对较大而分散，与分析和解读听觉信息相关的额叶皮层的激活也是广泛的。许多研究者也发现，双语者第二语言的脑激活区的分布与其第二语言的熟练程度有关[95,96]。具体体现在双语加工所激活的皮层的重叠程度与外语学习起始年龄和学习外语时间长度的关系[92]，以及晚期（成年时开始学习）双语和早期双语的区别。而 Li 等[97]的研究也显示，与语言相关的神经激活类型明显受到教育水平的影响，教育增加了在语言作业中认知处理的效率。本组中英语听力好和听力差者之间脑活性区的差异与上述作者的研究的结果和推论是相符的。

5. 小结

（1）本组^{99m}Tc-ECD SPECT 脑血流灌注显像和 SPM 分析结果显示，中国青年学生在听汉语（母语）言情故事，并要求记住内容时，左侧颞中回和颞下回听觉相关皮层是激活的，双侧额回、楔回和丘脑的活性也明显增加，但仍以左侧更明显，左侧额一颞区及顶下小叶也被激活。这些部位的功能活动多与分析、记忆和想象密切相关。半定量分析结果则显示，活性增高区也还包括双侧颞上回合等更多的脑区，亦以左侧更显著。听不熟悉的日语故事时，除了左侧颞上回、颞中回和颞下回听觉相关皮层激活外，额叶及其他皮层区的激活也是广泛的，包括双测前额皮层、中额叶、下额叶、扣带回丘脑和楔叶以及左侧中央前回、顶叶、枕中回、基底节和海马旁回等，而在半定量分析中，右侧半球亦可见更多被激活区。中国学生听作为第二语言的英语故事时，双侧颞中回和颞下回听觉相关皮层是激活的，但以左侧更为明显。SPM 分析结果还显示，双侧额叶、顶叶和边缘叶也参与第二语言英语的解码，且主要集中在左侧，表明中国学生对英语认知的优势半球亦在左侧。然而，SPM 和半定量分析显示中国学生听英语故事时在右半球亦可见较多的脑激活。

（2）我们的不同口述语言的刺激试验研究结果表明，口头语言刺激以汉语为母语的受试者时，均激活双侧颞叶听皮层，但以左颞叶更明显，且以左颞中回为著。颞叶的活性平均增加大多在 20%以下。而额叶的活性则与其所接受的不同语言刺激有关。听母语和能熟练掌握的英语时，与分析和解读听觉信息相关的前额叶皮层被明显激活，而听尚不能熟练掌握的英语或不懂的日语时，额叶的活性区多，但相对小而分散。然而，无论是哪种情况，额叶活性平均增加多大于颞叶，尤以额中回和额上回更为明显，大多超过 20%，有的高达 30%。这可能是因为颞上回和颞中回的功能主要是接受信息，再传递到其他相关区；而额叶则需对信息进行解码、分析、判断、分类等多方位的处理，因而能量消耗更多，血流增加也更明显。我们的研究结果还显示，在解码熟悉的语言(母语和能听懂的英语)被激活的区域相对较小而集中，除听相关皮层和额叶外，与学习和记忆相关的顶叶和边缘叶也被激活。而解码不熟悉的语言(未学过的日语和难听懂的英语)时，被激活的区域相对较大而分散。表明，解码不熟悉的语言需要更多的相关功能区参与，这与文献的报道是基本一致的。但与汉语语言优势半球在右半球的理论不同的是，本研究的结果显示，以汉语为母语的中国青年学生在接受和解码不同语言所传递的信息时，均主要激活左半球，而右半球的不同脑区也在不同程度上被激活。因而支持汉语语言认知的优势半球也在左侧，但需要双侧大脑的协同作用，并有多个脑功能区参与的观点。我们的结果还显示小脑也参与英语语言认知活动，与文献报道一致[56,88,89]。

(3)本研究结果还显示，我们使用半定量分析、数字减影和 SPM 等不同的处理方法所获得的结果不尽相同。这是因为不同的方法之间存在原理、技术和操作上的不同。另外一个影响因素是受试者之间存在一定的个体差异，包括兴趣爱好、注意力、语言(特别是第二语言)的理解和表达能力、对语言的敏感性和关注程度等。因此每一个受试者对同样的语言刺激所产生的反应(脑激活)是不可能完全一致的。其中，半定量分析方法是每一受试者自身(激活前后)的对比，可以探查到个体之间的共性和差异。然而，在半定量分析时，两次显像图同一层面的选择和精确对位以及感兴趣(功能)区的匹配受操作者的人为因素影响较大。而 SPM 则是在每一受试者配对比较的基础上再进行组间的比较(平衡)，它所揭示的是组内各受试者平衡后的共性，而忽略个体间的差异。以听英语受试者 SPM 分析结果为例，13 例总的活性分布图并非 A 组和 B 组活性图的简单叠加(图 2-4-22)。因而 SPM 探查脑激活区的灵敏度比半定量方法差，但所揭示的活性区更具有代表性，并能通过 T 坐标系统给予脑解剖定位。上述不同的数据处理方法各有优缺点，联合使用可以提高数据处理结果的精确度。

参考文献

[1] 彭聃龄. 汉语认知研究. 北京：北京师范大学出版社，2006

[2] Iwao Honjo. Language viewed from the brain. Basel：Karger，1999

[3] 周一谋等. 马王堆医学文化. 上海：文汇出版社，1994

[4] 张登本. 中国人论脑及其他. 山西中医学院学报，2002，3(1)：6－8；(2)：11－13

[5] 张登本. 脑藏元神及其意义. 陕西中医函授，2000，(1)：1－2

[6] Broca P. Sur le siége de la faculté du langage artieulé. Bull Soc Anthropol Paris，1865，6：377－394

[7] Brodmann K. Beiträge zur histologischen Lokalisationslehre der Grosshirnrinde. Leipzig，Barth，1909，p13

[8] Penfield W，Boldrey E. Somatic motor and sensory representation in the cerebral cortex of man as studied by electrical stimulation. Brain，1937，60：389－443

[9] 汤慈美. 神经心理学. 北京：人民军医出版社，2001

[10] Roland PE. Brain activation. New York：John Wiley & Sons，1993

[11] 孙达. 放射性核素脑显像. 杭州：杭州大学出版社，1997

[12] William W Orrison，Jeffrey David Lewine，John A Sanders，et al. Functional brain imaging. St. Louis：Mosby-Year Book，1995

[13] Michael E Phelps. PET molecular imaging and its biological applications. New York: Springer-Verlag, 2004
[14] 吴蔚. 脑科学与脑功能 MR 成像. 上海生物医学工程, 2003,24: 31－35
[15] 何立岩,伍建林. 磁共振脑功能成像的原理及研究进展. 中国临床医学影像杂志,2002,13:210－212
[16] Cordes M, Christe W, Henkes H, et al. Focal epilepsies: HM-PAO compared with CT, NRI, and EEG. J Computer Assisted Tomography, 1990, 14: 402－409
[17] Setfan H, Bauer J, Feistel H, et al. Regional cerebral blood flow during focal seizures of temporal and frontocentral onset. Annals of Neuro*logy*, 1990, 27: 162－166
[18] 吴义根, 李可. SPM 软件包数据处理原理简介——第一部分:基本数学原理. 中国医学影像技术, 2004, 20: 1768－1772
[19] 吴义根, 李可. SPM 软件包数据处理原理简介——第一部分:应用于 PET 及 fMRI. 中国医学影像技术, 2004, 20: 1768－1772
[20] 骆姚星, 唐一源, 伍建林等. 脑功能成像分析软件 SPM 使用介绍. 中国医学影像技术, 2003, 19: 926－928
[21] Kruger RA, Miller FJ, Nelson JA, et al. Digital subtraction angiography using a temporal bandpass filter: asisociated patient motion properties. Radiology, 1982, 145:315－320
[22] Zhang XQ, Shirato H, Aoyoma H, et al. Clinical significance of 3D reconstruction of arteriovenous malformation using digital subtraction angiography and its modification with CT information in stereotactic radiosurgery. Int J Radiation Oncology Biol Phys, 2003, 57: 1392－1399
[23] Tsuchiya K, Katase S, Yoshino A, et al. MR digital subtraction angiography in the diagnosis of meningiomas. European Journal of Radiology, 2003, 46: 130－138
[24] Fox PT, Mintun MA, Reiman EM, et al. Enhabced detection of focal brain responses using intersubject averaging change-distribution analysis of subtracted PET images. J of Cerebral Blood Flow and Metabolism, 1988, 8: 642－653
[25] Matsuda H, Higashi S, Asli IN, et al. Evaluation of cerebral collateral circulation by Technetium-99m HM-PAO brain SPECT during Matas Test: report of three cases. J Nucl Med, 1988, 29: 1724－1729
[26] Petersen SE, Fox PT, Posner MI, et al. Positron emission tomographic studies of the cortical anatomy of single-word processing. Nature, 1988, 331:585－589
[27] 贾少微. SPECT 脑灌注显像数字减影技术的研究. 中国医学影像技术,1996,12:331－333
[28] Nishizawa Y, Olsen TS, Larsen B, et al. Left-right cortcal asymmetries of regional cerebral blood flow during listening to words. J Neurophysiol, 1982,48: 458－566
[29] Roland PE, Skinhoj E and Lassen NA. Focal activations of the human cerebral cortex during auditory discrimination. J Neurophysiol, 1981,45:1139－1151
[30] Roland PE, Skinhoj E, Lassen NA, et al. Different cortical areas in man in the organization of voluntary moements in extrapersonal space. J Neurophysiol, 1980, 43: 137－150
[31] Bartlett EJ, Brown JW, Wolf AP, et al. Correlations between glucose metabolic rate in brain regions of healthy male adults at rest and during language stimulation. Brain and Language, 1987, 32: 1－18
[32] Petersen SE, Fox PT, Posner MI,et al. Positron emission tomographic studies of the cortical anatomy of single-word processing. Nature, 1988, 331:585－589
[33] Parks RW, Loewenstein DA, Dodrill KL, et al. Cerebral metabolic effects of a verbal fluence test: a PET scan study. J Clin Exp Neurophysiol, 1988, 10: 565－575
[34] Frith CD, Friston K, Liddle PF, et al. Willed action and the perfrontal cortex in man: a study with PET. Proc R Soc Lond B, 1991,244: 241－246
[35] Frith CD, Friston K, Liddle PF, et al. A PET study of word finding. Neuropsychologia, 1991,29: 1－

12

[36] Wise R, Chollet F, Hadar U, et al. Distribution of cortical neural networks involved in word comprehension and word retieval. Brain, 1991, 114:1803—1817

[37] Kushner M, Schwartz R, Alavi A, et al. Cerebral activation by nonmeaningful monaural verbal auditory stimulation. Brain Res, 1987,409:79—87

[38] Friberg L and Lassen NA. Language and the cerebral hemispheres: Impact of stimulus relevance and absence of lateralixed activation response as revealed by rCBF studies. In: Lassen NA, Ingvar DH, Raichle ME, et al(eds). Brain Work and Mental Activity. Quantitative Studies with Radioactive Tracers, Copenhagen: Munksgaard, 1991. 294—308

[39] Kawashima R, Itoh M, Hatasawa J, et al. Changes of regional cerebral blood flow during langyage stimulation. Department of Radiology and Nuv\clear Medicine. The Research Institute for Tuberculus and Cancer. 1991, Personal communications.

[40] Mazziotta JC, Phelps ME, Carson RE, et al. Tomographic mapping of humman cerebral metabolism: Sensory deprivation. Ann Neurol, 1982, 12:435—444

[41] Mazziotta JC, Phelps ME, and Carson RE. Tomographic mapping of humman cerebral metabolism: Subcortical respones to auditory and visual stimulation. Neurology, 1984, 34:825—828

[42] Kawashima R, Itoh M, Hatasawa J, et al. Changes of regional cerebral blood flow during language stimulation. In CYRI Annual Report 9,p212—217

[43] Ingvar DH. Patterns of brain activity by measurement of regional cerebral flow. In: Ingvar DH,and Lassen NA (eds). Brain Work. Copenhagen: Munksgaard, 1975, 397—413

[44] Larsen B, Skinho JE and Lassen NA. Cortical activity of left and right hemisphere provoked by reading and visual naming. A rCBF study. Acta Neurol Scand, 1979, Suppl 72: 6—7

[45] Larsen B, Orgogozo JM, Rougier A, et al. Regional cortical blood flow with the 254 channels gamma-camera. a stereo-tactic study. Acta Neurol Scand, 1979, Suppl 60: 234—235

[46] Snyder AZ, Petersen S, Fox P, et al. PET studies of visual word recognition. J Cereb Blood Flow Metabolism, 1989, 9: 576

[47] Petersen SE, Fox PT, Snyder AZ, et al. Activation of extrastriate and frontal areas by visual words and wors-like stimuli. Science, 1990, 249:1041—1044

[48] Law I, Kanno I and Fujita H. Functional anatomical correlates during reading of morphograms and syllabograms in the Japanese. Biomed Res, 1992, 13 (suppl): 51—52

[49] Pawlik G and Heiss WD. Positron emission tomography and neuropsychological function. In: Bigler ED Yeo RA and Turkheimer (eds). Neuropsychological Function and Brain Imaging. New York:Plenum Press,1989

[50] Fribery L and Roland PE. Functional activation and inhibition of regional cerebral blood flow and metabolism. In: Olesen J and Edvinsson L (eds). Neurology of Headache. Amsterdam: Elsevier, 1988, 89—98

[51] Roland PE and Friberg L. Localization of cortex activated by thinking. J Neurophysiol, 1985,53:1219—1243

[52] Frith CD, Friston K, Liddle PF, et al. A PET study of word finding. Neuropsychologia, 1991,29:1—12

[53] Stromswold K, Caplan D, Alpert N, et al. Localization of syntactic comprehension by positron emission tomography. Brain and Language, 1996, 52: 452—473

[54] Tzeng O, Hung D, Cotton B, et al. Visual lateralization effect in reading Chinese characters. Nature, 1979, 282: 499— 501

[55] Hu YH, Qiou YG, Zhong GQ. Crossed aphasia in Chinese: a clinical survey. Brain Lang, 1990, 39:

347－56

[56] Tan LH, Liu HL, Perfetti CA, et al. The neural system underlying Chinese logograph reading. NeuroImage, 2001,13,636－846

[57] Chee MW, Caplan D, Soon CS, et al. Processing of visually presented sentences in Manddarin and English studied with fMRI. Neuron, 1999, 23: 127－137

[58] Hu CQ, Zhu YL, LIU AL, et al. Neurolinguistic study of reading disorders after brain damage. Chinese J Neurol Osych,1986, 19: 26－29

[59] Poldrack RA, Wanger AD, Prull MW, et al. Functional specialization for semantic and phonological processing in the left inferior prefrontal cortex. Neuroimage, 1999, 10: 15－35

[60] Gandour J, Wong D, Hutchins G. Pitch processing in the human brain is in fluenced by language experience. Neuroreport,1998, 9: 2115－2119

[61] Hsieh L, Gandour J, Wong D, et al. Functional heterogeneity of inferior frontal gyrus is shaped by linguistic experience. Brain Lang, 2001,76:227－252

[62] Klein D, Milner B, Zatorre RJ. Cerebral organization in bilinguals: a PET study of Chinese-English verb generation. Neuroreport, 1999,10(13):2841－2846

[63] Gandour J, Wong D, Hshieh L, et al. A cross-linguistic PET study of tone perception. J Cogn Neurosci. 2000, 12: 207－222

[64] Klein D, Zatorre RJ, Milner B, et al. Across-linguistic PET study of tone perception in Mandarin Chinese and English speakers. NeuroImage, 2001,13: 646－653

[65] Hsich SL, Tori CD. Neuropsychological and cognitive effects of Chinese language insteuction. Percept Mot Skills, 1993, 77: 1071－1081

[66] 耿左军.语言的功能性磁共振成像研究进展.国外医学临床放射学分册,2005,28:282－285

[67] 李勇,赵高年.功能磁共振成像与语言学研究.实用神经疾病杂志,2004,7:36－37

[68] 赵小虎,赵江民,杨振燕等.中文语言活动区功能磁共振研究.实用放射学研究,2004,20:298－301

[69] Tan Li Hai, Chen Mei Feng, Peter Fox, et al. An MRI study with written Chinese. Neuroreport, 2000, 11(9): 83－88

[70] Zatorre RJ, Evancs, Meyer E, et al. Latera-lization of phonetic and pitch discrimination in speech processing. Science,1992, 256(6):846－894

[71] Tan LH, Spinks JA, Gao JH, et al. Brain activation in the processing of Chinese characters and words: a functional MRI study. Hum Brain Mapp, 2000, 10: 16－27

[72] 刘刚,曾亚伟,李科等:语言优势半球及语言相关皮层区的功能性磁共振定位. 实用放射学杂志, 2004, 20(3): 196－198

[73] 马林,唐一源,王岩等. 汉字处理相关皮层区的功能磁共振成像.中华放射学杂志,2002,36: 198－201

[74] 方俊明,何大芳.中国聋人手语脑功能成像的研究. 中国特殊教育,2003,(2):50－57

[75] Hickok G, Poeppel D, Clark K, et al. Sensory mapping in a congenitally deaf subjects: MEG and fMRI studies of crossmodal nonplasticity. Human Brain Mapping, 1997, 5: 437－444

[76] Rubia K, Overmeyer S, Taylor E, et al. Hypofrontality in attention deficit hyperactivity disorder during higher-order motor control: a study with functional MRI. Am J Psychiatry, 1999, 156: 891－896

[77] 章士正,刘海,崔恒武等.国人汉字书写神经基础的脑功能成像.中国医学计算机成像杂志,2004,10:60－64

[78] Xue G, Jin Z, Zhang L, et al. fMRI evaluation of language dominance in Chinese children: a subtractive approach, paper presented at the international conference on brain and mind development. Oct 11－13, 2002, Beijing, China

[79] 董奇,薛贵,乔文达. 脑功能成像研究对语言功能一侧化的新认识.北京师范大学学报(社会科学版).

2003,(4):60－67

[80] Lehericy S, Cohen L, Bazin B, et al. Functional MR evaluation of temporal and frontal language dominance compared with the Wada test. Neurology, 2000, 54: 1625－1633

[81] 李恩中，翁旭初，韩璎等. 语言与音乐刺激下脑功能活动的 MR 功能成像研究. 中华放射学杂志，1999, 33: 311－315

[82] 马林，唐一源，王岩等. 汉字处理相关大脑皮层区的功能磁共振研究. 中华放射学杂志，1999, 33: 311－315

[83] 唐一源，张武田，马林等. 默读汉字词的脑功能偏侧化成像研究. 心理学报，2002, 34: 333－337

[84] 彭聃龄，徐世勇，丁国盛等. 汉语单字词音、义加工的脑激活模式. 中华神经科学杂志，2003, 19: 287－291

[85] 金真,徐世勇,张磊等.学龄儿童中文认知任务的磁共振脑功能成像研究.中国医学影像技术,2002,18:739－742

[86] 伍建林,何立岩,宋清伟等. 功能磁共振成像在人脑数字及汉字认知加工中的初步研究.中国临床康复,2003,7:2690－2691

[87] 杨振燕,赵小虎,戴工华.中英文语言活动区功能共振成像研究. 中国临床康复,2003,7:1492－1494

[88] Peyersen SE, Fox PT, Posner MI, et al. Positron emission tomographic studies of cortical anatomy of single-word processing. Nature, 1988, 331: 585－589

[89] Rumsey J, Horwitz B, Donohue C, et al. Phonological and orthographic components of word recognition: A PET-rCBF study. Brain, 1997, 119: 739－759

[90] Hernandez AE, Dapretto M, Mazziotta J, et al. Language switching and language representation in Spanish-English bilinguals: an fMRI study. NeuroImaging, 2001,14: 510－520

[91] Nacada T, Fujii Y, Ingrid L. Brain strategies for reading in the second language are determined by the first language. Neurosci Research, 2001, 40: 351－358

[92] 李宝荣,彭聃龄,郭桃梅.汉英语义通达过程的事件相关电位研究.心理学报,2003,35:309－316

[93] 郭桃梅,彭聃龄.非熟练中英双语者的第二语言的语义通达机制.心理学报,2002,35:23－28

[94] 伍建林,何立岩,张清等. 汉字和英文字形辨认的脑功能磁共振成像的初步研究.中国临床医学影像杂志,2004,15:181－184

[95] Perani D, Dehaena S, Grassi F, et al. The bilingual brain: proficiency and age of acquisition of the second language. Brain, 1998, 121: 1841－1852

[96] 张惠娟,李恋敬,周晓林.汉语语义表征的脑功能成像研究.北京大学学报(自然科学版),2003,39:742－747

[97] Li G, Cheung RT, Gao JH, et al. Cognitive processing in Chinese literate and illiterate subjects: an fMRI study. Hum Brain Mapp, 2006, 27(2): 144－52

（孙　达　占宏伟　许　唯　刘洪彪）

第三章　脑的疾病防治

第一节　老年性痴呆症发病机理、治疗措施及其动物模型研究进展

一、老年性痴呆症概述

随着人类寿命的增加，很多发达国家已进入老龄化社会。中国人口的老龄化速度也非常快，人口老龄化的压力正在逐渐加大。老龄化人口中，发病率最高的疾病主要有心脑血管疾病、癌症和老年性痴呆(AD)等。由于AD病因和发病机理尚不明确，目前仍无理想的治疗方法。如何治疗甚至预防AD已成为医学以及许多相关学科目前和将来关注的焦点之一。

AD是1907年Alois Alzheimer首先发现并命名的一种神经系统退行性疾病。临床以大脑皮质获得性高级功能受损，即痴呆为特征。包括：不同程度的记忆力、感觉能力、判断力、思维能力、运动能力等受损，情感反应障碍及性格改变。主要的病理特征有：(1) 颞叶和海马皮质等部位神经元的丢失；(2) 神经元内NFTs变性改变；(3) 细胞间质中SPs的大量沉积；(4) 脑血管淀粉样病变。其中神经元丢失、NFTs和SPs为AD的主要的特征性病理改变[2]。

目前，我国60岁以上的人口已超过10%，老年人的精神卫生问题日渐突出，尤其危害最严重的老年性痴呆症也随之增加。1982年，对11个城乡进行普查结果为：痴呆患病率为0.46%～1.80%，AD患病率为0.07%～0.66%。其中60岁以上老年人中血管性痴呆的患病率为0.324%，AD患病率为0.238%(见表3-1-1)。80年代末，对上海和北京的调查显示，上海5055名55岁以上老年人，痴呆患病率为0.82%(见表3-1-2)，其中AD占60%。欧美各国统计显示，西方国家的老年性痴呆症患病率高于中国，大约为2%～8%(见表3-1-2)。因此，充分认识AD的发病机理，寻找相应的预防和治疗措施，具有重要的医学和社会价值。

表3-1-1　各地老年人痴呆症、AD患病率(%)[3]

地点	痴呆	AD	55岁以上	60岁以上	75岁以上
中国(11城市)	0.46～1.80	0.07～0.66	—	0.324	—
上海(1988)	—	—	2.57(AD:1.50)	—	—
北京(1988)	—	—	—	0.82	—
中国台湾(1993)	1.06～3.88	—	—	—	—
WHO(近年)	0.60～0.80	—	—	—	—
欧美(近年)	2.0～18.00	—	—	—	—
鹿特丹(1994)	—	—	1.05(AD: 0.77)	—	—
剑桥市(1995)	2.7～9.7	—	—	—	—

表 3-1-2　按性别和年龄统计的痴呆和 AD 的患病率(%)和患病比率(上海,1988)[3]

年龄组	患病率						比率					
	痴呆(n=159)			AD(n=103)			痴呆(n=159)			AD(n=103)		
	男	女	合计	男	女	合计	男	女	合计	男	女	合计
55～	0.12	0.37	0.26	0.06	0.22	0.15	0.3	0.2	0.3	—	—	—
60～	0.15	0.51	0.35	0.09	0.30	0.21	0.6	0.7	0.7	—	0.3	0.1
65～	0.20	0.66	0.46	0.13	0.42	0.29	0.2	1.2	0.7	—	0.4	0.2
70～	0.30	1.02	0.72	0.21	0.64	0.47	0.5	1.8	1.2	0.2	0.8	0.5
75～	0.58	1.65	1.23	0.401	1.09	0.83	2.8	16.4	10.6	2.3	8.7	5.9
80～	0.99	1.80	1.52	0.72	1.33	1.10	6.9	13.4	11.0	4.1	8.9	7.1
85～	1.72	2.68	2.43	1.23	2.17	1.93	17.2	26.8	23.9	13.8	21.7	19.3

(一)Aβ 多肽的结构和产生过程

老年性痴呆症病理变化中,SP 是最重要的病理特征之一,SP 主要由相对分子质量为 4000 的 Aβ 多肽所组成[3,4]。由于老年斑和 AD 的发病机制关系密切,而且大部分的 AD 基因突变都与 Aβ 的代谢有关,因此下面先介绍有关 Aβ 的情况。

1. Aβ 多肽的结构

Aβ 是相对分子质量为(100～130)×10^3的 APP 蛋白的水解产物。全长序列的 Aβ 多肽大约在 39～43 个氨基酸残基之间。在从 APP 上剪切下来之前,Aβ 多肽的 N 末端 28 个残基位于细胞膜外侧,而其他序列则在跨膜的区域(图 3-1-1)。研究发现,Aβ 多肽 C 末端的 12 个氨基酸残基参与了 Aβ 多肽的积聚和纤维化的过程[4,5]。刚果红染色和其他技术发现,Aβ 多肽在积聚发生纤维化的过程中,其二级结构可由 α 螺旋结构转变成 β 折叠样结构。蛋白电泳显示,Aβ 多肽主要有 $Aβ_{40}$ 和 $Aβ_{42}$ 两种形式[6]。分泌形式的 Aβ 多肽中,$Aβ_{40}$ 形式的 Aβ 多肽大约占总量的 90%,并且分泌主要发生在 AD 病程的晚期,而 $Aβ_{42}$ 则仅占分泌形式的 Aβ 多肽总量的 10%左右[7]。有趣的是,$Aβ_{42}$ 是最早在 SP 中被发现的 Aβ 多肽类型[8],并且比 $Aβ_{40}$ 具有更高的积聚和纤维化的能力[9]。

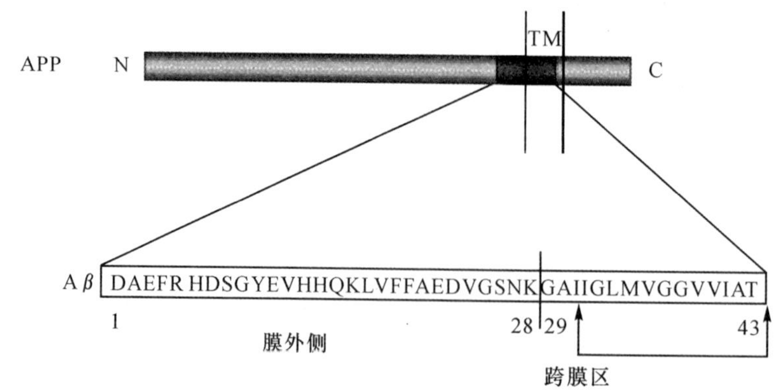

图 3-1-1　Aβ 的氨基酸序列和它在 APP 基因中的位置

2. APP 蛋白的剪切过程

成熟的 APP 主要由非淀粉化的途径和淀粉化的途径——两个相互竞争的蛋白水解途径

剪切产生(图 3-1-2)[10]。其中非淀粉化的路径主要为磷酸化的蛋白酶 K 所调节[11]，但是具体的调节机制尚未被充分理解。

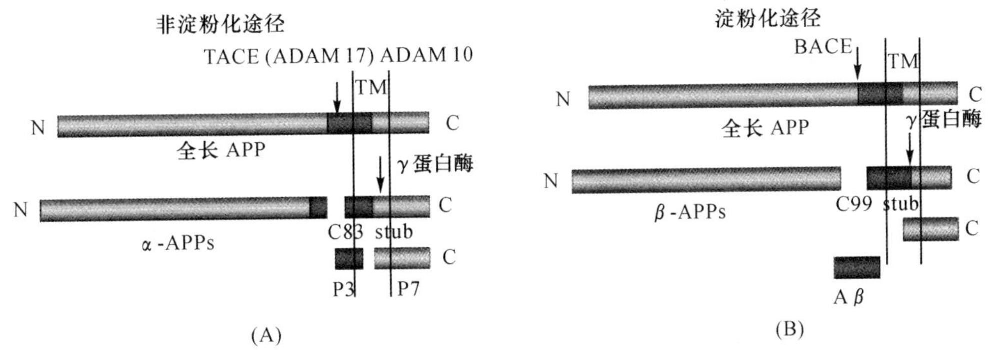

图 3-1-2　细胞内 APP 蛋白剪切产生 Aβ 多肽的过程

涉及 APP 剪切的蛋白水解酶主要有 α、β、γ 三个蛋白酶。α 蛋白酶可剪切 APP 产生可溶性的 C 末端形式的 APP 片段(αAPP)，这个片段中包含有 Aβ 多肽 N 末端的 16 个氨基酸；而 C 末端的蛋白水解产物(αAPP)在 γ 蛋白酶的作用下可进一步产生非淀粉化的 P3 片段。淀粉化的途径中，β 蛋白酶剪切 Aβ 的 N 末端，产生 βAPP 片段和包括整个 Aβ 序列的 C 末端片段；而 C 末端的片段(C99)在 γ 蛋白酶的作用下产生 Aβ 多肽。两个剪切产生 Aβ 多肽的过程中，γ 蛋白酶的剪切功能是由早老素调节的。

3. γ 蛋白酶剪切 APP 的调节

γ 蛋白酶剪切 APP 蛋白的 C 末端片段(C99)，可产生 $A\beta_{42}$、$A\beta_{40}$ 和 γ-C 末端片段[10, 12]。这个过程除了受 PS 基因调节外，还受其他四个蛋白——固醇调节单元连接蛋白(sterol regulatory element-binding protein，SREBP)，Notch，干扰素反应单元 1(interferon response element 1，IRE1)和活性转录因子 6(activated transcription factor 6，ATF6)的调节[13]。在胞浆内，只有当 APP 蛋白胞外的 bulk 结构被去除后蛋白酶才会发生作用。随后 APP 蛋白膜内的片段在 α 或 β 蛋白酶的剪切下形成 αAPP 或 βAPP 片段。APP 的膜内片段可形成以氢键稳定为主的 α 螺旋结构，而这样的结构可抑制蛋白酶对它的剪切作用[14]。因此，当酶切发生时 APP 蛋白的 α 螺旋的结构必须首先开放，以形成对酶切敏感的随机螺旋样结构或者开放的 β 片层样结构从而使酶切进行[15]。

目前已认识到 PS，特别是 PS1 可加快 APP 被蛋白酶酶切产生 Aβ 的过程。在具有与 FAD 相关的 PS1 基因突变的 AD 患者中，其脑内发现有高水平的 $A\beta_{42}$ 的产生，这提示 PS1 基因可能参与了 Aβ 的生产过程[16]。随后在 PS1 基因缺陷的小鼠中也发现，PS1 突变可导致 γ 蛋白酶的活性丧失而使 Aβ 多肽的产生过程发生改变[17]。进一步的研究发现，PS1 参与 γ 蛋白酶催化活性位点的形成，而其他研究也显示，经 α 蛋白酶剪切产生的 APP 的 C99 片段和 PS1 具有直接的生理相互作用[18, 19]。免疫共沉淀实验显示，γ 蛋白酶可和 PS1 形成大分子并且仍保持活性[20]。最近的研究也发现，Nicastrin，APH-1a，APH-1B 和 PEN-2 也是这个大分子的组成部分(图 3-1-3 和 3-1-4)。这些分子都可通过调节 γ 蛋白酶的活性而影响 Aβ 的生产[21]。然而，这些蛋白与 γ 蛋白酶作用的活性位点至今尚未被发现。

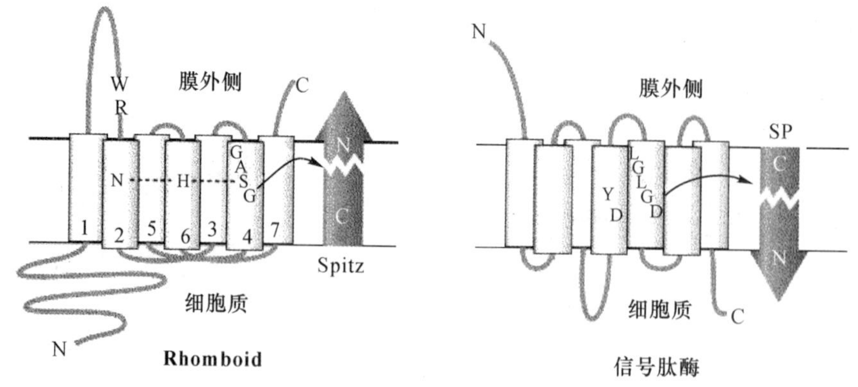

图 3-1-3　目前已知的四个膜内蛋白酶家族

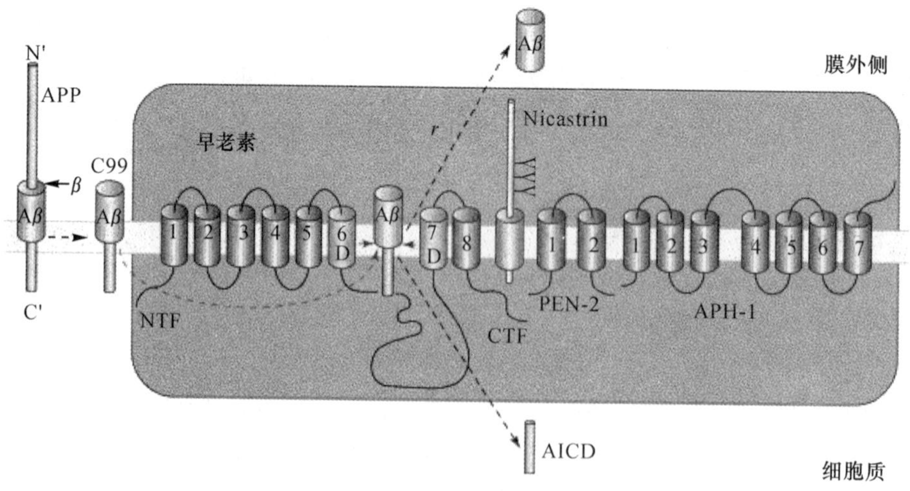

图 3-1-4　γ蛋白酶复合体结构

(二)与老年性痴呆症发病有关的基因突变

目前发现有许多基因与 AD 的发病有关,这些突变可以改变 Aβ 的代谢或者导致其积聚能力发生改变,下面将介绍主要的几个与 AD 发病有关的基因突变。

1. APP 突变

唐氏综合征(DS)病人中,35 岁以后即可发现 SP 和 NFTs 等病理症状[22]。由于 DS 病人具有额外的包含全长 APP 基因的 21 染色体,因此这个染色体一直是研究与 FAD 相关的疾病基因的重要目标[22]。1999 年,George-Hyslop 等在染色体 21q 臂的近侧端发现了与 AD 具有相关性的 DNA 标记[23]。然而早期的基因连锁研究并未发现 APP 突变与 FAD 之间的联系,之后对更多 AD 家族的基因进行扫描后才发现与 AD 发病具有很高相关性的 21 染色体及其他一些 APP 的突变[24-27]。

虽然 APP 突变仅在数目较小的 EOFAD 家族病例中被发现,但这些突变对 APP 的剪切过程具有很深的影响。与 EOFAD 相关的 APP 突变都在 Aβ 序列或 Aβ 序列附近。例如,与 EOFAD 相联系的 APP_{717} 突变就位于 Aβ 多肽的 C 末端中[26,27]。有些 APP 突变则位于离 Aβ 多肽 C 末端 3~6 个氨基酸残基的位置,虽然这些突变不在 Aβ 多肽内部,但它们的位置与 γ 蛋白水解酶酶切 APP 的位点非常接近[26]。在这些突变中,缬氨酸发现被苯丙氨酸、甘氨酸或异亮氨酸等所替代,但并不改变 APP 剪切产生 Aβ 的生理过程[28]。Suzuki 等进一步发现,这

些突变可使 $A\beta_{42}$ 与总 Aβ 比例增加；而 $A\beta_{42}$ 是携带有 APP_{V717I} 突变的 FAD 病例中经典斑的核心结构和主要成分[29,30]。

虽然大部分的 APP 基因突变都可导致 Aβ 总量或 $A\beta_{42}$ 水平的提高，但 E693G、E693K 和 E693Q 突变（又分别称为 Arctic，Italian 和 Dutch 突变）并不具有这种特性。在具有这些突变的细胞系中，$A\beta_{42}$ 和 $A\beta_{40}$ 的水平并不增高，相反两种多肽的水平反而发生降低[31]。然而这些突变所产生的 Aβ 多肽，相比野生型的 Aβ 多肽具有更快形成 Aβ 原纤维的能力[31]。在 Italian 和 Dutch 突变所导致的病例中，病理解剖发现，脑血管中可具有更多淀粉样蛋白的积聚[32]。而 Arctic 与 Italian、Dutch、Flemish 突变不同，这个突变所引起的 AD 病例中，脑内血管并无淀粉样沉积出现[31]。Arctic 突变的表型提供了 AD 发病的另外一种病理机制：快速的原纤维形成引起更多的不可溶 $A\beta_{42}$ 沉积，同样也可导致 AD 的发病。

2. PS **基因突变**

大部分的 EOFAD 都是由 PS1 基因的突变所导致的，目前已经发现了一百多个 PS1 基因的突变。这些突变大多具有 100％的外显性特点，而在英国 I43FAD 家族中发现的突变并不完全显示外显性。因此，大部分学者都认为英国 I43FAD 家族中的 3E318G 可能只是 AD 的一个危险因素，而不是一个病理性的突变[33,34,35]。

目前已经认识到，PS1 和 PS2 基因的突变均可导致 $A\beta_{42}$ 的水平病理性增高。相比对照组，具有 PS1 或 PS2 突变的纤维母细胞的培养液或胞浆内都发现 $A\beta_{42}/A\beta_{40}$ 比例可异常地增高[36]。而在具有 PS1 或 PS2 突变的 AD 病人脑组织切片和转基因小鼠的脑组织中，也同样显示 $A\beta_{42}/A\beta_{40}$ 比例的增高[22,37-41]。进一步研究发现，在具有 PS 基因突变的个体中不仅 $A\beta_{42}$ 水平增高，以 $A\beta_{42}$ 为主要成分的 SP 数目也同样增加[22,40]。这种 PS1 基因突变所导致的 $A\beta_{42}$ 剪切改变是如何产生的，至今尚不清楚。目前有证据表明，这可能是由于 γ 蛋白水解酶具有 γ-40 和 γ-42 两种形式[42-44]。当发生 PS1 基因突变时，γ-40 和 γ-42 蛋白水解酶之间的平衡可发生改变，从而使产生 $A\beta_{42}$ 的 γ-42 通路占主要的地位。但也有人认为这是由于 γ 蛋白水解酶本身具有两种活性[45]。突变的 PS1 蛋白可通过一系列的信号传递，改变 $A\beta_{42}$ 和 $A\beta_{40}$ 剪切比例，从而使 $A\beta_{42}$ 的剪切增多[45]。

（三）淀粉样蛋白级联学说和 tau 学说

关于 AD 的发病机理有很多学说，如遗传因素学说、淀粉样蛋白级联学说、tau 蛋白学说、神经细胞膜代谢功能异常学说、慢性炎症学说、氧自由基导致的神经退行性变学说等[46]。

tau 蛋白学说和淀粉样蛋白级联学说是这些学说中最主要的两种。前者认为 tau 蛋白的异常是 AD 发病的主要环节，细胞外 Aβ 多肽结聚只是 AD 病理过程中一个固定的病理表现而已，并不是引起痴呆的最主要原因。支持这一观点的主要实验依据有：斑块数目与痴呆的严重程度相关性不高，但与 NFT 的严重程度具有高相关性[47,48]；在某些带有突变 APP 和早老素（presenilin，PS）基因的转基因小鼠中，神经系统的细小变化出现在 Aβ 斑块沉积形成之前[49]；甚至在某些 AD 病人中并无经典的 Aβ 斑块发现。淀粉样蛋白级联学说却认为，Aβ 多肽异常分泌和产生过多是 AD 发病的核心环节，减少 Aβ 多肽的形成，抑制 Aβ 沉积是预防和治疗 AD 的根本途径。淀粉样蛋白级联学说是目前最广为接受的学说，下面将详细介绍这个学说以及其在近十年的发展，并对其进行评述。

表 3-1-3　与 AD 发病相关的基因和候选基因

基因名称	染色体位置	表达时期	家族性(F) 或散发性(S)	与 AD 相关性
APP	21q21.3－q22.05	早期	F	确定
PS1	14q24.3	早期	F	确定
PS2	1q31－q42	早期	F	确定
APOE	19q32.2	晚期	S 和 F	未确定
α2M	12p	晚期	S	未确定
LRP	12	晚期	S	未确定
LBP－1c/CP2/LSF	12	晚期	S	未确定
ACE	17q23	晚期	S	未确定
VLDL－R	9pter－p23	晚期	S	未确定
BchE	3q26.1－q26.2	晚期	S	未确定
ACT	14q32.1	晚期	S	未确定
IDE	10q23－q25	晚期/早期	S 和 F (?)	未确定
TfC2	3q21	晚期	S	未确定
CatD	11p15.5	晚期/早期	S 和 F	未确定
APOE－promoter	19q32.2	晚期/早期	S	未确定
NOS3	7q35	晚期	S	未确定
CST3	20p11.2	晚期	S	未确定
PS1 promoter	14q24	早期	S 和 F	未确定

Aβ 多肽约 20 年前首次在 AD 和唐氏综合征病人脑膜血管壁中提取并测得氨基酸序列。随后认识到 Aβ 是通过 γ 蛋白酶或 α 和 γ 蛋白酶酶切 APP 所产生的(图 3-1-1)[50]。至今已有许多与 AD 相关的基因变化被陆续发现，包括 APP 基因本身和 PS 基因的突变，以及载脂蛋白 E(ApoE)等位基因的多样性[51－54]。APP 基因突变大多发生在涉及 APP 代谢的三个酶——α 和 γ 蛋白酶酶切 APP 的位点或其附近，从而使 γ 蛋白酶对 APP 酶切过程发生改变，导致产生过多的 Aβ 或高结聚能力的 Aβ 品种——$A\beta_{1-42}$ 比例增高[55－57]。这些实验结果是 β 淀粉样蛋白级联学说最初的实验事实。

近几年的一些实验结果也支持了这种学说：Aβ 多肽分泌异常和沉积过多是 AD 发病的核心环节，并且诱导其他病理特征，如 NFTs 的出现。例如，(1)PS 基因的突变，可影响 γ 蛋白分泌酶对 APP 的酶切过程，使过多的 Aβ 产生，而导致 AD 的发生[51]。(2)tau 基因的突变可致前颞性痴呆症。但在这种神经系统变性疾病中，即使脑内出现严重的神经原纤维缠结变性，也无淀粉样蛋白的沉积发现[58]。因此，在 AD 中 NFTs 应出现在 Aβ 代谢改变和 Aβ 斑块形成之后，而不是之前。(3)人突变 APP 和 tau 共转染的小鼠相比单转染突变的 tau 转基因小鼠，具有更多的 NFTs，但 SP 的结构和数目却没有发生改变[59]。说明 Aβ 有诱导 NFTs 的作用。(4)APP 转基因小鼠和 Apo*E* 缺乏的小鼠杂交后代，Aβ 的沉积数目明显较前代少[59]。这个实验结果提示 Apo*E* 等位基因的多样性确实和 Aβ 的代谢有关。

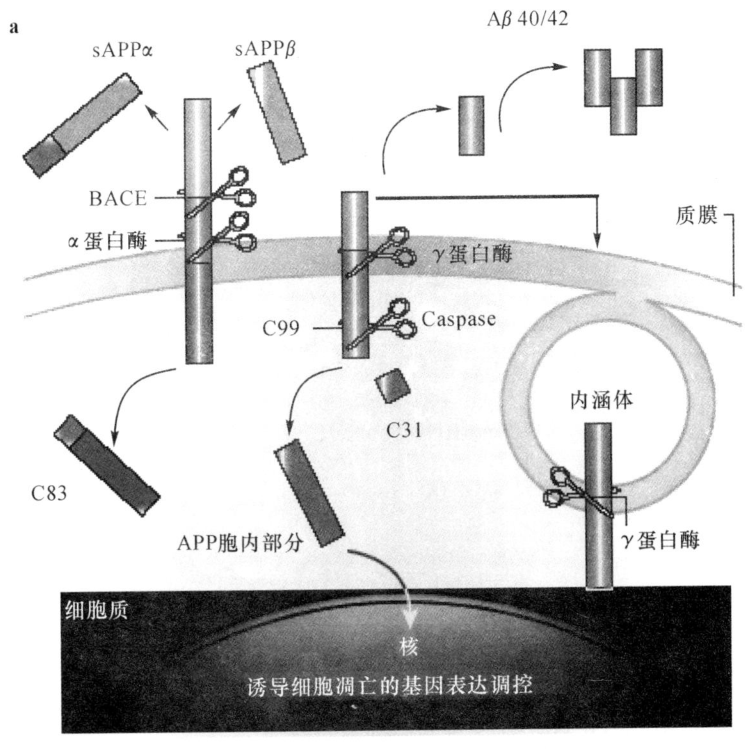

图 3-1-5 APP 蛋白胞内代谢途径

淀粉样蛋白级联学说为认识 AD 的病理机制提供了一个大致的框架，但此学说提出至今一直存在争论。

其中 AD 主要的病理特征——老年斑与认知的损伤相关性不强是导致争论的重要原因之一。最早的 β 淀粉样蛋白级联假说认为，Aβ 沉积形成老年斑，进而产生神经毒性是 AD 发病的根本原因，但是 AD 病人大脑中老年斑的数目却往往和认知损伤程度相关性不高。在某些转基因小鼠中，Aβ 沉积随年龄增大逐渐增加，但不出现神经元的丢失[60]。而且某些非 AD 的人当中，无 AD 症状出现但其皮质中却有大量包含 Aβ 沉积的弥散斑。最近研究显示，AD 的痴呆程度和可溶性 Aβ 多肽具有更好的相关性而和其他形式的 Aβ 关系并不密切[61, 62]。这些实验事实是研究者怀疑淀粉样蛋白学说的合理性的重要原因。

另一个原因是各类 Aβ 在体内如何产生神经毒性的过程尚不清楚。近来，许多细胞系的研究表明，可溶性的 Aβ 多肽低聚体，可直接导致 AD 病人和动物模型中突触功能的失常[61]。在 APP 转基因小鼠中也发现，在小鼠脑内尚无斑块形成时，已可出现突触、电生理和行为学变化，而此时仅在脑内检测到高水平的 Aβ 低聚体[62]；大鼠脑内注射 Aβ 寡聚体，证实可抑制海马部位与记忆有关的长时程兴奋电位[63]。但由于 Aβ 种类的多样性，何种或哪几种 Aβ 多肽在其中起关键作用还有待进一步研究。

随着新的实验发现，这个学说也在不断地修整和完善(图 3-1-6)。其中最大的调整在于，认为可溶性 Aβ 多肽也具有神经毒性，而不仅仅纤维化并发生沉积的 Aβ 纤维才具有神经毒性。但此假说，尚受到某些学者的质疑，需要更多的研究结果加以证实。

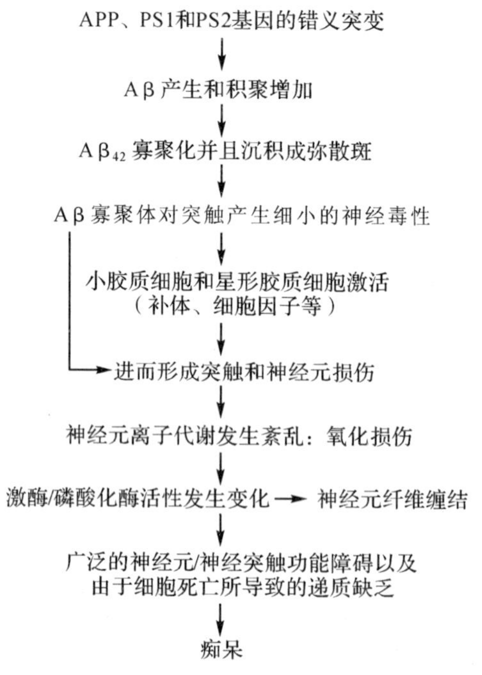

图 3-1-6 淀粉样蛋白级联假说[12]

(四)预防和治疗 AD 最有希望的研究方向

根据目前对 AD 机理的认识，人们设计了一系列的措施，如抑制 Aβ 的产生、纤维化、沉积和炎症反应等，以达到治疗甚至预防 AD 的目的。以下为最有希望的六个研究方向。

1. *抑制 γ 蛋白酶或激活 α 蛋白酶，减少 Aβ 的产生*

设计 γ 蛋白酶抑制剂或者 α 蛋白酶激动剂以减少有毒性的 Aβ 产生，是治疗和预防 AD 最直接的方法之一。寻找能和酶活性位点结合并能通过血脑屏障的小分子化合物，是近几年 AD 研究的热点之一。通过搜索化合物库和药物库，已发现数种符合条件的 γ 蛋白酶抑制剂，但由于理论上其具有干扰 γ 蛋白酶的其他底物——Notch 和某些细胞表面受体信号传导通路的可能，抑制剂还未能进入临床试验阶段[64-65]。目前发现的抑制剂和激动剂往往特异性不高，在改变酶活性的同时，也影响其他蛋白的代谢途径。如何避免副反应，特异性地抑制或激活酶及与 APP 代谢有关的通路，是这方面研究面对的最大挑战。

2. *抑制 Aβ 的寡聚化和加快 Aβ 的清除*

调节 Aβ 所引起的某些免疫反应，促进小胶质细胞对 Aβ 的清除以减少脑内的 Aβ 数量，或者促进其更快地从脑内清除，具有延缓 AD 病理进展的潜在治疗价值。在转基因小鼠中已发现，免疫人工合成的 Aβ 疫苗确可加快 Aβ 的清除[66-68]。但在人体实验中，由于出现严重的中枢神经系统炎症副反应，这一疫苗研究已被停止。目前，研究重点已转到如何制备无炎症副反应的 Aβ 疫苗上。

3. *针对 Aβ 引起的炎症反应而设计的抗炎药*

AD 病人大脑中补体、细胞因子和急性期蛋白水平往往较高，提示存在慢性炎症反应。因此，针对这些炎症反应的抗炎药也具有治疗 AD 的价值[69,70]。目前，某些抗炎药已被发现具有抑制 Aβ 引起的炎症反应的作用，且部分药物已进入临床试验阶段。

4. *调节胆固醇代谢的药物*

长期使用降脂药，如抑制胆固醇合成的药物 statins，发现具有降低 AD 发病风险的作用[71]；在 APP 转基因小鼠中，降脂药显现出减慢 AD 病理发展的作用。相反，高胆固醇饮食却明显增加实验动物患 AD 的风险。目前已证实胆固醇和 Aβ 的产生密切相关。由于这些降脂药在临床广泛应用，因此它们是有希望最先进入 AD 临床治疗的一类药物。

5. 抑制 Aβ 多肽积聚的药物

基于 SPs 三维结构，研究 Aβ 的积聚机制，寻找抑制 Aβ 积聚的药物，是防止 AD 进一步病理发展的新思路[72,73]。经过三维重构，实验发现不同的斑块具有不同的三维结构特点，这提示它们的形成可能涉及不同的积聚机制[74]。因此，对斑块进行分类并进一步深入研究，对探讨抑制斑块积聚的研究很有意义。Cu^{2+} 和 Zn^{2+} 已被发现参与并加速这一过程。在 APP 转基因小鼠中，用 Cu^{2+} 和 Zn^{2+} 的螯合物进行处理，发现可抑制小鼠脑内 Aβ 的积聚。

6. 抑制由于 Aβ 积聚所造成的神经突触毒性和神经变性作用

至今在人体中已进行了许多抗氧化剂、神经保护因子和神经营养因子等的实验，但均无明显阻止 AD 认知功能下降的功效(图 3-1-7)[75,76]。由于在发病机理上，这种治疗方法所依据的原理比较下游，这些治疗手段往往仅限于改善 AD 的不良症状。

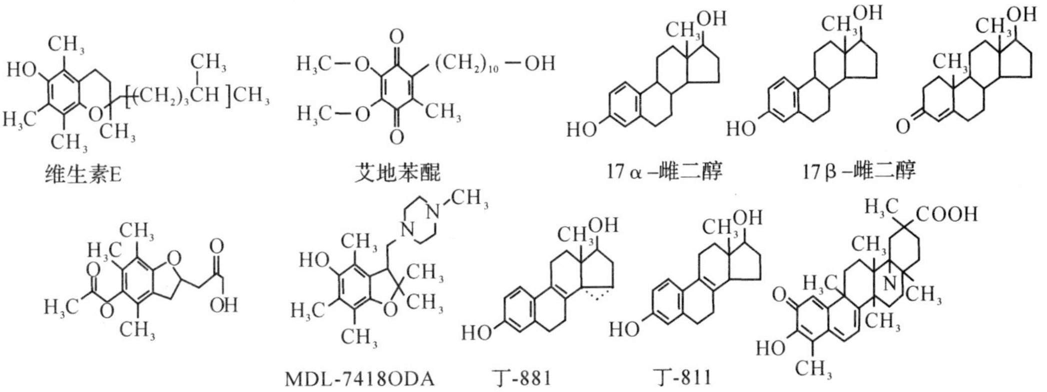

维生素E　艾地苯醌　17α-雌二醇　17β-雌二醇

MDL-74180DA　丁-881　丁-811

图 3-1-7　具有潜在治疗 AD 作用的抗氧化分子

(五)老年性痴呆症动物模型介绍

AD 的病理与大脑皮质和皮质下神经细胞退化有关，并且以 NFT 和 SP 为主要的病理特征。由于目前对 AD 病理机制的认识尚不清楚，通过 AD 动物模型的间接研究，可以探讨 AD 的病因、发病基础和机制，为治疗和预防 AD 的提供帮助。下面介绍常见的痴呆模型。

1. 损伤性动物模型

(1)前脑胆碱能系统损伤模型

基底前脑胆碱能细胞发出的轴突可广泛投射到新皮质和海马等高级脑区，这一神经系统的投射与学习记忆和认知功能有密切的联系，阻断或损伤这一通路的任何一个环节都可导致动物出现认知障碍和学习记忆能力的损害。前脑胆碱能系统损伤模型主要着眼于模拟 AD 的认知缺陷和前脑胆碱能系统广泛的功能损害，最终导致认知和非认知过程障碍。

将兴奋性氨基酸，如海人酸(kainic acid, KA)、使君子酸(quisqualic acid, QA)和 *N*-甲基-*D*-天冬氨酸(NMDA)等注入动物的基底前脑神经元细胞核内可建立起 AD 模型。而向大鼠右侧基底核注入 QA 可导致胆碱能退变、神经胶质细胞炎症反应等病理改变[77]。由于基底胆碱能神经元常与非胆碱能细胞群交叉存在，目前所用的神经兴奋性毒素对胆碱能细胞的选择性普遍较差，免疫毒素 192IgG-saporin 则可选择性损害基底前脑胆碱能神经元，而对该区域其他部分的神经元没有损伤。将 192IgG-saporin 300ng 注射到大鼠的大脑中隔膜，可导致胆碱乙酰转移酶活性降低60%，并造成隔一海马神经元的损伤[78]。穹隆海马伞横断术（fimbria-fornix transsection）也可导致动物基底前脑中隔和斜角带出现的胆碱能和非胆碱能神经元的丢失以及海马胆碱乙酰转移酶活性降低、乙酰胆碱酯酶纤维减少[79]。

（2）冈田酸（okadaic acid，OA）损伤模型

OA可选择性抑制丝氨酸/苏氨酸蛋白磷酸酯酶1A和2A，引起大鼠脑内出现类似AD病理改变的双螺旋纤维（paired helical filament，PHF）样的磷酸化tau蛋白和$A\beta_{42}$的沉积。而通过向大鼠脑内注射OA，可在CA_1区和齿状回见到PHF和营养不良的轴突变性改变[80]。

（3）铝损伤模型

部分研究者认为，铝可促进Aβ发生积聚，刺激活性氧的发生，增强脂质过氧化，继而造成神经细胞膜的损伤。同时铝也能抑制蛋白磷酸酯酶2A和2B的活性，从而促进异常磷酸化的tau蛋白产生，继而利于NFT的产生[81]。

（4）*D*-半乳糖损害模型

D-半乳糖损害模型是由我国学者首先提出的，主要表现为学习记忆力下降，皮质神经元中细胞器减少，线粒体膨胀呈空泡样变化，粗面内质网颗粒脱落，蛋白质合成减少，神经元丢失等病理表现。

（5）脑缺血痴呆动物模型

人脑的供养系统对脑功能有着重要的保护作用，缺血缺氧首先影响的是脑的正常功能，极易出现认知障碍。通常老年动物脑血流量较成年动物减少20%以上，并且老年性动物慢性脑缺血，可以产生类似AD的病理生理改变。结扎16月龄大鼠的双侧颈总动脉同时烧灼一侧椎动脉，可造成脑长期供血不足，继而动物出现与AD患者类似的行为学表现和病理生理改变[82]。

（6）Aβ损害模型

Aβ具有神经营养和神经毒性双重作用。Hardy和Higgins等在1992年在Science杂志上提出AD淀粉样蛋白级联学说，Aβ沉积导致SP、NFTs、神经元死亡和血管淀粉样改变，最终导致痴呆。虽然Aβ在AD发病过程中的确切机制尚无统一的定论，但体内、体外实验都已证实Aβ具有神经毒性作用[83, 84]。大鼠双侧海马内一次性注射$A\beta_{25-35}$片段后，大鼠的主动和被动回避性反射及空间分辨率降低，皮质和海马神经元减少、退变，皮质下血管淀粉样变，脑内出现NFTs样结构[85]。

（7）秋水仙碱（colchicine，Col）损伤模型

秋水仙碱能选择性破坏海马部位锥体和颗粒细胞，诱发神经纤维变性，导致海马胆碱乙酰转化酶活性下降，继而动物出现短期学习记忆障碍[86]。

2. 自然衰老认知障碍动物模型

衰老是AD的危险因素之一，随着年龄的增加，AD患病率呈增高趋势。一般认为，85岁以前，每增加5岁，其患病率可增加一倍。由于自然衰老认知障碍动物模型神经系统的改变是自然发生的，因而较其他动物模型，它们的病理特征改变更为接近AD真实病理改变。除大鼠和小鼠外，其他的老年动物，如老年猴和兔子也是制作自然衰老认知障碍动物模型的可选动物。在经过行为学测试的3月～7年龄兔子的小脑和海马的某些部位，有人发现了显著性的神经元丢失和神经胶质细胞增生，但遗憾的是，即使在超过7月龄的兔子的端脑神经元中也未发现或很少发现Aβ沉积或异常的tau蛋白聚集[87]。

3. 快速老化小鼠(senescence accelerated mouse, SAM)模型

竹田俊男等通过对AKR/J自然变异小鼠进行近代杂交,培养得到一种自然快速老化小鼠。该小鼠品系中的SAM-P/8和SAM-P/10表现出明显的学习记忆能力减退,处于一种低紧张、低恐怖的痴呆状态[88]。其中SAM-P/8具备了AD的许多特征,例如皮质萎缩、皮质和海马部位锥体细胞丢失、广泛的Aβ沉积以及星形胶质细胞反应等。而SAM-P/10则表现出神经元丢失和皮质萎缩等特征。另外,SAM-P/8和SAM-P/10还存在神经递质、脑内葡萄糖、NO、NOS以及自由基代谢障碍等表现。

4. 转基因动物模型

目前已有许多种AD的转基因小鼠成功问世,其转染的基因主要包括APP、tau、ApoE以及PS1和PS2等与AD关系密切的基因。制作这些模型的主要目的有:(1)在动物脑部表达单一或多种与AD关系密切的基因,以研究这些基因产物加工和代谢的基本过程。(2)在整体水平上进一步验证Aβ或tau蛋白假说。(3)理解AD发病进程和病理机制以便应用于最终的治疗研究。

下面以转染基因的不同对国外转基因小鼠模型的发展情况进行介绍。

(1)APP转基因小鼠

Aβ作为APP的一个片段,与AD的病理学特征SP和NFTs的形成都有密切关系,现在多数研究者认为,APP基因异常代谢产生Aβ是AD发病过程的关键环节。因此,APP转基因小鼠常被用来研究APP的加工和代谢过程、APP和Aβ在AD发病过程中的可能作用途径以及从整体上阐明APP或Aβ与认知缺损之间的关系或进行治疗药物的筛选。设计的基因包括野生型APP、APP片段、突变型APP基因、PS基因和APOE基因等。其中,转基因小鼠2576(APP_{695SWE})是一种对研究AD较有价值的动物模型。这类小鼠在多种与海马功能有关的实验中表现出认知功能缺损,且呈增龄性加重的趋势。水迷宫实验显示,与3~6月龄的非转基因(non-transgenic, Non-tg)同窝小鼠相比,较老的(9~10月龄)Tg2576小鼠找到隐藏平台的潜伏期时间明显延长[89]。这些小鼠脑内的$Aβ_{40}$和$Aβ_{42}$水平升高,在8~10月龄时即出现AD样的Aβ沉积,弥散型和致密型老年斑也增龄性增多,一般在12月龄以后明显增加[90]。

(2)tau转基因小鼠

包括AD和帕金森氏症(PD)等数种神经退行性疾病在内的疾病又被统称为"tau病",它们的共同特征之一是有由微管相关蛋白tau组成的神经元丝状内含物。1998年,研究证实与额一颞叶痴呆并发帕金森病相关的tau的突变和第17号染色体有关,说明tau的功能障碍足以引起神经元功能的退变。人类tau病转基因小鼠有助于阐明tau内含物形成的机制、tau内含物同其他病变如神经元丢失之间的关系等。如超表达野生型4Rtau最长异构体(2N4R)的转基因小鼠,其表达的转基因可达内源性水平的10倍。此转基因小鼠tau蛋白的病变类似于人类"tau病"中神经元缠结病变前期状态,同时出现神经元性肌萎缩症(neurogenic atrophy)、轴突变性(axonal degeneration)、运动损伤等改变,有的小鼠还出现胶质细胞增生、不溶性tau缠结。但缺点是缺乏神经元纤维的病理改变,且神经元丢失不明显[91,92]。18~20月龄时,随着月龄增加,脑核脊髓有不可溶性的tau聚集。这种小鼠产生的NFTs分布较稀疏且需2年以上的时间,因此认为是一种正常老化的模型。而tau(P301L)转基因小鼠可表达外显子10最短的P301L突变4Rtau异构体。这种小鼠的神经元中可出现NFTs、神经胶质细胞增生、不溶性tau、神经元性肌萎缩症并逐渐加重直至死亡的运动缺损,但在皮质核海马仅观察到少量的NFTs。除神经纤维病变以外,P301Ltau小鼠的脊髓神经元丢失近50%,这解释了该模型

出现运动功能障碍的原因[93]。另有一种在 Thy-1 启动子下表达最长 4Rtau 异构体的 P301Ltau 转基因小鼠，该鼠在 8 月龄时，皮质、脑干、脊髓中观察到处于缠绕形成前期的 tau 和一些硫磺素-S 阳性神经纤维缠结样结构。此外，还出现神经胶质细胞增生、神经元凋亡、不溶性 tau 等病变，但无运动缺损的表型，且 tau 在缠绕形成前期和缠绕状态时的比例不清楚[94]。

(3)抗神经生长因子转基因小鼠

神经生长因子(NGF)与年龄相关性神经元退行性疾病有关，老年抗 NGF 转基因小鼠可表现出年龄相关性神经元退行性病理变化，皮质及海马神经元出现 SP、不溶性的过度磷酸化的 tau 和 NFTs，还出现广泛的皮质神经元丢失、基底前脑胆碱能损害和行为损害[95]。

(4)多个基因共表达的转基因小鼠

目前由于 AD 患者脑中的淀粉样与 tau 病变之间的关系仍不清楚，因此多个基因共表达的转基因小鼠有助于对该问题的阐明。与共表达人类 APP_{695SWE} 和 PS1 的转基因小鼠相比，突变型 tau 转基因小鼠与转基因小鼠 2576 杂交，可得到具有突变 tau 和 APP 双基因的后代，此小鼠模型可同时产生神经元纤维缠结和淀粉斑病变。更为显著的是，该模型边缘系统的神经纤维病变大幅度增加。鉴于边缘系统是 AD 患者和 Tg2576 小鼠最早产生病变的脑区，该转基因小鼠可用于 APP 功能障碍或 Aβ 沉积与神经元纤维缠结形成的关系研究[96]。

能够真实反映各个病理发展阶段特征的动物模型对于 AD 研究有着十分重要的意义。它可以验证有关 AD 病因、发病机制等的各种假说，为药物疗效研究提供载体，继而找到确切的治疗靶位。目前，尽管 AD 动物模型研究发展很快，并已经帮助人类解决了 AD 发病的某些分子机制和其他一些基础生物学问题。但在对 AD 基本病因、发病机制缺乏根本了解的情况下，尚难制作出准确反映 AD 病理机制的理想动物模型。相信随着人类能够对 AD 发病机制理解的逐渐深入，理想的 AD 动物模型在将来获得重大的突破。

二、老年性痴呆症脑内老年斑的研究

(一)老年斑研究情况概述

AD 的主要病理特征有：①边缘叶等皮质的选择性神经元死亡。②神经元胞内的 NFTs。③脑内细胞间质中的 SP 沉积。④脑血管淀粉样病变(图 3-1-8 和 3-1-9)。其中神经元丢失、NFTs 和 SPs 为 AD 的特征性病理改变。

Aβ 多肽源于 APP 蛋白，大量纤维化或非纤维化的 Aβ 多肽发生积聚可形成不成熟或成熟的 SP。斑块直径一般在 5～200μm 之间，并且不随年龄的增加而变大，并不与 AD 临床症状的严重程度呈相关性，而是相对处于一个稳定的体积状态[97]。SP 的这个特点提示，机体除了通过小胶质细胞对 SP 中的 Aβ 进行吞噬和清除以外，Aβ 作为一种多肽物质在细胞外积聚过程中，可能某种特定的物理机制，限制了斑块体积的增大[98]。研究 SP 形成的机制和形成后斑块的代谢机制，将有利于加深对 AD 发病机理的认识，并可能通过抑制斑块形成、促进 Aβ 清除，为治疗 AD 提供借鉴。

早在 1991 年，体外观察显示，Aβ 可自发积聚形成高度不可溶的淀粉样沉积物[99]。但进一步研究发现，外源性的 Aβ 可和已在 SP 中存在的 Aβ 沉积物结合后，能以浓度和时间依赖的一级动力学方式生长[100, 101]。随后，Hyman 等却通过体内观察发现已形成的老年斑尺径相当稳定，并不随病程的增加而增大[102]。1997 年，Cruz 等人通过对 SP 精细结构的观察、积聚过

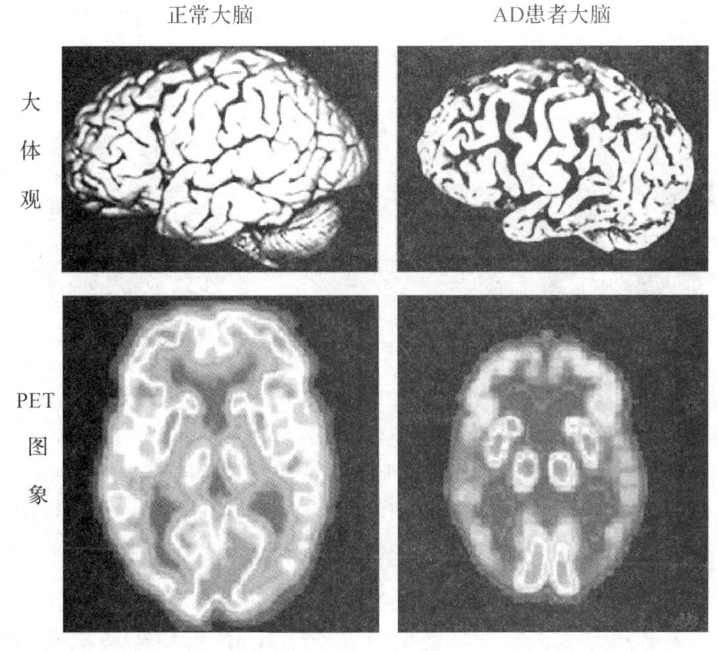

图 3-1-8　正常大脑和 AD 患者大脑病理解剖大体观和 PET 图象比较(彩图 3-1-8)

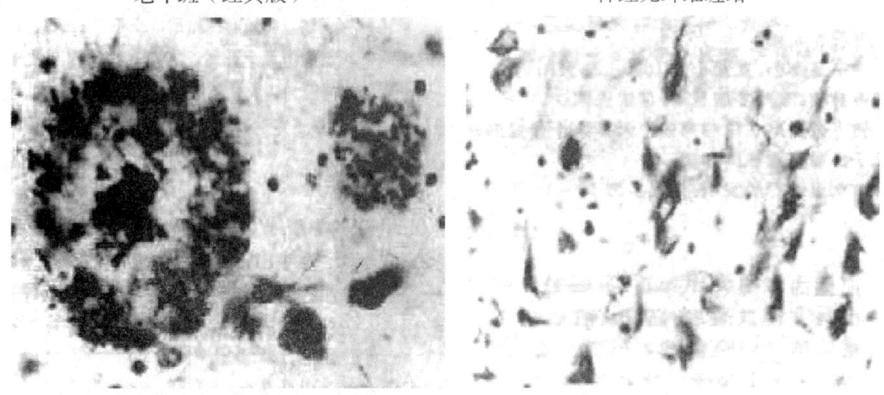

图 3-1-9　AD 患者脑内老年斑和神经元纤维缠结

程的物理研究和计算机模拟,提出了 Aβ 沉积形成 SP 的一个动态反馈模型[103]。在这个模型中,斑块密度由中心向周围递减并具有特定直径大小的孔而呈现为多孔性结构;并且在斑块形成过程中存在一个解聚的机制,即 SP 的形成过程中,不仅存在 Aβ 的扩散和积聚机制,也存在 Aβ 积聚物解聚的过程(图 3-1-10)。这一研究改变了原先所认为的发生纤维化并已沉积的 Aβ 是不可溶的、不可能存在解聚过程的观念,并且预示着治疗和预防 AD 的一个新方向:在沉积的 Aβ 引起大脑病理性损伤之前,如果有方法将其降解,则可能具有预防 AD 的作用。Christie 等在 2001 年用双光子激光共聚焦显微镜对 Tg2576 转基因小鼠脑内已形成的经典斑进行连续观察,结果发现斑块形成后比较稳定,但个别斑块在观察期间有缩小和变大的现象。他们认为,Cruz 等提出的 SP 扩散限制模型(diffuse limited aggregation, DLA)的扩散、积聚和解聚机制可成功地解释实验所观察到的这种现象,即斑块和已形成的斑块其形态和周围环境可相互作用,斑块的形态变化具有一个动态平衡的机制[97]。

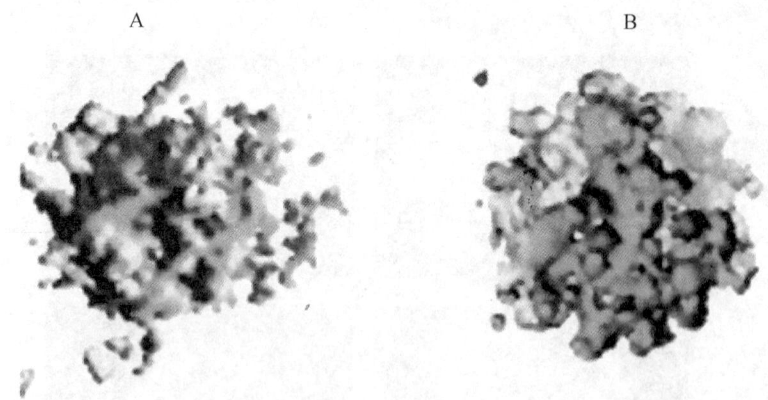

图 3-1-10　Cruz 等老年斑三维结构重建图和计算机模拟的老年斑三维结构图[49]（彩图 3-1-10）

A:老年斑三维结构重建图；B：根据 DLA 机制计算机模拟的老年斑三维结构图

Cruz 等所描述的斑块的特征为“密度由斑块中心向周围递减的球状结构”，但具有病理诊断意义的经典斑结构特征却为“具有沉积相当致密的核心，核心周围有淀粉样蛋白及嗜银结构环绕，核心和外环之间有一个透明晕状结构”[103]。因此，Cruz 等所研究的斑块对象是弥散斑而不是经典斑。经典斑和弥散斑结构特征的明显不同提示，解释斑块积聚的扩散限制模型是否也适用于经典斑以及经典斑的具体积聚机制应作进一步研究。

对于 SP 的成分，据 Walker 及其他人报道，弥散斑主要由 $A\beta_{1-42}$ 组成，可在 AD 发病早期出现，此时常伴随 $A\beta_{1-42}$ 水平的上升，但浓度不高[104, 105]。因此，有的研究者认为成熟的斑块，比如经典斑，是由弥散斑发展而来的[106]。然而至今，弥散斑如何发展成经典斑，其具体的过程如何尚不得而知。但是其他的研究者认为弥散斑和经典斑是独立的两种类型的斑块。并且在非人类的病例中，特别是狗和猴子，两种类型的斑块已被证明是独立发展而来的不同类型斑块[107－110]。但在人类的研究中，由于各种原因，尚未能证实。因此，进一步对人类老年性痴呆症患者脑内老年斑进行研究，有助于认清弥散斑和经典斑的起源和形成的过程。

(二)我们实验室对老年斑的研究情况

我们实验室采用 Bielschowsky 银染法和免疫组织化学法对连续切片的老年斑进行染色；然后采用经典的 Otsu's 算法提取老年斑的边界，根据两点相关函数和分形维数原理，编写程序测量弥散斑和经典斑的孔的平均大小和分形维数。抽提所获得的老年斑采用 AVS 系统进行重构，观察弥散斑和经典斑的三维结构特征，并对其进行分析。最后根据经典斑和弥散斑的结构特征，以及用两点相关函数所测得的斑块孔的平均大小和分形维数等参数，探讨 SP 的积聚机制以及经典斑与弥散斑之间的关系。

1. 实验方法

(1)图象摄取和处理

选取染色较一致并且无间断的 SP 切片，Nicon E800 显微镜连接 CCD(spots)摄像装置进行拍摄。用 Matlab 软件测量每个图片两个相同定标孔之间的水平夹角，以此矫正角度误差；根据相邻切片组织结构相似性以配准 SP 高倍镜图象，矫正位置误差。经配准后的图象，应用 AVS 软件进行重构。

(2)斑块结构特征的测量

标本进行连续切片并标以定位孔，采用两种染色方法对老年斑进行染色，摄取图象后，将其转成灰度图象，采用经典的 Otsu's 算法识别斑块边界，并将其转换为二值图象[111, 112]。然后，根据两点相关函数的原理计算 SP 大小($2r_o$)和 SP 孔的平均大小($2R$)[113，114]。

$$S_2(x,y)=\sum_{i=1}^{N-x}\sum_{j=1}^{N-y}\frac{f(i,j)f(i+x,j+y)}{(M-x)(N-y)} \tag{1}$$

$$\varphi=\exp\left(-\rho\frac{4\pi R^3}{3}\right) \tag{2}$$

$$S_2(r)=\exp\left[-\rho\frac{4\pi}{3}\left(R^3+\frac{4\pi R^2}{3}-\frac{r^3}{16}\right)\right]\quad r<2R \tag{3}$$

$$S_2(r)=\exp\left(-\rho\frac{4\pi}{3}R^3\right)\quad r\geqslant 2R \tag{4}$$

式(1)为图象两点相关函数计算公式，式(2)～(4)为计算 SP 孔的平均大小的经验公式。S_2为两点相关函数，$(x,\ y)$为图象中任意一点坐标，M 和 N 为图象的长和宽，$f\ (i,\ j)=1$ 代表二值图象白点，$f\ (i,\ j)=0$ 代表二值图象黑点；φ 为二值图象白点占图象总像素点比率，ρ 为表征图象中孔的分布的参数，$2R$ 为孔的平均大小，r 为图象中两点的距离。计算斑块最大径($2r_o$)时，取包含整个斑块的图象，由式(1)求得 S_2的两点相关函数曲线；当 $S_2=0$ 时，x 轴上最小的 r 值即为 $2r_o$。计算斑块孔径时，取斑块内部图象，并将其拼接为 4×4 图象以保证图象平移不变，且 r 取值范围为原始图象最大径；先由式(1)求得 S_2和 r 的相关函数，再由式(2)～(4)解得 R 值。

SP 分形维数根据分形维数的计算原理用盒维数法计算得到：

$$D=-\log N(\delta)/\log(\delta)\quad (\delta\rightarrow 0) \tag{5}$$

式(5)为分形维数计算公式，D 为分形维数，δ 代表测量的盒子大小，$N(\delta)$为一定的 δ 下覆盖整个斑块所需要的盒子数。所获得的每个斑块的 $N(\delta)$值的对数和 δ 值的对数标绘后，都可以用一条直线进行拟合，拟合所得的直线斜率即为斑块的分形维数。

2. 实验结果

(1)老年斑银染法和免疫组织化学法染色结果

依据形态特点，将银染法和免疫组织化学染色法中 SP 分为弥散斑和经典斑(图 3-1-11)。从图中可见，弥散斑边界相对模糊，无致密的核心结构；经典斑边界清晰，具有致密的核心结构，核心结构周围为晕状结构，而最外周为环状结构。

(2)老年斑三维结构的特点

AVS 重构显示 SP 具有以下特征：①两类斑块表面都有较多突起，但相对比较光滑，而非树枝状尖锐突起(图 3-1-12)。②两类斑块内部为多孔状结构，而非实心结构(图 3-1-12)。③弥散斑密度由中心向周围减低，三维断面经可视化处理后，显示为山峰样结构(图 3-1-13)；而经典斑具有致密的核心结构，核心周围密度较低，最外周结构密度介于两者之间。三维断面经可视化处理后，经典斑中心为高密度的山峰结构，峰外周为低密度的山谷结构，山谷结构外侧为高度低于核心的环状次峰(图 3-1-13、14)。

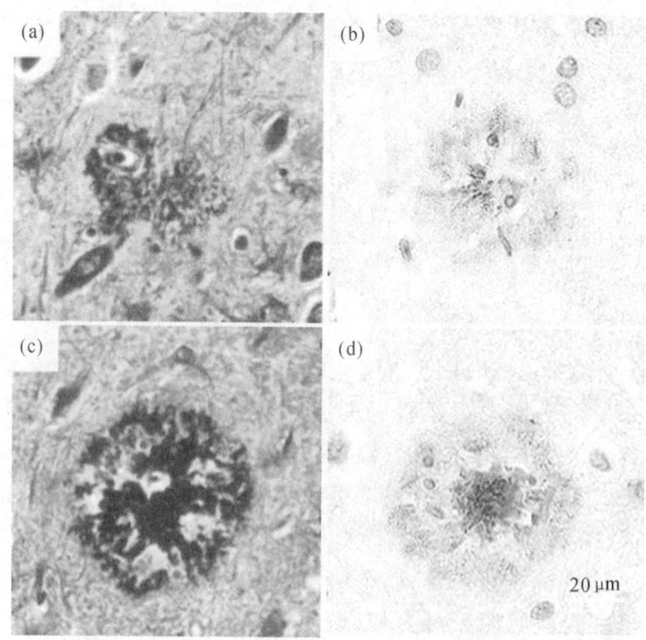

图 3-1-11 老年斑两种染色方法染色结果(彩图 3-1-11)
(a)和(b)分别为银染法和免疫组织化学法弥散斑图象;
(c)和(d)分别为银染法和免疫组织化学法经典斑图象

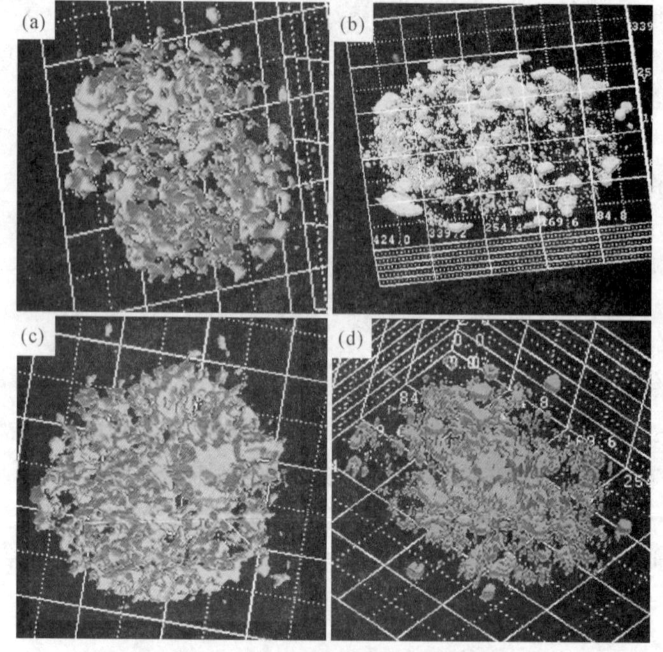

图 3-1-12 老年斑三维重构图象(彩图 3-1-12)
(a)和(b)分别为银染法和免疫组织化学法弥散斑三维重构图象;
(c)和(d)分别为银染法和免疫组织化学法经典斑三维重构图象

(3)老年斑结构特征分析

实验观察到,SP 形状是分形的,它们具有自相似性,弥散斑和经典斑具有不同的分形维数,且银染法和免疫组织化学染色法结果相近。银染法中经典斑和弥散斑的分形维数分别为

1.72±0.03 和 1.64±0.03 ($P<0.05$),免疫组织化学法中经典斑和弥散斑的分形维数分别为 1.73±0.04 和 1.62±0.03 ($P<0.05$),斑块分形维数和 Nakayama 等的报道比较接近[115](表 3-1-4)。

两点相关函数分析显示,银染法中经典斑和弥散斑孔的平均大小分别为 8.34±2.23μm 和 5.23±0.64μm ($P<0.05$),免疫组织化学法中经典斑和弥散斑孔的平均大小为 7.83±1.46μm 和 5.62±0.87μm ($P<0.05$)(表 3-1-4)。两种染色中弥散斑孔的平均大小和 Cruz 等的报道比较接近[72],而经典斑孔的平均大小目前尚无报道。在银染法和免疫组织化学法中,斑块内孔的平均大小均和斑块本身的大小不具相关性(相关系数 $r=0.06$,$P>0.05$;相关系数 $r=0.17$,$P>0.05$)。和实际图象相比,SP 三维结构断面图象的特征性分形维数和孔的平均大小与实际图象的结构特征数据比较一致($P>0.05$)(表 3-1-4、图 3-1-15、16)。

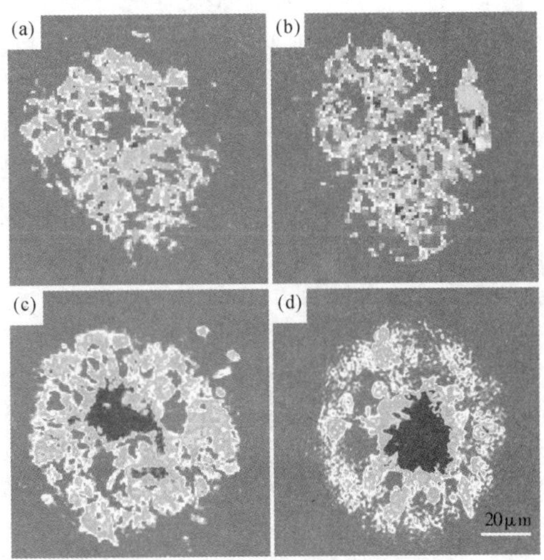

图 3-1-13 老年斑三维结构断面图象(彩图 3-1-13)

(a)和(b)分别为银染法和免疫组织化学法弥散斑三维重构断面图象;

(c)和(d)分别为银染法和免疫组织化学法经典斑三维重构断面图象

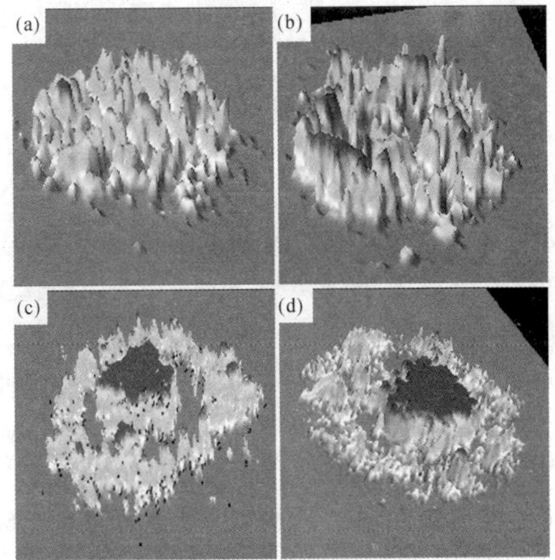

图 3-1-14 老年斑三维结构断面三维可视化图象(彩图 3-1-14)

(a)和(b)分别为银染法和免疫组织化学法弥散斑三维重构断面三维可视化图象;

(c)和(d)分别为银染法和免疫组织化学法经典斑三维重构断面三维可视化图象

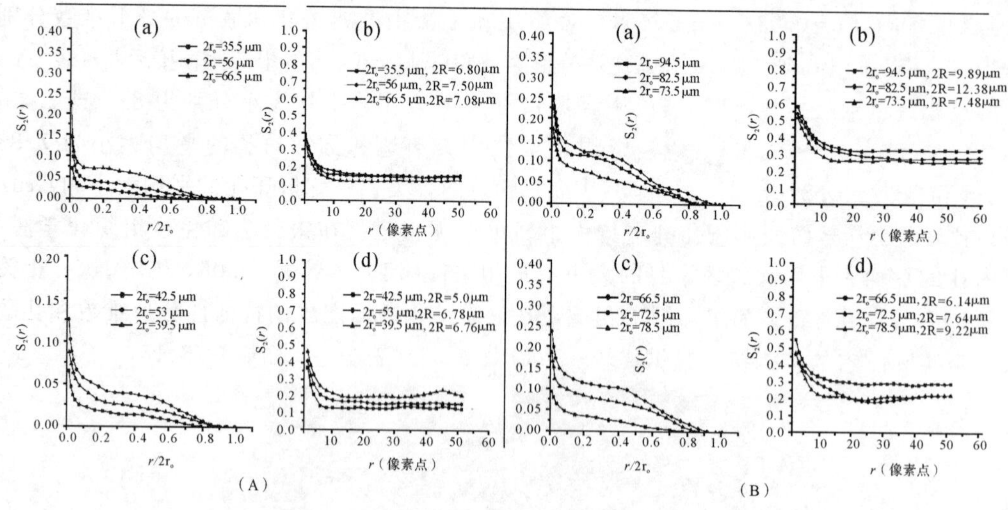

图 3-1-15　银染法老年斑最大径和孔的平均大小的两点相关函数计算

A 和 B 分别为银染法中的弥散斑和经典斑(小图中每条曲线均代表一个斑块，$r/2r_o$为作图时 r 值与所测得每个斑块最大径的值之比)，其中(a)和(c)分别为据老年斑实际图象和三维断面图象的最大径两点相关函数计算，(b)和(d)分别为据与(a)和(c)对应的老年斑内局部实际图象和老年斑内局部三维断面图象孔的平均大小两点相关函数计算

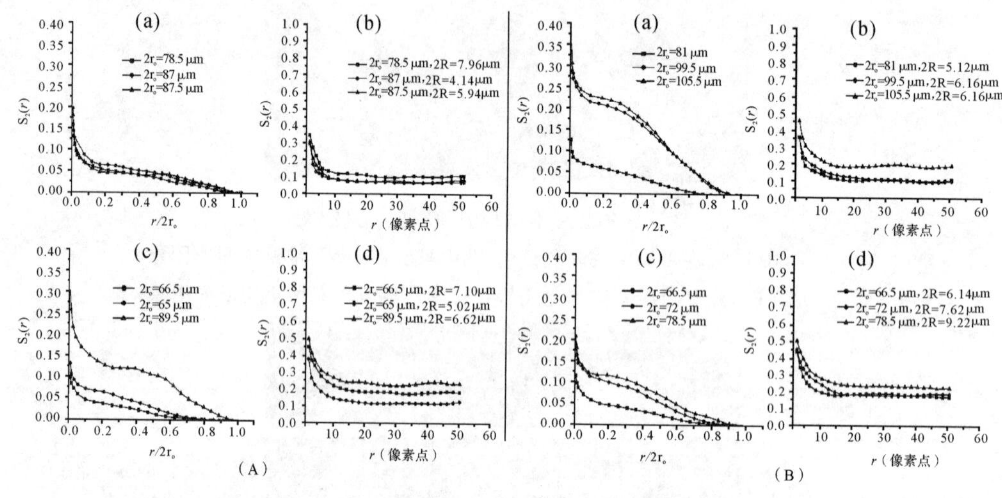

图 3-1-16　免疫组织化学法老年斑最大径和孔的平均大小的两点相关函数计算

A 和 B 分别为免疫组织化学法中的弥散斑和经典斑(小图中每条曲线均代表一个斑块，$r/2r_o$为作图时 r 值与所测得每个斑块最大径的值之比)，其中(a)和(c)分别为据老年斑实际和三维断面图象的最大径两点相关函数计算，(b)和(d)分别为据与(a)和(c)对应的老年斑内局部实际图象和老年斑内局部三维断面图象孔径两点相关函数计算

重构 SP 三维结构并对其进行分析存在以下难点：①如何设定坐标点并对所获得的相应图象进行配准；②如何判别三维重构图象的重构效果；③如何对实际图象和三维重构图象中 SP 的结构特征进行分析。本实验用极细的针灸针垂直捻入海马部位石蜡块设立坐标点，然后用 Matlab 软件测量同一 SP 在相邻图象中相似结构内对应点的坐标，并以此为依据配准图象；为了评价 SP 三维重构效果并进一步分析其结构特征，本实验根据分形维数和两点相关函数的数学原理编写程序，对 SP 的分形维数、最大径和孔的平均大小进行了分析。

表 3-1-4　实际图象和三维重构断面图象中老年斑的结构特征

分析参数	图象类别	银染法（$M\pm SD$）		免疫组织化学法（$M\pm SD$）	
		经典斑（$n=36$）	弥散斑（$n=43$）	经典斑（$n=31$）	弥散斑（$n=38$）
SP 的平均大小（μm）	实际图象	87.51±27.52	45.37±12.77	78.08±31.23	44.34±13.41
	三维图象断面	84.33±25.13	47.72±13.49	79.35±29.45	46.23±15.7
SP 孔的平均大小（μm）	实际图象	8.34±2.23	5.23±0.64	7.83±1.46	5.62±0.87
	三维图象断面	7.96±2.75	5.72±0.87	8.07±1.32	6.05±0.87
分形维数	实际图象	1.72±0.03	1.64±0.03	1.73±0.04	1.62±0.03
	三维图象断面	1.72±0.06	1.61±0.04	1.75±0.05	1.63±0.06

Aβ 异常分泌和积聚是 AD 发病的核心环节，如何抑制 Aβ 积聚形成 SP 或促进其解聚是治疗和预防 AD 的方向之一[116，117]。对于 SP 的形成机制，有的报道认为，在人类中弥散斑是经典斑的前体形式[118]，两者具有相似的积聚机制；但也有人认为弥散斑和经典斑是各自独立形成的，两者的积聚机制完全不同[119]。2001 年，Christie 等采用激光共聚焦显微镜体内观察了 SP 的积聚过程，证实弥散斑的积聚可能为扩散限制模型，其机理和 Cruz 等推测的结果比较一致[72，73]。但由于其研究未对斑块进行分类以及弥散斑和经典斑结构的明显差异，扩散限制模型是否适用于经典斑有待进一步研究。

实验结果显示，两种染色法中两类斑块表面都有相对比较光滑的突起，内部均有一定大小的孔，并且在银染法和免疫组织化学法中，两类斑块孔的平均大小与斑块本身大小均不具有相关性。这提示两类斑块在积聚过程中都应涉及 Cruz 等提出的扩散限制模型中的“扩散机制”，因而斑块才可能具有表面相对比较光滑的突起和内部有一定大小的孔的结构特征。

本实验还分析了斑块的分形维数，发现在银染法和免疫组织化学法中，弥散斑和经典斑的分形维数不同。银染法中，经典斑和弥散斑的特征性分形维数分别为 1.72 和 1.64；免疫组织化学法中，经典斑和弥散斑的特征性分形维数分别为 1.73 和 1.62。并且两种染色法中，同类型斑块之间分形维数均无显著差别。斑块三维结构及其断面三维可视化图象显示，弥散斑密度由中心向周围逐渐降低，但经典斑具有明显的核心结构，密度分布和弥散斑明显不同。根据这些结果，我们认为，虽然弥散斑和经典斑积聚过程中都涉及“扩散机制”，但它们结构的诸多不同提示，两类斑块的积聚过程和机制应有较大的不同。

我们推测，弥散斑和经典斑积聚过程和机制的不同，很重要的原因可能在于两类斑块所涉及的 Aβ 种类、这些 Aβ 多肽代谢速度以及斑块形成时局部的微环境的不同。据 Walker 等人报道，弥散斑主要由 $A\beta_{1-42}$组成，并且 $A\beta_{1-42}$水平在 AD 发病早期即上升，但浓度不高[120，121]。因此，弥散斑很可能主要在发病早期，按照扩散限制模型积聚形成，而由于此时 $A\beta_{1-42}$水平较低，故而积聚较为疏松且分形维数较低；而对于经典斑，Fukumoto 等的研究表明，其核心主要由 $A\beta_{1-42}$组成，而外周主要为 $A\beta_{1-40}$[122]。其形成主要发生在疾病中、晚期，此时 $A\beta_{1-42}$分泌加快，$A\beta_{1-42}$绝对水平和 $A\beta_{1-42}$/ $A\beta_{1-40}$比例迅速增高[120 121]。我们推测，经典斑积聚开始时，先由 $A\beta_{1-42}$按照和弥散斑相似的积聚机制形成致密的核心结构，但由于积聚时 $A\beta_{1-42}$浓度较高和/或其在积聚后 $A\beta_{1-42}$之间尚有其他作用力，故核心结构比较致密；而后由于 $A\beta_{1-42}$在开始阶段发生积聚已大量消耗，浓度大大降低，因此主要由浓度和积聚能力较低的 $A\beta_{1-40}$形成较为疏松的外周结构。但这种推论以及经典斑核心结构和外周沉积之间的晕状结构形成时涉及何种机制，尚有待计算机模拟和实验观察予以研究。

实验重构了两种染色法中 SP 的三维结构，并用两点相关函数和分形维数分析和对比了实际和重构后图象中 SP 的结构特征。两类斑块结构特征的诸多不同,提示弥散斑和经典斑具有不同的积聚机制;斑块形成时所涉及的 Aβ 种类、这些 Aβ 多肽的代谢以及局部微环境的不同很可能是造成两者积聚机制不同的原因。相信 SP 三维重构技术和其结构分析方法的建立将有助于进一步研究 SP 的积聚机制。

参考文献

[1] Hyman BT. New neuropathological criteria for Alzheimer disease. Arch Neurol, 1998, 55: 1174—1176

[2] 王德生,张守信. 老年性痴呆病. 北京:人民卫生出版社, 2001

[3] Glenner GG and Wong CW. Alzheimer's disease: initial report of the purification and characterization of a novel cerebrovascular amyloid protein. Biochem Biophys Res Commun, 1984, 120: 885—890

[4] Masters CL, Simms G, Weinman NA, et al. Amyloid plaque core protein in Alzheimer disease and down syndrome. Proc Natl Acad Sci USA, 1985, 824: 245—4249

[5] Martins RN, Robinson PJ, Chleboun JO, et al. The molecular pathology of amyloid deposition in Alzheimer's disease. Mol Neurobiol, 1991, 5: 389—398

[6] Klafki HW, Wiltfang J and Staufenbiel M. Electrophoretic separation of betaA4 peptides (1-40) and (1-42). Anal Biochem, 1996, 237: 24—29

[7] Asami-Odaka A, Ishibashi Y, Kikuchi T, et al. Long amyloid beta-protein secreted from wild-type human neuroblastoma IMR-32 cells. Biochemistry, 1995, 34: 10272—10278

[8] Lippa CF, Nee LE, Mori H, et al. Abeta-42 deposition precedes other changes in PS-1 Alzheimer's disease. Lancet, 1998, 352: 1117—1118

[9] Hensley K, Carney JM, Mattson MP, et al. A model for beta-amyloid aggregation and neurotoxicity based on free radical generation by the peptide: relevance to Alzheimer disease. Proc Natl Acad Sci USA, 1994, 91: 3270—3274

[10] Nunan J and Small DH. Regulation of APP cleavage by alpha-, beta-and gamma-secretases. FEBS Lett, 2000, 483: 6—10

[11] Gandy S and Petanceska S. Regulation of alzheimer beta-amyloid precursor trafficking and metabolism. Adv Exp Med Biol, 2001, 487: 85—100

[12] Pinnix I, Musunuru U, Tun H, et al. A novel gamma-secretase assay based on detection of the putative C-terminal fragment-gamma of amyloid beta protein precursor. J Biol Chem, 2001, 276: 481—487

[13] Urban S and Freeman M. Intramembrane proteolysis controls diverse signalling pathways throughout evolution. Curr Opin Genet Dev, 2002, 12: 512—518

[14] Paetzel M, Dalbey RE and Strynadka NC. Crystal structure of a bacterial signal peptidase in complex with a beta-lactam inhibitor. Nature, 1998, 396: 186—190

[15] Iwata S, Lee JW, Okada K, et al. Complete structure of the 11-subunit bovine mitochondrial cytochrome bc1 complex. Science, 1998, 281: 64—71

[16] Tandon A and Fraser P. The presenilins. Genome Biol, 2002, 3: 3014

[17] Destrooper B, Saftig P, Craessaerts K, et al. Deficiency of presenilin-1 inhibits the normal cleavage of amyloid precursor protein. Nature, 1998, 391: 387—390

[18] Wolfe MS. Gamma-secretase inhibitors as molecular probes of presenilin function. J Mol Neurosci, 2001, 17: 199—204

[19] Verdile G, Martins RN, Duthie M, et al. Inhibiting amyloid precursor protein C-terminal cleavage promotes an interaction with presenilin 1. J Biol Chem, 2000, 275: 20794—20798

[20] Li YM, Lai MT, Xu M, et al. Presenilin 1 is linked with gamma-secretase activity in the detergent solu-

bilized state. Proc Nat Acad Sci USA, 2000, 97: 6138—6143

[21] Haass C, Steiner H. Alzheimer disease gamma-secretase: a complex story of GxGD-type presenilin proteases. Trends Cell Biol, 2002, 12: 556—562

[22] Tanzi RE, George-Hyslop PS, Gusella JF. Molecular genetics of Alzheimer disease amyloid. J Biol Chem, 1991, 266: 20579—20582

[23] St George-Hyslop PH, Tanzi RE, Polinsky RJ, et al. Absence of duplication of chromosome 21 genes in familial and sporadic Alzheimer's disease. Science, 1987, 238: 664—666

[24] Tanzi RE, Gusella JF, Watkins PC, et al. Amyloid beta protein gene: cDNA, mRNA distribution, and genetic linkage near the Alzheimer locus. Science, 1987, 235: 880—884

[25] Van Broeckhoven C, Genthe AM, Vandenberghe A, et al. Failure of familial Alzheimer's disease to segregate with the A4-amyloid gene in several European families. Nature, 1987, 329: 153—155

[26] Murrell J, Farlow M, Ghetti B, et al. A mutation in the amyloid precursor protein associated with hereditary Alzheimer's disease. Science, 1991, 254: 97—99

[27] Goate A, Chartier-Harlin MC, Mullan M, et al. Segregation of a missense mutation in the amyloid precursor protein gene with familial Alzheimer's disease. Nature, 1991, 349: 704—706

[28] Checler F. Processing of the beta-amyloid precursor protein and its regulation in Alzheimer's disease. J Neurochem, 1995, 65: 1431—1444

[29] Suzuki N, Cheung TT, Cai XD, et al. An increased percentage of long amyloid beta protein secreted by familial amyloid beta protein precursor (beta APP717) mutants. Science, 1994, 264: 1336—1340

[30] Iwatsubo T, Odaka A, Suzuki N, et al. Visualization of A beta 42(43) and A beta 40 in senile plaques with end-specific A beta monoclonals: evidence that an initially deposited species is A beta 42(43). Neuron, 1994, 13: 45—53

[31] Nilsberth C, Westlind-Danielsson A, Eckman CB, et al. The "Arctic" APP mutation (E693G) causes Alzheimer's disease by enhanced abeta protofibril formation. Nat Neurosci, 2001, 4: 887—893

[32] Levy E, Carman MD, Fernandez-Madrid IJ, et al. Mutation of the Alzheimer's disease amyloid gene in hereditary cerebral hemorrhage, Dutch type. Science, 1990, 248: 1124—1126

[33] Rossor MN, Fox NC, Beck J, et al. Incomplete penetrance of familial Alzheimer's disease in a pedigree with a novel presenilin-1 gene mutation. Lancet, 1996, 347: 1560

[34] Helisalmi S, Hiltunen M, Mannermaa A, et al. Is the presenilin-1 E318G missense mutation a risk factor for Alzheimer's disease? Neurosci Lett, 2000, 278: 65—68

[35] Taddei K, Fisher C, Laws SM, et al. Association between presenilin-1 Glu318Gly mutation and familial Alzheimer's disease in the Australian population. Mol Psychiatry, 2002, 7: 776—781

[36] Scheuner D, Eckman C, Jensen M, et al. Secreted amyloid beta-protein similar to that in the senile plaques of Alzheimer's disease is increased in vivo by the presenilin 1 and 2 and APP mutations linked to familial Alzheimer's disease. Nat Med, 1996, 2: 864—870

[37] Borchelt DR, Thinakaran G, Eckman CB, et al. Familial Alzheimer's disease-linked presenilin 1 variants elevate Abeta1-42/1-40 ratio in vitro and in vivo. Neuron, 1996, 17: 1005—1013

[38] Citron M, Westaway D, Xia W, et al. Mutant presenilins of Alzheimer's disease increase production of 42-residue amyloid beta-protein in both transfected cells and transgenic mice. Nat Med, 1997, 3: 67 —72

[39] Lemere CA, Lopera F, Kosik KS, et al. The E280a presenilin 1 Alzheimer mutation produces increased a-beta-42 deposition and severe cerebellar pathology. Nat Med, 1996, 2:1146—1150

[40] Ishii K, Ii K, Hasegawa T, et al. Increased a-beta 42(43)-plaque deposition in early-onset familial Alzheimers-disease brains with the deletion of exon 9 and the missense point mutation (H163r) in the ps-1 gene. Neuro Lett, 1997, 228: 17-20

[41] Duff K, Eckman C, Zehr C, et al. Increased amyloid-beta-42(43) in brains of mice expressing mutant presenilin 1. Nature, 1996, 383: 710—713

[42] Citron M, Diehl TS, Gordon G, et al. Evidence that the 42-and 40-amino acid forms of amyloid beta protein are generated from the beta-amyloid precursor protein by different protease activities. Proc Natl Acad Sci USA, 1996, 93: 13170—13175

[43] Murphy MP, Hickman LJ, Eckman CB, et al. Gamma-secretase, evidence for multiple proteolytic activities and influence of membrane positioning of substrate on generation of amyloid beta peptides of varying length. J Biol Chem, 1999, 274: 11914—11923

[44] Hartmann T, Bieger SC, Bruhl B, et al. Distinct sites of intracellular production for Alzheimer's disease a-beta40/42 amyloid peptides. Nat Med, 1997, 3:1016—1020

[45] Lichtenthaler SF, Wang R, Grimm H, et al. Mechanism of the cleavage specificity of Alzheimer's disease gamma-secretase identified by phenylalanine-scanning mutagenesis of the transmembrane domain of the amyloid precursor protein. Proc Nat Acad Sci USA, 1999, 96: 3053—3058

[46] Selkoe DJ. Biology of β-amyloid precursor protein and the mechanism of Alzheimer disease. In: Terry RD, Katzman R, Bick KL, Sisodia SS (eds). Alzheimer Disease. Philadelphia: lippincott Williams & Willkins, 1999,293—310

[47] Berg L, McKeel DW, Miller JP, et al. Clinicopathologic studies in cognitively healthy aging and Alzheimer disease: relation of histological markers to dementia severity, age, sex, and apolipoprotein E genotype. Arch Neurol, 1998, 55: 326—335

[48] Gomez-Isla, Hollister R, West H, et al. Neuronal loss correlates with but exceeds neuro-fibrillary tangles in Alzheimer's disease. Ann Neurol, 1997, 41: 17—24

[49] Cruz L, Urbanc B, Buldyrev SV, et al. Aggregation and disaggregation of senile plaques in Alzheimer disease. Proc Nat Acad Sci USA, 1997, 94: 7612—7616

[50] Seubert P, Oltersdorf T, Lee MG, et al. Secretion of beta-amyloid precursor protein cleaved at the amino terminus of the beta-amyloid peptide. Nature, 1993, 361(6409):260—263

[51] Strittmatter WJ, Saunders AM, Schmechel D, et al. Apolipoprotein E: high-avidity binding to beta-amyloid and increased frequency of type 4 allele in late-onset familial Alzheimer disease. Proc Natl Acad Sci USA, 1993, 90(5): 1977—1981

[52] Suzuki N, Cheung TT, Cai XD, et al. An increased percentage of long amyloid β protein secreted by familial amyloid β protein precursor (β APP 717) mutants. Science, 1994, 264: 1336—1340

[53] Scheuner D, Eckman C, Jensen M, et al. Secreted amyloid beta-protein similar to that in the senile plaques of Alzheimer's disease is increased in vivo by the presenilin 1 and 2 and APP mutations linked to familial Alzheimer's disease. Nature Med, 1996, 2: 864—870

[54] Farrer LA, Cupples LA, Haines JL, et al. Effects of age, sex, and ethnicity on the association between apolipoprotein E genotype and Alzheimer disease: APOE and Alzheimer disease meta analysis consortium. JAMA, 1997, 278: 1349—1356

[55] Citron M, Westaway D, Xia W, et al. Mutant presenilins of Alzheimer's disease increase production of 42-residue amyloid beta-protein in both transfected cells and transgenic mice. Nat Med, 1997, 3(1): 67—72

[56] Citron M, Oltersdorf T, Haass C, et al. Mutation of the beta-amyloid precursor protein in familial Alzheimer's disease increases beta-protein production. Nature, 1992, 360(6405): 672—674

[57] Goate A, Chartier-Harlin MC, Mullan M, et al. Segregation of a missense mutation in the amyloid precursor protein gene with familial Alzheimer's disease. Nature, 1993, 349(6311): 704—706

[58] Mandelkow EM, Stamer K, Vogel R, et al. Clogging of axons by tau, inhibition of axonal traffic and starving of synapses. Neurobiol Aging, 2003, 24: 1079—1085

[59] Lewis J, Dickson DW, Lin WL, et al. Enhanced neurofibrillary degeneration in transgenic mice expressing mutant Tau and APP. Science, 2001, 293: 1487—1491

[60] Games D, Adams D, Alessandrini R, et al. Alzheimer-type neuropathology in transgenic mice overexpressing V717F-amyloid precursor protein. Nature, 1995, 373: 523—527

[61] Klein WL, Krafft G, Finch CE. Targeting small Aβ oligomers: the solution to an Alzheimer's disease conundrum? Trends Neurosci, 2001, 24: 219—224

[62] Gong Y, Bakhos L, Yu J, et al. Alzheimer's disease-affected brain: presence of oligomeric A beta ligands (ADDL) suggests a molecular basis for reversible memory loss. Proc Natl Acad Sci USA, 2003, 1000: 10417—10422

[63] Walsh DM, Klyubin I, Fadeeva JV, et al. Naturally secreted oligomers of amyloid β protein potently inhibit hippocampal long-term potentiation in vivo. Nature, 2002, 416: 535—539

[64] Yan XX, Li T, Rominger MC, et al. Binding sites of gamma-secretase inhibitors in rodent brain: distribution, postnatal development, and effect of deafferentation. J Neurosci, 2004, 24(12): 2942—2952

[65] Dewachter I, van Leuven F. Secretases as targets for the treatment of Alzheimer's disease: the prospects. Lancet Neurol, 2002, 1(7): 409—416

[66] McLaurin J, Cecal R, Kierstead ME, et al. Therapeutically effective antibodies against amyloid-beta peptide target amyloid-beta residues 4-10 and inhibit cytotoxicity and fibrillogenesis. Nature Med, 2002, 8 (11): 1263—1269

[67] Schenk D, Barbour R, Dunn W, et al. Immunization with amyloid-beta attenuates Alzheimer-disease-like pathology in the PDAPP mouse. Nature, 1999, 400:173—177

[68] Kotilinek LA, Bacska B, Westerman M, et al. Reversible memory loss in a mouse transgenic model of Alzheimer's disease. J Neurosci, 2000, 22:6331—6335

[69] Hoozemans JJ, Veerhuis R, Rozemuller AJ, et al. Non-steroidal anti-inflammatory drug and cyclooxygenase in Alzheimer's disease. Curr Drug Targets, 2003, 4: 461—468

[70] Jantzen PT, Connor KE, DiCarlo G, et al. Microglial activation and β amyloid deposit reduction caused by a nitric oxide-releasing nonsteroidal anti-inflammatory drug in amyloid precursor protein plus presenilin-1 transgenic mice. Neurosci, 2002, 22:2246—2254

[71] Wolozin B, Kellman W, Ruosseau P, et al. Decreased prevalence of Alzheimer disease associated with 3-hydroxy-3-methyglutaryl coenzyme A reductase inhibitors. Arch Neurol, 2000, 57: 1439—1443

[72] Cruz L, Urbanc B, Buldyrev S V, et al. Aggregation and disaggregation of senile plaques in Alzheimer disease. Proc Natl Acad Sci USA, 1997, 94: 7612—7616

[73] Christie RH, Bacskai BJ, Zipfel WR, et al. Growth arrest of individual senile plaques in a model of Alzheimer's disease observed by in vivo multiphoton microscopy. J Neurosci, 2001, 21(3): 858—864

[74] Ye Wei, Zhou JN, Hu XY, et al. Reconstruction of the three-dimensional structure of senile plaques in Alzheimer disease. Acta Biochimica & Biophysica Sinica, 2003, 35(5): 449—452

[75] Wright CI, Geula C, Mesulam MM. Protease inhibitors and indolamines selectively inhibit cholinesterases in the histopathologic structures of Alzheimer's disease. Ann NY Acad Sci, 1993, 695: 65—88

[76] Giacobini E. Therapy for Alzheimer disease: symptomatic or neuroprotective? J Neural Transm Suppl, 1994, 43: 211—217

[77] Scalic C, Prosperi C, Vannucchi MG, et al. Brain inflammatory reaction in an animal model of neuronal degeneration and its modulation by an anti-inflammartory drug: implication in Alzheimer's disease. Eur Neurosci, 2000, 12(6): 1900—1912

[78] Potter PE, Gaughan C, Assouline Y, et al. Lesion of septal-hippocampal neurons with 192 IgG-saporin altersfunction fo M1 muscarinic receptors. Neuropharmcology, 1999, 38(4): 579—586

[79] Gage FH, Wictorin K, Fisher W, et al. Retrograde cell changes in medial system and diagonals band following fimbria-fornix transection: quantitative temporal analysis. Neuroscience, 1986, 191:241－255

[80] Arendt T, Holzer M, Fruth R, et al. Paired helical filament-like phosphorylation of Tau, deposition of beta amyloid and memory impairment in rat induced by chronic inhibition of phosphatase 1A and 2A. Neuroscience, 1995, 69(3): 691－698

[81] Makesbery WR. Aluminum and Alzheimer's disease. Cin Neurosci, 1993, 1(2): 212－218

[82] Torre JC, Fortin T, Park GAS, et al. Chronic cerebrovascular insufficiency induces dementia like in aged rats. Brain Res, 1992, 582(2): 186－195

[83] Matton MP, Cheng B, Davis D, et al. Beta-amyloid peptides destabilize calcium nomeostasis and render human cortical neurons vulnerable to excitoxicity. J Neurosci, 1992, 12(2): 376－389

[84] Abe E, Casamenti F, Giovannelli L, et al. Administration of amyloid beta peptide into the medical septum of rats decrease acetylcholine release from hippocampus in vivo. Brain Res, 1994, 633(1－2): 162－164

[85] 沈玉先，杨军，魏伟等. β-淀粉样多肽 25－35 片段诱导的大鼠学习记忆功能障碍. 中国药理学通报，2001, 17(1): 26－29

[86] NakagawaY, Nakagama R, Kase K, et al. Colchicine lesions in the rat hippocampus imic the alterations of several markers in Alzheimer's disease. Brain Res, 1987, 408(1－2): 57－64

[87] Woodruff-Park DS, Trojanowshi JQ. The old rabbit as an animal model: implications for Alzheimer's disease. Neurobiol Aging, 1996, 17(2): 283－290

[88] 竹田俊男. 快速老化鼠的开发. 日病会志，1990, 79(2): 39－49

[89] Hsiao K, Chapman P, Eckman C, et al. Correlative memory deficits, a-beta elevation, and amyloid plaques in transgenic mice. Science, 1996, 274(5284): 99－102

[90] Callahan MJ, Lipinshi W, Bian F, et al. Augmented senile plaque load in aged female beta-amyloid precusor protein-transgenic mice. Am J Pathol, 2001, 158(3): 797－801

[91] Spittaels K, van den Haute, van Dorpe J, et al. Prominent axonopathy in the brain and spinal cord of transgenic mice over expressing four-repeat human tou protein. Am J Pathol, 1999, 155(6): 2153－2165

[92] Probst A, Gotz J, Wiederhold KH, et al. Axonopathy and amyotrophy in mice transgenic for human four-repeat tau protein. Acta Neuropathol, 2000, 99(5): 469－481

[93] Lewis J, McGowan E, Rockwood J, et al. Neurofibrillary tangles, amyotrophy and progressive motor disturbance in mice expressing mutant (P301L) tau protein. Nat Genet, 2000, 25(4): 402－405

[94] Gotz J, Chen F, Barmenttler K, et al. Tau filament formation in transgenic mice expressing P301L tau. J Biol Chem, 2001, 276(1): 529－534

[95] Lewis J, Dichson DW, Lin WL, et al. Enhanced neurofibrillary degeneration in transgenic mice expressing mutant tau and APP. Science, 2001, 293(5534): 1487－1481

[96] Gotz J, Chen F, van Dorpe J, et al. Formation of neurofibrillary tangles in P301L tau transgenic mice induced by Aβ42 fibrils. Science, 293(5534): 1491－1495

[97] Christie RH, Bacskai BJ, Zipfel WR, et al. Growth arrest of individual senile plaques in a model of Alzheimer's disease observed by in vivo multiphoton microscopy. J Neurosci, 2001, 21(3): 858－864

[98] Schenk D, Barbour R, Dunn W, et al. Immunization with amyloid-beta attenuates Alzheimer-disease-like pathology in the PDAPP mouse. Nature, 1999, 400: 173－177

[99] Hilbich C, Kisters-Woike B, Reed J, et al. Aggregation and secondary structure of synthetic amyloid beta A4 peptides of Alzheimer's disease. J Mol Biol, 1991, 218: 149－163

[100] Jarret JT and Lansbury Jr PT. Seeding "one-dimensional crystallization" of amyloid: a pathogenic mechanism in Alzheimer's disease and scrapie? Cell, 1993, 73:1055－1058

[101] Elser WP, Stimson ER, Ghilardi JR, et al. In vitro growth of Alzheimer's disease beta-amyloid plaques

displays first-order kinetics. Biochemistry, 1996, 35:749—757

[102] Hyman BT, West HL, Rebeck GW, et al. Quantitative analysis of senile plaques in Alzheimer disease: observation of log-normal size distribution and molecular epidemiology of differences associated with apolipoprotein E genotype and trisomy 21 (Down syndrome). Proc Natl Acad Sci USA, 1995, 82:3586—3590

[103] Cruz L, Urbanc B, Buldyrev S V, et al. Aggregation and disaggregation of senile plaques in Alzheimer disease. Proc Natl Acad Sci USA, 1997, 94: 7612—7616

[104] Armstrong RA. β-Amyloid plaques: stages in life history or independent origin? Dement Geriatr Cogn Disord, 1998, 9: 227—238

[105] Walker LC, Pahnke J, Madauss M, et al. Apolipoprotein E4 promotes the early deposition of $A\beta_{42}$ and then $A\beta_{40}$ in the elderly. Acta Neuropathol, 2000, 100 (1): 36—42

[106] Dickson DW. The pathogenesis of senile plaques. J Neuropathol Exp Neurol, 1997, 56: 321—339

[107] Nakamura, S, Nakayama H, Goto N et al. Histopathological studies of senile plaques and cerebral amyloidosis in cynomolgus monkeys. J Med Primatol, 1998, 27: 244—252

[108] Uchida K, Nakayma H, Goto N et al. Pathological studies on cerebral amyloid angiopathy, senile plaques and amyloid deposition in visceral organs in aged dogs. J Vet Med Sci, 1991, 53: 1037—1042

[109] Uchida K, Nakayama H, Tateyma S et al. Immunohistochemical analysis of constituents of senile plaques and cerebro-vascular amyloid in aged dogs. J Vet Med Sci, 1992, 54: 1023—1029

[110] Uchida K, Tani K, Uetsuka K, et al. Immunohistochemical studies on canine cerebral amyloid angiopathy and senile plaques. J Vet Med Sci, 1992, 54: 659—667

[111] Otsu N. A threshold selection method form gray-level histograms. IEEE Transactions on SMC, 1979,9 (1):62—66

[112] 侯格贤，毕笃彦，吴成柯. 图象分割质量评价方法研究. 中国图象图形学报, 2000, 5 (1):38—43

[113] Coker DA and Torquato S. Extraction of morphological quantities from a digitized medlum. J Appl Phys, 1995, 77(12): 6087—6099

[114] Berryman JG and Blair SC. Use of digital image analysis to estimate fluid permeability of porous materials: application of two-point correlation functions. J Appl Phys, 60 (6): 1930—1938

[115] Nakayama H, Kiatipattanasakul W, Nakamura S, et al. Fractal analysis of senile plaque observed in various animal specials. Neurosci Let, 2001: 195—198

[116] Hardy J, Selkoe DJ. The amyloid hypothesis of Alzheimer's disease: progress and problems on the road to therapeutics. Science, 2002, 297: 353—356

[117] Mattson MP. Pathway towards and away from Alzheimer's disease. Nature, 2004, 430: 631—639

[118] Terai K, Iwai A, Kawabata S, et al. Apolipoprotein E deposition and astrogliosis are associated with maturation of β-amyloid plaques in βAPPswe transgenic mouse: implications for the pathogenesis of Alzheimer's disease. Brain Research, 2001, 900 (1): 48—56

[119] Dickson DW. The pathogenesis of senile plaques. J Neuropathol Exp Neurol, 1997, 56: 321—339

[120] Armstrong RA. β-Amyloid plaques: stages in life history or independent origin? Dement Geriatr Cogn Disord, 1998, 9: 227—238

[121] Walker LC, Pahnke J, Madauss M, et al. Apolipoprotein E4 promotes the early deposition of $A\beta_{42}$ and then $A\beta_{40}$ in the elderly. Acta Neuropathol, 2000, 100 (1): 36—42

[122] Fukumoto H, Asami-Odaka A, Suzuki N, et al. Amyloid beta protein deposition in normal aging has the same characteristics as that in Alzheimer's disease: predominance of A beta 42(43) and association of A beta 40 with cored plaques. Amer J Path, 1996, 148 (1): 259—265

（叶 伟）

第二节　老年性痴呆与 Humanin

痴呆，即器质性疾病引起的一组严重认知功能缺陷或衰退的临床综合征，如进行性思维、记忆、行为和人格障碍等，可伴随精神和运动功能症状，损害达到影响职业、社会功能或日常生活能力的程度。痴呆按病因分型，可分为变性性痴呆、血管性痴呆、炎症性痴呆、感染性痴呆、肿瘤及其他原因引起的痴呆。变性性痴呆又叫早老性或老年性痴呆，在 1907 年由德国内科医生 Alois Alzheimer 描述，故被命名为阿尔茨海默病（Alzheimer's disease，AD），通常定义为一种原因不明的，主要侵犯大脑皮质神经元，引起痴呆的变性疾病。阿尔茨海默病是一种严重影响老人及其家庭生活质量的疾病，它的防治是每一个家庭必须面对的问题。但是它的病因至今未明，药物治疗效果不甚明显。

阿尔茨海默病遍及世界各地，几乎所有国家、地区和不同的民族均可受累。比较欧美国家、日本和中国的患病率，可见不同国家或同一国家不同地区 AD 病分布也是不同的。各国老龄化的发展导致总人口中≥65 岁人口比例逐年增长，以致 AD 病的发生率逐年升高。该病和其他类型的老年痴呆在老年人死亡原因中排第四。目前，美国 250 万成年人中，65 岁以下约 1%患该病，65 岁以上约 4%～6%，85 岁及以上患病率达 25%左右，男女比例为 1∶2 以上。对各国的痴呆既往患病率研究报道，65 岁以上痴呆的患病率多在 2%～7%之间。我国目前对痴呆的大规模流行病学资料较少，最近的资料是 2003 年 8 月北京协和医院张振馨的报告。该报告是对我国东部和西部四大中心地区北京、上海、西安和成都 34807 名 55 岁或以上居民痴呆流行病学调查的结果，揭示 65 岁以上居民中，我国痴呆的患病率可能高达 10.1%，其中 AD 为 6.6%，VD 为 2.1%。报告估计 2003 年 65 岁以上的老人已达 1.2 亿，大约有 500 万阿尔茨海默病患者，并预计到 2025 年，我国老年人口将占全国人口的 20%左右，即使患病率相同，大约将会有 1000 万阿尔茨海默病患者。与该病有关的因素有：年龄、性别、甲状腺病史、高同型半胱氨酸血症、脑卒中、免疫功能改变、病毒感染、雌激素水平、头部外伤史、使用非甾体类消炎药和维生素 E 的频率、低教育水平、低智商、体育运动和脑力劳动的频率、氧化应激及铝中毒（如饮水的铝含量）、大量饮酒、父母年龄、遗传方面因素（基因突变，痴呆的家族史，唐氏综合征和帕金森病家族史）等等。

阿尔茨海默病主要累及的脑区有颞叶（尤以海马、杏仁核、内嗅皮层为甚），顶叶，前额叶，扣带回后部。该病的 PET 研究报道，阿尔茨海默病早期病变仅影响血流及代谢，局限于顶叶前极皮层，接着病变向下、向前于三维空间中呈进展性发展，波及顶下、颞上、额前等皮层区域。神经病理研究提示，阿尔茨海默病最早受累的区域是内颞叶扣带回后部，尤其是内嗅皮层和海马，阿尔茨海默病晚期则病灶扩展到所有大脑皮层甚至原始感觉区也严重受累，但运动区一般不受累，此时枕部亦受累及（也有学者认为阿尔茨海默病患者的枕叶在发病过程中完好无损）。枕部所表现的特殊性引起日本东京 KEIO 大学医学院的 Hashimoto 等学者的重视，他们从 AD 患者脑的枕叶提取 cDNA 文库，通过文库的表达进行功能监测，于 2001 年发现了一个编码 24 肽的基因，命名它为 Humanin（HN），也被称为神经生存肽[1]。

一、Humanin 影响阿尔茨海默病的机制的分子基础

迄今已明确 Humanin 是阿尔茨海默病的保护基因，也已证实 Humanin 具有抑制 β-淀粉

样蛋白(β-amyloid precursor protein,Aβ)及其前体蛋白(amyloid precursor protein,APP)、早老素-1(presenilin-1, PS1)、早老素-2(presenilin-2, PS2)等引起的神经细胞死亡作用。在参考大量国外相关研究的基础上,罗本燕首先研究了APP,Aβ,载脂蛋白E(Apoliprotein E,ApoE)等在阿尔茨海默病发生机制中的作用,奠定了研究Humanin影响老年性痴呆症的机制的分子基础。

阿尔茨海默病的重要神经病理学特征有:神经元纤维缠结、老年斑、颗粒空泡变性[2]。与阿尔茨海默病密切相关的基因有淀粉样前体蛋白(amyloid-precursor protein,APP),载脂蛋白E(Apoliprotein E,ApoE)与早老素-1(presenilin-1,PS1)、早老素-2(presenilin-2,PS2)。阿尔茨海默病发生的主要学说为Aβ学说。

定位在21号染色体上的淀粉样蛋白前体蛋白(APP)是在许多细胞内都有表达的I型膜蛋白。一种细胞质膜蛋白酶——α分泌酶在APP的内部剪切,生成一个相对分子质量较大的带NH末端的APPsα和一个相对分子质量约为10×10^3的仍与膜结合的羧基末端片段C83。然后β分泌酶在APP的NH末端剪切,生成一个相对分子质量较大的带NH末端的APPsβ和一个仍与膜结合的羧基末端片段C99。γ分泌酶可再次或多次切割C99和C83,产生Aβ和非致病肽P3。由于APP基因突变或其他因素的影响,γ分泌酶在APP的不同位点剪切,分别产生$A\beta_{40}$和$A\beta_{42}/A\beta_{43}$。$A\beta_{40}$是一种可溶性多肽;$A\beta_{42}/A\beta_{43}$是易纤维化而聚合的多肽,并且有神经毒性,是淀粉样蛋白斑的主要成分,它的过量产生是造成早老性痴呆的主要原因。抗伴侣蛋白分子(anti-chaperone molecule,ACM)[3,4]与Aβ结合,促Aβ从α螺旋到β折叠,改变其二级结构,从而使凝集性显著增强。

当Aβ凝集且获得淀粉样纤维结构后,Aβ对神经元的直接毒性产生。Aβ在积聚过程中将产生过氧化氢,引起脂质过氧化,继而可使由离子推动的腺苷三磷酸酶(ATPase)、葡萄糖和谷氨酸转运蛋白以及受共价修饰影响的鸟苷三磷酸(GTP)结合蛋白功能受损。Aβ可使暴露于Aβ的突触的膜离子和谷氨酸转运蛋白的功能受损并有可能损害线粒体功能。Aβ亦可使能量代谢的关键酶如细胞色素c氧化酶、丙酮酸脱氢酶复合物和α-酮戊二酸脱氢酶复合物等活性均有所降低。综上所述,Aβ干扰细胞内的离子稳态和能量代谢,此时给予较低水平的膜相关氧化应激就能使神经元容易遭受兴奋性神经毒性和凋亡,于是突触功能障碍和神经细胞死亡。同时氧化应激和受损的能量代谢也可诱发APP的淀粉样蛋白产生,造成潜在的神经毒性Aβ的堆积[3-5]。

Aβ可损害膜钙泵,通过电压依赖性通道和离子型谷氨酸受体加大钙离子的流入量,即通过诱发氧化应激,也可通过细胞膜上形成的通道或激活细胞表面的钙流入耦联受体而促进钙的流入,来扰乱钙调节。因为钙离子关系到神经元的存活及死亡,对学习和记忆具有重要作用,钙的体内稳定不能被神经元调节,密切关联AD发病机制中神经元的失能和死亡。

Aβ可活化小胶质细胞,产生促使神经元变性的毒素和炎性细胞因子,通过使星形细胞的谷氨酸运转受损、钙调节紊乱和促炎因子产生,促使突触功能障碍和神经元死亡,可损害并杀死少突神经胶质细胞。

如果APP基因错义突变,将会造成APP在密码子670和671处的遗传密码改变,于是相应氨基酸序列中Lys-Met将变为Asn-Leu,γ分泌酶剪切位点随之改变,从而$A\beta_{42}/A\beta_{43}$分泌量会升高,早老性痴呆病就发生。一种相对分子质量为$(43\sim50)\times10^3$的有蛋白水解活性的跨膜蛋白——早老素基因编码的早老素蛋白(PS)的同系物PS1和PS2,其基因在体内的共表达明显改变了Aβ的浓度、沉积、聚合、降解及清除过程——突变的PS可能有利于γ分泌酶水解

Aβ 以外的其他片段；也可能影响 C-端蛋白酶（γ 蛋白酶）的活性，同时阻碍物质的跨膜运输；也可能增加了细胞内的“压力”，细胞氧化应激反应升高，在树突内通过细胞骨架对 APP 加工进行调节，使 Aβ 的产生增加。它们的过量表达可加速 $A\beta_{42}/A\beta_{43}$ 在大脑中的沉积。调节脂类物质运输、存储和代谢的 ApoE，被免疫学研究证实，主要是通过细胞膜上一种称为 DIG (detergent-insoluble glycolipid-enriched men-brane domain)的脂质筏(lipid raft)的参与，加速 Aβ 在大脑中的沉积而减少其清除，调节 $A\beta_{42}/A\beta_{43}$ 的毒性作用，在晚发性早老性痴呆病中起作用。乙酰胆碱、血清素、谷氨酸盐、血管紧张素、缓激肽等许多神经传递受体以及雌性激素，神经生长因子(NGF)亦调节着 APP 蛋白的水解过程。

位于 19 号染色体 1 区 3 带的载脂蛋白 E 基因，主要产生于肝脏，在脑内主要由星形细胞合成，与神经细胞突触形成过程中胆固醇和磷脂代谢有关。ApoE 全长 3.7kb，含 4 个外显子。ApoE 的 3 种等位基因变异体 ε2、ε3、ε4 在人体中的分布为：ε3 占 70％～80％，ε4 占总体 10％～15％，ε2 则占 5％ ～10％ 。研究表明，与发病年龄也存在相关性的 ApoEε4 等位基因是发生迟发性 FAD 和 SAD 的主要危险因素，ε4 等位基因不仅双倍增加了 AD 发生的危险性，而且还显著增加了早发 AD 的可能性。相反，ApoEε2 和 ApoEε3 等位基因与 AD 的危险性下降有关，携带 ApoEε2 和 ApoEε3 的 AD 患者对他克林(tacrine)的治疗反应也更好。

ApoE 参与脂质再分布，以维持中枢神经系统胆固醇的内在平衡。同时作为胆固醇再分布的载体，ApoE 参与神经元的修复、重塑、胆碱功能，并能直接影响神经元的突触生长。研究证实，ApoE 基因单核苷酸多态性与阿尔茨海默病等神经系统疾病相关，亦受年龄等因素的影响。因为基因突变，尤其是最常见的基因组中单个碱基突变引起的单核苷酸多态性(single nucleotide polymorphism，SNP)，是导致蛋白功能改变的遗传学基础，ApoE 蛋白功能改变可能是引起 ApoE 异常沉积的关键，而 ApoE 异常沉积可能参与了 AD 的发病过程。早在 1994 年，Schachter 等就首次报道了百岁老人的 ApoE 基因多态性较中青年对照组有显著差异。随后又有文献证实，ApoE 基因多态性与人类寿命有关。罗本燕的研究结果显示，随着年龄的增长，ApoE 基因第 526 位点易发生 C－T 突变，第 451 单核苷酸位点易出现 C 缺失突变($P<0.05$)，*OR* 均大于 1，提示年龄与 526C/T、451C/O 位点突变呈正相关。因为在众多以西方 AD 患者为基础的研究中，未见 ApoE 462C/G 突变位点的报道，可见 ApoE 462C/G 突变可能在中国散发性 AD 患者中具有异质性。而以西方人群为基础的研究已发现多个与 AD 有关的 ApoE 基因突变位点，如位于增强子序列的－491A/T，－427T/C，－219G/T 等，其中－491AA 纯合子是引起 AD 的独立危险因素。罗本燕的研究以中国人群为基础，经基因测序分析未见上述位点发生突变，这可能与种族遗传差异有关。曾有学者报道，－491A/T 多态性与中国人晚发性 AD 发病无关[6－10]。由此可以看出，认为 ApoE 基因多态性与年龄有关或无关的争议产生的原因，可能与研究人群的种族差异和年龄构成不同有关。

另外，早老素(PS)基因突变可导致早发性家族性及散发性 AD 的发生，PS 的突变通过以下机制从而加速神经炎斑及神经元纤维缠结的形成：①可能升高细胞氧化应激反应，改变了 APP 加工过程，使 $A\beta_{1-42}$ 的增加[11]；②该基因突变导致钙释放增多，而这不仅可以促进细胞凋亡，还可以影响突触间神经递质传递、潜伏期延长及轴索生长[12－13]。

二、Humanin 的性质及抗 AD 的可能机制

Humanin 在人体中主要分布在心脏、肾脏、肝脏和骨骼肌，在人脑和胃肠中含量较低[14]，在人类 AD 大脑，尤其是在完整的枕叶和海马的反应性胶质细胞中有着大量的独特的表达。

由转录线粒体 16S rRNA 的线粒体 DNA(mitochondrial DNA,mtDNA) 1680－3231 位碱基序列与 Humanin cDNA 有 99%同源,可以推测 Humanin 可以在体内产生,HN-ORF 杂交的 polyA＋RNA 可能由两个成分组成:Humanin mRNA 和线粒体 polyA＋16S rRNA,对 APP、PS1、PS2 及 Aβ 引起的神经细胞死亡有明显抑制作用,是 AD 的保护基因。迄今,Humanin 抗 AD 的具体作用机制仍不十分清楚。研究发现,Humanin 同时具有多种生物活性。它可以对抗 AD 引起的在体细胞损伤[15];可以保护人类脑血管的平滑肌细胞不受 Aβ 导致的毒性作用;Humanin 或 Humanin 样肽,还可以保护其他的细胞应激反应,如可以对抗血清反应,以及由 *N*-甲基 *D*-天门冬氨酸导致的初级皮质/神经胶质细胞毒性。此外,通过动物实验证实,Mamiya 等发现[Gly(14)]-Humanin(Humanin 的类似物)对使用东莨菪碱处理导致健忘的大鼠,记忆损害有恢复作用,其机制可能是通过胆碱能系统而实现的[16]。

Humanin 是一条由 24 个氨基酸残基组成的线性多肽,相对分子质量为 2656.3,其一级结构为:Met-Ala-Pro-Arg-Gly-Phe-Ser-Cys-Leu-Leu-Leu-Leu-Thr-Ser-Glu-Ile-Asp-Leu-Pro-Val-Lys-Arg-Arg-Ala。Humanin 的功能形式是同二聚体。HUMANIN 序列中包括三个部分,即以疏水的核心区 GFSLL LLTSEIDC 为中心,两侧分别是极性的羧基端 PVKRRA 和氨基端 MAPR[17]。其核心区与 Humanin 的神经保护作用密切相关的位点有 Pro_3、Ser_7、Cys_8、Leu_9、Leu_{12}、Thr_{13}、Ser_{14} 和 Pro_{19} 在研究中,全长 Humanin 中任何一个位点被 Ala 取代后将不再保护神经元,使之免于 Aβ 诱发的神经毒性作用。但是,位于第 14 位的 Ser 被 Gly 取代后,其保护神经元的活性可提高 2～3 个数量级。9～11 号 Leu 区(正好邻近起关键作用的 8 位 Cys)和 Pro_{19}～Val_{20} 两个结构区域对 Humanin 全长的分泌功能至关重要,其中 Leu_{10} 具有核心作用,9～11 号 Leu 区形成一个具有信号肽的结构特征的疏水核心。这些一级结构注定了 Humanin 是一种分泌性多肽,且与其他蛋白融合后发挥信号肽的作用。Ser_7 和 Leu_9 负责 Humanin 形成自身二聚体,也仅当 Humanin 分泌到胞外并形成二聚体,其神经保护作用才可以发挥[18,19]。

Hashimoto 等研究发现,Humanin 能抑制 $Aβ_{43}$ 诱导的神经细胞毒性,转染的 Humanin cDNA 能转录生成 Humanin 肽,Humanin 能分泌到培养基中发挥抑制神经毒性的作用;但 sHNR 不能分泌到细胞外,所以不能抑制 $Aβ_{43}$ 诱导的神经细胞毒性。Hashimoto 等进一步实验证实:①V6421-APP 与 HNR cDNA 共同转染的 F11 细胞的死亡率与 V6421-APP 转染的 F11 细胞的死亡率相似,而加入外源的 sHN 则能降低 V6421-APP 与 HNR cDNA 共同转染的 F11 细胞的死亡率;②通过使用 HPLC-纯化的放射性标记 sHNG 实验发现,F11 细胞能结合 sHNG,这提示细胞膜上有特异的结合位点;③Humanin 的神经细胞作用不能被 10nmol/L wortmannin 或 50μmol/L PD98059 抑制,而能被 100μmol/L genisten 所抑制,这说明 Humanin 是通过酪氨酸激酶途径而不是 PI-3 激酶或 MAPK 激酶途径起作用[20]。

Humanin 与 Aβ 共同孵育时,Humanin 除能使 $Aβ_{1-40}$ 纤维的直径增粗,可诱导 $Aβ_{1-40}$ 光散射强度的显著增高,亦即 Humanin 诱导了 $Aβ_{1-40}$ 聚集动力学的明显改变,影响了 $Aβ_{1-40}$ 在溶液中的聚集。Humanin 对 $Aβ_{1-40}$ 的这种影响可明显降低 $Aβ_{1-40}$ 诱导的神经元内 Ca^{2+} 的升高,从而抑制了神经元的凋亡,发挥了神经保护作用。Humanin 也可通过一种假想存在的细胞表面的与一定的酪氨酸激酶耦联,但又不同于典型的受体酪氨酸激酶的受体发挥作用:Humanin 通过人 G 蛋白耦联的甲基肽样受体－1(FPRL1)诱导了单核吞噬细胞的趋化作用,通过抑制 $Aβ_{1-40}$ 对单核巨噬细胞的作用,减少了 $Aβ_{1-40}$ 的聚集和纤维化,从而发挥神经保护作用。基于相关实验中:①Zou 等发现 Humanin 可以影响 β 类淀粉蛋白 1－40 聚积的过程,不引起 β 淀粉样蛋白(Aβ)形态的改变;与 Humanin 不同的是 HNG 与 β 类淀粉蛋白 1－40 作用后能影响其纤维发生、改变其的形态，并能抑制β类淀粉蛋白 1－40 介导的钙离子内流，从而指出 Humanin 通过改变 Aβ_{40}的聚集过程来阻滞钙离子内流增加，发挥神经保护作用[21]。② Kawahara 等认为β淀粉样蛋白通过介导钙离子内流增加的是β蛋白神经毒性，该分子机制也是 AD 的病因学基础[22]。

在 Fas 系统中，Humanin 不能阻止 Fas 引起的神经细胞的死亡，然而 Humanin 却能保护(CN-)proca-spase-3，使其免受 V6542-APP 介导的剪切，从而阻断 caspase-3 的产生。最近，Kariya 等实验发现：血清剥夺后的 Pc12 细胞的 caspase-3 在 7～9h 达高峰，而经过 Humanin 或 HNG 处理过的 Pc12 细胞在培养 8h 后，caspase-3 的活性明显被抑制，由此指出，Humanin 有可能通过 caspase-3 的产生和/或活性而发挥神经保护作用[23]。

Humanin 干扰凋亡诱导蛋白(Bcl-associated x protein，Bax)的作用、抑制凋亡发生。存在于很多细胞的胞质溶胶的 Bax 正常情况下呈非活性状态。Humanin 可以通过其 Ser_7～Asp_{17}区域(该区域与其神经保护核心区域 Pro_3～Pro_{19}部分重叠)在细胞质区与 Bax 结合，阻止正常情况下当受到死亡信号刺激后，发生构象改变而暴露出与膜作用区域的 Bax 从胞质溶胶向线粒体的转位，使 Bax 不能插入线粒体膜(离体情况下，Humanin 亦能阻断 Bax 与分离出的线粒体的结合)，不能引起细胞色素 c 及其他凋亡蛋白的释放。Guo 等的研究结果显示：①Humanin 对依赖 Bax 的细胞凋亡(如激酶抑制剂 stanrosporine(STS)、血清剥夺及紫外线照射诱导的细胞凋亡)有抑制作用，而对不依赖 Bax 的细胞凋亡(如由 TNF 诱导的细胞凋亡)无抑制作用；②Humanin 对 Bak、Bcl2、Bcl-xL 及 Bcl-B 等其他 Bcl-2 家族的蛋白诱发的凋亡无抑制作用；③Humanin 对 Bax 表达的 HCT116 细胞的凋亡有抑制作用，而不能抑制有 Bax 表达缺陷的 HCT116 细胞的凋亡；④若将 Humanin 第八位的半胱氨酸替换为脯氨酸(C8P)，形成 HNP(sHNP)，对 Bax 诱导的细胞凋亡无抑制作用[24]。Wolter 早先的研究发现 Bax 以失活的状态存在于许多细胞中，当细胞受到有害刺激时，Bax 的结构发生改变，暴露出膜结合区域，并转移到线粒体膜上，从而引起细胞色素 c 以及其他凋亡蛋白从线粒体中释放，最终导致细胞的凋亡。[25]Guo 等还发现 Humanin 与 Bax 作用后能使 Bax 蛋白滞留在胞浆中，而 Humanin 基因存在于被 SiRNA 减弱或沉默的 SF268 细胞时，Bax 与线粒体膜结合的含量明显增加；此外，Humanin 与 Bax 作用后还能抑制细胞色素 c 的释放[24,26]。

胰岛素样生长因子结合蛋白(insulin growth factor blinding protein, IGFBPs)通过调节游离胰岛素样生长因子的活性，以及调节许多胰岛素样生长因子依赖性效应在调节细胞生存中发挥重要作用。离体条件下，Humanin 能与 IGFBP-3 的肝素结合区(由 18 个氨基酸残基组成)特异性、高亲和性地结合。一方面，IGFBP-3 显著增强了 Humanin 对原代培养神经元的保护作用，使其免于 Aβ_{1-40}诱发的神经毒性作用；一方面，Humanin 还能特异性阻断 IGFBP-3 诱导的胶质细胞瘤细胞的凋亡。因为 Bax 一般存在于细胞的胞质溶胶，Humanin 要分泌至胞外起作用，故有假说：Humanin 首先通过与 IGFBP-3 形成复合体，通过 IGFBP-3 或其他物质的入胞而被“载”入细胞内，然后再通过干扰 Bax 而抑制神经元的凋亡。由于 IGFBP-3 存在于细胞外、细胞浆、细胞核的不同区室，这些调节可存在于多种水平[27－29]。

研究表明，凋亡信号调节酶-1(apoptosis signal-regulating kinase-1，ASK-1)的活化与 poly Q 诱导的凋亡有关，Humanin 是一种内源肽，可抑制被突变的阿尔茨海默病人基因造成的神经细胞死亡，最近被报道其机制可能通过抑制 ASK-1 诱导的凋亡[30]。

三、目前国内外 Humanin 的研究实验以及研究前景

目前抗 AD 的一些活性依赖性神经营养因子、碱性成纤维生长因子、胰岛素样生长因子-1

能保护神经元免于 Aβ 的神经毒性作用，却不能或几乎不能保护神经元免于 FAD 突变基因的毒性作用。而 Humanin 是迄今发现的唯一既能抑制 Aβ、也能抑制 FAD 基因突变诱发的神经毒性作用的短肽。Humanin 针对 AD 相关致病基因作用的特异性和神经细胞保护作用正逐渐引起各国学者的重视。这一特性也使得 Humanin 及其衍生物作为新的神经保护剂有望在今后发展成为有效防治散发性 AD 和 FAD 的新型药物。

罗本燕研究了抗 AD 神经保护肽 Humanin 基因的克隆与表达以及关于 Humanin(HN)短肽的神经保护作用，弥补了该研究方向在我国的空白[31-34]。具体如下：

1. 对于抗 AD 神经保护肽 Humanin 基因的克隆与表达的实验

人工合成 Humanin 基因片段并克隆到原核表达载体 pGEMEX-1 和 pet44a 中，再将此等质粒转化至大肠杆菌，经过筛选鉴定获得高表达阳性克隆。

取合成的单链 DNA 10 ng，分别加入引物、Taq 酶、dNTP、$MgCl_2$、缓冲液及三蒸水扩增目的基因，在反应条件：94 ℃ 45s、60 ℃下循环 30 个，再于 72 ℃延伸 5min。反应完毕，经凝胶电泳确定产物长度：产物在 2%的琼脂糖凝胶中有一大小约为 100bp 条带，与预期值一致。

纯化 PCR 产物，并进行紫外定量。双酶切后定向插入经同样双酶切的 pGEMEX-1 和 pet44a 获得重组质粒 pGEMEX-1-Humanin，pet44a-Humanin。再将此等质粒转化至大肠杆菌 DH5α，经氨苄青霉素阳性的培养基筛选。培养扩增阳性菌株，小剂量抽提纯化重组质粒。送上海申友生物工程公司测序，序列为：

ATGGCTCCACGAGGGTTCAGCTGTCTCTTACTTTTAACCAGTGAAATTGACCTGCCCGTGAAGAGGCGGGCATAA

将重组质粒 pGEMEX-1-Humanin，pet44a-Humanin 分别转化至 BL21(DE3)，培养至 600 nm 吸光度为 0.4 左右，吸出 1mL 菌液加入 2.5μL IPTG(终浓度为 1mmol/L)，另吸出 1mL 菌液不加 IPTG 做对照，继续培养 8h 后裂解菌液，用 SDS-PAGE(聚丙烯酰胺凝胶电泳)分离各蛋白条带，同时与蛋白质标准相对分子质量对照，确定重组蛋白的相对分子质量。根据推算，pGEMEX-1-Humanin 表达的融合蛋白的相对分子质量约为 28×10^3。凝胶薄层扫描测定融合蛋白含量占细菌表达蛋白总量的 40%；而 pet44a-Humanin 表达的融合蛋白的相对分子质量约为 63×10^3。凝胶薄层扫描测定融合蛋白含量占细菌表达蛋白总量的 20%。

本实验在国外相关研究的基础上，采用基因工程方法，对 Humanin 重组蛋白的制备进行了探索。Humanin 是由 24 个氨基酸组成的线性短肽，如果采用合成的方法成本巨大，因此，通过大肠杆菌(*E. coli*)等基因工程菌获得重组蛋白是理想的方法。本研究设计了两套原核载体表达的方案。pGEMEX-1 的特点为表达量高，诱导表达的条件确定容易。该载体的融合蛋白为 G10，空载体诱导表达相对分子质量为 31×10^3 左右。Humanin 基因在该载体的多克隆位点的 BamH1 位置插入，G10 的表达被提前中止，因此，pGEMEX-1-Humanin 表达的融合蛋白相对分子质量为 28×10^3，该原核表达系统在低温诱导时容易得到大量可溶的重组蛋白，适合免疫动物，制备抗体。pet-44a 的融合蛋白中含 Nus、His、S 等多个标签，表达的蛋白易于亲和纯化。融合蛋白末端设计有肠激酶、凝血酶两个蛋白酶的酶切位点，适合制作不含融合氨基酸的重组蛋白，利于规模化制备 Humanin 重组蛋白纯品。综上所述，利用基因工程技术获得 Humanin 重组蛋白是可行的，方法容易掌握，且表达量较高。本研究将为今后制作抗 AD 动物模型，及进一步探讨 Humanin 的功能和作用机制提供参考。

2. Humanin(HN)短肽的神经保护作用

(1)神经元分化 PC12 细胞株的构建

在本实验中，首先将嗜铬细胞癌株 PC12 细胞，接种于含 10%胎牛血清(FCS)的 DMEM 培养液(含青霉素钠 100U/mL，链霉素 100μg/ml，2mmol/L *L*-glutamine，pH 7.4)中，37℃、5%CO_2培养箱中培养，隔天换液，待单层培养细胞生长至 80%汇合面积后，传代培养。

对照组中加相应体积生理盐水，实验组中加入终浓度 10ng/mL Rat-β-NGF；隔天换液，连续培养 9 天，每天在倒置显微镜下观察拍照。

在实验中可观察到：①正常接种培养的 PC12 细胞，在倒置相差显微镜下，呈现不同形态，大部分细胞胞体呈现圆形或不规则形，胞体的立体感和折光性较强，有些细胞胞体较暗，胞浆中有密集的黑色颗粒，细胞无突起生长。②NGF 诱导组：在第 2 天，原来圆形或多角形的胞体已变成有突起生长的神经元样的胞体形态，胞体大小不一，立体感较强，其中有些细胞突起的分支较为复杂；胞浆中黑色颗粒状的物质明显；胞核清晰。第 4 天突起长约 1cm。培养到第 5 天，细胞形态基本与第 4 天相似，但折光性较强的细胞数量比例增加，细胞突起长度也有了进一步增加，突起分支明显增加。第 7 天，细胞胞体分化成多边形或锥形，突起长约 2.0～2.5 cm，细胞已分化为神经细胞，神经突起的延伸可形成突起之间及突起与胞体之间的网络连接关系。而对照组(正常培养组)的细胞，在形态上与原来没有差别，细胞仍然呈现圆形或多角形，形态没有明显变化，未见明显的突起生长，随着培养时间延长，仅见细胞密度增大。

(2)β-amyloid 诱导神经元分化 PC12 细胞凋亡模型的构建

接着将处于对数生长期的神经元分化 PC12 细胞，常规消化、离心、洗涤、收集细胞后计数，用培养液调整浓度为 1×10^5/mL。将上述细胞悬液接种于 12 孔板中，按每孔 2mL。约 4～6h，待细胞完全贴壁后即可用于实验。共分成 4 组：对照组，实验组(1)、(2)、(3)；各组加 Aβ 作用，终浓度分别为 0μmol/L、1.25μmol/L、2.5μmol/L、5μmol/L；每组各 3 复孔。将培养板置于 37 ℃、5%CO_2 培养箱中继续培养，并分别于 24、48、72 小时取出相应的培养板，收集细胞，离心洗涤后作 AnnexinV-FITC/PI 染色，进行流式细胞仪检测凋亡百分比。

严格按照试剂盒说明书操作细胞凋亡的检测方法：①吸取培养基，冷的 PBS 清洗细胞 2 次。②用 1×Bingding Buffer 重悬细胞，使细胞浓度为 1×10^6/mL。③吸取 100μL(约 1×10^5 个细胞)细胞悬液到 5ml 离心管中。④加入 5μL 的 Annexin V-FITC 和 10μL 的 PI。⑤温和混匀后，室温闭光孵育 15min。⑥加 400μL 的 1×Binding Buffer 重悬细胞。⑦1h 内流式细胞仪上机检测。每份标本收集 10000 个细胞，然后在计算机上用相关软件分析数据。凋亡细胞流式细胞仪检测结果如表 3-2-1 所示。

表 3-2-1　β-amyloid 诱导神经元分化 PC12 细胞凋亡流式细胞仪检测结果

时间	Aβ(μmol/L)			
	0	1.25	2.5	5.0
24h	1.12	24.5	20.4	28.3
48h	1.24	32.8	26.1	36.9
72h	1.78	7.13	6.06	4.96

经多因素方差分析得知：不同处理时间之间有差异($P<0.05$)；不同浓度有差异($P<0.05$)；三个不同的浓度与对照组之间有差异($P<0.05$)。

Aβ(1.25、2.5、5.0μmol/L)与神经元分化 PC12 细胞作用(24h、48h、72h)后可成功诱导细胞凋亡。

(3)观察 Aβ 对 Rat-β-NGF 诱导的 PC12 细胞增殖活性的影响(MTT 检测)

①取 NGF 诱导的 PC12 细胞，经消化液消化后离心收集，并用培养基调整细胞浓度为 1×10^5/mL。②于 96 孔板中加入上述细胞悬液 100μL/孔(即细胞浓度 1×10^4/孔)。待细胞贴壁后(约 4～6h)，加入不同浓度的 Aβ，Aβ 的终浓度分别为：0μmol/L、1.25μmol/L、2.5μmol/L、5μmol/L。各 6 个复孔。37 ℃、5% CO_2 培养箱中继续培养 72h。③于培养结束前 4h(即 68h)，每孔加 5mg/mL 的 MTT 液，再继续培养 4h。④镜下观察可见明显的蓝黑色结晶形成时，将培养板置于离心机中 1000rpm，离心 5min。⑤吸弃上清，沉淀略干燥后，每孔加入 150μL 的 DMSO，振荡溶解 10min。⑥待充分溶解后，于 Humareader(德国)型酶联免疫读数仪双波检测其 *OD* 值(实验波长 570nm，参考波长 655nm)。

结果经单因素方差分析：仅 Aβ(5μmol/L)与 Aβ(0、1.25、2.5μmol/L)各组之间有差异，其余各组之间无差异。说明 Aβ(0～5μmol/L)作用神经元分化 PC12 细胞 72h 对细胞的增殖/抑制无明显影响。

(4)关于 Humanin(HN)短肽的神经保护作用的实验

根据 Aβ 蛋白的毒性学说和 HN 的神经保护机制，用 Rat-β-NGF 诱导的 PC12 细胞后，加含不同浓度的合成 Humanin(0～10μmol/L)的培养基，再加入 Aβ 的培养基(Aβ 终浓度为 5μmol/L)；用流式仪控测细胞凋亡(AnnexinV/PI)。通过单因素方差分析表明，Humanin 合成肽(1～10μmol/L)对 Aβ 诱导神经元分化 PC12 细胞凋亡有保护作用($P<0.05$)。从而证明：人工合成的 Humanin 短肽可以抑制 Aβ 诱导的神经细胞凋亡，具有神经细胞保护作用。

虽然本实验证实了 Humanin 具有抗 Aβ 诱导的神经细胞凋亡作用，即抗神经保护作用，但是其具体作用机制以及抗凋亡通路都需要进一步研究。希望通过以后的努力，可以尽早地弄清 Humanin 的作用机制，为以后从分子水平上预防和阻断 AD 进展及治疗的研究打下基础。

四、展望

Humanin 具有抑制 APP、PS1、PS2 突变以及 β 类淀粉蛋白引起的神经细胞死亡作用已被证实。Humanin 可通过干扰 Bax 的作用从而干扰细胞凋亡，一方面，神经元可通过此途径得到保护，另一方面 Humanin 的调节障碍也可能给某些细胞或组织带来致瘤的危险。而且其具体作用机制以及 Humanin 与散发性阿尔茨海默病有关的 ApoE 等位基因间的关系、与额颞痴呆有关的 tau 蛋白、与路易体痴呆有关的 Lewy 小体间的关系尚需要进一步探讨。

虽然大量的实验已经证实 Humanin 具有神经保护作用。然而，如何获得有活性的 Humanin 以及如何将 Humanin 用于 AD 患者的治疗，即采用何种给药方式(口服、皮下注射或静脉注射)才能保证 Humanin 通过血脑屏障在体内发挥神经保护作用，这些均是科学工作者所面临的问题。期望 Humanin 能为成千上万的 AD 患者带来福音。

本课题受浙江省科委(No.20003c300040)、浙江省卫生厅(2004B057、2003B054)资助。

参考文献

[1] Hashimoto Y, Niikura T, Ito Y, et al. Detailed characterization of neuroprotection by a rescue factor Humanin against various Alzheimer's disease-relevant insults. Neurosci, 2001, 21(23): 9235－9245

[2] Kawasumi M, Hashimoto Y, Chiba T, et al. Molecular mechanisms for neuronal cell death by Alzheimer's amyloid precursor protein-relevant insults. Neurosignals, 2002, 11(5): 236－250

[3] Katsuhiko Y. Alzheimer's disease. Saishin Igeku, 2001, 56: 15－20

[4] 费克香，闵珍秀等. 老年性痴呆发生机制的研究进展. 湖北省卫生职工医学院学报. 2002，15(4)：42－44
[5] 郭荣惠，林乾. 老年性痴呆研究进展. 国外医学情报，2005，26(1)：6－10
[6] 罗本燕，陈智，张艳艳等. Apolipoprotein E genotype in patients with Alzheimer's disease. Chinese Medical Journal(中华医学杂志：英文版)，2003，116(8)：1220－1222
[7] 罗本燕，陈智，李霞. 脑梗死患者载脂蛋白 E 基因单核苷酸多态性分析. 中华预防医学杂志，2003，37(2)：143－143
[8] 罗本燕，陈智，李霞等. 载脂蛋白 E 基因单核苷酸多态性的初步研究. 中华神经科杂志，2003，36(4)：280－282
[9] 罗本燕，陈智，李霞等. Study of apolipoprotein E genetic polymorphism in patients with atherosclerotic cerebral infarction. Journal of Zhejiang University Science(浙江大学学报：自然科学英文版)，2003，4(6)：749－752
[10] 罗本燕，陈智等. 阿尔茨海默病患者 ApoE 基因多态性分析. 中华神经科杂志，2002，35(4)：248－249
[11] Mann DM，Picketing-Brown SM，Takeuchi A，et a1. Amyloid angiopathy and variability in amyloid beta deposition is determined by mutation position in presenilin-1-linked Alzheimer's disease. Am J Pathol，2001，158：2165－2175
[12] Ekinci FJ，Linsley MD，Shea TB. Beta-amyloid-induced calcium influx induces apoptosis in culture by oxidative stress rather than tau phosphorylation. Brain Res Mol Brain Res，2000，76：389－395
[13] Checler F. The multiple paradoxes of presenilins. J Neurochem，2001，76：1621－1627
[14] Jung S，Van Nostrand WE. Humanin rescues human cerebrovascular smooth muscle cells from Abeta－induced toxicity. J Neurochem，2003，84：266－272
[15] Ikuo Nishimoto，Masaaki Matsuoka，Takako Niikura. Unravelling the role of Humanin. Trends in Molecular Medicine，2004，10：102－105
[16] Mamiya T，Ukai M. [Gly(14)]-Humanin improved the learning and memory impairment induced by scopolamine in vivo. Br J Pharmacol，2001，134：1597－1599
[17] Hashimoto Y，Niikura T，Tajima H，et al. A rescue factor abolishing neuronal cell death by a wide spectrum of familial Alzheimer's disease genes and Abeta. Proc Natl Acad Sci，2001，98：6336－6341
[18] Yamagishi Y，Hashimoto Y，Niikura T，et al. Identification of essential amino acids in Humanin，a neuroprotective factor against Alzheimer's disease-relevant insults. Peptide，2003，24：585－595
[19] Bin Guo，Dayong Zhai，Edelmira Cabezas，et a1. Humanin peptide suppresses apoptosis by interfering with Bax activation. Nature，2003，423，456－461
[20] Hashimoto Y，Ito Y，Niikura T，et al. Mechanisms of neuroprotection by a novel rescue factor Humanin from Swedish mutant Amyloid precursor protein. Biochemical and Biophysical Research Communications，2001，283：460－468
[21] Zou P，Ding Y，Sha Y，et al. Humanin peptides block calcium influx of rat hippocampal neurons by altering fibrogenesis of Abeta1-40. Peptide，2003，24：679－685
[22] Kawahara M，Kuroda Y. Molecular mechanism of neurodegeneration induced by Alzheimer's beta-amyloid protein：Channel formation and disruption of cacium homeostasis. Brain Research Bulletin，2000，53：389－397
[23] Kariya S，Takahashi N，Ooba N，et al. Humanin inhibits cell death of serum-deprived PC12h cells. Neuroreport，2002，13：903－907
[24] Guo B，Zhai D，Cabezas E，et al. Humanin peptide suppresses apoptosis by interfering with Bax activation. Nature，2003，423：456－46
[25] Wolter KG，Hsu YT，Smith CL，et al. Movement of bax from the cytosol to mitochondria duringapoptosis. J. Cell Biol，1997，139：1281－1292
[26] Akhtar RS，Ness JM，Roth KA. BCL-2 family regulation of neuronal development and neudegeneration.

Biochim Biophys Acta，2004，1644：189－203

[27] Granata R，Trovato L，Garbarino G，et al. Dual effects of IGFBP-3 on endothelial cell apoptosis and survival：involvement of the sphingolipid signaling pathways[J]. FASEB J，2004

[28] Kim HS，Ingermarnn AR，Tsubaki J，et al. Insulin-like growth factor-binding protein 3 induces caspase-dependent apoptosis through a death receptor-mediated pathway in MCF-7 human breast cancer cells. Cancer Res，2004，64(6)：2229－2237

[29] Rensink AA，Gellekink H，Otte-Holler I，et al. Expression of the cytokine leukemia inhibitory factor and pro-apoptotic insulin-like growth factor binding protein-3 in Alzheimer's disease. Acta Neuropathol (Berl)，2002，104(5)：525～533.

[30] Kariya S. Nara Medical University；Humanin examined，nature of apoptosis attenuation clarified. Managed Care Law Weekly，2005，(1)：89

[31] 汪建文，罗本燕. Humanin 抗阿尔茨海默病的研究进展. 国外医学·神经外科学分册，2005，32(2)：143－146

[32] 罗本燕，陈祥明，唐敏. Construction of a eukaryotic expression plasmid of Humanin. Journal of Zhejiang University Science(浙江大学学报：B卷英文版)，2005，6(1)：11－13

[33] 罗本燕，袁敏，唐敏. 抗阿尔茨海默病神经保护肽 Humanin 基因的克隆与表达. 中华神经科杂志，2004，37(3)：231－233

[34] Luo BY，Xu ZB，Chen Z，et al. Investigation on apoptosis of neuronal cells induced by Amyloid beta-Protein. J Zhejiang Univ SCI，2004，5：989－994

[35] Tajima H，Niikura T，Hashimoto Y，et al. Evidence for in vivo production of Humanin peptide，a neuroprotective factor against Alzheimer's disease-related insults. Neurosci Lett，2002，(324)：227－231

（周　晓　罗本燕）

第三节　神经退行性和血管性疾病的磁共振功能成像研究

随着脑神经科学的飞速发展，医学影像学也由形态学诊断逐渐转向功能性诊断。磁共振功能成像技术能在大脑活动时根据血流动力学或代谢变化对脑组织进行实时的功能成像，对人脑在生理和病理状态下的功能活动进行有效的评价。磁共振功能成像技术作为脑成像的最重要进展，是目前唯一的无创伤性并具有较高的时间和空间分辨率的高级脑功能研究手段。在神经科学基础研究领域已被研究者广泛采用。研究范围包括感觉、运动、听觉、视觉、语言等各个方面，取得了许多重要的成果。由于磁共振功能成像技术能达到功能、解剖和疾病影像的完美结合，不仅为脑科学研究提供了一项直观有效的研究手段，也为一些疾病诊断提供了一项功能性评价、诊断方法。在神经系统疾病的基础与临床研究方面，具有广阔的应用前景，为医学影像学的研究和临床医疗实践开辟了一个全新的领域。

广义的脑功能成像技术有：(1)脑血流测定技术，包括功能磁共振成像(functional magnetic resonance imaging，fMRI)和脑灌注成像(perfusion weighted imaging，PWI)；(2)脑代谢测定技术，主要为^{1}H和^{31}P的磁共振波谱成像(magnetic resonance spectroscopy，MRS)；(3)弥散加权成像(diffusion weighted imaging，DWI)、扩散张量成像(diffusion tensor imaging，DTI)和神经纤维示踪技术(tractography)。其中利用内源性血红蛋白作为对比剂，通过血氧饱和度的对比变化而实现的成像方法称为血氧水平依赖(blood oxygenation level dependent，BOLD)

功能磁共振成像，它是目前功能磁共振成像使用的主要方法。近年来，我们利用各种脑功能成像技术对神经退行性和血管性疾病的基础与临床做了系列研究，总结介绍如下。

一、正常人触觉识别(tactile discrimination)神经网络的 BOLD-fMRI 研究

1981 年，Johnson 和 Phillips 介绍了用格栅的方向识别(grating orientation discrimination)任务检测被试的触觉空间敏锐度(tactile spatial acuity)。之后这项任务被许多研究小组采用，不仅用于检测被试的触觉空间敏锐度，还应用于不同的疾病人群，如阅读盲文的盲人、诵读困难者、手指截肢者以及手张力障碍者。采用该任务的各类研究得出的一个有意义的结论是，中枢神经系统的多个区域参与了格栅的方向识别任务处理。进一步的研究发现，视觉皮层也参与了格栅的方向识别任务处理。Sathian 等[1]采用格栅的方向识别任务，应用 PET 技术首次发现触觉实验激活了被试的顶枕皮层(parieto-occipital cortex, POC)，而 POC 在视觉判断格栅方向时也有明显的激活。此后又有多篇文章相继报道了视觉皮层区域参与处理不同的触觉任务的现象。然而，如何解释这一现象？视觉皮层区域参与处理不同的触觉任务所基于的神经机制尚未明确。我们应用 BOLD-fMRI 技术，对触觉任务处理的神经网络系统进行了系列研究。

我们[2-4]首先比较了二维形状空间结构(2D form)和微细沟裂(gap)触觉判断任务时大脑活动的异同。采用倒置的英文字母 T 和 V 的触觉选择判断任务作为二维形状空间结构任务；一条状细棍中央有无沟裂的触觉判断作为微细沟裂判断任务(图 3-3-1)。结果显示，二维形状

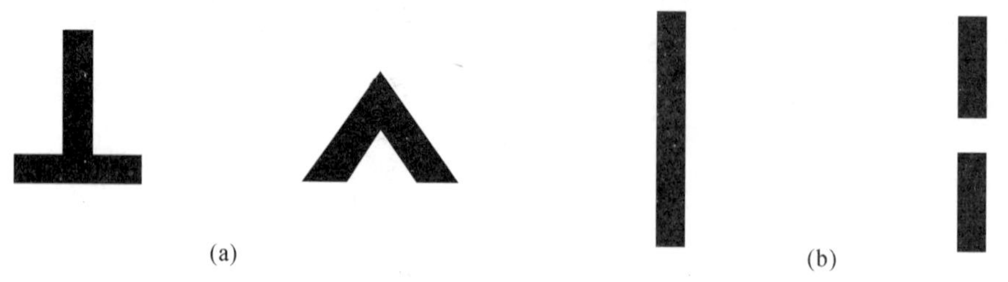

图 3-3-1 触觉刺激

(a)二维形状空间结构刺激：倒置的英文字母 T 和 V。

(b)微细沟裂空间结构刺激：长度为 15 毫米的细棍，中间有或者没有间隙，间隙宽度为 3 毫米。

结构的触觉判断任务激活了双侧广泛的皮层和皮层下区域，包括躯体感觉皮层(somatosensory cortex)，顶内沟(intraparietal sulcus, IPS)，颞枕皮层(occipito-temporal cortex, LOC)，背侧和腹侧运动前区皮层(dorsal and ventral premotor cortex)，额上回内侧皮层(medial superior frontal cortex)，额下回外侧皮层(lateral inferior frontal cortex)，丘脑以及小脑半球(图 3-3-2)。而微细沟裂(gap)的触觉判断任务虽然激活了与二维形状结构相似的网络区域，但我们注意到前者没有发现颞枕皮层区域的激活(图 3-3-3)。数据处理中我们直接将两项任务相减，得到了双侧颞枕皮层、右侧顶内沟和右侧小脑半球激活区域的残留(图 3-3-4)。而双侧颞枕皮层的激活区域(LOC)，是视觉形状知觉任务激活的腹侧视觉通路的一部分。触觉任务诱发双侧颞枕皮层以及其他视觉皮层的激活，可能反映触觉刺激的视觉处理过程，如视觉意象(visual imagery)，或是触觉任务激活了与视觉皮层共同的多重感觉区域，即能够同时处理视觉和触觉等感知觉信息的区域。此外，我们的结果还显示，粗空间形状知觉任务相对于细微空间结构任务，更多地激活了视觉皮层。而在对被试的行为学调查中发现，大多数被试在完成粗空间形状知觉任务时运用了视觉意象，同时具有 LOC 的激活；而所有被试在完成细微空间结构任务时均没有运用视觉意象，也没有 LOC 的激活。这一发现也更多地支持了视觉意象通过“由上而下”

经路(top-down fashion)激活视觉皮层的学说。

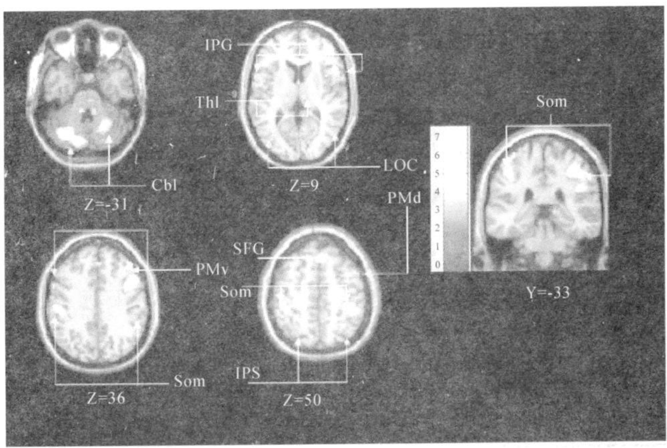

图 3-3-2　二维形状空间结构判断任务时的脑激活图(不同颜色代表不同的 t 值)(彩图 3-3-2)

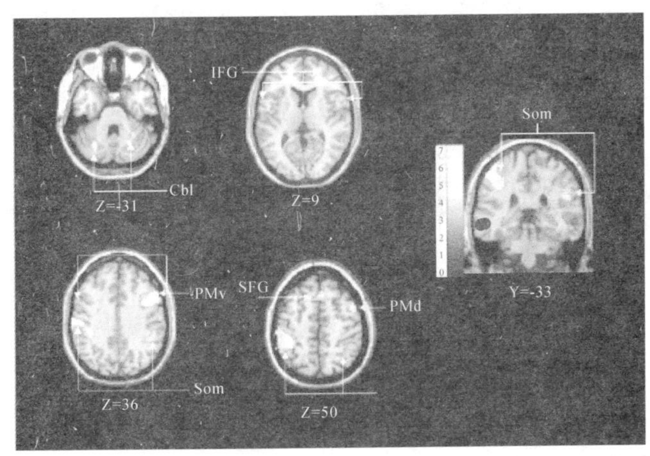

图 3-3-3　微细沟裂空间结构判断任务时的脑激活图(彩图 3-3-3)

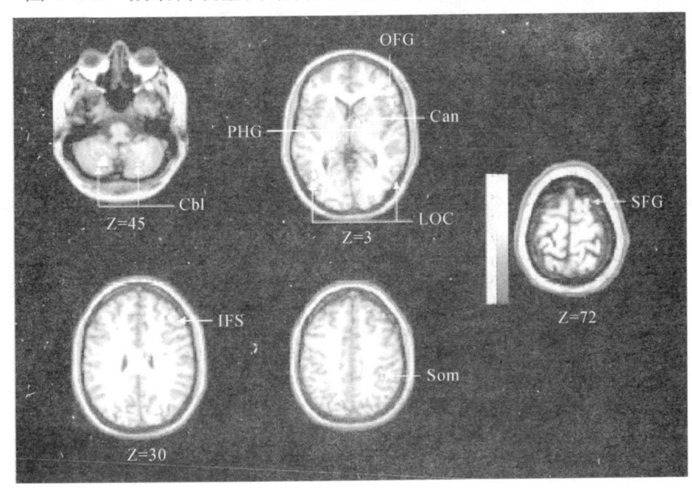

图 3-3-4　在二维形状空间结构判断任务中比微细沟裂空间结构判断任务更活跃的脑区(彩图 3-3-4)

在另一项研究中,我们采用格栅方向(orientation task)触觉识别作为刺激任务(图 3-3-5),发现顶叶、前额叶有较广泛的激活。激活区域包括左侧后中央沟、左侧顶盖、左顶间沟前部、两侧前运动皮层和前额叶皮层。随后，我们比较了格栅方向识别任务和格栅宽度识别任务时的大脑功能状态(图 3-3-5)。前者是粗空间结构的判别，而后者是细空间结构的判别。我们发现相对于格栅宽度识别(细空间结构)任务，格栅方向识别(粗空间结构)任务，还激活了左顶内沟前部(anterior intraparietal sulcus，aIPS)、右侧中央后回和后中央沟(left postcentral sulcus，PCS)、左侧顶枕皮层(parieto-occipital cortex，POC)、两侧额叶眼动区(frontal eye fields)和两侧前运动皮层的腹侧(ventral premotor cortex on the left，PMv)(图 3-3-6)。这些发现不仅证实和拓展了先前的有关格栅方向识别(粗空间结构)触觉任务的研究结果，还进一步描述了一个由多个感觉区域，包括左侧顶间沟前部、右侧后中央沟、左侧顶枕皮层以及双侧额叶眼动区和腹侧前运动皮层构成的，参与格栅方向触觉识别(粗空间结构)任务的神经网络。从而进一步证实了触觉任务激活了大脑的躯体感觉区域和视觉皮层，而这些区域具有多重感知觉处理功能，并且这种多重感知觉处理功能与触觉任务的空间结构相关。

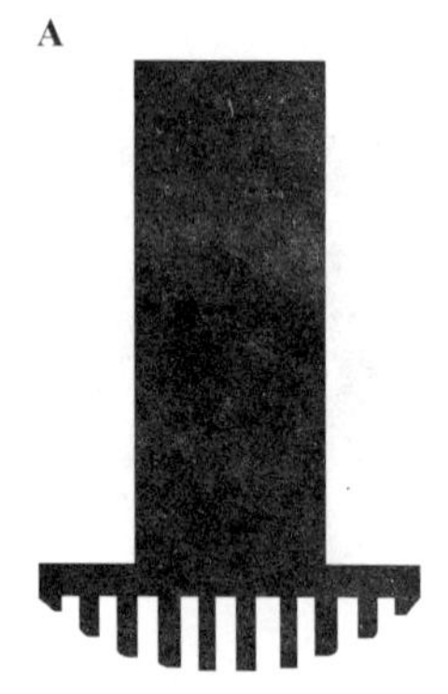

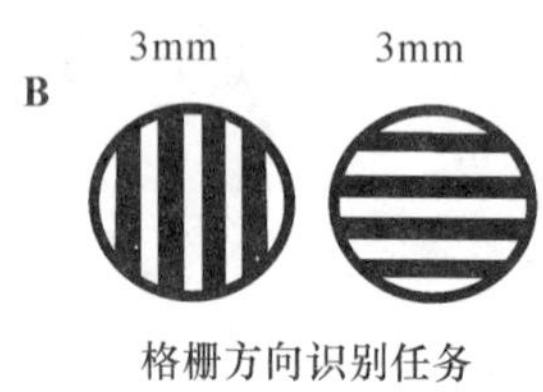

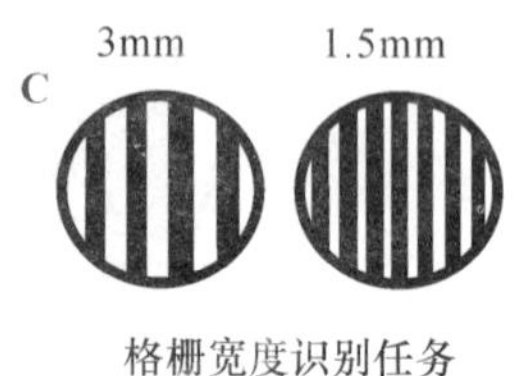

图 3-3-5　实验中所用的刺激器

A. 为纵向截面图；

B. 为格栅方向识别任务时采用的刺激；

C. 为格栅宽度识别任务时采用的刺激

我们进一步的工作探讨了在物体形状的触觉任务中，大脑多重模态感觉区域参与处理的过程以及精神意向(mental imagery)在这种处理过程中的作用。我们在试验中应用了触觉物体形状(tactile shape，TS)和视觉物体形状(visual shape，VS)以及触觉物体质地(tactile textur，TT)和视觉物体质地(visual texture，VT)四种任务辨别刺激。结果发现，相对于物体质地的知觉任务、物体形状的知觉任务、触觉和视觉的物体形状刺激，都激活了双侧顶上回(superior parietal gyrus，SPG)、顶内沟前部(aIPS)以及 LOC(图 3-3-7)。在上述双模态区域，LOC 的视觉激活高于触觉激活，而顶叶的激活则更偏重于触觉任务刺激(图 3-3-8)。同时大多数参加实验的被试在触觉形状知觉实验时运用了视觉意象；而在视觉形状知觉实验时被试几乎没有运用触觉意向。被试的视觉意向活度测定(vividness of visual imagery)提示触觉形状刺激选择性激活右侧 LOC，因而，进一步证实触觉感知时，被试的视觉意象作用参与了视觉皮层的激活。

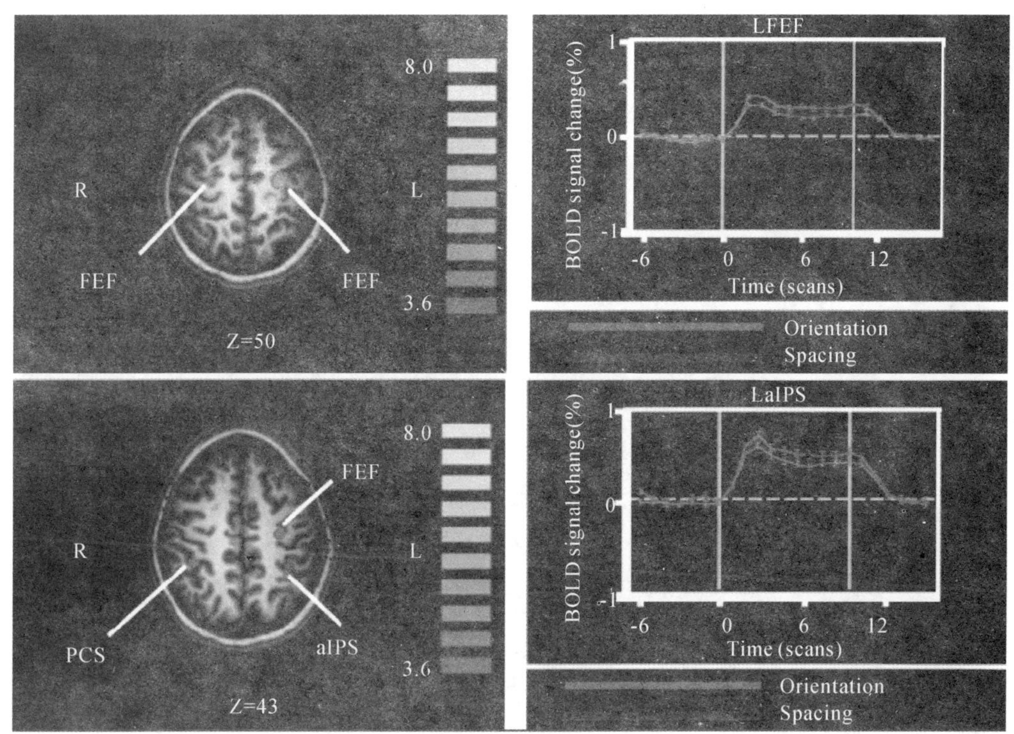

图 3-3-6(彩图 3-3-6)

左边表示相对于格栅宽度识别任务,格栅方向识别任务时的脑激活情况。

右边表示在激活最显著的脑区 BOLD 信号随时间变化的曲线。

FEF 代表额叶动眼区;PCS 代表中央后沟;aIPS 代表顶内沟的前部。

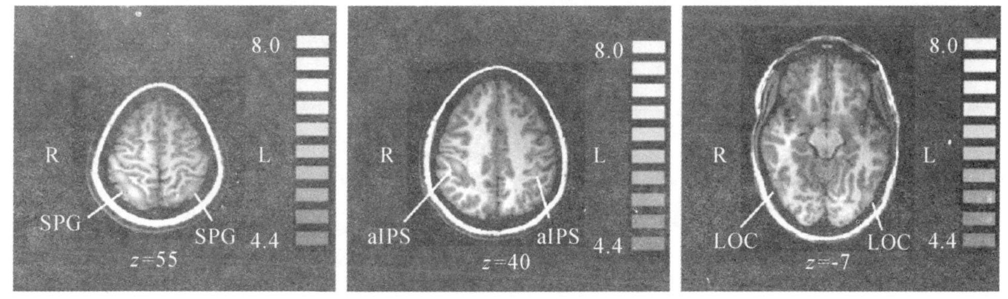

图 3-3-7　双模态(触觉和视觉)物体形状刺激共同激活的区域(彩图 3-3-7)

(SPG 代表顶上回;aIPS 代表顶内沟的前部;LOC 代表顶枕交界区的外侧部)

二、帕金森病的感觉以及感觉—运动整合的功能研究

帕金森病(Parkinson's disease,PD)是一种比较常见的神经系统退行性疾病。它主要表现为运动异常,典型症状为静止性震颤、僵直和运动徐缓。长期以来,针对这些运动异常症状的评定和分级一直是临床评价该病严重程度、进展以及治疗效果的基础。然而,人们发现,PD 患者在显著的运动系统症状之外还有许多非运动系统症状,比如感知觉和认知功能的异常。近年来,PD 患者的非运动系统症状受到了研究者的日益重视。

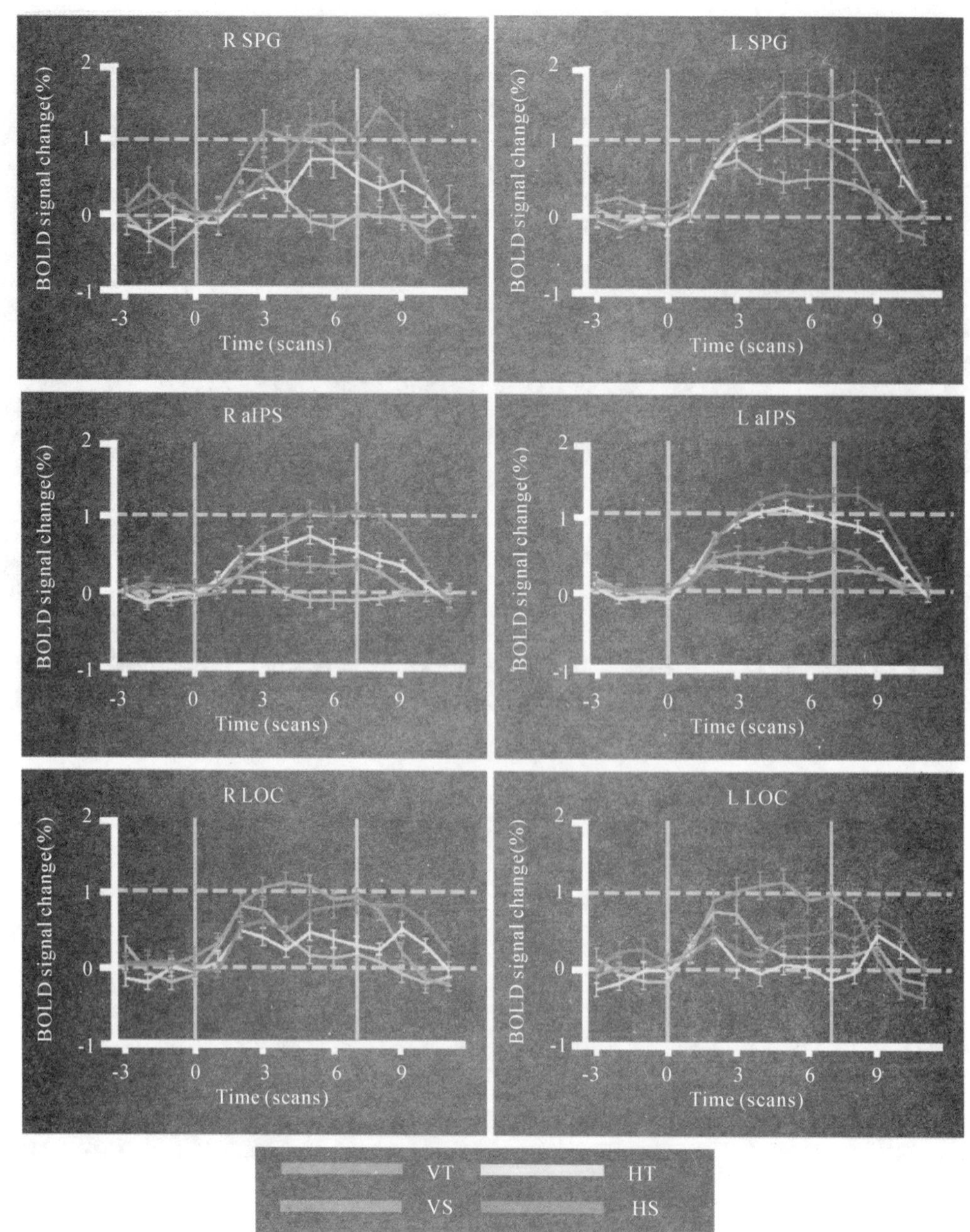

图 3-3-8 在图 3-3-7 中显示的各显著激活区域的 BOLD 信号随时间变化的曲线(彩图 3-3-8)
(SPG 代表顶上回;aIPS 代表顶内沟的前部;LOC 代表顶枕交界区的外侧部)

我们知道,运动离不开感觉。各种感觉信息(包括来自外周的和自身的信息)通过特异的神经通路传递到大脑。这些信息被分析整合用于运动计划的制订和执行过程中的实时监控,这个过程就是感觉—运动整合。比如,我们用手拿起桌子上的一件物品,大脑根据感知的物体属性和自身目的制定运动计划,并随时根据外周的本体感受器、皮肤的触觉感受器的信息调整相应肌肉的收缩活动。感觉信息输入的异常或大脑对感觉信息的反应异常,最终会表现为运动异常。因此,我们提出的问题是:PD 患者的感知觉异常与运动异常的关系如何?感知觉异常是否是导致其运动障碍的原因之一?感觉输入又通过什么样的神经机制影响了运动输出?

1. PD 患者存在感觉异常和感觉一运动整合缺陷

存在于 PD 患者的感觉异常既有主观描述的症状，比如麻木、寒冷、烧灼感、肢体疼痛等，也包括通过测试揭示的客观缺陷。PD 患者在执行触觉感知任务时，对两点的辨别能力，对刺激物的宽度及粗糙程度的识别能力均比对照组明显下降。此外，PD 患者的本体感觉明显受损，往往不能准确感知肢体的位置。在手臂运动时，如果受试者不能看到他们的手，PD 患者的运动准确性和速度比正常人更容易受到影响。进一步的研究则显示，PD 患者容易高估运动的幅度。特别是当病人同时移动双手时，他们往往过高估计病变严重侧的肢体运动幅度。当要求受试者用食指和拇指以合适的力量举起一件物体时，PD 患者需要更长的时间达到力量的峰值，并且产生的力量要比正常人大。此外，人们还发现 PD 患者运动时比正常人更依赖于外部的感觉信息。外部的视觉或听觉提示可以改善 PD 患者的运动徐缓症状。

以上这些观察和研究表明，PD 患者不仅存在浅表感觉、本体感觉、肌肉运动觉等各种感觉功能的异常，而且感觉信息对运动的指导能力受损，存在着感觉一运动整合的缺陷。

2. PD 的感觉一运动整合缺陷源于中枢异常

神经生理学和脑功能成像研究提示，PD 患者感觉一运动整合缺陷发生在中枢水平，可能是大脑对信息的处理异常所致的，而不是源于外周感觉信号的输入异常。

Tamburin 等[5]采用了经颅磁刺激技术(transcranial magnetic stimulation, TMS)观察手指的电刺激效应对运动诱发电位(motor evoked potentials, MEPs)的影响。他们发现，对手指的刺激能够降低正常人的 MEPs(代表运动皮层的兴奋性)幅度，而 PD 患者的 MEPs 则异常地加强，并且，患者 MEPs 的增加和临床病情的严重程度相关。他们认为 MEPs 的变化代表了 PD 患者的中枢对感觉输入的处理异常。Lewis 等[6]同样采用了 TMS 研究本体感觉对 MEPs 和皮层间抑制(intracortical inhibition, ICI)的影响，得出了类似的结论，认为 PD 患者可能存在中枢整合机制的异常。

Rossini 等[7,8]发现，在 PD 患者中，躯体感觉诱发电位(somatosensory evoked potentials, SEPs)的顶叶部分 N20-P25 始终如一地正常，而额叶成分 N30-P45 则严重减少，并且，这种减少能够被阿扑吗啡和左旋多巴逆转。类似现象也发生在用 1-甲基-4-苯基-1,2,3,6-四氢吡啶(MPTP)制成的 PD 动物模型中。N20-P25 反映神经冲动到达初级感觉皮层；而 N30-P45 大致反映了包括基底节、前运动区和辅助运动区在内的皮层一皮层下一皮层环路的功能。因此，N30 的降低也许部分反映了 PD 患者对感觉输入和运动皮层输出的调节控制能力下降。

将脑功能成像运用于 PD 研究使人们对这个问题有了进一步的认识。我们采用 fMRI 技术比较 PD 患者和年龄匹配的正常人在执行纯感觉任务时的脑激活模式，发现依靠触觉辨别刺激格栅方向和物体质地时，两者的脑激活模式不同：PD 患者的躯体感觉运动区、运动前区、辅助运动区等许多皮层功能区的激活反应较正常对照组显著减弱(图 3-3-9,10,11)。同时进行的触觉识别行为学实验也发现 PD 患者触觉感知能力低于年龄相匹配正常人群。因而，我们的 fMRI 研究从影像学上证实 PD 患者存在感知觉的功能损害。这个发现和 PET 研究获得的结果是一致的。Boecker 等[9]发现，在完成本体感觉任务时，PD 患者和正常对照组相比，皮层和皮层下区域的脑血流量(regional cerebral blood flow, rCBF)变化的模式有明显差异。Weder等[10,11]报道，PD 患者在执行触觉识别任务时，脑内多处区域的 rCBF 改变和正常对照组不同。以上这些结果均提示 PD 患者大脑对感觉信息的加工和正常人不同。

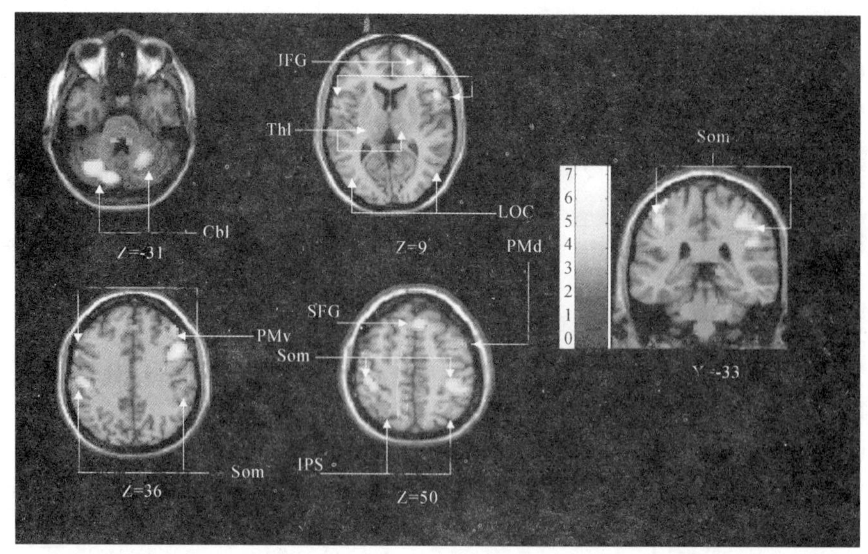

图 3-3-9 正常人在完成触觉任务时的脑功能活动区域(20 个正常志愿者)(彩图 3-3-9)

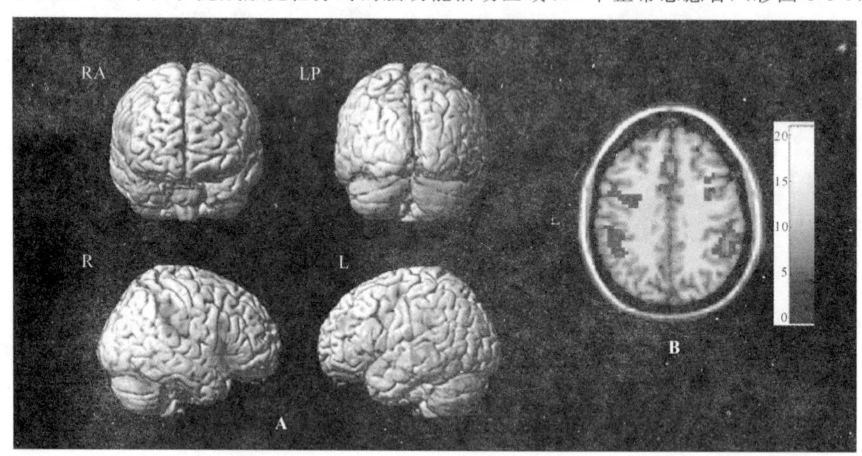

图 3-3-10 与 PD 组患者年龄相匹配的正常人在完成触觉识别任务时的脑功能活动区域(彩图 3-3-10)

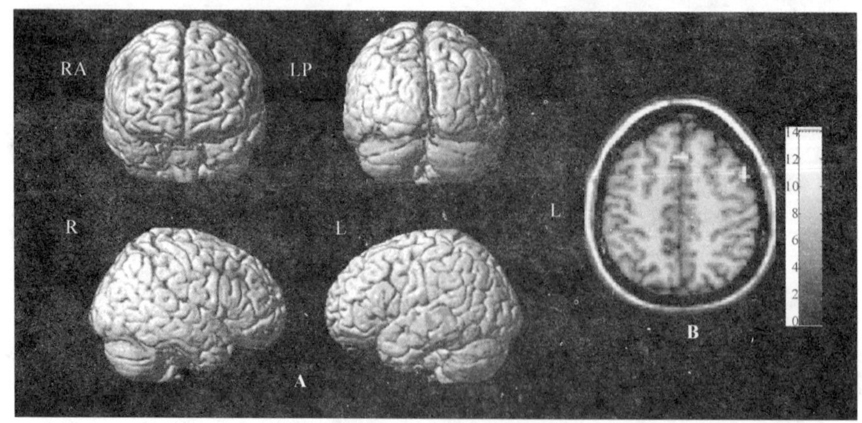

图 3-3-11 PD 患者在完成触觉识别任务时的脑功能活动区域(彩图 3-3-11)

总之,各种证据表明,PD 患者感觉—运动整合缺陷可能是由于大脑对感觉信息的处理异常所导致的,并且,这种异常不局限于大脑某个特定区域的缺陷,而是大脑皮层多个区域甚至皮层下的功能区相互作用的结果。PD的主要病变在黑质，而黑质是基底节中的一个重要核团。基底节内部各核团之间以及皮层相关功能区之间构成多个神经环路，调节控制包括运动在内的多种大脑功能。由此，人们假设：黑质病变引起一个或多个神经环路中断或紊乱，产生PD的各种临床症状。

3.基底节与运动调节

目前，对运动调节环路的了解相对透彻。在基底节内部，分为直接通路和间接通路。直接通路为纹状体——苍白球内侧/黑质网状部。间接通路为纹状体——苍白球外侧——丘脑底核——苍白球内侧/黑质网状部。直接通路活动对丘脑和运动皮层的兴奋具有去抑制作用，而间接通路活动的结果与之相反。两条通路之间的平衡对正常运动的顺利实现有非常重要的作用。而黑质一纹状体的DA能神经元通过影响这两条通路的活动而调节运动。DA对直接通路具有兴奋作用，而对间接通路具有抑制作用，结果是基底节对运动皮层的抑制减弱，从而具有易化运动的作用。PD患者的黑质致密部的DA能神经元退变，致使纹状体的DA含量减少，导致基底节对运动皮层的抑制加强，而产生运动减少等典型症状。

人们很早就发现，在PD患者执行运动任务时，其辅助运动区(supplementary motor area, SMA)的rCBF下降，并且，给予阿扑吗啡和左旋多巴后，SMA的rCBF下降可以被逆转。这个结果和经典的运动调节环路的理论是符合的。因为PD患者中纹状体，特别是壳核的DA减少最显著，而壳核的主要纤维输出到达SMA，所以纹状体的DA减少对SMA的神经活动的抑制作用增强，而给予DA或DA受体激动剂则减少了这种抑制作用。SMA的头端参与了运动的计划、准备，而尾端与运动的执行有关。因此，在完成运动任务时缺乏SMA的激活，可能反映了PD患者在运动计划和执行中的缺陷，这可能是导致病人运动徐缓的原因。

然而，随着脑成像研究的开展，人们发现脑激活模式和采用的任务有关。当运动是自发的，即运动的时间、方向是自己选择的，如被试按照自己的节奏进行手指序列运动，自由选择方向的游戏杆任务等等，PD患者SMA的激活相对于正常人是降低的；而在完成一些熟练的自动任务时PD患者SMA的激活是正常的，甚至是增高的。Rowe等[12,13]认为，这种差异是由于注意机制不同程度地参与了运动任务造成的。他们在执行一项简单的经过训练的手指序列运动任务试验中发现，当要求受试者将注意力集中在动作任务上时，相对于仅仅执行任务，可以看见：正常人前额叶、扣带旁回和SMA的激活；PD患者在完成运动任务时，相对于正常对照组，其SMA的激活更强，但是，当要求患者集中注意时，前额叶、扣带旁回和SMA区没有发现相应的激活增强。他们采用一种叫Structure Equation Model的复杂统计分析方法研究前额叶、运动前区、初级运动皮层和SMA之间在不同任务要求下的功能关系。当要求集中注意时，正常人前额叶和SMA及运动前区之间的联系增强，而PD患者则没有。也就是说，注意调节了前额叶、SMA和运动前区之间的功能联系，而PD患者的这种注意分配机制受损。我们知道，自发运动的准备阶段往往面临很多选择，需要在很多相互冲突的备选项中挑选适合当前需要的，同时抑制与当前选择无关的神经兴奋，并且，在一定时间内维持这种兴奋，直至动作结束。在这个过程中，大脑通过注意的转换把各种相关资源聚焦到当前任务上。这种注意引导的资源调配是由前额叶来实现的。而SMA接受来自前额叶的纤维投射，因此，在那些需要注意机制参与的任务中，SMA的激活减少可能也反映了PD患者前额叶功能方面的缺陷。

熟练运动对注意机制的依赖相对较轻，因此，当一项运动任务经过反复练习变成自动的程式化任务后，受试者背外侧前额叶、SMA、扣带回等部位的激活反应显著下降。有趣的是，同样的任务，PD患者经练习达到自动程度后，上述各区域的激活并没有降低。这说明，即使是熟练任务,PD患者也需要比正常人动用更多的前额叶资源来完成。此时,前额叶的输出可能也相对更多,因此,SMA的激活相对于正常人可以增高。当完成需要更多注意的随意运动时,由于病人的前额叶负荷本身处于较高水平,不能够调动更多的资源,SMA的激活不能再增加或增加不明显,所以,相对于正常人,此时PD患者的SMA激活是降低的。这也说明,前额叶的高级认知功能参与了各种运动任务。

4.基底节与感觉加工

基底节不仅参与了感觉信息的加工,并且,这种信息处理和感觉皮层是不同的。基底节对感觉信息处理的目的可能不是为了识别或定位,而是对运动进行调控,特别是与感觉输入有关的无意识的或经过充分训练的运动。

Maschke等[14]比较了PD患者、小脑退变的病人和正常人对肘关节位置的感知能力,发现PD患者对关节位置的感知能力严重受损,而小脑退变的病人和正常人则差别不明显。这个研究不仅证明了PD患者存在本体感觉和运动感觉的异常,而且,表明这种异常不是由于小脑而是由于基底节的损害造成的。提示完整的皮层—基底节环路对于感觉信息的处理是必需的。然而,感觉信息如何在基底节的各核团及相应皮层区域之间传递仍然所知甚少。

Boecker等[9]报道,正常人在感知施加于右手食指的掌指关节的高频震动刺激时,对侧感觉区和苍白球的rCBF增加;PD患者对侧感觉区、运动前区、苍白球以及双侧前额叶的rCBF下降,而对侧感觉皮层rCBF增加。他们分析认为基底节是一个感觉调节器,而苍白球在皮层—基底节感觉环路的功能调节中起了重要作用。

Weder等[10,11]则认为PD患者躯体感觉的损害和尾状核的功能有关。他们发现,尾状核FDOPA(6-[^{18}F]-fluoro-*L*-dopa)摄取下降的PD患者和摄取相对正常的病人相比,前者的躯体感觉功能的损害更严重。进一步的研究发现,在执行躯体感觉辨别任务时,尾状核FDOPA摄取下降的病人右侧背外侧前额叶的rCBF没有明显增加,而正常人和FDOPA摄取正常的病人该部位的脑血流则有显著增加。他们认为尾状核和背外侧前额叶之间的联系对于躯体感觉辨别任务的完成是非常重要的。PD患者,特别是病情严重的晚期病人,尾状核的DA减少导致这一联系中断。

Weder等[10,11]的研究意义在于:首先,他们发现纹状体DA含量下降的病人躯体感觉功能受损严重,提示感觉功能可能和运动一样也受DA的调控。最近有一项研究发现,PD患者经过3～10个月的治疗(包括左旋多巴和多巴胺受体激动剂)后,在运动症状改善的同时,对格栅方向的辨别能力也有显著的提高。这进一步说明,PD患者的感觉功能异常和脑内DA的缺乏有关。其次,他们的研究提示右侧前额叶参与了感觉加工。近期发表的一项fMRI研究和我们的研究均报道,正常人在辨别物体的形状和格栅的方向时有双侧前额叶的激活,并且右侧激活占优势。前额叶和工作记忆有关,负责各种信息在工作记忆里的储存和处理,而右侧前额叶可能更多地与各种空间信息的加工相关。在感觉加工的过程中,从对象中提取特征到各种表征在脑内重建的完成,有多个平行及序列的处理过程,需要对各种信息暂时地储存、分析和处理。因此,前额叶的激活可能代表了工作记忆在感觉加工中的作用。此外,各种辨别任务(包括形状、方向等)的完成还与信息的比较及选择有关。这些均提示,在感觉信息的处理过程中有许多高级的认知功能参与其中。

5.基底节与认知功能

临床上基底节受损伤的病人常常表现出各种认知损害。比如,PD患者和正常老年对照组相比,Wisconsin卡片分类测试的得分明显降低,词语流畅性和言语学习的能力下降。从总体上看，PD 患者的认知功能损害主要表现为工作记忆、注意分配、计划和解决能力的缺陷，和前额叶受损的病人表现相似，这也提示基底节和前额叶的功能存在关联。这种认知损害也被称为执行功能缺陷。

Owen 等[15]使用 PET 比较了 PD 患者和正常人在完成计划任务和空间工作记忆任务时 rCBF 的变化。他们发现正常人在完成上述任务时，右侧苍白球内侧 rCBF 增加，而 PD 患者在执行相同任务时右侧苍白球内侧 rCBF 下降。然而，PD 患者前额叶的 rCBF 变化模式和正常人没有显著差异。由于苍白球内侧是所谓皮层－纹状体环路的一个中间环节，因此，他们认为 PD 患者在计划和空间工作记忆方面的缺陷不是由于前额叶功能异常造成的，而是由于纹状体 DA 的缺乏导致基底节的异常输出，通过苍白球内侧影响了基底节和前额叶之间正常的信息传递。这个假说得到了进一步的研究支持。Dagher 等[16]报道，正常人在执行计划任务时有前额叶皮层和右侧尾状核的 rCBF 增加，而 PD 患者除了前额叶外还有右侧海马的 rCBF 增加，但是，右侧尾状核的 rCBF 没有显著变化。他们认为 PD 患者的额叶功能异常是由于基底节内部的异常造成的，并且，在这种情况下海马的激活对前额叶功能起代偿作用。更有意思的是，Marie[17,18]和 Bruck[19]分别采用 11C-S-NMF（11C-S-nomifensine）和 FDOPA 研究 PD 患者基底节的 DA 水平，发现右侧尾状核 DA 含量少的病人在各种反映额叶功能的测试中成绩较差。

然而，Cools 等[20,21]采用了与 Owen 等相同的任务却得到了不同的结论。他们发现 PD 患者分别在 ON 和 OFF 状态下执行计划和空间工作记忆任务时，右侧背外侧前额叶的 rCBF 变化显著不同。OFF 状态时，相对于对照组，可以见到右背外侧前额叶的 rCBF 增加，而左旋多巴可以使该部位的 rCBF 下降至正常水平。并且，没有在基底节区发现左旋多巴引起的 rCBF 变化。因此，他们认为 DA 对认知功能的影响是直接作用于额叶皮层的，而不是通过皮层－纹状体环路。他们的结论和 Mattay 等的结论[22]相似。Mattay 等采用 fMRI 技术比较了 PD 患者在工作记忆任务和感觉运动任务的脑激活情况。他们发现病人执行运动任务时运动区的激活在 ON 状态时更显著，并且，激活越大的病人运动能力改善越明显；而工作记忆任务时，双侧前额叶等相关脑区的激活在 OFF 状态时更显著，并且，激活越明显的病人任务表现越差。这就提示 DA 对运动和认知功能的调控是通过两条不同的途径，对认知功能的调控可能是通过直接的中脑皮层通路来实现的。并且，Rinne 等[23]也报道，PD 患者尾状核和额叶的 FDOPA 摄取下降均和工作记忆、注意等额叶功能损害相关，提示额叶 DA 功能和认知功能有直接的关系。

6. 前额叶在感觉－运动整合中的作用

感觉和运动信息的处理都和前额叶的高级认知功能有关。前额叶调节大脑的各种心智活动，是各种行为活动的最高级中枢。为了实行对各种行为的调控，前额叶不仅需要从外周获得各种感觉信息、从长期储存位置检索符合需要的记忆，而且，需要主动地维持相关的感觉、记忆信息，并对这些信息进行整合或处理以指导行为活动。

神经电生理研究证明，物体的形状、颜色等信息和位置信息在脑内虽然是通过不同的通路加工的，但最终在前额叶进行整合，得到关于该物体的完整信息。并且，不同时间、不同类型的信息也是在前额叶建立联系的。此外，Rowe 等[12,13]发现背外侧前额叶的神经活动和反应的选择有关。Hoshi 等[24]的研究则表明，背外侧前额叶的神经元参与了根据记忆和提示信息选择合适反应的过程，提示前额叶在运动选择的处理过程中起了关键作用。并且，意识运动的计划也是在前额叶形成的，运动程序的协同是由运动前区编码的，而运动皮层负责具体动作的实施。可见,前额叶参与了从形成知觉到产生反应的整个过程。在这个过程中前额叶需要与很多相关脑区协调工作。背外侧前额叶皮层负责这些活动的时间组织,即所谓中央执行功能。这种功能是通过两个相互作用的功能模块来完成的:一个是回顾性的短期记忆,又叫感觉工作记忆;另一个是前瞻性的注意设定,或者叫运动工作记忆。工作记忆损害是额叶执行功能缺陷的核心问题。

根据以上分析,我们可以看到 PD 患者的工作记忆受到损害。而工作记忆参与了包括编码、储存、激活反应在内的整个信息处理过程。由于工作记忆的损害,各种信息在时间组织的协调性受到损害,病人不能有效地整合各种感觉信息,不能将相关信息在运动过程中主动地保持,影响了运动的计划和实施,也影响了运动过程中的监控和修正。这时候就出现了感觉信息无法正确指导运动的现象,即感觉一运动整合异常。

7. 多巴胺对神经活动的调控

DA 是脑内重要的神经调节递质,它调节运动、情绪、认知等各种适应性行为。脑内 90%以上的 DA 能神经元集中在中脑,中脑的 DA 能神经系统可以分成两条主要通路。其中,人们熟悉的是黑质一纹状体通路,它参与了运动调节。在它腹侧的是中脑皮层边缘系统,神经细胞位于腹侧背盖区(ventral tegmental area,VTA),纤维投射至伏核、嗅结节、杏仁体、海马,位于 VTA 内侧的细胞其纤维投射至前额叶、扣带回、鼻周皮层。组织学研究发现,除了黑质以外,PD 患者 VTA 的 DA 神经,特别是投射到前额叶的神经也有明显退变。究竟是哪条通路的功能异常影响了 PD 患者的认知,特别是工作记忆功能尚有争论。并且,在分子和细胞水平,DA 的调节机制尚不完全清楚。

目前,可以得出的结论是:首先,DA 能神经系统参与了工作记忆和执行功能的调节;其次,黑质一纹状体和中脑皮层边缘通路的作用可能既有重叠又有侧重,这两条通路间的平衡对维持正常的前额叶功能是非常重要的;再次,DA 对认知功能的调节可能和任务及脑内本身的 DA 水平有关;最后,DA 对靶细胞可能不是一个简单的激动或抑制作用,而是根据靶细胞的功能状态调节靶细胞对其他神经递质的反应。

8. 结论

基底节是多系统交叉、多种信息汇集的中心,它参与调节了多个系统的功能。因此,有人认为基底节也具有某种执行功能。事实上,多数的研究认为前额叶是各种行为活动的最高级中枢,而基底节的 DA 能神经元调节了前额叶的功能。两者之间联系的完整性对于前额叶功能的正确行使是必需的。

PD 病变时,脑内 DA 水平下降,使得多个受其调节的脑区在时间或空间上不能协调地工作。特别是前额叶工作记忆和执行功能的损害影响了从知觉到反应的整个过程中的时间组织,使感觉信息无法正确指导运动,即感觉一运动整合缺陷。

三、失语症神经功能恢复的 fMRI 研究

中风是老年人致死和致残的主要疾病之一。中风后幸存下来的大部分人,在随后的几个月内会有一定程度的运动、感觉和/或认知功能的恢复。这种功能恢复通常被认为是脑损伤后中枢神经系统某种形式的功能重组的结果。然而,长期以来人们对这种重组现象所知甚少。而传统的神经测量或心理测量法把病人某种功能缺陷全部归咎于其局部的脑病变,不能全面反映脑损伤后整个大脑的病理生理学改变。

以 BOLD-fMRI 为代表的脑功能成像技术的出现,使人们对脑损伤后功能恢复的神经机制有

了新的理解。BOLD-fMRI技术测量活体大脑在工作状态下的神经活动，能真正反映大脑的功能状态。同时，它是一种系统的研究手段，不仅反映了局部脑损伤对大脑的功能影响，而且还能反映未损伤的脑组织的功能代偿。BOLD-fMRI技术在脑损伤后康复过程有着广泛的应用。

1. 失语症恢复机制的fMRI研究方法

脑损伤后失语表现为语言能力的部分或完全损害。失语症fMRI研究就是运用fMRI技术，配合语言认知任务，观察脑损伤后失语病人语言加工过程的神经激活区域，从而探讨推测脑损伤恢复过程与神经激活机制改变相关的诸多问题。语言任务的设计基本围绕语音、语义和语法这三类语言形成的要素进行。常用的fMRI语言刺激任务有词汇联想(联想一个与所呈现的词意相近或相关的词)、语音判断(判断所呈现的两个词在音节或韵律上是否相近)、图片命名(命名所呈现的图片内容或者判断所呈现的图片和词是否在意义上属于同一事物)和语义理解(判断所呈现的词在意义上是否相关联或者判断采用不同语法的句子在意义上是否相同)等等。对于任务呈现途径，大多数fMRI研究选择视觉或听觉任务中的一种或混合形式。

2. 失语症的神经恢复机制的fMRI研究

对失语的功能神经影像学研究主要集中于脑损伤失语后大脑神经网络的重塑和语言功能的恢复机制。所关注的主要问题有以下四个方面：一是语言功能的恢复与右侧半球相关区域的激活是否有关；二是语言功能的恢复是否与左侧病灶周围语言相关区域的激活水平增加有关；三是激活的改变出现在语言区内还是出现在正常语言处理过程中不参与激活的新区域；四是激活模式改变的时间过程以及激活改变如何与行为学恢复相关联。

(1)右侧大脑相关区域在失语症神经功能恢复中的作用

多数有关失语恢复的fMRI研究，包括采用语言产生任务或语言理解任务，都观察到失语症患者在执行语言任务时右侧大脑半球与受损语言区相对应的脑区有明显激活反应。但是对右脑激活的意义目前尚无一致看法。Naeser等的研究显示，在默读任务中，左侧Broca区损伤患者早期即出现右侧Broca区的激活，但是右半球的早期激活与语言功能的恢复并不直接相关。Rosen等[25]和Black等也得出相似的结果。他们认为，当左侧皮质功能区的损害比较完全时，降低了经胼胝体抑制，右侧同源性区域的激活增加是非适应性的神经重组，并没有参与真正的功能重组。但是，也有一些研究结果显示右半球的激活增加直接与语言功能恢复相关。如Thulborn[26]和Thompson等[27]的研究发现Broca和Wernicke区损伤后，患者语言激活迅速向右半球的相应区转移，并且随着病人语言能力的恢复，右侧化的表现更明显。Musso[28]研究显示，对失语症病人进行短期的连续训练后，病人语言能力的提高与右半球的Broca和Wernicke区对应区的激活成正相关，提示语言功能的可塑性源于半球间的重组过程。

(2)左侧病灶周围语言相关区域在失语症神经功能恢复中的作用

一些研究认为，在语言的恢复过程中右侧大脑半球的激活仅反应了病变对大脑造成的破坏性的影响，而与语言功能的恢复无关。病灶周围残存的语言区对患者语言能力的恢复起重要作用。Miura等[29]报道了左侧额叶Broca区梗塞导致Broca失语病人在恢复过程中，伴随明显的左侧Broca区fMRI信号的增加。Rosen等[25]也发现左侧额叶下部损伤的病人，病灶周围区域的激活与语言功能恢复程度尤为相关。还有研究显示，尽管右侧颞上回后部和额下回后部出现激活，只有左侧颞叶区域的功能存留，并且整合进入语言网络，才能形成有效的功能重组。左侧病灶周围语言相关区域激活的增加在语言功能恢复中起作用，可能是由于功能相对保留的神经元树突以出芽方式与其他区域的神经元形成新的突触，建立新的解剖和功能联系。

(3)非语言区的激活在失语症神经功能恢复中的作用

失语症的 fMRI 研究不仅显示了与左侧损伤部位同源性的右侧区域和左侧损伤区域周围的激活增加，而且很多 fMRI 研究还观察到正常语言处理过程中不参与工作的非语言区域的激活增加。Leger 等[30]研究发现左侧慢性梗塞的病人语言治疗效应与左缘上回的激活有关，可能反映了治疗后对命名功能的语音补偿机制。Musso 等[28]的研究结果显示完成语音任务时，额外激活了前额叶皮质，说明失语患者完成该项任务需要更多的注意。Naeser 等发现左侧 MCA 梗塞病人在完成描述图片任务时，右侧 SMA 和 SMC 的激活始终高于正常人，这种右半球的过度激活被认为与病人不能清楚地表达有关，而非右半球参与的语言功能补偿机制。在许多采用不同任务的 fMRI 研究中，也报道额叶内侧面的激活增加，这种激活可能不代表任何特定的感觉或者认知成分，而可能和所谓"行动注意"(attention for action)有关。还有一些研究观察到皮质下核团，如基底节区域的激活。这些激活区域不同程度地参与了实验任务，可能提示部分或完全缺失的语言功能由其他认知过程参与代偿恢复，但精确的激活机制还未完全清楚。

(4)神经网络理论在失语恢复中作用的 fMRI 研究

近年的研究发现，位于大脑皮层和皮层下核团的功能区域之间由无数神经通道连接构成广泛的神经网络。任何认知任务，包括语言的加工处理过程需要这个神经网络内部相互协调来完成。这与经典的依赖神经定位学说的脑内语言工作模型不完全相同。

脑损伤后的语言功能恢复机制的 fMRI 研究提示可能存在两种重组过程，即神经重组和功能重组。在脑损伤早期阶段，右侧半球多部位的激活增加，但不完全与行为学的恢复呈正性相关。因此这些区域可能并未参与功能的重组，而只是左侧半球区域损伤后对胼胝体抑制的解除而导致的非适应性的神经重组过程。而语言功能的真正恢复依靠的是功能重组过程。

(5)我们对汉语失语症患者的初步研究

众所周知，汉语是和西方拼音文字有很大不同的语言文字系统。比如，拼音文字呈线性排列，而汉字字形呈二维布局，带有明显的图形特征。同时，汉字是表义性质的文字，汉字的形一音关系不如拼音文字那样紧密。对正常人和阅读障碍者的汉字阅读的研究提示，汉字的图形化特征(二维性和表义性)可能对汉语加工的神经基础产生了一定的影响。研究者认为，汉字在字形方面的特征造成右侧大脑半球更多地参与了汉字的加工。这个结果也得到了部分临床失语症病人研究的支持。有研究者收集分析了汉族脑中风病人的临床资料，发现右利手患者左脑损害产生失语的比例较小。那么汉语认知的特殊性对失语症语言功能的恢复是否有特殊影响？汉语失语症患者语言功能的恢复过程和规律是否与西方人完全相同？这也是值得进一步探讨的问题。

我们[31]对 6 位健康志愿者和 3 位处于恢复阶段的失语症患者，应用词汇联想任务进行了 fMRI 研究。我们采用的词汇联想任务是 Tan 等[32,33]提出的，与动词联想任务的区别是没有限制受试者仅仅联想动词。本研究中，我们运用这种范式发现了一个包括 Broca 区(BA 44, 45 区)和 Wernicke 区(BA 40 区)在内的大范围的脑区网络共同参与了正常志愿者的词汇联想任务处理过程(图 3-3-12)。把我们的激活结果与采用中文、日文和英文所做的类似研究结果比较，我们发现，不管采用何种语言刺激，左侧额下回的激活表现是一致的。本研究除了在正常志愿者中可靠地进行了语言区的定位外，进一步证明了 fMRI 技术配合词汇联想任务也可以激活失语症病人的语言相关区。在本研究中我们有两个值得注意的发现(图 3-3-13)。首先，所有的患者都没有显示左侧额下回的激活。尤其是患者 3 并没有额叶病变，相反，他的病变位于左侧颞叶。我们认为这种现象可以用远隔效应来解释。所谓远隔效应是指局部脑损伤造成的与之相隔较远，但存在某种联系的区域的功能改变。这种效应产生的原因在于任何脑区的正常神经反应都依靠许多其他脑区信号的驱动和调节或者相互作用；当与之相互联系的区域损伤后，存活的皮层组织也会表现出异常的神经反应。根据语言加工的 Wernicke-Lichtheim-Geschwind 模型，位于左侧额下回的 Broca 区和位于颞上回后部的 Wernicke 区通过弓状束相互联系。脑功能成像研究也显示，Broca 区有损伤的病人在左侧的颞叶后下方有异常激活反应。因此，我们推测患者 3 由于左侧颞叶的病灶中断了左侧额叶和颞叶区域的联系，从而导致了左侧额叶的功能异常。其次，有两位患者显示了右侧大脑半球某些区域的激活，而这些区域在正常对照组中没有激活。我们发现了失语症的康复过程中，病人语言功能从左半球向右半球的重新分布或重组，提示了语言的非优势半球在失语症恢复过程中的作用。

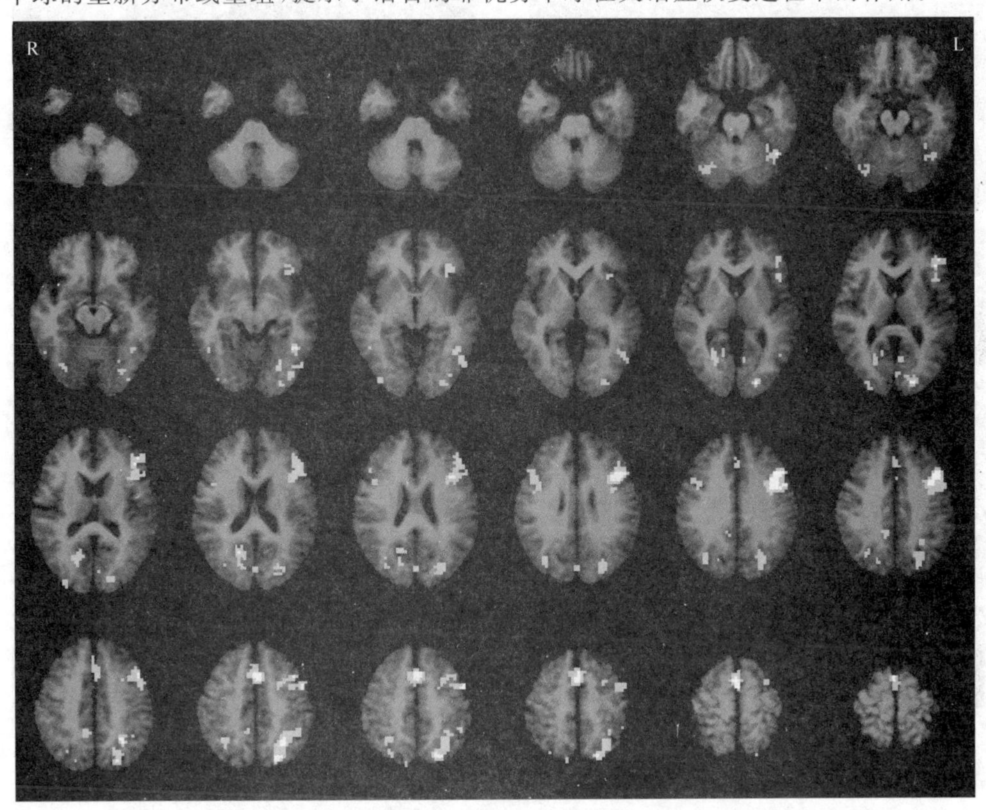

图 3-3-12　健康志愿者在执行词汇联想任务时的大脑激活图(彩图 3-3-12)

(主要激活区位于左侧额下回、双侧额中回及额叶内侧面、左侧颞叶梭状回、左侧顶下小叶、双侧顶上小叶和双侧枕叶)

总之，神经功能的恢复是一个多因素参与的复杂过程，并且存在个体间差异。目前的fMRI研究对其机制仅做了初步的阐释。对失语后神经功能的恢复机制进行深入研究，必须建立在对神经网络更进一步认识的基础上，包括建立不同语言任务的大样本的正常人的网络构成，脑内不同部位损伤后参与语言任务的重组后的神经网络，以及网络内部结构的相关性分析和功能连接分析等等。此外，对失语患者功能影像数据的解释还必须在神经重组和功能重组之间作出明确区分。相信随着多学科参与和新的分析技术的不断涌现，对失语恢复机制的解释会更加明朗和透彻。

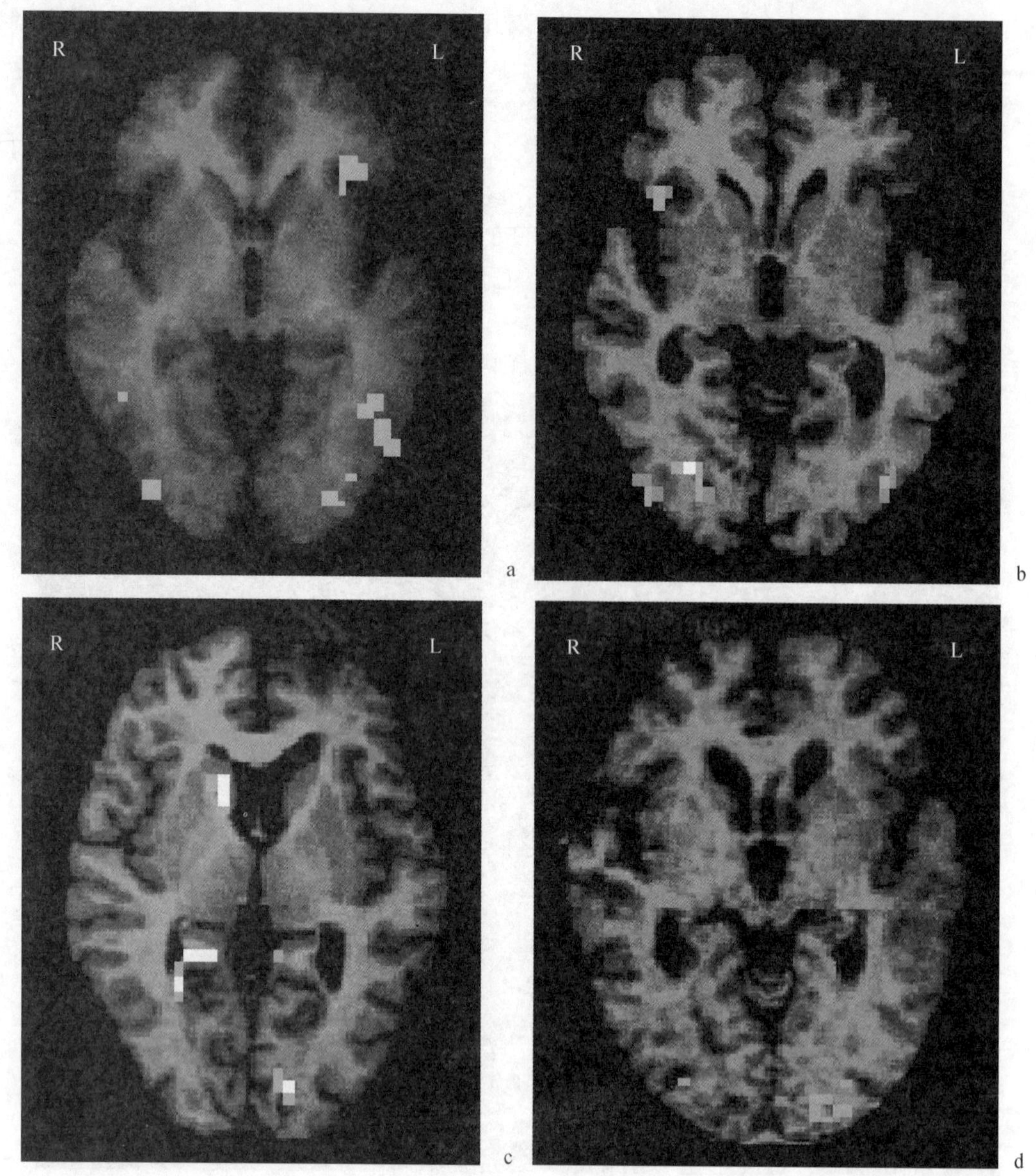

图 3-3-13

(a)健康志愿者在执行词汇联想任务时的大脑激活图,左上方的亮斑区域表示左侧额下回后部(Broca区)的激活反应;(b)病人组例 1 在执行词汇联想任务时没有左侧 Broca 区的激活反应,但是右侧大脑半球的对应区域有激活;(c)病人组例 2 在执行词汇联想任务时没有双侧额下回的激活,但是存在右侧基底节区的激活;(d)病人组例 3 在执行词汇联想任务时双侧额下回都没有激活反应

四、血管性认知功能障碍的磁共振成像和波谱研究

人类衰老的机理研究一直是科学界的热门话题之一,而痴呆症近年来已越来越受到研究者们的关注。1974 年,Hachinski 等提出的多梗死性痴呆将脑血管疾病作为中老年患者痴呆的第二位常见危险因素和直接病因,有报道卒中后痴呆的发病率可高达 26%。西方国家 65 岁以上人群痴呆患病率为 2.5%~24.6%,以阿尔茨海默痴呆(AD)为主。亚洲国家(日本、中国等)早期痴呆流行病学调查结果显示血管性痴呆(简称为 VaD)较 AD 的发病率高,随着对

AD病理的进一步认识，近几年来我国部分省市的流行病学调查结果显示痴呆的发病率为0.53%～1.82%，其中AD占0.34%～1.37%，VaD 0.15%～0.47%。血管性认知功能损害包括与缺血性脑血管疾病有关的所有不同程度的智能减退，患病率为32.5%。由于认知功能损害与脑缺血疾病有着共同的病因学机制，因此，早期认识和评价血管性疾病导致的认知功能损害比AD有更为重要的预防和治疗意义。若脑血管损伤广泛到不可逆程度时，血管性痴呆的治疗不仅无效，对社会和家庭也都是沉重的负担。

1. 血管性认知损害的发病机理

血管性认知损害(vascular cognitive impairment，VCI)包括与缺血性脑血管疾病有关的所有不同程度的智能减退，不论智能减退的性质及程度如何或由什么原因什么部位的缺血性脑血管疾病所致。病理改变包括脑梗死、白质弥漫性空泡形成、动脉硬化、血管周围间隙增宽和脱髓鞘改变。由于认知损害与脑缺血疾病有共同的病因学机制，因此，在疾病发生过程中是可以预防和治疗的，当脑血管损伤广泛到不可逆程度时，临床诊断血管性痴呆不仅治疗无效，而且对社会、家庭都是很沉重的负担。老年性痴呆主要包括阿尔茨海默痴呆和血管性痴呆两种，后者在我国的发病率较高。随着医学影像学的发展，从形态学和功能角度早期识别和预测血管性病变导致的痴呆的影像变化正是临床给我们提出的问题。

血管性认知功能障碍是一多因素致病综合征，发病机制的认识经历了缺血性脑梗死、白质的血管性损伤及最近许多文献关注的类似海马硬化的改变。传统观念认为，血管性痴呆主要与缺血性脑血管性闭塞有关：(1) 多发、较大的脑动脉闭塞或严重狭窄导致脑实质大面积梗死、功能障碍、继发血管性认知损害或痴呆。(2) 单一要害部位的梗死，指发生于角回、丘脑、额叶或大脑后动脉供血区的较小的局限性梗死可造成的痴呆，尤其是丘脑内侧核的腔隙性梗死引起的丘脑性痴呆得到了临床的证实，但并不是所有表现为脑梗死的病人都会发展成痴呆。其次，国内外学者从宾斯旺格氏病(Binswang's disease)开始研究因高血压和糖尿病引发的皮层下缺血性血管性痴呆，提出脑白质疏松与血管性痴呆存在相应的关系。直径100～600μm脑实质内的小动脉或微动脉硬化，引发持续性脑实质的低灌注状态，发生不完全梗死时，即可出现影像学(MRI)所描述的白质异常高信号改变。通常只有皮层下的脑白质疏松才伴有血管性改变，然而，在大于60岁年龄组的健康调查者中，脑白质疏松达到了80%～90%的程度。虽然血管性认知功能损害的影像学表现多可见到缺血性脑梗死和脑白质疏松改变，但两者并不对应于认知功能损害程度的比例。因此，我们将重点转移到与人类认知功能密切相关的边缘系统，重点观察海马在经历缺血性脑损伤时直接的远时空反应和局限性脑损伤时远隔区域的海马迟发性神经元改变。

以往的文献一致认为海马萎缩是AD特征性的早期病理改变。但现在有报道血管性痴呆，尤其皮层下缺血性血管性痴呆病人也可出现明显的海马萎缩，CA_1区锥形神经元细胞丢失。这给我们提出了问题：在缺血性脑血管性认知功能损害中，海马扮演什么角色？其与血管性痴呆症发病机制之间的关系如何？

分子磁共振波谱(MRS)是目前测定体内代谢物唯一的一种无创性技术，可用于动物和人类活体定域脑组织病理生理的代谢、生化研究和定量分析。以^{1}H MRS的应用最为广泛。国内外的学者对AD海马结构的分子磁共振波谱研究发现，mI/Cr比值升高，NAA/Cr比值降低，晚期Cho/Cr比值升高，并且海马区mI特异性升高，伴随着NAA的降低。有学者对皮层下缺血性血管性痴呆(subcortical ischemic vascular dementia，SIVD)的波谱进行了研究，他们的观察重点主要是白质，试图通过分析不同区域的脑白质异常信号的波谱来预测痴呆。也有学者在对AD的研究中提到了VaD的海马波谱改变,他们观察的重点是NAA、Cho等长TE物质变化,而反映胶质增生变化的短TE物质mI未被文献提及。本研究从动物实验和临床病例两方面,利用高场强磁共振扫描仪(4.7T和1.5T),分别从代表神经元活性的标记物NAA和胶质细胞的标记物mI的变化趋势来系统性地探讨血管性认知功能损害的海马变化,提供一种活体无创性的细胞分子磁共振波谱技术,以早期识别和监测认知功能损害,求证缺血性脑血管性认知功能的损害与海马代谢变化之间的因果关系,揭示血管性痴呆症——人类常见衰老疾病可能的发病机制。

2.磁共振成像及波谱技术对血管性认知功能损害的海马形态和功能改变的研究

凡与血管性因素有关的痴呆统称为血管性痴呆。虽然Vad的死亡率高于AD1,但脑血管病变在一定程度上是可以预防和治疗的,所以增加对脑血管病变引起痴呆的发病机制的认识能降低痴呆的发生并积极进行适当的治疗。脑血管病理和痴呆之间的因果关系一直存在着争议,无论是梗死假说还是脑白质异常假说,对血管性痴呆的解释都不是很充分。这些假说无法论证多发、非关键部位的腔隙梗死和痴呆的关系及正常老年群体存在的白质异常而认知功能并无损害。由此,已经有部分研究者将视点转移到与记忆密切相关的海马。虽然海马的萎缩和硬化一直被认为是AD病人才具有的特异性改变,事实上,大量的动物实验证明,海马的CA_1区是最不能耐受缺血损伤的区域。因此,虽然引起痴呆的海马损害可能在AD和VaD之间存在差异,但不能否认脑血管病变导致的海马损伤是痴呆发生的另一个可能的因素。

磁共振成像能够直观显示脑血管病变及相应的海马形态学变化,但对神经病理学研究提出的髓鞘和轴索的缺失无法显示,同时也不能区分神经元和胶质细胞在脑血管病中的变化。质子磁共振波谱在颅脑的广泛应用使痴呆的诊断从单纯的形态学评价走向了病理、生化、代谢等方面更加微观的显示。神经元的标记物(NAA)、胶质细胞的标记物(mI)等代谢物的变化可以反映出海马在脑缺血晚期学习记忆损害中的改变,从而为临床监测脑血管性病变引起的认知功能损害提供理想的诊断工具,同时对海马损伤对血管性认知功能损害的发生提出假设。

本研究从动物实验和临床病例两方面,利用高场磁共振扫描仪(4.7T和1.5T),采用磁共振成像和波谱技术,探讨脑缺血再灌注模型后相当一段时间缺血对海马形态和代谢产生的继发稳定性改变。同时分别从代表神经元活性的标记物NAA和胶质细胞的标记物mI的变化趋势来探讨血管性认知功能损害中海马的变化。从筛选的临床病例中探讨海马的形态和代谢变化,试图提供一种活体无创性的磁共振波谱技术以识别认知功能损害,求证缺血性脑血管性认知功能的损害与海马代谢变化之间的因果关系。

3.研究方法

(1)采用经典、改良的拟血管性痴呆大鼠模型(双侧颈总动脉缺血10min—再灌注10min—缺血10min—再灌注模型),模拟慢性低灌注对大脑的损伤,病理和磁共振波谱观察海马慢性缺血迟发性损伤后的晚期细胞形态和代谢功能的变化,明确低灌注脑缺血对海马的影响。

(2)采用大鼠大脑中动脉阻塞再灌流模型(大鼠右侧大脑中动脉闭塞1h—再灌流模型),模拟局灶性脑缺血损伤,从病理学、免疫组化、磁共振波谱三方面综合评价海马继发迟发性损伤。

(3)临床筛选符合脑血管病性认知功能损害的病例和无认知损害的病例及匹配对照组,分别从海马的形态和代谢变化分析其与认知功能的关系。

4.研究结果

(1)大鼠双侧颈总动脉夹闭再灌流模型模拟慢性低灌注,能够观察到脑缺血晚期海马的迟发性损伤，这种损伤表现为海马 CA_1 区细胞出现不同于对照组的、类似“凋亡”的现象，磁共振波谱最为敏感地显示出，在细胞密度无差别的背后存在反应性胶质细胞增生（mI↑）和神经元脱失（NAA↓），但后者又可能由于星形胶质细胞的作用出现反向变化，造成 NAA 的恢复甚至升高如图 3-3-14,15 所示。

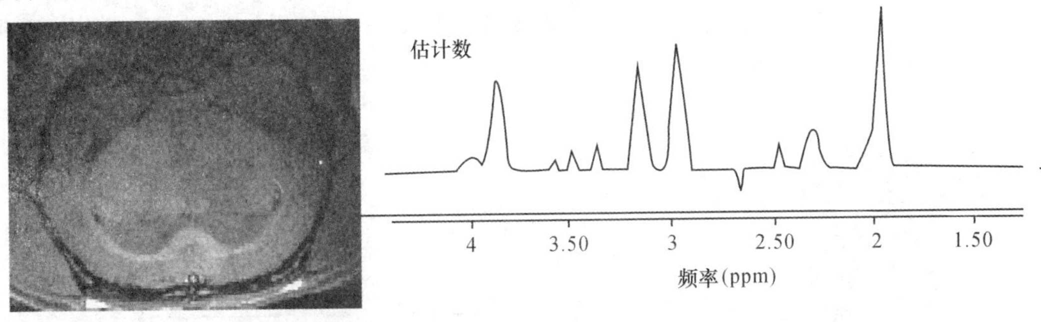

图 3-3-14　对照组大鼠左侧海马区的磁共振波谱

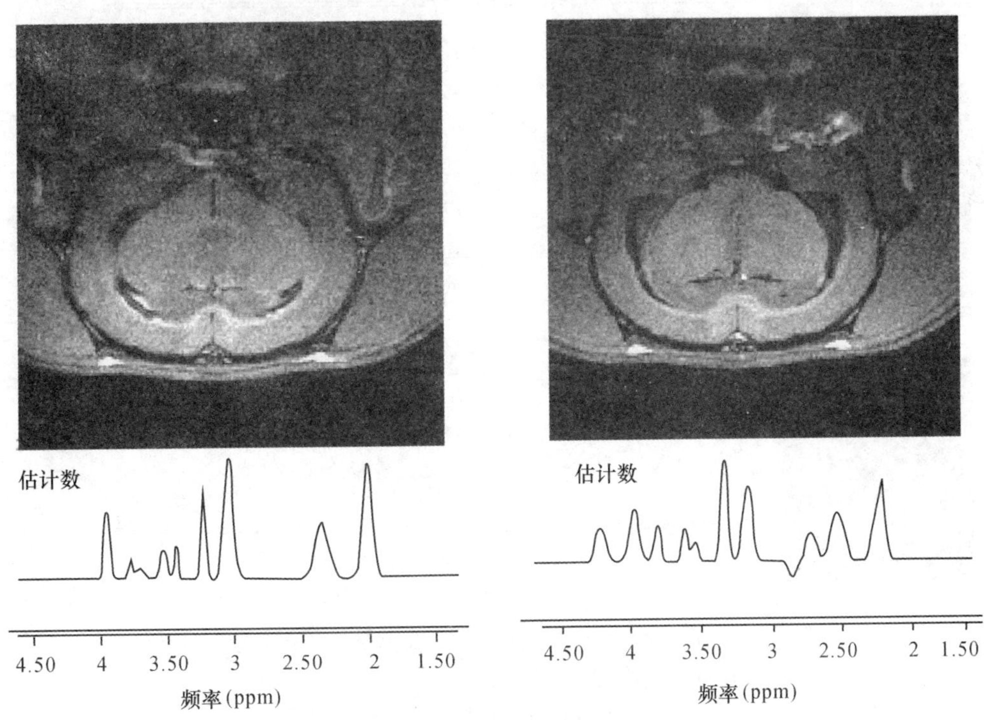

图 3-3-15　VaD 组大鼠双侧海马的磁共振波谱

(2)MCAO 再灌流晚期，损伤同侧的海马发生变形，体积减小，CA_1 区神经元呈“凋亡”样改变，细胞明显脱失，伴随反应性星形胶质细胞增殖。通过磁共振波谱能够无创性检测到海马受损的代谢功能改变。mI 能够很好地反映神经元“凋亡”后反应性胶质细胞增殖。但用 NAA 评价缺血晚期的神经元活性并不十分可靠，主要与病理显示的神经元的丢失程度不能完全对应。神经元的丢失引起了 NAA 的降低，伴随产生的反应性星形胶质细胞增殖一方面使 mI 水平增高，另一方面也增加 NAA 的转化生成。通过本实验，我们得知：MCAO 再灌流后海马迟发性损伤晚期，神经元死亡伴随的反应性星形胶质细胞增生，能够导致认知功能的损害，通过磁共振波谱可以同时显示出这两种代谢变化。其中 mI 反映增殖的胶质细胞作用可与病理相对应，而 NAA 评价神经元的丢失时要考虑到反应性胶质细胞的作用。我们首次阐述 MCAO

再灌流晚期损伤同侧的海马迟发性损伤时，神经元的丢失与 NAA 的不对应性，这种变化是与反应性星形胶质细胞增生密切相关的。这或许可以解释临床有些病例在脑缺血晚期出现的 NAA 的恢复。

1）在体海马的波谱：对不同分组在体测得的 NAA、Cr、Cho 和 NAA/Cr、NAA/Cho 值进行单因素方差分析（LSD 法），得出 MCAO 再灌流组大鼠 Cr 的绝对定量在病变侧的海马明显降低，NAA 也显著降低，NAA/Cr 比值较对照组和对侧都降低。Cho 无显著性变化。NAA/Cho 比值降低（图 3-3-16）。

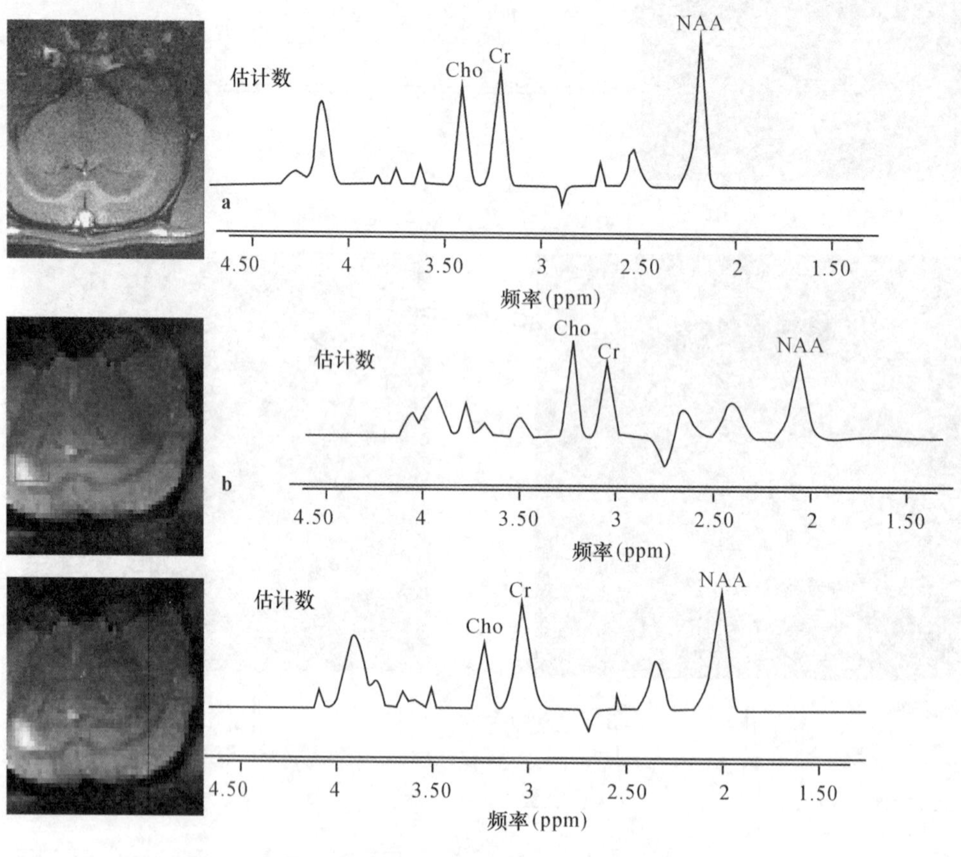

图 3-3-16　活体大鼠的磁共振成像和波谱

(a)对照组；

(b)MCAO 再灌注组的同侧海马；

(c)MCAO 再灌注组的对侧海马

2）离体海马波谱：MCAO 再灌流组大鼠缺血区同侧海马组织的 NAA 绝对定量值(0.98)低于对侧(1.49)和对照组同侧的海马定量(1.06)，同时 Cho(4.27)和 mI(1.30)的绝对定量值高于对照组大鼠。NAA/Cr 比值显著降低，Cho/Cr 和 mI/Cr 比值升高（图 3-3-17）。

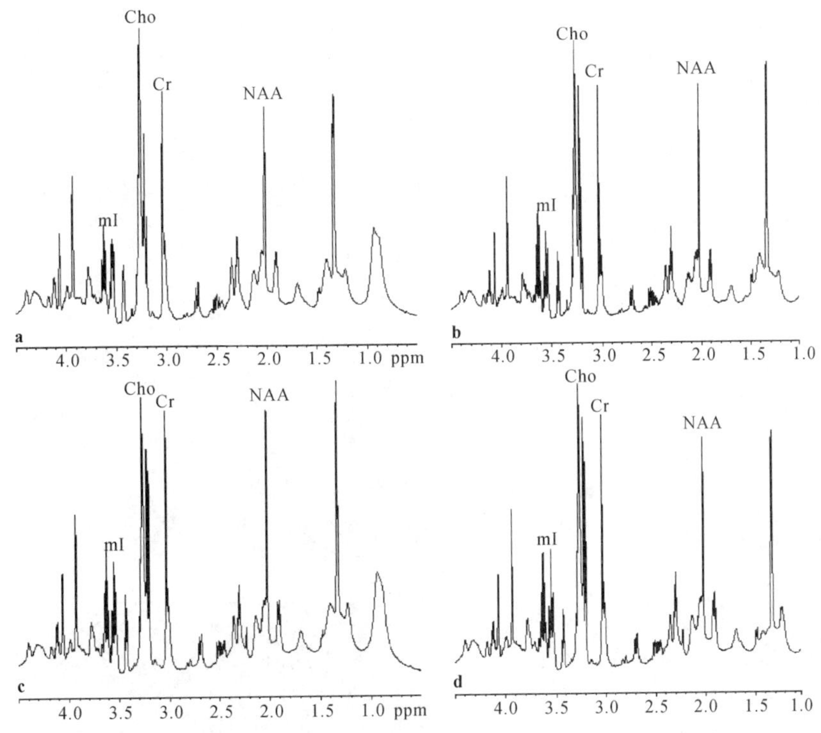

图 3-3-17　离体海马的磁共振波谱

(a)对照组的左侧海马；

(b)对照组的右侧海马；

(c)MCAO 再灌注组没有受损的对侧海马；

(d)MCAO 再灌注组受损侧海马

3)双侧海马免疫组织化学结果：NeuN 免疫组化显示对照组 CA_1-CA_4 区的海马形态及神经元数量大致对称，未见缺失。而 MCAO 再灌流缺血同侧海马萎缩，CA_1、CA_2 区神经元基本消失，GFAP 免疫组化示 CA_1、CA_2 区呈 GFAP 阳性表达的星形胶质细胞数量增多，细胞密度明显高于对照组(图 3-3-18)。

(3) 脑血管病变伴随海马的体积变小，发生认知功能损害的海马的体积明显萎缩。磁共振波谱能进一步区分体积缩小的海马的代谢异常，无认知功能改变的脑血管病患者海马区域的 NAA、mI 水平处于正常范围，而认知障碍的患者表现为 NAA 水平的降低和 mI 的升高。通过磁共振波谱能够发现，脑缺血导致海马的代谢和生化的异常。形态的变化不是认知功能改变的唯一指标，而磁共振波谱能为脑血管病的患者提供了一种检测认知功能损害的指标。在脑梗死和白质变化不足以解释认知功能损害的原因时，海马的缺血损伤也是血管性痴呆的一个重要原因。

5. 总结

本研究的主要意义在于：从动物实验和临床分别证实了缺血性脑血管病变中，海马特定部位的神经元的缺失和反应性胶质细胞增殖可以通过无创性的磁共振波谱得到明确的显示，这种变化在认知功能障碍的分组中尤其明显。提示海马的变化可能是血管性痴呆的病理改变之一。海马 CA_1 区的细胞形态和代谢变化通过磁共振波谱得到了很好的解释：无论是局灶性脑缺血还是慢性低灌注性脑缺血，神经元迟发损伤都会引起 NAA 水平的降低，伴随着反应性神经胶质细胞的增殖引起 mI 的升高。首次阐述 MCAO 再灌流晚期损伤同侧的海马迟发性损伤时，神经元的丢失与NAA的不对应性，这种变化是与反应性星形胶质细胞增生密切相关的。形态的变化不是认知功能改变的唯一指标，而磁共振波谱能为脑血管病患者提供一种检测认知功能损害的指标。

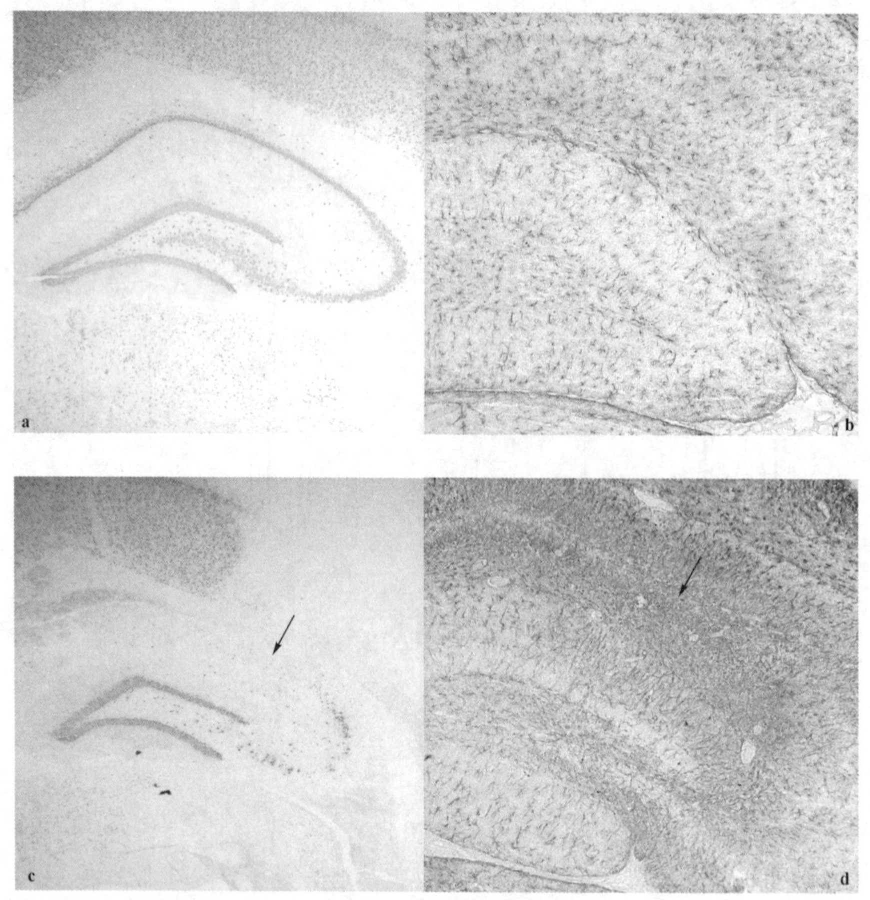

图 3-3-18　45天后海马免疫组织化学检查结果(×10，×200)

(a)对照组中的NeuN表达情况；

(b)对照组中的GFAP表达情况；

(c)MCAO再灌注组的NeuN表达情况(右外侧缺血)；

(d)MCAO再灌注组的GFAP表达情况(右外侧缺血)

五、磁共振弥散加权成像和波谱在神经代谢性疾病中的应用

1. 通过磁共振弥散加权成像(DWI)和波谱(MRS)分析肝豆状核变性的表观弥散值(apparent diffusion coefficient，ADC)和不同代谢物的变化，探讨病变不同时期铜沉积过程出现的病理改变与磁共振功能成像改变之间的关系，我们发现，ADC值增高反映出铜沉积后局部结构疏松，海绵状变性和坏死伴随的髓鞘脱失引起的水分子扩散加快，MRS同时反映出该区神经细胞消失(NAA的降低)和星形胶质细胞广泛增生(Cho的升高)。两者的结合应用，反映了肝豆状核变性过程中的微观结构变化和局部代谢的异常。

2. 通过磁共振弥散加权成像(DWI)的信号及波谱(MRS)的代谢变化能够动态观察肾上腺脑白质营养不良(ALD)的脑白质在不同时期的空间－时间演变顺序。陈旧性病灶，ADC值升高，Cho和Lac均升高，NAA下降明显。进展区的病灶，ADC明显降低，Cho和Lac的升高

变化较前者并不显著,残存的神经元和轴索的保留使 NAA 的水平部分下降。

正在继续的研究:

磁共振功能成像对血管性认知功能障碍执行功能衰退的机制研究:从神经影像学变化及其与认知功能衰退之间的关联,揭示血管性认知障碍的病理生理学改变的脑机制。

神经代谢性疾病的进一步研究:包括磁共振波谱的代谢变化与预后的关系(Lac 与 ALD 预后的关联);磁共振波谱和 SWI 的联合应用对 Wioson disease 铜沉积程度的评价及预后判断。

本文由国家自然科学基金(30570536)、浙江省自然科学基金(Y205225)资助。

参考文献

[1] Sathian K, Zangaladze A, Green J, et al. Tactile spatial acuity and roughness discrimination: impairments due to aging and Parkinson's disease. Neurology, 1997, 49: 168—177

[2] Zhang M, Stilla R, Cascio C, et al. Widespread decrease of perception activation during tactile in Parkinson's disease. NeuroImage, 2003, 19 (2): 1577

[3] Zhang M, Stilla R, Weisser V, et al. Preferantial of mutisensory and visual cortical activity during macrospatial compared to microspatial tactile form perception. Proceeding of Society for Neuroscience 33rd Annual Meeting, 2003 Nov. 8—12. New Orleans, USA

[4] Zhang M, Mariola E, Stilla R, et al. Tactile discrimination of grating orientation: fMRI activation patterns. Human Brain Mapping, 2005, 25: 370—377

[5] Tamburin S, Fiaschi A, Idone D, et al. Abnormal sensorimotor integration is related to disease severity in Parkinson's disease: a TMS study. Mov Disord, 2003, 18: 1316—1324

[6] Lewis GN, Byblow WD. Altered sensorimotor integration in Parkinson's disease. Brain, 2002, 125: 2089—2099

[7] Rossini PM, Babiloni F, Bernardi G, et al. Abnormalities of short-latency somatosensory evoked potentials in parkinsonian patients. Electroencephologr Clin Neurophysiol, 1989, 74: 277—289

[8] Rossini PM, Traversa R, Boccasena P, et al. Parkinson's disease and somatosensory evoked potentials: apomorphine-induced transient potentiation of frontal components. Neurology, 1993, 43: 2495—2500

[9] Boecker H, Ceballos-Baumann A, Bartenstein P, et al. Sensory processing in Parkinson's and Huntington's disease investigations with 3D $H_2^{15}O$-PET. Brain, 1999, 122: 1651—1665

[10] Weder BJ, Leenders KL, Vontobel P, et al. Impaired somatosensory discrimination of shape in Parkinson's disease: association with caudate nucleus dopaminergic function. Human Brain Mapping, 1999, 8: 1—12

[11] Weder BJ, Azari NP, Knorr U, et al. Disturbed functional brain interactions underlying deficient tactile object discrimination in Parkinson's disease. Human Brain Mapping, 2000, 11: 131—145

[12] Rowe JB, Toni I, Josephs O, et al. The prefrontal cortex: response selection or maintenance within working memory? Science, 2000, 288: 1656—1660

[13] Rowe JB, Stephan KE, Friston K, et al. Attention to action in Parkinson's disease. Brain, 2002, 125: 276—289

[14] Maschke M, Gomez CM, Tuite PJ, et al. Dysfunction of the basal ganglia, but not the cerebellum, impairs kinaesthesia. Brain, 2003, 126: 2312—2322

[15] Owen AM, Doyon J, Dagher A, et al. Abnormal basal ganglia outflow in Parkinson's disease identified with PET. Brain, 1998, 121: 949—965

[16] Dagher A, Owen AM, Boecker H, et al. The role of the striatum and hippocampus in planning. Brain,

2001, 124: 1020—1032

[17] Marie RM, Barre L, Dupuy B, et al. Relationships between striatal dopamine denervation and frontal executive tests in Parkinson's disease, Neurosci Lett, 1999, 260: 77—80

[18] Marie RM, Defer GL. Working memory and dopamine: clinical and experimental clues. Curr Opin Neurol, 2003, 16(suppl 2): S29—S35

[19] Bruck A, Portin R, Lindell A, et al. Positron emission tomography shows that impaired frontal lobe functioning in Parkinson's disease is related to dopaminergic hypofunction in the caudate nucleus. Neurosci Lett, 2001, 311: 81—84

[20] Cools R, Barker RA, Sahakian BJ, et al. Enhanced or impaired cognitive function in Parkinson's disease as a function of dopaminergic medication and task demands. Cerel Cortex, 2001, 11: 1136—1143

[21] Cools R, Stefanova E, Barker RA, et al. Dopaminergic modulation of high-level cognition in Parkinson's disease: the role of the prefrontal cortex revealed by PET. Brain, 2002, 125: 584—594

[22] Mattay VS, Tessitore A, Callicott JH, et al. Dopaminergic modulation of cortical function in patients with Parkinson's disease. Ann Neurol, 2002, 51: 156—164

[23] Rinne JO, Portin R, Ruottinen H, et al. Cognitive impairment and the brain depaminergic system in Parkinson disease. Arch Neurol, 2000, 57: 470—475

[24] Hoshi E, Shima K and Tanji J. Neuronal activity in the primate prefrontal cortex in the process of motor selection based on two behavioral rules. J Neurophysiol, 2000, 83: 2355—2373

[25] Rosen HJ, Petersen SE, Linenweber MR, et al. Neural correlates of recovery from aphasia after damage to left inferior frontal cortex. Neurology, 2000, 55:1883—1894

[26] Thulborn KR, Carpenter PA, Just MA. Plasticity of language-related brain function during recovery from stroke. Stroke, 1999, 30: 749—754

[27] Thompson CK. The neurobiology of language recovery in aphasia. Brain Lang, 2000, 71: 245—248

[28] Musso M, Weiller C, Kiebel S, et al. Training-induced brain plasticity in aphasia. Brain, 1999, 122: 1781—1790

[29] Miura K, Nakamura Y, Miura F, et al. Functional magnetic resonance imaging to word generation task in a patient with Broca's aphasia. J Neurol, 1999, 246: 939—942

[30] Leger A, Demonet JF, Ruff S, et al. Meural substrates of spoken language rehabilitation in an aphasic patient:an fMRI study. NeuroImage, 2002, 17:174—178

[31] Xu XJ, Zhang MM, Shang DS, et al. Cortical language activation in aphasia: a functional MRI study. Chin Med J, 2004, 117:1011—1016

[32] Tan LH, Feng CM, Fox PT, et al. An fMRI study with written Chinese. Neuroreport, 2001,12:83—88

[33] Tan LH, Liu HL, Perfetti CA, et al. The neural system underlying Chinese logography reading. NeuroImage, 2001, 13: 834—846

（张敏鸣　徐晓俊　楼海燕）

第四节　先天性眼球震颤的分子遗传学研究进展

先天性眼球震颤(congenital nystagmus,CN),大多于出生时及出生后几个月出现症状[1,2]。Stayte 等对英国儿童的调查表明,CN 的发病率约千分之一[3],以发作性有节律的双侧眼球摆动为典型症状,眼球摆动的方向可以是水平、共轭及对称性,较少见垂直或旋转性[4-6]。患者临床表现复杂,可表现为中度的视力下降,虽不会严重影响大多数患者的日常生活,但由于眼球震颤使得视物时视网膜成像不固定,因而可造成弱视、侧视和注视困难等,对视功能影响严重且难以治疗。患者眼球震颤的程度因人而异,在眼球震颤的慢相有一个区域存在所谓的"裸点",在此区域患者可以获得较清晰的物像,视力显著提高,因而患者常不自主出现代偿性头位摆动使此裸点经常位于视野正前方,以提高视力,这一点区别于其他类型的眼球震颤[7,8]。一般来讲,CN 因其病因不同可分为先天性感觉缺陷型眼球震颤(congenital sensory nystagmus)和先天性运动型眼球震颤(congenital motor nystagmus,CMN)。先天性感觉缺陷型眼球震颤多是由于视觉通路产生了明显的病变,如斜视、白内障、无虹膜等,或者是由于某些明确的遗传性疾患,如视神经营养不良、眼白化病等[4]。先天性运动型眼球震颤,又称先天性特发性眼球震动,则不存在任何眼球及中枢神经系统的异常,临床仅表现为眼球震颤及中度视力下降[9,10]。

迄今为止,CN 的确切病因不清,因而存在多种假说,诸如遗传因素、环境因素及眼外肌细胞形态学异常等,国际上多数学者认为遗传性因素是 CN 的主要病因[11,12]。其致病基因可能存在遗传异质性,通过系谱分析找出其遗传规律,可看出 CN 有多种遗传方式。

1. X 染色体连锁遗传(OMIM 257400),国外报道以性连锁显性遗传最为常见,特点是性连锁传代,男性患者传给女儿,儿子正常;女性患者的子女各约半数发病,其外显率有较大的差异,特别是女性杂合子并不一定发病;另外还存在性连锁隐性遗传,患者基本上仅见于男性。

2. 常染色体显性遗传(OMIM 164100),较少见,多以父子传代的形式出现。

3. 常染色体隐性遗传(MIM 257400),此型亦较少见,某些家系中仅患者的同胞发病,其他成员均为正常,其亲代多有近亲通婚史[13-16]。Forssman 等对瑞典的 26 个 CN 家系进行了研究,发现 17 个家系存在明显的家族遗传性,其中有 3 个家系表现为明显的 X 连锁的隐性遗传方式,即通过女性 CN 基因携带者向其子代传递;对其余的 14 个家系的研究发现其遗传方式符合 X 染色体连锁的不规则的显性遗传;有趣的是受累成员的性别比无差别,因而具有不同遗传表现度的常染色体显性遗传也可能是这些 CN 家系遗传方式[17]。但从我国中华医学会眼科协作组收集的 CN 家系分析,以散发病例较为常见,占半数以上,其次为常染色体相对较多见[18]。因此,Patton 等认为造成 CN 遗传方式难以确定的原因是由于 CN 有多种不同的生物遗传表现度,同时 CN 患者的症状不典型及没有及时进行医疗咨询等也是重要的影响因素[16]。

Kerrison 认为,CN 的眼球震颤波形在同一家系中变化也较大,不可能根据其临床眼震表现来确定其基因缺陷分型,因而可认为 CN 是具有多种不同的基因突变类型而临床表现相似的复杂疾病[14]。多年以来国内外学者一直在致力于寻找 CN 的致病基因,以期从分子遗传学的角度揭示 CMN 遗传缺陷的根本机制。近几年随着分子生物学技术的发展,CN 的基因定位与克隆也开始逐渐走向成熟。而其中基因组扫描(gene scan)技术正是寻找疾病相关新基因的一种有效手段，它属于反向遗传学的范畴[19-21]。通过在基因组中每隔一定的距离设立一个具有高度多态性的遗传学标记，然后通过生物学统计方法计算出每一个遗传学标记是否与某一生物学性状相连锁。其中遗传学标记(genetic marker)的确立尤为重要，这些标记应遵循简单遗传方式，具有表现变异性的基本特征，是遗传分析所不可缺少的工具。20 世纪 80 年代以来，多态 DNA 分子的出现产生了深远的影响。其中主要包括限制性片段长度多态性(restriction fragment length polymorphism，RFLP)、随机扩增多态 DNA (random amplified polymorphic DNA，RAPD)、小卫星 DNA(minisatellite DNA)和微卫星 DNA(microsatellite DNA)。而微卫星 DNA 在上述分子标记中显示出独特的优点：微卫星在基因组中是均匀分布的；具有丰富的多态性；主要集中于非编码区，可能对基因的调节起作用，也可能是重组的热点所在[22-25]。

现在利用微卫星 DNA 技术进行基因组扫描已经由手工操作逐步转变为高通量自动操作基因分型及自动分析系统。1996 年，法国人 Dib 等研究了 5246 个微卫星 DNA，基本覆盖了人类基因组 3699cM，制定了最新版本的人类基因连锁图，不仅为多基因遗传病的研究提供了新的手段，而且在个体识别以及人类进化研究等方面发挥了重要的作用[26]。应用微卫星 DNA 技术进行基因组扫描的方法包括选择适当的微卫星标记、基因分型和连锁分析等主要步骤。连锁分析是以二代或二代以上的系谱材料为基础，通过假定一种遗传模式来解释在系谱中观察到的基因型和表型的遗传方式，确定标记基因座位是否与疾病基因座位连锁，从而进一步判定致病基因在染色体上的位置。这样不断缩小分析范围后，相关基因的定位范围也越来越明确。因而在 20 世纪 90 年代，研究者利用微卫星 DNA 标记对 CN 进行了相关致病基因的定位研究。

1989 年，Avery 等报道了一个 X 染色体连锁隐性遗传的 CN 家系，但并未对该致病基因进行具体定位[27]。1993 年，Patton 等对一个 CN 家系进行研究，家系分析符合常染色体显性遗传，染色体分析显示，该家系中有两位 CN 患者存在 7:15 染色体平衡易位，即(46，XY，t(7;15)(p11.2;q11.2))[16]。而 Hammerstein 等对另一个伴有黄斑发育不良的常染色体显性遗传 CN 家系研究发现了 5:16 染色体平衡易位(t(5;16)(q31.3;p13.5))[28]。Patton 等认为常染色体显性遗传 CN 可能存在多个基因遗传位点，其平衡易位的发生可以影响神经通路上的不同的位点，继而影响眼球注视调节的持续稳定而产生眼球震颤。常染色体显性遗传 CN 家系中染色体平衡易位的发现为 CN 致病基因定位提供了重要的线索[16]。1996 年，Kerrison 等首先利用全基因组扫描、连锁分析等方法对一个常染色体显性遗传 CN 家系进行研究，发现染色体 6p 存在 6 个高度连锁的遗传标记，即 D6S459、D6S452、D6S465、FTHP1、D6S257 及 D6S430，在重组率 $\theta=0$ 时 LOD 值大于 3，表明存在连锁关系。单体型分析显示该致病基因可能位于遗传标记 D6S271 与 D6S455 的区带之间，遗传距离约 18cM 的区域[14]。但我们知道 18cM 的遗传距离仍是一个相当长的距离，该区间仍存在数以千计的基因，在这么多基因中寻找可能的候选基因会很困难。因而该家系的研究仍需要进一步缩小候选基因的选择范围。1998 年，Kerrison 等将该位点命名为 NYS2(OMIM 164100)，定位于 6p12。同年 Klein 等对一个常染色体遗传 CN 家系进行研究，该家系中母亲、儿子和女儿同时受累，三个患者均具有典型的先天性眼球震颤的眼震表现，表现为水平、急转性眼球震颤，两个受累的子代分别遗传了可疑的致病染色体区带，即 6p12 和 15q11.2，连锁分析研究进一步排除了 6p12 和 15q11 是可能的致病区间，单体型分析表明他们共有的单体型定位于 7p11.2 区，但由于此家系太小而不能对此做出连锁统计[29]，但这并不能完全排除该位点不是一个可能的致病基因所在区间，目前该位点被命名为 NYS3(OMIM 608345)，该区间是否为一个新的可能的致病基因位点仍需进一步研究证实。

1998 年，Cabot 等利用微卫星标记基因组扫描技术对一个法国四代 CN 家系进行研究，该家系中共有 12 例 CN 患者，包括 7 例女性，5 例男性，家系分析表明 X 染色体连锁显性遗传具有不完全外显率是这个家系最可能的遗传方式。他们利用 LINKAGE 软件进行微卫星标记的连锁分析，发现在 DXS993，DXS8012 和 DXS8035 位点附近获得最大 LOD 分值为 3.20，相关软件的单体型分析证实该家系的致病基因极有可能位于遗传标记 DXS8015～DXS1003 区间。该区间可能的致病基因命名为 NYS1(OMIM 310700)。由于致病基因 NYS1 紧密连锁 8 个高度多态性标记于 Xp11.4～Xp11.3 区，因而 Cabot 等认为该家系 CN 的致病基因可能定位于 X 染色体短臂上，遗传标记 DXS8015 与 DXS1003 之间，遗传距离约 18.6cM[10]。Cabot 等同时也指出，Xp11.4～Xp11.3 的区带中存在许多的连锁基因，例如先天性静止性夜盲(congenital stationary night blindness，CSNB1，Xp1.4～Xp11.3)、视网膜色素变性(ritinitis pigmentosa，RP2，Xp11.3)、视锥细胞营养不良(cone dystrophy，CDD1，Xp11.4)等，这些致病基因是否是 CN 的等位基因还不是很明确，但是由于 CN 的临床特征与以上疾病有显著不同，因此，他们认为 CN 仍应被看做是一个独立的遗传实体[30-34]。另外，Cabot 等发现在该家系的女性患者及携带者中，疾病的外显率并不一致，存在较大的差异，这是否与 X 染色体特有的失活机制相关呢[10]？通过进行 X 染色体失活研究，发现没有携带受累单体型的女性表现为 X 染色体的随机失活，而所有携带有受累单体型的女性表现为不固定的受累单体型或不受累单体型的失活，因而并不能证实 X 染色体失活的形式与患者表型之间的直接相关性，因而提示我们 X 染色体连锁显性遗传的 NYS1 基因在女性患者中具有不完全外显率，其具体机制仍有待于我们进一步探讨。

同年，Kerrison 等研究了 19 个 CN 家系，发现其中 10 个家系遗传方式为 X 染色体连锁遗传，其中 8 个家系为显性遗传方式，并对其中 3 个先天性运动型眼球震颤家系进行基因定位研究，这是迄今为止最大的 CN 家系研究，包括连锁分析、单倍体分析、候选基因分析等，研究发现这 3 个 CN 家系具有不完全外显率，女性携带者的外显率为 54%，并对存在于 Xp 区间的 OA1、CSNB1 及 CBBM 基因进行突变分析，连锁关系不成立，说明 CN 致病基因可作为一个独立的遗传单位定位于 X 染色体长臂。他们选用位于 X 染色体长臂的微卫星标记进行基因扫描及连锁分析，在遗传标记 DXS1047 附近取得最大 LOD 值；多位点研究及单体型分析也表明该致病基因应定位于遗传标记 GATA172DO5 与 DXS1192 之间，遗传距离约 7cM；同时研究还发现在此 3 个家系中，在遗传标记 DXS1047 附近 CN 患者基因等位片段的长度各不相同，说明在不同的 CN 患者间可能存在独立的基因内突变；同时他们还对位于该区间范围的候选基因 CDR1 与 SOX3.A1.3kb 片段进行突变分析，CDR1 编码小脑细胞变性相关抗原，基因定位于 Xq24～Xq27，而 SOX3 则紧密连锁于该位点并高度表达于脑组织中，但在 3 个家系中并未发现这 2 个基因的突变表达；因此 Kerrison 等通过分析将此 3 个具有不完全外显率的 X 染色体显性遗传 CN 家系的致病基因定位于 Xq26～Xq27 区间，遗传距离约 7cM[13]。Mellott 等也对一个伴有红绿色盲表现的 CN 家系进行了临床及基因定位研究，该家系表现为 X 染色体连锁遗传，通过对 X 染色体长臂的 11 个微卫星标记的连锁分析，在 DXS8041 位点得到最大 LOD 值为 4.84，并将致病基因定位于 ATA59C05 和 DXS1192 之间约 5.4 cM 遗传距离间，证实了 Xq26～Xq27 区间是 X 染色体连锁遗传 CN 致病基因所在染色体范围，并进一步缩小了候选基因的选择范围[9]。2000 年，Oetting 等对 5 个 CN 家系进行了基因定位研究，认为所研究家系与已经报道的位点 6p12、Xp11.4～Xp11.3 和 Xq26～Xq27 并不连锁，认为可能存在第 4 个新的位点[35]。到 2001 年，Kerrison 等又对一个 CN 家系进行了基因定位研究，该家系以 X 染色体连锁遗传，致病基因 NYS1 定位于遗传标记 DXS9909 与 DXS1211 之间约 5cM 的 X 染色体的长臂上，缩小了染色体定位长度。他们在该区间选择了 SLC25A14 进行了突变分析研究，该基因紧密连锁于该区间范围，是一种脑线粒体载体蛋白，其另一同源蛋白位于 CN 的另一区间范围，即 6p12，但并无突变检测到[15]。

2005 年，我们曾对一个中国的 CN 家系进行了致病基因的定位研究。该眼震家系是一浙江籍连续 5 代发病的 CMN 家系。诊断标准符合出生后 6 个月内开始出现眼球震颤，除中度视力下降和眼球震颤外，无其他明显的视觉及神经系统受损等典型 CMN 特征。我们选择家系中重要的 23 名成员作为研究对象，其中患者 9 名，包括 5 名男性和 4 名女性。我们首先对其进行了详细的临床及实验室检查，所有研究对象均经神经内科与眼科做病史询问和详细的体格检查。患者行眼底、视力、视觉诱发电位、视网膜电图等检查，排除获得性的原因。系谱分析显示该家系中无男－男传递而存在明显的男－女传递，受累男性的儿子均不受累，男性患者的女儿全部患病；女性患者的子女都有 50%的机会获得带有突变等位基因的 X 染色体并因此而患病；无隔代遗传。遗传模式基本符合 X 染色体连锁显性遗传方式。同时眼球震颤在男性和女性患者中表现较为一致，且所有患者的眼震不呈进行性进展，亦无眼震形式的改变。综上分析，我们认为该 CMN 家系表现为 X 染色体连锁完全外显遗传。但值得我们思考的是，国外研究报道 X 染色体连锁遗传 CMN 在女性携带者中多表现为不完全外显[10,36]，即女性在杂合状态下不一定有临床表现；而在我们研究的家系中并未观察到存在不完全外显，父亲患病其女儿全部受累，未观察到表型正常的女性其子代患病，表现为较为严格的显性遗传，因而我们认为这很可能是一种较为少见的 X 染色体连锁遗传伴完全外显。另外有研究表明，X 染色体连锁遗传伴有不完全外显的原因通常有：X 染色体失活的形式；致病基因与其他基因的相互作用；非基因因素的影响，以及在眼球运动控制发育过程中各种因素的作用[35]；同时某些临床表现轻微的患者可能被忽略等[8]，以上种种因素均可能影响到疾病的外显率。而我们研究的家系外显较为完全，这是否与种族差异产生基因异质性有关，值得进一步观察与研究。

同样，在利用微卫星 DNA 标记进行连锁分析时，该家系表现为 X 染色体连锁遗传，因而我们优先选取已报道的分别位于 X 染色体短臂与长臂的区间进行重点分析。在对 X 染色体短臂的研究中，我们发现，在 Xp11.3～Xp11.4 区间微卫星标记信息量较低，LOD 值在重组率为 0.1 时也小于－1，在其余几个微卫星标记中，最大 LOD 值也只有－1.07，因而基本不支持该家系的致病基因与此区间连锁关系成立。在 X 染色体长臂区间的研究中，我们选取了 DXS8098－6.8cM－DXS8033－2.7cM－DXS1062－2.1cM－DXS1192－3.8cM－DXS1232－17.1cM－DXS8043 等 8 个微卫星标记进行了连锁分析研究，发现当重组率 θ 为 0 时，在 X 染色体长臂的微卫星标记 DXS1192 附近得到最大的 LOD 值 2.00，其两侧的微卫星标记 DXS8033 和 DXS8043 在重组率 $\theta=0.0$ 时也得到 LOD 值接近 2.00。为了精细定位该疾病基因及确定其两侧的位点，我们在 DXS1192 附近参照 Genethon map 选取了更为密集的 13 个微卫星标记进行分析。连锁分析的结果将该 CMN 家系的致病基因定位于 X 染色体长臂，DXS1192 在 $\theta=0.0$ 获得最大的 LOD 值 2.00，强烈提示该家系的致病基因与此基因座连锁关系成立。单体型研究可以看出家系中所有受累成员都有一条连锁的单体型。正常个体Ⅴ4 由于其母亲Ⅳ8 在位点 DXS8072 和 DXS8041 发生重组从而携带有一段与疾病相连锁的单体型；正常个体Ⅴ5 其母亲Ⅳ10 在位点 DXS8072 也发生重组，但所有患者均未发生重组因而不能提供信息。从上面两处重组事件可推断出该 CMN 家系的致病基因在 DXS8033 和 DXS8043 之间,遗传间距约 4.4cM。并可在 NCBI(national central for biotechnology information)中查出该区间相当的细胞遗传学位点[37]。

同时,我们对该家系成员进行了 X 染色体失活的研究。在人类女性中所有体细胞都含有两条 X 染色体,其中一条在胚胎发育期间就随机并永久地失活,因而在女性也只有一条 X 染色体具有遗传活性,从而使得 X 染色体连锁的基因在不同性别间达到平衡状态。研究认为,这种失活状态是通过 X 染色体 DNA 的甲基化而阻止转录过程的完成而实现的。因HUMAR基因在女性两条 X 染色体上杂和表达且随机在其中一条 X 染色体上的某一位点有稳定的甲基化形式,而另一条 X 染色体该等位基因的同一位点则表现为稳定的去甲基化,具有高度多态性的 CAG 重复序列,杂合率高达 90%,且该重复序列与 4 个甲基化位点紧密连锁,因而我们利用甲基化敏感的限制性内切酶处理 gDNA 并 PCR 扩增人类雄激素受体基因HUMAR,可间接反映突变基因表达的 X 染色体是否未被失活而优先表达。遗憾的是,在我们的家系中所有女性患者在该位点表现为纯合状态,因而我们不能由此推断具有活性的 X 染色体的来源[38,39]。我们以后拟通过更为有效的方法来证实有活性的 X 染色体的来源。

我们在选定的区间进行了候选基因的检测。SLC9A6 所编码的蛋白是一种位于线粒体内膜的 Na-H 交换体,对维持细胞器的体积及钙离子的稳态有重要价值,SLC9A6 可表达于全身的组织,但其在脑组织及骨骼肌中高度表达。文献报道,CMN 的发生与线粒体的变性有关,且在已报道的 CMN 的另一可能区间 Xp11.3~Xp11.4 有 Na-H 交换体家族的另一成员 SLC9A7 表达,两者有 75%的氨基酸序列同源,因而我们选取该基因作为一个可能的候选基因进行了突变检测,但是我们没有发现有可疑的突变在该家系中表达。另一个连锁于该区间的基因 FGF13 由于其高度表达于脑组织与眼球组织中也用于突变检测分析,结果无阳性发现[40,41,42]。

通过以上研究,我们认为,该型 X 染色体连锁显性遗传的 CMN 家系是一种较为完全的显性遗传,我们的研究表明,CMN 致病基因位于 Xq26.3~q27.1 之间约 4.4cM 距离间。该项研究进一步证实 Xq26.3~q27.1 区间附近可能是 CMN 一个共同的致病基因座,这将有助于进一步明确 CMN 的致病基因[37,43]。但目前为止这仍是一个较大的区间范围。同时在此区间存在很多可能与眼球运动相关的基因[13,44],CMN 是否是这些基因的等位基因的突变有待进一步考证。同时我们的研究也证实了 CMN 的遗传异质性。

通过以上研究结果我们不难发现,CN 存在较大的遗传异质性,存在多个独立的致病基因位点直接影响 CN 的发病与否,并且其发病过程可能受到多因素的调控,利用微卫星标记对 CN 进行疾病基因的定位及进一步的候选基因的研究就存在了一个较大的“瓶颈”:所选区间范围内含足够信息量的微卫星标记不足;基因组扫描技术微卫星标记图谱基础上的连锁分析方法,由于其对凝胶电泳等技术的过度依赖难以达到完全的自动化;对于大样本的全基因组扫描,很多实验室都不具备条件;家系研究中对孟德尔遗传规律的要求较严格;现有技术不能充分利用家系中的全部遗传信息,易受复杂性状种种不确定的因素干扰而导致假阳性或假阴性结果;工作量较大,很难找到大量非常有价值的 CN 家系供其使用。因而,随着分子生物学技术的不断进步,单核苷酸多态性(single nucleotide polymorphism,SNP)日益受到重视,它是人类基因组中物理图谱的理想遗传标记,能满足对代谢、生长和疾病相关基因的定位。SNP 在人类基因组中出现的频率非常高,平均每 500~1000 个碱基对中就有一个 SNP,估计其总数在 300 万个以上。SNP 是基因组中 DNA 某一特定核苷酸位置上存在置换、颠换、插入、缺失等变化。其基本原理是:一个经 PCR 扩增后具有固定长度的 DNA 片断,其分子构象是由碱基序列所决定的。因此,单个碱基的改变能引起 DNA 分子单链或等位基因间形成的错配异源双链在非(或轻度)变性的条件下存在微小的构象差别,这些不同的构象体在电泳或高效液相检测中因移动性的差异而得以区分。随着人类基因组测序工作的完成,SNP 的筛选及其检测正成为研究者们广泛关注的焦点。一个 SNP 的含义是给定的一个群体中,超过 1 %的个体在给定的遗传区域内发生一次核苷酸改变,是一个物种中不同个体表型的主要遗传来源[1],目前已建立了数个 SNP 数据(dbSNP,http :// www. ncbi. nlm. gov/ SNP/ ;HGBASE,http :// hgbase . cgr. ki. se/ poly,http :// 61. 139. 84. 5/ gopoly; The SNP Consortium,http:// snp. cshl. org),收集的 SNP 数目达 150 万个以上。其作为遗传标记的主要优点在于:在种群中 SNP 是二等位基因性的,任何种群中其等位基因频率都可估算出;SNP 位点丰富,数量多,SNP 在基因组中的分布比微卫星标记广泛得多,覆盖密度大,几乎遍及整个基因组;遗传稳定性强,突变率约 2×10^{-8};位于编码区的 SNP 是高度稳定的;部分位于基因内部的 SNP 可能直接影响产物蛋白质的结构或基因表达水平,本身可能是疾病遗传机制的候选改变位点;易于自动化、高通量的检测分析,SNP 成为继 RFLP、STR 多态标记后的第三代分子遗传标记。在过去的十几年中已发展了多种突变分析的技术,如基因芯片、分子内标、荧光共振、质谱、电磁学等,它们应用于基因定位克隆的基本原理仍然基于连锁分析和连锁不平衡分析,但程序大大简化,使基因定位的范围一下子缩小在很小的区域,甚至有可能直接找到致病基因[45-48]。相信随着这一技术的不断应用和完善,必将大力推动 CN 的分子遗传学研究进程,我们仍须进一步选择合适的遗传标记,并研究 X 染色体的失活形式与疾病外显率的关系,从分子水平上揭示控制眼球运动的神经肌肉传递原理。

参考文献

[1] Casteel I, Harris CM, Shawkat F and Taylor D. Nystagmus in infancy. Br J Ophthalmol, 1992, 76: 43－47

[2] Hensil J and Gurwood AS. Understanding nystagmus. Optometry, 2000, 71(7): 439－448

[3] Stayte M, Reeves B and Wortham C. Ocular and vision defects in preschool children. Br J Ophthalmol, 1993, 77: 228－232

[4] Reinecke RD. Idiopathic infantile nystagmus: disgnosis and treatment. J Am Assoc Ophthalmol Strabismus, 1997, 1: 67－82

[5] Ragge NK, Hartley C, Dearlove AM, et al. Familial vestibule cerebellar disorder maps to chromosome 13q31～q33: a new nystagmus locus. J Med Genet, 2003, 40: 37－41

[6] Dell'Osso L and Daroff R. Congenital nystagmus waveforms and foveation strategy. Doc Ophthalmol, 1975, 39: 155－182

[7] Weiss AH and William R. Visual sensory disorder in congenital nystagmus. Ophthalmology, 1999, 96: 517－523

[8] Dell'Osso L, Weissman B, Leigh R, et al. Hereditary congenital nystagmus and gaze-holding failure: the role of the neural integrator. Neurology, 1993, 43(9): 1741－1749

[9] Mellott ML, Brown JJ, Fingert JH, et al. Clinical characterization and linkage analysis of a family with congenital X-linked nystagmus and deuteranomaly. Arch Ophthalmol, 1999, 117(12): 1630－1633

[10] Cabot A, Rozet JM, Gerber S, et al. A gene for X-linked idiopathic congenital nystagmus (NYS1) maps to chromosome Xp11.4～p11.3. Am J Hum Genet, 1999, 64(4): 1141－1146

[11] Simmers AJ, Gray LS and Winn B. The effect of abnormal fixational eye movements upon visual acuity in

congenital nystagmus. Current Eye Research, 1999, 18(3): 194－202

[12] Ito K, Murofushi T and Mizuno M. Periodic alternating nystagmus and congenital nystagmus: similarities in possibly inherited cases. ORL J Otorhinolaryngol Relat Spec, 2000, 62(1): 53－56

[13] Kerrison JB, Vagefi MR, Barmada, MM and Maumenee IH. Congenital motor nystagmus linked to Xq26～q27. Am J Hum Genet, 1999, 64: 600－607

[14] Kerrison JB, Arnould VJ, Barmada MM, et al. A gene for autosomal dominant congenital nystagmus localizes to 6p12. Genomics, 1996, 33(3): 523－526

[15] Kerrison JB, Giorda R, Lenart TD, et al. Clinical and genetic analysis of a family with X-linked congenital nystagmus (NYS1). Ophthalmic Genet, 2001, 22(4): 241－248

[16] Patton MA, Jeffery S, Lee N, et al. Congenital nystagmus cosegregating with a balanced 7;15 translocation. J Med Genet, 1993, 30(6): 526－528

[17] Forssman B and Ringner B. Prevalence and inheritance of congenital nyatsgmus in a Swedish population. Ann Hun Genet, 1971, 35: 139－147

[18] 彭广华,杨景存. 先天性眼球震颤发病机制及检测手段. 中国实用眼科杂志, 1998,16(3):135－138

[19] Tang YG, Rabinowitz YS, Taylor LD, et al. Genomewide linkage scan in a multigeneration Caucasian pedigree identifies a novel locus for keratoconus on chromosome 5q14. 3～q21. 1. Genet Med, 2005, 7(6): 397－405

[20] Fisher SA, Abecasis GR, Yashor BM, et al. Meta-analysis of genome scans of age-related macular degeneration. Hum Mol Genet, 2005, 14(15): 2257－2264

[21] Benafield AV, Wang WY, Speirs HJ, et al. Genome-wide scan for hypertension in Sydney Sibships: the GENIHUSS study. Am J Hypertens, 2005, 18(6): 828－832

[22] Wan GZ, Eber JL, Zhon GG, et al. Survey of plant short tandem DNA repeats. Nature, 1994, 359: 794－801

[23] Chinec L. Maize simple repetitive DNA sequence: abundance and allele variation. Genome, 1996, 39: 866－873

[24] Weber JL and Wong C. Mutation of human short tandem repeats. Hum Mol Genet, 1993, 2: 1123－1128

[25] Wyman AR and White R. A highly polymorphic locus in human DNA. Proc Natl Acad Sci USA, 1980, 77: 6754－6758

[26] Dib C, Faure S, Fizames C, et al. A comprehensive genetic map of the human genome based on 5264 microsatellites. Nature, 1996, 380: 152－154

[27] Avery AC and Docherty Z. X-linked nystagmus and 45, X/46, XX mosaicism. Am J Med Genet, 1992, 43(5): 896－897

[28] Hammerstein W and Gebauer HJ. Familiarer nystagmus und hypoplasie der makula bei reziproker, balanzierter translokation 5/16 Fortschr. Ophthal,1989, 86: 718－721

[29] Klein C, Vieregge P, Heide W, et al. Exclusion of chromosome regions 6p12 and 15q11, but not chromosome region 7p11, in a German family with autosomal dominant congenital nystagmus. Genomics, 1998, 54(1): 176－177

[30] Dry KL, van Dorp DB, Aldred MA, et al. Linkage analysis in a family with complete type congenital stationary night blindness with and without myopia. Clin Genet, 1993, 43(5): 250－254

[31] Preising M, Opde Laak JP and Lorenz B. Deletion in the OA1 gene in a family with congenital X linked nystagmus. Br J Ophthalmol, 2001, 85(9): 1098－1103

[32] Gieser L, Fujita R, Goring HH, et al. A novel locus(RP24) for X-linked retinitis pigmentosa maps to Xq26～27. Am J Hum Genet, 1998, 63(5): 1439－1447

[33] Charles SJ, Green JS and Grant JW. Clinical features of affected males with X linked ocular albinism. Br J Ophthalmol,1993, 77(4): 222-227

[34] McMullan TF, Collins AR, Tyers AG and Robinson DO. A novel X-linked dominant condition: X-linked congenital isolated ptosis. Am J Hum Genet, 2000, 66: 1455-1460

[35] Oetting WS, Armstrong CM, Holleschau AM, et al. Evidence for genetic heterogeneity in families with congenital motor nystagmus (CN). Ophthalmic Genet, 2000, 21(4): 227-233

[36] Hertle R and Dell'Osso L. Clinical and ocular motor analysis of congenital nystagmus in infancy. J AAPOS, 1999, 3(2): 70-79

[37] Zhang B, Xia K, Ding M, et al. Confirmation and refinement of a geneticlocus of congenital motor nystagmus in Xq26.3～q27.1 in a Chinese family. Hum Genet, 2005, 116(1): 128-131

[38] Shigeki U, Mitsutoshi T, Masayuki N, et al. X-chromosome inactivation in the human trophoblast of early pregnancy. J Hum Genet, 2000, 45: 119-126

[39] Allen R, Zoghbi H, Moseley A, et al. Methylation of Hpa Ⅱ and Hpa Ⅰ sites near the polymorphic CAG repeat in the human androgen-receptor gene correlates with X chromosome inactivation. Am J Hum Genet, 1992, 51: 1229-1239

[40] Numata M and Orlowski J. Molecular cloning and characterization of a novel (Na^+, K^+)/H^+ exchanger localized to the trans-Golgi network. J Biol Chem, 2001, 276: 17387-17394

[41] Numata M, Petrecca K, Lake N, et al. Identification of a mitochondrial Na^+/H^+ exchanger. J Biol Chem, 1998, 273: 6951-6959

[42] Smallwood PM, Munoz SI, Tong P, et al. Fibroblast growth factor (FGF) homologous factors: new members of the FGF family implicated in nervous system development. Proc Nat Acad Sci, 1996, 93: 9850-9857

[43] Liu ZR, Zhang BR, Ding MP, et al. Mapping of a pedigree with congenital nystagmus. Yi Chuan, 2004, 26(4): 437-440

[44] Gal A, Schinzel A, Outh U, et al. Gene of X-chromosomal congenital stationary night blindness is closely linked to DXS7 on Xp. Hum Genet, 1989, 81(4): 315-318

[45] Louis F and Dell'Osso L. Development of new treatments for congenital nystagmus. Ann NY Acad Sci, 2002, 56: 361-379

[46] Kwok PY. High throughput genotyping assay approaches. Pharmacogenomics, 2001, 1: 95-100

[47] Tsuchihashi Z and Dracopoli NC. Progress in high throughput SNP genotyping methods. The Pharmacogenomics Journal, 2002, 2: 103-110

[48] Shastry BS. SNP alleles in human disease and evolution. J Hum Genet, 2002, 47: 561-566

(张宝荣　刘志蓉)

第五节　亨廷顿舞蹈病

亨廷顿舞蹈病也称亨廷顿病(Huntington's disease,HD),是一种常染色体显性遗传性疾病,以程序化的、选择性(定位的)神经细胞退行性改变为主要特征(OMIM,＋143100)。在欧美等国家中,HD发病率高达1/10000,且由于其迟发的常染色体显性遗传的特点,患者常在发病前把疾病基因遗传给下一代,因此HD在西方社会被认为是最可怕的疾病之一[1]。王祖贤[2]首次在1959年报道了我国的HD病例。虽然全国HD的总体发病率还不是很清楚,但已有几个实验室研究分析了不少 HD 家系，摸索了中国 HD 在家系中的遗传方式、发病年龄、区域分布特征和基因突变情况等[3,4]。

一、概述

1. HD 的病理特征

HD 神经组织病理变化主要在基底节和大脑皮层，以尾状核及壳核受累最为严重，且常因尾状核头部严重萎缩而致侧脑室扩大；苍白球的损害比纹状体要轻得多，基底节系统的其他部位或为正常或接近正常。大脑皮质也有严重损害，其突出的变化为皮质萎缩。尾状核、壳核投射至苍白球的中间大小的有棘神经元最先受累。纹状体中大量神经细胞的变性丢失往往伴有大量的神经角质细胞的增生。另外有研究表明，含脑啡肽、P 物质的投射神经元更容易受累，用免疫组化方法研究了 17 例处于不同时期的 HD 病人脑组织中产生 P 物质和脑啡肽的神经元(这些神经元投射至苍白球和黑质)，发现在 HD 的早、中期，投射到苍白球外侧的产生脑啡肽的神经元的受累程度超过投射到苍白球内侧的产生 P 物质的神经元。投射到黑质网状体的产生 P 物质的神经元的受累程度大于投射到致密层的产生 P 物质的神经元。在疾病的晚期，投射到所有纹状体区的神经元都丧失。而含生长抑素、神经肽 Y 及 NADPH 硫辛酰胺脱氢酶的中间大小的棘状神经元等则受累较轻。大脑皮质的突出变化是位于Ⅵ层的大神经元大量丢失及Ⅲ、Ⅴ层神经元的少量变性丢失。丘脑、黑质网状带、上橄榄核、视丘下核和深部的小脑核亦可轻度受累[5-10]。但也有少数研究报道，在 HD 患者的脑中没有观察到明显神经元细胞的变性丢失[11-13]。

另外，在 HD 患者脑内，某些神经递质受体在神经元死亡之前即有明显下降，而有些神经递质受体则相对正常。Glass 等[14]对神经元变性进行观察发现，在 HD 的不同病程阶段都存在基底节神经元细胞受体的变化：早期在尾状核、壳核、苍白球部位可见 Cannabinoid CB 受体、多巴胺 D2 受体、腺苷 A2 受体的下调，而在外侧苍白球有 GABA 受体的上调；到中期黑质部也受累，出现 Cannabinoid CB 受体、多巴胺 D1 受体下调；至晚期累及内侧苍白球，该部位神经元细胞的 Cannabinoid CB 受体、多巴胺 D1 受体下调而 GABA 受体则出现上调。

基底节是大脑皮层下一组灰质核团，一般认为包括尾状核、壳核、苍白球、丘脑底核和黑质；具有非常复杂的纤维联系，主要构成三个重要的神经环路：①皮质－皮质环路：大脑皮质－尾状核、壳核－内侧苍白球－丘脑－大脑皮质；②黑质－纹状体环路：黑质与尾状核、壳核之间的往返联系纤维；③纹状体－苍白球环路：尾状核、壳核－外侧苍白球－丘脑底核－内侧苍白球。故而当 HD 患者的基底节发生上述一系列的生化递质异常和受体表达的异常时，就会造成皮质－基底节－丘脑－皮质环路活动的紊乱，从而使基底节输出减少，丘脑－皮质反馈对皮质运动功能的易化作用过强，因而产生肌张力降低、运动过多等运动症状。

2. HD 的影像学特征

HD 患者主要组织病理学改变为纹状体和大脑皮质的神经细胞变性丢失，特别是尾状核，故在影像学上常表现为特征性基底节尾状核萎缩。但是在神经元出现变性死亡之前、疾病早期或神经元退行性减少伴有明显神经角质细胞增生的病例中，特别是一些症状前患者，用常规脑 CT/MRI 难以发现明显异常。有研究者使用 PET 扫描对 58 例有患 HD 的风险而临床上无症状的病人、10 例有症状的 HD 病人和 27 例对照者的脑内葡萄糖代谢进行研究，发现 31% 有患病风险者显示尾状核代谢异常，在质量上与病人相同。考虑到每个危险个体的年龄和患病亲代的性别，他们估计出无症状成员的个体患病危险的平均系数，并推测该组中在临床上不表达的 HD 基因的概率是 33.9%，与发现的尾状核糖代谢异常的百分比极其吻合，提示尾状核葡萄糖摄取的丧失可能是症状前有价值的指征[15]。在我们研究的一家系，先证者脑 MRI 检查未见尾状核的萎缩，但 SPECT 扫描提示有双侧基底节血流受损(图 3-5-1)。因而对于一些没有基底节萎缩等典型形态学改变的患者和/或症状前患者，在进行临床诊断时行脑 SPECT、PET 扫描检查可有较强的提示作用。另外，在我们研究的两个亨廷顿舞蹈病家系中，病程相近的患者中，有的存在明显基底节区尾状核的萎缩和侧脑室扩大，而有的却没有尾状核的萎缩(图 3-5-2)，故脑 CT、MRI、SPECT、PET 等影像学检查的异常表现均无特异性，只能作为 HD 诊断的参考。

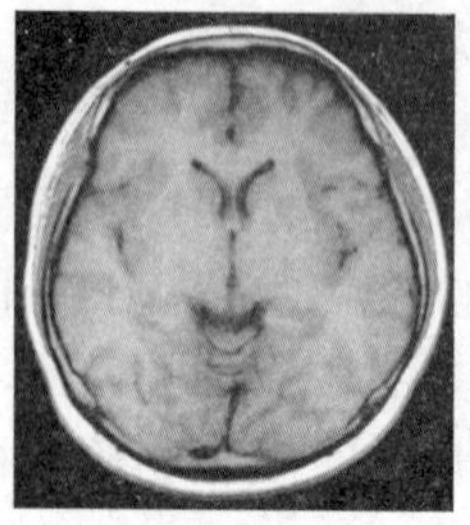
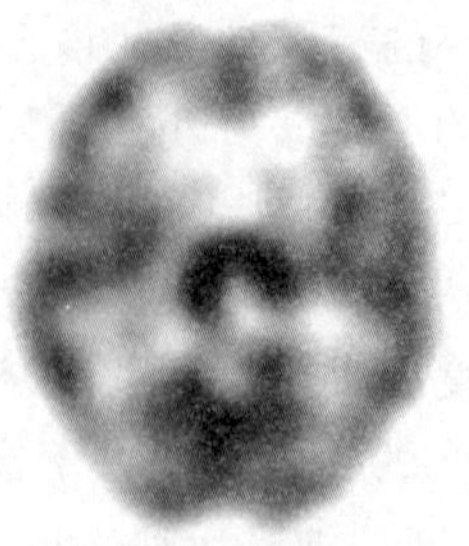

图 3-5-1　先证者头颅 MRI 和 SPECT 图象

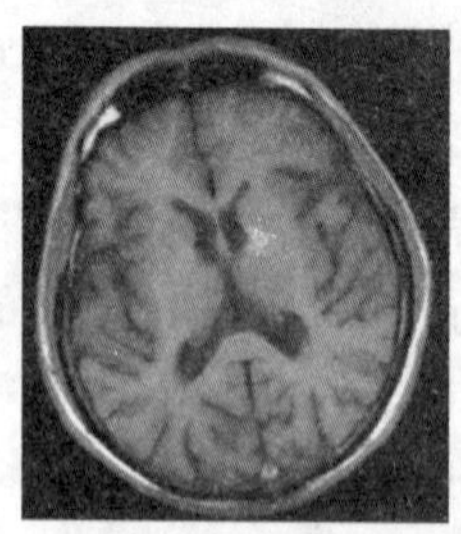
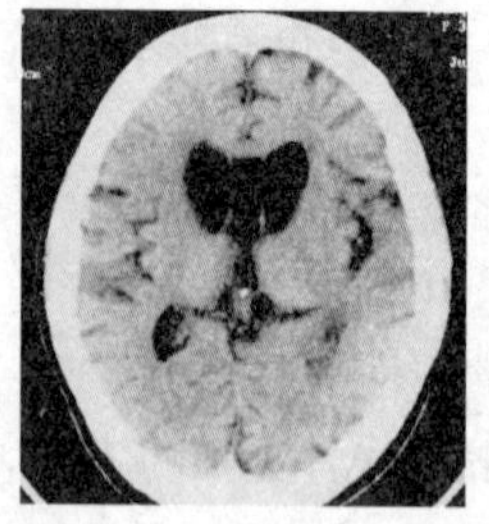

图 3-5-2　亨廷顿舞蹈病患者头颅基底节图象

(左：病程 10 年，未见基底节区尾状核萎缩；右：病程 7 年，明显的尾状核萎缩及侧脑室扩大)

二、HD 的分子遗传基础

1983 年，Gusella 等[16]利用 DNA 多态性片段 G8(D4S10)与 HD 基因连锁而将 HD 基因定位在第 4 号染色体上。这使得 HD 成为用 DNA 限制性片段长度多态性(restrictive fragment length polymorphism，RFLP)方法进行基因定位的第一个常染色体疾病。这一具有里程碑性质的工作不仅为亨廷顿舞蹈病研究开拓了新的领域，而且为其他神经系统疾病的研究提供了新的思路。随后，经过 10 年的努力，直到 1993 年 Gusella 以及分属于 6 个研究合作小组的 57 名研究人员使用连锁不平衡的单体型分析才将该疾病的可能定位集中于 4p16.3 的一个小片段。他们在靶区域中利用克隆到的捕获外显子，分离到一个新基因(图 3-5-3)，克隆到的这一新基因被命名为 IT15 基因，该靶区域包含有一个多态性的三核苷酸重复序列，后者在 HD 染色体上延伸且极不稳定[17]。在被检测的所有 75 个疾病家族的 HD 染色体中观察到的 $(CAG)_n$ 重复序列较正常范围长。这些家族源自不同人种背景并显示多种 4p16.3 单体型。IT15 基因包括 10366 个碱基，含有由 18 个 A 构成的 polyA，开放阅读框有 9432 个碱基，编码 3144 个氨基酸，构成相对分子质量约 3.48×10^5 的亨廷顿蛋白(Huntingtin，Htt)。该蛋白表达广泛，但与任何已知基因无关，因而证明了 HD 突变涉及一个不稳定的 DNA 片段，后者跟过去在脆性 X 综合征、Kennedy 综合征和强直性肌营养不良等疾病中观察到的相似。在此基础上，3 个研究小组对大约 1200 例 HD 基因和 2000 例以上正常对照的$(CAG)_n$重复序列的数目进行了分析，以确定正常人群的$(CAG)_n$重复序列的数目分布范围。Read[18]进行了总结并将结果进行了对照，在所有的三项研究中，重复数目的正常范围低限为 9～11，高限为 34～37，平均范围为 18.29～19.71。而 Duyao 等则对 HD 病人中$(CAG)_n$重复序列的数目进行了总结，范围在 37～86，平均 46.42[19]。目前认为$(CAG)_n$重复拷贝数目小于 26 次为正常个体，达 40 次或以上即可确诊为患者；$(CAG)_n$重复 36～39 次的个体可有外显不全，而$(CAG)_n$重复在 27～35 次之间的个体，本身并不会发病，但如果在传递过程中$(CAG)_n$重复拷贝数发生进一步的扩增，就有可能产生患病的子代[20-23]。国内早在 1995 年曾溢滔等[3]就对两个中国 HD 家系及 40 名无 HD 家族史的正常人进行了 IT15 基因突变分析，结果显示，正常人的 IT15 基因$(CAG)_n$重复拷贝数虽然呈多态性分布，但主要集中在 16 左右，而 HD 患者的突变 IT15 基因的$(CAG)_n$重复拷贝数均大于 40，未发现正常和突变 IT15 基因之间$(CAG)_n$拷贝数的重叠，说明与国际上一致，IT15 基因$(CAG)_n$异常重复也是引起中国人 HD 发病的遗传基础。我们对来自浙江的两个 HD 家系共 42 名家系成员包括 8 名已发病患者进行了 IT15 基因的突变分析，发现 8 名已发病患者及 6 名症状前患者的 IT15 基因的$(CAG)_n$重复拷贝数均大于 40，而正常人都集中在 17/18 左右，支持上述曾溢滔等的结论。至于中国人群中 HD 患者是否有其他基因突变存在有待研究。

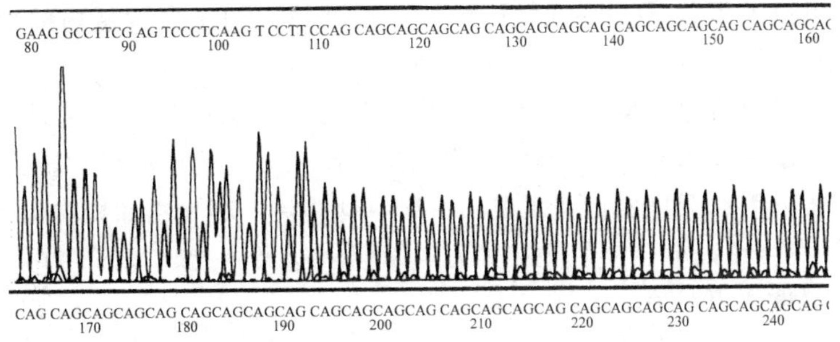

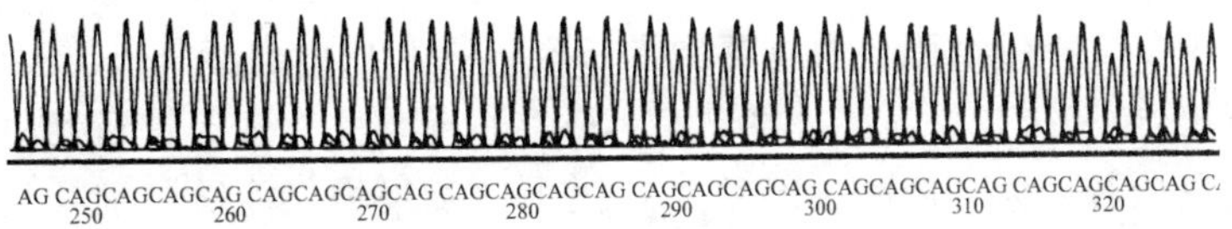

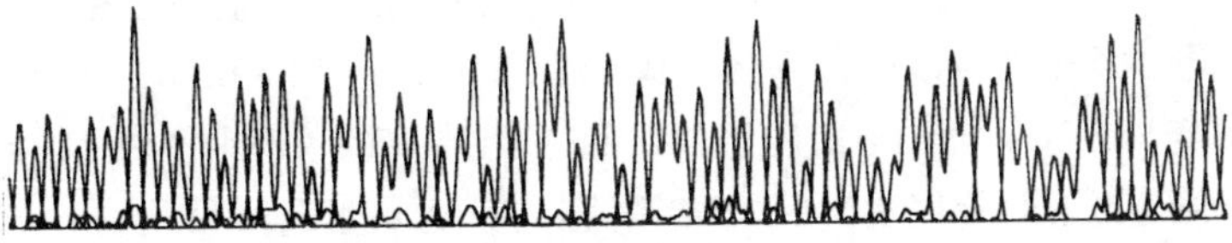

图 3-5-3　HD 患者 IT15 基因测序图(彩图 3-5-3)

HD 的新的突变或许较为罕见，但也不能完全排除第二个罕见基因的可能。已有文献报道对 252 例临床表型类似 HD 的患者(包括 60 例临床典型 HD)进行 IT15 基因突变检测，没有检测到CAG的异常扩展，而有几例患者分别在JPH3、TBP基因中检测到了CAG/CTG三核苷酸的异常扩展，仍有一些患者在几个被筛查的基因中都没有检测到突变，提示可能还有其他尚未发现的新的疾病基因存在[24]。

三、HD的动物模型

在IT15基因被克隆之前，HD的动物模型大多是建立在给动物注射药物模拟HD患者临床病理、症状等基础上的。直到1994年Barnes等[25]发现鼠科的IT15的同源基因Hdh的编码序列在DNA水平与人类有86%是完全一致的，在蛋白水平91%是一致的，使得人为构建HD动物模型成为可能，但因受Hdh基因序列本身的$(CAG)_n$重复数仅为7，远远少于人类的正常范围13～36的限制，不能产生自发突变的HD小鼠模型。随后有一系列的HD小鼠模型出现，包括Hdh基因敲除的小鼠模型、转入N末端含有人的突变亨廷顿蛋白片段的转基因小鼠模型、转录Hdh-Q92和Hdh-Q111的“knock-in”小鼠模型等[26-29]。这些动物模型为研究者对亨廷顿蛋白的分布、表达、结构、功能等方面进行深入研究创造了条件，为研究突变亨廷顿蛋白的致病机制及研制开发治疗HD的药物、途径等提供了基础。但是在HD转基因动物中，舞蹈病症状的出现与脑内神经元的选择性死亡的相关性与临床实际情况有差异，在实验治疗研究中缺少合理的生物指标来评判疗效，这些都是亟待解决的问题。

四、HD的发病机制

虽然HD的致病基因是IT15基因早就明确，但其编码的亨廷顿蛋白的功能到目前仍没有完全了解，在所有器官广泛表达的亨廷顿蛋白突变后如何选择性地只引起特定部位的神经元死亡？突变的亨廷顿蛋白与生俱来，为何临床症状通常在数十年后才出现？这些问题迄今都没有得到很好的解答。因此，关于HD发病机制的研究是目前神经科学研究中的热点之一。目前认为亨廷顿蛋白引起HD的机制主要与突变亨廷顿蛋白凝聚物和核内包涵体形成引起选择性神经元变性、突变亨廷顿蛋白影响神经元的基因表达及干扰功能蛋白在细胞内的正常分布和功能等细胞毒性作用有关。

1. 亨廷顿蛋白凝聚物及包涵体

在正常情况下，亨廷顿蛋白仅在神经元的胞质中表达[30]。1997年，Difiglia等[31]首次在HD患者纹状体、大脑皮层等部位的神经元核内发现包涵体，此后Gutekunst等[32]在HD患者大脑病变区域发现了除神经细胞核内亨廷顿蛋白凝聚物和核内包涵体外，还可见许多神经毡亨廷顿蛋白凝聚物，电镜下显示这种神经毡亨廷顿蛋白凝聚物存在于神经元树突和树突棘内，且这些HD患者脑内神经元核内和神经毡亨廷顿蛋白凝聚物仅能被识别亨廷顿蛋白N末端的抗体识别，而不能被识别亨廷顿蛋白中间序列的抗体识别。此外，Davies等[33]发现在一种转入N末端含有141～157个谷胺酰胺的人亨廷顿蛋白片段的转基因小鼠的脑内广泛出现神经元核内亨廷顿蛋白凝聚物和核内包涵体。国内有研究者在Shelbourne等将含有72～80个CAG重复序列的变异DNA插入小鼠内源性HD基因建立的一种称为“HD knock-in”动物模型脑内也观察到亨廷顿蛋白凝聚物，同HD患者脑内亨廷顿蛋白凝聚物一样，仅能被识别亨廷顿蛋白N末端的抗体识别[34]。因此亨廷顿蛋白凝聚物的形成可能主要与变异亨廷顿蛋白切断后的N末端片段有关。有实验表明对神经细胞的毒性作用主要来自变异亨廷顿蛋白切断后的N末端片段，而不是完整的变异亨廷顿蛋白，在培养的神经细胞中如果阻止完整的变异亨廷顿蛋白发生剪切产生N末端片段的话，就可以延缓神经细胞的死亡及核内凝聚物的形成[35－37]。但凝聚物和包涵体引起神经细胞死亡的具体机制仍然不是很清楚。有实验数据表明，突变亨廷顿蛋白的N末端片段可选择性在纹状体、大脑皮层的神经元中，特别是轴突部位形成凝聚物，可以与突触囊泡结合，从而干扰突触囊泡的正常功能而影响突触传递[34]。但也有实验表明，凝聚物、包涵体的形成与突变亨廷顿蛋白引起的细胞死亡无关，短期内对细胞可能是有益的，很可能是细胞的一种自我保护机制，凝聚物与包涵体的形成可能有利于降低游离的突变亨廷顿蛋白的N末端片段的浓度从而起保护作用[38－39]。

2. 亨廷顿蛋白与神经细胞的基因表达

有人用Microarray等技术对亨廷顿舞蹈病转基因动物的基因表达进行了研究，发现在舞蹈病转基因动物出现症状前就有多种基因的表达受到影响，许多参与细胞信号转导的基因如多巴胺D1、D2等出现下调，而与炎症反应有关的某些基因的表达则出现了上调，严重影响神经元的正常功能[40]。突变亨廷顿蛋白对基因表达影响可能与核内形成包涵体直接降低了游离转录因子的浓度及在核内与某些转录因子如SP1、TaFⅡ130等形成复合物，从而干扰转录因子与DNA的相互作用有关[41]。Zuccato等[42]还发现正常亨廷顿蛋白对BDNF(brain-derived neurotrophic factor)的分泌有促进作用，而突变亨廷顿蛋白则失去这一重要功能。而BDNF在神经发育及维护神经细胞的正常功能中起重要作用。这说明突变亨廷顿蛋白在核内影响基因表达等异常作用与HD发病存在密切的关系。

3. 与亨廷顿蛋白相互作用的蛋白

迄今已发现并分离到了多个与亨廷顿蛋白相互作用的蛋白，既有多种功能的酶如亨廷顿蛋白相互作用蛋白2(huntingtin-interacting protein 2，HIP2)、甘油醛-3-磷酸脱氢酶(glyceraldehyde-3-phosphate dehydrogenase，GAPDH)、组织型谷胺酰胺转移酶、胱硫醚β合酶等，也有与细胞骨架功能、细胞内运输功能、细胞器膜稳定性等有关的蛋白如微管、亨廷顿病相关蛋白1(huntingtin-associated protein 1，HAP1)、亨廷顿蛋白相互作用蛋白1(huntingtin-interacting protein 1，HIP1)和钙调蛋白等。蛋白—蛋白相互作用的研究分析表明，亨廷顿蛋白可能在细胞内运输、细胞骨架功能完整性、细胞器膜稳定性等细胞功能及能量代谢中发挥一定作用，这为HD的发病机理研究提供了新的思路[43]。

目前我们正在构建HD的细胞模型，在大鼠肾上腺嗜铬细胞(PC12，能分泌多种神经递质，具有神经元细胞特性，国内外很多文献报道用来研究神经变性疾病包括HD)内表达亨廷顿蛋白的N端片段(含有正常谷氨酰胺链序列17和异常谷氨酰胺链70两种片段)，观察表达突变亨廷顿蛋白N端后细胞的凋亡情况，给予丁酸钠(sodium butyrate，一种组蛋白去乙酰化酶抑制剂)，观察其对神经元细胞的保护作用，进一步研究突变亨廷顿蛋白对神经元细胞的作用，及组蛋白去乙酰酶抑制剂对突变亨廷顿蛋白毒性作用的抑制，为研制行之有效的治疗药物提供依据。目前我们已经成功建立了表达我国HD病人突变体的Htt氨基末端片段真核表达载体。转染COS-7细胞16小时后突变Htt氨基末端在细胞核内及核周形成聚集物，且聚集物的形成具有时间依赖性，随着时间的延长细胞内聚集物增多、含有聚集物的细胞比例增加，最终导致细胞死亡。而野生型Htt氨基末端弥散分布于细胞质与细胞核内，并无明显细胞毒性作用。我们的研究还发现丁酸钠可以延缓突变Htt引起的细胞死亡，但不能阻止细胞内聚集物的形成，说明聚集物本身并不具有毒性，对细胞产生毒性的主要是游离的突变Htt片段，而组蛋白去乙酰酶抑制剂如丁酸钠在一定程度上可以抵抗这种毒性作用，但其具体机理还有待于进一步的研究。

五、HD的临床特征及其变异

亨廷顿舞蹈病的典型表型为进行性舞蹈样动作，强直和痴呆，常伴有痫性发作；影像学上可见特征性的尾状核萎缩；HD大多起病隐蔽，典型的病例甚至可在出现舞蹈样动作10年之前就表现出轻度精神及行为的异常等前驱症状，但也有研究不支持精神异常为HD发病的前驱症状的观点，对照研究认为，HD患者在发病前容易发生精神异常主要来自危险个体对自身是否患病的担心，而跟疾病基因有否表达，是杂合或纯合表达无关。

1. 临床表型

临床根据初发年龄及主要症状可将HD分为迟发型和青年型两型。迟发型HD多数起病于30岁之后，缓慢进行性加重，主要症状为舞蹈—手足徐动样不自主运动、精神症状和进行性痴呆；少数病例运动症状不典型，多于儿童期发病，主要表现为进行性肌强直和运动减少，而舞蹈—手足徐动样症状不明显，被归为青年型HD，也称Westphal变异型。

随着对HD认识的加深，HD的临床表现谱变得更为广泛，不仅不同家族之间的临床表型差异很大，在同一家族中也可见明显的家族内变异。Sax等[45]在两个定位于第4号染色体短臂的基因有关的HD家族中，显示了明显的家族内变异性。在一个家族中，三代患者的发病年龄相差50岁，发病最晚的成员在91岁时死亡，尸检证实为HD。他的下一代患低张力性舞蹈运动，从40岁开始，50岁死亡。在第三代，一个从患病的父亲遗传而来的僵硬型病人，在16岁时初发，而她的同胞在30多岁时出现舞蹈样运动。在第二个家系中，几个成员表现有小脑体征和舞蹈运动、痴呆；MRI和CT显示橄榄形脑桥小脑和纹状体萎缩。Britton等[46]报告了不表现明显痴呆的遗传性舞蹈病家系，经基因诊断证实为HD，这可能代表了HD变异性的极端。在其家系中，年龄最大的患者是61岁。Kerbeshian等[47]记录了一个幼时发病的Tourette综合征患者，以后该病就演变为HD。Mochizuki等[48]描述了一例迟发性亨廷顿舞蹈病患者，首发症状为吞咽困难，随后发生构音障碍，无精神异常、痴呆、局部麻痹、不自主运动、共济失调或是肢体感觉障碍等症状。吞咽困难和构音障碍是由于咽喉肌的“舞蹈样动作”导致的，在用氟哌啶醇治疗后消失，该病例最后被确诊为HD。目前尚不清楚这些表现型的变异是HD位点的不同等位基因的结果还是无关的常染色体修饰位点所致。在我们观察的一个大家族中，所有的患者均无明显的痴呆表现，起病前无精神异常症状，脑MRI未见明显的尾状核萎缩，仅表现为舞蹈样不自主运动，但经基因检测诊断为HD；另一家族中一18岁患者目前仅有行为、性格方面的改变，尚未有舞蹈样运动及痴呆出现。可见，在临床上对于HD的认识不能仅局限于舞蹈样不自主运动、进行性痴呆等典型症状和尾状核萎缩等典型影像学改变。

2. HD初发年龄及其相关因素

HD临床变异很大的另一原因在于初发年龄变化非常大，某些人在10岁内即有临床表现，而另一些人直到60岁后才发病，大多数则在30～40岁之间。有人检验了这样一种假设：正常HD等位基因，或非突变染色体中的一个紧密连锁的基因影响HD的初发年龄，他们提出了正常亲代的D4S10位点的遗传连锁标志的传递方式，显示初发年龄相似的同胞中存在一种具有源于正常亲代的相同D4S10位点的趋向，而从正常亲代遗传不同的D4S10位点的患病同胞则倾向于初发年龄存在较大差异，因而支持了上述假说[49]。随着IT15基因$(CAG)_n$异常重复是引起HD发病的遗传基础的明确，就有许多研究报道$(CAG)_n$拷贝数与患者的初发年龄呈负相关，即拷贝数越多，初发年龄越早[50,51]。而近来有研究认为，只有当$(CAG)_n$重复拷贝数达到一定的高值（大于50次）时，初发年龄与重复拷贝数之间才存在较明显的相关性，而当

$(CAG)_n$重复拷贝数介于 40～50 次之间时，初发年龄的范围较广，两者的相关性不明显[52]。而 Li 等[53]认为尽管$(CAG)_n$重复拷贝数可部分解释 HD 患者初发年龄的变化，但也不能否认还存在其他的、与遗传相关的影响初发年龄的基因。他们对 629 对 HD 同胞进行了 10cM 范围内的基因组扫描，这些患者的初发年龄都用异常扩展和正常的$(CAG)_n$重复拷贝数进行了校正，进而观察位于 HD 位点及附近的等位片段对其初发年龄的影响，结果在 4p16 上得到 LOD 值为 1.93，6p23～p21 上得到 LOD 值为 2.29，6q24～q26 上得到 LOD 值为 2.28，意味着除了$(CAG)_n$重复拷贝数，还存在其他的遗传因素影响患者的初发年龄。随后 Djousse 等[54]对患者的初发年龄是否受位于 4p16 区间的 3 个标记：MSX1，位于 HD 编码序列中的缺失序列及 D4S127 的影响进行了研究，研究发现，标记 MSX1 的等位片段与初发年龄存在一定关联，MSX1 基因型为 3/3 的个体有初发年龄提早的倾向，而其他两个标记则与初发年龄无关联。这些结果进一步证实了之前的研究结果，即在 4p16 区间存在一个对 HD 的初发年龄起重要作用的遗传修饰成分。另外也有研究指出，HD 患者的初发年龄不仅跟上述的遗传因素相关，还受环境等因素的影响[55]。在我们的研究中也发现，在一 HD 大家族中，携带有相同$(CAG)_n$重复拷贝数的亲姊妹间初发年龄相差 10 多年，说明对于不同的个体来说，重复拷贝数并不是一个预测发病年龄的唯一指标，影响发病及起病年龄可能还有其他遗传因素，如 MSX1 基因型和环境或随机等因素。

在 HD 突变序列的传递过程中，双亲的原始效应很明显，青年型强直型亨廷顿病往往是遗传到父源相应基因突变的结果，但这一性别差异的机制还不是很清楚。早在 HD 致病基因明确前就有人提出在 HD 家族中，父母和子女间症状、初发年龄存在一定的相关性，由父方遗传而来的患者的初发年龄比由母方遗传的更早[56]。Myers 等[57]在 238 例病人中，把初发年龄与遗传于父亲还是母亲联系起来，发现迟发病例（50 岁或 50 岁以后）从受累母亲遗传 HD 基因比从受累父亲遗传多两倍以上，迟发女性的患病后代发病也迟，而迟发男性的后代初发年龄则显著提前。作者在解释这种发现时提出了一个可遗传的染色体外因素——线粒体。而 Boehnke 等[58]应用模型分析了母亲患病时亲代与子代初发年龄间的极为密切的联系，以及父方传递的在 21 岁内初发病例的增多，他们提出了两个模型：在一种情况下是一个母方因子（可能是线粒体），而在另一情况下为常染色体或 X-染色体连锁发挥了推迟初发年龄的作用。在 HD 中，根据基因遗传的亲代来源而基因表达有差别，可能是由于两种性别中基因甲基化的差异造成的，这种差异即为“染色体印记”。通过印记，基因本身以不同方式被修饰，这取决于它经过母亲还是父亲而来，这种修饰可能包括 DNA 的甲基化，并在由父亲遗传而来的情况下可能导致基因早期和高水平表达。1993 年，Snell 等[59]发现父亲正常等位基因中重复序列的数目和疾病由母亲传递的个体初发年龄之间存在负相关，他们解释这似乎提示由于正常范围内的重复序列的数目和某种性别特异性修饰效应而使正常基因功能发生变化。而 MacDonald 等[60]发现，与脆性 X 综合征中存在的相似的$(CAG)_n$重复序列不同，扩展的 HD 重复序列在来自同一病人的血液、淋巴母细胞和脑 DNA 的比较中并未显示出体细胞不稳定的证据。进而，4 对纯合子 HD 孪生同胞显示出相同长度的$(CAG)_n$重复序列，提示$(CAG)_n$重复序列大小在配子形成中决定。然而，与脆性 X 综合征和 HD 体细胞组织相反，HD 精子标本的 DNA 中容易检测到嵌合状况，表现为重复长度的弥散性扩展。因此，重复序列的不稳定性的发育时相似乎在 HD 和脆性 X 综合征间存在差异，这也许提示导致重复序列延伸的基本机制是不同的。同时 Zuhlke 等[61]研究了 513 例来自正常个体和 HD 病人的非 HD 染色体中重复序列的长度变异性；该组由伴 11～33 个重复的 23 个等位基因构成。在$(CAG)_n$重复延伸的遗传分析中，他们发现 HD 等位基因存在减数分裂的不稳定性，即$(CAG)_n$重复 40～75，且伴有约 70%的突变频率。继研究 38 个家族中 54 次减数分裂期间 HD 等位基因后，他们发现稳定的和改变的拷贝数之比为 15∶39。另一方面，在正常等位基因的 431 次减数分裂中，仅发现了 2 个延伸，他们发现了与卵细胞发育相比较，精子发育中延伸的危险加强了，从而解释了为何由病父传递者初发年龄大大提早。在 2 例 HD 病人的不同组织中包括脑和淋巴细胞 DNA 中未观察到任何重复长度的嵌合或差异，表明突变的有丝分裂的稳定性。因此，确定血淋巴细胞 DNA 重复序列的数目也许能代表病人的所有的组织。但随后 Telenius 等[62]发现在 12 例 HD 病人的不同组织中存在$(CAG)_n$重复序列的体细胞嵌合，其中在脑组织中特别是位于基底节和皮层的体细胞的嵌合数目最多，而在小脑处则较少。4 例男性患者的精子标本也存在较高的体细胞嵌合。而在血液和其他组织中嵌合体水平则较低，提示 HD 基因的$(CAG)_n$重复的异常扩展与组织特异性的减数分裂和有丝分裂的不稳定性均相关。Leeflang 等[63]通过对 3500 多个精子标本进行分析，发现$(CAG)_n$重复异常延伸的长度跟频率均比体细胞来得明显，特别是在精子有丝分裂过程中，且远远超过了由单次减数分裂引起的数目，这为解释为何由病父传递者、初发年龄提早的患者远较由病母传递者来得多提供了依据。最近 Laccone 等[64]描述了一个携带有 36 个$(CAG)_n$重复的母源 HD 基因在传递给她的两个女儿时发生了进一步的扩展，分别扩展成为 66 和 57 个$(CAG)_n$重复，提示该母亲的生殖细胞呈嵌合状态，因而他们假设在女性的配子体形成过程中同样存在$(CAG)_n$重复进一步扩展的趋势，只是重复拷贝数长度对卵母细胞产生了负性选择影响，从而解释了男性和女性的生殖细胞中不同的不稳定性行为。同样在转基因小鼠模型中也存在与 HD 患者中相同的现象，$(CAG)_n$重复也受性别的影响，男性子代的$(CAG)_n$重复存在进一步扩展的趋向而女性子代则不存在，这种现象可能跟胚胎 DNA 修复和复制受到 X 或 Y 染色体上的编码基因的不同影响有关[65]。我们在一家系中观察到一男性 HD 病人将其致病基因传递给了两个子代，在传递过程中 IT15 基因的$(CAG)_n$重复拷贝数得到了进一步的扩展；其中患者女儿的$(CAG)_n$重复拷贝数高达 70，年仅 18 岁就发病，儿子的$(CAG)_n$重复拷贝数为 55，现 15 岁，尚未发病；而该男性病人的表妹亦将致病基因传递给儿子，但却没有进一步扩展，充分体现了父源效应在 HD 突变传递过程中的影响。

六、HD 的临床诊断和防治

1. HD 的诊断

根据发病年龄，典型慢性进行性舞蹈样动作、精神症状及痴呆或强直等症状，不难作出临床诊断。但鉴于 HD 存在不同的临床变异性及与 PD、DRPLA、SCA、HDL 等存在临床表现谱的重叠，故而要确诊需要行基因诊断。

随着遗传基础的确定，用 PCR 技术对 IT15 基因的$(CAG)_n$重复序列的检测成为 HD 进行基因诊断最简便也是最直接的途径，也使对 HD 进行症状前诊断和产前诊断成为可能。但一方面因迄今对于 HD 缺乏任何有效的治疗或延缓病程进展的有效手段，使得 HD 成了一个由人类基因组计划创造的经典的伦理上的困境，即在我们知道如何诊断和知道如何去做之间加大了鸿沟。而这种伦理上的困境要得以解决，需要建立在行之有效的治疗措施也就是能够改变 HD 的结局的基础上。有研究认为，对于那些结果表明有遗传该基因的风险的个体来讲，进行症状前诊断会造成生长和教育等方面的负性影响；但也有研究认为对这些人进行基因诊断，有利于其心理健康。不管利弊如何，目前进行症状前检测必须保证是出于自愿，并仅在完全征得病人同意后才能进行，而对于儿童的检测则更应慎之又慎。另一方面，应用 PCR 对 HD 进行基因水平诊断尚存在着许多技术上的困难。首先,预期扩增的区域内含有大量重复的CpG岛,极易形成二级结构,阻碍了PCR中DNA变性和引物的延伸;其次,以往文献报道所采用的引物引导PCR扩增区域除包括IT15基因的$(CAG)_n$重复序列外,还包括其下游(CCG)重复序列多态性区,故结果难以对$(CAG)_n$重复序列的拷贝数作准确评估,给诊断带来一定困难[66,67];也有文献报道[68],采用巢式PCR直接扩增$(CAG)_n$重复序列区,但是巢式PCR操作上相对较为复杂;再者,有文献报道以前常采用的上游引物的3′末位碱基存在单核苷酸多态性(C/G),影响了扩增效率,使得突变基因片段得不到扩增而造成误诊[69]。我们采用了将扩增上游引物的3′末端碱基设计为简并碱基,及应用专用于扩增高GC含量序列的反应缓冲液等PCR扩增策略,仅用一对引物就直接且稳定地扩增出仅包含$(CAG)_n$重复的IT15基因片段。扩增产物通过电泳就可直接作出分子水平诊断,较既往巢式PCR等更为简单、稳定、快捷,因此提高了疾病诊断的实用性,便于推广。

另外,对扩增的IT15基因的$(CAG)_n$重复序列直接进行测序同样也存在一些困难。第一,测序也同样存在序列变性及测序引物延伸的问题,如上所述,该区域序列结构的特殊性往往为测序带来困难;第二,限于目前的测序技术,前50bp序列往往不能够测清楚,直接对该序列进行测序的话,必然会影响拷贝数计算的正确性。我们采用了对扩增片段进行T-A克隆后再测序的方法,成功地解决了以上问题。

2. HD的防治

目前尚无有效的治疗HD的方法。一些药物及方法尚处于实验室试验阶段,疗效也有待于进一步考证。而对HD基因携带者进行症状前预测及进行产前诊断,是目前阻断HD致病基因在家族中继续传递的重要措施。

(1)神经干细胞移植

神经干细胞移植被认为是治疗神经系统变性疾病的一种最具潜力的方法,包括将特定的神经母细胞(胎儿神经细胞)植入成人的大脑中。这种方法已在动物实验中取得了成功,他们将人胚胎纹状体组织植入HD小鼠的脑中,其中一个病例在移植18个月后因非手术原因而死亡,研究人员对该病例进行了尸检,结果显示供体已经在受体中存活、发育,并没有受到受体潜在的内在病程的影响。观察的指标包括纹状体投射和中间神经元显示移植区明显被受体的酪氨酸羟化酶纤维所支配。没有发现小神经角质细胞和巨噬细胞等免疫排斥的组织学证据。而且值得注意的是,在移植的胚胎组织中也没有发现典型的HD神经病理改变,即由突变亨廷顿蛋白形成的神经元蛋白聚集体的形成[70]。

(2)Caspase抑制剂

HD发病涉及细胞凋亡机制,而caspases在细胞凋亡中起关键作用。正常亨廷顿蛋白有抑制caspase激活的作用,故有抗凋亡保护细胞的作用。相反突变的亨廷顿蛋白可激活caspases。Caspase-3,-6,-7剪切亨廷顿蛋白产生氨基末端片段,这些氨基末端片段聚积在细胞内,不仅能加速形成亨廷顿蛋白聚集体,而且亨廷顿单瓣氨基末端片段对细胞有毒性作用[71]。给HD小鼠应用caspase抑制剂ZVAD-fmk或minocycline治疗一定时间,发现能减少细胞内亨廷顿蛋白聚合体的形成,缓解HD脑神经病理改变和舞蹈病的症状。

(3)各种抑制剂

在离体细胞实验及HD动物模型中都得到证实,突变亨廷顿蛋白通过蛋白水解作用产生较全长的突变蛋白具有更大细胞毒性的片段,并在细胞核内及细胞浆内形成聚集体,介导细胞死亡[72,73]。另一方面,突变亨廷顿蛋白片段也可以通过直接损害线粒体的钙调节功能,导致线粒体能量代谢功能的异常[74]。故研究者认为可以把抑制突变亨廷顿蛋白的水解产生毒性更大的片段和/或抑制突变亨廷顿蛋白聚集体的形成作为治疗 HD 的靶点。目前已经发现了几个化合物,如海藻糖等多种二糖,能抑制突变亨廷顿蛋白聚集体的形成,这些化合物也能抑制突变亨廷顿蛋白的毒性[75]。

(4)各种生长因子

目前已发现各种生长因子在诱导细胞增殖及促进神经元形成过程中发挥作用,故而Curtis等[76]认为,如果通过运用外源性生长因子或药物来调动内源因子的作用,就可以促进神经祖细胞形成、神经元的迁移及成熟,可能会对减缓神经细胞退变、死亡,改善 HD 患者的临床症状发挥一定的作用。

(5)其他

正在研究的治疗方法还有促进神经元细胞本身的自我吞噬功能的制剂、细胞凋亡抑制剂、转谷胺酰胺酶抑制剂等等。

七、结语

自 1993 年 HD 致病基因 IT15 被克隆后,HD 的研究工作取得了巨大的成果,但是,HD 的发病机制迄今尚未明确,对于 HD 至今仍没有有效的治疗方法。另外,虽然 HD 致病基因的明确使得进行 HD 的症状前诊断及产前诊断成为可能,但由于上述提到的发病机制不明及缺乏有效治疗措施,使得症状前诊断的开展带来一系列的社会、伦理问题。因而尽快明确 HD 的发病机制,研发有效的防治措施已成为当前亨廷顿舞蹈病研究中亟待解决的问题。国内对于亨廷顿舞蹈病的致病机制、诊断和治疗方面的研究也亟待提高。

参考文献

[1] Vonsattel JP and DiFiglia M. Huntington disease. J Neuropathol Neurol, 1998,57:369-373

[2] 王祖贤. Huntington 氏舞蹈症二例报告. 中华神经精神科杂志,1959, 5:384

[3] 曾溢滔,陈美珏,毛跃华等. 亨廷顿病的基因诊断及家系分析. 中华医学杂志,1995,75(11):689-693

[4] 李书林,李书圣,李问诗. 我国 HD 家系发病分析. 中国优生与遗传杂志, 2001, 9(2):112-113

[5] Reiner A, Albin RL, Anderson KD, et al. Differential loss of striatal projection neurons in Huntington disease. Proc Nat Acad Sci, 1988, 25:589-595

[6] Sharp AH and Ross CA. Neurobiology of Huntington's disease. Neurobiological Diseases, 1996, 3:3-15

[7] Reddy PH, Williams M and Tagle DA. Recent advances in understanding the pathogenesis of Huntington's disease. Trends Neurosci, 1999, 22:248-255

[8] Martin JB. Molecular basis of the neurodegenerative disorders. N Engl J Med, 1999, 340:1970-1980

[9] Tobin AJ and Signer ER. Huntington's disease: the challenge for cell biologists. Trends Cell Biol,2000, 10:531-536

[10] Ho LW, Carmichael J, Swartz J, et al. The molecular biology of Huntington's disease. Pyschol Med, 2001, 31:3-14

[11] Vonsattel JP, Myers RH, Stevens TJ, et al. Neuropathological classification of Huntington's disease. J Neuropathol Exp Neurol,1995, 44:559-577

[12] Mizune H, Shibayama H, Tanaka F, et al. An autopsy case with clinically and molecular genetically diagnosed Huntington's disease with only minimal nonspecific neuropathological findings. Clin Neuropath, 2000, 19:94-103

[13] Caramines M, Halliday G, McCusker E, et al. Genetically confirmed clinical Huntington's disease with no observable cell loss. J Neurol Neurosurg Psychiatry, 2003, 74:968—970

[14] Glass M, Dragunow M and Faull RL. The pattern of neurodegeneration in Huntington's disease: a comparative study of cannabinoid, dopamine, adenosine and GABA(A) receptor alterations in the human basal ganglia in Huntington's disease. Neuroscience, 2000, 97:505—519

[15] Mazziotta JC, Phelps ME, Pahl JJ, et al. Reduced cerebral glucose metabolism in asymptomatic subjects at risk for Huntington's disease. N Engl J Med, 1987, 316:357—362

[16] Gusella JF, Wexler NS, Lonneally PM, et al. A polymorphic DNA marker genetically linked to Huntington's disease. Nature, 1983, 306:234—238

[17] The Huntington's Disease Collaborative Research Group. A novel gene containing a trinucleotide repeat that is expanded and unstable on Huntington's disease chromosomes. Cell, 1993, 72:971—983

[18] Read AP. Huntington's disease: testing the test. Nature Genet, 1993, 4:329—330

[19] Duyao M, Ambrose C, Myers R, et al. Trinucleotide repeat length instability and age of onset in Huntington's disease. Nature Genet, 1993, 4:387—392

[20] Andrew SE, Goldberg YP, Kremer B, et al. The relationship between trinucleotide(CAG) repeat length and clinical features of Huntington's disease. Nature Genet, 1993, 4:398—403

[21] Goldberg YP, Kremer B, Andrew SE, et al. Molecular analysis of new mutations for Huntington's disease: intermediate alleles and sex of origin effects. Nat Genet, 1993, 5:174—179

[22] Rubinsztein DC, Leggo J, Coles R, et al. Phenotypic characterization of individuals with 30～40 CAG repeats in the Huntington disease (HD) gene reveals HD cases with 36 repeats and apparently normal elderly individuals with 36～39 repeats. Am J Hum Genet, 1996, 59: 16—22

[23] The American College of Medical Genetics/American Society of Human Genetics Huntington Disease Genetic Testing Working Group. Laboratory guidelines for huntington disease genetic testing. Am J Hum Genet, 1998, 62:1243—1247

[24] Stevanin G, Fujigasaki H, Lebre AS, et al. Huntington's disease-like phenotype due to trinucleotide repeats expansions in the TBP and JPH3 genes. Brain, 2003, 126:1599—1603

[25] Barnes GT, Duyao MP, Ambrose CM, et al. Mouse Huntington's disease gene homolog (Hdh). Somat Cell Molec Genet, 1994, 20: 87—97

[26] Zeitlin S, Liu JP, Chapman DL, et al. Increased apoptosis and early embryonic lethality in mice nullizygous for the Huntington's disease gene homologue. Nature Genet, 1995, 11: 155—163

[27] Shelbourne PF, Killeen N, Hevner RF, et al. A Huntington's disease CAG expansion at the murine Hdh locus is unstable and associated with behavioural abnormalities in mice. Hum Molec Genet, 1999, 8: 763—774

[28] Schilling G, Becher MW, Sharp AH, et al. Intranuclear inclusions and neuritic aggregates in transgenic mice expressing a mutant N-terminal fragment of huntingtin. Hum Molec Genet, 1999, 8: 397—407

[29] Wheeler VC, White JK, Gutekunst CA, et al. Long glutamine tracts cause nuclear localization of a novel form of huntingtin in medium spiny striatal neurons in Hdh-Q92 and Hdh-Q111 knock-in mice. Hum Molec Genet, 2000, 9: 503—513

[30] Ferrante R. Heterogeneous topographic and cellular distribution of huntingtin expression in the normal human neostriatum. J Neurosci, 1997, 17:3052—3057

[31] Difiglia M, Sapp E, Chase KO, et al. Aggregation of huntingtin in neuronal intranuclear inclusions and dystrophic neuritis in brain. Science, 1997, 277(5334):1990—1993

[32] Gutekunst CA, Li SH, Yi H, et al. Nuclear and neuropil aggregates in Huntington's disease: relationship to neuropathology, 1999, 19:2522—2527

[33] Davies SW, Turmaine M, Cozens BA, et al. Formation of neuronal intranuclear inclusions underlies the neurological dysfunction in mice transgenic for the HD mutation. Cell,1997,90(3):537－548

[34] He L, Shi-Hua L, Heather J, et al. Amino-terminal fragments of mutant huntingtin show selective accumulation in striatal neurons and synaptic toxicity. Nat Genet,2000,25:385－389

[35] Cooper JK, et al. Truncated N-terminal fragments of huntingtin with expanded glutamine repeats form nuclear and cytoplastic aggregates in cell culture. Hum Mol Genet, 1998, 7:83－90

[36] Wellington CL, et al. Caspase cleavage of gene products associated with triplet expansion disorders generates truncated fragments containing the polyglutamine tract. J Biol Chem,1998,273:9158－9167

[37] Wellington CL, et al. Inhibiting caspase cleavage of huntingtin reduces toxicity and aggregate formation in neuronal and nonneuronal cells. J Biol Chem,2000,275:19831－19838

[38] Saudou F, Finkbeiner S, Devys D, et al. Huntingtin acts in the nucleus to induce apoptosis but death does not correlate with the formation of intranuclear inclusions. Cell,1998,95(1): 55－66

[39] Zainelli GM, Ross CA, Troncoso JC, et al. Transglutaminase cross-links in intranuclear inclusions in Huntington disease. J Neuropathol Exp Neurol,2003,62(1): 14－24

[40] Katharine LS, David CR. Transcriptional abnormalities in Huntington disease. Trends in Genet,2003,19(5): 233－238

[41] Dunah AW, Jeong H, Griffin A, et al. SP1 and TaF Ⅱ 130 transcriptional activity disrupted in early Huntington's disease. Science,2002,296(5576):2238－2243

[42] Zuccato C, Ciammola A, Rigamonti D, et al. Loss of Huntingtin-mediated BDNF gene transcription in Huntington's disease. Science, 2001,293(5529): 493－498

[43] 唐北沙. 亨廷顿病的相互作用蛋白研究进展. 国外医学神经病学神经外科学分册,2000,27(3): 159－161

[44] Shiwach RS, Norbury CG. A controlled psychiatric study of individuals at risk for Huntington's disease. Brit J Psychiat,1994, 165: 500－505

[45] Sax DS, Bird ED, Gusella JF, et al. Phenotypic variation in 2 Huntington's disease families with linkage to chromosome 4. Neurology, 1989, 39: 1332－1336

[46] Britton JW, Uitti RJ, Ahlskog JE, et al. Hereditary late-onset chorea without significant dementia:genetic evidence for substantial phenotypic variation in Huntington's disease. Neurology, 1995, 45: 443－447

[47] Kerbeshian J, Burd L, Leech C, et al. Huntington disease and childhood-onset tourette syndrome. Am J Med Genet,1991, 39: 1－3

[48] Mochizuki H, Kamakura K, Kumada M, et al. A patient with Huntington's disease presenting with laryngeal chorea. Europ Neurol, 1999, 41: 119－120

[49] Farrer L A, Cupples LA, Wiater P, et al. The normal Huntington disease (HD) allele, or a closely linked gene, influences age at onset of HD. Am J Hum Genet, 1993, 53: 125－130

[50] Stine CS, Peasant N, Franz ML, et al. Correlation between the onset age of Huntington's disease and length of the trinucleotide repeat in IT15. Hum Mol Gene, 1993, 2:1547－1551

[51] Illarioshkin SN, Igarashi S, Onodera O, et al. Trinucleotide repeat length and rate of progression of Huntington's disease. Ann Neurol, 1994, 36: 630－635

[52] Squitieri F, Cannella M, Giallonardo P, et al. Onset and pre-onset studies to define the Huntington's disease natural history. Brain Res Bull, 2001, 56:233－238

[53] Li JL, Hayden MR, Almqvist EW, et al. A genome scan for modifiers of age at onset in Huntington disease: the HD MAPS study. Am J Hum Genet, 2003, 73: 682－687

[54] Djousse L, Knowlton B, Hayden MR, et al. Evidence for a modifier of onset age in Huntington disease linked to the HD gene in 4p16. Neurogenetics, 2004, 5: 109－114

[55] Wexler NS. Venezuelan kindreds reveal that genetic and environmental factors modulate Huntington's disease age of onset. Proc Nat Acad Sci, 2004, 101: 3498—3503

[56] Brackenridge CJ. Familial correlations for age at onset and age at death in Huntington's disease. J Med Genet, 1972, 9: 23—32

[57] Myers RH, Cupples LA, Schoenfeld M, et al. Maternal factors in onset of Huntington disease. Am J Hum Genet, 1985, 37: 511—523

[58] Boehnke M, Conneally PM and Lange K. Two models for a maternal factor in the inheritance of Huntington disease. Am J Hum Genet, 1983, 35: 845—860

[59] Snell RG, MacMillan JC, Cheadle JP, et al. Relationship between trinucleotide repeat expansion and phenotypic variation in Huntington's disease. Nature Genet, 1993, 4: 393—397

[60] MacDonald ME, Barnes G, Srinidhi J, et al. Gametic but not somatic instability of CAG repeat length in Huntington's disease. J Med Genet, 1993, 30: 982—986

[61] Zuhlke C, Riess O, Bockel B, et al. Mitotic stability and meiotic variability of the $(CAG)_n$ repeat in the Huntington disease gene. Hum Molec Genet, 1993, 2: 2063—2067

[62] Telenius H, Kremer B, Goldberg YP, et al. Somatic and gondal mosaicism of the Huntington disease gene CAG repeat in brain and sperm. Nature Genet, 1994, 6: 409—414

[63] Leeflang EP, Tavare S, Marjoram P, et al. Analysis of germline mutation spectra at the Huntington's disease locus supports a mitotic mutation mechanism. Hum Molec Genet, 1999, 8: 173—183

[64] Laccone F and Christian W. A recurrent expansion of a maternal allele with 36 CAG repeats causes Huntington disease in two sisters. Am J Hum Genet, 2000, 66: 1145—1148

[65] Kovtun IV, Therneau TM, McMurray CT. Gender of the embryo contributes to CAG instability in transgenic mice containing a Huntington's disease gene. Hum Molec Genet, 2000, 9: 2767—2775

[66] Warner JP, Barron LH, Broch JH, et al. A new polymerase chainreaction(PCR)assay for the trinucleotide repeat that is unstable and expanded in Huntington's disease chromosomes. Mol Cell Probes, 1993,7:235

[67] Harper PS. A specific mutation on Huntington's disease. J Med Genet, 1993,30:975

[68] 毛跃华,周刚,陈美珏等. 中国人亨廷顿病 CAG 三核苷酸重复的分子分析. 中华医学遗传学杂志,1996,13(3):131—134

[69] Yu S, Fimmel A, Fung D, Trent RJ. Polymorphisms in the CAG repeat—a source of error in Huntington disease DNA testing. Clin Genet, 2000, 58:469—472

[70] Freeman TB, Cicchetti F, Hauser RA, et al. Transplanted fetal striatum in Huntington's disease: phenotypic development and lack of pathology. Proc Nat Acad Sci, 2000, 97: 13877—13882

[71] Friedlander RM. Apoptosis and caspases in neurodegenerative diseases. New Eng J Med, 2003, 348: 1365—1375

[72] Lunkes A, Lindenberg KS, Ben-Haiem L, et al. Proteases acting on mutant huntingtin generate cleaved products that differentially build up cytoplasmic and nuclear inclusions. Molec Cell, 2002, 10: 259—269

[73] Sanchez I, Mahlke C and Yuan J. Pivotal role of oligomerization in expanded polyglutamine neurodegenerative disorders. Nature, 2003, 421: 373—379

[74] Panov AV, Gutekunst CA, Leavitt BR, et al. Early mitochondrial calcium defects in Huntington's disease are a direct effect of polyglutamines. Nature Neurosci, 2002, 5: 731—736

[75] Tanaka M, Machida Y, Niu S, et al. Trehalose alleviates polyglutamine-mediated pathology in a mouse model of Huntington disease. Nature Med, 2004, 10: 148—154

[76] Curtis MA, Penney EB, Pearson AG, et al. Increased cell proliferation and neurogenesis in the adult human Huntington's disease brain. Proc Nat Acad Sci, 2003, 100: 9023—9027

(张宝荣 殷鑫浈)

第六节　颅脑外伤与认知

颅脑外伤(traumatic brain injury, TBI)是指因外界暴力作用于头部,致颅脑遭受直接或间接的损伤,其发生率占全身创伤的第二位,死残率则位居首位。在我国,随着交通事故的频发,颅脑外伤的发生率也不断攀升,每年约有 60 万人遭遇颅脑外伤,其中 10 万人最终死亡[1]。在美国,每年有 7 万～9 万患者因颅脑外伤致残,同时约 5 万患者死于颅脑外伤[2]。颅脑外伤除可危及生命,导致意识障碍和感觉、运动障碍外,还常导致患者的认知功能受损,并由此衍生出一系列后遗症状。近年来随着对颅脑外伤致病机制研究的深入,手术、药物等治疗方法不断完善和提高,颅脑外伤患者的抢救存活率逐年提高。与此同时,患者对外伤后功能障碍的恢复诉求也越来越迫切。为了获得更为理想的康复效果,就必须对外伤后的各类功能障碍进行进一步研究。

认知是认识和了解事物的过程,其中包含了感知辨别、记忆学习、注意理解和推理判断等多层次的分过程[3]。而在日常生活中,认知活动并不总是单独发生的,更常见的是其与行为执行、情绪变化等过程同时进行。因此认知过程的受损或丧失除表现出认知障碍外,也可能进一步干扰行为和情绪。所以我们认为,颅脑外伤后的认知功能障碍包括:①感知觉混乱;②记忆和学习功能障碍;③注意力和专注力分散;④自我意识丧失[4]。广义上,还应包括:⑤信息处理与执行行为障碍;⑥情绪和性格的改变。

颅脑外伤后认知功能障碍发生的机制尚不明确。一般认为是以下两方面共同作用的结果:①颅脑外伤造成的器质损伤、神经解剖改变、脑功能区受损[5-8];②颅脑外伤事件造成的心理应激。颅脑外伤前患者年龄、性别、家庭和基础认知水平的个体差异可能与外伤后认知功能障碍程度有关。如在与体育运动相关的脑震荡后,女性患者认知功能受损的发生率是男性的 1.7 倍[9]。又如,老年人的认知功能偏低,认知功能受损后更易进展成痴呆症[10]。颅脑外伤后的认知功能受损程度还与颅脑外伤的严重程度(如 GCS 评分)相关[11,12]。此外,因颅脑外伤部位及受力性质的不同,患者可表现出不同程度的认知功能障碍[13-16]。

对颅脑外伤后认知功能障碍的研究可分为临床观察和动物实验两条途径,两者各有不同的研究手段。临床观察的优点在于实验目的明确、结论容易推广,缺点在于干预手段少,更多见于回顾性研究。相对来说,动物实验的干预手段多,研究指标更广泛,然而实验成果从动物到人群的推广常缺乏可信的过渡。目前对颅脑外伤后认知功能障碍的治疗主要靠药物、认知和辅助治疗,其中某些治疗方案已被多项研究证实有效。但总的说来,对颅脑外伤后认知功能障碍的治疗尚缺乏系统性的指南与金标准。因此,对现有治疗手段的筛选和未来治疗新方案的建立,仍将是研究工作的主要方向。

近年来,浙江大学医学院附属第二医院脑外科等科室,在已有的国内外研究基础上,对颅脑外伤后认知功能障碍的研究开展了一些工作,现简述于下。

一、研究方法

对人脑认知功能的研究已长达一个世纪,研究手段已从早期的临床症状观察、神经心理测验,发展到目前的功能影像学及认知功能检测仪检查。

1. 神经心理测验

认知过程包含了感知辨别、记忆学习、注意理解和推理判断等多层次的过程；使用标准化的量表，对以上各层次的认知功能进行量化评价，从而得出部分或总体的认知功能印象，这个过程即为神经心理测验。它是临床神经心理学常用的重要方法，是用于评估受试者认知功能的最佳工具。在此基础上，还可以继而间接推断受试者的脑部受损情况。

在 CT 等精密辅助检查手段尚未出现前，神经心理测验曾在对脑病损的定性、定位诊断中起了最重要的作用。但是神经心理测验的精度不高、难以定位、重复性差，因此，当 CT、MRI、乃至单光子发射计算机断层扫描（SPECT）、正电子发射计算机断层扫描（PET）、功能磁共振（fMRI）等分子影像新技术发展确立后，神经心理测验的传统应用领域就被不断蚕食替代了。目前，神经心理测验在以下四个方面还发挥着重要的作用：①病人监管，确定病人的认知和情感功能的水平与所患疾病的关系，评估各种治疗的作用，并将诊治过程中的详细资料反馈给医务人员和患者家庭；②生活指导，帮助生活能力缺陷、受损者制订完整的改善、康复计划；③科学研究，是临床科研设计中较常用的一种研究手段；④法律鉴定，事故或损伤后的法律鉴定。

临床评价认知功能的神经心理测验表现为各类量表，既有测验相对单一认知功能的检查，也有由各个不同认知功能的单项测验组成的对一个系统功能的检查。比较常见的量表[17]简列如下：简易智力状态检查量表（mini-mental state examination，MMSE），可以评价智能结构；韦氏成人智力量表一第三版（wechlser adult intelligence scale- Ⅲ，WAIS-Ⅲ）的分测验组数字测验（digit span，DS），可以评价注意力的效率和工作记忆；连线测验（the trail making test，TMT），主要评价视觉处理过程和视觉运动觉的协调性；数字符号代换测验（the digit symbol substitution test，DSST），主要评价维持注意的能力以及反应力；听觉口语学习测验（auditory verbal learning test，AVLT）的各部分，分别用来评价短时记忆能力、语言学习能力、干扰后的短时记忆能力和长时记忆能力；语句完成法测验（the speed of comprehension test，SCT），主要评价语言理解能力；Galveston 定向遗忘测验（the galveston orientation and amnesia test，GOAT），主要评价记忆能力。此外，生活意识推断量表（the awareness of social inference test，TASIT）[18]可以测试患者对表情的感知。

2. 分子影像技术

CT 与 MRI 技术均为解剖性的显像技术。CT 成像的原理在于利用光子流作为射线源，射线穿透人体或从人体中发射出来形成影像；而磁共振成像则利用人体内原子核固有的自旋特性，在外界射频场的作用下产生磁共振；这两种技术不仅能显示病变的部位、大小和性质，也能清楚地显示病灶与周围组织的关系，所以已广泛运用于脑外伤的诊断中。但是 CT 与常规的 MRI 技术只能探查脑大体解剖结构的改变，而不能得到脑功能性变化的信息。在脑外伤后遗症期，常可见脑解剖结构正常而脑功能持续受损的情况，而这时 CT 与常规 MRI 技术就不足以显示与监测外伤后脑功能的复健情况，因此分子影像技术的运用更显重要[19]。

分子影像检查[20]包括单光子发射计算机断层扫描（SPECT），正电子发射计算机断层扫描（PET），功能磁共振（fMRI）等。研究认为，局部脑血流灌注（regional cerebral blood flow，rCBF）与认知功能明显相关。SPECT 的优点正在于可对脑血流显像，有助于间接了解脑功能；主要缺点是特异性不高，许多神经系统疾病均可引起 rCBF 和代谢的改变[21-23]。PET 技术是一种以解剖形态方式进行功能、代谢和受体显像的技术，相对于 SPECT，PET 能获得更多特异性参数，如局部脑血流、葡萄糖利用率、氧摄取率、蛋白氨基酸合成、受体或抗原含量，从而了解局部脑组织的生理活动[24]。功能磁共振中的弥散成像（diffusion weighted imaging，

DWI)技术,通过组织水分子的细微弥散变化情况来反映组织的病理生理过程[25];弥散张量(diffusion tensor imaging, DTI)技术可以进一步对人脑神经纤维束成像,帮助研究大脑不同部位间的联络。而单分子检测(single molecule detection, SMD)技术可以对更少量的分子个体提供更精确、详细的动力学参数。目前,SMD已用于研究细胞信号传导、活细胞内分子追踪等方面。

3. *其他检查方法*

(1)基因、蛋白组学检查

颅脑外伤后,神经细胞破坏凋亡,颅内局部微环境破坏。运用蛋白组学与免疫印迹研究等方法,浙医二院神经外科对颅脑外伤后的颅内微环境作了一系列研究,发现Bcl-2、Bax等基因表达增加[7,8],*N*-甲基*D*-天门冬氨酸受体(NMDA)亚单位NR2A和NR2B异常表达[26],水通道蛋白-4(AQP4)含量增加[6]。

(2)电生理检查:包括对脑电图[27],事件相关电位(event-related potential, ERP)的研究等。Andrew等[28]报道人体在对冷、疼痛感觉时,脑电图呈明显改变。Mazzini[29]认为事件相关电位能反映颅脑外伤患者的认知水平,并在一定程度上可作为判断认知功能障碍预后的一项指标。

(3)经颅多普勒(TCD):监测颅内动脉血流动力学变化,以了解颅脑损伤病人的病情演变并指导治疗[30]。

4. *动物实验*

以颅脑外伤人群为研究对象,往往涉及伦理学问题,且研究费用较高。所以作为替代手段,建立了一些简便有效的动物实验模型。

(1)颅脑外伤实验动物和模型

大型动物(如猪以及除人以外的其他灵长类动物)的行为学实验尚无统一标准,所以目前最常用的试验对象仍是鼠。普通人群中男性的颅脑外伤的发生率较高,因此,若无特殊要求,实验对象一般采用雄性鼠。小鼠和大鼠的颅脑外伤模型构造原理基本一致。但小鼠个体较小,在进行认知功能实验时,可控性、机动性和抗疲劳性都相对较差[31]。此外,由于转基因鼠有特殊的基因表达,所以对其进行一系列的外伤打击、药物干预、认知行为学评估,有助于加强从基因到整体水平的联系,拓展对颅脑外伤病理发生基础的认识。因此,在新近的研究中,转基因鼠也得到了广泛的选用。Scherbel等[32]报道,以肿瘤坏死因子剔除小鼠与普通小鼠比较,两类小鼠在颅脑外伤后不同时期的运动功能存在显著差异,提示TNF参与了颅脑外伤后运动功能的恢复过程。

确定了实验对象后,还要根据实验研究目的不同,选择合适的颅脑外伤模型,常用的颅脑外伤模型及特点简述如下。

1)液压伤(fluid percussion, FP)

利用液体脉冲对脑组织造成惯性打击。研究发现中线部位的液压冲击主要造成脑干损伤;而外侧部位的液压冲击对脑干的损伤相对小,但可造成血脑屏障破坏,局部脑血流量改变,诱发皮质区、海马CA_3区和齿状突的细胞凋亡[33]。此外,FP模型还能造成弥漫性轴索损伤,因此该模型造成的外伤后认知功能障碍较严重[34]。

2)局部皮层撞击伤(controlled cortical impact, CCI)

用重物直接撞击颅脑的指定区域,造成皮层挫伤,蛛网膜下腔出血,局部脑血流量改变,诱发受撞击皮层、海马CA_3区和齿状突的细胞凋亡[35,36]。该模型制备理论成熟、方法简单,因此得到了广泛的采用[37]。

3)撞击加速伤(impact-acceleration)

此外伤模型的特点在于颅脑除经受轻微的局部挫伤外,另遭受了加速伤,因此皮层下的白质、脑干等处细胞损伤严重[38]。一般认为,该模型更接近真实的人颅脑外伤状况。然而该模型的致死率较高,若为降低死亡率而减小外伤作用力,则又会显著影响外伤后认知障碍的严重程度[39]。

4)冷冻伤(cold injury)

致冷物质接触局部脑组织,造成接触部位的冷冻伤[40]。该模型损伤灶较小,损伤对神经功能、学习记忆的影响常不明显,因此在认知行为学实验中的使用相对较少。

(2)实验动物颅脑外伤后认知功能评价

实验动物缺乏完备的语言表述能力,因此研究指标必须是可供观察、记录、分析的客观参数,比如迷宫试验中的耗时、被动躲避试验中的电击次数。对实验动物颅脑外伤后认知功能评价的常用实验方法如下[41]:

1)味觉新生实验(gustatory neophobia test)

此实验过程最简单,也不需要特殊的研究工具。给颅脑外伤后的动物,提供四种不同口味的食物,其中三种食物为该动物先前未食用过。健康动物通常偏好熟悉的口味,对三种新食物的进食量偏少;而颅脑外伤后的动物并不挑食,对四种食物平均进食。Hamm 等[42]研究证明,经液压力致脑海马区、扁桃体区受伤的小鼠,该实验结果阳性敏感。

2)被动躲避实验(passive avoidance tests)

研究人员将实验容器分割成明、暗两个区域。初始时,动物处于明室,一旦动物进入暗室就会遭受电击。正常动物在数次电击后,学会趋避电击,不再进入暗室;而颅脑外伤动物学习能力减弱,在学会趋避前,常经受数倍于正常动物的电击次数,甚至学不会趋避。

3)迷宫实验(MAZE)

包括八臂迷宫(8 arm radial maze),巴恩斯桌(barnes table),水迷宫(morris water maze, MWM),改良的交替电刺激 Y 型迷宫等。前两个迷宫中的动物受食欲的驱使,主动探察迷宫中的路径;颅脑外伤后认知障碍的动物较健康动物,探察耗时更长。水迷宫是选用较多的一种迷宫实验。通过设定外伤前后不同的训练时间段,该实验既可以评判动物的空间记忆,也可以评判工作记忆。改良的交替电刺激 Y 型迷宫是另一种能比较客观有效地评价大鼠空间记忆能力的模型[43]。然而迷宫实验整合了认知和行为多方面的因素,动物可能采用认知代偿机制来适应迷宫。因此并不能就阳性结果直接推定实验动物存在认知障碍,也不能单纯根据动物的用时表现来判定动物的学习记忆功能。

二、症状表现

1.感知觉混乱

感知觉混乱是指包括视、触、嗅、听在内的人体各类感知觉的功能障碍、倒错、缺失。外伤对感觉传导通路的破坏是感知觉混乱的解剖学基础。临床上,根据外伤部位、程度和性质的不同,颅脑外伤患者表现的感知觉混乱类型与状况也有不同[12,44]。

以空间认知障碍[44]为例。它是一种由感觉原因造成对物体在空间内的各种特性的认识障碍。包括:①视物形态变化,即看到的物体大小与实际情况不符;②线段定位障碍,不能准确地判断线段方向;③立体空间视觉障碍,将立体的物体看做是平面的东西;④视觉性判断障碍,指对多个物体间空间关系的判断能力的障碍，即不能准确地把握多个物体间的相对关系，如多物体间的相对大小、远近、长短等。

对信鸽、大鼠等动物的研究发现[45]，此类动物的空间定向力基于一种整合了方向觉和距离觉在内的认知图机制(cognitive map)，其解剖学基础为海马 CA_1 区定位距离觉，海马 CA_3 区和齿状突区定位方向觉，最后在皮层整合固化为长期记忆。因此，单纯的海马区病变，可能导致定向困难，表现为不认新路，然而对老路的记忆尚可保存。fMRI 等辅助研究[46]发现，正常人行使视空间功能时，大脑的顶区、内侧枕回、扣带回部、海马旁回和双侧海马被激活。而大脑半球的顶叶，尤其是角回、缘上回受损时，较易引起视空间认知障碍。

2. 记忆障碍

颅脑外伤后遗忘(post-traumatic amnesia，PTA)包括：逆行性遗忘(retrograde amnesia)，表现为对外伤前的事件遗忘，常见于脑震荡患者；顺行性遗忘(anterograde amnesia)，表现为对外伤后的事件遗忘。研究认为：额叶参与了记忆的编码、检索、检测过程，而颞叶与丘脑参与了记忆的形成过程。颅脑外伤后上述结构的损害，局部脑血流灌注异常可能是导致记忆障碍的解剖基础。笔者就发现多例严重额、颞叶脑挫裂伤的患者在康复过程中出现了严重的顺行性遗忘。由于对认知功能作完整的评价十分困难，所以，临床上也可以根据 PTA 的持续时间来判定脑外伤后行为与认知功能障碍的程度[47]。也有研究认为脑外伤可能导致短暂性完全遗忘[48]。

3. 注意力下降

注意力下降也是一种常见的颅脑外伤后认知功能障碍的表现，从轻微的脑外伤后综合征到严重的弥漫性轴索损伤均可出现[14]。在颅脑外伤后门诊复查病例中，注意力下降是颅脑外伤患者的常见主诉，并可严重影响日常的工作和生活。在被问及"你认为最干扰你工作学习的身体不适是什么"时，"注意力下降"在患者主诉中的排名仅次于"记忆力下降"。目前，对注意力下降的病理基础尚不完全了解，但推测存在以下机制：颅脑外伤造成脑干网状系统受损，直接导致患者意识水平下降；额、顶叶等部位损伤，负性抑制途径受阻，间接造成患者选择性注意力明显下降[49]。

4. 自我意识丧失

自我意识是指一种能将"自我"与"客观"有意识区别的能力。自我意识障碍表现为患者对个人体验感到困难，缺少对自我的洞察力[50]。颅脑外伤后的自我意识障碍的案例时有报道[51]。研究发现[52]：存在持续自我意识障碍的颅脑外伤患者常有双侧、非对称(包括脑干和小脑区)性的颅内病灶。Vilkki[53]认为前脑的局部病变可能破坏反馈机制，缺少了反馈机制，患者更加难以估量自我行为的后果，加重自我认识障碍的程度。

三、颅脑外伤后认知功能的康复治疗

1. 颅脑外伤后康复治疗的理论基础

(1)多向性(pluripotentiality)和简并性(degeneracy)

功能影像学研究业已辅证了人脑结构中多向性与简并性的广泛存在[54]。多向性是指颅脑内单一解剖组织、结构表达多种不同功能的特性，简并性是指颅脑内不同解剖组织、结构表达相同功能的特性[55]。由于多向性的存在，颅脑内的单一解剖组织、结构便可参与到多种类型的认知过程中，使人脑得到更有效的利用。由于简并性的存在，即使颅脑外伤后局部解剖结构受损，残存的结构仍有可能表达同样的认知功能，认知功能的完整性得以保持。

日常认知活动包含多个子过程。举例来说:听懂一句话的过程就包括了实时记忆、单词再认、短语分析、句法分析、主题判断、重新定义的步骤[56]。而复杂的认知工作则可循不同的认知途径达到同样的目的。比如了解“苹果”这个物体的特性,既可通过嗅、触、品尝的感知觉途径,也可通过看文字定义或听别人描述的替代途径[57]。当颅脑外伤破坏了所有表达同样认知功能的颅内结构,那么简并性也失去了代偿作用,该项认知功能即告障碍。不过构架在此项受损认知功能基础上的高级认知活动尚可能通过建立替代途径来完成。若替代途径亦受损,则该高级认知活动完全丧失。

(2)神经可塑性(neuroplasticity)

神经可塑性理论认为,在外界环境的刺激下,神经元能够改变功能、结构、化学成分(产生的神经递质的总量和类型),人脑皮层增厚、树突轴突增加、大量细胞体产生、新的突触联系建立,促进大脑生长、发育、修复[58-61]。颅脑外伤后的神经可塑性涉及突触恢复,神经递质释放改变,与认知活动相关的神经系统功能重组等多种机制。它强调不同的环境引发不同的信息处理需求,导致大脑在不同水平整合、重组。

对住院病人的研究发现,住在能够欣赏风景的房间的住院病人,相比住在普通病房的病人,康复速度更快。叶小云等[62]报道对高龄住院病人行“愉快因子”刺激护理后,病人的生理、心理有明显反应,生活质量明显改善。在社区和家庭康复中,颅脑外伤患者出院后回到熟悉的环境,接受更多的外界刺激,不断地适应学习,最终提高认知功能。

2.颅脑外伤后认知障碍康复治疗的手段

(1)自然恢复(spontaneous recovery)

自然恢复[63]是指对康复期的脑外伤患者不作临床干预,患者症状(包括认知障碍)自发缓解的现象。自然恢复的原因在于病人受所处环境的刺激,神经系统内细胞组织再生更替、结构重组、功能代偿,最终认知功能得到一定程度的恢复。在我国,困于医疗资源的相对匮乏、医患双方对认知障碍的认识不足,脑外伤后认知障碍患者(尤其是临床表现相对较轻者)求治热情不高,医务工作者也缺乏积极的治疗耐心。因此,很多患者并未接受系统的医疗干预。这些病人的认知康复有赖于自然恢复。

然而自然恢复的程度存在个体差异,受外伤前患者的基础体质,外伤的性质、部位、严重度,外伤后其他伴随症状改善程度的影响。而且自然恢复率、自然恢复的时程还不明确。不过仅从临床随访资料看来,自然恢复一般达不到满意的康复效果,因此,对颅脑外伤后认知障碍患者进行适当的治疗干预十分必要。

(2)药物治疗

1)胆碱能类药物

研究证明,拟胆碱能药物和胆碱酯酶抑制剂能提高健康人群的认知水平,也能提高脑外伤患者的记忆和注意力[64-66]。临床上使用较多的胆碱酯酶抑制剂,包括盐酸多奈哌齐(Donepezil)、酒石酸卡巴拉汀(Rivastigmine)、TAK-147 等。Freo 选用 Donepezil 以 5~10mg/天的剂量治疗血管性痴呆(VD)患者 6 个月后,患者的智力水平、注意力有显著提升[65];选用 Rivastigmine 以 9mg/天的剂量治疗轻度认知受损(mild cognitive impairment, MCI)患者 17~19 个月后,发现患者的智能水平和长时记忆力更易维持[66]。Khateb 报道,接受 Donepezil 5~10mg/天治疗 3 个月后,颅脑外伤患者的学习能力、注意力、日常生活能力均有不同程度的改善[67]。陈忠等[68]报道,TAK-147(新一代胆碱酯酶抑制剂)对空间记忆功能改善作用优于多奈哌齐。

上述药物的治疗机制可能在于:提高了某些皮层下区域的局部脑血流量、局部脑组织糖代谢率(regional cerebral metabolic rates for glucose,rCMRglu),激活了部分与觉醒、注意有关的脑组织区域和核团(如中缝核团、基底节、丘脑、额叶、颞叶),最终使认知功能得到加强。

2)哌甲酯(Methylphenidate)

哌甲酯能促进多巴胺和去甲肾上腺素的释放,并加快额叶区多巴胺能递质的传送。哌甲酯的副作用较小,在颅脑外伤患者中使用安全性较高。既往对哌甲酯的疗效有较多争议。Gualtieri 等[69]报道,部分闭合性脑外伤患者使用哌甲酯后注意力有所提高。而 Speech 等[70]的研究则未有此发现。Plenger 等[71]报道,中重度颅脑外伤患者在短期使用哌甲酯后,用药组的注意力集中程度较对照组为高。而 Whyte 等[72]在对中重度颅脑外伤患者急性期后的 6 周内使用哌甲酯后发现,患者的注意力程度并无显著提高。不过,一项对既往研究成果的汇总分析[73]认为:哌甲酯对改善颅脑外伤患者认知功能的疗效值得肯定。

3)安非他明(*D*-Aampetamine)

安非他明能促进多巴胺和去甲肾上腺素的释放,并阻断儿茶酚胺的再摄取。Evans[74]报道,1 例 24 岁严重颅脑外伤患者在使用安非他明 0.2mg/kg 每天两次后,记忆和学习能力得到改善。Lipper 报道[75],1 例 25 岁慢性颅脑外伤患者在连续使用安非他明 30mg/天 13 天后,短时记忆得到改善。

4)纳洛酮

纳洛酮是无激动活性的 μ、κ、σ 受体竞争性拮抗剂。其与阿片受体的亲和力大于吗啡和脑啡肽,能竞争性地阻断阿片样物质和内源性阿片肽所介导的毒性作用,目前认为纳洛酮有助于改善脑组织的氧输送,保护神经元细胞膜 Na^+-K^+-ATP 酶的活性,从而减轻内源性阿片肽导致的继发性脑损害[76,77]。

5)金刚烷胺(Amantadine)

金刚烷胺是非竞争性的 NMDA 受体拮抗剂,同时能增加多巴胺的合成量。Meythaler 等[78]对一组有弥漫性轴索损伤表现的中重度颅脑外伤患者进行了双盲对照药物试验,在使用金刚烷胺 200mg/天 3 个月后,患者的 MMSE 评分显著提高。Nickels 等[79]通过回顾性研究后提出,金刚烷胺可改善颅脑外伤患者的注意力,而对记忆力无影响。

6)其他药物

Chen 等[80]对中枢组胺 H1 受体进行了研究,提出该受体参与调节了大鼠的空间记忆,且其作用主要与组胺神经及胆碱能神经相关。对颅脑外伤后小鼠鞘内注射褪黑素(Melatonin)可减少海马区细胞死亡,并改善小鼠的空间记忆障碍[81]。

对颅脑外伤后认知功能障碍的药物治疗仍处于探索阶段,颅脑外伤急性期的用药指征、最佳的用药时段、不同药物的用药剂量、药物间的交叉作用以及药物的毒副作用等问题尚待进一步研究解决。

(3)神经干细胞移植

脑外伤后行神经干细胞移植一直是研究的热点。神经干细胞(nerve stem cells,NSCs)是一类具有高度自我更新增殖能力,并能在一定条件下分化成神经胶质细胞和神经元的细胞群。它在脑内可能广泛存在,分布较多的部位为室管膜下区、室下区、海马齿状回颗粒细胞层下层、纹状体、脊髓及大脑皮层等处。

目前研究认为,神经干细胞在移植部位分裂增殖,并在局部微环境的作用下分化成相应的细胞而替代受损细胞;同时神经干细胞具有一定的迁移能力,可向受损脑组织迁移而分化成特异性的功能细胞；此外神经干细胞还可向胶质细胞分化，分泌神经因子，诱导外伤后神经细胞的增殖。[82]

浙医二院神经外科对此也作了相关研究报道。胡华等[36]对颅脑外伤后SD大鼠行鼠胎脑细胞移植，发现创伤脑区的Bcl-2表达增加，并对脑外伤引起的神经细胞死亡具有保护作用。刘伟国等[83]报道，以神经干细胞移植治疗颅脑外伤，疗效尚可。杨小锋等[84]报道，以脑源性神经营养因子联合神经干细胞共同移植治疗重度颅脑损伤的大鼠，试验鼠的神经元分化比例高，NO含量明显降低，神经功能恢复好。上述研究均提示神经干细胞移植可能可以改善颅脑外伤预后。

(4)高压氧疗(hyperbaric oxygen therapy, HBO治疗)

HBO治疗对脑外伤后的康复[85]、对认知功能的改善[86]疗效肯定。推测其可能机制[21,87]包括：

1)HBO治疗可增加血氧含量，提高血氧张力，增加血氧弥散量和有效弥散距离，因此，短时间内增加CBF量，迅速改善脑组织的新陈代谢。

2)HBO治疗提供足够的代谢刺激，有利于尚存活但无功能的神经细胞功能恢复。

3)HBO治疗显著影响患者体内超氧化物歧化酶(SOD)和脂质过氧化物(LBO)含量，减少或抑制自由基的产生，从而减轻外伤后继发的自由基损害。

4)HBO促使脑内瘢痕组织软化作用，使牵拉减轻直至消失。

5)促进脑积水吸收。

(5)认知再训练(cognitive retraining)

认知再训练[88]包括两部分内容：①恢复性训练；②代偿性训练。恢复性训练的目的在于通过强化训练直接恢复受损的认知功能(记忆力、注意力、感知能力、判断能力、执行组织能力)。对不同认知功能的恢复策略如下：

1)记忆训练：①图片记忆：给患者一定数量的图片，让其说出名称后拿走图片，开始时每隔10min回忆内容，回答正确后逐渐延长间隔时间，增加图片数量。②日常记忆：建立规律性的日常活动，让患者在活动中随时记忆，如早餐后要求患者回忆用餐地点及食物种类。

2)注意训练：要求患者听取训练者的指令，并作简单的分析；成功后适当增加外界干扰，继续训练。

3)执行训练：鼓励患者多进行简单的事件处理，如对物品分类排序；并可从事一些简单的智能游戏，或在计算机辅助下锻炼。

通过上述恢复训练，部分患者的认知功能得到改善，而残留的未改善认知功能可行代偿性训练。代偿性训练的目的在于建立替代技能从而间接恢复受损的认知功能。对不同认知功能代偿策略如下：

1)记忆代偿：要求患者学会记录准确详尽、条理清晰的事件清单，也可用便条、录音、录像的方式记录重要事件，减少遗忘发生。

2)注意代偿：改善环境，减少干扰因素，强调做事时一心一意，在发觉注意力分散时自我纠正。若感觉身心疲倦，小憩片刻。

3)执行代偿：对事件执行的组织结构感到困难时，更应事先做好计划，确定最优原则，将更多的精力投入优先的事件中。解决问题感到困难时，思考各种可能的解决手段，参考别人的建议，得出最佳方案。

已有部分循证研究表明，认知再训练对改善颅脑外伤后认知障碍有效[89]。需要注意的是，认知再训练的时间可能较长，但是，训练中症状改善可能并不显著，因此，治疗中医患双方的耐心尤其重要。

(6)中医药辅助治疗

1)中药治疗：通里化淤醒脑汤[90]、健脑合剂[91]、通窍活血汤[92]等对治疗脑外伤后遗症状有一定疗效。

2)针灸理疗：针灸理疗亦可改善颅脑外伤后头痛[93]。

参考文献

[1] 王忠诚. 王忠诚神经外科学. 武汉：湖北科学技术出版社，2005

[2] Thurman D and Guerrero J. Trends in hospitalization associated with traumatic brain injury. JAMA, 1999, 282(10): 954－957

[3] Prigatano G. Neuropsychological rehabilitation after brain injury. Baltimore: Johns Hopkins University press, 1986, 29－50

[4] Nancy N and Michael M. Principles of Neuroplasticly: implications for neurorehabilitation and learning. In: Downey and Darling's Physiological Basis of Rehabilitation Medicine. Gonzalez E, et al (eds). Bullterworth Heinemann, 2001, 609－622

[5] 陶祥洛. 颅脑损伤. 中华急诊医学杂志，2001, 10(2): 142－143

[6] Hu H, Yao HT, Zhang WP, et al. Increased expression of aquaporin-4 in human traumatic brain injury and brain tumors. J Zhejiang Univ Sci B, 2005, 6(1): 33－37

[7] 莫纪华，郑秀珏，杨小锋. 大鼠严重脑损伤后细胞凋亡状态及相关基因 Bcl-2、Bax 的表达. 中华创伤杂志，2004, 20(7): 432－433

[8] 杨小锋，李谷，刘伟国. 严重颅脑损伤后细胞凋亡状态及相关基因 Bcl-2、BaX 的表达. 中华急诊医学杂志，2004, 13(2): 100－102

[9] Broshek DK, Kaushik T, Freeman JR, et al. Sex differences in outcome following sports-related concussion. J Neurosurg, 2005, 102(5): 856－863

[10] Reeves SJ, Grasby PM, Howard RA, et al. A positron emission tomography (PET) investigation of the role of striatal dopamine (D2) receptor availability in spatial cognition. Neuroimage, 2005, 28(1): 216－226

[11] Levin HS, Eisenberg HM, Wigg NR, et al. Memory and intellectual ability after head-injury in children and adolescents. Neurosurgery, 1982, 11(5): 668－673

[12] Lu DY, Sanberg PR, Mahmood A, et al. Intravenous administration of human umbilical cord blood reduces neurological deficit in the rat after traumatic brain injury. Cell Transpl, 2002, 11(3): 275－281

[13] Kumar S, Rao SL, Nair RG, et al. Sensory gating impairment in development of post-concussive symptoms in mild head injury. Psychiatry Clin Neurosci, 2005, 59(4): 466－472

[14] Mayes AR, Isaac CL, Holdstock JS, et al. Long-term amnesia: a review and detailed illustrative case study. Cortex, 2003, 39(4－5): 567－603

[15] Lorberboym M, Lampl Y, Gerzon I, et al. Brain SPECT evaluation of amnestic ED patients after mild head trauma. Am J Emerg Med, 2002, 20(4): 310－313

[16] Fork M, Bartels C, Ebert AD, et al. Neuropsychological sequelae of diffuse traumatic brain injury. Brain Inj, 2005, 19(2): 101－108

[17] McCardle K, Luebbers S, Carter J, et al. Chronic MDMA (ecstasy) use, cognition and mood. Psychopharmacology, 2004, 173: 434－439

[18] McDonald S, Flanagan S, Rollins J, et al. TASIT: A new clinical tool for assessing social perception

after traumatic brain injury. J Head Trauma Rehabil, 2003,18(3):219－238

[19] 孙达. 放射性核素脑显像. 杭州：杭州大学出版社，1997

[20] 唐孝威，罗建红，章士政等. 分子影像与单分子检测技术. 北京：化学工业出版社，2004

[21] 汤中泉，孙达，张蕴秋等. 脑 SPECT 显像和 CT 扫描观察高压氧治疗脑外伤后综合征疗效. 中华核医学杂志，1999，19(4)：213－216

[22] 包承侃，孙建忠，占宏伟等. SPECT 显像在脑损伤后症候群中的应用. 浙江创伤外科，2001，6(5)：290－291

[23] 吴务权，陈景森，刘其昌. 脑外伤后综合征脑血流变化的研究. 浙江创伤外科，2005，10(2)：105

[24] Freo U, Pizzolato G and Dam M. A short review of cognitive and functional neuroimaging studies of cholinergic drugs: implications for therapeutic potentials. J Neural Transm, 2002, 109: 857－870

[25] 魏瑞理，郑锦志. 弥散成像技术在癫痫研究中的应用. 国外医学：神经病学·神经外科学分册，2003，30(6)：512－515

[26] 陈杰，朱丽君，刘伟国等. 大鼠大脑皮层损伤后 *N*-甲基 *D*-天门冬氨酸受体亚单位 NR1、NR2A 和 NR2B 的表达研究. 中国微侵袭神经外科杂志，2003，8(1)：29－30

[27] 钟国栋，钟生法，王钟谨等. 重度颅脑损伤急性期脑电图改变与预后相关分析. 浙江创伤外科，2005，10(4)：248－249

[28] Andrew C, Chen N, Peter R, et al. Topology of EEG coherence changes may reflect differential neural network activation in cold and pain perception. Brain Topogr, 1998, 11(2): 125－132

[29] Mazzini L. Clinical applications of event-related potentials in brain injury. Phys Med Rehabil Clin N Am, 2004, 15(1):163－175

[30] 邵雪英，李菊凤. 重度颅脑损伤患者经颅多普勒监测及预后判断. 浙江创伤外科，2005，10(4)：295－296

[31] Voikar V, Koks S, Vasar E, et al. Strain and gender differences in the behavior of mouse lines commonly used in transgenic studies. Physiol Behav, 2001,72: 271－281

[32] Scherbel U, Raghupathi R, Nakamura M, et al. Differential acute and chronic responses of tumor necrosis factor-deficient mice to experimental brain injury. Proc Natl Acad Sci USA, 1999, 96(15): 8721－8726

[33] Reeves TM, Lyeth BG, Phillips LL, et al. The effects of traumatic brain injury on inhibition in the hippocampus and dentate gyrus. Brain Res, 1997,757(1): 119－132

[34] Graham DI, Raghupathi R, Saatman KE, et al. Tissue tears in the white matter after lateral fluid percussion brain injury in the rat: relevance to human brain injury. Acta Neuropathol, 2000, 99(2): 117－124

[35] Feeney DM, Boyeson MG, Linn RT, et al. Responses tocortical injury Ⅰ. methodology and local effects of contusion in the rat. Brain Res, 1981,211:67－77

[36] 胡华，傅伟明，郑秀珏. 大鼠脑外伤后胎脑移植的增殖细胞核抗原和 Bcl-2 的表达. 浙江大学学报(医学版)，2004，33(2)：174－176

[37] 杨小锋，李谷，刘伟国. 严重颅脑损伤后细胞凋亡状态及相关基因 Bcl-2、BaX 的表达. 中华急诊医学杂志，2004，13(2)：100－102

[38] Foda ME and Marmarou A. A new model of diffuse brain injury in rats. Part Ⅱ. morphological characterization. J Neurosurg, 1994, 80: 301－313

[39] De MG, Van RK, Van RJ, et al. Validation of a closed head injury model for use in long-term studies. Acta Neurochir Suppl, 2000,76: 409－413

[40] Maeda M, Ampo K, Kiryu-Seo S, et al. The p53-independent nuclear translocation of cyclin G1 in degenerating neurons by ischemic and traumatic insults. Exp Neurol, 2005,193(2):350－360

[41] Scott T, Fujimoto, Luca L, et al. Motor and cognitive function evaluation following experimental traumatic brain injury. Neurosci Biobehav Rev, 2004, 28: 365－378

[42] Hamm RJ, Pike BR, Phillips LL, et al. Impaired gustatory neophobia following traumatic brain injury in rats. J Neurotrauma, 1995, 12(3): 307－314

[43] 余建,黄育文,陈忠. 经过改良的评价大鼠空间记忆能力的交替电刺激 Y 型迷宫. 浙江大学学报(医学版), 2003, 32(2): 121－125

[44] Marshall JC and Fink GR. Spatial cognition: where we were and where we are. Neuroimage, 2001,14(1 Pt 2):S2－7

[45] Lucia F,et al. The evolution of the cognitive map. Brain Behav Evol, 2003, 62: 128－139

[46] Kollias SS. Investigations of the human visual system using functional magnetic resonance imaging (fMRI). Eur J Radiol, 2004, 49(1):64－75

[47] Katz DI. Neuropathology and neurobehavioural recovery from closed head injury. J Head Trauma Rehabil, 1992, 7: 1－15

[48] 王静,陈怀红. 短暂性完全遗忘的病因和发病机制. 国外医学·脑血管疾病分册, 2005,13(1): 27－30

[49] Ries M and Marks W. Selective attention deficits following severe closed head injury: the role of inhibitory processes. Neuropsychology, 2005,19(4): 476－483

[50] Prigatano GP. Principles of Neuropsychological Rehabilitation. New York: Oxford University Press,1999

[51] Fleming JM, Strong J and Ashton R. Self-awareness of deficits in adults with traumatic brain injury: how best to measure. Brain Inj, 1996, 10:1－15

[52] Prigatano GP and Altman I. Impaired awareness of behavioral limitations after traumatic brain injury. Arch phys Med Rehabil, 1990,71:1058－1064

[53] Vilkki J. Cognitive flexibility and mental programming after closed head injuries and anterior or posterior cerebral excisions. Neuropsychologia, 1992,30(9): 807－814

[54] Price CJ and Friston KJ. Degeneracy and cognitive anatomy. Trends Cogn, 2002, 6(10): 416－421

[55] Uta Noppeney, et al. Degenerate neuronal systems sustaining cognitive functions. J Anat, 2004, 205: 433－442

[56] Hagoort P, Wassenaar M, Brown C,et al. Real-time semantic compensation in patients with agrammatic comprehension: electrophysiological evidence for multiple-route plasticity. Proc Natl Acad Sci USA, 2003, 100:4340－4345

[57] Phillips JA, Humphreys GW, Noppeney U, et al. The neural substrates of action retrieval: an examination of semantic and visual routes to action. Vision Cogn, 2002, 9: 662－684

[58] Carbonin C, Chierichetti F, Ferlin G, et al. Effect of donepezil on cognition in thalamic dementia. Int Meet Adv Alzh Dis Abs, 2000, 6:203

[59] Jenscn E. Teaching with Brain in Mind. The Association for Supervision and Curriculum Developmgnt, 2002

[60] 刘伟国,周景义,杨小锋. 天然细胞生长调控因子对原代培养神经细胞生长影响的实验研究. 浙江医学, 2003, 25(1): 3－5

[61] 刘伟国,杨小锋,朱国伟. 天然细胞生长调控因子(NCGCF)对大鼠坐骨神经损伤后神经功能恢复的影响. 浙江创伤外科, 2003, 8(2): 74－76

[62] 叶小云,姚梅琪,夏秋欣. 对高龄病人实施“愉快因子刺激疗法”的护理与评价. 中华护理杂志, 2004, 39(7): 497－498

[63] Park NW,Ingles JL. Effectiveness of attention rehabilitation after an acquired brain injury: a meta-analysis. Neuropsychology, 2001, 15(2):199－210

[64] Schredl M, Weber B, Leins ML, et al. Donepezil-induced REM sleep augmentation enhances memory performace in elderly, healthy persons. Exp Gerontol, 2002, 36: 353－361

[65] Freo U, Carbonin C, Cagnin AC, et al. The cholinesterase inhibitor donepezil improves cognitive performance in vascular dementia. J Cereb Blood Flow Metab, 2001, 21(S1): 654

[66] Freo U, Carbonin C, Ori C, et al. Effects of acetylcholinesterase inhibition in mild cognitive impairment (MCI): preliminary results with rivastigmine. Soc Neurosci Abstr, 2005, 31: 667

[67] Khateb A, Ammann J, Annoni JM, et al. Cognition-enhancing effects of donepezil in traumatic brain injury. Eur Neurol, 2005, 54(1): 39－45

[68] 陈忠,徐阿晶. TAK-147 逆转东莨菪碱诱发的大鼠空间记忆障碍. 中国药理学报(英文版), 2002, 23(4): 360

[69] Gualtieri CT and Evans RW. Stimulant treatment for the neurobehavioral sequelae of traumatic brain injury. Brain Injury, 1988, 2: 273－290

[70] Speech TJ, et al. A double-blind controlled study of methylphenidate treatment in closed head injury. Brain Injury, 1993, 7(4):333－338

[71] Plenger PM, Dixon CE, Castillo RM, et al. Subacute methylphenidate treatment for moderate to moderately severe traumatic brain injury: a preliminary double-blind placebo-controlled study. Arch Phys Med Rehabil, 1996, 77: 536－540

[72] Whyte J, Hart T, Vaccaro M,et al. Effects of methylphenidate on attention deficits after traumatic brain injury: a multidimensional, randomized, controlled trial. Am J Phys Med Rehabil, 2004, 83: 401－420

[73] Siddall OM. Use of methylphenidate in traumatic brain injury. Ann Pharmacother, 2005,39(7－8):1309－1313

[74] Evans RW and Gualtieri CT. Psychostimulant pharmacology in traumatic brain injury. J Head Trauma Rehabil,1987, 2: 29－33

[75] Lipper S and Tuckman MM. Treatment of chronic post-traumatic organic brain syndrome with dextroamphetamine: first reported case. J Nerv ment Dis, 1976, 162: 366－371

[76] 刘伟国,杨小锋,李谷. 盐酸纳洛酮对严重颅脑损伤后神经细胞凋亡及相关基因 Bcl-2、Bax 表达影响的研究. 中华神经外科杂志, 2004, 20(2): 170－172

[77] 缪建平,祝鸣兰,慎建玉等. 纳洛酮对急性颅脑损伤治疗作用的临床观察. 中华急诊医学杂志, 2003, 11(1):43－44

[78] Meythaler JM, Brunner RC, Johnson A and Novack TA. Amantadine to improve neurorecovery in traumatic-brain injury-associated diffuse axonal injury: a pilot double-blind randomized trial. J Head Trauma Rehabil, 2002, 17(4): 300－313

[79] Nickels JL, Schneider WN, Dombovy ML, et al. Clinical use of amantadine in brain injury rehabilitation. Brain Injury, 1994, 8: 709－718

[80] Chen Z, Chen JQ and Kamei C. Effect of H1-antagonists on spatial memory deficit evaluated by 8-arm radial maze in rats. Acta Pharmacol Sin, 2001, 22(7): 609－613

[81] Ozdemir D, Tugyan K, Uysal N, et al. Protective effect of melatonin against head trauma-induced hippocampal damage and spatial memory deficits in immature rats. Neurosci Lett, 2005, 385(3): 234－239

[82] 刘辉,杨树源,张建宁等. 神经干细胞移植对颅脑外伤神经组织的替代和修复作用. 中华神经外科杂志, 2002, 18(5): 282－286

[83] 刘伟国,陈向日,郑学圣等. 不同数量神经干细胞移植治疗颅脑外伤疗效的对比研究. 全科医学临床与教育, 2005, 3(4): 230－234

[84] 杨小锋,虞军,刘伟国等. 脑源性神经营养因子和神经干细胞联合移植治疗大鼠重度颅脑损伤的研究. 浙江医学, 2005, 27(1): 13－14

[85] Isakov IV, Romasenko MV and Chudin AS. Hyperbaric oxygenation in the prevention of mental disorders in patients during the acute period of severe craniocerebral injuries. Zh Nevropatol Psikhiatr Im S S Korsakova, 1984, 84(5): 762-766

[86] Hulshof M, Stark NM and van der Kleij A. Hyperbaric oxygen therapy for cognitive disorders after irradiation of the brain. Strahlenther Onkol, 2002, 178(4): 192-198

[87] 刘伟国,杨小锋,龚江标等. 高压氧对重型颅脑损伤患者红细胞超氧化物歧化酶和脂质过氧化物的检测及临床意义. 中华检验医学杂志, 2005, 28(3): 283-286

[88] Chute DL. Neuropsychological technologies in rehabilitation. J Head Trauma Rehabil, 2002, 17(5): 369-377

[89] Chesnut RM, Carney N, Maynard H, et al. Rehabilitation for traumatic brain injury. Rockville, Md: Agency for Health Care Policy and Research. Evidence Report/Technology Assessment 2, 1999, 171-176

[90] 范越君,刘伟国,杨小锋等. 通里化瘀醒脑汤辅助治疗重症颅脑损伤的临床观察. 中国中西医结合杂志, 2005, 25(4):319

[91] 杨松斌,杨小锋,刘伟国,陈高等. 健脑合剂治疗脑外伤后遗症 88 例. 浙江中医杂志, 2003,14(3):215

[92] 王晓文. 中西医结合治疗脑外伤后继发性癫痫 30 例疗效观察. 新中医, 2003, 35(4):40-41

[93] 黄建一,项美华,孙红玲. 韩氏穴位刺激对颅脑损伤头痛疗效观察. 浙江预防医学, 2003,15(8):88

（张建民　祝　笠）

第七节　焦虑障碍和抑郁症的功能性脑显像研究

一、概述

1. 焦虑和抑郁的概念和定义

焦虑障碍被认为是与遗传相关的精神性疾病,根据临床症状焦虑障碍可分为两种亚型:广泛性焦虑(GAD)和惊恐发作。关于焦虑的定义以及它与害怕、惊恐、负荷和担心的关系尚有一些争议,主要的争议如下:①焦虑是一种认识到的害怕。②焦虑包括两种情况:害怕状态,由某种与惩罚相关的条件刺激所致;预期的挫折,由其他类型的刺激所致。③害怕与焦虑不同,但惊恐和害怕是一样的。④焦虑可以再分为害怕、惊恐和担心[1]。在一些文献中,焦虑被区别为两种类型,一种是焦虑性忧虑(apprehension),也归类为担心,认知焦虑、预期性焦虑和预期性挫折;另一种是焦虑唤醒或激发(arousal),常归类为躯体焦虑[1]。后来,《精神疾病诊断和统计手册》第 4 版(DSM-Ⅳ,美国精神学协会,1994)把焦虑障碍分为 11 种不同的诊断。焦虑障碍发病率高,早期的症状难以与正常人的焦虑表现相鉴别,通常表现为慢性过程,逐渐引起脑功能的限制和削弱,出现认知和行为异常,并可产生一些突出的破坏性后果[1-4]。一些研究发现,惊恐和社会恐惧的病人在生命期中有自杀企图的比例分别占 18%和 12%[5]。

抑郁性神经症,简称抑郁症,是一种常见的,以持久的心境低落为主要临床征象、病程迁延的情感障碍性精神疾病,常伴有焦虑、躯体不适和睡眠障碍,临床上主要表现为疲乏无力、记忆减退、情绪低落和悲观厌世,病情发展严重者有明显的自杀意念乃至自杀行为。

据我国 1982 年全国 12 个地区流行病学调查资料统计,焦虑症和抑郁症的患病率为

0.148%和0.311%，远远低于同时期欧美国家的统计数据，主要原因是在我国有一大部分焦虑障碍和抑郁症患者被归于神经衰弱。

2.脑显像的方法

一个人精神上的特征是不能在解剖上描述的，像焦虑和抑郁等神经精神性疾病所表现出的认知、情感和行为上的障碍，用计算机断层显像(CT)、磁共振显像(MRI)等形态学显像技术并不能观察到相应脑区的异常[2]。然而近30年来，正电子发射断层显像(PET)、单光子发射断层显像(SPECT)和功能性磁共振显像(fMRI)等功能性现代医学显像技术的发展，使研究者可以直接在受试者体内检查特异的焦虑和抑郁病人与一般人群在神经生物学上可能存在的差异。脑的SPECT和PET显像可以灵敏地反映脑的各种生理过程及其变化。这些生理过程包括局部脑血流灌注(rCBF)、血容量(rCBV)、局部脑葡萄糖代谢率(rCMRGlu)、局部脑氧消耗($rCMRO_2$)、氧摄取分数(OEF)、蛋白质合成和脑受体结合的位置、密度和分布[6-9]。因为精神性疾病，像精神分裂症、情感性疾病、焦虑、痴呆及药物滥用者的脑累及表现为显著的功能性和/或神经化学的变化而非解剖结构性的异常，SPECT和PET是对这些疾病进行调查研究的独特工具，而这些疾病的治疗所使用的药物多涉及特异的神经递质系统，像苯二氮草类受体(BZr)，因此，SPECT和PET也可用于研究这一类治疗药物的活性机制和药物动力学。

功能性脑显像在神经精神性疾病中的研究方法包括患者与正常受试者之间的比较，患者在焦虑和/或惊恐激发试验前后的比较，患者治疗前后的比较。这些比较可以局限在个体(自身)之间，也可以在组间。如按不同的疾病、不同的焦虑/抑郁程度、不同的焦虑和/或惊恐激发的方法、不同的治疗药物等进行分组。获得的数据通常用视觉分析、半定量分析、数字减影或绝对定量测定方法进行处理[9]。近来统计学参数图(SPM)也已用于功能性脑显像研究。然而，半定量分析(感兴趣区记数比)因其方法简单、操作方便和结果准确，目前应用最为广泛。

3.焦虑和抑郁的神经解剖学和神经生理学基础

在大多数器质性脑病中存在一些清晰、明确的或潜在的神经解剖异常，在这些脑病中，局部脑功能损伤是与相应的神经解剖结构异常相关的。但是，在像焦虑障碍和抑郁这样的心理和精神性疾病中通常看不到相关的神经解剖异常。焦虑和抑郁主要累及脑的认知活动，与多种脑功能活动，像情绪、记忆、思维、语言、注视、运动、感觉等等有关。与焦虑和抑郁相关的局部脑区和相应的脑功能变化是由于症状(惊恐、恐惧、敌意、焦虑、担心、害怕、情绪低落、自杀倾向等等)以及焦虑和抑郁的种类和程度不同而不同的。这些不同的脑功能活动相互之间有密切的关系，并且与多个脑功能区有直接或间接的关系[10]。这些可以导致在不同的研究亚组中焦虑与脑功能活动(表现为特定脑区的rCBF、rCMRGlu和受体结合)的关系方面的一些明显差异。

例如，额叶的新皮层特别与运动性活动、判断、预见性和情绪、心境有关[11]，中、上颞和顶区呈现为颞顶的多形联络区，并与前额的多形联络皮层有强的相关联系，这些皮层形成一个平行的分布网，促进觉醒、注视和动机功能以及综合的表现的认知活动[12]。脑半球的边缘系统(包括位于额叶内侧面的扣带回、颞叶内侧后下部位的海马旁回及海马)是恐惧、警戒和愤怒的神经中枢，并与动机、情绪、记忆相关[13,14]。因此，脑的能量消耗(由局部葡萄糖代谢率判断)在很大程度上受到受试者自主发生的情感色彩上的个人幻想和情感事件的性质和程度的影响，与语言、感觉、认知记忆和情绪反应的过程相关的脑区显示与这些特异的脑活动有明显的相互关系[15,16]。受试者的不均匀性、所用的显像和实验技术不同也已经导致明显对立的结果，因此，比较和解释来自与焦虑和抑郁相关的脑功能显像的数据有时是困难的。

二、与焦虑障碍和抑郁相关的脑功能区定位

焦虑障碍脑功能显像研究的主要目的是探查与焦虑相关的脑功能区的分布。由笔者复习的一百多篇 SPECT 和 PET 显像研究中所获得的数据已经揭示，额叶、边缘系统和颞叶是不同的原发性焦虑以及在正常受试者中引起的焦虑和惊恐中最多被涉及的脑区。额叶（包括 15 个亚区，主要有上、中、下额和眶额皮层）在大约 74％的研究亚组中被涉及，其中大约一半的研究亚组涉及的脑区是双侧的，余下的是在左侧或右侧，而左侧比右侧更多见。边缘系统（包括 8 个亚区，主要有扣带回，然后是海马和海马旁回）在 52％的研究亚组中被涉及，有一半的脑区是双侧被累及，余下的位于左侧或右侧，而两侧的数量是相同的。颞叶（包括 12 个亚区，主要为前、上和后颞）在 50％的研究亚组中被涉及，其中双侧或仅左侧或右侧脑区被累及的大约各占 1/3，而左侧略多一些。与焦虑有关的其他脑区包括基底节（主要为尾状核、壳核）、顶叶（主要为角回、躯体感觉皮层和上顶叶）、枕叶（主要为视皮层和下区）、岛叶、丘脑、中脑和小脑。由于引起焦虑的不同程序的影响，所观察到的脑活性的不同类型可能反映了认知累及的相关类型和程度，我们根据不同的受试者亚组进行分类，并从尽可能多的样品中寻找更一致的和可解释的结果。

1. 正常受试者

在正常脑中，CBF 和脑代谢率是与脑功能密切相关的[16]。正常脑有能力调节全脑和局部的血供（自动调节）以对生理活性的变化作出反应，表现为“脑生理学和脑血流是匹配的”[17]。例如，一个简单的视觉刺激将导致矩皮层和邻近的相关皮层中视觉中枢 rCBF 和rCMRGlu的可测定的增加；而在复杂的生理学过程如视觉期间，脑的其他部位的相关中枢也显示 rCBF 或 rCMRGlu 增加。许多学者已经用 PET 和 SPECT 从多方面研究了正常人对生理性刺激，像感觉、运动活动、记忆作业和认知作业时的脑血流和代谢的反应，以探索脑的情感和认知活动的神经生理学和神经解剖学基础[18]。

正常人的焦虑或惊恐激发实验包括用武装抢劫银行的录像片[19,20]、动物[19,21]、蛇[22]和蜘蛛[23,24]引起的视觉恐惧刺激及由电休克引起的意外疼痛发作[25]的 PET/SPECT 研究。在这些研究中，与特定的刺激相关的脑区包括额叶（主要为眶额，然后是前额），边缘系统（主要是后扣带回和海马）和视皮层，其他累及的脑区包括颞极和顶叶（次级躯体感觉皮层和角回）。在大多数例子中，相关脑区的 rCBF 变化呈双侧性，少数仅位于左侧。但一位女性受试者在电休克引起的意外疼痛发作时，累及的脑区均位于右侧[25]。以上所涉及的大多数脑区可见到 rCBF 减少，但在视皮层和少数受试者的眶额和盖部可见 rCBF 增加。

在正常人的焦虑刺激试验，像一只手的手指的疼痛休克[26]、以前生活事件的回忆[27]、沉默的视觉及其他感觉想象和认知心理活动[15,28]、梦中的焦虑和敌意水平的试验[28,30]、CCK_4引起的焦虑[31,32]等研究中所获得的数据是多样和复杂的。由相同或不同的刺激方法引起的焦虑类型和水平也是混杂的。例如，由回忆以前的生活事件可以引起的焦虑和生气[27]，由沉默的视觉心理活动可以引起的总的焦虑和敌意（外向、内向）、总的焦虑、自我焦虑、焦虑置换和焦虑克制[15,28]。由此获得的数据是不同的也就不奇怪了。这些数据显示，与之相关的脑区主要包括额叶（主要为上和中额叶），然后是边缘系统（主要为前扣带回），其他累及的脑区包括颞叶，基底节（壳、尾状核和 precencus），顶叶（上顶和角回），枕叶，中脑（下丘）和小脑。在大多数例子中，相关脑区的 rCBF 变化仅位于右侧，然后是左侧和双侧。在大多数相关的脑区，rCBF 或 rCMR 显示为增加，或与焦虑水平呈阴性/阳性的关系。

来自2组正常受试者梦和清醒期间的焦虑和敌意经历的PET/FDG的研究结果显示，在REM梦期间，特定的焦虑等级（death separation，弥散的或总的焦虑）和敌意（隐藏的敌意外表）等级与右额叶和左顶叶的rCMRGlu有明显相关性。梦和清醒时的心理活动不仅累及脑参与语言的部分（颞叶），也累及智力和推理（额叶）及视觉相关（枕叶）的脑区[29,30]。

2. 焦虑障碍病人

焦虑障碍病人的研究方法是多样的。通常在疾病静息（间歇期）、症状自我发作（发作期或恶性期）时或症状激发（焦虑或惊恐刺激）期对病人进行研究，以及进行治疗前后的比较。这些研究可以帮助我们了解焦虑病人脑功能障碍的类型和水平，以及对治疗的反应，这些情况是脑功能显像对焦虑病人进行临床应用和研究的重要方面。迄今为止，病人在症状自我发作期间的研究很少，多为症状激发试验所取代。

我们用^{99m}Tc-ECD脑血流灌注断层显像（SPECT）探查了65例焦虑症患者和21例年龄匹配的正常对照者的局部脑血流灌注（rCBF）的变化及其与临床的关系[33]。65例患者再分为治疗组（31例，为近3个月内曾系统服用苯二氮䓬类药物超过30天，但疗效不佳或复发而再次就诊者）和未治疗组（34例）。三组受试者之间年龄性别无差异，均为右利手。治疗组与未治疗组HAMA评分无差异（$t=0.304, P>0.05$），但两组的病程有显著差异（$t=3.692, P<0.01$）。治疗组、未治疗组患者及21例正常对照者的脑显像在视觉分析的基础上再进行半定量分析，即以小脑为对照区，计算大脑左右半球各部位感兴趣区（ROI）的局部灌注指数（RPI），以进行组间的比较。结果显示，焦虑症患者rCBF异常率为93.8%（61/65），主要表现为额叶、颞叶、边缘系统及基底节的放射性减少。其中额叶异常53例（累及双侧26例，左侧13例，右侧14例），占81.5%；颞叶异常49例（累及双侧7例，左侧18例，右侧24例），占75.4%；基底节异常26例（累及双侧2例，左侧19例，右侧5例），占40.0%，其中左侧基底节放射性稀疏者明显多于右侧（$\chi^2=7.042, P<0.01$）。对照组左右脑区之间均无明显异常。半定量分析的结果显示，治疗组与未治疗组患者左右额叶和颞叶的局部灌注指数均明显小于正常对照组（$P<0.01$），而治疗组与未治疗组之间无明显差异。部分病人经对症治疗后，随症状缓解，复查脑显像亦可见rCBF有明显好转。这表明，上述rCBF的变化与病程及有无经历过治疗无关[34]，而与治疗后症状的改善明显相关[33]。

3. 广泛性焦虑（GAD）

广泛性焦虑以持续的担心、高度的警戒和自主的过度活动等症状为特征，临床上主要表现为持续的担心、觉醒、肌肉紧张度增加、震颤和心悸。

涉及广泛性焦虑病人的神经显像研究不多。一些CT扫描的研究没有发现脑的解剖结构异常，而用SPECT/PET进行的功能性脑显像研究已经获得了一些有意思但互相矛盾的数据。在一组18例广泛性焦虑患者和15例正常对照者中，用PET/FDG显像进行的两种不同刺激的研究发现，被动观察的焦虑激发导致广泛焦虑病人枕叶的左下17区、右后颞叶和右前中额叶的rCMR增加，基底节和白质的rCMR降低，及左右海马回不对称，而活性的警戒作业导致病人基底节的代谢被激活。当这些患者接受苯二氮䓬（22.5mg×21天）治疗后，可观察到皮层表面、边缘系统和基底节的rCMR增加[3]。另一组18例广泛焦虑病人在用安定（0.12mg/kg，静脉注射）治疗后，可见全脑的CBF减少[35]。与10例正常受试者比较，Tiihonen等[36]发现，在10例广泛焦虑病人中右前额叶和左半球的^{123}I-NNC受体结合增加。

其他焦虑病人的焦虑激发研究还包括在高和低特征（trait）焦虑病人中用^{133}Xe探查自然的和情感的听觉刺激[37]；有不同焦虑的单相和双相抑郁病人静息时的PET/FDG显像[38]；在

有高和低度焦虑的抑郁病人中用双探头 γ 相机本配 511kev 准直器和双核素显像技术同步行^{18}F-FDG 和^{99m}Tc-HMPAO SPECT 显像[39]；老年重度抑郁病人在静息和词流畅作业时的 SPECT/HMPAO 显像[40]；焦虑障碍[22]或焦虑和躯体构型障碍(somatoform)[41]的^{123}I-IMZ 受体结合及焦虑障碍的^{11}C-BZr[42]等。在这些研究中，与焦虑有关的特定的脑区主要包括额叶、颞叶(主要为上颞)和边缘系统(主要为前扣带回，海马和海马旁)。其他累及的部位包括基底节、顶叶、枕叶和侧位小脑。在大多数样品中，相关区域的 rCBF 变化仅位于左侧，余下的为右侧或双侧，大多数相关脑区的 rCBF 是减少的，或与 Hamilton 抑郁评估量表等级呈反转的关系。

4. 惊恐障碍

惊恐障碍或惊恐发作是焦虑的一种严重类型，以在没有惊恐刺激的情况下反复的焦虑发作为特征。

CT 和 MRI 显像技术已经证实在一部分惊恐病人中存在异常。一个 CT 的研究显示，20%的惊恐障碍病人有一些典型的可探查到的异常，如轻度的脑萎缩、小的腔隙梗塞和侧脑室扩大[43]。在一些 MRI 的研究中，调查者发现，惊恐病人的异常率为 40%～43%。而正常对照者是 10%，最常见的表现是颞叶部位的信号密度异常，大多累及右侧[44,45]。

惊恐病人的 SPECT 和 PET 研究也不多，在一个惊恐病人的听觉持续执行作业的 PET/FOG 研究中，与正常受试者对比，可见前扣带回和左顶叶 rCMR 减少、中眶额 rCMR 增加和额叶的不对称[46]。惊恐病人与精神抑郁病人在静息状态的比较中，可以看到前额叶、侧下颞叶、左中下颞叶的^{131}I-IMZ 受体结合减少[47]。

但是在惊恐病人中用^{133}Xe[48]、SPEG/rCBF[49-51]或 PET/FDG[52]进行的乳酸盐引起的焦虑和用 SPECT/HMPAO[53]进行的育亨碱引起的焦虑的研究中，结果是不同的。惊恐病人中药物引起的焦虑相关的脑区在不同的研究组，甚至在同一实验室用同样的方法，所获得的结果也是大不相同的[49-51]。这些脑区包括额叶，边缘系统(海马旁)和颞叶。在大多数病例中，相关脑区的 rCBF 变化显示为增加，在 5 组乳酸盐引起的焦虑研究中，有三组显示全脑血流的增加[52,48]或减少[54]。

我们曾对 16 例惊恐障碍患者及 15 名正常对照者应用单光子发射计算机断层摄影技术测定 rCBF 灌注。结果显示，惊恐障碍患者 rCBF 灌注异常的阳性率为 100%(16/16)，低灌注多见于双侧前下额叶和下颞叶、右侧枕叶及左侧基底节；其中双侧额叶、右侧颞叶及左基底节的 rCBF 降低与 Hamilton 焦虑量表评分呈直线负相关[55]。

5. 社会恐惧

与惊恐障碍一样，社会恐惧也是常见的严重焦虑障碍，可以引起明显的社会和职业能力损害和并发症，包括教育和职业不良、孤独、药物滥用、抑郁和自杀倾向增加[87,88]。

在对一组 22 例社会恐惧病人的 MRI 研究中，病人和正常人之间在全脑、尾状核、壳和丘脑容量方面没有证实存在明显的统计学上的差异[58]。

在一组社会恐惧受试者用 PET/rCBF 进行的紧张性讲话作业的研究中，与非社会恐惧的对照组比，社会恐惧病人的客观焦虑均有增加，且在公众面前讲话时比私人谈话时增加更多；与对照受试者比，社会恐惧者在焦虑增加的同时伴有杏仁联合体的 rCB 增加；社会恐惧病人在公众面前讲话和私人谈话时，眶额皮层、岛和颞极部位的 rCBF 均减少，且在公众讲话期间 rCBF 减少更明显；而社会恐惧病人和对照组比，在顶叶和次级视皮层的 rCBF 增加更少一些。此外，在对照组中还可见到鼻旁和夹肌后(reteosplenial)皮层 rCBF 增加[59]。在另一组社会恐惧病人的PET/rCBF研究中，通过听叙述经历过的社会恐惧事件的自传体手稿激发焦虑时，在左上前扣带回、中额皮层和左顶皮层可见rCBF增加，在右棱状回、左上中颞回、颞极、桥脑、左杏仁体可见rCBF减少[60]。在一组社会恐惧病人用选择性胺再摄取阻断剂(SSRI)治疗后的研究中，用SPECT/rCBF显像发现左前侧后眶额、前侧颞叶和扣带回rCBF减少[61]。在社会恐惧病人的^{123}I-βCIT多巴胺再摄取部位密度的研究中，定量的分析指示，与健康受试者比，社会恐惧病人纹状多巴胺再摄取部位的密度是明显更低的[62]。然而对一组广泛社会恐惧病人静息时用SPECT/HMPAO进行的研究显示，在病人(11例)和健康对照者(11例)之间未见明显差异[63]。

上述数据显示，与社会恐惧相关的脑区主要包括额叶(主要为上和中额叶)，然后是边缘系统(主要为前扣带回)。其他累及的区包括颞叶、基底节(壳、尾状核和Precencus)、顶叶(上顶叶和角回)、枕叶、中脑(下丘)和小脑。

6.简单恐惧

简单恐惧是最常见的恐惧障碍，但关于它的生物学基础了解不多。来自简单恐惧病人的两个研究结果是不同的，用PET/rCBF研究一组简单恐惧病人的激发状态，可见后中眶额回、前颞叶、躯体感觉皮层、前扣带回、岛叶和丘脑的rCBF增加[64]。另一组病人听4min恐惧的磁带，用SPECT/rCBF显像，可见眶额回、后扣带回、初级和次级视皮层rCBF增加；而右后颞叶、右颞枕区、左角回和次级躯体感觉皮层的rCBF减少[65]。在两个组的病人中，眶额回、颞叶、扣带回和躯体感觉皮层均被累及。

7.创伤后负荷障碍(PTSD)

PTSD是一种常见的焦虑障碍，在最近的中枢神经系统流行病学调查中，Kessler等[66]发现，PTSD在自然的生命期中有7.8%的发病率，而在妇女中发病率更高(10.4%对5%)。一些研究已经证实，在PTSD受试者中某些神经递质通路失调，下丘脑－垂体－肾上腺轴紊乱[67]，精神生理学反应异常[68]，这些是PTSD的神经生物学基础。这些报告认为，慢性PTSD可以导致与记忆和智力相关的脑区，如海马结构的变化。

第一个PTSD病人的神经显像研究[69]，是在10例以前的战争经历者中进行CT扫描。与4例有EEG4期睡眠的受试者比，在6例没有EEG4期睡眠者中，脑室－脑比例(VBR)增加，全脑脑沟增宽。在另一组26例越南战争退伍兵和22例匹配的对照者的MRI脑显像研究中发现，与对照受试者相比，经历过战争的PTSD受试者的右海马体积明显减少(减小8%)，在病人和对照者之间未发现尾状核和颞区在体积上的差异。在这些受试者中，短期的词记忆缺失是与更小的右海马体积相关的[70]。

目前已对一些病人在静息状态、症状激发期间和治疗前后用PET或SPECT进行了研究，在一组PTSD病人(16例)静息时的SPECT/HMPAO研究中可以看到上额叶和尾状核的rCBF减少[71]。在PTSD病人的症状激发研究中，受试者的组成和症状激发的方法是多样的。在大多数的研究中，受试者是有PTSD的越南战争退伍军人[72-75]，一些受试者是有儿童性虐待史的妇女[76,77]，或是有药物滥用史的与战争有关的退伍军人[78]；对照组是正常受试者，但大多数是有同样经历但没有PTSD的志愿者[73,74,76,77]。在研究中使用的方法包括暴露于与战争相关的照片和/或声音[72,74,75,79]，听创伤事件的磁带或看手稿[80,76]、回忆或想象创伤事件[77]，或其他。所有这些研究都是使用PET/rCBF显像。结果显示，与PTSD病人中的症状激发相关的特定的脑区在研究组之间是不同的，累及的脑区主要包括额叶(主要为眶额，然后是前和下额叶)、边缘系统(主要为前扣带回和海马)和颞叶。其他累及的脑区包括视皮层、小脑和岛叶。在大多数病例中，与 rCBF 变化相关的脑区是呈双侧的，少数脑区仅位于左叶或右叶。在一组 PTSD 病人（8 例）听创伤事件磁带的症状激发研究中，累及的脑区均位于右半球；在大多数受试者中，rCBF 是增加的。在一组 PTSD 病人（10 例）通过育亨碱引起焦虑的研究中，在相关脑区的 rCBF 是减少的，在有同样经历而没有 PTSD 的对照受试者（10 例）中同样的脑区 rCBF 是增加的[73]。而在另一组 PTSD 病人（10 例）用与战争相关的照片和声音的症状激发研究中，相关脑区的 rCBF 是增加的，在有同样经历而没有 PTSD 的对照受试者（10 例）中，同样的脑区 rCBF 是减少的[74]。解释这些对立的结果是困难的。

8. 强迫观念、强迫行为障碍（OCD）

OCD 是一种以强迫观念和强迫行为为特征的失去自我控制能力的焦虑障碍。强迫观念是反复地持续地思维、冲动和想象过去的经历，在困扰和不适宜的紊乱的同时引起明显的焦虑。强迫行为是反复的行为表现或为减少忧伤而产生的精神活动。现在 OCD 被认为是常见的（终生的发病人率为 1.9%～3%）[81]、能治疗的神经生物学情况[82]。

MRI 和 CT 已被用于检查 OCD 病人的脑结构，但结果是不同的[83－87]。然而一些结果是明显的，特别是有数据揭示 OCD 病人可能有异常的尾状核体积[87]或脑室体积[83,84]及额叶的异常的结果[85]。这些结果是与包括皮层－纹状－丘脑－皮层回路的功能障碍在内的 OCD 病理生理学理论相一致的[82]。

功能性脑显像也已被用于估价 OCD 病人的脑变化[1]。研究的方法包括用 SPECT/HM-PAO[71,88,89－94]或 PET/FDG[95－97]技术在静息时，用 PET/rCBF 在症状刺激[80]、激发状态[98]、听 4min 恐惧磁带时[99]，以及用 PET/FDG 在听觉持续执行作业时[100]探查 OCD 受试者的脑血流和代谢的变化。在这些检查中发现，累及的主要脑功能区是额叶（主要为眶额）、边缘系统和基底节（主要为尾状核）。其他累及的部位包括颞叶和丘脑。相关脑区的 rCBF 变化呈现在左侧、右侧或双侧，在大多数累及的脑区，rCBF 或 rCMRGlu 是增加的。在 OCD 病人药物治疗前后的 SPECT/rCBF 或 PFT/FDG 研究中，使用的治疗药物包括氟西汀（fluoxetine）[101,102]、氯丙咪嗪（clomipramine）[103]、盐酸氯丙咪嗪（clomipramine hydrochloride）[104]、盐酸三唑酮（trazodone hydrochloride）[105]、氟啡那嗪（fluoxetine）和行为治疗[106]、fluvoxamine[107]等。与治疗前比，在治疗后可见相关脑区的 rCBF 减少（治疗前是增加的）或改善，累及的脑区主要包括额叶和基底节。

我们用^{99m}Tc-ECD 脑血流灌注断层显像（SPECT）探查了 25 例强迫症患者在症状发作期的局部脑血流灌注（rCBF）的变化[108]。患者男 16 例，女 9 例，平均年龄 29.04 岁，范围 18～46 岁，大多数（80%）为 20～40 岁。病程从发病 1 个月～20 余年不等，其中 20 例病程为 1 年～10 年。临床症状以反复思维（怀疑、担心、紧张不安等）和反复动作（检查、洗涤、计数、打电话等）为主。结果显示，25 例强迫症患者中，rCBF 异常率为 92%（23/25），主要表现为额叶、颞叶、基底节及顶叶的放射性减少。其中有 18 例可见额叶部位放射性分布稀疏缺损，10 例累及双侧，3 例累及右侧，5 例累及左侧；15 例可见颞叶放射性分布明显减少，其中 1 例累及双侧，6 例累及右侧，8 例累及左侧；6 例可见顶叶活性减低，其中 4 例累及双侧，1 例累及右侧，1 例累及左侧。13 例呈现基底节活性减低，4 例累及双侧，7 例累及右侧，2 例累及左侧；有 1 例总担心眼球要掉出者可见双侧枕叶活性增加。rCBF 异常与年龄和病程无明显相关性。

9. 惊恐/恐惧与焦虑的比较

当这些研究被分为惊恐/恐惧和焦虑亚组时，在惊恐/恐惧病人的焦虑激发和正常受试者的恐惧刺激中可以获得一些一致的结果。在惊恐/恐惧亚组，在受试者的双侧眶额区、扣带回、躯体感觉皮层和视皮层可见 rCBF 增加。所不同的是，在正常受试者的恐惧刺激时，相关脑区的 rCBF 是减少的（视皮层除外），而在惊恐和恐惧病人的症状激发时，rCBF 显示为增加或减少。

在广泛焦虑和其他焦虑亚组中，结果是不同的。在不同的受试者和不同焦虑状态中，可在多个不同的脑区见到脑活性的变化，大多数累及的脑区是单侧的，在焦虑激发中右侧累及多于左侧，在焦虑病人静息状态下则是左侧累及多于右侧。在焦虑激发中 rCBF 和 rCMRGlu 的变化主要是增加，而在焦虑病人静息状态下则主要是减少。

10. 抑郁

抑郁症是一种常见的情感障碍性精神疾病，临床上主要表现为疲乏无力、记忆减退、情绪低落和悲观厌世，病情发展严重者有明显的自杀意念乃至自杀行为。抑郁症患者的颅脑 CT 和 MRI 检查往往没有阳性结果，Dolan 等[109]对 10 例双相和单相抑郁病人的脑 CT 研究发现，与 51 例对照组相比，脑室稍扩大，这种非特异性改变的原因和意义不明。而 PET 和 SPECT 可以为我们提供抑郁症患者脑内血流灌注、代谢和受体等功能性信息。1985 年，Baxter 等[110]首先报告在双相抑郁症患者中发现双侧前额叶葡萄糖代谢降低。以后更多的研究亦显示，抑郁症患者均有局部的脑血流灌注和代谢功能低下，尤以额叶和颞叶明显，且病情严重程度与脑灌注和代谢功能呈负相关，情感障碍缓解后额叶功能可恢复正常。部分抑郁病人还可伴有顶叶、枕叶、杏仁核、扣带回功能低下[111,112]。Bench[113]等的研究发现，33 例抑郁病人左扣带回前部左上额代谢减退。其中 10 例伴有明显认知障碍者，其左额叶代谢功能障碍更为明显。Baxter[114]用 PET 对抑郁患者和正常对照受试者进行对比研究，结果显示，单相抑郁、双相抑郁、强迫症伴抑郁者均见左前额叶代谢功能减退，且代谢功能减退与抑郁严重程度呈正相关。经治疗抑郁症状好转后，病人左额叶代谢功能亦趋于正常。Rost 等[115]亦报告，双相抑郁患者的症状（抑郁严重程度）与颞叶功能减退明显相关。Zobel 等[116]用 SPECT 和 ^{99m}Tc-HMPAO 探查难治的抑郁患者 rCBF 变化，发现在小脑扁桃体、左侧海马、左下膝部扣带回、左右前扣带回腹侧、右丘脑和脑干可见 rCBF 减少。而使用 SPM 方法分析时，仅在中额回可见 rCBF 增加。Devons[117]对 22 例未服药并处于症状活跃阶段的重度抑郁病人进行的研究发现，下额叶和颞叶的血流灌注不足。也有研究显示抑郁症患者全脑血流和代谢的变化。Phelps 等[118]报告在双相精神变态的抑郁相期间，与对照组比较，患者整个幕上结构在葡萄糖利用上大约减少 25%，其葡萄糖代谢的减少弥散到全脑，但额叶和前扣带皮层的代谢减少更为明显。Rush 等[119]的研究显示，处于临床缓解期的单相抑郁和内生性抑郁患者与对照组比较，有明显的全脑血流减少（$P<0.05$），用压迫和电痉挛治疗后全脑血流明显增加（$P<0.04$）。

我们用 ^{99m}Tc-ECD 脑血流灌注断层显像（SPECT）探查了 75 例抑郁症患者在症状发作期的局部脑血流灌注（rCBF）的变化[120]。患者均为我院精神卫生科住院病人，男 26 例，女 49 例，平均年龄 41.9 岁，范围 17～74 岁，除<20 岁（4 例）、20～29 岁（15 例）和≥79 岁（2 例）外，其余各年龄段的分布大致相近（8～12 例）。病程从发病几天到 20 余年不等，其中病程<1 年及 1～5 年者各占 40%，>5 年者古 20%。临床症状以情绪低落、紧张不安、悲观厌世、自责多疑、呆滞、失眠等为主，有 10 例曾有自杀行为。结果：本组 75 例抑郁症患者 rCBF 异常率为 97.3%（73/75），主要表现为额叶、颞叶、顶叶及基底节的放射性减少。其中有 67 例可见额叶部位放射性分布稀疏缺损，59 例累及双侧，7 例累及右侧，1 例累及左侧；46 例可见颞叶放射性分布明显减少，其中 5 例累及双侧，20 例累及右侧，21 例累及左侧；25 例可见顶叶活性减低，其中 9 例累及双侧，1 例累及右侧，15 例累及左侧；38 例呈现基底节活性减低，12 例累及双侧，

14例累及右侧,12例累及左侧;另外有6例可见基底节活性增加(双侧2例,右侧3例,左侧1例)。rCBF异常与年龄和病程无明显相关性。我们的研究结果与文献的报道基本一致。

11. *焦虑和抑郁的受体显像*

受体显像也已被用于调查累及焦虑经历的脑回路,这些研究大多数集中在苯二氮䓬受体的脑活性图上。苯二氮䓬类是一组治疗焦虑的药物,其在全脑的特异结合点的密度是不尽相同的[121,122]。通常发现其在额叶和枕叶有较高的密度,而在脑干部位密度较低[123,124],焦虑病人额叶、颞叶、顶皮层[3,29,40,41,47]、海马和海马旁回[22,125]的受体结合和分布是明显减少的,也有报告全脑的受体结合和分布减少,且以右眶额皮层和右岛叶部位减少最大[126],受体结合的变化是与焦虑水平相关的[41,42]。受体活性的研究也揭示了眶额皮层、前岛叶和前扣带回在所有的研究中均被累及,并且可能表现为任何形式焦虑的躯体和认知症状之间的结节点[46]。另外已有越来越多的资料肯定了GABA/BZ(γ-氨基丁酸/苯二氮䓬)受体与焦虑性疾病、紧张综合征及抑郁症发病的关系。15RO-178是$GABA_A$受体拮抗剂,结合于BZ受体后,可阻断BZ受体对$GABA_A$受体的调节作用[127]。

对抑郁症患者行功能性脑显像的目的是定位与抑郁相关的脑区,解释与疾病和治疗相关的神经化学关系。近年来,5-HT、DAT和D_2受体已用于抑郁症的病因学和诊断研究,并认为,抑郁症的发病可能是由于5-羟色胺、多巴胺突触前再摄取增加导致这些递质在突触内的数量减少和/或其突触后受体敏感性增高所致。在受试者的脑中,局部神经功能活动的缺损与其经历的情感性症状已经被一致性地探查到。D'haenen等[128]用2-^{123}I-Ketanserin分别对抑郁症患者和正常对照者进行脑5-HT受体显像,发现抑郁症患者顶叶皮层放射性摄取增高,额叶下部右侧较左侧增高。Pirker等[129]对12例服用不同剂量Citalopram的抑郁症患者、1例未经治疗的抑郁症患者和11例正常对照者进行^{123}I-β-CIT脑SPECT显像,发现服用Citalopram的抑郁症患者其内侧丘脑、下丘脑、中脑和延髓放射性摄取显著减少,但未发现纹状体部位^{123}I-β-CIT摄取的变化。

三、焦虑和抑郁的rCBF、rCMRGlu和BZr结合的变化

由于受试者不同(正常受试者或不同的病人)、焦虑和抑郁程度和表现的不同以及引起焦虑的原因(刺激的方法)不同,在大多数研究中焦虑和抑郁的rCBF和rCMRGlu的变化是不尽相同的,但已经获得更多的一致和可解释的结果。

1. *脑活性增加*

通常在病人和正常受试者中,轻度的焦虑或焦虑的初期,惊恐、担心、害怕和其他相关的精神活动可导致相关脑区的局部脑功能活动增加,表现为局部脑血流灌注和葡萄糖消耗的增加。在症状消失后,局部脑功能将恢复正常。例如,在轻度和短暂的焦虑状态,像SPECT/PET扫描引起的焦虑[125],乳酸盐[49,52]/CCK_4[31]引起的焦虑,在正常成人中自我引起的短暂的焦虑和生气期间[27],焦虑病人(包括强迫观念、强迫行为症、简单恐惧和创伤后负荷症)的症状刺激[80],简单恐惧受试者在激发状态[64],活性的警戒作业[3]、OCD病人静息状态[95,96]或激发状态[98]下,创伤后负荷症病人受到战斗声音刺激时[72],均可探查到在一些特定的脑区rCBF和/或rCMRGlu增加。在抑郁病人中也偶见中额叶的rCBF增加[116]。

2. *脑活性减少*

但是反复侵袭性的、忧伤和惊恐的精神活动将导致相关脑皮层的功能障碍,出现渐进的脑认知功能损害和行为异常[71]。由SPECT/PET获得的结果已经进一步证实了与皮层损伤有

广泛联系的亚皮层核的功能障碍及额一颞一边缘系统的通路的功能异常可导致 rCBF、rCMRGlu和 BZr 结合的减少，这是焦虑和抑郁病人神经功能和解剖的病理生理学基础。与正常对照者比较，广泛焦虑和惊恐病人在焦虑激发试验中[65,130]，以及焦虑[36,39－41,131]、惊恐[47]、PTSD[71]和 OCD[88,97]病人在静息状态时，育亨碱引起 PTSD 病人的焦虑时[73]，在一些特定的脑皮层已经探查到 rCBF、rCMRGlu 和 BZr 结合的减少，在焦虑水平和这些脑区的 rCBF 及 rCMR 的减少之间的强的相关性支持亚皮层核的功能障碍[6]。

在正常人的视觉[19,21－25,132]和听觉[65]的恐惧刺激以及手指的疼痛休克[26]的研究中，也可以在一些特定的脑区观察到 rCBF 减少。这些结果告诉我们，当一个正常受试者遭遇突然的恐惧或疼痛刺激时，相关脑区的功能被短暂地抑制。在严重的情况下，局部脑功能将遭受更大的损伤并导致局部脑功能障碍，这是一些人在突然的创伤后精神失常和精神错乱的生理病理学原因之一。

3. 其他类型

不难理解，如果受试者与焦虑相关的一些脑区的功能受到损伤，但其他的相关脑区是正常的，可以同时在不同的脑区看到 rCBF 或 rCMRGlu 的增加和减少[3,20,65,74,76,99,130]。

在一些研究中，可以在焦虑或抑郁病人中看到全脑的 rCBF 的增加[48]、减少[21,50,119]或不对称[37]，因病例数较少无法比较和估价其意义，但这些不常见的类型可能与乳酸盐引起的心输出和 rCBF 变化有关[37,48,50]，或与焦虑引起的过度换气所致低碳酸血症有关[21]。

4. 焦虑水平和脑活性之间的关系

在大多数研究中，焦虑障碍和抑郁病人的症状的严重性（表达为抑郁评估量表和 Spielberger 焦虑状态量表记分）与局部脑功能活性（表现为 rCBF 和 rCMRGlu 的变化）密切相关。但这种关系是复杂的。通常，在低度焦虑的受试者中，rCBF 和 rCMRGlu 随焦虑的增加而呈线性增加。但是在更高的焦虑受试者中，rCBF 和 rCMR 随焦虑的增加而呈线性下降[125]。例如在一组 16 例正常受试者暴露于蜘蛛的研究中，与自然的刺激比较，8 例产生严重惊恐的受试者在额区特别是右半球有明显的 rCBF 减少，余下的 8 例表现为能有效地控制他们的情绪（受到惊吓但没有惊恐发作），显示在右额区有一致的 rCBF 增加[24]。在另一组 OCD 受试者用不同刺激的行为激发的研究中，在想象洪水时受试者颞区的 rCBF 轻度增加，但是在体内暴露时（此时受试者的焦虑表现更为明显）在一些皮层区 rCBF 是减少的[133]。我们也观察到一些病人经治疗后，随着焦虑症状减轻，rCBF 明显改善[33]。

然而一些研究的数据显示在不同的受试者，甚至在同一受试者的不同脑区焦虑水平和脑活性的关系可能是阳性的、阴性的、直接的、逆转的或没有明显相关性。例如，在一组 18 例 GAD 病人的研究中，在未用药的受试者的被动观察作业中，和在用药或安慰剂组治疗前后的活动的警戒观察作业中，Hamilton 焦虑量表的变化与边缘系统的 rCBF 变化的关系是阳性的，在安慰剂组，与基底节的 rCBF 变化呈阴性相关性，在治疗组则没有看到明显的相关性[3]。在一组预期焦虑的研究中，中前额皮层的血流减少与焦虑自我评估的关系是逆转的，这样，焦虑最少的受试者表现为最大的血流减少，而焦虑最多的受试者显示没有明显的血流减少或呈轻度的增加[26]。在与 PET 扫描程序相关的研究中，在全脑或局部皮层，代谢率与状态焦虑之间没有观察到明显的相关性[134]。在用双探头 γ 相机配 511keV 准直器进行的同步测定 rCBF 和 rCMRGlu 之间动态匹配的研究中显示，焦虑（用 Hamilton 抑郁量表测定）可以与经历的抑郁病互相作用以影响 rCBF 和 rCMRGlu 的关系[39]。

有一个问题值得我们注意和进一步研究，在一组 OCD 伴广泛恐怖的惊恐症和 PTSD 病人的症状激发研究中，一些病人的脑功能区被激活，但在同一病人组的其他人中则未被激活，或者在一个病人组的一些脑区被激活，而在另一个病人组中则没有[80]。通常在脑功能的介入(负荷)试验中，当与症状激发相关的脑区被激活时，这些脑区是正常的或几乎是正常的。然而对于未被激活的脑区则可能有两种情况，一种情况是该脑区与症状激发无关因而不能被激活。另一种可能的情况是该脑区与症状激发有关，但它们是低功能的，因而不能被激活。后者通常用于脑的激活试验，像用于精神分裂症病人的威斯康星卡片分类试验(WCST)中[135136]。一些精神分裂症病人在静息状态时其额叶的血流灌注和葡萄糖代谢可能是正常的。正常受试者的额叶功能可以被 WCST 激活，但在精神分裂症病人则不能，用这种方法可以对两者进行鉴别。

5. 抗焦虑抑郁治疗和脑活性的关系

在焦虑症的脑功能显像的研究中，一个感兴趣的问题是抗焦虑药对脑活性的影响及脑功能变化与疗效之间的关系。像安定一类的苯二氮䓬已被广泛用于焦虑症和焦虑症状的短期治疗，以减少病人的焦虑症状[51,137]。同时有报告显示，这些药物也可以减少正常人[138]、阿尔茨海默氏病(AD)[139]、癫痫[140]和焦虑症病人[3,35,141]全脑和局部脑功能区的 CBF 和 CMR 与苯二氮䓬受体(BZr)的结合[2]。然而并不清楚，这个减少是否是该药抗焦虑性质的特异作用所致。但是有一点可以肯定，药物并非导致焦虑症和其他脑病所呈现的低功能脑区的主要或根本的原因，因为这些脑区的低活性在治疗前已经存在。也有一些研究显示，安定治疗并不减少相关的 rCBF 或受体的结合。一组^{131}I-Iomazenil 受体结合的研究发现，重复的游泳负荷使未治疗的老鼠的海马和脑皮层的受体结合减少，但在安定治疗的老鼠中没有明显变化[49]。一些涉及癫痫、精神分裂症、强迫观念/强迫行为(OCD)、创伤后负荷(PTSD)和社会恐惧病人药物治疗作用的调查研究发现，治疗后与治疗前比较，在病人临床症状明显改善的同时，可以见到 rCBF 和 rCMRGlu 减少(治疗前是增加)、改善(治疗前是缺损)或正常化[27,31,52]。表明这些病人在治疗前后获得的脑局部代谢或 rCBF 的数据是与其治疗前后的临床表现明显相关的。

有关安定引起的焦虑减少与 rCBF 变化之间的关系的研究结果显示，是安定而不是 Ondansetron或生理盐水减少焦虑，在安定治疗后可见全脑 rCBF 减少，但在另两种实验情况下没有发现变化。安定治疗后 rCBF 的减少与焦虑水平无关[35]。与安慰剂组比较，药物治疗组在 Hamilton 焦虑量表上有明显更大的减少。苯二氮䓬治疗导致皮层表面、边缘系统和基底节绝对代谢率减少[3]。^{131}I-Iomazenil 受体结合的研究显示，在未治疗的老鼠中，重复的游泳负荷减少了海马和脑皮层的体内结合，但在安定治疗的老鼠中没有明显变化。在亚慢性的安全治疗后观察到小的但明显的结合减少[141]。而另一个研究显示，安定并不影响相关的 rCBF 或客观的或生理学的害怕指数[23]。

在一些用 SPECT/rCBF，PET/ rCBF，PET/FDG 方法调查药物治疗的作用的研究中，如 OCD 病人用 fluoxetine[101-103,106]、clomipramine[103,104]、trazodone[105] 和 fluvoxamine[107]，PTSD 病人[79]和社会恐惧病人[61]用 SSRI，治疗后与治疗前比较，在病人症状明显改善的同时，可以见到 rCBF 和 rCMRGlu 减少(治疗前是增加)、改善或正常化。

Awata 等[142]报道，晚期抑郁症患者在电惊厥治疗后 2 周及 12 周的脑显像结果显示，治疗前显著减低的 rCBF 在治疗后明显增加，且恢复至正常对照组的水平，同时患者的临床症状也明显好转。Bonne 等[143]亦报告对电痉挛治疗有反应的重度抑郁病人^{99m}Tc-HMPAO 摄取增加，而对电痉挛治疗无反应的病人则无变化。

我们曾对 7 例患者在对症治疗后 3～6 个月复查脑显像[33]。结果显示，随症状缓解，亦可见 rCBF 有明显好转，大脑额叶的 rCBF 指数由治疗前平均 0.645±0.171 提高到治疗后平均

0.826±0.098($t=2.429$,$P<0.05$),颞叶的 rCBF 指数由治疗前平均 0.657±0.184 提高到治疗后平均 0.856±0.087($t=2.351$,$P<0.05$)。其中一例 32 岁的广泛焦虑患者(女性),主诉心悸、精神紧张、难以入睡 6 个月。伴有不能集中精力看书读报、看电视,也不能把注意力集中在工作上。她的颅脑 CT、心电图和超声心动图检查正常。Hamilton 焦虑量表为 29,^{99m}Tc-ECD 脑 SPECT 显示双侧额叶、左颞叶和左基底节 rCBF 明显减少。经用佳乐定(Alprazolam,0.4mg,一日三次)和脑通(Nicergoline,10mg,一日三次)药物治疗和心理治疗两个半月后,她的临床表现明显好转,Hamilton 焦虑量表为 12(下降 58.6%),复查脑 SPECT 显示 rCBF 明显改善。继续治疗两年后,临床症状基本消失,脑 SPECT 显像也恢复正常。我们的结果显示,在药物治疗组和未治疗组之间,在任何脑区均未见明显的 rCBF 差异,而这两个组的病人的临床症状(Hamilton 抑郁评估量表等级)是相似的。但随访的脑 SPECT 证实,在一些病人经药物治疗后随临床症状的改善(表现为 Hamilton 抑郁评估量表等级明显下降),其 rCBF 的分布与治疗前相比也明显改善。我们的研究结果支持在焦虑症病人中 rCBF 的变化与治疗与否无关,但与药物治疗后的临床改善明显相关。我们在脑外伤患者高压氧治疗前后[144]和癫痫患者药物治疗前后[145,146]的 rCBF 对比研究中也发现,rCBF 的变化与治疗后临床症状的改善明显相关。因此,我们支持 Notardonato 等学者的观点,即该技术可以用于对治疗反应的系列估价。

四、导致不同结果的可能原因

虽然在一些研究中发现了一些一致的异常类型,然而在焦虑和惊恐的研究之间所报告的累及的脑区和相关的 rCBF 或 rCMRGlu 变化的差异是明显的。一些不同的结果导致相当对立的结论,且不能在神经解剖和神经生理学的基础上加以解释。导致不同结果之原因是多方面的和复杂的。Holman 和 Devous 在 1992 年回顾过去 10 年中的 20 个研究时发现抑郁受试者的脑灌注和代谢类型是不同的,他们分析导致结果不一样的原因多种多样,包括小量样品引起的误差、年龄和性别分布上的差异、诊断的不均匀性,以及研究方法、抑郁的严重性和用药情况的不同[147]。笔者查阅了一百余篇相关论文,并结合自己的经验[148,149],试从以下几个方面进一步分析个中原因。

1.受试者的不同

受试者的不同是导致不同结果的主要原因之一。如前所述,在正常受试者和焦虑障碍的病人之间甚至在不同焦虑病人的不同亚组之间,脑功能的变化和焦虑之间的相关性是不同的。受试者的年龄、性别[150]、个体特征(如内向、外向[28]、教育水平[102]和对刺激的敏感性[2])对焦虑障碍者的 rCBF 和 rCMRGlu 的影响已被研究。受试者对刺激的敏感性又是其中最主要的原因之一。使用同样的刺激(如蛇的视觉刺激),一些受试者显示惊恐和害怕,一些受试者仅有轻度的担心,而一些受试者对刺激没有反应,他们的脑显像结果必然是不同的。例如,在同一实验室进行的乳酸钠引起的惊恐发作的研究中,受试者(惊恐障碍)是类似的,显像的方法(PET/rCBF)和给予的乳酸盐的剂量是同样的,但获得的结果明显不同。在不同的亚组,惊恐病人中惊恐或焦虑发作的比例分别为 50%[50]、53.3%[49]、60%[48]、70%[54]和 100%[77]。在其中的一组研究中,可以见到全脑血流明显下降和海马旁回的不对称(左侧增加)[50];在另一组研究中则观察到位于海马旁回区的 rCBF 明显异常的不对称(左侧比右侧少)[54]。对比之下,在另一组研究中,在受试者的颞极、侧壳核、岛叶、屏状核、上丘和左前小脑蚓部可见 rCBF 增加[49]。不同的结果可能主要与惊恐受试者对乳酸盐的敏感性相关[2],反映了影响受试者对研究中所用的产生焦虑的技术的敏感性在体质上的差异。

明显地，在受试者中有或无某些精神神经学的异常，受试者在激发前（基线水平）存在的焦虑障碍种类和严重性等，也将影响研究的结果。

对照受试者的不同组成也是导致不同结果的原因之一。在大多数研究中，对照组由年龄、性别和利手匹配的健康志愿者或一些有同样的创伤经历但没有焦虑障碍的志愿者组成，并接受同样的刺激。但在一些研究中，对照者是同样的病人但接受的是自然的刺激[65,20]，或有同样的创伤经历但无焦虑障碍的志愿者[74,76,77]。在一个用与战争相关的照片和声音的症状刺激研究中，PTSD病人累及的脑区的rCBF是增加的，而在有同样经历但无PTSD的对照受试者中，同样的脑区rCBF是减少的[74]，解释这一结果是困难的。

要使研究获得成功并达到更一致的结果的第一步是受试者的选择，并根据其焦虑类型和实验方案，将他们再分为更类同的亚组。

2. 实验所致焦虑和惊恐的类型和水平

在文献中出现不一致结果的另一种解释可能是在研究中由恐惧刺激或焦虑激发引起的焦虑和惊恐的种类和水平不同，而焦虑类型和水平不同又是与上面描述的受试者的个体特征及研究方法相关的。例如，SPECT/PET程序可以在一些正常受试者中引起焦虑。在正常志愿者中与SPECT/PET扫描相关的焦虑和皮层活性之间关系的研究中，Gur等[125]发现，非侵入性的^{133}Xe吸入技术比需要动脉和静脉置管的PET程序引起更少的焦虑。对于低度焦虑的受试者，rCBF随着焦虑增加而呈线性增加。然而对于高度焦虑的受试者，CBF和CMR的变化是随焦虑的增加而呈线性下降的。他们的结果指示，rCBF/rCMR的变化是与实验所致焦虑的程度相关的。在16位女性遭遇蜘蛛恐惧的研究中，8位在蜘蛛暴露期间有严重惊恐的受试者在额区，特别是右半球有明显的rCBF减少；但余下的受试者在蜘蛛暴露期间表现为更有能力控制她们的情绪，并变得害怕，但没有受到惊恐打击，与自然的刺激比较，她们的右额区的rCBF呈一致性的增加[24]。

3. 研究方法之间的不同

所用研究方法的不同对研究中出现的显然对立的脑活性类型也起了重要作用。在焦虑障碍中脑功能研究的主要方法包括药物方法或精神学（生理和行为）技术以引起惊恐和预期的焦虑。用以引起焦虑的药物包括CCK_4[31,32]、肾上腺素和CO_2[16,151]、育亨碱[72,53]、咖啡因[152]、大麻[153]、乙酰唑胺[154]和乳酸盐[48-50,52,54]等。所用的精神学方法是多样的，包括视觉（动物[19,21-24,133]或武装抢劫银行[19,20]）的恐惧刺激、听觉的焦虑激发[60,65,99]、与过去的创伤经历有关的系统的激发（战争有关的照片和声音[72,74,75,79]、回忆和想象[77]或听磁带[76,80]）、词流畅作业[40]、疼痛[26]或电休克[25]、沉默的视觉精神活动[15,28]、听众面前演讲[59]、回忆以前的生活事件[27]及被动或警戒的复习作业[3]等。听觉持续执行作业在一些实验室被作为行为作业[72,100,104,150]。由这些不同的研究方法获得的数据是不同的。例如，在焦虑激发期间的脑血流研究揭示，与自然刺激比较，恐惧刺激可升高双侧次级视皮层的rCBF，但减少海马、前额、眶额、颞极和后扣带皮层的rCBF；在看电视期间，Broca's区、左角回、左壳盖和次级躯体体感觉皮层的rCBF是减少的。因此视觉引起的焦虑与边缘、边缘旁回和皮层脑区相关，而这些部位是与认知和情感有关的[19]；自然和心理活动的听觉刺激也使高特性（trait）或状态焦虑的受试者rCBF减少和全脑CBF不对称（右侧大于左侧）[37]。从这些不同程序所引起的焦虑结果中观察到的中枢神经活性的不同类型可能反映了相关认知累及的程度不同[22]。

此外，所有显像仪器、显像技术、显像数据分析的方法和读片标准的不同也对涉及焦虑障碍病人脑活性类型的相互矛盾的结果起着作用。例如，在系统的刺激后给予示踪剂的时间和扫描开始的时间不同会影响显像的结果。在一个读创伤的手稿(持续1分钟)的研究中，受试者在手稿阅读结束后20s出现预期的TPSD症状增加[76]，在受试者经历惊恐发作后几分钟内其惊恐反应下降[25]。因此，这些受试者对刺激的反应是既快又短暂的。在大多数脑功能激活的研究中，刺激的持续时间通常是从30s到4min，示踪剂在脑内被摄取的峰通常是在10s(^{15}O-H_2O)或30～60s(^{99m}Tc-HMPAO和^{99m}Tc-ECD)。对于^{15}O-H_2O，在峰后最初60s中可获得90%的计数，以后计数迅速下降。而^{99m}Tc-HMPAO、^{99m}Tc-ECD或^{18}F-FDG则可长时间固定滞留在脑内。因此示踪剂注射的时间应限于一个时间点，在这一时间点示踪剂摄取进入脑内的增加率最大，同时由症状激发作业所引起的焦虑症状水平也是最高的。但是确定这样一个时间点是非常困难的，因为不同的受试者对不同的刺激的反应是不同的。标准的EEG可以在梦和清醒期间经历的焦虑和敌意的研究中帮助确定这个时间点[29,30]。在用^{15}O-H_2O进行的PET/rCBF的研究中，示踪剂的注射和PET扫描采集几乎是同步进行的，因为^{15}O半衰期短(110s)，^{15}O-H_2O在脑区的滞留是短暂的。在一个PET/rCBF的研究中，在一个持续60s的自然的或创伤的手稿阅读开始的时间，受试者接受了30mCi ^{15}O-H_2O的弹丸式注射，在10s后，PET扫描采集开始，并持续80s[76]。但在另一个PET/rCBF研究中，受试者被要求仔细听手稿并想象所描述事件，30s后，手稿结束，^{15}O-H_2O开始给予，在以后的60s期间，受试者继续回忆和想象事件，同时采集PET数据[77]。在这两个研究中，示踪剂注射的时间是不同的。在一个用PET/rCBF进行的症状激发研究中，刺激后扫描的不同时间点(意味着示踪剂注射的不同时间点)对结果的影响已被研究。结果显示，在健康志愿者单次注射惊恐剂CCK_4后的早期和延后的扫描之间有明显不同[32]。在大多数文献中，症状激发开始后至注射示踪剂的时间没有清楚地陈述。

在同一受试者，rCBF研究所用的示踪剂不同也可能影响显像结果。用^{133}Xe吸入方法在OCD评价和匹配的对照者之间，皮层和基底节血流没有明显差异；但与对照者比较，OCD病人双侧高位背侧顶皮层、眶额皮层、左后额皮层的^{99m}Tc-HMPAO摄取明显增加，而尾状核头的^{99m}Tc-HMPAO摄取减少[89]。

4.周围自主神经系统的影响

一些药物引起焦虑的研究可以帮助我们了解焦虑和脑功能活性(表现为rCBF和rCMR的变化)之间的关系。用于引起焦虑的药物在前面已提及。但是我们必须意识到，所有这些药物可以直接对周围神经系统起作用。在某些药物引起严重的焦虑中，除了显著的循环和呼吸的变化外，一些脑血管扩张和血管收缩因子也被激活。血液黏度和CO_2水平的变化并不对与焦虑相关的CBF变化起作用。一些rCBF的变化是与肌肉收缩[155]、过度换气[21]、局部血流差异[47]、血管和肌肉源[31]相关的。在这里，涉及引起焦虑的两种技术的机制有一些争论。根据Lames-Lange理论，焦虑的外周症状是通过已知的联合通路激发中枢的焦虑表现。另一方面，Lannon-Bard假设提出不同的观点，焦虑源于脑，外周症状实际上是继发的[16]。很清楚，焦虑可以引起外周自主神经系统的变化，包括明显的心率增加、出汗、面色苍白以及皮肤温度、血压和呼吸的变化等[24,65,77]。反之，外周自主神经系统的变化也可以引起焦虑。在药物引起的焦虑中要鉴别这两种情况是困难的。

外周自主神经系统的一些变化也可以影响脑的血供。例如，在人的自发的过度换气期间，脑血供减少大约30%～40%[156]。脑血流的减少最初是由于低碳酸血症引的脑血管收缩所致，并受到任何伴随的血压变化的一些影响[157]。过度换气引起的局部脑缺血可以用SPECT

证实[158]。在一组 7 例受试的小动物简单恐惧的研究中，在害怕时的扫描与静息时的扫描比，绝对的全脑和局部 CBF 明显是更低的。但是研究者发现，当由焦虑引起的过度换气所致低碳酸血症被计入时，逐渐消散的类型和所有扫描之间的全脑和局部 CBF 的差异是不明显的[21]。然而，焦虑的症状应包括局部脑活性的变化，行为异常和外周自主神经系统的变化(像烦躁不安、心率增加和呼吸的变化等)。焦虑引起的过度换气是焦虑的症状之一，反映了焦虑的类型和水平。自发的过度换气、焦虑引起的过度换气、药物引起的过度换气对 rCBF 的影响是不同的。在正常受试者、脑血管病病人和焦虑病人中，过度换气对 rCBF 的影响也是不同的。把焦虑引起的过度换气与焦虑分开显然是不可能也是不必要的。

5. 焦虑和抑郁的评估标准

一些实验室的因素也会影响研究的结果。例如，在实验室内引发一致的严重焦虑是困难的，而且也缺乏一个能被广泛接受的确定焦虑严重性和结果有效性的标准。同时根据不同的焦虑障碍的类型正确地区分受试者也是困难的，在大多数研究中，焦虑障碍和抑郁的分类和焦虑/抑郁水平的临床评估方法和标准并不一致。在受试者静息时或激发状态时，其焦虑的类型和水平的评估时间也不相同。在大多数研究中，焦虑评估是在注射示踪剂前被执行(基线)，或在示踪剂注射后，或每次扫描后即刻(激发)进行。但是在一些研究中，焦虑评估是在扫描的同一周[38]、PET 扫描的前一天[97]或扫描前 1 小时[63]进行。

在大多数研究中，焦虑障碍和抑郁的分类及焦虑/抑郁水平的临床评估的方法和标准是不一致的。评估焦虑/抑郁水平的标准包括用于焦虑障碍和抑郁症的 DMS-Ⅲ-R 标准，用于情感障碍和精神分裂症终生描述一览表(the Schedule for Affective Disorders and Schizophrenia-lifetime Version)，以及 17-item Hamilton 焦虑量表 (HAM-A)、the Acute Panic Inventory (API)、the State-Trait Anxiety Inventory (STAI)、the Yale-Brown Obsessive Compulsive Scale (YBOCS)、the Beck Depression Inventory (BDI)、the Fear Questionnaire (FQ)、the Visual Analogue Scale (VAS)、the Anxiety Disorders Interview Schedule-Revised (ADIS-R)、the Impact of Events Scale (IES)、the Alderley Park State Anxiety Questionnaire (APSAQ)、the Stress Arousal Inventory (SAI)、the Montgomery-Asberg Depression Rating Scale (MADRS)、the Panic Anxiety Scale (PAS)、the National Institute of Mental Health (NIMH) Obsessive-compulsive Rating Scale、the obsessive-compulsive subscale of the Comprehensive Psychiatric Rating scale、the Spielberger State-Anxiety Scale (STAI)、the Comprehensive Psychopathological Rating Scale-OCD subscale、the National Institute of Mental Health (NIMH) Global Scale、the 21-item Hamilton Depression Rating Scale、the Structured Clinical Interview DSM-Ⅲ-R (SCID)、the Obsessive-Compulsive Activity Check-List、the Obsessive Target Symptom Scale、the Rituals Target Symptom Scale、the Lynfield questionnaires、the Mauddsley OC inventory (MOCI)、the Behavioral rating for OC symptoms (NIMH-OC)、the Comprehensive Psychiatric Rating Scale (CPRS-OC)、the Early Trauma Inventory Sexual Abuse Severity Index、the Vividness of Visual Imagery Questionnaire、the Clinician-Administered PTSD Scale、the Fear of Negative Evaluation scale、the Brief Psychiatric Rating Scale (BPRS)、the Gottschalk-Gleser Content Analysis，等等。另外的至表有 the Mini-Mental State Examination (MMSE)、the Object Learning Test (OLT)、the Digit Copying Test (DCT)、the National Adult Reading Test (NART)、the Newcastle scale、the verbal fluency tasks、the trail-making test form B、the Stroop test、copy or recall of the Rey-Osterrieth complex figure test 等等。

6. 脑功能区划分

在大多数研究中，脑感兴趣区（ROI）是根据脑解剖图确定的，而在一些研究中是根据脑功能皮层区（Brodmaun's 区或 Broca's 区）确定的[93,133]。预设的用以分析的脑 ROI 的部位和数量在不同的研究之间是大不相同的。在复习的文献中，提及的与焦虑相关的感兴趣区包括几乎所有的脑区和大约 70 个小的亚区。许多曾被设定，但最终与焦虑无关的脑区尚未包括在内。例如，在一组研究中，在双侧半球总的 126 个 ROI 被确定，但仅仅 20 个区被发现是与焦虑有关的[3]。在另一个研究中，显像数据的半定量分析在 332 个皮层和亚皮层的 ROI 中进行（每个脑半球 166 个）。使用颞叶方位的切片以放置颞叶的 ROI，OM 线方位的切片放置其他的 ROI，为了这个分析目的，SPECT 显像在脑的一边被分为 23 个解剖区[61]。在另一个研究中，PET 的数据包括 4 个叶的代谢率（左右额、顶、颞和枕叶）、8 个半叶的代谢率、32 个皮层区（每个半球 16 个）、126 个中间延伸到皮层边缘外部的 ROI（每个半球 63 个，分布在眼耳线平面上 95～15mm 的切面上）。另外还设立 126 个白质区，从中间延伸到每个皮层区，在每个切面上也作附加探测的估价[29]。但是在另一个研究中，OCD 病人和正常受试者之间的差异仅仅在脑半球、尾状核头、眶回及其与半球比例的水平被估价[95]。显而易见，预设的用以分析的脑 ROI 的不同必将导致不一致的结果，使得互相之间无法比较。此外，迄今为止，在 SPECT 和 PET 扫描片上，正确定位与焦虑相关的脑功能区仍然是非常困难和复杂的，特别是一些小的和深部的脑区，如海马。在这种情况下，读片者的经验也是影响结果的重要因素。确定一个一致的、可接受的（对于大多数，而不是所有调查者）脑 ROI 模式是必要的。

五、概要

本文的目的是通过复习大量的有关焦虑障碍和抑郁的脑功能显像研究的文献，将可利用的数据归纳在一起，以了解焦虑障碍和抑郁的脑功能显像研究的近况和进展，探查焦虑和抑郁病人脑活性类型的一些一致的异常，并试图分析导致研究结果不同的原因。

1. 关于与焦虑障碍和抑郁有关的脑功能区的定位的数据是复杂和多样的，甚至呈现在一些同样的受试者用同样方法的研究组中。在焦虑障碍的脑功能性显像研究中，有一些一致的结果支持亚皮层核的功能障碍和额叶—颞叶—边缘系统通路的功能异常是焦虑病人的神经功能和解剖的病理生理学基础[13]。

（1）一些焦虑障碍，像惊恐、OCD 和 PTSD 病人以及正常受试者的恐惧刺激，已经用 SPECT/PET 进行了广泛的研究，并获得较为一致的结果：①在正常受试者的恐惧刺激中 rCBF 的变化主要与额叶（眶额、前额）、边缘系统（扣带回和海马）、视皮层、颞极、躯体感觉皮层和角回有关；②在 PTSD 病人中，累及的脑区包括额叶（主要为眶额、前和下额叶）和颞叶，其他累及的脑区包括视皮层、小脑和岛叶；③在 OCD 病人中，累及的脑区包括额叶（主要为眶额）、边缘系统和基底节（主要为尾状核），其他相关脑区包括颞叶和丘脑。

（2）社会恐惧和简单恐惧病人的功能性脑显像的研究不多：①在恐惧的病人中，rCBF、rCMRGlu和受体结合的变化可见于额叶（边缘系统、海马旁）和颞叶；②在社会恐惧的病人中，rCBF、rCMRGlu 和受体结合的变化可见于额叶（上和中额）、边缘系统（前扣带回）、颞叶、基底节和顶叶；③在简单恐惧的病人中，rCBF 的变化可见于眶额回、颞叶、扣带回和躯体感觉皮层。

（3）惊恐/恐惧病人和正常人受试者的恐惧刺激的数据支持，在双侧眶额区、扣带回、躯体感觉皮层和视皮层的变化是与惊恐和恐惧相关的。

(4)有一些功能性神经显像研究涉及广泛性焦虑和其他焦虑状态的病人,并获得一些有意思,但相互矛盾的数据。在不同的受试者和不同的焦虑状态,累及的脑区是不同的。几乎所有的脑区,像额叶、颞叶、顶叶、枕叶、边缘系统、基底节、白质、小脑和全脑或半球均被涉及。大多数累及的脑区是单侧的,在焦虑激发中是右侧多于左侧,在静息状态是左侧多于右侧。在焦虑激发中,rCBF 或 rCMRGlu 是增加的,但焦虑病人在静息状态下却是减少的。

(5)焦虑病人额叶、颞叶、顶皮层、海马和海马旁回、全脑(右眶额和右岛叶最明显)的受体结合和分布明显减少。受体结合的变化与焦虑水平有关。

(6)抑郁患者均有局部的脑血流灌注和代谢功能低下,尤以额叶和颞叶明显,且病情严重程度与脑灌注和代谢功能呈负相关,部分抑郁病人还可伴有顶叶、枕叶、杏仁核、扣带回功能低下或呈现为全脑血流/代谢减少。经治疗症状缓解后,局部血流灌注和代谢可恢复正常。

2. 通常,在病人和正常受试者中轻度的焦虑或焦虑/惊恐的早期,担心、害怕和其他相关的精神活动可导致 rCBF 和 rCMRGlu 的增加。但反复侵袭性的忧伤和惊恐的精神活动可导致相关脑皮层的功能障碍和渐进的功能损伤并导致 rCBF 和 rCMR 缺损。当一个正常的受试者遭遇突然的惊吓或疼痛刺激时,其相关脑区的功能活动可以被短暂抑制而呈现 rCBF 和 rCMRGlu的减少。在许多受试者中,rCBF 和 rCMRGlu 的增加和减少可在不同脑区同时见到。在大多数研究中,焦虑病人和正常受试者的焦虑的严重性是与 rCBF 和 rCMRGlu 密切相关的,但是在不同受试者或同一受试者的不同脑区,这种关系可能是阳性的、阴性的、直接的、逆转的或没有明显的关系。部分学者认为,苯二氮䓬类抗抑郁药,如安定可以减少焦虑病人的全脑或局部脑区的 CBF、CMRGlu 或 BZr 结合。然而也有研究显示安定治疗并不影响相关的 rCBF 或客观的或生理学的害怕指数。而在一些用 SPECT/rCBF, PET/rCBF, PET/FDG 方法调查药物治疗的作用的研究中发现,治疗后与治疗前比较,在病人症状明显改善的同时,可以见到 rCBF 和 rCMRGlu 减少(治疗前是增加)、改善或正常化。

3. 虽然在许多焦虑障碍的脑功能显像的研究中发现了一些一致的异常类型,但在这些研究结果之间的差异也是明显的,一些不同的结果导致相当对立的结论且无法用脑功能的神经解剖和神经生理学基础解释。导致不同结果的原因是多样而复杂的,但主要与受试者的组成不同,由恐惧刺激和焦虑激发引起的焦虑和惊恐的种类和水平不同,及研究方法之间的差异有关。实验室的一些因素也可能影响研究的结果。然而,这些研究中的大多数结果应看做是初步的,在一些焦虑障碍的亚型中进行的研究非常少,在报告之间的一些差异仍然是无法解释和有争论的,有必要通过在小的亚组(同样的受试者和同样的方法)中的大样品量以进一步调查和解决当前的问题。同时方法学也需要改进,以便结果更客观和具有可比较性。

参考文献

[1] Nitschke JB, Heller W, Miller GA. Anxiety, stress, and cortical brain function. In: The Neuropsychology of Emotion. Borod JC (ed). Oxford: Oxford University Press, 2000, 298-319

[2] Potts NLS, Travers J, Davidson JRT. Brain imaging in phobic disorders. In: Brain Imaging in Clinical Psychiatry. Krishnan KRR, Doraiswamy PM (eds). New York: Marcel Dekker, Inc., 1997, 449-462

[3] Wu JC, Buchsbaum MS, Hershey TG, et al. PET in generalized anxiety disorder. Biol Psychiatry, 1991, 29: 1181-1199

[4] Nutt DJ, Psych FRC. Neurobiological mechanisms in generalized anxiety disorder. J Clin Psychiatry, 2001, 62: 22-27

[5] Cox P, Direnfeld D, Swinson R, et al. Suicidal ideation and suicide attempts in panic disorder and social phobia. Am J Psychiatry, 1994, 151: 882—887

[6] Yazici KM, Kapucu O, Erbas B, et al. Assessment of changes in regional cerebral blood flow in patients with major depression using the ^{99m}Tc-HMPAO single photon emission tomography method. Eru J Nucl Med,1992, 19: 1038—1043

[7] Notardonato H, Gonzalez-Avilez A, van Heertum RL, et al. The potential value of serial SPECT scanning in the evaluation of psychiatric illness. Clin Nucl Med, 1989, 14: 319—322

[8] Volkow ND, Fowler JS. Neuropsychiatric disorders: investigation of schizophrenia and substance abuse. Semin Nucl Med, 1992, 22:254—267

[9] 孙达. 放射性核素脑显像. 杭州: 杭州大学出版社,1997, 279—292

[10] 孙达. 焦虑症和 Alzheimer 型痴呆患者 rCBF 变化与局部脑功能关系的探讨. 见:面向 21 世纪的科技进步与社会经济发展(中国科协首届学术年会). 周光召主编. 北京: 中国科学技术出版社,1999, 689

[11] Lewine JD. Introduction to functional neuroimaging: functional neuroanatomy. In: Functional Brain Imaging. Orrison WW, Lewine JD, Sanders JA, et al (eds). St. Louis: Mosby-Year Book, Inc., 1995, 13—96

[12] Sackeim HA, Porhovnik I, Moeller JR, et al. Regional cerebral blood flow in mood disorders. Arch Gen Pschiatry, 1990, 47: 60—70

[13] Wible CG, Shenton LS, McCarley RW. Functional neuroanatomy of the limbic system and the planum temporal. In: Brain Imaging in Clinical Psychiatry. Krishnan KRR, Doraiswamy PM (eds). New York: Marcel Dekker, Inc., 1997: 449—462

[14] Roland PE (ed). Brain Activation: the frontal lobes and limbic system (Chapter13). New York: Wiley-liss, Inc., 1993, 342—364

[15] Gottschalk LA, Froncxek J, Abel L, et al. The cerebral neurobiology of anxiety, anxiety displacement, and anxiety denial. Psychotherapy and Psychosomatics, 2000, 70: 17—24

[16] Mathew RJ, Wilson WH, Humphreys D, et al. Cerebral vasodilation and vasoconstriction associated with acute anxiety. Biol Psychiatry, 1997, 41: 782—795

[17] Lewine JD. Introduction to functional neuroimaging: functional neuroanatomy. Coupling of neurophysiologic activity with cerebral metabolism and blood flow. In: Functional Brain Imaging. Orrision WW, Lewine JD, Sanders JA, et al (eds). St. Louis: Mosby-Year Book, Inc., 1995, 90—95

[18] Raichle ME. Imaging the mind. Seminars in Nuclear Medicine,1998, 28: 278—289

[19] Fredrikson M, Fischer H, Wik G. Cerebral blood flow during anxiety provocation. J Clin Psychiatry, 1997, 16: 16—21

[20] Fischer H, Wik G, Fredrikson M. Functional neuroanatomy of robbery re-experience: affective memories studied with PET. Neuroreport, 1996, 7: 2081—2086

[21] Mountz JM, Modell JG, Wilson MW, et al. Positron emission tomographic evaluation of cerebral blood flow during state anxiety in simple phobia. Arch Gen Psychiatry, 1989, 46: 501—504

[22] Fredrikson M, Wik G, Greitz T, et al. Regional cerebral blood flow during experimental phobic fear. Psychophysiology, 1993, 30(1): 126—130

[23] Fredrikson M, Wik G, Annas P, et al. Functional neuroanatomy of visually elicited simple phobic fear: additional data and theoretical analysis. Psychophysiology, 1995, 32: 43—48

[24] Johanson A, Gustafson L, Passant U, et al. Brain function in spider phobia. Psychiatry Res,1998, 84: 101—111

[25] Fischer H, Andersson JLR, Furmark T, et al. Brain correlates of an unexpected panic attack: a human positron emission tomographic study. Neuroscience Letters,1998, 251: 137—140

[26] Simpson JR, Drevets WC, Snyder AZ, et al. Emotion-induced changes in human medial prefrontal prefrontal cortex Ⅱ. during anticipatory anxiety. Proceedings of the National Academy of Sciences of the United States of America, 2001, 98: 688—693

[27] Kimbrell TA, George MS, Parekh PI, et al. Regional brain activity during transient self-induced anxiety and anger in healthy adults. Biol Psychiatry, 1999, 46: 454—465

[28] Gottschalk LA, Buchsbaum MS, Gillin JC, et al. The effect of anxiety and hostility in silent mentation on localized cerebral glucose metabolism. Compr Psychiatry, 1992, 33: 52—59

[29] Gottschalk LA, Buchsbaum MS, Gillin JC, et al. Positron-emission tomographic studies of the relationship of cerebral glucose metabolism and the magnitude of anxiety and hostility experienced during dreaming and waking. J Neuropsychiatry Clin Neurosci, 1991, 3: 131—142

[30] Gottschalk LA, Buchsbaum MS, Gillin JC. Anxiety levels in dreams: relation to localized cerebral glucose metabolic rate. Brain Res, 1991, 538(1): 107—110

[31] Benkelfat C, Bradwejn J, Meyer E, et al. Functional neuroanatomy of CCK4-induced anxiety in normal healthy volunteers. Am J Psychiatry, 1995, 152: 1180—1184

[32] Javanmard M, Shlik J, Kennedy SH, et al. Neuroanatomic correlated of CCK-4-induced panic attacks in healthy humans: a comparison of two time points. Biol Psychiatry, 1999, 45: 872—882

[33] 孙达,李惠春,占宏伟等. 焦虑症患者 rCBF 变化与局部脑功能的关系. 中华核医学杂志, 2005,25(3): 148—150

[34] 李惠春, 黄鉴政, 孙达等. 焦虑症患者单光子发射计算机断层研究. 中国神经精神疾病杂志, 1998, 24(5):258—260

[35] Mathew RJ, Wilson WH. Evaluation of the effects of diazepam and an experimental anti-anxiety drug on regional cerebral blood flow. Psychiatry Res, 1991, 40: 125—134

[36] Tiihonen J, Kuikka J, Rasanen P, et al. Cerebral benzodiazepine receptor binding and distribution in generalized anxiety disorder: a fractal analysis. Mol Psychiatry, 1997, 2: 463—471

[37] Naveteur J, Roy JC, Ovelac E, et al. Anxiety, emotion and cerebral blood flow. Int J Psychophysiol, 1992, 13: 137—146

[38] Osuch EA, et al. Regional cerebral metabolism associated with anxiety symptoms in affective disorder patients. Biol Psuchiatry, 2000, 48:1020—1023

[39] Conca A, Feitzsche H, Peschina W, et al. Preliminary findings of simultaneous ^{18}F-FDG and ^{99m}Tc-HMPAO SPECT in patients with depressive disorders at rest: differential correlates with ratings of anxiety. Psychiatry Res, 2000, 98: 43—45

[40] Philpot MP, Banerjee S, Neebham-bennett H, et al. ^{99m}Tc-HMPAO single photon emission tomography in late life depression: apilot study of regional cerebral blood flow at rest andduring a verbal fluency task. J Affective Disorders, 1993, 28: 233—240

[41] Tokunaga M, Ida I, Higuchi T, et al. Alterations of benzodiazepine receptor binding potential in anxiety and somatoform disorders measured by ^{123}I-iomazenil SPECT. Radia Med, 1997, 15: 163—169

[42] Abadie P, Boulenger JP, Benali-K, et al. Relationships between trait and state anxiety and the central benzodiazepine receptor: a PET study. Eur J Neurosci, 1999, 11: 1470—1478

[43] Lepola U, Nousiainen R, Puranen M, et al. EEG and CT findings in panic disorder. Biol Psychiatry, 1990, 28:721—727

[44] Ontiveros A, Fontaine R, Breton G, et al. Correlation of severity of panic disorder and neuroantomical changes on magnetic resonance imaging. J Neuropsychiatry, 1989, 1: 404

[45] Fontaine R, Breton G, Dery R, et al. Temporal lobe abnormalities in panic disorder: an MRI study. Biol Psychiatry, 1990, 27: 304—310

[46] Malizia AL . What do brain imaging studies tell us about anxiety disorders? J Psychopharmacol, 1999, 13: 372—378

[47] Kaschka W, Feistel H, Ebert D. Reduced benzodiazepine receptor binding in panic disorder measured iomazenil SPECT. Journal of Psychiatric Research, 1995, 29: 427—434

[48] Stewart RS, Devous MD, Rush AJ, et al. Cerebral blood flow changes during sodium-lactate-induced panic attacks. Am J Psychiatry, 1988, 145:442—449

[49] Reiman EM, Raichle ME, Robins E, et al. Neuroanatomical correlates of a lactate-induced anxiety attack. Arch Gen Psychiatry, 1989, 46:493—500

[50] Reiman EM, Raichle ME, Robins E, et al. The application of positron emission tomography to the study of panic disorder. Am J Psychiatry, 1986, 143: 469—477

[51] Connor KM and Davidson JRT. Generalized anxiety disorder: neurobiological and pharmacotherapeutic perspectives. Biol Psychiatry, 1998, 44:1286—1294

[52] De Cristofaro MTR, Sessarego A, Pupi A, et al. Brain perfusion abnormalities in drug-nave, lacte-sensitive panic patients: a SPECT study. Biol Psychiatry, 1993,33:505—512

[53] Woods S, Koster K, Krystal J, et al. Yohimbine alters regional cerebral blood flow in panic disorder. Lancet, 1988, 11: 678

[54] Reiman EM, Raichle ME, Butler FK, et al. A focal abnormality in panic disorder, a severe form of anxiety. Nature, 1984, 310: 683—685

[55] 李惠春，马颖，周君富等. 惊恐障碍局部脑血流灌注的研究. 上海精神医学，1998，10(2)：69—72

[56] Coupland NJ. Social phobia: etiology, neurobiology, and treatment. J clin Psychiatry, 2001, 62: 25—35

[57] Bell CJ, Malizia AL, Nutt DJ. The neurobiology of social phobia. Eur Arch Psychiatry Clin Neurosci, 1999, 249: S11—S18

[58] Potts N, Davidson J, Krishnan K, et al. Magnetic resonance imaging in patients with social phobia. Psychiatry Res, 1994, 52: 35

[59] Tillfors M, Furmark T, Marteinsdottir I, et al. Cerebral blood flow in subjects with social phobia during stressful speaking tasks: a PET study. Am J Psychiatry, 2001, 158: 1220—1226

[60] Malizia AL, Wilson SJ, Bell CM, et al. Neural correlates of anxiety provocation in social phobia. Neuroimage, 1997, 2:301

[61] van der Linden G, Heerden BV, Warwick J, et al. Functional brain imaging and pharmacotherapy in social phobia: single photon emission computed tomography before and after treatment with the selective serotonin reuptake inhibitor citalopram. Prog Neuro-psychopharmacol & Biol Psychiat, 2000, 24:419—438

[62] Tiihonen J, Kuikka J, Bergstrom K, et al. Dopamine reuptake site densities in patients with social phobia. Am J Psychiatry, 1997, 154: 239—242

[63] Stein MB and Leslie WD. A brain single photon-emission computed tomography (SPECT) study of generalized social phobia. Biol Psychiatry, 1996,39:825—828

[64] Rauch SL, Savage CR, Alpert NM, et al. A positron emission tomographic study of simple phobic symptom provocation. Archives of General Psychiatry, 1995, 52: 20—28

[65] O'Carroll RE, Moffoot AP, van Beck M, et al. The effect of anxiety induction on the regional uptake of ^{99m}Tc-exametazime in simple phobia as shown by single photon emission tomography (SPET). J Affect Disord, 1993, 28: 203—210

[66] Kessler D, Sonnega A, Bromet E, et al. Posttraumatic stress disorder in the national comorbidity survey. Arch Gen Psychiatry, 1995, 52: 1048—1060

[67] Charney D, Deutch A, Krystal J, et al. Psychobiologic mechanisms in posttraumatic stress disorder.

Arch Gen Psychiatry, 1993, 50: 294—305

[68] Pitman, Orr S, Forgue D, et al. Psychophysiologic assessment of posttraumatic stress disorder imagery in vietnam combat veterans. Arch Gen Psychiatry, 1987, 44: 970—975

[69] Peters J, van Kammen D, van Kammen W, et al. Sleep disturbance and computerized axial tomographic scan findings in the former prisoners of war. Comp Psychiatry, 1990, 31: 535—539

[70] Bremeer J, Randall P, Scott T, et al. MRI-based measurements of hippocampal volume in patients with combat-related posttraumatic stress disorder. Am J Psychiatry, 1995, 152:973—981

[71] Lucey JV, Costa DC, Adshead G, et al. Brain blood flow in anxiety disorder, OCD, panic disorder with aporaphobia, and post-traumatic stress disorder on ^{99m}Tc-HMPAO single photon emission tomography (SPET). British Journal of Psychiatry, 1997, 171: 346—350

[72] Liberzon I, Fig LM, Juny TD. Brain blood flow in post traumatic stress disorder: SPECT activation. Biol Psychiatry, 1995, 37:622

[73] Bremner JD, Innis RB, Ng CK, et al. Positron emission tomtgraphy measurement of cerebral metabolic correlates of yohimbine administration in combat-related posttranmatic stress disorder. Aech Gen Psychiatry, 1997, 54: 246—254

[74] Bremner JD, Staib LH, Kaloupek D, et al. Neural correlates of exposure to pictures and sound in vietnam combat veterans with and without posttraumatic stress disorder: a positron emission tomography study. Biol Psychiatry 1999, 45: 806—816

[75] Shin LM, Kosslyn SM, McNally RJ, et al. Visual imaging and perception in posttranmatic stress disorder. Arch Gen Psychiatry, 1997, 54: 233—241

[76] Bremner JD, Narayan M, Staib LH, et al. Neural correlates of memories of childhood sexual abuse in women with and without posttraumatic stress disorder. Am J Psychiatry, 1999, 156: 1787—1795

[77] Shin LM, McNally RJ, Kosslyn SM, et al. Regional cerebral blood flow during script-driven imagery in childhood sexual abuse-related PTSD: a PET investigation. Am J Psychiatry, 1999, 156: 575—584

[78] Semple WE, Goyer P, McCormick R, et al. Preliminary report: brain blood flow using PET in patients with posttraumatic stress disorder and substance-abuse histories. Biol Psychiatry, 1993, 34: 115—118

[79] Fernandez M, Pissiota A, Frans O, et al. Brain function in a patient with torture related post-traumatic stress disorder before and after fluoxtine treatment: a positron emission tomography provocation study. Neuroscience Letters, 2001, 297: 101—104

[80] Rauch SL, Savage CR, Alpert NM, et al. The functional neuroanatomy of anxiety: a study of three disorders using positron emission tomography and symptom provocation. Biol Psychiatry, 1997, 42:446—452

[81] Karno M, Golding JM, Sorenson SB, et al. The epidemiology of obsessive-compulsive disorder in five US communities. Arch Gen Psychiatry, 1988, 45: 1094—1099

[82] Book SW, Villarreal G, Brawman-mintzer O, et al. Neuroimaging in obsessive-compulsive disorder. In: Brain Imaging in Clinical Psychiatry. Krishnan KRR, Doraiswamy PM (eds). New York: Marcel Dekker, Inc., 1997, 463—476

[83] Behar D, Papoport JL, Berg CJ, et al. Computerized tomography and neuropsychological test measures in adolecents with obsessive-compulsive disorder. Am J Psychiatry, 1984, 141:363

[84] Stein DJ, Hollander E, Chan S, et al. Computed tomography and neurological soft signs in obsessive-compulsive disorder. Psychiatry Res, 1993, 50: 143

[85] Kellner CH, Jolley RR, Holgate RC, et al. Brain MRI in obsessive-compulsive disorder. Psychiatry Res, 1991, 36: 45

[86] Garber HJ, Ananth JV, Chiu LC, et al. Nuclear magnetic resonance study of obsessive-compulsive dis-

order. Am J Psychiatry，1989，146：1001

[87] Rodinson D，Wu H，Munne R，et al. Reduced caudate nucleus vilume in obsessive-compulsive disorder. Arch Gen Psychiatry，1995，52：393

[88] Lucey JV，Costa DC，Blanes T，et al. Regional cerebral blood flow in obsessive-compulsive disordered patients at rest. British J Psychiatry，1995，167：629－634

[89] Rubin RT，Villanueva-Meyer J，Ananth L，et al. Regional xenon 133 cerebral blood flow and cerebral technetium 99m HMPAO uptake in unmedicated patients with obsessive-compulsive disorder and matched normal control subjects. Arch Gen Psychiatry，1992，49：695－702

[90] Edmonstone Y，Austin MP，Prentice N，et al. Uptake of ^{99m}Tc-exametazime shown by single photon emission computerized tomography in obsessive-compulsive disorder compared with major depression and normal controls. Acta Psychiatr Scand，1994，90：298－303

[91] Adams BL，Warneke LB，McEwan AJB，et al. Single photon emission computerized tomography in obsessive-compulsive diorder：a preliminary study. J Psychiatr neurosci，1993，18：109－112

[92] Lucey JV，Costa DC，Blanes T，et al. Regional cerebral blood flow in obsessive-compulsive disordered patients at rest：differential correlates with obsessive-compulsive and anxious-avoidant dimensions. British J Psychiatry，1995，167：629－634

[93] Machlin ST，Harris GJ，Pearlson GD，et al. Elevated medial-frontal cerebral blood flow in obsessive-compulsive patients：A SPECT study. Am J Psychiatry，1991，148:1240－1242

[94] Lucey JV，Costa DC，Busatto G，et al. Caudate regional cerebral blood flow in obsessive-compulsive disorder，panic disorder and healthy controls on single photon emission computerized tomography. Psychiatry Res，1997，74：25－33

[95] Baxter LR，Schwartz JM，Mazziotta JC，et al. Cerebral glucose metabolic rates in nondepressed patients with obsessive-compulsive disorder. Am J Psychiatry，1988，145:1560－1563

[96] Swedo SE，Schapiro MB，Grady CL，et al. Cerebral glucose metabolism in childhood-onset obsessive-compulsive disorder. Arch Gen Psychiatry，1989，46：518－523

[97] Martinot JL，Allilaire JF，Mazoyer BM，et al. Obsessive-compulsive disorder：a clinical，neuropsychological and positron emission tomography study. Acta Psychiatr Scand，1990，82：233－242

[98] Rauch SL，Jenike MA，Alpert NM，et al. Regional cerebral blood flow measured during symptom provocation in obsessive-compulsive disorder using oxygen 15-labeled carbon dioxide and positron emission tomography. Arch Gen Psychiatry，1994，51：62－70

[99] Rauch SL，van der Kolk BA，Fisler RE，et al. A symptom provocation study of posttraumatic stress disordersing positron emission tomography and script-driven imagery. Arch Gen Psychiatry，1996，53：380－387

[100] Nordahl TE，Benkelfat C，Semple WE，et al. Cerebral glucose metabolic rates in obsessive-compulsive disorder. Neuropsychopharmacology，1989，2：23－28

[101] Swedo SE，Pietrini P，Leonard HL，et al. Cerebral glucose metabolism in childhood-onset obsessive-compulsive disorder. Arch Gen Psychiatry，1992，49：690－694

[102] Hoehn-Saric R，Pearlson D，Harris J，et al. Effects of fluoxetine on regional cerebral blood flow in obsessive-compulsive patients. Am J Psychiatry，1991，148：1243－1245

[103] Perani D，Colombo C，Bressi S，et al. [18F] FDG PET study in obsessive-compulsive disorder. British J Psychiatry，1995，166：244－250

[104] Benkelfat C，Nordahl TE，Semple WE，et al. Local cerebral glucose metabolic rates in obsessive-compulsive disorder. Arch Gen Psychiatry，1990，47：840－848

[105] Baxter LR，Schwartz JM，Phelps ME，et al. Local cerebral glucose metabolic rates in obsessive-com-

pulsive disorder. Arch Gen Psychiatry, 1987, 44: 211—218

[106] Baxter LR, Schwartz JM, Bergman KS, et al. Caudate glucose metabolic rate changes with both drug and behavior therapy for onsessive compulsive disorder. Arch Gen Psychiatry, 1992, 49:681—689

[107] Hendler T, Goshen E, Tadmor R, et al. Evudence for striatal modulation in the presence of fixed cortical injury in obsessive-compusive disorder (OCD). European Neuropsychopharmacology, 1999, 9:371—376

[108] 孙达,占宏伟,许唯等. 强迫症患者 rCBF 变化与脑功能关系的探讨. 2006 年华东六省一市核医学学术会议论文摘要汇编,2006 年 4 月,江西·南昌,84—85

[109] Dolan RJ, Callowat SP, Mann AH. Cerebral ventricular size in depressed subjects. Psychol Med, 1985, 873

[110] Baxter LR, Phelps ME, Mazziotta JC, et al. Cerebral metabolic rates for glucose in mood disorders. Arch Gen Psychiatry, 1985, 42: 441—447

[111] Lesser IM, Mena I, Boone KB. Reduction of cerebral blood flow in older depressed patients. Arch Gen Psychiatry, 1994,51: 677

[112] Gonul AS, Kula M, Bilgin AG, et al. The regional cerebral blood flow change in major depressive disorder with and without psychotic feature. Prog Neuropsychopharmacol Bio Psychiatry, 2004, 28: 1015—1021

[113] Bench CJ, Friston KJ, Brown GG, et al. The anatomy of melancholia: focal abnormalieies of cerebral blood flow in major depression. Psychol Med, 1992, 22: 607

[114] Baxter LR Jr, Schwartz JM, Phelps ME, et al. Reduction of prefrontal cortex glucose metabolism common to three types of depression. Arch Gen Psychiatry, 1989, 46: 243

[115] Rost RM, Delisi LE, Holcomb HH, et al. Glucose utilization in the temporal cortex of affectively ill patients. PET Biol Psychiatry, 1987, 22:46

[116] Zobel A, Joe A, Freymann N, et al. Changes in regional cerebral blood flow by therapeutic vagus nerve stimulation in depression: an exploratory approach. Psychiatry Res, 2005, 139: 165—179

[117] Devons MD. Comparison of SPECT applications in neurology and psychistry. J Clin Psychiatry, 1992, 53: 13—19 (suppl)

[118] Phelps ME, Mazziotta JC, Baxter LR, et al. Positron emission tomographic study of affective disorders: Problems and strategies. Ann Neurol, 1984, 15: 149—156 (suppl)

[119] Rush AJ, Schlessler MA, Stokely EM, et al. Cerebral blood flow in depression and mania. Psychopharm Bull, 1982, 18: 6—8

[120] 孙达,占宏伟,许唯等. 抑郁症患者 rCBF 变化与脑功能关系的探讨. 2006 年华东六省一市核医学学术会议论文摘要汇编,2006 年 4 月,江西·南昌,85

[121] Buchsbaum MS, Wu J, Haier R, et al. Positron emission tomography assessment of effects of benzodiazepines on regional glucose metabolic rate in patients with anxiety disorder. Life Sciences, 1987, 40: 2393—2400

[122] Johnson MR, Lydiard RB. The neurobiology of anxiety disorders. The Psychiatry Clinics of North America, 1995, 18:681—725

[123] Braestrup C, Albrechtsen R, Squires RF. High densities of benzodiszepine receptors in human cortical areas. Nature, 1977, 269: 702—704

[124] Mohler H and Okada T. Biochemical identification of site of action of bezodiazepines in human brain by ^{3}H-diazepam binding. Life Sciences, 1978, 22: 985—996

[125] Gur RC, Gur RE, Resnick SM, et al. The effect of anxiety on cortical cerebral blood flow and metabolism. J Cere Blood Flow Metab, 1987, 7: 173—177

[126] Malizia AL, Cunningham VJ, Bell CJ, et al. Decreased brain $GABA_A$-benzodiazepine receptor binding in panic disorder. Arch Gen Psychiatry, 1998, 55: 715—720

[127] 孙达. 脑受体显像研究的进展. 见:唐孝威等主编. 分子影像学导论. 杭州:浙江大学出版社,2005, 217—249

[128] D'haenen HA, Bossuyt A, Mertens J, et al. SPECT imaging setrotonin2 receotors in deoression. Psychiatry Res, 1992, 45: 227—237

[129] Pirker W, Asenbaum S, Kasper S, et al. Beta-CIT SPECT demonstrates blockade of 5-HT-uptake sites by citalopram in the human brain in vivo. J Neural Transm Gen Sect, 1995, 100(3):247—256

[130] Nordhl TE, Semple WE, Gross M, et al. Cerebral glucose metabolic differences in patients with panic disorder. Neuropsychopharmacology, 1990, 3: 261—272

[131] Uchiyama M, Sue H, Fukumitsu N, et al. Assessment of cerebral benzodiazepine receptor distribution in anxiety disorders by ^{123}I-iomazenil-SPECT: comparison to cerebral perfusion scintigraphy by ^{123}I-IMP. Nippon Igaku Hoshasen Gakkai Zasshi, 1997, 57: 41—46

[132] Wik G, Fredrikson M, Ericson K, et al. A functional cerebral response to frightening aisual stimulation. Psychiatry Res, 1993, 50:15—24

[133] Zohar J, Insel TR, Berman KF, et al. Anxiety and cerebral blood flow during behavioral challenge. Arch Gen Psychiatry, 1989, 46: 505—510

[134] Giordani B, Boivin MJ, Berent S, et al. Anxiety and cerebral cortical metabolism in normal persons. Psychiatry Res, 1990, 35: 49—60

[135] Berman KF. Cortical stress test' in schizophrenia: regional cerebral blood flow studies. Biol psychiatry, 1987, 22: 1304—1326

[136] Catafau AM, Parellada E, Lomena FJ, et al. Prefrontal and temporal blood flow in schizophrenia: resting and activation technetium-99m-HMPAO SPECT patterns in young neuroleptic-nave patients with acute disease. J Nucl Med, 1994, 35: 935—941

[137] Rickels K, Downing R, Schweitzer E, et al. Antidepressants for the treatment of generalized anxiety disorder: a placebo-controlled comparison of imipramine, trazodone, and diazepam. Arch Gen Psychistry, 1993,50: 884—895

[138] Mathew RJ, Wilson WH, Daniel DG. The effect of nonsedating doses of diazepam on regional cerebral blood flow. Biol Psychiatry, 1985, 20: 1109—1116

[149] Foster NL, Van Der Spek AF, Aldrich MS, et al. The effect of diazepam sedation on cerebral glucose metabolism in Alzheimer's disease as measured using positron emission tomography. J Cere Blood Flow Metab, 1987, 7: 415—420

[140] Devous MD, Leroy RF, Homan RW. Single photon emission computed tomography in epilepsy. Semin Nucl Med, 1990, 20: 325—341

[141] Takahashi M, Odano I, Fujita S, et al. ^{125}I-iomazenil binding shows stress-and/or diazepam-induced reductions in mouse brain: supporting data for ^{123}I-iomazenil SPECT study of anxiety disorders. Ann Nucl Med, 1997, 11: 243—250

[142] Awata S, Konno M, Kawashima, et al. Changes in regional cerebral blood flow abnormalities in late-life depression following response to electroconvulsive therapy. Psychiatry Clin Psychol, 2001,9: 121—123

[143] Bonne O, Krausz Y, Shapira B, et al. Increased cerebral blood flow in depressed patients responding to electroconvulsive therapy. J Nucl Med, 1996, 37: 1075—1080

[144] 汤中泉,孙达,张蕴秋等. 脑 SPECT 显像和 CT 扫描观察高压氧治疗脑外伤后综合征疗效. 中华核医学杂志, 1999,19(4):213—216

[145] 孙达，耿昱，张扬达等. ^{99m}Tc-ECD SPECT 脑灌注显像和 EEG 对脑活素辅助治疗癫痫的观察. 中华核医学杂志，1999，19(4)：226

[146] 耿煜，张杨达。脑活素对癫痫附加治疗的试验. 新药与临床，1994，13：355－357

[147] Holman BL and Devous MD. Functional brain SPECT：the emergence of a powerful. Clinical Method J Nucl Med，1992，1888－1904

[148] 孙达. ^{99m}Tc-ECD 脑 SPECT 显像和 CT 扫描对脑部疾病应用价值的对比研究. 中华核医学杂志，1995，15(3)：171－173

[149] Da Sun，Hongwei Zhan，Wei Xu，et al. The cerebral functional location in normal subjects during listening to a story in Chinese，English or Japanese. 8th Asia Oceania Congress of Nuclear Medicine and Biology，Oct.，9－13，2004，Beijing，China

[150] Ernst M，Zametkin AJ，Phillips RL，et al. Age-related changes in brain glucose metabolism in adults with attention-deficit/hyperactivity disorder and control subjects. J Neuropsychiatry and Clinical Neurosciences，1998，10：168－177

[151] Mather RJ，Wilson WH. Cerebral blood flow changes induced by CO_2 in anxiety. Psychiatry Res，1988，23：285－294

[152] Methew R and Wilson W. Behavioral and cerebrovascular effects of caffeine in patients with anxiety disorders. Acta Psychiatr Scand，1990，82：17

[153] Mather RJ，Wilson WH. Epinephrine-induced anxiety and regional cerebral blood flow in anxious patients. In：Lerer B，Gershon S (eds). New Directions in Affective Disorder. New York：Springer-Verlag，1989，717－724

[154] Mather RJ，Wilson WH. Cerebral blood flow responses to CO_2 and acetazolamide：the effect of anxiety. Psychiatry Res，1989，28：241－242

[155] Drevets WC，Videen TO，MacLeod AK，et al. PET images of blood flow changes during anxiety：correction. Science，1992，256：1696

[156] Wasserman AF，Patterson J. The cerebral vascular response to reduction in arterial carbon dioxide tension. J Clin Invest，1962，41：1297－1303

[157] Gotoh F，Meyer JS，Takagi Y. Cerebral effects of hyperventilation in man. Arch Neurol，1965，12：410－423

[158] Terada H，Kuwajiman A，Hramatsu Y，et al. Demonstration of focal brain ischemia induced by hyperventilation using Tc-99m HMPAO. Clin Nucl Med，1993，18：405－408

（孙　达）

第八节　人格与人格障碍：生物及环境基础

正常人格特质（normal personality trait）在形成过程中受到了先天生物因素、后天自然和社会环境因素以及个人需要和动机因素的综合作用。人格特质是人表面心理现象的基础，并与能力和智力相关联。人格障碍（personality disorder）的形成也与这些生物社会因素以及个人认知因素有关。不同类型的人格障碍有着不同的病态（自动）思维方式。就目前的科技手段来说，药物对人格障碍的治疗无效，而认知一行为疗法等系统的心理干预技术是治疗人格障碍的主流。本文将就这些相关因素的研究现状简要探讨一下人格与人格障碍。

一、人格

1. 定义

1937 年，Allport 列举了 50 多种当时对人格（personality）的定义，此后人格的定义还在丰富着，因为人格心理学不断借鉴了神经科学、行为遗传学、情感心理学和社会心理学等学科的进展成就。的确，人格是一种十分复杂的心理现象，因为心理学家所持有的理论观点或研究角度的不同，他们对人格概念的理解也就不一致。生物学家或部分医学家关注人格的物质基础，提出了“气质”（temperament）概念；行为学家和社会学家从行为习惯上考虑，提出了“性格”（character）概念。其实，近几年的实验室和社会调查研究都表明，人格的确有生物遗传成分和通过认知学习方式得来的成分，如稳定的情绪反应和对目标、价值及自我概念认识等。在本文中我们根据国际动向，将“人格”、“气质”和“性格”合并叙述，同时考虑到与临床上谈论的人格障碍（personality disorder）相对应，我们放弃了 personality 早期的中文翻译“个性”。

人格是指一个人的思维、情绪和行为的特征模式，以及这些模式背后隐藏或外显的心理机制[1]，即一个人身上存在着一些持久、稳定的特征，这种特征能在不同地点、情景及与他人的交往中表现出一致性。这些一致性特征如果超出别人的期待，就会对自己和他人形成伤害。至于有些国内心理学书中提到的“能力”（ability）、“智力”（intelligence），它们也只是与这些一致性特征呈现出部分相关而已。

我们还需要指出两点：①此处我们叙述的人格包括正常人格（normal personality）和异常人格（disordered personality），本文中将简单介绍一下正常与异常人格的关系；②人格也有别于社会、伦理、道德口语化使用的“人格”，那是在谈论一个人的尊严和品性。虽然也稍微含有我们所述说正常人格中的部分含义，但那不是心理学的科学概念。

2. 影响人格形成的因素

除了生物遗传物质的质和量之外，人格还受到环境因素的影响。一个成熟的人格是在一定的社会环境影响下，通过实践活动逐渐形成和发展起来的。这种经历在人生的前 30 年明显地作用于人格。

（1）生物因素

有关人格形成时天然一养育（nature-nurture）成分何者居多的研究持续了近半个世纪。在早年时期，人格的基因成分所发挥的作用较大，而新奇环境的因素却始终影响着人格的整个阶段。在一个 30 岁以后的人身上已经很少能找到基因对人格的新效应了。遗传学新技术和双胞胎养育环境的分析技术加快了研究的进展，当然对人格进行准确的测量是一个关键。当环境测量与人格不存在显著性相关时，常常体现不出遗传中介[2]。建立在大五因子基础上的特质遗传研究，有了初步的结论。特质通常表现出低度到中等程度的遗传性（30%～50%）[3]，同时这些也提供了关于环境变量 50%～70%在统计学差异中具有重要作用的证据。特质的稳定靠基因成分，而它的变化也靠着环境的贡献。特质的这种基因型与表现型的差异正是心理治疗能够有效地作用于人格障碍疾病的又一个佐证。

将人格特质与生物学联系在一起的明确的、可重复的研究成果直到 20 世纪末一直并不多见，但这些基础研究成果也是可喜的。如 Benjamin 等[4]利用候选基因法发现了新奇寻求与多巴胺受体中的一个基因 DRD_4 等位联结。Lesch 等[5]也发现神经质与脑内 5-HT 相关基因 5-HTTLPR 有直接联结。神经影像学同样证实冲动感觉寻求特质与边缘脑内的多巴胺系统功能有关。神经生化学也证实脑内 5-HT 功能的减弱或缺失是攻击、冲动和自杀行为的基础。

在神经生理学方面的研究中，听觉诱发电位的 N1-P2 成分有一个特性，它的幅度随着刺激强度的增大而增大，即强度依赖性。这种强度依赖性与脑内的 5-HT 神经元的功能支配基本上成反比关系。我们曾用这种强度依赖性观测了 191 名人格障碍患者（其中 19 名偏执型、12 名分裂样、14 名分裂型、18 名反社会型、15 名边缘型、13 名表演型、17 名自恋型、25 名回避型、30 名依赖型和 28 名强迫型），发现只有表演型人格障碍患者有着十分明显的 N1-P2 强度依赖性[6]。这项实验也侧面证实了此种类型的人格障碍患者脑部的 5-HT 神经元功能的不足或过分地被抑制。

一个近期开展的双生子的研究表明，人格中遗传部分的贡献约占 30%～50%[3]，说明先天物质对人格形成的重要性，这部分包括早期学者们所定义的气质和现今仍然被关注的智力。然而思维模式，尤其与价值观或信念相关的部分则很少受其影响。其次，神经系统的特性不同，高级神经活动的类型不同，内分泌系统分泌激素的水平不同，也会使人们个性的形成和发展显示出不同的特点。此外，人的体态、体质和容貌，也是影响个性形成和发展的生物因素。例如有些人因容貌出众而自负，有些人因先天不足而自卑。

脑部结构和神经核团与人格特质或行为的关系也同样吸引着许多科学家的目光。杏仁核与厌恶性条件形成（惩罚与消极感情及不良反应的联系学习）及操作性条件反射学习有关[7]，同时，它也与恐惧和悲伤的面部情绪反应有关[8]。Tiihonen 等[9]通过使用 MRI 测定体积方法对暴力侵犯者（其中包括有反社会型人格特质）作了分析，证实了杏仁核体积与异常心理变化程度的联系。Kiehl 等[10]使用 fMRI 也发现减小的杏仁核体积与情感记忆异常的关系。中部眶前额皮层的损害还曾被认为是“获得性反社会型人格特质”的神经学上的条件[11]。

（2）环境因素

人格发展的这部分影响因素占到 50%～70%，主要指社会环境，如家庭、学校和社会文化环境等。近年来，环境作用对基因表达的影响备受关注。试验动物模型在这方面已经提供了重大启发性的价值，该机制涉及基因－环境的交互影响。在一系列以海蜗牛（Aplysia）为对象的试验后，Kandel[12]阐述了突触连接能够永久地变更及加强，这通过调节基因表达方式和机体从环境中的学习成果来实现。在这种机制中，学习的结果是突触数量双倍或三倍地提升。Kandel 假设心理治疗可能导致大脑突触相似的变化。同样的方法，心理治疗师通过心理治疗干预使得个体对自我本性和物体的表达方式具有了可塑性。Kandel 提出大脑的结构具有动态变化及可塑性。如果心理治疗被当作一种学习方式，那么心理治疗中的学习过程可能导致基因表达的变化，由此改变了突触连接的强度。基因的序列或模板的功能不受环境经历的影响，但是基因的表达功能，即基因指导合成特定蛋白质的功能，理所当然地对环境因素作出反应，从而受这些影响的调节。对其他哺乳动物做的研究也阐明了大脑对环境输入反应的可塑性。生存在需要学习复杂生存机能环境下的老鼠，相比生存在隔离环境下的老鼠，前者的单位神经元有着更多数量的有意义的突触[13]。

1）家庭因素

家庭因素包括家庭经济条件和社会地位、家庭情绪气氛、孩子的出生顺序、父母的教养态度与方式以及言行榜样。其中最重要的是父母对子女的教养方式。父母对孩子民主平等的态度、良好融洽的亲子关系，有利于保持儿童稳定的情绪，形成自尊、自信、友善等特点。过分溺爱、放任自流或封建家长式的教育均妨碍儿童人格的正常发展，会形成自私、任性、自卑、孤僻、易激惹、攻击性强等人格特征。

2）学校因素

人的一生有相当长的时间是在学校度过的。课堂教学的内容、班级集体的气氛、师生之间的关系和教师的管教方式等，对人格的形成和发展有着深刻的影响，其中管教方式的影响尤为深刻。如民主的管教方式，能造成情绪稳定、积极、友好等人格特征。

3）社会文化环境因素

如电视、电影和文艺读物等的潜移默化的影响也是十分明显的。人格障碍患者思维中固守的扭曲的认知模式常常缘于这些影响。

（3）自我因素

环境因素作用于人格的切入点是结合在自我因素之上的，这是社会认知理论的模式之一。涌入我们眼睛的可见光谱以内和以外的信息及我们自身的经历，使得我们产生某种需要（need）和动机（motivation）。这些动力又会促使我们自我实践，进而改变我们的人格。某一特定的实践活动，要求人反复地扮演某种与这一活动相适应的角色，久而久之，便形成和发展了这一活动所必需的人格特点。不同的实践活动要求不同的人格特点，同时又造就和发展了人格本身。

1）需要

需要是有机体对内外环境的客观需求在头脑中的反映，是人活动的基本动力。它促使人朝着一定的方向，追求一定的目标。随着满足需要对象范围的不断扩大以及需要方式的不断改进，需要本身也在不断地变化。

Maslow[14]将人类的主要需要依其发展顺序及层次高低分为五个等级：①生理的需要，指对阳光、水、空气、食物、排泄、求偶、栖息和避免被伤害等的需要。生理的需要在人类各种需要中占有最强的优势，当一个人被生理的需要所控制时，其他的需要均会被推到次要地位。②安全的需要，指对生活在无威胁、能预测、有秩序的环境中的需要。③归属与爱的需要，指对朋友伴侣、家庭的需要，受到组织、团体认同的需要，它表明人渴望亲密的感情关系，不甘被孤立或疏离。④尊重的需要，是个人对自己的尊重与价值的追求，包括“人尊”和“自尊”两方面。前者指希望获得别人的重视、赞许等，后者指自信、自强、好胜、求成等。⑤自我实现的需要，是指追求自我理想的实现，充分发挥个人才能与潜力的需要。自我实现的需要是人的最高层次的需要，是一种创造的需要，它的产生依赖于前面的基本需要的满足。

2）动机

①动机的概念

动机（motivation）是一种驱使人进行活动，从而满足需要、达到目标的内部动力。动机是以需要为基础的，还必须有外部刺激（即诱因）的作用，需要和刺激是动机产生的两个必要条件。需要产生之后，不一定就变成推动人进行活动的动机。

②动机的种类

动机的分类方法（标准）有多种。与需要相对应，可以把动机分为生理性动机和社会性动机。根据动机的影响范围和持续作用的时间，可把动机分为长远动机和短暂动机。根据动机在活动中所起作用的大小，可以把动机分为主导动机（优势动机）和辅助动机。活动的动机及方向是由主导动机控制的。根据引起动机的原因，又可把动机分为外部动机和内部动机。外部动机是指行动的推动力，是外力诱发出来的。而内部动机是指人的行动出自本身的自我激发。如由于做一件事能令他愉快，无须外力推动。

人在接受环境影响的实践活动中，个人的主观能动性起着积极的作用。环境因素及一切外来的影响都必须通过个体的自我调节才能起作用。在人格形成的过程中，一个人从环境接受什么、拒绝什么,或希望成为什么样的人、不希望成为什么样的人,是有一定自由意志的,人格的发展也是一个从初级到成熟的动态过程。这一过程既有连续性,又表现出阶段性。根据一些心理学家的观点,人格的发展可以划分为不同的阶段,每个阶段都有其发展的特定主题,即存在某些"关键期"。如果不能顺利度过这些关键期,人格就会出现某些偏差。

3. 人格测量与人格特质

(1) 概述

要了解一个人的人格,就要观察他平时的行为习惯、言语以及肢体动作所反映出来的认知和情绪状态。为了节省时间和适应临床上的需求,大量针对人格的量表被推了出来。人格心理学家认为投射测定(如主题统觉测验)和直接问卷测量反映了两个根本不同的动机系统,前者是潜意识的,后者是意识的和自我归因的,而人格体现的内容主要属于意识层面。又因为语言涵盖了人格中所有对其他人来说是很重要的内容,人格心理学家确信人格可以通过语言这种媒介被测量出来。人格心理学家使用的测量手段包括熟练评价者的评分(rating)资料、自我评定(self-report)资料和实验情景或测量资料(tested data)等。测量的方式可以分为界定型(categorical)和维度型(dimensional)两类。

(2) 界定型测量

界定型测量就像临床为诊断疾病所设立的诊断标准一样,满足了几个必需的条目后,一个病即被诊断下来了。这个测量类型的代表为对气质和性格的描述。如著名医学家希波克拉底(Hippocrates)按人的四种体液(血液、黏液、黄胆汁和黑胆汁)的多寡来区分和命名气质,提出多血质、黏液质、胆汁质和抑郁质四种类型。这种学说后来又得到了发展,均是按照各类型界定的标准而命名的。

(3) 维度型测量

虽然用界定型方式测得的各项人格较为可靠,但是也有可能一个人同时符合一项以上的人格定义。因此我们需要抓住一个人最有特点的一部分,即人格的特质(trait)。特质是一个人在不同的时间、环境下表现出来的一致行为特点或行为倾向,它代表了人与人之间的个体差异。我们在各语种中都能找到很多特质描述词。Allport[15]找到了成千上万的特质描述词,后删减分为一些可以操作的小组。Cattell 等[16]也曾全面地选择了很多描述特质的词汇,并和同事们一起用当时的主因素分析(principal component analysis, PCA)技术,确定了 16 种特质,即人格因素。当前的 PCA 技术已经十分成熟,可以十分有效地处理这些变量。采集到有关人格的条目描述后,我们就可以通过 PCA 计算出被试各变量之间的相关系数,来寻求数量不多的"幕后变量"或底层变量。而这也满足了人格理论的方向,即要在一个无限多的个体差异中确定出最重要的方面。通过 PCA 检验的特质相关量表测量方法被称为维度型测量。

维度型测量给人格心理学家在同一人格特质名称定义上提供了共同语言的基础,比如对于神经质、情绪波动、焦虑等这些看似一样又有差别的称呼上,维度型测量把它们定位在同一个空间范围上。大部分的人格量表都可以用来测量特质群的一部分,然而量表设计的好坏,在经过心理学的验证时,也要经过数学模型的检验,这其中当然也包括量表的条目信度、重测信度和效度等。

(4) 正常人格特质模式和相关量表

这是心理学家,尤其是人格心理学家描述人格时所用的语言。

1) 十六因子模式(the 16 personality factor model)

此模式为 Cattell 设计,相应的量表是 Cattell 16 PF 问卷,用来测量以下特质尺度

(scale): A 乐群性,B 聪慧性,C 稳定性,E 恃强性,F 兴奋性,G 有恒性,H 敢为性,I 敏感性,L 怀疑性,M 幻想性,N 世故性,O 忧虑性,Q1 激进性,Q2 独立性,Q3 自律性,Q4 紧张性。

2) 大三因子模式 (the big three model)

此模式为 Eysenck 父子设计,相应的量表为 Eysenck 人格问卷 (Eysenck Personality Questionnaire, EPQ)。它用来测量外向性 (extraversion),神经质 (neuroticism) 和精神质 (psychoticism)。

3) 七因子模式 (the seven factor model)

此模式为 Cloninger 设计,相应的量表为气质和性格量表 (temperament and character inventory, TCI)。它用来测量四类气质和三种性格。测量气质的尺度有:新奇寻求 (novelty seeking),伤害躲避 (harm avoidance),回报依赖 (reward dependence) 和坚持性 (persistence);测量性格的尺度有:自主性 (self-directedness),合作性 (cooperativeness) 和自我超越性 (self-transcendence)。

4) 大五因子模式 (the big five model)

如果将上述的十六、三或七因子等人格量表同时实施在一个样本中,PCA 技术会筛选出最主要的特质变量。经过近二十年来不断重复的量表调查试验,科学家们发现了重复最多的五因子结构,即大五因子模式。这些大五因子模式的信度和效度也已经在多种语言文化中被证实。测量大五人格特质的量表有多种,这里我们只介绍最常用的两种,Costa 和 McCrae 的 NEO-PI-R[17] 及 Zuckerman 和 Kuhlman 的人格问卷 (ZKPQ)[18]。NEO-PI-R 量表为美国的 Costa 和 McCrae 设计的,用来测量神经质 (neuroticism)、外向性 (extraversion)、经历开放性 (openness to experiences)、责任心 (conscientiousness) 和宜人性 (agreeableness)。在中国文化中,此量表的结构、信度和效度可以重复地出现[19]。另外,加拿大的 Paunonen 设计出一套漫画式、非语言表达的量表,同样旨在对这五个人格特质的测量,它也一样适用于中国文化[20]。

ZKPQ 量表为美国的 Zuckerman 等设计,用来测量冲动感觉寻求 (impulsive sensation seeking)、神经质一焦虑 (neuroticism-anxiety)、攻击一敌意性 (aggression-hostility)、社交性 (sociability) 和活泼性 (activity)。所涉及的内容与另外类型的问卷有交叉,如 Eysenck 三因子(神经质、外向和精神质)、Costa & McCrae 的 NEO-PI-R 和 Cloninger 七因子模式。在美国和德国 ZKPQ 已经在大学生或大众人群中被测试。在吸毒人群或怀孕和产后妇女中也曾测试过 ZKPQ。在这些心理病人中,有增高的冲动感觉寻求、神经质一焦虑和攻击一敌意人格。

我们从农民、政府官员、中学或大学学生及教师、公司职员、医院和研究所的工作人员中招集了 333 位受试者(217 女、116 男),在他们中测试了 ZKPQ。他们均为正常人,在当时没有抑郁心境且在答题时使用较低的掩饰。测试时他们被分为 5 个年龄组。他们的答案被输入 Factor Analysis,FCA 发现了 16 个因子,然而只有前五个较为明显,且这五个解释了 21%的变量。接下来我们采用了 5 因子的分析。这 5 个因子尺度有着较好内在可靠性,多数的条目对这五个目标因子的负荷均大于 0.3。各因子尺度的得分与美国受试者们的尺度得分十分接近。我们的这项研究证实了 ZKPQ 在中国文化中的有效性,并为此建立了常模[21]。

另一方面,抑郁心境与一些人格因素有关。例如,重症抑郁病人有显著增高的固定行动和危险逃避,明显降低的自主性和配合性。虽然多巴胺、去甲肾上腺素和 5-HT 都影响人格,抑郁和人格异常之间的链接有可能是一个共同的生物基础,即脑部 5-HT 神经元功能的减弱。的确,临床上因为 5-HT 回吸收阻断剂对抑郁症的疗效表明了 5-HT 在重症抑郁中的功能障碍。于是我们有理由假设抑郁可以影响 ZKPQ 测试。我们便在 85 位重症抑郁病人和 82 位健康人中测试了 ZKPQ[22]。他们的抑郁心境由 Plutchik-van Praag 抑郁问卷(PVP)来量化。

每组、不同性别中平均的 5 个 ZKPQ 人格尺度得分作为重复性测试，它们均被 3-维方差分析，即，组(2)×性别(2)×人格(5)检测。每组、不同性别中平均的 PVP 或 ZKPQ 的单个尺度得分均被 2-维方差分析，即，组(2)×性别(2)×PVP(1)检测。Spearman 相关检验用来寻找 ZKPQ 人格尺度和 PVP 得分之间的相关性。显著的 P 标准定在 <0.05。每位受试者都回答了 PVP 和 ZKPQ 问卷，并在 ZKPQ 的掩饰尺度上得分小于 3。PVP 的内在可靠性为 0.94；ZKPQ 的内在可靠性介于 0.59～0.82。ZKPQ 结果中，三-维 ANOVA 发现了组的主效应($F[1,163]=11.9$，$P<0.001$)和人格尺度的主效应($F[4,652]=37.0$，$P<0.001$)，但性别效应不显著($F[1,163]=2.7$，$P=0.10$)。组和人格尺度之间有显著的交叉效应($F[4,652]=27.7$，$P<0.001$)，而性别和尺度之间($F[4,652]=1.2$，$P=0.30$)或组和性别之间($F[1,163]=0.1$，$P=0.72$)或组、性别和尺度之间($F[4,652]=0.2$，$P=0.92$)均无显著性交叉效应。二维 AVOVA 分析中有关冲动感觉寻求尺度无明显的组或性别差异。但是抑郁病人比正常人的神经质－焦虑($F[1,163]=80.1$，$P<0.001$)、攻击－敌意($F=16.0$，$P<0.001$)和 PVP($F=560.4$，$P<0.001$)高，而活泼($F=6.4$，$P<0.05$)和社交($F=9.0$，$P<0.01$)低。在整个样本中($n=167$)，PVP 与神经质－焦虑($r=0.61$，$P<0.001$)和攻击－敌意人格($r=0.33$，$P<0.001$)正相关，而与社交人格负相关($r=-0.28$，$P<0.001$)。

重症抑郁病人比正常人的 PVP 得分明显升高。抑郁情绪确实影响了 ZKPQ 的人格测试。这与文献报道中，抑郁影响 Eysenck 三因子、Costa 和 McCrae 的 NEO-PI-R 和 Cloninger 七因子模式的测试相一致。很多的文献证明了抑郁患者有增高的神经质或焦虑相关的人格。在一个对女性双胞胎的大型研究中，学者们也证明了神经质可以预测抑郁的发病。抑郁和攻击之间的关系也有报道。而且，重症抑郁病人也有活动(即活泼)抑制；抑郁和非语言行为的关系也十分显著。在一个神经生理的实验中，经颅磁刺激引出的肌电外感受抑制片段在抑郁病人中延长了，说明在本病中的运动皮层中枢被抑制了。抑郁病人中也有显著减弱的社会接触。5-HT 神经递质的紊乱可能是我们在抑郁病人身上发现人格异常的基础。首先，一个美国研究证实 5-HT 遗传的多态型与焦虑和抑郁相关人格有联系。第二，在抑郁病人中、患有人格障碍的军人中和酒精依赖的病人中，发现了暴力或自杀行为与脑脊液中 5-HT 的代谢物 5-HIAA 的浓度呈负相关。另有报道展示了 5-HT 转运联结蛋白受体 (5-HTTLPR) 与合作或同意人格之间的关系[23]，而 5-HTTLPR 是一种基因的多态型，影响 5-HT 转运表达和功能。第三，在人体中虽然没有活泼人格和 5-HT 神经能元功能减弱的直接证据，有一种假设：5-HT 和儿茶酚胺神经功能的协调参与了活泼人格，而且 5-HT 在其他的神经递质系统中起抑制作用。第四，在动物模型中，由化学原因导致它的 5-HT 枯竭，它在新奇的环境中，确实可以夸大吃惊反射和恐惧，而减少社交性。在非抑郁的精神病人中，5-HIAA 与社交尺度呈正相关。在 15 个暴力型的精神病人中，血清中的低总胆固醇、中枢 5-HT 神经元的低活性伴有低的社交人格。总之，抑郁情绪影响多个 ZKPQ 人格。所以，当用它测量病人的人格时，应当也测量病人们的抑郁倾向。

(5) 异常人格特质模式和相关量表

依据 DSM-Ⅲ-R 或 DSM-Ⅳ系统中人格障碍诊断条款设计的界定型量表中，包括自述式或访谈式等多种，如 personality diagnostic questionnaire-4 (PDQ-4)、Schedler-Westen 评估程序 (SWAP-200) 等。另一种常用的是明尼苏达多向人格问卷 (MMPI)，然而此量表所测量的内容中是正常还是异常人格特质，至今仍然不明，因此它在人格测试方面的前景较为暗淡。

而近年来活跃的科学证据显示，异常人格特质中有着稳定的结构。Mulder 和 Joyce[24] 根据 DSM-Ⅲ-R 对人格障碍的诊断条款设计出了临床结构式访谈，并在大量的人群中加以研究，之后发现有四种异常人格特质，即“反社会”、“抑制”、“情绪失调”和“强迫”。采用 DSM-Ⅳ 对人格障碍的诊断条款，Blais[25] 也同样地发现了这四种人格特质。Livesley 等[26] 用一个系统的有关人格障碍特质维度问卷 Dimensional Assessment of Personality Pathology (DAPP)，在正常人群和人格障碍患者中都十分清晰地发现了这四种高级的异常人格特质。当然测量这四种异常人格的量表应首推 DAPP。

在我国，这四种异常的人格特质也同样存在。我们曾分别对 581 名[27] 和 149 名在校大学生[28] 进行了 DAPP 的测试，发现情感欠稳、焦虑、认知歪曲、自认困难、不安全依附、社交回避等明显坐落于“情绪失调”，冷酷、行为不良、自恋、刺激寻求等明显坐落于“反社会”，深交困难、表达拘禁明显坐落于“抑制”，而强迫行为自然坐落在“强迫”上。这两项实验表明 DAPP 在中国文化中有可靠的重复。

(6) 人格测量评述

人格心理学家所关注的焦点是特质，而特质的描述又来源于语言和设计者的背景。一些杰出的学者都有他们的学术背景。如 Freud 最开始是一位神经学家，Eysenck 在最初曾准备学习物理，Allport 有较强的社会伦理学背景，Cattell 在统计学方面功底很深，Rogers 在神学方面有较多的投入。这些学者关于人的看法决定了他们会对人机能的哪些部分进行最彻底的探索，而对哪些方面不做考察。在 PCA 技术操作前，他们放入的内容是预先决定的，增加或减少一些词都会影响对真正特质的测量。好在目前的人格研究受到网络时代的影响，世界范围内各中心间协同作战，跨文化调查较为频繁。以词汇传统和以量表传统所做的研究结果出奇的相似[29,30]。有关特质研究具有随机性和重复性，满足了科学的定义。

(7) 人格的特点

有了对特质的理解，我们才能谈论人格的特点。人格特质群具有综合性、组织性和协调性，人格是一个动态系统[31]。特点：①稳定性与可变性。人格不是指一时的心理现象，而是人在较长时间的社会实践中，在适应或改变客观世界的过程中经常表现出来的特质。它让人与人从思维、情感和行为模式上区别开来。因为有遗传的原因，人格特质在人的一生中有相当的连续性，30 岁左右是它稳定的年龄阶段。同时人在现实生活复杂的经历也使得特质发生某些改变。②独特性与共同性。在人群中几种特质各自以不同的程度进行着排列组合。同时人和人之间有共同性，诸如某一个群体、某一个阶级或某一个民族具有共同的典型的人格，它在一定范围内制约着独特性。③整体性。虽然人格是由不止一个特质组成的，但这些成分在不同的维度上相互协调，从不冲突，为了达到目的而组成了一个整体。

(8) 正常和异常人格的关系

虽然在正常与异常人格特质的发展上都存在基因基础和环境经历方面的交互作用，然而与正常人格特质相比，异常人格特质中来自环境方面的成分更多。因此学者们一直认为正常特质和异常特质是连续的，后者只是前者在统计学意义上的极端而已。在大数量的问卷调查之后，学者们一致性地发现：异常人格的“情绪失调”在维度上与正常人格的“神经质”相互覆盖；异常人格的“反社会”与正常人格中的“攻击－敌意”/“宜人性”(反面) 相互覆盖；异常人格的“抑制”与正常人格的“外向”(反面)/“社交”(反面) 相互覆盖；异常人格的“强迫”与正常人格中的“责任心”/“活泼”相互覆盖。

在临床上诊断人格障碍时，我们首先采用DSM-Ⅳ诊断标准；而关于正常和异常人格形式的第二层判断有助于让我们进一步理解这种障碍的遗传表现型。在对人格障碍的描述中，5因子正常人格模式缺乏诊断价值。近来，一个关于异常人格功能的量表Parker人格测量表(PERM)[32]，作为有效的和首选的临床描述，被介绍了出来，它测量下列类型：偏执、分裂样、分裂型、反社会型、边缘型、表演型、自恋型、回避型、依赖型、强迫型和被动－攻击型。这个精练的问卷包含92题。于是，相关问题出现了，即，PERM是否可以完全覆盖正常或异常的人格维度，或它只不过与其他的异常人格问卷相似。为了回答这个问题，我们在中国的大学生或技术学校的学生中尝试了PERM、ZKPQ和一个5因子非语言人格问卷(FFNPQ)。非语言人格问卷中的测试题无需语言翻译。直到目前，非语言人格问卷尚未与临床上关于人格障碍的描述进行过相关性研究。

913位中国大学生或技术学校学生位参加了我们的一项实验[20]。每一个受试者都回答了三个问卷而且在ZKPQ测谎题中得分均小于3。在有些结构中无明显的性别和组的效应。男性比女性在PERM边缘型、回避型和依赖型，FFNPQ神经质和ZKPQ神经质－焦虑尺度上得分低，但是在FFNPQ外向上得分高。成人组比少年组在PERM分裂型、边缘型和依赖型，FFNPQ神经质和ZKPQ冲动感觉寻求、神经质－焦虑和社交尺度上得分低。在成人组和少年组中，均有5个因子，其特征值大于1.0，且分别占总变量的62.54%和61.17%。各结构对5个因子的负荷在成人组和少年组中也相似。现以成人组为例，第一因子明显形容一种反社会行为，由PERM反社会型(0.81)、被动－攻击型(0.72)、表演型(0.67)、自恋型(0.67)、偏执型(0.51)、FFNPQ同意(－0.61)和ZKPQ攻击－敌意(0.64)和冲动感觉寻求(0.59)着陆而得，符合Livesley等[26]的研究，这个因子于是被命名为“反社会”。第二因子描述一种对经历获得的努力，由FFNPQ经历开放(0.84)、认真(0.75)和外向(0.58)着陆而得，它在PERM或ZKPQ中没有对应结构。这个因子被命名为“经历猎取”。第三因子显然描述一种心理上的不安，清楚地对应与一个以前被报道的大的异常人格“情感失调”。这个因子由PERM回避型(0.81)、依赖型(0.77)、边缘型(0.68)、FFNPQ神经质(0.63)，ZKPQ神经质－焦虑(0.82)而限定。第四因子被命名为“抑制”，它由PERM分裂样(0.78)、分裂型(在少年组中0.58)和ZKPQ社交(－0.79)着陆而得。第五因子被命名为“强迫”，因为它由PERM强迫(0.73)和ZKPQ活泼(0.76)着陆而得。

在对PERM、FFNPQ和ZKPQ的人格结构的因子分析中，我们找到了5个因子：反社会(因子Ⅰ)、经历猎取(因子Ⅱ)、情感失调(因子Ⅲ)、抑制(因子Ⅳ)和强迫(因子Ⅴ)。除了经历猎取外，其余的四个因子都在以前的报道中描述过。我们实验中发现的第二因子“经历猎取”只明显出现在FFNPQ中，高度着陆的小型人格特征有经历寻求、认真和外向。从NEO-PI-R的定义上[17]看，在经历寻求上高得分的人十分愿意考虑新奇的观念，在解决问题时尝试异常途径；高认真得分的人在谨慎、组织及自我训练方面表现好；外向则促使人搜寻与正性情绪相关的一般经历。不过，第二因子没有被PERM或ZKPQ显著地覆盖。在临床上，NEO-PI-R经历寻求与人格障碍的结构层面无关，在区分边缘型、回避型、强迫型和分裂型的人格障碍时，它也是最弱的一个结构。在基因水平上，DAPP所描述的人格异常与NEO PI-R经历寻求的相关性最小。

一般来说，21个人格结构的内在可靠性，除了PERM分裂样(0.35)、表演型(0.55)和强迫型(0.50)之外，其他的都比较满意。再有，我们实验中关于组×性别的效应显示年轻的女性在PERM边缘型、回避型和依赖型、FFNPQ神经质和ZKPQ神经质－焦虑上的得分较高，这正好支持一些采用临床结构式会谈所得来的结果。

目前的分析指出，PERM 不能完全覆盖 5 因子人格特征，但与其他的测量人格障碍的量表相似。正如有些学者所说，每一个量表在测量人格时都不完全，与其他的量表在某些人格上有覆盖，同时也触及了一些特别的人格。但是，由于 PERM 结构在大的异常特征上的着陆是按可以预测的方式，它可以被用在每天的人格功能的测量中。由此可见，纷繁复杂的人格特质描述以一种维度式的画面，清晰地展现在我们面前了。学者们同时注意到了，"经历开放"特质较为特殊，它只出现在正常人身上，并且与人的"智力（intelligence）"相关。有趣的是"经历开放"特质在异常人格特质中没有对应体，它对人格障碍的临床诊断也没有太大意义。相类似的还有"冲动感觉寻求"特质，它在异常人格特质中也没有准确的维度对应体。

4. 人格特质的意义

认知理论认为，认知、情绪和行为是一个相对封闭的系统，然而人格因素对这三者都有大的影响。特定的人格固化了认知轨迹、情绪发放模式和应对外界刺激的行为习惯。早年的人格特质群可以预示后来的异常心理状态，即表面的 Axis Ⅰ 心理异常现象如焦虑、抑郁、睡眠或进食障碍等，有些在外界诱因的不断作用下，甚至可以导致躯体疾病。有关大五因子的研究结果则可以帮助我们理解具有理论性、社会性和发展性的重大生活事件，如低宜人性和低责任感特质预示着青少年犯罪等。

特质模式要求我们在培养一个健全人格的时候，注重所有特质的共同发展。对一个人能力的判断，我们要考虑到他躯体的健壮，更多的应当是考虑他在遇到问题时应对的方式、情绪的控制和对结果的预测上。正如大五因子模式所描述的，人在遇到压力时，主要调动神经质、活泼、外向/社交特质；而在遇到别人恶意阻挠时，就要协调宜人性和攻击一敌意特质；在遇到长时间举棋不定的局面时，便要调动冲动感觉寻求特质而降低责任感特质。人格系统中综合效应的发挥程度往往与这五个因子中最弱的特质密切相关，这好比生物化学反应中的限速酶效应一样。这种效应程度的多少与人们日常谈论的"能力"（ability）十分相近。也有人认为人格特质群就像电脑软件系统出厂时所设定的"默认"（default）状态，每一位使用者也可以根据当时的情况和喜好，重新设置各种参数。

一个多世纪以来，社会认知理论、生物遗传学、神经科学等对人格理论的影响都是积极的，实验室和社会学方面的证据表明，特质理论的发展一直带动着对人格的研究。大五因子分类正在逐步地取代原有的体系，因为它提供了一种整合功能，采用一个普遍性的框架体现出了各种人格描述。然而，大五因子结构并不是意味着人格差异可以被缩减到仅仅五个特质上。更确切地说，这五个维度在最广泛的抽象水平上表现人格，并且每一个维度都概括了大量不同的、更具体的侧面。

二、人格障碍

1. 概　述

心理学家在如何定义人格上下了不少的功夫，然而在实践中，临床心理学家或精神病学家对人格障碍下定义却很少。在临床上，治疗师们确实十分注意人格障碍的基本概念，即它包含了哪些内容，因为这些是指导他们临床实践的基础。虽然 ICD、CCMD 系统对人格障碍都有一定的描述，目前国际上较为详细和可操作的人格障碍的系列描述却出自于美国的 DSM 系统（尤其从 DSM-Ⅳ起）。因为 ICD-10 没有确切地区分出表演型（histrionic）和自恋型（narcissistic）人格障碍；在国际社会中被广泛研究半个世纪之多的边缘型（borderline）人格障碍，在 CCMD 系统中并没有被提及。人格障碍是指一个 18 岁以上的成年人在认知内容、情绪发放、冲动行为控制和人际关系等方面的异常。这些异常在患者独自一人或参与社交活动等场合时均是恒定的，而且给自身、家人或他人均带来伤害。

2. 病　因

在异常人格形成原因中，后天的因素越多，心理治疗就越有空间发挥它的效果。前面我们已经谈到了影响正常人格的生物与社会环境因素，然而鉴于人格障碍形成原因的复杂性，我们仍然需要突出下列几点。

（1）依附（attachment）

在人格成长过程中，依附发挥了一定的作用。依附障碍与人格障碍的形成也有部分关系，如不安全依附（insecure attachment）在很大程度上导致了边缘型人格障碍[33]。但近年来的另一些研究结果表明成人后的正常或异常人格特质与依附障碍的关系越来越小，由此看来，Freud 有关 libido 理论对异常人格特质的影响也受到了质疑。

（2）家庭环境（family environment）

父母养育方式（parenting style）的偏差对异常人格特质的形成影响较大，尤其在年轻的人格障碍患者中。这其中最重要的是父母亲给予的关爱和呵护。对爱体会得少与多种类型的人格障碍密切相关。同时如果父母采用严厉的管教方式并且"剥夺"子女的日常处理事务主权时，也会给人格障碍的形成提供机会。为了找到支持这些观点的证据，我们在最近的一项实验中，对 167 位青少年、422 位正常人和 198 位人格障碍的病人们作了相关的调查[34]。我们使用的问卷有 DAPP 和旨在测量父母关爱程度的 Parental Bonding Index（PBI）。PBI 测量三个类型的父母教养模式：关爱、自由限制和主权否定。人格障碍患者感到在他们成长过程中父母的关爱明显少于正常青少年组和正常成年组，感到的来自父方的自由限制明显高于正常成年组，来自父方的主权否定也明显高于正常青少年组。PBI 和 DAPP 变量之间多元回归的系数多数为中等强度。本实验证实了障碍人格特质在形成上与父母的教养模式存在一定的关联。

（3）社会认知（social cognition）模式

这种模式的偏差对异常人格的形成及人格障碍患者的态度十分重要。心理治疗师对这些的了解直接关系到对人格障碍患者的心理治疗，如认知一行为疗法、家庭系统疗法和夫妻疗法。下面介绍一些常常影响患者的社会认知模式，这些模式真正的内涵是值得推崇的，然而扭曲的社会环境和家庭教育模式会给它们赋予似是而非的含义。我们在实际工作中发现有下列几种价值取向，时刻影响着人格障碍患者的认知模式[35]：

1）个人的价值（self value）

每个人都有独立的尊严，因此一个人要得到别人的帮助，也要学会理解、关心和帮助他人，正所谓"爱人如己"。在想方设法地爱自己、照顾自己、体贴自己的同时，我们应当停下来思考应不应该如此地去对别人呢？人的价值不是用他所拥有的物质财富、社会地位或得到的学识做标记的。然而扭曲的社会认知指出人和人不是平等的，有三六九等之分。只有"吃得苦中苦"才能"方为人上人"，因此有些人为达到成为"人上人"的目的，采取了许多卑劣的手段。这些常是反社会人格障碍患者所推崇的。"万般皆下品，唯有读书高"的本意是让人尊重知识，然而对它本意的曲解，会导致一个读书人冷酷无情、清高自傲。自恋型人格障碍患者身上常常具有这些特点。还有一些患者受到了封建迷信、宿命论或邪教的影响，对自己和对世界的看法要么较为悲观，要么较为麻木。而一个人一旦麻木之后，可以在为人处事时不仁不义，即所谓"麻木不仁"。反社会型人格障碍患者也会有这种思维。

2）经历的体验（experience seeking）

人需要经历很多事情，这对自身的成长十分重要。但如果一个人的行为危害到了他人，他就应当停止这种行为。边缘型和表演型人格障碍患者常常有这些方面的表现。

3）自由（freedom）

很多病人，尤其年轻患者对自由有极大的渴望，并在家庭、学校或其他社交场所中极力地抗争着。要注意的是，凡事都可行，但不要受它的辖制。对"自由"扭曲的理解，会让一个人陷入困惑中。一个人可以饮用少量的酒，而饮不饮酒是一个选择，也可以理解为自由。但是离了酒就产生生理上和情绪上的不适（戒断现象），这样的酒精依赖者其实已经被酒精辖制住了，也就是说他在酒的诱惑下失去了自由。同样，患者被不良情绪辖制后，患者已经失去了情绪合理发放的自由。但是，扭曲的认知会仍然指导着患者对情绪发放的固定模式，如边缘型人格障碍患者的认知模式等。

4）爱（love）

对爱的理解，不只是心理学和社会学者所关注的，它涉及每一位公民。虽然在交往中爱的表达常常是相互的，然而定义中的爱却是单方面的，它当中含有给予（恩典）却不含有索取。爱是一种向外的投射，而被投射的对象应该包括可爱的和不可爱的人。扭曲的爱被表达成为"自私的"和"必须相互等价交换的"，这种信念使得家庭和社会很难接纳那些不会表达爱的弱者或只会表达恨的患者。我们在人格障碍的治疗中常常遇到这些情况。

5）家（family）

提到家，很多人都会自然地联想到自己的亲人。家的根基应该建立在爱的基础上，而不是民主的基础上，这一点不同于国家。如果家中只讲民主，家庭成员们难免因为对某件事有不同的意见或理解时，各执己见，将家当作法庭辩论的场所。一些扭曲的社会认知确实夸大了民主在家中的作用，人格障碍患者于是对包容、谦让等不屑一顾。

6）孝敬（filial duty）

孝敬父母是世界各民族的美德，儒家文化中更是如此。孝不只是子女对父母的物质供应。许多反社会人格障碍患者对孝的理解只限于对父母的物质供应，所以他为了实现对父母的物质供应，理所当然地认为可以去抢劫、敲诈、非法贩运毒品等。

不难看出，上述这些扭曲的认知，常常带来负性的结果。人格障碍患者的这些信念起源于他们的早年时期，是他们在经历了长期的伤害之后形成的一套用于自我保护的、避免痛苦经历再现的方法。一旦有了刺激，他们这些扭曲的认知又被激活，况且，在某些不良的社会环境中，这些认知模式得到了正性强化，因此进一步被彰显开来。重建正确的认知是治疗人格障碍的重中之重，也是保证心理治疗疗效的关键所在。

3. 相关临床评估

人格障碍的诊断较为困难。我们在临床上诊断一个病，一般是根据有关的诊断金标准（症状、体征和辅助检查结果等）。虽然我们也有关于人格障碍诊断的标准，如 DSM-Ⅳ等，但对此病的确认则较为特殊。因为临床上常常出现这样的情况，如一位患者同时符合几个人格障碍类型的诊断标准。诊断人格障碍最有力的依据是建立异常人格特质表现体系。对人格障碍诊断时我们必须同时套用诊断标准和异常人格特质表现体系。这样操作的好处是，我们可以同时认识到人格障碍的类型和不同患者之间的个体差异。诊断标准被称为界定型描述，而特质的确定被称为维度型描述。人格障碍在 DSM-Ⅳ中被定位在轴Ⅱ（Axis Ⅱ）层面，它是表面心理现象（Axis Ⅰ，如焦虑、抑郁、强迫、睡眠、饮食障碍等）的基础。如果我们遇到了一些难以治愈的表面心理障碍,应当重点考察它的异常人格特质。事实上,我们在第一次接待一个心理障碍病人时,应至少在诊断书中标明其 Axis Ⅰ和 Axis Ⅱ的双层面诊断意向。如果一位患者同时符合几种人格障碍的诊断,所有的诊断都要按照主次关系罗列出来[36]。

(1) 界定型分类

前面提到过,最精致的人格障碍的分类是 DSM-Ⅳ系统。它把人格障碍分为三大簇(十种类型),附加两种仅供研究的类型。

1) A 簇(cluster A)

包括偏执型(paranoid)、精神分裂样(schizoid,简称分裂样)和精神分裂型(schizotypal,简称分裂型)。这一簇又被统称为鬼附型(weird),因为它们都包含有疑神疑鬼的特点。

2) B 簇(cluster B)

包括反社会型(antisocial)、边缘型(borderline)、表演型(histrionic)和自恋型(narcissistic)。这一簇又被统称为野蛮型(wild),因为它们都包含有明显的不良冲动行为等特点。

3) C 簇(cluster C)

包括有回避型(avoidant)、依赖型(dependent)和强迫型(obsessive-compulsive)。这一簇又被统称为依附型(whiny),因为它们对人或环境都有特殊的要求。

4)用于研究时可以参考的分类

包括抑郁型(depressive)和被动攻击型(passive-aggressive)人格障碍两类,后者又被称为性施虐狂型(sadistic)人格障碍。

(2) 维度型分类

通过一些可靠的量表,在正常人群和临床心理障碍或精神病人中,学者们调查发现,有四种异常人格特质重复出现。另一项研究发现[20],上述的 DSM-Ⅳ所述的人格障碍类型,以特质的方式重新排列了,这种方式与报道的四种异常人格特质有以下的近似关系:

1) 情绪失调型(emotional dysregulation)

它对应 DSM-Ⅳ分类中边缘型、回避型和依赖型。

2) 反社会型(dissocial)

它对应于 DSM-Ⅳ分类中的偏执型、反社会型、表演型、自恋型和被动-攻击型。

3) 抑制型(disinhibition)

它对应于 DSM-Ⅳ分类中的分裂样和分裂型。

4) 强迫型(compulsivity)

它对应于 DSM-Ⅳ分类中的强迫型。

(3) 临床表现特点

熟练的临床医师所从事的内容,包括倾听患者的描述及患者与别人谈话时的内容、目光与别人接触时的方式、面部表达的情绪等,同时还要识别在特定情境下患者被激活的思维、情感、动机以及行为模式。如前所述,人格障碍因类型不同,其临床表现也不一样。这些复杂的表现分别归类为认知、情绪、行为等方面的异常,同时涉及相关的 Axis Ⅰ表面心理现象,包括对违禁药品的滥用等。

1) 发病率

因为人格障碍患者往往具有自创的、特殊的“保护”自己的措施,很少将自己暴露在医生面前,尤其 DSM-Ⅳ所指的 A 簇患者。另外用界定型的诊断标准,人格障碍之间彼此还会有合并症,这样就给相关发病率的调查带来了很多的不便,因此,每一型的人格障碍的发病率至今不能确定，在我们国家则更缺少这方面的数据。然而，据欧美学者们的报道，各型人格障碍的发病率大致如下：偏执型 1.1%，分裂样 0.6%，分裂型 1.8%，反社会型 1.2%，边缘型1.1%，表演型 2.0%，自恋型 0.4%～5.7%，回避型 1.2%，依赖型 2.2%，强迫型 4.3%。

2）在 Axis Ⅰ 并发症上的特点

各型人格障碍在 Axis Ⅰ 表面心理现象上均有一些特有的表现，这些合并症在人格障碍患者的发病间歇期不是十分显著。这一点与正常人格特质中的神经质或焦虑不同，因为它在患者发病间歇期有可能还会被保留下来。

①偏执型人格障碍　此类患者常常诉说自己在成长过程中受到过亲人的伤害，他们会在自己的心中为伤害自己的亲人刻画一个强大而丑陋的客体形象，并将这些客体投射出去以自我防御。内心的仇恨会使这类人格障碍把别人描述成十分危险的敌人。这类患者不同于分裂型人格障碍病人或精神分裂症患者，因为他们能够从自我的幻想中很快地进入现实，从而避免过激的行为。

②分裂样人格障碍　此类患者在平时的生活中处于自我孤立状态，几乎不表现出可以被临床诊断的焦虑倾向和抑郁心境。他们也不会因为心理问题而主动寻求治疗。在他们的孩童时期和未成年时代，多伴有孤独症（autism）的表现。他们的自动思维产生的原因是大脑皮层唤醒水平较高（域值水平较低），这种唤醒水平可以通过认知神经科学的多项测试检测出来，如事件相关电位中 N_1 幅度升高和 P_3 幅度的降低等[37]。这些患者前来寻求治疗的原因大体上分为两类：（ⅰ）他们的思维和行为使得家人和朋友不安，于是建议患者前来寻找专业性的帮助；（ⅱ）他们同时又合并有其他类型的人格障碍，如分裂型人格障碍。

③分裂型人格障碍　此类患者的思维常常僵化，他们在与别人的对话中不理解对话的上下文，对举一反三的事例缺乏联想。他们常常有明显的猜疑感，而且为了证实自己的猜疑，还自作聪明地扮演“侦探”的角色，这一点与偏执型和分裂样人格障碍不同。另一方面，几乎所有的 Axis Ⅰ 现象都会在分裂型和边缘型人格障碍患者身上出现，然而与边缘型人格障碍的放纵式生活不同的是，分裂型人格障碍患者的生活方式是较为拘谨的。

④反社会型人格障碍　此类患者多为男性。虽然在公众场合中，他们表现得温文尔雅、风度翩翩、仪表整洁，但他们十分自负，对待别人没有同情心，伤害了别人之后也没有歉意，更没有后悔，对他们行为的结果没有责任感。尤其是外向特质明显的患者，他们心中充满对社会的仇视，并伺机报复，对个体实施肉体折磨甚至谋杀。身边的亲人和朋友会把他们描述为职业撒谎师。按照 Freud 的理论，这类患者与自恋型、被动攻击型人格障碍的患者在“超我”层面发育不健全，可能与他们孩童时代父母过分的责骂或虐待有关。这类患者的幼年时代，家境常常较为贫寒而且成员较多，父母亲可能有犯罪的前科等。孩童时期的品行障碍（conduct problems）如果不及时校正，会衍生出反社会人格障碍来。

⑤边缘型人格障碍　此类患者多为女性。在儿童或少年时代中，她们常有被父母漠视、遗弃、虐待或父亲的性侵犯历史。她们想依附自己的父母，但同时又害怕再一次被遗弃或虐待，这种不安全依附（insecure attachment）迫使她们自己找出应对和发放情绪的策略，即极端或裂开的防御（splitting defense）机制。她们认为周围的世界和周围的人只是“全黑”或“全白”的，并且在她们几分钟之内因为情绪的骤变，“全黑”和“全白”也立刻 180 度地调转过来。虽然常常伴有类自杀行为（parasuicidal commitment）或自残行为，她们却始终没有放弃对美好生活及前途的期盼。因为特殊的认知模式，她们生活较为放纵自己，在性行为上多半不负责任，婚姻也常常不稳定。如前面提到的，这类病人会合并有几乎所有的 Axis Ⅰ 心理异常现象，包

括进食障碍（如神经性狂食）、药物滥用和酒精依赖等。按照 Freud 的客体理论，这类病人也极易对心理治疗师产生移情。

⑥表演型人格障碍　此类患者常常利用夸张的情绪释放模式，以取得周围人尤其是异性对自己的注意。他们的病态中心思维认为自己不能被别人忽视，在公众场合更是如此。他们对某些刺激的反应也会随着刺激强度的增大而加强，这一点也表现在听觉诱发电位中 N_1-P_2 成分的强度依赖性上[6]。他们在公众聚会中（如开会时）言词十分富有情绪和感染力，也会用言语打击对手和同伴。这些与强迫型人格障碍的刻板和逻辑性表达正好相反。表演型人格障碍常常合并有双向情感障碍、恐惧症、性心理疾病（如施虐）和精神分裂症等。

⑦自恋型人格障碍　此类患者对“低人一等”较为敏感，他们表现出的“自恋”，即自我欣赏，其实是自卑感的极端病态的反应。他们特别注意在很多待遇上的“公平”，如果自己得不到尊重或得不到自己想要的荣誉，便会对同伴或他人产生敌意，他们在行动上也会随之表现出“上进”，愿意用事实来证明自己的能力，以获得平等对待的可能。自恋型人格障碍患者的自我（ego）动力较大，其他人或是自己的本我（id）和超我（superego）都很难动摇这种自我的力量。这种人格障碍与表演型人格障碍都十分注意对自己是否被别人注意或崇拜，但当有躯体疾病时，自恋型人格障碍患者的表现要更加病态。

⑧回避型人格障碍　此类患者认为自己在很多方面，尤其社会交往中的能力都十分低下，在与别人交往时怕别人拒绝自己，也怕自己在公开场合表现得让别人失望；但他们同时又与同年龄和同背景的人暗自比较，希望能满足别人对自己的期盼。这样一来，他们在情绪上的反应是较为激烈的，明显地伴有焦虑、抑郁或社交恐慌。惊恐障碍、广场恐惧症也常常合并这种人格障碍。它与分裂样人格障碍不同之处在于它伴有显而易见的 Axis Ⅰ心理现象。

⑨依赖型人格障碍　与回避型人格障碍不同，依赖型人格障碍患者认为自己在普通生活技能中的能力较弱或十分无助，甚至不能胜任，而周围的亲人或好朋友在这些方面的能力却很强，于是他们不论次序不论场合地依附于别人。患此种人格障碍的人群中，女性较多。她们对别人给予的爱和帮助有感激更有索取。如果暂时失去了这种爱和帮助或者身边的亲人，她们就会立刻认为现实生活失去了意义。因此她们常伴有诸如焦虑和抑郁这样的 Axis Ⅰ症状。这类患者的婚姻稳定程度取决于被依赖的一方的人格特质，宜人性、外向特质较高的丈夫对婚姻的稳定起到十分关键的作用。

⑩强迫型人格障碍　此类疾病与强迫症不同，并不是所有强迫症中都合并有强迫型人格障碍。强迫症患者因强迫意念（obsession）或行为（compulsion）而表现出的焦虑恐惧等，在强迫型人格障碍患者的身上表现较弱；然而强迫型人格障碍患者所强迫的意念或行为对象常常不断变更，此起彼伏。多数情况下，强迫症患者试图控制住单一的意念或行为，而强迫型人格障碍患者则试图控制自己、别人或人际关系。在强迫型人格障碍患者中，他的超我极为发达，在一定场合内，会压抑住自己因其他刺激引起的愤怒或敌对情绪等，并迫使自己重新回到强迫状态中。

3）在 Axis Ⅱ上的病理特点

人格障碍患者的个体差异虽然较大，但我们通过以特质为观察基础的研究发现了他们的一些共性[35]，现总结于表 3-8-1。表中列出的有关个人的自动思维多数是极端的，他们表现出了一个过度发达的行为策略来补偿性地保护自己，或弥补自己在感觉上的缺陷。启动这些推论的结果是给患者带来情绪上的不快，也会伤害人际关系。掌握这些特点后，可以使得我们更有的放矢地为人格障碍患者实施心理治疗。

表 3-8-1　各型人格障碍患者在认知和行为上的特点

	对自己的认识	对别人的认知	自动思维	行为模式
情绪失调型(边缘型、回避型、依赖型)	我不完美；我易受伤害；我不受人欢迎；我没有能力自助	其他人将要抛弃我；人们都不可靠；别人应当照顾我	如果我依靠自己，我将无法生活；如果我相信别人，他们会不会抛弃我？如果人们真正了解我，他们会拒绝我；如果我在自己面前建立一堵墙用来掩饰，他们也许会接纳我	在行为的极端上摆动；避免与人亲近；或过分依赖亲人等
反社会型（偏执型、反社会型、表演型、自恋型）	我易受伤害；我无用；我低人一等	其他人都怀着恶意；其他人都潜在地利用别人；别人不会单独来衡量我的价值	如果我相信别人，他们会伤害我；如果我自己警惕，我可以保护自己；如果我不首先行动，我会被伤害；如果我常表演展示，我会得到别人的注意和赞许；如果他人不以特殊的方式对待我，那就意味着他们低看我	过度地猜疑；利用别人；表演；要求别人特别对待自己
抑制型（分裂样、分裂型）	社交场合中我不适合；我不完美	其他人对我不会有任何帮助；其他人是危险的	如果我与别人保持距离，我会生活得不错；他人正在恶意地对待我，我可以推测出他们的真正用意	使自己与别人保持距离；推测隐藏的动机
强迫型	我本人的世界要失去控制	其他人不会负责	如果我不完全负责，我本人的世界就会失去控制；如果我强行加入刻板的规则和整体性模式，事情会向好的方向转变	刻板地控制别人

4. *心理治疗*

人格障碍的治疗在世界范围内仍然是一个难题，临床心理学界和精神病学界的学者们为此做大量有益的探索。然而截至目前，我们仍然没有看到药物可以有效地治疗人格障碍的证据。其原因很简单，因为人格特质形成中，同时有天然和养育的因素。虽然药物在去除 Axis Ⅰ表面心理病态，如焦虑、抑郁或强迫等时，确实有一定的功效，但它很难改变一个人在认知模式上的扭曲。当药物撤去后，患者的 Axis 症状还会反弹。可喜的是，近 20 年来，Beck 父女等通过对人格障碍患者所对应的自动思维、推理和行为方式的掌握，有力地将认知一行为疗法推入对人格障碍的治疗；Linehan 在认知一行为方法上建立起来的辨证行为疗法（dialectical behavioral therapy）有效地控制了边缘型人格障碍患者的类自杀行为。常用心理疗法有很多，这里仅就人格障碍的侧面加以描述。

本文在人格形成的生物因素中已经提到过，环境作用对基因表达的影响不可忽视，基因一环境的交互影响在心理治疗中有着重要的意义。心理治疗中的学习过程可能导致基因表达的变化，由此改变突触联结的强度，对环境因素作出反应，从而受环境影响的调节。

进一步研究揭示了大脑皮层厚度、神经细胞突触联结的规模、树突的数量及树状分支具有变化的机制，而心理治疗能够利用这种机制来促进永久记忆中的变化。心理治疗通过刺激改变大脑的神经化学和生理学，从而在记忆中留下痕迹。

(1) 常用疗法

1) 认知一行为疗法

在人格障碍患者中使用认知一行为疗法有一些特殊性。掌握每一型人格障碍的病态中心意念、对待自己及别人的看法、相关的推论和行为模式，是有效地实施认知一行为疗法的关键。这些患者有着异常的人格特质，他们的思维中掺杂着一些扭曲的认知观念，而这些认知、观念等不是恒定不变的。这需要借助于心理治疗师给患者树立的标准，而加以校正。当然，这种校正一方面是长时间的，另一方面也需要患者本人、相关家人的积极配合。这些校正的具体实施不仅仅局限于治疗时间段内，更主要的是借助于家庭作业而实施在患者的日常生活中。治疗师开始时要向病人及其家属解释说明患者的病情、在接受治疗时可能的反复，以及他们必须配合等，要不断地引导患者走出自我“设定”好的病态环境，而走进清醒的现实，最终达到康复。目前的研究结果显示，对人格障碍整个治疗时间可能持续 2～3 年，严重者可以长达 7～8 年。在西方，心理治疗师可以对患者进行 20～30 次的治疗。而在我国，由于医疗资源的相对匮乏和医疗保险制度的相对不完善，我们目前只能给予患者 8 次以内的心理治疗。不过，心理治疗师的责任在于在短短的几次治疗时间内，教导病人应对自己病态意念和行为的方法，让他们在疗程结束后能继续自我寻求解决问题的方法。原则上，这种疗法适用于所有类型的人格障碍。

2）辨证行为疗法

这种疗法建立在认知一行为疗法的基础上，其精髓在于让患者和心理治疗师都能及时有效地配合，随时调整疗法的模式，也让患者随时学习日常生活或功能技巧。这种疗法可以适用于每种类型的人格障碍，尤其是边缘型人格障碍。我们研究小组在结合中国文化的实际中，将其主要的内容总结出来为以下几点[35]：

①了解每位患者的不良认知和他所处的家庭、人际关系和社会环境等；

②对患者及其家人进行心理教育，包括对所患疾病的病因、病理等方面的认识；

③对有需要的患者进行技能培训，如社交、谈话、理解别人面部情绪的技巧等；

④增加患者愿意改变认知、行为和情绪释放模式的动力；

⑤分步骤地鼓励患者走入新的自然和人际关系的环境；

⑥帮助患者及其家庭将所处的环境按照心理治疗师的要求而重新布置，以利于进一步深入治疗；

⑦治疗师在治疗中根据当时的情况，提升自己的能力，以便更有效地治疗患者。

3）夫妻疗法（couple therapy）

此疗法适用在因夫妻一方的反社会型、边缘型、表演型或依赖型等人格障碍引起的夫妻关系危机中。夫妻各自角色的认同在这个疗法中举足轻重。夫妻关系是圣洁的，夫妻关系的不稳定会危及对子女的教育和对父母的赡养，进一步还会影响社会稳定。社会学家发现，夫妻关系的类型大体上有：①互补型，这是古今中外最常见的一种类型，夫妻双方对家庭内外的贡献为互补式，各自在隐私上和经济上相对独立；②互让型，夫妻双方间有共同的价值观和信仰，在家中尽量避免强烈的情绪发放，各自拥有极少的隐私，能够相互体恤，均十分注重家庭和孩子；③好友型，夫妻双方各自隐私较少，相对注重性关系的和谐，强调夫妻在权利和义务上的平等，强调在家中建立民主模式，极端时常常把家庭当作法庭上的辩论场所；④情绪释放型，夫妻双方注重生活的浪漫和性关系的情调，双方均较为情绪化，时而十分亲密，时而十分冷淡，是边缘型、表演型或被动攻击型的人格障碍患者的夫妻模式。在这些类型中“互让型”的夫妻关系是最稳定的，“情绪释放型”的夫妻关系容易破裂。配偶不同于朋友，否则一位“恰当”异性朋友便可以代替自己的另一半；夫妻关系也不仅仅是性伴侣的含义，否则普遍未婚同居现象就会更进一步抬升社会犯罪率。称职的丈夫不仅给妻子提供人身安全或经济方面的基本保障，还要关心爱护自己的妻子，不要拥有对不起妻子的思想和行为。称职的妻子也不只是在衣食上照顾丈夫，同时在性方面使自己的丈夫满意，更要尊重自己的丈夫。通常情况下，心理治疗师教导有问题的夫妻双方慢慢提高最基本的表达和交谈技巧，并将这些技术逐步地运用在生活实践中，以应对各种问题。具体步骤包括以下五步：制定日程和目标、双方各自提出问题的症结、角色认同和学习、技巧的学习和运用，以及对起初计划的评估和修正。

4）其他疗法

适合人格障碍的疗法还有家庭系统疗法（family systems therapy）、集体治疗（group therapy）和支持疗法（supportive therapy）等。家庭系统疗法对各种人格障碍均有较大的帮助，因为家庭系统是实践和操练爱和宽容最理想的地方。集体疗法对边缘型、表演型和自恋型人格障碍的治疗效果也较为突出，因为在集体中，每一位患者都要学会正确地看待自己和别人的需要，并且学会有效和基本的交谈技巧。进入支持疗法的患者在治疗师的帮助下可以逐步学会减轻躯体的 Axis Ⅰ症状，增强自信，尊重他人和学习生活中必需的技巧等。

在我国，90%以上的精神病患者或人格障碍患者接受治疗的主要场所在家庭中，而多年来心理治疗的地位不高，因此它对我国患者提供的服务效力不大。尤其是家庭系统疗法，它融合了认知-行为疗法、辨证行为疗法、支持疗法、人本主义疗法等内容，它成功地控制了边缘型人格障碍患者表面的 Axis Ⅰ心理波动，那么它对反社会型人格障碍或是自恋型人格障碍患者的疗效如何呢？我们就此展开了一项长达 4 年之久的临床研究[35]。由于在世界范围内，人格障碍患者在接受治疗过程中有着较高的退出率，我们实验研究中情况也是如此。最终我们对 22 名反社会型人格障碍患者和 14 名自恋型人格障碍患者进行了完整的 8 次家庭疗法。他们的 Axis Ⅰ症状由视觉尺度、PVP 抑郁问卷等测得，Axis Ⅱ人格障碍功能由 PERM 尺度测得。治疗后，大部分的自述性症状和抑郁程度在两组中均明显降低，在反社会型组中 PERM 所示反社会尺度和在自恋型组中 PERM 所示的自恋尺度均趋于正常化。我们关注的这个只有 8 次治疗的家庭疗法的确能在一定程度上治疗某些类型的人格障碍。

（2）疗效评价

在四种基本类型（情绪欠稳型、抑制型、反社会型和强迫型）的人格障碍中，病态思维模式会导致患者的情绪（心境）的变化，因此让患者认清自己的思维模式是上述心理治疗方法的第一步。对于任何一种疗法，两次治疗期间的家庭作业的有效实施都十分关键，因为它可以促使患者思考、实践治疗师的信息，实习学到的技巧，处理突发事件，矫正认知模式，有意地接触影响情绪的敏感点等。上述的疗法都是积极向上的，治疗师运用它们，迫使患者采取积极的态度对待生活和人际关系，而非逃避现实。经过正规心理治疗的患者，在进入自己的现实生活和人际关系时，会显得较为轻松。必须指出的是，对人格障碍的心理治疗没有完全固定不变的程序，即使是同一种疗法中，治疗师针对每一位患者的操作方式也不尽相同。

三、结论

在找出有关人格特质和人格障碍的基础中，各国科学家仍然在不断努力中。人格特质研究已经确定了社会心理学、神经生物学和遗传学与这些特质的关系，尤其是这些研究发现对人格心理学的病因学、评价机制和资料提供都有很好的帮助。目前这一点是人格心理学家、临床心理学家以及精神病学家的共识。另一方面，有一些明显的证据显示，要测量正常和异常人格特质（或人格病理学），要多采用维度型方法。然而，维度型方法如何更好地解决人格障碍在诊断上恰当地界定、个体上的并发症、成员间差异等，也需要国际同行们的共同努力。如果正常及异常人格特质的定义或界定不准确，那么相关的神经生物学、神经影像学、认知神经科学和心理治疗学的研究在实验设计上就会不清晰。

我们实验室今后工作的重点是继续探讨人格特质的结构和细微亚结构，研究这些人格特质与认知模式、行为模式、情感发放方式和皮层/脑干部位功能核团的关系，以及它们在心理健康、人际交往或障碍心理/精神病中的意义。涉及的方法包括心理测试、心理生理学、神经心理学、神经影像学、心理治疗学技术等。

参考文献

[1] Funder DC. On the accuracy of personality judgment：a realistic approach. Psychol Rev，1995，102：625－670

[2] Neiderhiser JM，Reiss D，Hetherington EM，Plomin R. Relationships between parenting and adolescent adjustment over time：genetic and environmental contributions. Dev Psychol，1999，35：680－692

[3] Jang KL，Livesley WJ，Vernon PA. The etiology of personality function：the University of British Columbia twin project. Twin Res，2002，5：342－346

[4] Benjamin J，Li L，Patterson C，Greenberg BD，Murphy DL，Hamer DH. Population and familial association between the D_4 dopamine receptor gene and measures of novelty seeking. Nat Genet，1996，12：81－84

[5] Lesch KP，Meyer J，Glatz K，et al. The 5-HT transporter gene-linked polymorphic region (5-HTTLPR) in evolutionary perspective：alternative biallelic variation in rhesus monkeys. J Neural Transm，1997，104：1259－1266

[6] Wang W，Wang Y，Fu X，et al. Cerebral information processing in personality disorders I. intensity dependence of auditory evoked potentials. Psychiatry Research，2006，141：173－183

[7] Le Doux J. The Emotional Brain. NewYork：Weidenfeld & Nicolson，1998

[8] Blair RJ，Morris JS，Frith CD，Perrett DI，Dolan RJ. Dissociable neural responses to facial expressions of sadness and anger. Brain，1999，122：883－893

[9] Tiihonen J，Hodgins S，Vaurio O，et al. Amygdaloid volume loss in psychopathy. Soc Neurosci Abstr，2000，2017

[10] Kiehl KA，Smith AM，Hare RD，et al. Limbic abnormalities in affective processing by criminal psychopaths as revealed by functionalmagnetic resonance imaging. Biol Psychiatry，2001，50：677－684

[11] Anderson SW，Bechara A，Damasio H，et al. Impairment of social and moral behaviour related to early damage in human prefrontal cortex. Nat Neurosci，1999，2：1032－1037

[12] Kandel ER. A new intellectual framework for psychiatry. Am J Psychiatry，1998，155：457－469

[13] Greenough WT，Black JE，Wallace CS. Experience and brain development. Child Dev，1987，58：539－559

[14] Hagerty MR. Testing Maslow's hierarchy of needs：national quality-of-life across time. Social Indicators Research，1999，46：249－271

[15] Allport GM. Personality. Holt，NY，1937

[16] Cattell RB，Saunders DR，Stice G. Handbook for the 16 Personality Factor Questionnaire. Champaign，Ill，Inst for Personality and Ability Testing，1957

[17] Costa PT Jr，McCrae RR. Normal personality assessment in clinical practice：The NEO Personality Inventory. Psychological Assessment，1992，1：5－13

[18] Zuckerman M，Kuhlman DM，Joireman J，Teta P，Kraft M. A comparison of three structural models for personality：the big three，the big five，and the alternative five. Journal of Personality and Social Psychology，1993，65：757－768

[19] Yang J, McCrae RR, Costa PT, et al. Cross-cultural personality assessment in psychiatric populations: the NEO-PI-R in the People's Republic of China. Psychol Assess,1999,11:359—368

[20] Wang W, Hu L, Mu L, Chen D, et al. Functioning styles of personality disorders and five-factor normal personality traits: a correlation study in Chinese students. BMC Psychiatry,2003,3:11—18

[21] Wu Y, Wang W, Du W, et al. Development of a Chinese version of the Zuckerman-Kuhlman Personality Questionnaire: reliabilities and gender/ age effects. Soc Behav Person,2000,28:241—250

[22] Wang W, Cao M, Zhu S, Gu J, Liu J, Wang Y. Zuckerman-Kuhlman's Personality Questionnaire in patients with major depression. Soc Behav Person,2002,30:757—764

[23] Hamer DH, Greenberg BD, Sabol SZ, Murphy DL. Role of the serotonin transporter gene in temperament and character. J Person Disord,1999,13: 312—328

[24] Mulder RT, Joyce PR. Temperament and the structure of personality disorder symptoms. Psychol Med, 1997,27:99—106

[25] Blais MA. Clinical ratings of the five factor model of personality and the DSM-Ⅳ personality disorders. J Nerv Ment Dis,1997,185:388—393

[26] Livesley WJ, Jang KL, Vernon PA. The phenotypic and genetic architecture of traits delineating personality disorder. Arch Gen Psychiatry,1998,55:941—948

[27] Zheng WY, Wang W, Huang Z, Sun C, Zhu J, Livesley WJ. The structure traits delineating personality disorder in China. J Person Disord,2002,16:477—486

[28] Wang W, Du W, Wang Y, Livesley WJ, Jang KL. The relationship between the Zuckerman-Kuhlman Personality Questionnaire and traits delineating personality pathology. Person Indiv Diff,2004,36:155—162

[29] McCrae RR, Costa PT. Personality trait structure as a human universal. Am Psychol,1997,52:509—516

[30] Loehlin JC, McCrae RR, Costa PT, John OP. Heritabilities of common and measure-specific components of the Big-Five personality factors. J Res Person,1998,32:431—453

[31] Pervin LA. A critical analysis of current trait theory. Psychol Inq,1994,5:103—113

[32] Parker G, Hadzi-Pavlovic D. A question of style: regining the dimensions of personality disorder style. J Person Disord,2001,15:300—318

[33] Agrawal HR, Gunderson J, Holmes BM, Lyons-Ruth K. Attachment studies with borderline patients: a review. Harvard Rev Psychiatry,2004,12: 94—104

[34] Wang W, Wang Z, Qian F, et al. Perceived parenting styles and disordered personality traits in adolescent and adult students and in personality disorder patients. 2006, manuscript under review

[35] Wang W, Yang T, Chen W, et al. Family therapy for antisocial and narcissistic personality disorders: an open pilot study in China. 2006, manuscript under review. 36. American Psychiatric Association. Diagnostic and Statistical Manual of Mental Disorders (4th ed, Text Revision). Washington DC, American Psychiatric Association, 2000

[37] Wang W, Cao M, Jiang Q, et al. Passive auditory event-related P_3 potential in personality disorders. International Journal of Psychology,2004,39 (5—6, suppl.):337—338

（王　伟　孙国强）

第四章 脑的实验技术

第一节 颞叶癫痫大鼠海马基因表达谱和蛋白质表达谱的研究

癫痫是严重危害人类身心健康的常见慢性脑部疾病之一。据统计，全球约有3000万癫痫患者，我国约有650万[1]，相当于我国医务人员的总数。由于对癫痫发病机制认识不够，癫痫的治疗至今仍是医学界的一大难题。难以控制的癫痫给社会和家庭带来了沉重的经济负担及其他一系列负面效应。

颞叶癫痫是癫痫的主要类型之一，是最常见的难治性癫痫综合征，药物治疗及药物治疗无效后的创伤性颅脑手术治疗都未能取得令人满意的疗效。颞叶癫痫的治疗一直是癫痫治疗的难点，被认为是人类征服癫痫的主要障碍，同时也被认为是攻克癫痫的突破口之一，因而对其发病机制的研究也成为近十几年来癫痫研究的热点。大量关于颞叶癫痫的电生理、神经影像学、免疫学和分子生物学的研究表明，海马是颞叶癫痫的解剖起源，海马神经元重组及齿状回颗粒细胞轴突(苔藓纤维)出芽形成异常神经网络是癫痫反复发作的主要环节，颞叶癫痫形成过程实际上是海马可塑性神经网络重建的过程[2,3]。

一、国内外研究进展

在基因组学的大背景下，过去十几年来国内外学者对与癫痫发病密切相关的基因进行了大量的研究，定位并克隆了一部分原发性癫痫的基因，同时也发现了很多与癫痫遗传易感性和症状性癫痫调控息息相关的基因。目前，数种癫痫及癫痫综合征的致病基因被定位，研究证实一些“癫痫基因”可导致离子通道或受体功能的异常、脑发育障碍、进行性神经变性及脑能量代谢障碍[4]。我们近年的研究发现了导致神经网络重建的许多神经生物学变化，脑源性神经营养因子、胶质源性神经营养因子、生长相关蛋白、缝隙连接蛋白、神经黏附分子、G蛋白门控内向整流钾通道、钠通道SCAN及突触体素等基因或蛋白在颞叶癫痫大鼠海马神经环路重建中起着重要作用[5-7]。可见癫痫形成是一个多步骤、多阶段、多基因变异积累的复杂过程，要从整体上了解癫痫发生相关的基因及蛋白质，研究单个或几个基因肯定不够。只有对癫痫的基因谱改变有了全面的了解，才能理解癫痫发病相关基因间的相互关系及其在癫痫发生中的作用。

cDNA微阵列技术克服了传统方法对基因表达水平检测敏感度不够高(如Northern blot)，一次只能检测一个或几个基因表达(如RT-PCR)或需要大规模测序(如SAGE)的局限性，可以高敏感地定性、定量检测基因表达水平，并可同时研究同一组织或不同组织中成千上万个基因的表达，是一种高产出而又快速有效的新的基因表达分析方法[8]。cDNA微阵列技术目前已广泛应用于分子生物学的各个领域，包括基因表达水平检测、基因克隆、基因突变与多态性检测、DNA测序、药物筛选、生长发育研究等方面。近年来，国内外学者开始将该技术引入癫痫的研究。我们用cDNA表达阵列技术，研究了P77PMC大鼠和正常Wistar大鼠大脑皮层的基因表达谱，结果发现了15个差异表达基因，且以细胞内信号转导因子和细胞间通讯因子为主[9]。文世全等[10]用基因芯片探索与鼠同源的人类已知基因在苯妥英钠(PHT)耐药和非耐药癫痫鼠脑中的差异表达，结果发现耐PHT和治疗有效癫痫鼠与神经元突触可塑性有关的基因有18条存在差异表达。

DNA芯片为描绘不同组织的mRNA表达谱提供了可能。然而，除极少数原发性癫痫是由单个或少数几个基因决定外，大部分癫痫是由多基因介导的遗传易感性和后天性诸多因素，如免疫紊乱、代谢异常、脑外伤、产伤、脑炎、脑瘤和脑血管病等共同促成的。人类基因组在展示其精细结构的同时，也凸显出基因数量的有限性和结构的相对稳定性，这与癫痫这类脑功能障碍疾病的复杂性和多变性之间存在着巨大反差。正因为如此，试图从基因的角度完全阐明癫痫的发病机制，并找到攻克癫痫的治疗手段是非常困难的。因此，将目光再次聚焦到基因功能的执行体——蛋白质，对有关蛋白质的数量、结构、性质、相互作用和生物学功能进行全面的认识与深入的研究，已成为癫痫研究的迫切需要和新的任务。

目前，国内对于大脑的蛋白质组研究很少，少数的几个研究也仅限于一些方法学的建立[11]，而没有进行脑部疾病的研究，更未见有关癫痫的蛋白质组研究报道。国外，Hanno[12]和Lubec[13]运用表达蛋白质组的方法，通过经典的双向电泳(two-dimensional gel ectrophoresis，2-DE)-基质辅助激光解吸电离技术飞行时间质谱(MALDI-TOF-MS)技术体系，分别建立了人类成熟脑组织顶叶和额叶的蛋白质双向电泳图谱，并鉴定了部分蛋白质。这两个研究获得的图谱和数据库已经成为今后顶叶和额叶蛋白质组研究的参考图谱和数据库。在中枢神经系统疾病的蛋白质组研究方面，Edgar等人[14]通过对正常海马组织和阿尔茨海默病(Alzheimer Disease，AD)患者及精神分裂症患者海马组织的比较蛋白质组学研究，发现AD患者海马内35种蛋白质表达降低，75种表达升高，某些蛋白质已经成为AD治疗的靶点而用于抗AD新药物的开发；在精神分裂症患者海马组织中发现了18个差异表达蛋白质，并用N端测序的方法鉴定了其中四个蛋白质，其中三个蛋白质的编码基因均定位在6q。在癫痫研究领域，Krapfenbauer等[15]运用比较蛋白质组的方法，分析了红藻氨酸脑内立体定向注射所致癫痫大鼠脑组织的蛋白表达情况，结果显示癫痫大鼠脑组织的热休克蛋白HSP27和葡萄糖调节蛋白GRP78下调，神经丝蛋白与α-internexin显著降低，微管蛋白α-1链的碎片显著增加；线粒体酶、二氢硫辛酰胺脱氢酶、ATP合成酶β链及异柠檬酸脱氢酶减少，丙酮酸激酶M1增加。

基因组是相对静止的，而蛋白质组(proteome)却是动态变化的，再加上蛋白质的修饰和相互作用，其包含的信息量远大于基因组。因此，以往针对癫痫活动中某一种或几种蛋白质的研究方法，既不能满足癫痫大规模蛋白质研究的需要，更无法从整体水平认识癫痫相关蛋白质表达和相互作用。蛋白质分离技术、生物质谱技术以及生物信息学的迅猛发展，支撑起蛋白质组研究的体系，使得准确、自动、快速、大规模、全方位的蛋白质研究成为现实[16]。将蛋白质组学研究方法引入癫痫研究领域，并结合基因表达谱的信息进行整合分析，将使我们有可能在较短的时间里，深入探讨癫痫相关性基因和蛋白质的功能及其相互作用，研究癫痫形成的蛋白质基础，发现特异性标志物，揭示癫痫发生发展的蛋白质网络机制。

二、我们的研究方法和技术

我们运用cDNA微阵列、二维电泳和MALDI-TOF-MS技术，构建氯化锂—匹罗卡品致痫大鼠模型海马组织的基因表达谱和蛋白质双向电泳图谱，并对发现的差异表达基因和差异表达蛋白进行分析和鉴定，为进一步探讨癫痫的发病机制，寻找新的治疗靶点和研发新的治疗手段打下基础。

我们的研究最终筛选到192条差异表达的基因，159条可在GenBank中登陆，其中表达上调的基因84条，表达下调的基因75条。

经过大量预试验，本研究摸索出大鼠海马组织较为成熟的双向电泳实验条件。银染和考染的蛋白质上样量分别为80μg和850μg，总蛋白与重泡涨液（8mol/L 尿素，2％CHAPS，0.5％IPG缓冲液，20mmol/L DTT，痕量溴酚蓝）混合，总体积为350μL。等电聚焦条件：30V 6h，60V 6h，200V 1h，8000V 梯度5h，8000V 7h，总电压时间积为85000V・h。等电聚焦结束后，每根IPG胶条用8ml含SDS的平衡液（50mmol/L Tris・HCl pH8.8，6mol/L 尿素，30％甘油，2％SDS，20mmol/L DTT，痕量溴酚蓝）平衡两次，每次15min，第一次为还原过程，平衡液内加20mmol/L DTT；第二次平衡为烷基化过程，平衡液内加100mmol/L的碘乙酰胺。平衡好的IPG胶条转移至13％的丙烯酰胺均质胶SDS-PAGE，20mA/胶电泳45min后换用30mA/胶，直至溴酚蓝到达胶的底线。

用PDQUEST 7.0软件对银染色的2-DE图象进行背景消减、斑点检测，对照组和癫痫组的斑点总数分别为1124±35个和1247±42个，两组间凝胶图谱的匹配率为80.4％。匹配后经统计学分析（Student's *t*-test），发现78个差异表达蛋白质斑点（$P<0.05$），其中31个在癫痫组海马组织中表达下调，47个在癫痫组海马组织中表达上调。

为初步明确上述差异表达蛋白的性质，必须对上述差异蛋白质斑点采用MALDI-TOF-MS进行质谱鉴定。由于银染中使用的敏化剂（戊二醛）使银离子难以被吸附，造成蛋白质不易从凝胶中洗脱。故而目前采用与银染同一批次的蛋白质提取物，双向电泳后用考马斯亮蓝染色进行显色。由于绝大部分的差异蛋白质斑点均落在pH4～8的范围内，为增加分辨率，考染时采用pH3～7的非线性IPG干胶条进行IEF，其余电泳条件与银染相同。

由于质谱鉴定及数据分析工作量巨大，目前我们只对10个蛋白质斑点进行了鉴定，其他斑点的鉴定工作还在进行中。图4-1-1是被鉴定的10个蛋白质斑点（a～j）的PMF图谱。通过数据库检索，有5个蛋白质斑点被鉴定，分别为神经丝蛋白（Neurofilaments，NF）、突触结合蛋白（synaptotagmin）Ⅰ、热休克蛋白27（heat shock protein，HSP27）、Voltage-dependent anion channel proteins 1（VDAC1）、异柠檬酸脱氢酶（Isocitric dehydrogenase，ICD）。

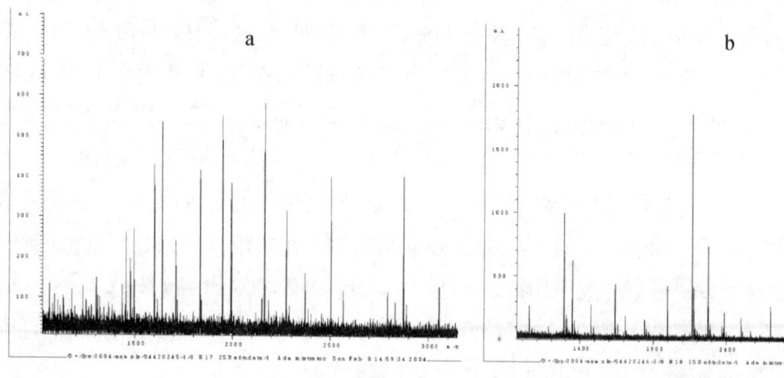

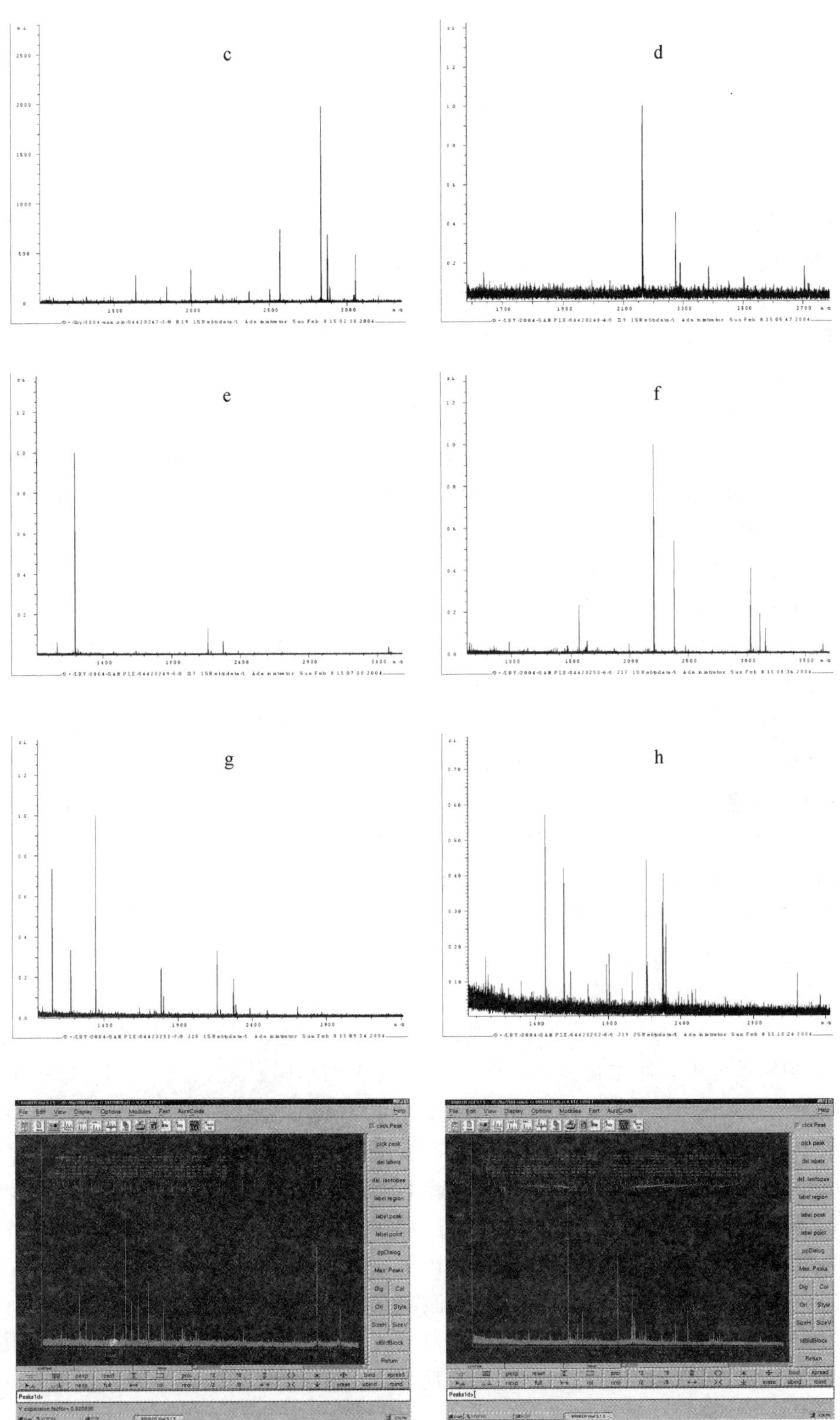

图 4-1-1 蛋白质斑点(a-j)鉴定肽质量指纹图

三、基因芯片和蛋白质组技术

神经系统的正常发育和功能维持有赖于基因的正常表达和基因产物(蛋白质)间相互作用的协调,而神经系统疾病的发生,则是在环境因素的影响下,基因表达或蛋白质间相互作用异常的结果。随着分子生物学和其他相关学科的进步,神经科学取得了飞速发展。人类基因组计划(HGP)的提出和提前完成更是将人们对于神经科学的理性认识推到了一个前所未有的深度和广度,同时宣告"后基因组时代"的到来,功能基因组学成为研究的中心。

基因芯片技术和蛋白质组技术是最近发展起来的两种高通量技术,两者的出现使同时分析神经系统的大量基因的表达和基因产物蛋白质及其相互作用网络成为可能,目前已成为功能基因组研究的支撑技术。它们在神经科学中的应用为了解脑功能提供了前所未有的机会。

大部分癫痫是由多基因介导的遗传易感性和后天性诸多因素等共同促成的一类复杂的脑部慢性疾病,要彻底了解其形成的分子本质,就必须采用既定性又定量、大规模、高通量且能分析基因产物间相互作用的强大技术。以分析基因表达水平为主的基因芯片技术和以分析蛋白质的表达、磷酸化、糖基化、蛋白质复合体及其相互作用为主的蛋白质组技术的出现,以及两者的有机结合,将使我们有可能在较短的时间里,深入地研究癫痫形成的分子机制,为寻找新的治疗靶点和研发新的治疗手段打下基础。

本研究运用 cDNA 微阵列、二维电泳和 MALDI-TOF-MS 技术,构建氯化锂—匹罗卡品致痫大鼠模型海马组织的差异基因表达谱和蛋白质双向电泳图谱,发现了 159 个差异表达基因和 78 个差异表达蛋白质,并对部分发现的差异表达基因和差异表达蛋白进行了初步分析和鉴定,部分基因和蛋白质与癫痫的关系属首次报道。

1. 差异表达基因

对本研究发现的 159 个差异表达基因进行了初步的归类,以胞内信号转导因子、离子通道基因、细胞间通讯因子以及凋亡和细胞周期相关基因为主。已有研究表明,这些基因主要在神经系统的发育与分化、神经元损伤后的保护、信号传导、神经系统肿瘤的发生中起作用[17-19]。本文对部分相关基因进行讨论。

(1)Alpha-endosulphine(Ensa)

Ensa 在本研究癫痫组中为下调表达基因,属于 cAMP 调控的蛋白家族,存在于许多组织中,在中枢神经系统中表达尤其丰富。Ensa 的主要作用是阻断电压门控钙离子通道,其表达下调可以促进细胞内 Ca^{2+} 浓度的升高[20]。钙离子是细胞内重要的信号传导成分,参与多种细胞功能的调节。既往的研究表明,癫痫发作中存在神经元内钙离子超载(calcium overloading)现象,这种异常的 Ca^{2+} 内流是神经元同步化放电的先决条件,同时也能触发神经元一系列病理生理改变,导致神经元损伤和可塑性的改变[21]。胞浆内游离钙离子水平增高主要是作为第二信使触发一系列酶的激活而起作用,而核内游离钙离子水平增高则可直接调节基因表达。神经元胞核内包含钙调素(CaM)激酶在内的多种激酶,持续升高的核内钙离子可通过激酶和其他钙依赖酶直接调节基因的表达[22]。有研究表明,SRF、fosB 等多种受钙离子水平调节的转录因子在癫痫样放电后表达有明显的变化[23,24]。Ensa 下调促使神经元胞浆和核内非致细胞死亡的持续钙离子浓度升高,可能分别通过第二信使作用和调节基因表达而影响神经元的可塑性改变。

(2)生长抑制特异蛋白(growth-arrest-specific protein ,Gas-p)

Gas-p 是一种细胞周期相关蛋白,尚未见其与癫痫有关的报道。Gas-p 与神经元轴突生长有关，并能促进细胞有丝分裂过程中微丝的形成，而且是一种与凝血蛋白 S 相关的因子，与血管抗凝机制有关[25]。本实验发现，在癫痫组，Gas-p 相关基因(L13720)的表达明显上调，可能提示癫痫大鼠海马神经元轴突的生长、延伸活动比较活跃。

(3)钙调蛋白(calmodulin，CaM)

Yechikhov 等[26]研究发现，Ca^{2+}－CaM 依赖的蛋白激酶Ⅱ(CaMPKⅡ)活性的改变可能与遗传性听觉易感性癫痫(GPAS)的发病有关。CaM 可促进神经递质的合成与释放引起神经细胞兴奋与抑制功能失调而参与癫痫的发生。CaM 主要存在于突触前囊泡中，可通过 CaMPKⅡ活性影响与递质合成和释放有关的诸多的生物化学过程，如肾上腺素、多巴胺等神经递质只有被 CaMPKⅡ磷酸化后才能被蛋白活化因子活化[27,28]。CaM 调节的蛋白质磷酸化增多可加速神经递质由末梢囊泡中释放而促使癫痫发生[28]。本研究发现的 CaM 在颞叶癫痫大鼠海马中表达上调，进一步证实其与癫痫发生的相关性。

(4)髓脂蛋白(PLP)

PLP 是与胶质细胞有关的癫痫候选基因。胶质细胞增生是癫痫病灶的主要特征，髓脂蛋白在少突胶质细胞中的过度表达可引起颤抖、惊厥、脱髓鞘综合征，但这种胶质细胞的突变体，临床发作和严重程度完全依赖于所转基因的拷贝数[29,30]。这与本研究中发现的海马组织 PLP 高度差异表达相一致，进一步证实 PLP 可能参与了癫痫的发生，为癫痫的重要候选基因。

(5)肝磷脂结合生长关联蛋白(heparin-binding growth associated protein, HGAP)

HGAP 是神经营养因子成员，能刺激细胞有丝分裂，在神经系统的发生、肿瘤(如成神经细胞瘤)、急性脑缺血损伤、多发性硬化(MS)、化学诱导癫痫中表达上调[31,32]。本研究中亦为表达上调基因。

(6)神经生长相关蛋白 43(growth-associated protein 43，GAP-43)

GAP-43 是一种神经元生长相关磷蛋白，是突触前可塑性的内在决定因素[33]。我们先前的研究发现，GAP-43 伴随着突触连接重建出现，一旦重建完成，GAP-43 含量便骤然下降，甚至消失，表明 GAP-43 基因表达在神经元轴突生长、突触重建过程中发挥了重要作用[6]。因此 GAP-43 被认为是神经元发育和可塑性的首选分子标志物。癫痫发作后，GAP-43 mRNA 在齿状颗粒细胞的高表达，可能是成年大脑海马苔藓纤维出芽的重要分子机制[34]。本研究采用的 LiCl-PILO 癫痫模型中，在致痫 20 余天后仍可见 GAP-43 高表达，表明在癫痫自发发作期仍然有活动性苔藓纤维出芽存在。

(7)受体酪氨酸激酶(receptor tyrosine kinase, RTK)、蛋白激酶 C(Protein kinase C, PKC)和酪氨酸蛋白磷酸酶(Protein Tyrosine Phosphotase，PTP)

蛋白质磷酸化是目前已知的最主要的信号转导方式，是不同胞外信号启动细胞内信号转导的共同通路，这一可逆的过程几乎调节着生命活动的所有过程[35]。蛋白激酶(protein kinases)使磷酸根转移到底物蛋白的特定氨基酸残基上从而使蛋白质磷酸化，而蛋白质磷酸酶(protein phosphotases)则使磷酸根从残基上去除实现蛋白质的去磷酸化，磷酸化与去磷酸化的动态平衡维持着细胞的正常功能[36]。RTK 和 PKC 属于蛋白激酶，而 PTP 属于蛋白质磷酸酶。本研究结果显示，癫痫组海马 RTK 和 PKC 明显上调，而 PTP 表达下调，表明癫痫大鼠海马中的磷酸化过程存在失衡现象，在信号转导过程中主要起启动、转导和放大作用的磷酸化被加强，而终止信号的去磷酸化过程受到抑制。

另外，有研究发现，PTP 可产生活动依赖的突触传递效能降低[37]，即长时程减弱(long-term depression，LTD)。PTP 基因表达降低，可使 LTD 产生减少，从而导致突触传递效能的增强。

(8)丝裂原活化蛋白激酶(mitogen activated protein kinase,MAPK)

MAPK 超家族包括三个亚家族:ERK1/2、JNK/SAPK 和 p38 MAPK。ERK1/2 信号转导途径主要对细胞的生长、分裂和分化信号进行传导,而 JNK/SAPK 信号转导途径和 p38MAPK 信号转导途径主要对炎性细胞因子和多种类型的细胞应激信号进行传导[38,39]。对于神经系统,一种细胞外信号可以通过一种或一种以上的信号转导途径传导,而一种信号转导途径可以传导一种或一种以上细胞外信号。

Yang 等[40]研究发现,缺失 JNK3 的小鼠能抵抗海人酸(kainic acid)的兴奋性毒性,小鼠的癫痫发作频度和强度以及海马神经元凋亡现象明显降低。本研究中 JNK3 在癫痫组的表达上调可能是通过 JNK/SAPK 的途径影响了相关蛋白质的磷酸化,从而促成癫痫的发生。

Grewal 等[41]的研究表明,去极化引发的神经元钙内流,通过蛋白激酶 A (protein kinase A, PKA)激活 B-Raf 和 Rap1,两者形成复合体,然后激活 ERK1/2。另有研究表明,腺苷酸环化酶的激活剂明显增加海马神经元 ERK1/2 活性。因此,cAMP 也许不但通过 PKA 发挥作用,也可能通过 ERK1/2 发挥作用[42]。本研究中 ERK1 表达上调很可能是前文提到的癫痫大鼠海马神经元"钙离子超载"的结果。

(9)热休克蛋白 27

本研究结果表明,在癫痫组中 HSP27 表达下调,在蛋白质组的分析中也有类似的结果,具体讨论请见后文。

2. *差异表达蛋白质*

(1)神经丝蛋白(Neurofilaments,NF)

NF 是神经细胞的中间丝,属于中间丝蛋白家族的第Ⅳ类型,它广泛存在于各种动物的成熟神经元中。在有髓鞘的轴突中,NF 是最为丰富的一类蛋白成分,占轴突蛋白总量的 80%左右,是构成神经元胞体和轴突细胞骨架的主要成分,在轴浆运输和轴突再生的过程中发挥重要的作用[43]。在对坐骨神经损伤后再生的研究中发现,神经生长锥内有大量的微管蛋白和肌动蛋白,而 NF 蛋白较少,推测 NF 合成减少是为再生神经元节约能量,优先满足柔性结构蛋白的合成和转运,以利轴突延伸,然后刚性结构 NF 的合成和转运逐渐恢复至正常水平,使轴突中细胞骨架蛋白构成的三维网状结构得以完善,以利于再生轴突重建[44]。本研究发现癫痫组 NF 的表达上调,这与坐骨神经损伤后再生的研究结果相反,推测可能因为本研究的对象是癫痫大鼠模型的慢性期,而非急性发作期,这时大量异常突触的延伸基本完成,而刚性结构 NF 完善细胞骨架的过程正在进行。

(2)突触结合蛋白(synaptotagmin)Ⅰ

突触结合蛋白是存在于神经细胞突触囊泡上的一类跨膜蛋白,是囊泡膜的重要组成成分之一,突触结合蛋白Ⅰ(sytⅠ)是其中最有代表性的一个,在突触囊泡的外吐过程中起作用。基因敲除实验证明钙结合 sytⅠ对于快速、同步的 Ca^{2+} 引发神经递质释放是至关重要的[45]。目前认为,sytⅠ在 Ca^{2+} 引发的神经递质快速释放过程中起到 Ca^{2+} 感受器的作用。Ca^{2+} 内流是神经元同步化放电的先决条件,同时能触发神经元一系列病理生理改变,导致神经元损伤和可塑性的改变[21],而 Ca^{2+} 引发的神经递质的释放,使得神经递质的突触囊泡与突触前膜融合与这一过程密切相关[46]。本研究结果显示,sytⅠ在癫痫组表达上调,很可能导致病理性 Ca^{2+} 内流增加,从而促成癫痫的形成。因此我们认为,sytⅠ很可能参与了癫痫的形成过程,并有可能成为治疗的靶点之一。

(3)热休克蛋白 27(heat shock protein 27, HSP27)

HSP 与癫痫的关系已有文献报道,目前多数学者认为它对神经元具有保护作用,能防止神经元的损伤[45,46]。Krapfenbauer 等[15]用脑内注射 10mg/kg 红藻氨酸的方法制作大鼠癫痫模型,注射 7 天后处死,用亚细胞分离的方法提取其脑组织蛋白质,分线粒体、胞浆、微粒体三部分行双向电泳及质谱检查,结果显示,癫痫大鼠热休克蛋白 HSP27 表达下调。有研究发现在荷苞牡丹碱诱发的癫痫模型中发现,首次发作所诱导的 HSP 表达能明显减轻再次发作所致的海马 CA_3 区神经元损伤,产生所谓的“癫痫耐受”(epileptic tolerance)现象[47]。上文提到的 MAPK 超家族成员 JNK 是细胞外信号影响细胞发育、分裂和分化的三大通路之一,而 HSP70 能阻碍 JNK 的激活;同时有研究表明,HSP 水平升高能显著降低凋亡蛋白酶(caspases)的活性,抑制线粒体损伤等凋亡的其他表现。因此,HSP 可能在一定程度上干扰应激所启动的凋亡程序。本研究结果表明,在癫痫组中 HSP27 表达下调,可能导致海马应激所启动的凋亡程序的抑制减弱,引起神经元的损伤,从而影响到癫痫的形成。

(4)电压依赖性阴离子通道 1(Voltage-dependent anion channel proteins 1,VDAC1)

VDAC 存在于所有真核细胞线粒体膜和大脑突触前膜上。VDACs 可以调节一系列阴离子代谢产物的流向,是大多数代谢产物出入线粒体的主要途径,可增强外膜渗透性,对线粒体的代谢具有重要作用。Lemeshko 等[48]的实验结果表明,VDAC 直接参与了线粒体功能障碍和神经元损伤的过程。VDAC 在生理状态下呈间断性开放,且具有可逆性,这便于 Ca^{2+} 从线粒体基质中释放,从而维持胞浆 Ca^{2+} 的平衡。另外,VDAC 也有利于线粒体跨膜电位所驱动的蛋白质输入线粒体基质。若 VDAC 表达过度,产生 VDAC 病理性开放,将导致线粒体基质和胞浆内 Ca^{2+} 平衡的紊乱。推测本研究结果显示的 VDAC 上调,可能也是通过该机制影响癫痫的形成[49-51]。

(5)异柠檬酸脱氢酶(Isocitric dehydrogenase,ICD)

ICD 是体内重要的有脱羧作用的氧化还原酶,ICD 可分两类,一类以 NAD^+ 为辅酶,定位于线粒体,参与三羧酸循环,催化异柠檬酸脱氢脱羧生成 α-酮戊二酸;另一类以 $NADP^+$ 为辅酶,分布在肝脏、骨骼肌和肾等组织。查阅文献未见 ICD 与癫痫相关的报道,本研究中癫痫组其表达下调,具体作用机制尚待进一步研究。

3. 差异基因与差异蛋白质相关性分析

本研究中,只有一个蛋白(HSP27)及其编码基因在基因芯片和蛋白质组的研究中相互印证。在既往的研究中,基因组和蛋白质组研究结果的不平行性也普遍存在。基因组的相对静止性和蛋白质组的动态变化是其原因之一,加之目前基因芯片的分辨率和双向电泳分辨率不尽相同,相关基因的表达产物很可能落在双向电泳的分辨率之外。结合本研究结果所发现的很多差异表达基因都与蛋白质修饰有关,这种差异可能仅仅引起蛋白质磷酸化等翻译后修饰,而不影响蛋白质量的表达,因此本研究采用的差异蛋白质组策略难以体现这种翻译后修饰的差别。同时,本研究鉴定的蛋白质有限也影响了两者的相关性。但是,两者研究结果的不平行,再一次说明从基因组学和蛋白质组学两个层面对癫痫进行研究可以起到相互补充的作用。

蛋白质组学的研究包括表达蛋白质组学和功能蛋白质组学。本课题采用比较蛋白质组学的策略初步筛选了颞叶癫痫大鼠模型海马组织的差异表达蛋白,这仅仅是一个开端,由于包含的数据量巨大,工作仍在进行中。包括蛋白质修饰、定量蛋白质组学、亚细胞蛋白质组学和蛋白质相互作用研究等内容的功能蛋白质组学的研究工作更为艰巨,也是癫痫领域蛋白质组研究进一步深入的方向。

蛋白质对于生命活动中功能的实现，绝不是依靠某一个蛋白质单独实现的，而是依靠蛋白质与蛋白质自己精细、完备的相互作用，形成复杂、有序的蛋白质网络而发挥作用。虽然直接相关性不好，但是本研究目前已经发现的差异基因与基因之间，基因与蛋白质之间从功能上分析却息息相关。这一点恰恰说明了功能蛋白质组学的重要性。以本研究的比较蛋白质组学为起点，对癫痫进行全面的蛋白质网络发病机制研究将具有广阔的前景。

参考文献

[1] 沈鼎烈. 癫痫治疗的现状. 中国神经精神疾病杂志，2001，27(1)：1－3

[2] Lanerolle NC，Kim JH，Williamson A，et al. A retrospective analysis of hippocampal pathology in human temporal lobe epilepsy：evidence for distinctive patient subcategories. Epilepsia，2003，44(5)：677－687

[3] Mathern GW，Babb TL，Leite JP，et al. The pathogenic and progressive features of chronic human hippocampal epilepsy. Epilepsy Res，1996，26：151－161

[4] 张进，肖波. 癫痫的分子遗传学研究进展. 中风与神经疾病杂志，2002，19(2)：127－128

[5] 李国良，张宁，肖波等. 匹罗卡品癫痫大鼠海马 TrkB 受体表达与苔藓纤维突触重建的关系. 中风与神经疾病杂志，2003，20(4)：308－311

[6] 李国良，肖波，谢光洁等. 匹罗卡品致痫大鼠海马 GAP-43 与 TrkB 基因表达及其意义. 临床神经病学杂志，2003，16(3)：150－153

[7] 李国良，肖波，谢光洁等. 颞叶癫痫大鼠海马 TrkB mRNA 及其蛋白表达的动态变化. 中国神经精神疾病杂志，2003，29(1)：54－57

[8] Schwaenen C，Wessendorf S，Kestler HA，et al. DNA microarray analysis in malignant lymphomas. Ann Hematol，2003，82(6)：323－332

[9] Bo X，Zhiguo W，Xiaosu Y，et al. Analysis of gene expression in genetic epilepsy-probe rat using a cDNA expression array. Seizure，2002，11(7)：418－422

[10] 文世全，王学峰，晏勇. 基因芯片检测耐 PHT 点燃鼠脑突触可塑性基因的表达. 重庆医科大学学报，2002，27(3)：276－279

[11] 丁勤学，阙海萍，郭尧君等. 成年和老年小鼠脑蛋白质组双向电泳图谱比较. 生物化学与生物物理进展，2001，28(5)：683－687

[12] Hanno Langen，et al. Two-dimensional map of human brain proteins. Electrophoresis，1999，20(5)：907－916

[13] Gert Lubec，Kurt Krapfenbauer and Michael Fountoulakis. Proteomics in brain research：potentials and limitations. Progress in Neurobiology，2003，69：193－211

[14] Edgar PF，Schonberger SJ，Dean B，et al. A comparative proteome analysis of hippocampal tissue from schizophrenic and Alzheimer's disease individuals. Mol Psychiatry，1999，4(2)：173－178

[15] Krapfenbauer K，Berger M，Friedlein A，et al. Changes in the levels of low-abundance brain proteins induced by kainic acid. Eur J Biochem，2001，268(12)：3532－3537

[16] Zhu H，Bilgin M and Snyder M. Proteomics. Annu Rev Biochem，2003，72：783－812

[17] Bading H. Nuclear calcium-activated gene expression：possible roles in neuronal plasticity and epileptogenesis. Epilepsy Res，1999，36(2－3)：225－231

[18] Mandolesi G，Gargano S，Pennuto M，et al. NGF-dependent and tissue-specific transcription of vgf is regulated by a CREB-p300 and bHLH factor interaction. FEBS Lett，2002，510(1－2)：50－56

[19] Cavallaro U，Christofori G. Cell adhesion and signalling by cadherins and Ig-CAMs in cancer. Nat Rev Cancer，2004，4(2)：118－132

[20] Virsolvy A，Smith P，Bertrand G，et al. Block of Ca(2＋)-channels by alpha-endosulphine inhibits insulin

release. Br J Pharmacol, 2002, 135(7): 1810—1818

[21] Hailing Su, Dmitry Sochivko, Albert Becker, et al. Upregulation of a T-type Ca^{2+} channel causes a long-lasting modification of neuronal firing mode after status epilepticus. J Neuroscience, 2002, 22: 3645—3655

[22] Ran X, Miao HH, Sheu FS, et al. Structural and dynamic characterization of a neuron-specific protein kinase C substrate, neurogranin. Biochemistry, 2003, 42(17): 5143—5150

[23] Raza M, Shaheen F, Choudhary MI, et al. Anticonvulsant effect of FS-1 subfraction isolated from roots of *Delphinim denudatum* on hippocampal pyramidal neurons. Phytother Res, 2003, 17(1): 38—43

[24] Morris TA, Jafari N, DeLorenzo RJ. Chronic DeltaFosB expression and increased AP-1 transcription factor binding are associated with the long term plasticity changes in epilepsy. Brain Res Mol, 2000, 79(1—2): 138—149

[25] Fiebeler A, Park JK, Muller DN, et al. Growth arrest specific protein 6/Axl signaling in human inflammatory renal diseases. Am J Kidney Dis, 2004, 43(2): 286—295

[26] Yechikhov S, Morenkov E, Chulanova T, et al. Involvement of cAMP-and Ca(2+)/calmodulin-dependent neuronal protein phosphorylation in mechanisms underlying genetic predisposition to audiogenic seizures in rats. Epilepsy Res, 2001, 46(1): 15—25

[27] Murray KD, Isackson PJ, Jones EG. *N*-methyl-*D*-aspartate receptor dependent transcriptional regulation of two calcium/calmodulin-dependent protein kinase type Ⅱ isoforms in rodent cerebral cortex. Neuroscience, 2003, 122(2): 407—420

[28] Smalla KH, Seidenbecher CI, Tischmeyer W, et al. Kainate-induced epileptic seizures induce a recruitment of caldendrin to the postsynaptic density in rat brain. Brain Res Mol Brain Res, 2003, 116(1—2): 159—162

[29] An SJ, Park SK, Hwang IK, et al. Vigabatrin inhibits pyridoxine-5'-phosphate oxidase, not pyridoxal kinase in the hippocampus of seizure prone gerbils. Neurochem Int, 2004, 44(3): 133—137

[30] Hosokawa M, Klegeris A, Maguire J, et al. Expression of complement messenger RNAs and proteins by human oligodendroglial cells. Glia, 2003, 42(4): 417—423

[31] Adam RM, Kim J, Lin J, et al. Heparin-binding epidermal growth factor-like growth factor: hypoxia-inducible expression in vitro and stimulation of neurogenesis in vitro and in vivo. J Neurosci, 2002, 22(13): 5365—5373

[32] Xian CJ, Zhou XF. Roles of transforming growth factor-alpha and related molecules in the nervous system. Mol Neurobiol, 1999, 20(2—3): 157—183

[33] Naffah-Mazzacoratti MG, Funke MG, Sanabria ERG, et al. Growth-associated phosphoprotein expression is induced in the supragranular regions of the dentate gyrus following pilocarpine-induced seizures in rats. Neuroscience, 1999, 91: 485—492

[34] Silva JG, Mello LEAM. The role of mossy cell death and activation of protein synthesis in the sprouting of dentate mossy fibers: evidence from calretinin and Neo-Timm staining in pilocarpine-epileptic mice. Epilepsia, 2000, 42 (suppl. 6): S18—S23

[35] Steinberg TH, Agnew BJ, Gee KR, et al. Global quantitative phosphoprotein analysis using multiplexed proteomics technology. Proteomics, 2003, 3(7): 1128—1144

[36] Kaiser E, Chandrasekhar S. Distinct pathways of extracellular signal-regulated kinase activation by growth factors, fibronectin and parathyroid hormone 1—34. Biochem Biophys Res Commun, 2003, 305(3): 573—578

[37] Moresco EM, Scheetz AJ, Bornmann WG, et al. Abl family nonreceptor tyrosine kinases modulate short-term synaptic plasticity. J Neurophysiol, 2003, 89(3): 1678—1687

[38] Habiro A, Tanno S, Koizumi K, et al. Involvement of p38 mitogen-activated protein kinase in gemcitabine-induced apoptosis in human pancreatic cancer cells. Biochem Biophys Res Commun, 2004, 316(1): 71－77

[39] Takman R, Jiang H, Schaefer E, et al. Nerve growth factor pretreatment attenuates oxygen and glucose deprivation-induced c-Jun amino-terminal kinase 1 and stress-activated kinases p38alpha and p38beta activation and confers neuroprotection in the pheochromocytoma PC12 Model. J Mol Neurosci, 2004, 22 (3): 237－250

[40] Yang DD, Kuan CY, Whitmarsh AJ, et al. Absence of excitotoxicity-induced apoptosis in the hippocampus of mice lacking the Jnk3 gene. Nature, 1997, 389(6653): 865－870

[41] Grewal SS, Fass DM, Yao H, et al. Calcium and cAMP signals differentially regulate cAMP-responsive element-binding protein function via a Rap1-extracellular signal-regulated kinase pathway. J Biol Chem, 2000, 275(44): 34433－34441

[42] Gomez E, Pritchard C, Herbert TP. cAMP-dependent protein kinase and Ca^{2+} influx through L-type voltage-gated calcium channels mediate Raf-independent activation of extracellular regulated kinase in response to glucagon-like peptide-1 in pancreatic beta-cells. J Biol Chem, 2002, 277(50): 48146－48151

[43] Kesavapany S, Li BS, Pant HC. Cyclin-dependent kinase 5 in neurofilament function and regulation. Neurosignals, 2003, 12 (4－5):252－264

[44] 米瑞发,石向群,刘淑红等. 神经再生过程中脊髓腹角运动神经元神经丝蛋白基因的表达. 科学通报, 1998,43(22): 2410－2414

[45] Fernandez Chacon R, Konigstorfer A, Gerber SH, et al. Synaptotagmin Ⅰ functions as a calcium regulator of release probability . Nature,2001,410(6824):41－49

[46] 贺雨虹,李湘辉,王福,等. 突触结合蛋白Ⅰ的C2A结构域的两种膜结合状态及Ca^{2+}引发的插膜. 科学通报,2003,48(14): 1524－1529

[47] Ayala GX, Tapia R. Expression of heat shock protein 70 induced by 4-aminopyridine through glutamate-mediated excitotoxic stress in rat hippocampus in vivo. Neuropharmacology,2003,45(5):649－660

[48] Lemeshko VV, Lemeshko SV. The voltage-dependent anion channel as a biological transistor: theoretical considerations. Eur Biophys J, 2004,33:352－359.

[49] Villetti G, Bregola G, Bassani F, et al. Preclinical evaluation of CHF3381 as a novel antiepileptic agent. Neuropharmacology,2001, 40(7):866－878

[50] Lemeshko SV, Lemeshko VV. Energy flux modulation on the outer membrane of mitochondria by metabolically-derived potential. Mol Cell Biochem,2004,256－257(1－2):127－139

[51] Shoshan-Barmatz V, Gincel D. The voltage-dependent anion channel: characterization, modulation, and role in mitochondrial function in cell life and death. Cell Biochem Biophys, 2003,39(3):279－292

[52] Godbole A, Varghese J, Sarin A, et al. VDAC is a conserved element of death pathways in plant and animal systems. Biochim Biophys Acta, 2003,1642(1－2):87－96

[53] Cesura AM, Pinard E, Schubenel R, et al. The voltage-dependent anion channel is the target for a new class of inhibitors of the mitochondrial permeability transition pore. J Biol Chem,2003, 278(50):49812－49818

(张　进　丁美萍)

第二节　fMRI数据神经信息的聚类分析

分子生物学与脑科学是生命科学的两大前沿研究领域。分子生物学从DNA双螺旋的发现到遗传密码的确定，以及人类基因组计划的完成，通过对大量分子生物学数据的分析和对生物学基本规律的探索，产生了新兴交叉学科——生物信息学，它包含了生物信息的获取、处理、储存、分发、分析和解释，综合运用数学、计算机科学、生物学的各种工具，来阐明和理解大量数据所包含的生物学意义。

诺贝尔奖得主、双螺旋结构的发现者、人类基因组计划倡议者之一Watson指出，20世纪是基因的世纪，21世纪将是脑的世纪；另一位诺贝尔奖得主、双螺旋结构的发现者Crick指出，从人类发展的角度看，大脑研究的主要目标不仅是理解和治疗各种各样的脑疾病，更重要的是掌握人类灵魂的本质。认识脑，从而认识人类自身，将是21世纪最具挑战性和最活跃的科学前沿。脑是自然界中结构和功能最复杂的系统，Cajal的神经元学说和Hodgkin-Huxley的离子通道理论是20世纪神经科学的重大进展。对脑神经结构与功能活动的大量数据分析，同样催生了另一门新兴交叉学科——神经信息学。神经科学和信息科学的交叉融合是当今科学发展的潮流，它不仅促进脑神经科学的发展，而且通过脑神经结构及其信息处理机制的研究为解决智能信息处理问题提供启示。

功能磁共振成像(fMRI)、正电子发射断层成像(PET)、脑电图(EEG)和脑磁图(MEG)等非损伤性脑功能检测技术和视线追踪技术的发展，为研究人类自身神经信息与认知行为的脑机制提供了基础，提供了自动化、大规模、高通量的神经科学实验研究平台，从中获取丰富的神经信息数据，通过计算机与信息学处理，模拟不同激励条件下，脑功能成像图谱、脑功能活动的信息传递及其神经网络、神经回路。对脑神经信息功能活动区的定位(activation-maps)、连接(connectivity)以及网络化(network)问题，国内外都聚集了一大批学者开展深入的研究。由于脑神经信息机制的复杂性，人类感知、运动、学习记忆，乃至意识、情感、思维是脑的整体行为，这一整体行为是从分子、细胞、神经回路、核团、网络到脑区的多层次、巨量神经元在时空维度上高度协同而成的，对这样一个高度非线性复杂神经信息系统进行研究是极其困难的。科学家将脑神经信息研究分解到分子、细胞、神经回路、核团、网络等水平上进行。

fMRI成像信号来源于血流动力学，被粗略认为正比于神经元的活动，几毫米空间上神经元团簇经历几秒时间的神经信息，其实存在着很多影响因素，只有了解它们之间存在的关系，才能充分掌握fMRI成像数据的特性。为了使fMRI成像技术发挥更好的作用，基于fMRI成像数据的脑神经信息处理方法的研究是十分必要的，只有对fMRI数据的分析方法与优化引起重视，才能正确认识与验证脑活动团簇的神经信息。所以，神经信息学发展需要强有力的创新算法和软件。缺乏算法创新，神经信息学就不可能持续性发展。

一、神经信息聚类分析方法

神经元不仅是结构单元，也是信息传导、编码、处理、整合的单元，在神经信息学起到关键作用。脑神经元的电、磁、光等物理量活动，或葡萄糖和氧代谢等神经信息的传输与整合，从宏观上，引发了脑局部兴奋，脑局部兴奋的本质在于脑神经元团簇的活动。脑功能神经元的聚类研究与实验验证对神经信息学具有重要意义。目前用于分析脑功能神经信息研究的模型大致有[1]：

(1)模拟生物的神经网络模型；

(2)基于实验数据的统计模型和聚类模型；

(3)复杂性系统数学模型。

基于实验数据的统计或聚类模型存在着很大的发展潜力，特别对事件发生先后的敏感特性，能够得到较精确的结果。fMRI 的空间分辨率在毫米量级、时间分辨率在百毫秒量级，用于数据分析的技术和方法仍在发展之中，fMRI、PET 等脑功能成像技术的潜力现在还无法估量。

1. 脑神经信息的统计模型

无论是生理学还是病理学的研究表明，脑会短暂地出现一块区域，其内部作用会明显强于它与其余脑区间的交互作用，称为脑功能区。对脑神经功能区的定位以及对功能新区的探索引起了国内外学者的极大兴趣。早在 1911 年 Bleuler 就精神分裂症[2]，1994 年 Lynn 和 Rhue 对分离性障碍病症[3]研究都发现，存在着这种脑功能区，诺贝尔奖获得者、美国洛克菲勒大学 Edelman 和加拿大学者 Tononi 指出，尽管各脑区之间存在分布广泛的联系，但仍将会导致功能团簇的出现，就是对于正常脑，在认知和行为过程也会出现表现活跃的脑区，并在 1998 年发表了"功能团簇：辨识在神经成像数据中强关联脑区"一文[4]，认为神经元神经团簇是脑内神经联结和功能活动模式的主体，提出了动态核假说：对意识经历有贡献的神经元团簇必须既有高度的整合性(integration)，又有高度复杂性(complexity)，在极短(几分之一秒)时间内，意识经历极丰富的、具有大量神经信息的场景，这种随时间变化的子集，定义为动态核。Edelman 对神经团簇整合性和复杂性提出了两个定量指标——功能团簇指数(functional cluster index)和复杂度(complexity)，对神经信息进行了定量刻画。

(1)信息熵[5]

熵是一个重要的物理概念，1865 年克劳修斯把热力学系统初、终两态的差异定义为熵，数学描述了过程进行的方向。若一个系统宏观状态所对应的微观状态数共有 W 个，按照等概率原理，每个状态出现的概率均为 $p_i=1/W(i=1,2,\cdots,W)$，玻尔兹曼关系式为：

$$S=-k\sum_{i=1}p_i\ln p_i \tag{1.1}$$

式中 k 为玻尔兹曼常数。式(1.1)给出了熵 S 的统计意义，引入了概率。对于复杂系统的研究，用统计方法更为方便。所以，在脑神经信息系统研究中引入统计熵有着其内在的物理原因。

信息是信息论的一个重要基本概念。对于离散信源，随机事件的不确定度，用其出现的概率来描述，事件不确定度越大，出现的概率就越小，而所含信息量却越大。信源的平均信息量表示为

$$H(X)=\sum_{i=1}p(x_i)\ln 1/p(x_i)=-\sum_{i=1}p(x_i)\ln p(x_i) \tag{1.2}$$

式中 $p(x_i)$为 x_i 概率分布，式(1.2)定义了信息熵。正是由于熵与信息之间的这种相互联系，在脑神经信息研究中将引入信息熵，从平均意义上表征脑神经系统的总体特性，为脑神经信息的宏观研究奠定基础。信息熵越大，脑神经系统包含的信息量越大，系统的不确定性(或无序度)越大。

对于开放系统存在熵的平衡方程

$$dS=d_eS+d_iS \tag{1.3}$$

式中 d_iS 为系统内部不可逆过程引起熵的变化，称为熵产生，d_eS 为系统与外界交换的能量或(和)物质所引起熵的变化，称为熵流。熵增加原理作为系统演化的判据，孤立系统必然朝着熵增加的方向演化，最后达到平衡态，此时系统的熵最大。开放系统的熵流 d_eS 可以是正、零或负值，系统熵的变化是不确定的。从统计意义讲，熵是系统不确定性(无序度)的度量，为了使系统进入比原来更有序的状态，必须减少系统的熵，即必须由外界环境向系统提供足够的负熵流，使 $dS=d_eS+d_iS<0$。这提示系统只要具有熵减少，就具有由无序到有序的自组织能力。脑神经系统就是不断地对信息进行接收、挑选、检测和整合，这种信息处理蕴涵着熵的变化，正是信息熵演绎着脑神经系统的功能变化。

(2)功能簇[4-8]

若 X 为一个由 N 个神经元素 $\{x_i\}$ 组成的神经系统。设系统 X 分成两部分：X_j^k 为 X 中由 k 个元素组成的第 j 个子集，$(X-X_j^k)$ 为该子集的补集。定义整合函数

$$I(X)=\sum_i H(x_i)-H(X) \tag{1.4}$$

式(1.4)为用熵表示的 X 集内部元素自关联强度。

定义互信息函数

$$MI(X_j^k;X-X_j^k)=H(X_j^k)+H(X-X_j^k)-H(X) \tag{1.5}$$

式(1.5)为用熵表示的子集 X_j^k 与系统其余部分 $(X-X_j^k)$ 之间的互关联强度。

定义簇函数

$$CI(X_j^k)=I(X_j^k)/MI(X_j^k;X-X_j^k) \tag{1.6}$$

式(1.6)表示子集 X_j^k 内部元素自关联强度与它和其余部分 $(X-X_j^k)$ 之间互关联强度之比。当子集 X_j^k 内部元素自关联强度与它和其余部分 $(X-X_j^k)$ 之间互关联强度相当，$CI=1$；当子集 X_j^k 内部元素自关联强度远大于它和其余部分 $(X-X_j^k)$ 之间互关联强度，即子集 X_j^k 内部元素自关联强度强，而它和其余部分的交互作用弱，簇函数 $CI\gg 1$。簇函数 CI 定量刻画了脑神经系统激活功能区的整合，宏观上描述了脑神经信息整合机制。

互信息 $MI(X_j^k;X-X_j^k)$ 刻画了脑神经信息系统子集 X_j^k 与其余部分 $(X-X_j^k)$ 状态发生变化的量，反映 X_j^k 和 $(X-X_j^k)$ 两者之间状态量，反映系统的复杂性。定义复杂度

$$C_N(X)=\frac{1}{2}\sum\langle MI(X_j^k;X-X_j^k)\rangle \tag{1.7}$$

其中算子〈·〉表示 k 个元素组成的各个子集 X_j^k 的互信息函数值取平均。复杂度综合反映系统的高度分异性以及它与功能团簇整合的共存性。

(3)模型统计法

当前，在脑功能成像数据分析中，常用的分析方法是基于模型(model-based)的统计方法，需要先验知识，如体素激活或激活强度的概率参数估计，对响应模型具有很强的依赖性。

标准的广义线性模型(general linear model，GLM)[9-11]

$$X=G\beta+\varepsilon \tag{1.8}$$

式中 G 为由实验激励所确定的设计矩阵，X 为由体素所观察到的时间序列组成的实验数据矩阵，β 为估计参数，ε 为最佳拟合模型和真实数据之间的残余误差，满足高斯分布。在已知实验模型(设计矩阵)的情况下，提出统计模型假设，通过使真实值与估计值误差平方和达到最小，以实现对参数 β 的有效估计，通过统计检验，得到在某个显著性水平下参数 β 统计的脑功能激活图。

通用的 GLM 分析统计软件有，参数映射 SPM(statistic parameter mapping)、功能神经成像分析 AFNI(analysis of functional neuroImages)软件等。SPM 是由英国伦敦大学 Friston 等人在通用数学软件包 Matlab 基础上开发的软件系统，AFNI 是美国威斯康星医学院生物物理研究所开发的神经图象分析软件。这些软件的统计功能非常强，成为处理 fMRI 成像数据的重要工具[12-18]。

通用软件是一种基于模型的统计方法。但是，fMRI 成像数据涉及脑的复杂模式，血流动力学耦合响应函数(hemodynamic response functions，HRF)尚未确知[19-21]，其他许多影响因素也无法预测和控制。因此，就 fMRI 成像数据而言，可能会出现不符合某类统计模型，或者根本不知道它应该符合哪一类统计模型的情形。这时，统计模型分析往往会达不到预期效果，模型统计方法就不完全适用了。

2. 数据驱动的聚类分析(cluster analysis，CA)

随着 fMRI 成像技术的发展，试探性数据分析方法(exploratory data analysis，EDA)——数据驱动聚类分析正日益受到广泛的关注。聚类分析完全是无模型的(model-free)、数据驱动的(data-driven)，能够在没有先验知识的情况下，根据数据集自身的分布特征，将数据集分成类内相近、类间有别的若干团簇。所以，数据驱动的聚类方法具有相当的科学性和客观性，随着聚类分析理论的不断发展和日趋完善，新的算法不断出现，Su 提出了 k-均值聚类算法(dynamic clustering，k-means)[22]，Vesanto 提出了自组织映射算法(self-organizing Map)[23]，Baumgartner 进行了模糊聚类与主成分分析算法比较(principal component analysis，PCA)[24]，Ray 探索了模糊聚类分析(fuzzy clustering)[25]，Calhoun 发表了独立成分分析(independent components analysis，ICA)[26,27]，各种聚类算法应运而生，并且由此派生出许多改进算法，如模糊 c-均值聚类(fuzzy c-means，Fcm)、修正模糊 c-means 聚类(modified fuzzy c-means，MFc)、迭代自组织聚类(iterative self-organizing data analysis techniques algorithm，ISODATA)等等。聚类分析正在 fMRI 成像数据分析中发挥着越来越大的作用。

(1)谱系聚类

谱系聚类是使用较多、效果较好的聚类方法之一[28-30]。如图 4-2-1 所示，谱系聚类首先视各样本各自成一类，计算类间距。选择距离最小的一对组合成一类，计算在新的类别划分下各类之间的距离，再将距离最小的两类合并，直至所有样本聚成两类为止。

设 $G_i^{(k)}$ 表示第 k 次合并时的第 i 类，则谱系聚类算法的过程如下：

1)初始分类。令 $k=0$，每个样本自成一类，即 $G_i^{(0)}=X_{(i)}(i=1,2,\cdots,n)$。

2)计算各类之间的距离 D_{ij}，生成对称距离矩阵 $D^{(k)}=(D_{ij})_{m\times m}$，$m$ 为类数。

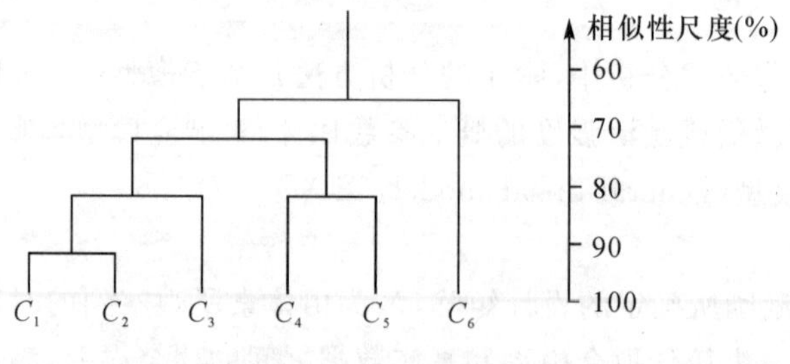

图 4-2-1 谱系树图

3)求前一步求得的矩阵 $D^{(k)}$ 中最小元素 D_{ij}，将与其对应的两个类 $G_i^{(k)}$ 和 $G_j^{(k)}$ 合并成一类，令 $k=k+1$，$m=m-1$。

4)检查类的个数。如果类数 m 大于 2,则转至 2);否则停止。

谱系聚类算法比较简单,聚类中心不断地被调整,但是,当聚类样本较多时,计算速度慢,耗费较多的计算资源,并且,聚类样本一旦被归类,就不能再进行动态调整,导致聚类结果质量较差。

(2)动态聚类法

针对谱系聚类的缺陷,提出了动态聚类算法(dynamic clustering algorithm, DCA)。k-均值聚类算法是最常用的动态聚类方法之一[31-33]。

[1]k-均值聚类法

k-均值聚类算法的基本步骤如下:

①选取聚类数 k。

②随机从给定 n 个样本的样本集$\{X_{(i)}\}$中取 k 个样本 $c_1, c_2, \cdots, c_k$ 作为初始聚类中心。

③将样本向量 $X_{(l)} = [x_{l1}, x_{l2}, \cdots, x_{lp}]$,$p$ 为样本向量维数,$l=1,2,\cdots,n$,按最小距离原则分配给 k 个类中的某一个,若是

$$\| X_{(l)} - c_i \| = \min_j \| X_{(l)} - c_j \| \quad i,j = 1,2,\cdots,k \tag{2.1}$$

则 $X_{(l)}$ 归入以 c_i 为中心的类 G_i。

④重新调整聚类中心 c_i,以各类中所包含样本的均值向量作为新的聚类中心。令 $c_i = [c_{i1}, c_{i2}, \cdots, c_{im}, \cdots, c_{ip}]$,则其中的 c_{im} 为

$$\dot{c}_{im} = \frac{\sum\limits_{X(l) \in G_i} x_{lm}}{n_i} \tag{2.2}$$

其中 n_i 是第 i 个类 G_i 包含的样本数。

⑤如果步骤④中的聚类中心不再变化,则算法收敛,计算结束;否则转至步骤③,将所有样本重新按新聚类中心分类,重复迭代计算。

k-均值聚类的计算复杂度为 $O(nkt)$,n 为样本个数,k 为聚类个数,t 为迭代次数,通常 $k \ll n$,$t \ll n$,因此,在处理大量数据时,k-均值聚类算法较有效,计算效率高,具有很大的可扩展性。但是,k-均值聚类可能会终止于局部最优,另外,k-均值聚类必须事先选定聚类个数 k,对噪声和异常数据也较敏感。

[2]ISODATA 算法

ISODATA 具有启发式推理、分析监督、控制聚类结构及人机交互等特点,是较好的动态聚类方法之一。它与 k-均值聚类有相似之处,聚类中心同样是由同一类中样本均值的迭代运算所决定的。但是,ISODATA 算法在设定聚类分析控制参数后,加入了一些试探性的步骤,组合成交互作用的结构,利用中间过程取得的类内、类间有关参数,并和设定门限比较,自动地进行类的合并与分裂,以达到在各参数满足设定条件时,使各样本到其类心的距离平方和最小,从而得到较合理的聚类。

ISODATA 算法的具体步骤如下:

1)设定控制参数:

K_e——期望聚类数;

θ_N——类的最少样本数;

θ_S——标准差参数;

θ_C——类中心间最小距离,即合并参数;

L——迭代中允许合并的最大聚类对数；

I——允许迭代次数。

设定初始聚类数 k，k 个初始的聚类中心 $c_1, c_2, \cdots, c_k$。

2)将样本 $X_{(l)}$ 分到聚类中心为 c_i 的类 G_i。

$$\| X_{(l)} - c_i \| = \min_j \| X_{(l)} - c_j \| \quad i,j = 1,2,\cdots,k, l = 1,2,\cdots,n \tag{2.2}$$

3)若类 G_i，其样本数 n_i 满足 $n_i < \theta_N$，则舍去 G_i，并令 $k = k-1$。

4)重新调整聚类中心 c_i，以各类中所包含样本的均值向量作为新的聚类中心。令 $c_i = [c_{i1}, c_{i2}, \cdots, c_{im}, \cdots, c_{ip}]$，则其中的 c_{im} 为：

$$c_{im} = \frac{\sum_{X_{(l)} \in G_i} x_{lm}}{n_i} \quad i = 1,2,\cdots,k \tag{2.3}$$

其中 n_i 是第 i 个类 G_i 包含的样本数。

5)计算类 G_i 各个样本离开其中心 c_i 的平均距离 $\overline{\delta_i}$

$$\overline{\delta_i} = \frac{1}{n_i} \sum_{X_{(l)} \in G_i} \| X_{(l)} - c_i \| \quad i = 1,2,\cdots,k \tag{2.4}$$

6)计算所有样本离开其相应的聚类中心的平均距离 $\bar{\delta}$

$$\bar{\delta} = \frac{1}{n} \sum_{i=1}^{k} n_i \delta_i \tag{2.5}$$

7)情况 1：若迭代次数大于允许迭代参数 I，则置 $\theta_C = 0$，转向步骤 11)；

情况 2：若 $k \leqslant K_e/2$，转向步骤 8)；

情况 3：若是偶数次迭代，或者是 $k \geqslant 2K_e$，则转向步骤 11)；否则，往下进行。

8)对类 G_i，求标准差 $\sigma_i = [\sigma_{i1}, \sigma_{i2}, \cdots \sigma_{im}, \cdots, \sigma_{ip}]$，$p$ 是样本的维数。第 m 个分量的标准差

$$\sigma_{im} = \sqrt{\frac{1}{n_i} \sum_{X_{(l)} \in G_i} (x_{lm} - c_{im})^2} \tag{2.6}$$

式中 x_{lm} 是第 l 个样本的第 m 个分量，c_{im} 是 G_i 类中心的第 m 个分量。

9)对类 G_i，求出标准差向量的最大分量 $\sigma_{i\max}$，对所有类而言，构成标准差向量的最大分量集 $\{\sigma_{i\max}, i=1,2,\cdots,k\}$。

10)若存在 $\sigma_{i\max} > \theta_S$，并且满足以下两条件之一：

①$\overline{\delta_i} > \bar{\delta}$ 且 $n_i > 2(\theta_N + 1)$

②$k \leqslant K_e/2$

则把 G_i 分为两个聚类块，其类中心对应为 c_i^+ 和 c_i^-，且令 $k = k+1$。c_i^+ 和 c_i^- 计算如下：

①给定一个 h 值，使 $0 < h \leqslant 1$；

②令 $c_i^+ = c_i + h\sigma_i$，$c_i^- = c_i - h\sigma_i$。

其中 h 值的选择要使 G_i 中的样本到 c_i^+ 和 c_i^- 的距离不同，但又保证 G_i 中的样本仍在这两个新集合之中。

11)对于所有的聚类中心，计算两两之间的距离

$$\delta_{ij} = \| c_i - c_j \| \quad i = 1,2,\cdots,k-1, j = i+1, i+2,\cdots,k \tag{2.7}$$

12)比较 δ_{ij} 和 θ_C。把小于 θ_C 的 δ_{ij} 按大小作升序排列，

$$\delta_{i_1 j_1} < \delta_{i_2 j_2} < \cdots < \delta_{i_L j_L}$$

其中 L 是允许合并的最大聚类对数。从最小的 $\delta_{i_1 j_1}$ 开始，对于每个 $\delta_{i_1 j_1}$ ($l = 1,2,\cdots,L$)，对相

应的类 G_{i_l} 和 G_{j_l} 进行合并，合并后的类中心为

$$c_1 = \frac{1}{n_{i_l} + n_{j_l}}[n_{i_l} \cdot c_{i_l} + n_{j_l} \cdot c_{j_l}] \tag{2.8}$$

并取 $k=k-1$。

13)若迭代次数大于允许迭代参数 I，则程序终止。否则，若需根据经验改变参数，则转向步骤 1)；若不需要改变参数，则转向步骤 2)。

ISODATA 算法能够自动地进行类的合并与分裂，从而能得到较合理的聚类。但是，预先设定的聚类控制参数，对类的合并与分裂存在一定的相互制约作用，需要多次修改，反复迭代，才能得到比较理想的聚类效果。

(3)模糊聚类分析

模糊聚类(fuzzy clustering method, Fcm)也是 fMRI 成像数据分析中常用的聚类分析方法之一[34-39]。传统的动态聚类是一种硬划分(如 k-均值聚类)，把每个待辨识的对象严格地划分到某个类中，分类的类别界限是分明的。模糊聚类实现聚类的软划分，模糊聚类得到了样本属于各个类别的隶属度，表达了样本类属的中介性。

模糊聚类算法归一化条件为：

$$\sum_{j=1}^{c} \mu_j(x_i) = 1 \quad i = 1,2,\cdots,n \tag{2.9}$$

其中 c 表示分类的数目，即一个样本对于各个类的隶属度之和为 1。用隶属度函数定义的聚类损失函数为：

$$J_f = \sum_{j=1}^{c} \sum_{i=1}^{n} [\mu_j(x_i)]^b \| x_i - m_j \|^2 \tag{2.10}$$

其中 $b>1$ 是控制聚类的模糊常数，m_j 为聚类中心。根据聚类损失函数得到隶属度函数计算式：

$$\mu_j(x_i) = \frac{n(1/\| x_i - m_j \|^2)^{1/(b-1)}}{\sum_{k=1}^{c} \sum_{l=1}^{n} (1/\| x_l - m_k \|^2)^{1/(b-1)}} \quad i = 1,2,\cdots,n, j = 1,2,\cdots,c \tag{2.11}$$

以及聚类中心计算式：

$$m_j = \frac{\sum_{i=1}^{n} [\mu_j(x_i)]^b x_i}{\sum_{i=l}^{n} [\mu_j(x_i)]^b} \quad j = 1,2,\cdots,c \tag{2.12}$$

迭代算法步骤如下：

1)设定聚类数目 c 和参数 b。

2)初始化各个聚类中心 m_j。

3)重复下面的运算，直到各个样本的隶属度值稳定：

①用当前的聚类中心根据式 2.11 计算隶属度函数；

②用当前的隶属度函数根据式 2.12 更新计算各类聚类中心。

当算法收敛时，得到各类聚类中心和各个样本对于各类的隶属度值，从而完成 Fcm 分类。

二、fMRI 成像数据的分步决策

从 fMRI 成像数据要获得好的聚类分析结果，往往采取多步决策[40,41]，分步解决在 fMRI

成像数据分析中出现的关键问题[42]。我们为了解决 fMRI 成像数据不平衡问题，通过各种方法的反复比较，改进模糊 c 均值方法(MFc)能够确定感兴趣区，明显减少进入聚类分析的体素数目。其次，为了确定聚类分析的聚类数目，谱系聚类法是一种可以接受的方法。最后，对感兴趣区，结合多种动态聚类方法，如 k-均值、ISODATA 等，获得聚类分析的结果。fMRI 成像数据的分步决策，使各种聚类分析方法的优势得到互补，增强算法敏感性和稳定性，提高分析精确性，减少运算时间，加快聚类计算速度。

1. 聚类方法的检验

在聚类方法应用到实验 fMRI 成像数据分析之前，有必要对聚类方法的有效性进行检验，检验是在人工仿真数据上进行的。

(1)功能簇函数的检验

假定 fMRI 成像数据系统 X 中 N 个体素可以描述为一个稳定的多维随机过程，这样，用多维随机过程的高斯分布确定熵，那么，系统 X 取值的分散性用它的协方差矩阵 $COV(X)$ 来描述，$COV(X)$ 为元素 $N\times N$ 对称矩阵，其第 i 个对角线元素为第 x 个元素 x_i 的方差 σ_i^2，x_i 的熵为

$$H(x_i) = \frac{1}{2}\ln(2\pi e\sigma_i^2) \tag{3.1}$$

系统 X 的熵为

$$H(X) = \frac{1}{2}\ln[(2\pi e)^N \mid COV(X) \mid] \tag{3.2}$$

其中|·|为行列式符号。整合函数为

$$I(X) = -\frac{1}{2}\ln \mid CORR(X) \mid \tag{3.3}$$

式中 $CORR(X)$ 为系统 X 的互相关矩阵，从而进一步按照式(1.5)、(1.6)确定互信息函数以及功能簇函数。为此，我们构造了边元素 $N=11$ 的两个正方系统。第一个系统，设定描述概率分布的协方差矩阵是均匀的，并且所有元素间的平均相关系数为 0.32。第二个系统，平均相关性系数从元素 1 的最大值线性下降至元素 7-11 的零。这两个系统的相关矩阵分别示于图 4-2-2(a)(b)。从图 4-2-2 可以明显觉察到元素 1-6 构成了一个独立的团簇，跟其他元素之间存在着功能边界。

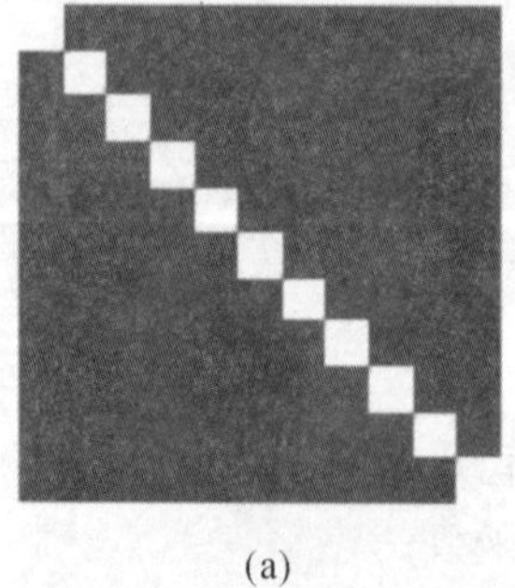
(a)

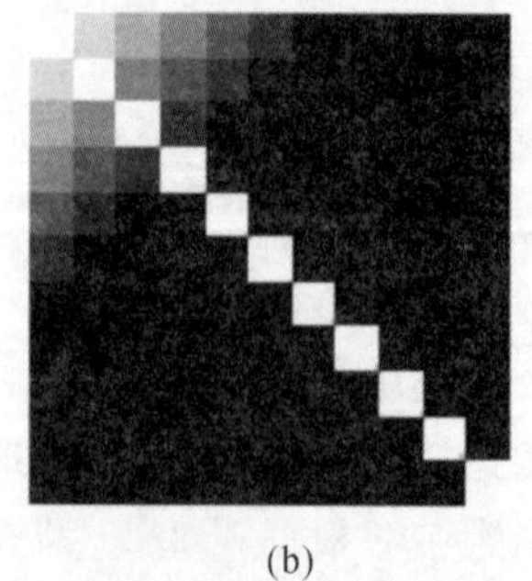
(b)

图 4-2-2

我们采用 Mathcad 软件对这两个系统的整合函数、互信息函数以及簇函数进行数值仿真计算，将 $X_{i,j}(i=1,2,\cdots,6,j=1,2,\cdots,6)$ 作为一个子集，那么 $(X-X_{i,j})$ 为该子集的余集，对上述两个系统进行仿真计算，通过对簇函数 10 次计算，第一个系统的簇函数 $CI=1.332$，这表

明子集 $X_{i,.,j}$ 内部元素自相关作用的强度相当于它与系统其余部分的互相关作用的强度，对应于一个均匀系统，系统不存在团簇。第二个系统的子集 $X_{i,.,j}$ 内部元素具有自相关强度，即整合函数值 $I=1.48$，而它与系统其余部分的互信息函数值近似为零，因此子集 $X_{i,.,j}$ 具有非常大的簇函数值，子集 $X_{i,j}$ 形成一团簇。

(2)数据驱动聚类方法的检验

仿真数据采用混合数据集[43]，如图 4-2-3 所示，构建时使用了人体 fMRI 数据集的基准和人为增加的激活。它包含一个时间序列的 140 幅图象，矩阵大小为 64×64 体素。所选层面被覆以 25(5×5)个体素的激活区，差异噪音比分别为 1.33、1.66、2，由于基准数据是从人体中取样的，噪音具有一定程度相关的、非白噪音的成分。人体 fMRI 数据集的基准信号是在 3T 的成像系统(MedSpec S300, Bruker Biospin, Ettlingen, Germany)上获取的，使用单脉冲梯度平面回波成像技术($TR=1000$s，有效 $TE=35$ms，层厚=4mm，FOV 为 23cm×23cm)。

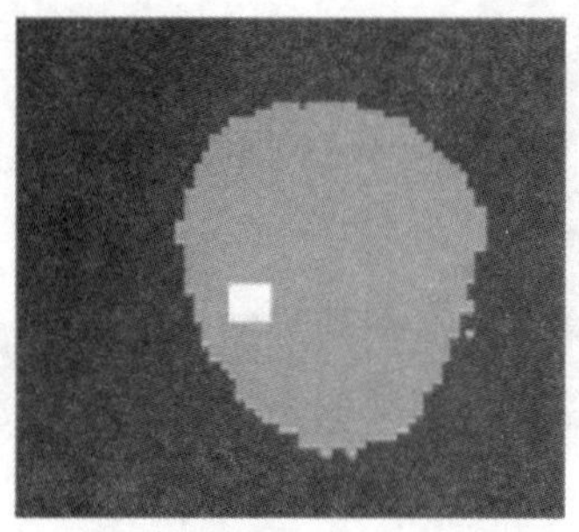

图 4-2-3　混合数据集(彩图 4-2-3)

我们分别采用 k-均值和 ISODATA 动态聚类算法对混合数据集进行了聚类分析，结果如图 4-2-4、5 所示。

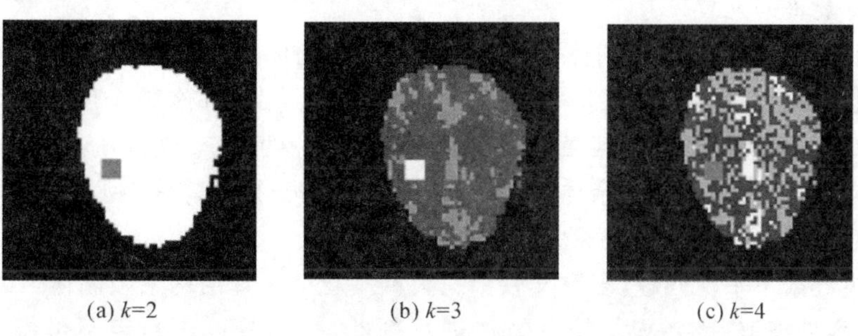

(a) k=2　　(b) k=3　　(c) k=4

图 4-2-4　k-均值对混合数据集的聚类结果(k 为聚类数)(彩图 4-2-4)

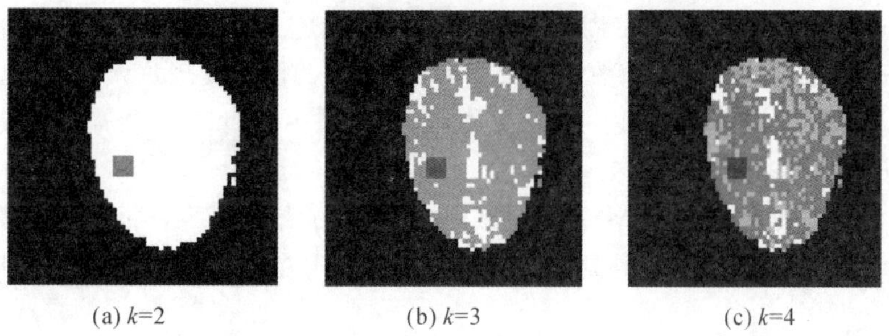

(a) k=2　　(b) k=3　　(c) k=4

图 4-2-5　ISODATA 对混合数据集的聚类结果(k 为聚类数)(彩图 4-2-5)

图 4-2-4、5 表示，通过仿真数据集的聚类分析，k-均值和 ISODATA 动态聚类算法能有效地辨识人工激活区，验证了聚类方法的有效性，这些方法能够应用到 fMRI 成像数据功能激活区的定位研究。

2. 聚类数的决定

谱系聚类是一种初步确定聚类数 k 的方法，为其他动态聚类分析方法提供初始参数。图 4-2-6表示对图 4-2-3 混合数据集采用谱系聚类法，取 $k=1\sim15$ 时计算得到的平均类内离散度及其曲率变化。从图 4-2-6 可以明显看出，类内离散度曲率在 $k=4$ 时取得极值，离散度的二阶导数为零，表示类内离散度曲率变化最小，提示 $k=4$ 得到稳定的聚类。因此，可以初步断定 $k=4$ 为合理的聚类数。

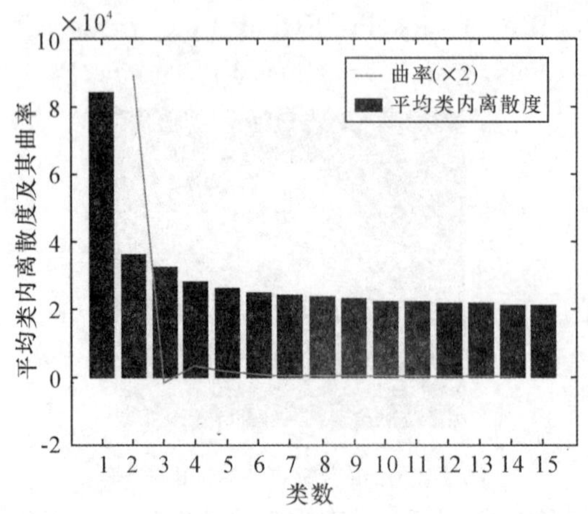

图 4-2-6　$k=1\sim15$ 时的类内离散度及其曲率图

3. 不平衡数据的处理

在 fMRI 成像数据中，激活的体素的数目相对于总的体素数目是非常少的，例如在一个由 26 层 slice 组成的数据集中，如果每个 slice 的结构是 64×64，那么整个脑区所含有的体素大概就有 20000 个，而实际整个脑区激活的体素大概只有一两百个，这就在不同类间产生了一个数据不平衡问题。因此，去除冗余体素，而尽量减少聚类分析的体素数目，能够增强算法的敏感性和稳定性，提高分析精确性，减少运算时间。

为了解决数据不平衡问题，多数文献根据大脑本身的生理结构来限制体素的数目，这种方法简单实用，容易理解；或者根据统计方法进行判断，把那些可以断定不可能激活的体素除去[42]，但统计处理方法应用比较麻烦，而且统计标准也是难以权衡。我们采用一种新的处理数据不平衡问题的方法，即改进模糊 c 均值(MFc)算法，它是由模糊 c 均值(Fcm)算法演化而来的。用 MFc 方法将 fMRI 成像数据集分成两个子集，我们将发现这两个子集所含的体素数目基本相同，而激活体素都集中在一个子集中，这样就减少了近乎一半需要分类的体素数目，有效地抑制了数据不平衡问题。

首先，对混合数据集分别用 MFc、Fcm 和 k-means 方法进行不平衡问题处理，将其分成两个子集。图 4-2-7 分别表示了三种处理方法的结果，其中黑框代表混合数据集内人工激活区所在的位置。

由图 4-2-7(a)、(b)、(c)可以发现，MFc 法将数据集大致分成平均的两类，其中一类完整地包含了数据集中的人工激活区，并且所含的非激活体素的数目相对最少；Fcm 法将人工激活区分割在两个不同的类，失去了继续分类的必要性；k-means 法的结果是，其中一类虽然完整

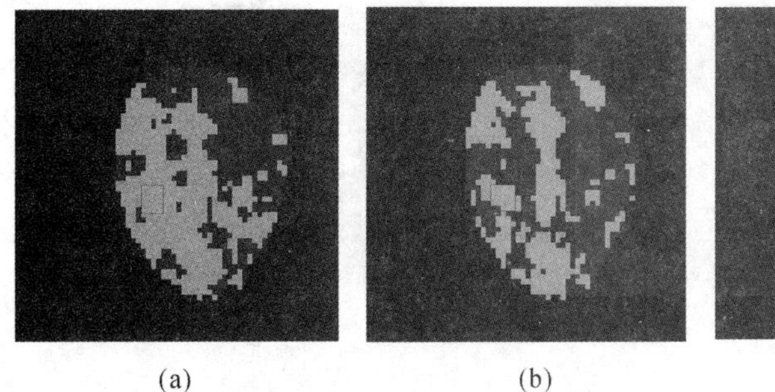

(a)　　(b)　　(c)

图 4-2-7　混合数据集不平衡问题的处理结果(彩图 4-2-7)

(a)MFc 法;(b) Fcm 法;(c) k-means 法

地包含了人工激活区,但与 MFc 法的结果相比,显然包含了更多的非激活体素。图 4-2-8 表示这三种方法处理结果的 ROC 图,横坐标代表错误激活率(FPR),纵坐标代表正确激活率(TPR)。若 TPR 值等于 1,并且 FPR 值越趋近于 0,表示对数据集不平衡问题的处理结果越理想。从 ROC 图可以发现,MFc 法对不平衡问题的处理结果是最优的。

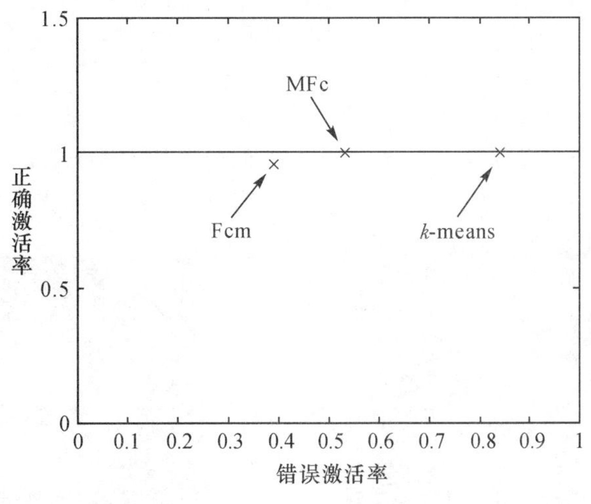

图 4-2-8　ROC 图

(X 轴代表 FPR(错误激活率),Y 轴代表 TPR(正确激活率),每种方法的 ROC 位置用×符号在图中标出)

对混合数据集和用 MFc 进行不平衡问题处理后的数据子集(即包含人工激活区的数据子集)分别采用 k-means 法进行聚类分析,聚类分析结果如图 4-2-9 所示。对用 MFc 进行不平衡问题处理后的数据子集,聚类分析只需要分成 9 类,就可以把人工激活区分析出来,而对混合数据集直接进行 k-means 聚类分析,至少需要 15 类才能把人工激活区分析出来。由此可见,用 MFc 法进行数据不平衡处理后,不仅寻找激活区所需的聚类数减少,而且聚类分析的数据量也减少,聚类分析的效率得到了很大提高。

4. fMRI 成像数据分析

(1)音乐激发的 fMRI 数据分析

fMRI 数据来自音乐刺激实验。被试为在校大学生,自小(6～9 岁)接受良好的音乐训练。在实验之前,各被试选择一段最喜爱的古典乐曲,并从中截取相对完整的音乐片断作为刺激(播放时间大约为 1～2.5min)。实验进行时,被试仰卧,闭眼,音乐刺激通过一个能降低噪音的专用耳机来传到耳朵。实验采用 1.5T GE Signa 水平磁共振成像系统,利用 T1 加权自旋回波序列扫描常规的结构像(TR=440ms, TE=11ms, FOV=24cm×24cm, 层厚=5mm,

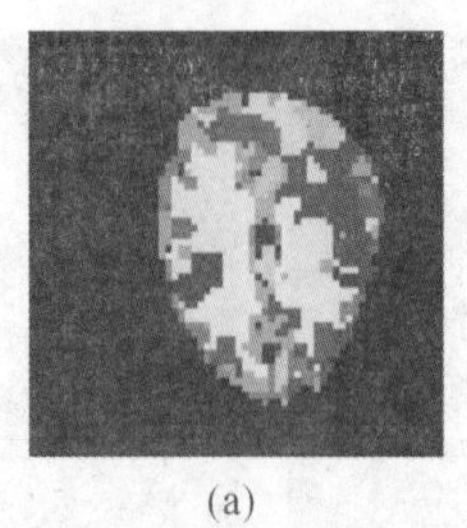

(a)

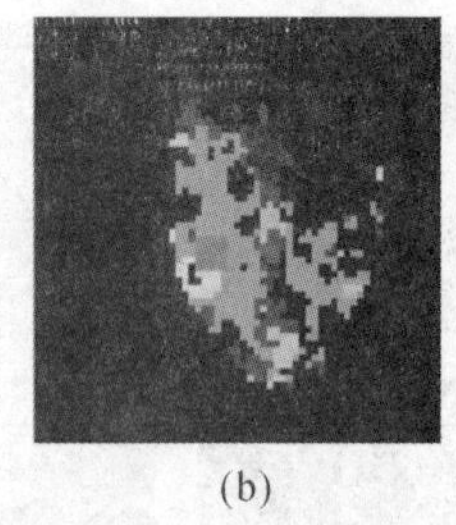

(b)

图 4-2-9(彩图 4-2-9)

(a)原混合数据采用 k-means 法聚类分析的结果(15 类)

(b)经 MFc 法处理后的数据子集采用 k-means 法聚类分析结果(9 类)

层间距＝1mm，矩阵大小＝ 256×256)，利用平面梯度回波序列扫描功能像(TR＝3000ms，TE＝60ms，FOV＝24cm×24cm，层厚＝ 5mm，层间距＝1mm，矩阵大小＝ 64×64)，最后以 fast SPGR 序列(TR＝30ms，TE＝6ms，FOV＝24cm×24cm，矩阵大小＝256×256)作 3-D 全脑扫描。

在 fMRI 实验中，由于被试头动、接收线圈引起的热噪音及心跳、呼吸等因素的影响，得到的原始数据含有噪音，因此，在对数据进行聚类分析之前，进行预处理，剔除原始信号中的噪音，提高信噪比。采用 AFNI 进行数据预处理。预处理步骤包括：①功能像进行头动矫正；②功能像与结构像对齐；③去除功能信号的线性漂移，如接收线圈前置放大器引起的热噪音、由心跳、呼吸有关的脑组织搏动引起的系统噪音；④功能像进行空间 Gaussian 平滑，提高信噪比。

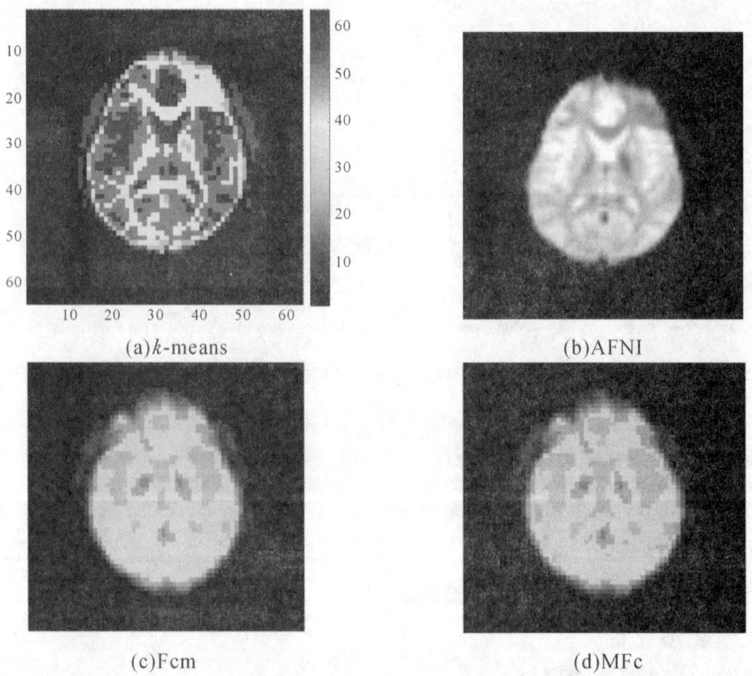

(a)k-means　　(b)AFNI

(c)Fcm　　(d)MFc

图 4-2-10　音乐激发 fMRI 数据的聚类分析(彩图 4-2-10)

数据预处理后，我们采用 k-means 聚类法对音乐激发的 fMRI 数据(第 11 层)进行分析，取 $k=5$ 的聚类结果如图 4-2-10(a)所示，图 4-2-10(b)为 AFNI 结果，聚类算法的结果与 AFNI 激活图相吻合，包含两侧颞叶的听觉区，同时，前额叶也被激活。对音乐激发的 fMRI 数据又分别采用 Fcm 和 MFc 聚类方法进行分析，结果如图 4-2-10(c)、(d)所示。k-means 法对音乐激发的 fMRI 数据分成 5 类后的各类分图，如图 4-2-11 所示，其中图 4-2-11(a)显然为头动造成的类；图 4-2-11(e)为脑区被激活的类。

(2)听觉 fMRI 成像数据分析

fMRI 数据集的基准信号是在 3T 的整体 MR 成像系统[44](MedSpec S300, Bruker Biospin, Ettlingen, Germany)上获取的，使用单脉冲梯度平面回波成像技术(TR=1000ms，有效 TE=35ms，层厚=4mm，FOV 为 23cm×23cm)。其结构为 79×95×68，体素为 2mm×2mm×2mm，扫描重复时间 RT=7s，每重复扫描一次采样 96 次。实验为模块设计，从静止开始，静止与听觉刺激交替进行。听觉刺激为被试双耳听速率为每分钟 60 个的双音节词。

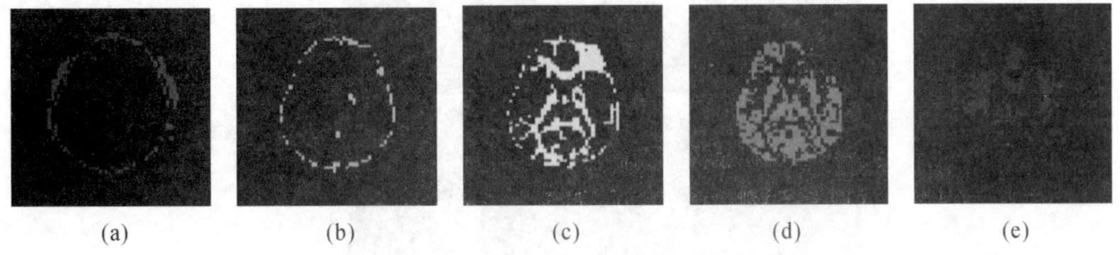

图 4-2-11　*k*-means 法对音乐激发的 fMRI 数据分成 5 类(彩图 4-2-11)

对于 fMRI 数据集我们采用分步决策，第一步采用 MFc 法将 fMRI 数据集进行不平衡问题处理，将数据集分为两个子集；第二步用 *k*-means 法对包含激活区的子集进行聚类分析，称为 MFc+*k*-means 法；另用 ISODATA 法对包含激活区的子集进行聚类分析，称为 MFc+ISODATA 法，聚类分析结果如图 4-2-12、13 所示，并与 *k*-means 法直接对 fMRI 成像数据集进行聚类分析，以及 SPM 软件统计分析相比较。图 4-2-12 表示第 23、25、27 数据层的激活区覆盖到结构图的聚类分析结果，图 4-2-13 表示第 23、24、26 数据层的激活区覆盖到结构图的聚类分析结果。分析计算均在 Matlab 软件平台进行[45,46]。

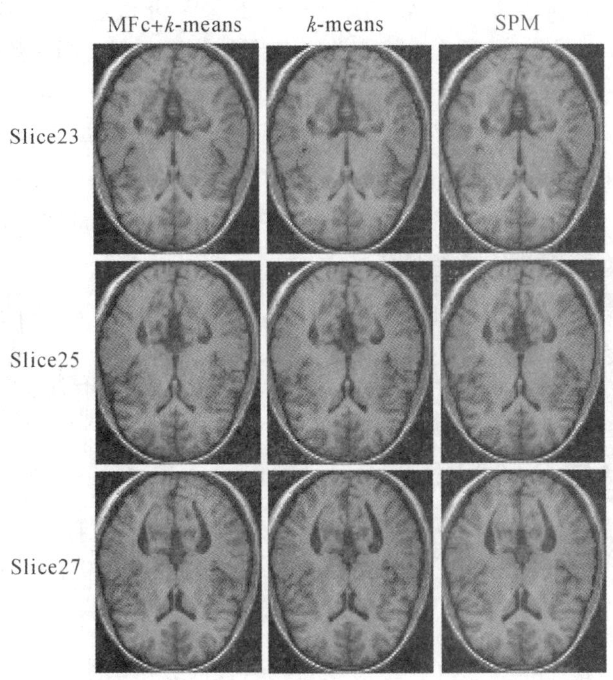

图 4-2-12　MFc+*k*-means、*k*-means、SPM 法聚类分析结果(彩图 4-2-12)

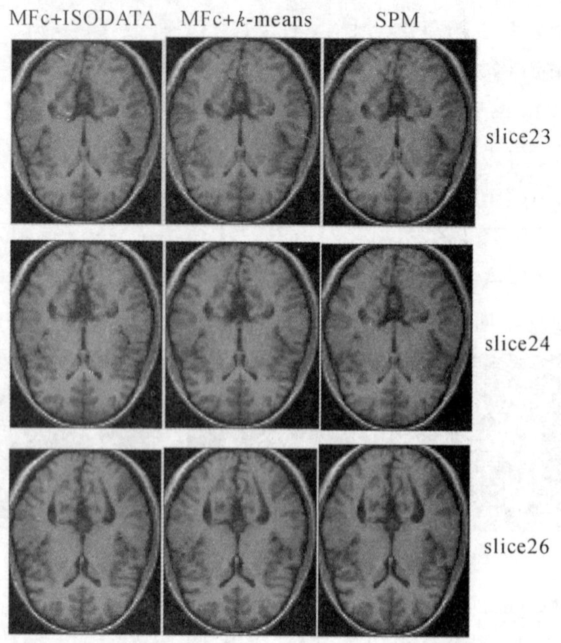

图 4-2-13 MFc+ISODATA、MFc+k-means、SPM 聚类分析结果(彩图 4-2-13)

正如图 4-2-12、4-2-13 所示,分步决策 MFc+k-means 法、MFc+ISODATA 法具有明显的优点:①采用 MFc 法对 fMRI 数据不平衡问题处理后,只有约一半体素需要进行聚类分析。图 4-2-14 显示了用 MFc 法将第 23 层分成两个子集的结果,两子集体素的平均时间序列显示在图 4-2-14 的右边,可以发现包含激活区的一类子集的时间序列显示出更强的激活性,于是从中舍去不包含激活区的一类子集,保留包含激活区的一类子集,其含的体素约占总体素数目的 50.5%,这意味着只有一半左右的体素需要进一步的聚类分析。②用 MFc 法不平衡数据处理后得到的子集,只需要更少的聚类数就能够区分出激活区。对 fMRI 数据集,直接采用 k-means 法,需要 12 类,迭代 46 次,才能正确区分出激活区,而 MFc+k-means 法只需要 5 类,迭代 36 次就可以了。采用 MFc+k-means 法,聚类分析速度加快。③与 k-means 法比较,ISODATA 法对聚类数的确定更灵活,因为在 ISODATA 法中,聚类数能够自身得到调整,如初始设定聚类数 $K_e=4$,聚类分析后的聚类数对 23、24、26 层分别被自动调整为 8、8、9。

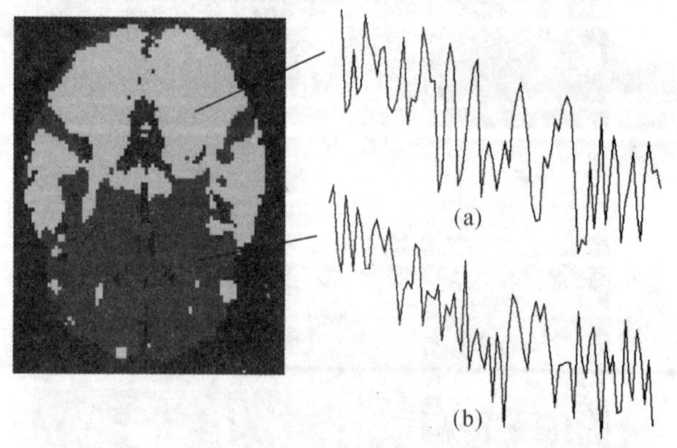

图 4-2-14 用 MFc 法将第 23 层分成两个子集的结果(彩图 4-2-14)
(右边表示是每个子集体素的时间序列的平均值)

5. 计算方法库及其软件建设

我们将各种聚类方法构建成方法库，采用 Matlab 软件设计了 fMRI 数据聚类分析平台，软件平台界面如图 4-2-15 所示。它具有以下功能：

(1)通过菜单读入 fMRI 数据，将数据重整为 64×64×22×100 的数组；

(2)方法库含有：k-均值法(k-means)，模糊 c 均值法(Fcm)，改进模糊 c 均值法(MFc)等；

(3)聚类分析参数设定(层数、数据位置)；

(4)执行分步决策，对子类进行再聚类分析；

(5)聚类结果的可视化。

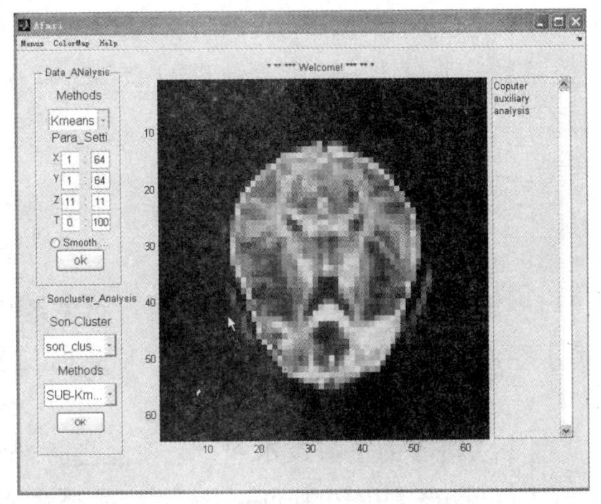

图 4-2-15　fMRI 数据聚类分析平台界面(彩图 4-2-15)

图 4-2-16(a)表示一层体素活动度的三维图，反映了在某一层脑区的体素的平均值。图 4-2-16(b)表示三维视图的层切面，从层切面可以清楚看出被激活体素的分布位置。

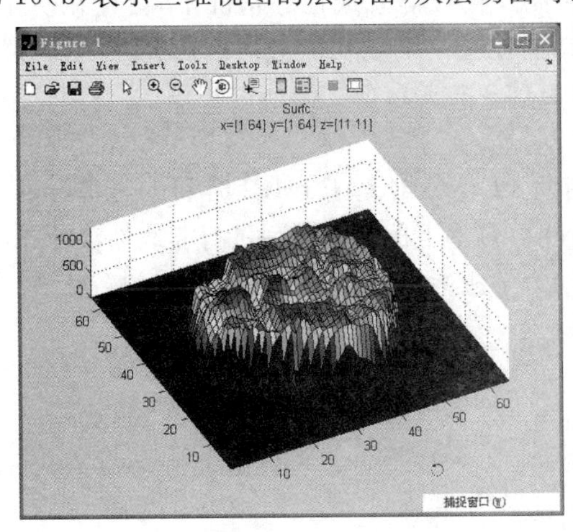

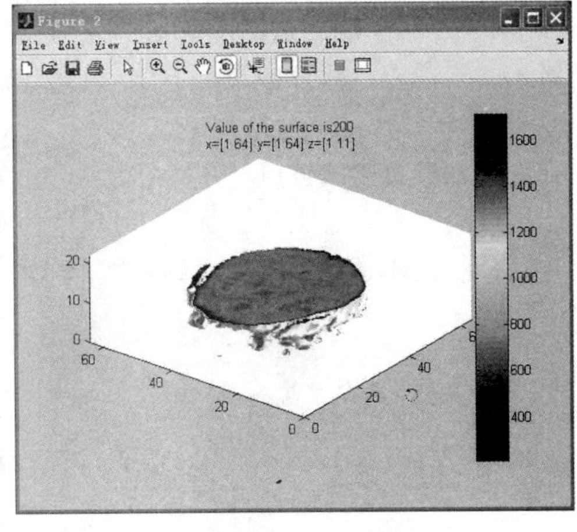

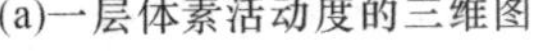
(a)一层体素活动度的三维图　　　(b)三维视图的层切面

图 4-2-16　fMRI 数据聚类分析的可视化(彩图 4-2-16)

三、讨论

1. 聚类算法的评价

聚类方法的评估以及聚类类数的确定是聚类分析的难题。Baumgartner 采用 Kendall 一致性系数来评价簇内的同质性(homogeneity)，作为团簇有效性指标[47]，提出了重采样(resampling)技术,用以验证模糊聚类分析结果的有效性[48]。Fadili 提出了一种聚类有效性标准,用启发方式解决聚类数目的预先定义问题[49]。Auffermann 提出了基于 Fisher 线性判别式和自助法(bootstrap)来检验聚类结果的显著性[50]。Moller 提出一系列改进聚类算法,在类别数目不同的一系列聚类结果中选出一个有效性最佳的聚类结果[51]。Balslev 等通过交叉验证(cross-validation)进行选择最优的类数目,具有很好的泛化能力[52]。我们采用簇函数准则对聚类算法进行评价。

定义 X_j^k 表示激活区,而$(X-X_j^k)$表示非激活区,根据功能簇准则,定义评价函数:

$$CF(X_j^k) = SR(X_j^k)/MR(X_j^k;X-X_j^k) \tag{4.1}$$

其中 $SR(X_j^k)$表示 X_j^k 集内部元素自相关系数;$MR(X_j^k;X-X_j^k)$表示子集 X_j^k 与系统其余部分$(X-X_j^k)$之间的互相关系数。通过 fMRI 听觉数据的 ISODATA 聚类算法分析后[45],我们对聚类结果进行评价函数计算,得到:

$SR(X_j^k)=4.0096\text{e}+005$

$MR(X_j^k;X-X_j^k)=3.5147\text{e}+005$

$CF(X_j^k)=1.14$

评价函数 $CF(X_j^k)$在 1.1～1.4 之间。说明脑功能簇的互相关系数与自相关系数较接近,互相关系数相对较大,提示了在该功能簇作用下脑功能神经信息的复杂性。

2. 功能连接

从 fMRI 研究出现的某些令人信服的迹象展示[53－59],在静息时,脑区测得的 fMRI 信号中存在许多慢频起伏波形(low frequency fluctuations, LFFs),频率小于 0.08Hz。探索在没有特殊认知任务时脑区间的功能依赖性——静态功能连接(resting state functional connectivity, RSFC)引起国内外学者的密切关注。例如,某种刺激下的激活脑区,在执行不同任务时,脑区间会出现不同的功能连接,某些脑区间的功能连接在静息或任务情况下,会存在明显差异,会出现任务对功能连接网络的调节。所以,功能连接是继脑功能激活区研究之后,开展脑神经信息的宏观整合研究的重要课题,也是我们目前正在开展的主要研究工作。

3. 非线性动力学[60－62]

静息存在极低频慢波(LFFs)(<0.08Hz,周期 12.5s),对基于 fMRI 时间分辨率(ms 级)的功能连接研究是有意义的。那么,利用这种时间分辨率下的时间序列进行非线性混沌态(时空混沌)研究,同样是有意义的。脑功能非线性动力学成为我们今后脑科学研究的新领域。

参考文献

[1] Friston KJ. Imaging neuroscience: principles or maps? Proc Natl Acad Sci USA, 1998, 95: 796－802

[2] Bleuler E. Dementia Praecox or the Group of Schizophrenias. New York: International University Press, 1950

[3] Lynn SJ and Rhue JW. Dissociation: Clinical and Theoretical Perspectives. New York: Guilford Press, 1994

[4] Tononi G, McIntosh AR, Russell DP and Edelman GM. Functional clustering: identifying strongly interactive brain regions in neuroimaging data. Neuroimage, 1998, 7: 133－149

[5] 韦群. 熵概念的演化. 物理,1999,28(11):679－684

[6] Tononi G, Sporns O and Edelman GM. A measure for brain complexity: relating functional segregation and integration in the nervous system. Proc Natl Acad Sci USA,1994, 91: 5033－5037

[7] Tononi G, Sporns O and Edelman GM. A measure for the selective matching of signals by the brain. Proc

Natl Acad Sci USA，1996，93：3422－3427

[8] Toni ND，Schlute O，Josephs K，Friston and Passingham RE. Signal-，set-and movement-related activity in the human brain：an event-related fMRI study. Cerebral Cortex，1999，9：35－49

[9] Friston KJ，Holmes AP，Worsley KJ，et al. Statistical parametric maps in functional imaging：a general linear approach. Human Brain Mapping，1995，2：189－210

[10] Ardekani BA and Kanno I. Statistical methods for detecting activated regions in functional MRI of the brain. Magn Reson Imaging. 1998，16(10)：1217－1225

[11] Worsley KJ，Liao C，Aston J，et al. A general statistical analysis for fMRI data. NeuroImage，2002，15：1－15

[12] Worsley KJ. An overview and some new developments in the statistical analysis of PET and fMRI data. Hum Brain Mapp，1997，5：254－258

[13] McIntosh AR，Bookstein FL，Haxby JV and Grady CL. Spatial pattern analysis of functional brain images using partial least squares. Neuroimage，1996，3(1)：143－157

[14] Rajapakse JC，Piyaratna J. Bayesian approach to segmentation of statistical parametric maps. IEEE Trans Biomed Eng，2001，48(10)：1186－1194

[15] Petersson KM，Nichols TE，Poline JB and Holmes AP. Statistical limitations in functional neuroimaging II. signal detection and statistical inference. Phil Trans R Soc Lond B，1999，354：1261－1281

[16] Petersson KM，Nichols TE，Poline JB and Holmes AP. Statistical limitations in functional neuroimaging I. non-inferential methods and statistical models. Phil Trans R Soc Lond B，1999，354：1239－1260

[17] Ramsey NF，Hoogduin H and Jansma JM. Functional MRI experiments：acquisition，analysis and interpretation of data. Eur Neuropsychopharmacol，2002，12(6)：517－526

[18] Turner R，Howseman A，Rees GE，et al. Functional magnetic resonance imaging of the human brain：data acquisition and analysis. Exp Brain Res，1998，123(1－2)：5－12

[19] 唐孝威. 脑功能成像. 合肥：中国科技大学出版社，1999

[20] Howseman AM and Bowtell RW. Functional magnetic resonance imaging：imaging techniques and contrast mechanisms. Phil trans R Soc Lond B，1999，354：1179－1194

[21] Ogawa S and Lee TM. Magnetic resonance imaging of blood vessels at high fields：in vivo and in vitro measurements and simulation. Magn Reson Med，1990，16：9－18

[22] Mu-Chun Su. A Modified Version of the K-means Algortithim with Distance based on Cluster symmetry. IEEE Trans on Patter Analysis and Machine Intelligence，2001

[23] Juha Vesanto. Clustering of the Self-Organizing Map. IEEE Trans on Neural Network，2000

[24] Baumgartner R. Copmarison of two exploratory data analysis methods for fMRI：fuzzy clustering vs principal component analysis. Magnetic Resonance Imaging，2000

[25] Ray L Smorjai and Mark Jarmasz. Exploratory Analysis and Data Modeling in Functional Neuroimaging. MA：MIT Press，2003

[26] McKeown MJ，Makeig S，Brown GG，et al. Analysis of fMRI data by decomposition into independent components. Neurology，1997，48：A417

[27] Calhoun VD，Adali T and Pearlson GD. Independent component analysis applied to fMRI data：a generative model for validating results. Journal of VLSI Signal Processing Systems，2004，37：281－291

[28] Cordes D，Haughton V，Carew JD，et al. Hierarchical clustering to measure connectivity in fMRI resting-state data. Magn Reson Imaging，2002，20(4)：305－317

[29] Stanberry L，Nandy R and Cordes D. Cluster analysis of fMRI data using dendrogram sharpening. Hum Brain Mapp，2003，20(4)：201－219

[30] Filzmoser P，Baumgartner R and Moser E. A hierarchical clustering method for analyzing functional MR

images. Magn Reson Imaging, 1999, 17(6): 817－826

[31] Goutte C, Toft P, Rostrup E, et al. On clustering fMRI time series. NeuroImage, 1999, 9(3): 298－310

[32] Baune A, Sommer FT, Erb M, et al. Dynamical cluster analysis of cortical fMRI activation. Neuroimage,1999, 9(5): 477－489

[33] Ngan SC, Hu X. Analysis of functional magnetic resonance imaging data using self-organizing mapping with spatial connectivity. Magn Reson Med, 1999,41(5):939－946

[34] Baumgartner R, Windischberger C and Moser E. Quantification in functional magnetic resonance imaging: fuzzy clustering vs correlation analysis. Magn Reson Imaging, 1998, 16(2): 115－125

[35] Baumgartner R, Scarth G, Teichtmeister C, et al. Fuzzy clustering of gradient-echo functional MRI in human visual cortex, part Ⅰ: Reproducibility. Journal of Magnetic Resonance Imaging, 1997, 7: 1094－1101

[36] Baumgartner R, Scarth G, Teichtmeister C, et al. Fuzzy clustering of gradient-echo functional MRI in human visual cortex, part Ⅰ: Reproducibility. Journal of Magnetic Resonance Imaging, 1997, 7: 1094－1101

[37] Fadili MJ, Ruan S, Bloyet D and Mazoyer B. A multistep unsupervised fuzzy clustering analysis of fMRI time series. Hum Brain Mapp, 2000, 10(4): 160－178

[38] Barth M, Windischberger C, Klarhofer M and Moser E. Characterization of BOLD activation in multi-echo fMRI data using fuzzy cluster analysis and a comparison with quantitative modeling. NMR Biomed, 2001, 14(7－8): 484－489

[39] Windischberger C, Barth M, Lamm C, et al. Fuzzy cluster analysis of high-field functional MRI data. Artif Intell Med, 2003, 29(3): 203－223

[40] 刘亚东,周宗潭,胡德文等. 大脑 fMRI 数据时/空模式综合分析的一种新方法. 中国科学(E辑,信息科学), 2004,34(10):1139－1147

[41] 杨竹青,李勇,胡德文. 独立成分分析方法综述. 自动化学报, 2002, 28(5): 762－772

[42] Fadili MJ, Ruan S, Bloyet D and Mazoyer B. A multi-step unsupervised fuzzy clustering analysis of fMRI time series. Dusseldorf: the 5th International Conference of Functional Mapping of the Human Brain, 1999

[43] http://www. ci. tuwien. ac. at/research/oenb/oenb data. html

[44] ftp://ftp. fil. ion. ucl. ac. uk/spm/data/MoAEpilot/README analysis. txt

[45] Zheng X, Cao Z, Shao B, et al. Clustering analysis for fMRI dataset based on ISODATA algorithm. Proceedings of International Conference on Neural Networks and Brain, Beijing, China, October 13－15, 2005,1373－1377

[46] 顾杰斌,曹志彤,郑希. 基于 MFc 算法的 fMRI 数据不平衡问题的处理. 中国医学影像技术, 2005, 21(8): 1285－1288

[47] Baumgartner R, Somorjai R, Summers R and Richter W. Assessment of cluster homogeneity in fMRI data using Kendall's coefficient of concordance. J Magn Reson Imaging, 1999, 17(10): 1525－1532

[48] Baumgartner R, Somorjai R, Summers R, et al. Resampling as a cluster validation technique in fMRI. J Magn Reson Imaging, 2000, 11(2): 228－231

[49] Fadili MJ, Ruan S, Bloyet D and Mazoyer B. On the number of clusters and the fuzziness index for unsupervised FCA application to BOLD fMRI time series. Med Image Anal, 2001, 5(1): 55－67

[50] Auffermann WF, Ngan SC, Hu X. Cluster significance testing using the bootstrap. Neuroimage, 2002, 17(2): 583－591

[51] Moller U, Ligges M, Georgiewa P, et al. How to avoid spurious cluster validation? A methodological investigation on simulated and fMRI data. Neuroimage, 2002, 17(1): 431－446

[52] Balslev D, Nielsen FA, Frutiger SA, et al. Cluster analysis of activity-time series in motor learning.

Hum Brain Mapp, 2002, 15(3): 135－145

[53] Lowe MJ, Phillips MD, Lurito JT, et al. Multiple sclerosis: low frequency temporal blood oxygen level-dependent fluctuations indicate reduced functional connectivity-initial results. Radiology, 2002, 224(1): 184－192

[54] Friston KJ. Functional and effective connectivity: a synthesis. Hum Brrain Mapp, 1994, 2: 56－78

[55] Morgan VL, Price RR, Arain A, et al. Resting functional MRI with temporal clustering analysis for localization of epileptic activity without EEG. NeuroImage, 2004, 21: 473－481

[56] Homae F, Yahata N and Sakai KL. Selective enhancement of functional connectivity in the left prefrontal cortex during sentence processing. NeuroImage, 2003, 20: 578－586

[57] Greicius MD, Krasnow B, Reiss AL and Menon V. Functionalconnectivity in the resting brain: a network analysis of the default mode hypothesis. Proc Natl Acad Sci, 2003, 100: 253－258

[58] Zhag YF,Jiang TZ, Lu YL,et al. Regional homogeneity approach to fMRI data analysis. NeuroImage, 2004, 22: 394－400

[59] Hampson M, Peterson BS, et al. Detection of functional connectivity using temporal correlations in MR image. Hum Brain Mapp, 2002, 15(4): 247－262

[60] Sameer AS, Nemoto M, Guiou M, et al. Linear and nonlinear relationships between neuronal activity, oxygen metabolism and hemodynamic responses. Neiro, 2004, 42: 347－355

[61] Deshpande G, LaConte S, Peltier S and Hu XP. Spatial embedding of fMRI local coupling in human brain. Proc of SPIE, 2005, 5746: 119－125

[62] La Conte S, Zhuang J, Heberlein K, et al. Evidence of nonlinear dynamical determinism related to functional connectivity in fMRI baseline time series. Proc ISMRM, 2005, 11:1778

（曹志彤　方加忠　顾杰斌　谢小平）

第三节　动物的 fMRI 研究

一、fMRI 成像技术简介

磁共振成像(MRI)技术诞生于 1973 年[2]。它作为一种无创伤的检测手段,目前已被广泛应用于生物医学、石油探矿和材料科学等领域。在生命科学领域,磁共振成像不但可以用于观测生物组织和生物活体的形态学、生理学和病理学特征,还能用来研究生物活体的功能与活动,具有非常广泛的应用范围和重要的应用价值。因此,生物医学磁共振成像的理论、技术和应用研究在近二十年发展迅速,并取得了飞跃性的进步。目前,磁共振成像已经成为临床诊断和生物医学基础研究中必不可少的重要工具之一。

1990 年,贝尔实验室的 Seiji Ogawa 等人首次发现了与血氧水平相关(blood oxygenation level dependent,简称 BOLD)的成像机制[3]。随后,他的研究小组与其他几个小组一道开创性地用 BOLD 成像机制研究了人和动物的脑功能活动。BOLD 效应的生理学基础是:大脑活动时,神经兴奋引起血氧的消耗增加,但脑神经的过补偿机制使神经兴奋区的供血过量增加,局部组织的血氧含量相应增高(即血氧含量中氧合血红蛋白和脱氧血红蛋白的比例发生改变),顺磁性的脱氧血红蛋白比例降低,局部的磁化率改变,从而导致局部组织受激后失相位速度减慢,在 T2 * 像上形成高信号,即可得到相关的功能成像图。它所反映的是各种病理生理和解剖结构变化均可引起的局部血流和代谢的改变。BOLD 生理机制的复杂性所引起的非线性常成为 fMRI 信号分析的重要误差来源。这项技术的出现,使得人们能够直接"看到"支配视觉、运动、情感、思维等各种神经活动的脑功能区的空间位置以及不同脑功能区在处理同一外界刺激时相互之间的时间关系,因而在脑神经科学的基础研究和临床神经内、外科的应用中都具有非常重要的意义。运用 BOLD 成像机制研究生物功能的成像技术也常被人们狭义地称为磁共振功能成像(functional magnetic resonance imaging,简称 fMRI)。

磁共振脑功能成像的主要原理是以磁共振快成像的方法来检测大脑功能区活动时其内部血氧水平的变化,并通过它来间接地研究大脑功能。具体地说,fMRI 是将受试者放入成像仪并给予某种外界刺激或要求他执行某项任务(如视觉刺激、触觉刺激和手指运动等)。大脑感知某一特定外界刺激和执行某一特定任务通常是在某些特定脑区(即功能区)内实现的。功能区内的神经元细胞在感知刺激信号和执行任务时,其电生理活动和新陈代谢速率都会有显著增加。通过生物体内某种目前还不十分清楚的调节机制,神经元细胞活动的增加会引起功能区内血流量的增加,也即功能区的激活。这一系列电生理、新陈代谢和血流动力学(hemodynamics)变化的最终结果是脑激活区内血液中的氧合血红蛋白相对含量的增加和脱氧血红蛋白相对含量的减少。由于感知刺激和执行任务引起的激活脑区内的血氧水平的变化可通过一些特殊的磁共振快成像方法检测到(激活脑区内脱氧血红蛋白相对含量的减少通常表现为此区内的水质子的磁共振信号的增强)。由此,研究者就可根据受试者在刺激/任务条件下各脑区内水质子的磁共振信号强度的变化来判断哪些脑区参与了活动,从而达到研究大脑功能的目的。

一般动物脑体积更小,麻醉状态下获得对特定刺激条件的激活更困难,动物的 MRI 研究比人体研究更具有挑战性。然而,动物的 fMRI 研究为理解 BOLD 信号的特殊的神经生理学机制(尤其在高场下)和药物研究提供了基础。猴子和猩猩具有和人类近似的脑体积,并且具有在非麻醉状态下执行复杂行为任务的能力,因此灵长类动物的研究也是人们关注的焦点之一。另外,动物的研究也允许 MRI 与一些具有创伤性的功能技术,如直接的脑电记录和微透析(microdialysis)综合运用[4]。1990 年,贝尔实验室的 Seiji Ogawa 等人就是利用梯度回波的 MR 成像技术观察到了猫脑在缺氧状态下血管周围信号减弱,首次发现了与血氧水平相关的成像机制[5]。德国马普(Max Planck)生物学控制论研究所的 Logothetis 等人给短尾猴以视觉刺激,同时进行电生理和 fMRI 观察,其结果证明了 BOLD 效应可能与神经突触前(presynaptic)的活动有关,且 fMRI 能够如实地反映神经元活动(图 4-3-1)[6]。Duong 等人在 4.7T 的场强下用核磁共振脑功能成像的方法首次在猫脑中观测到了初级视觉皮层中的功能柱(column)结构(图4-3-2)[7]。

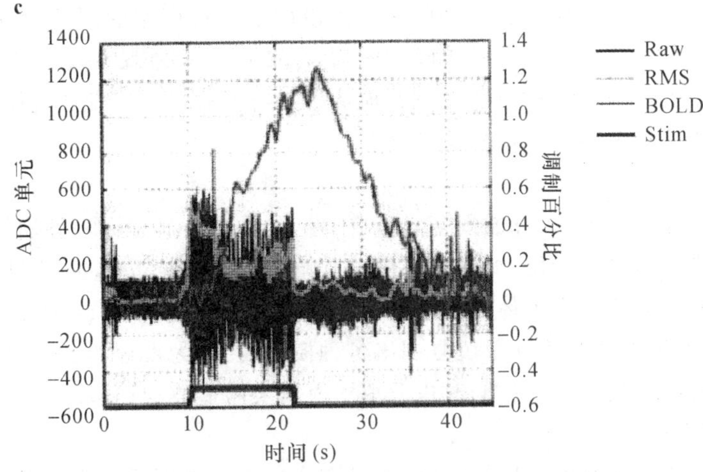

图 4-3-1　Logothetis 等人给短尾猴以视觉刺激，同时记录的电生理和 fMRI 信号

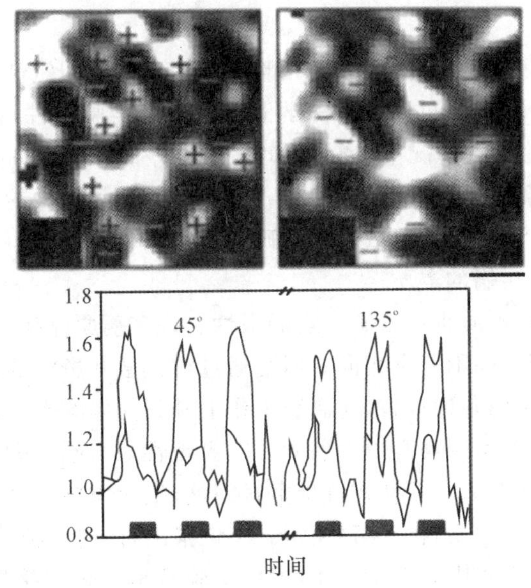

图 4-3-2　Duong 等人在猫脑中观察到了初级视觉皮层中的功能柱(column)结构

功能核磁共振自其问世以来，就被广泛用于研究人和动物的各种神经功能。其中神经疾病的诊断及其神经生理基础的研究最为人关注，也是与人最为休戚相关的方面。动物 fMRI 研究的一个很重要的方面就是动物疾病模型的研究。哥伦比亚大学的 Smail(美国科学院院士)领导的研究小组在 2000 年利用一种基于静态血氧水平(resting oxygen，简称 ROXY)的成像方法，观察到转基因的 AD 模型鼠在海马区域的 T2＊ 信号的减少，同时不同被试存在不同亚区的功能缺损[8]。

二、人类疾病动物模型

人类疾病的动物模型(animal model of human disease)是指各种医学科学研究中建立的具有人类疾病模拟表现的动物。动物疾病模型主要用于实验生理学、实验病理学和实验治疗学(包括新药筛选)研究。人类疾病的发展十分复杂，以人本身作为实验对象来深入探讨疾病发生机制，推动医药学的发展十分缓慢，临床积累的经验不仅在时间和空间上都存在局限性，而且许多实验在道义上和方法上也受到限制。而借助于动物模型的间接研究，可以有意识地改变那些在自然条件下不可能或不易排除的因素，以便更准确地观察模型的实验结果并与人类疾病进行比较研究，有助于更方便、更有效地认识人类疾病的发生发展规律，研究防治措施。

1. 动物模型在生物医学中具有重要的意义

(1)可复制

临床上一些不常见的疾病，如放射病、毒气中毒、烈性传染病、外伤、肿瘤等，还有一些遗传性、免疫性、代谢性疾病和内分泌、血液等系统的疾病，发生发展缓慢，潜伏期长，病程也较长。这些疾病可能几年或几十年在人体都很难进行3世代以上的连续观察。人们可有意选用动物种群中发病率高的动物，通过不同手段复制出各种模型，在人为设计的实验条件下反复观察和研究，甚至可进行几十世代的观察，同时也避免了人体实验造成的伤害。

(2)可按需要取样

动物模型作为人类疾病的"复制品"，可按研究者的需要随时采集各种样品或分批处死动物收集标本，以了解疾病全过程，这是临床难以办到的。

(3)可比性

一般疾病多为零散发生，在同一时期内很难获得一定数量的定性材料，而模型动物不仅在群体数量上容易得到满足，而且可以在方法学上严格控制实验条件，在对饲养条件及遗传、微生物、营养等因素严格控制的情况下，通过物理、化学或生物因素的作用，限制实验的可变因子，并排除研究过程中其他因素的影响，取得条件一致的、数量较大的模型材料，从而提高实验结果的可比性和重复性，使所得到的成果更准确、更深入。

(4)有助于全面认识疾病的本质

在临床上研究疾病的本质难免带有一定局限性。许多病原体除人以外也能引起多种动物的感染，其症状体征表现可能不完全相同。但是通过对人畜共患病的比较，则可以充分认识同一病原体给不同机体带来的各种危害，使研究工作上升到立体的水平来揭示某种疾病的本质。

因此，一个好的疾病模型应具有以下特点：①再现性好，应再现所要研究的人类疾病，动物疾病表现应与人类疾病相似。②动物背景资料完整，生命周期满足实验需要。③复制率高。④专一性好，即一种方法只能复制出一种模型。应该指出，任何一种动物模型都不能全部复制出人类疾病的所有表现，动物毕竟不是人体，模型实验只是一种间接性研究，只可能在一个局部或一个方面与人类疾病相似。所以，模型实验结论的正确性是相对的，最终还必须在人体上得到验证。复制过程中一旦发现与人类疾病不同的现象，必须分析差异的性质和程度，找出异同点，以正确评估。

2. 人类疾病动物模型分类

(1)自发性动物模型(naturally occuring or spontaneous animal models)

自发性动物模型是取自动物自然发生的疾病或由于基因突变的异常表现通过定向培育而保留下来的疾病模型。如大鼠的结肠腺癌、肝细胞癌模型，家犬的基底细胞癌、间质细胞癌模型等十余种。突变系的遗传性疾病很多，可分为代谢性疾病、分子性疾病、特种蛋白合成异常性疾病等。这类疾病的发生在一定程度上减少了人为因素，更接近于人类疾病，因此近年来十分重视对自发性动物疾病模型的开发。

(2)诱发性动物模型(experimental artificial or induced animal models)

诱发性动物模型是通过物理、生物、化学等致病因素的作用，人为诱发出的具有类似人类疾病特征的动物模型。

诱发性动物模型制作方法简便，实验条件容易控制，重复性好，在短时间内可诱导出大量疾病模型，广泛用于药物筛选、毒理、传染病、肿瘤、病理机制的研究。但诱发性动物模型是通过人为限定方式而产生的，多数情况下与临床所见自然发生的疾病有一定差异，况且许多人类疾病目前还不能用人工诱发的方法复制，因而又有一定的局限性。

三、基于 BOLD fMRI 的大鼠脑模板研究[9]

1. 研究目的

MRI 脑功能的图象分析，例如 SPM 和 AFNI，通常采用像素解析法，以像素作为解析的最小单位，将 fMRI 中的所有像素作为解析对象，统计分析也是逐一像素地进行。为了进行基于像素的组间的图象数据分析，不同试验对象的数据必须来源于大脑的同一部位，并且为了能够在不同实验对象的数据之间进行比较，或进行组间平均计算，需要校正各自的 fMRI 图象在解剖上的差异，为此需要对各个不同的被试的图象进行标准化处理，将大小、形状不同的对象的脑图象投射到标准脑上，标准化以后才能进行数据比较。空间标准化还有一个好处就是激活区能够给出有意义的坐标，方便报道，从而与人类脑计划国际组织的数据整合。有时要将被试的图象与典型正常人相同部位的图象对比，以确定被试者是否正常。如果异常，也许还要与一些疾病的典型图象对比，确定患者是否属于同类。这就是不同被试间的图象配准。由于不同人在生理上存在差异，同一解剖结构的形状、大小、位置都会很不相同，在对比和分析不同人的医学图象时，通常需要借助一个共同的标准来比较。对于不同人很难精确找出对应的解剖信息。这些都要求有一个详细标记人体各个解剖位置，以及对应的组织和结构信息的计算机化的标准图谱，目前使用较多的是 Talairach 标准空间[10]。例如要对两个病人的 MR 图象进行比较，首先要把两者的图象都映射到这个共同的参考空间去，然后在此空间中对两者进行比较。然而，类似的脑模板在动物研究中很少存在。这也是制约目前国内动物病理模型的fMRI 研究的一个主要问题。

正像地图可以帮助了解城市交通信息，脑图谱对于研究脑的组织和结构信息也是非常有用的，它能够帮助进行标准空间的定位，以及获得感兴趣的特定区域的组织、功能等信息。脑图谱(包括脑模板)只有当受试的图象统一到标准脑空间以后才有用，在一些场合，仿射变换完全适用，但是对于高精度的脑图谱，为了充分利用图象细节信息，完全的扭曲(warping)变换是必要的。然而，空间变换的选择也依赖于所获图象的类型，例如，EPI 成像由于空间分辨率低，具有很少的解剖学上的细节。这将可能导致扭曲变换困难，变换准确性不高。

当仅仅为了进行标准空间的定位，标准脑模板就可以满足要求。标准脑模板作为一个完整的脑图谱的子集，只提供简单的空间定位的功能，并不能给出相应区域的组织、功能和结构等信息。获得脑模板最简单的方式是基于单个被试的平均头像，但是很显然，这种脑模板缺乏广泛的代表性。我们希望获得更具代表性的，基于全部被试大鼠，从而能够实现更好的空间标准化的脑模板。为此，我们基于全部的 8 只假手术实验大鼠制作了可用于 SPM 处理分析的大鼠脑模板，为接下来的大鼠 AD 病理模型的研究提供标准空间。

2. 实验动物的准备

(1)动物

雄性 Wistar 大鼠 16 只(清洁级，动物合格证号：TJLA2000-3，华中科技大学同济医学院实验动物学部提供)，体重 250±25 克，随机分为假手术组与实验组，每组 8 只。在安静环境下分笼饲养(每笼 2 只)，温度控制在 22±1℃的范围内，相对湿度 60%，光线自动控制，明——

07:00—19:00,暗——19:00—07:00,动物垫料为锯末,每周两次更换。所有动物均可自由饮水、取食。所有动物饲养和动物实验过程均参照《中国动物管理条例》。

(2)药品和试剂

异丙肾上腺素(Isoproterenol,IP)(Sigma,St Louis,MO USA)用生理盐水稀释成最终浓度为 10mmol/L 的溶液,注射时配制;tau 特异性抗体见表 4-3-1;免疫组织化学检测试剂盒(Histostain-SP)购自 ZEMED(South San Francisco,CA USA)。

表 4-3-1 研究中所使用的 Tau 抗体

抗体	抗原	类型	种类	磷酸化范围	稀释度
Tau-1	P-Tau	单克隆	unP	Ser-198/ser-199/ser-202	1:30000
12E8	P-Tau	单克隆	P	Ser-262/ser-356	1:500
PHF-1	P-Tau	单克隆	P	Ser-396/ser-404	1:500

注:unP:未磷酸化的抗原决定基;P:磷酸化的抗原决定基;P 值取决于最大的异构重整化的人脑 tau

(3)麻醉

动物给予 6%(W/W)非中枢神经麻醉剂水合氯醛(6mL/kg)腹腔注射,麻醉后固定于脑立体定位仪。

(4)海马注射

剪开头皮暴露头颅,调整头颅使前囟和人字点在水平位。根据 Paxinos 解剖图谱[11],于前囟后 4.8mm、正中线旁开 2.2mm 处,用 1.8mm 环钻钻孔,然后用 5mL 微量注射器缓慢进针至硬膜下 3.0mm,注入 2μL 的浓度为 10mmol/L 的异丙肾上腺素(IP),注射完毕后留针 5min,保证溶液充分弥散吸收。假手术组执行相同的过程,只是用生理盐水取代 IP 进行注射。大鼠于术后休息 2 天。

3. *方法*

实验前用非中枢神经,10% 的肌肉松弛剂水合氯醛腹部肌肉注射麻醉(5mL/100g)。放入专用的大鼠实验架中,用棉花包裹保持体温,并固定其头部,以尽量减少扫描过程中头部的移动。我们使用的设备为中国科学院武汉物理与数学研究所国内唯一一台动物专用磁共振成像仪——德国 Bruker Biospec47/30 型核磁共振成像仪,其超导磁体磁场强度为 4.7T,室温孔径口径为 30cm。特制的小动物接收线圈紧贴脑部放置,采用梯度回波快速成像(gradient echo fast imaging,GEFI)序列,扫描区域为 3cm×3cm,采样矩阵为 192×128,重建后的数据矩阵为 256×256,扫描层数为 14,层厚 1mm,层与层之间的中心距离为 1.2mm,采用间隔采样方式以减小激发时相邻层之间的干扰。采用小角度激发(flip angle=40°),回波时间 TE 为 25ms,恢复时间 TR 为 560ms。每幅图象扫描时间为 1 分 11 秒,每只大鼠扫描 35 次左右。所有数据均在静态,没有附加任何外界刺激的情况下获得。

4. *数据分析与处理*

为了减少机器导致的信号漂移以及消除饱和效应的影响,最初的 4 帧图象被排除,对剩余图象我们选用 SPM 软件(Wellcome Department of Cognitive Neurology,http://www.fil.ion.ucl.ac.uk/spm)作为基本的数据和随后的统计参数分析平台。图 4-3-3 左边为最终确定成像参数获得的大鼠脑静态 T2*加权像,对应的右边为进行了非脑组织剥除的大鼠脑静态 T2*加权像。为了满足 SPM 的处理要求,图中大鼠脑均被放大 4 倍(0.234mm×0.234mm×

1.2mm)显示。在大多数的分析中,仅有脑组织是我们感兴趣的,周围的头骨和眼球组织通常被排除在分析之外。此外,非脑组织随个体的差异和扫描的不同存在着巨大的差异。因此,在进一步的分析之前对非脑组织进行剥除是十分必要的。由图 4-3-3 可以看出,在我们的成像模式中,在脑组织周围有大片肌肉、头骨组织信号存在,并且两者的信号强度没有明显的差异,通常的阈值分析方法很难有效。这些非脑组织信号的存在会严重影响处理的准确性。在本研究中我们利用自己编写的软件对肌肉、头骨进行了手动去除。图 4-3-3 显示右边是去除周围组织后的大鼠脑,其中脑外信号被预置为零。

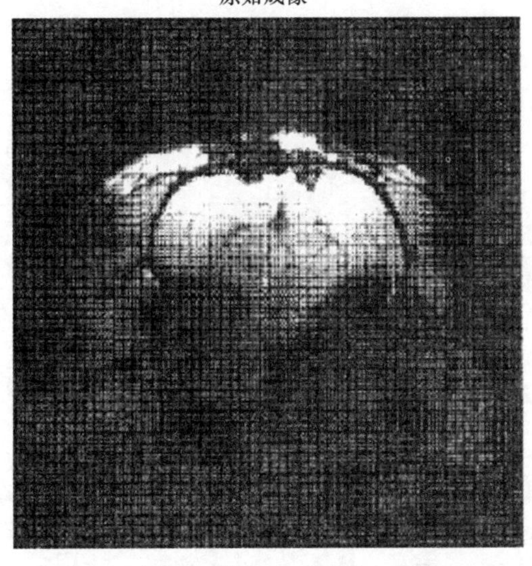

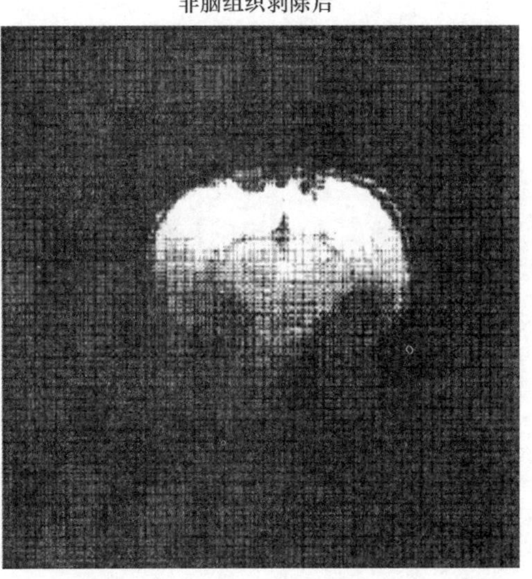

图 4-3-3　大鼠脑的静态 T2 * 成像,其中左边为图象重建后大鼠脑的静态 T2 * 像,右边为用软件进行手动非脑组织剥除后的静态 T2 * 像,脑外信号已被预置为零。图中的大鼠脑均为放大 4 倍显示

为了改进信噪比,首先需要获得每只大鼠在全部扫描中的平均图象。由于在一系列的扫描中,被试的头部运动在所难免。在做正式的平均之前,图象的准直(realign)是十分必要的。另外,由于 fMRI 对于运动造成的伪影影响更为敏感,准确的头动校正显得尤其重要。头动校正的另一个好处还在于它能够提高实验的敏感度(sensitivity)。由于 SPM 采用的 t 检验方法是基于信号相对剩余方差的改变,而运动会导致剩余方差的增加,从而减少了对真实激活的敏感度。头动校正的目的就是通过决定一系列的参数优化从而最小化模型与实际观察数据间的剩余方差。

常用的做法是以其中的一幅图象(也称为基准图象,template image)为基准,通过数学方法将其他图象(也称为目标图象,object image)变换到它上面。SPM 中是采用第一帧图象作为基准图象[12],也有的是采用平均图象作为基准图象[13]。考虑到是同一被试并具有相同的成像参数(within modality image co-registration),采用刚体变换(rigid transformation)是合适的。这时运动可以分解为头部的三个参数描写的平移,其中,

$$T=\begin{pmatrix}1 & 0 & 0 & x_0\\0 & 1 & 0 & y_0\\0 & 0 & 1 & z_0\\0 & 0 & 0 & 1\end{pmatrix}$$

为坐标原点平移(x_0,y_0,z_0)后的变换;以及三个参数描写的转动

$$R_x=\begin{pmatrix}1 & 0 & 0 & 0\\ 0 & \cos(\theta) & \sin(\theta) & 0\\ 0 & -\sin(\theta) & \cos(\theta) & 0\\ 0 & 0 & 0 & 1\end{pmatrix}$$

$$R_y=\begin{pmatrix}\cos(\phi) & 0 & \sin(\phi) & 0\\ 0 & 1 & 0 & 0\\ -\sin(\phi) & 0 & \cos(\phi) & 0\\ 0 & 0 & 0 & 1\end{pmatrix}$$

$$R_z=\begin{pmatrix}\cos(\psi) & \sin(\psi) & 0 & 0\\ -\sin(\psi) & \cos(\psi) & 0 & 0\\ 0 & 0 & 1 & 0\\ 0 & 0 & 0 & 1\end{pmatrix}$$

分别是绕 x、y 和 z 轴旋转 θ、ϕ 和 ψ 角后的变换。

设变换前的空间坐标为(x、y、z),变换后的空间坐标为(x',y',z'),则有:

$$\begin{pmatrix}x'\\ y'\\ z'\\ 1\end{pmatrix}=T\cdot R_x\cdot R_y\cdot R_z\begin{pmatrix}x\\ y\\ z\\ 1\end{pmatrix}$$

头动校正就是要求解上述变换矩阵参数,随后这些参数被用于:①简单的图象准直;②利用自旋激发后效应的平均自动回归模型(average-auto-regression model)调整信号,以消除与运动相关的成分。其中后者在 fMRI 中占主导地位,这是由 fMRI 原理所决定的。

设目标图象和基准图象为 $f(x)$ 和 $g(x)$,$x=(x,y,z)$ 为空间坐标,则有:

$$ug(x)=f(Mx)+e(x)$$

其中 u 是两幅图象间的标度因子,$e(x)$ 是误差项,可以用迭代法解下列方程来得到上面方程的最优化解:

$$A(u,m_{11},m_{21},m_{31},m_{12},m_{22},\cdots,m_{34})^T=f$$

式中 g、f 是基准图象和目标图象 $g(x)$ 和 $f(x)$ 空间数字化后的图象矩阵[14],矩阵 A 为:

$$\left(g\ \frac{\partial f}{\partial m_{11}}\ \frac{\partial f}{\partial m_{21}}\ \frac{\partial f}{\partial m_{31}}\ \frac{\partial f}{\partial m_{12}}\ \frac{\partial f}{\partial m_{22}}\cdots\frac{\partial f}{\partial m_{34}}\right)。$$

在每个实验的全部 35 帧图象中,头动大于 1 个像素大小的图象将被舍弃。最后再将保留的所有数据重新做头动校正。基于以下几点,我们认为这样的做法是合理的:①实验获取的是大脑在麻醉状态下的血氧依赖水平的信号,由于没有外界刺激的干预,可以假定在同一帧图象的扫描时间内 BOLD 信号保持不变,在这种情况下不同层面的激发时滞问题被避免,通常的 slice timing 的修正是没有必要的。②实验采用的是静态扫描代替传统的动态 BOLD 方法[8],同一序列中图象间并不具有时间相关性。③在图象获取时,使用了较长的 TR 时间,也使得前一次扫描对后面扫描的影响近似可以忽略不计。

表 4-3-2,4-3-3 为全部 8 只假手术大鼠在扫描期间的平均头动数据。表中的 u_x,u_y,u_z 代表扫描时间内相对单个像素大小的位移值,例如,$u_x=0.1$ 表示在 x 方向上的平移小于 0.023mm(x 方向上像素大小 0.234mm×0.1mm),由图中可以看出,同一被试所有图象之间不存在显著差异。

表 4-3-2　8 只假手术实验大鼠在扫描期间内的大脑平动数据

受试者	平动					
	平均值			St. Dev		
	u_x	u_y	u_z	σ_x	σ_y	σ_z
1	−0.004	−0.03	−0.02	0.02	0.02	0.01
2	0.04	0.1	0.07	0.02	0.05	0.03
3	0.1	0.05	0.03	0.06	0.12	0.04
4	−0.08	−0.15	0.05	0.09	0.05	0.02
5	0.07	0.02	−0.07	0.06	0.06	0.02
6	0.05	−0.23	0.007	0.07	0.08	0.04
7	0.07	−0.03	−0.07	0.06	0.04	0.02
8	−0.01	0.11	−0.02	0.07	0.07	0.07

表 4-3-3　8 只假手术实验大鼠在扫描期间内的大脑转动数据

受试者	转动					
	平均值			St. Dev		
	u_Φ	u_Ψ	u_Ω	σ_Φ	σ_Ψ	σ_Ω
1	−7.01E−04	−1.91E−04	3.30E−04	0.0006	0.0004	0.000
2	2.38E−03	−4.29E−04	1.32E−03	0.0012	0.0004	0.0007
3	9.62E−04	4.27E−04	1.18E−03	0.0022	0.0003	0.0014
4	3.48E−03	2.40E−03	1.99E−03	0.0014	0.0017	0.0014
5	4.63E−04	1.28E−03	−1.58E−04	0.0007	0.0007	0.0020
6	−3.54E−03	−4.68E−03	6.31E−03	0.0014	0.0017	0.0022
7	−8.98E−04	5.36E−04	−3.12E−03	0.0007	0.001	0.0022
8	2.34E−03	−7.80E−07	1.60E−03	0.0020	0.0019	0.0021

在图象头动校正(realign)后，我们获得了所有 8 只大鼠在整个扫描序列中的平均图象。随后需将所有的单只大鼠的平均图象配准到一个目标图象上。然后，被试间的图象配准更多的是一个仿射变换的问题，而不是先前的刚体变换的问题。因此，我们任意选择其中一只大鼠的平均图象，运用互信息(mutual information)的方法进行图象间的配准[15,16]。

假设两组图象 A,B 为两个随机变量，它们的灰度概率密度分布分别为 $p(a)$和 $p(b)$，这些概率密度分布可通过图象的直方图和联合直方图来获得。如果 A,B 独立不相关，则有 $p(a,b)=p(a)\cdot p(b)$；如果 A,B 完全相关，则有 $p(a,b)=p(a)=p(b)$。互信息量就是用来衡量这两个随机变量 A,B 之间的相关性与独立不相关时的差距，在 Kullback-Leibler 测度下，互信息量 $I(A,B)$可表示为：

$$I(A,B)=\sum_{a,b}p(a,b)\log\frac{p(a,b)}{p(a)p(b)}$$

上式经过变换，可引入熵的概念来更明确地表达互信息量的意义，如下：

$$I(A,B)=H(A)+H(B)-H(A,B)$$

其中，$H(A)$，$H(B)$ 分别为图象 A 和图象 B 的 Shannon 熵，$H(A,B)$为图象 A 和图象 B 的联合熵，边际熵 $H(A)$，$H(B)$由下式给出：

$$H(A)=-\sum_{i}P(A_i)\log P(A_i)$$

$p(A_i)$，$p(B_i)$分别为在对应图象中灰度值的概率。

联合分布的 Shannon 的定义类似，它采用联合灰度直方图：

$$H(A,B) = -\sum_{i,j} p(A_i,B_i)\log p(A_i,B_i)$$

其中 $p(A_i,B_i)$为在联合特征空间中的概率。联合直方图是将图象的像素依灰度值大小次序归类于既定的组别(bin)中,以第一幅图象为纵坐标,第二幅图象为横坐标,构建二维组别矩阵。例如考虑坐标为(10,3,7)的像素,第一幅图象中该像素的灰度值属于组别 4,第二幅图象中该像素的灰度值属于组别 6,则在联合直方图中(4,6)单元加 1,遍历图象中所有像素即为联合直方图。另外互信息的定义也可以表示为:

$$I(A,B) = H(B) - H(B|A)$$

式中 $H(B)$为图象 B 的 Shannon 熵,$H(B|A)$表示条件:熵(conditional entropy),即基于条件概率 $p(b|a)$的 Shannon 熵。三种定义在数学上是相等的。

当两组图象的空间位置达到一致的时候,也就是配准的时候,由于图象之间存在的相关性最大,灰度联合概率密度分布最集中,图象之间的联合信息量最小,即联合熵最小,互信息量将最大。

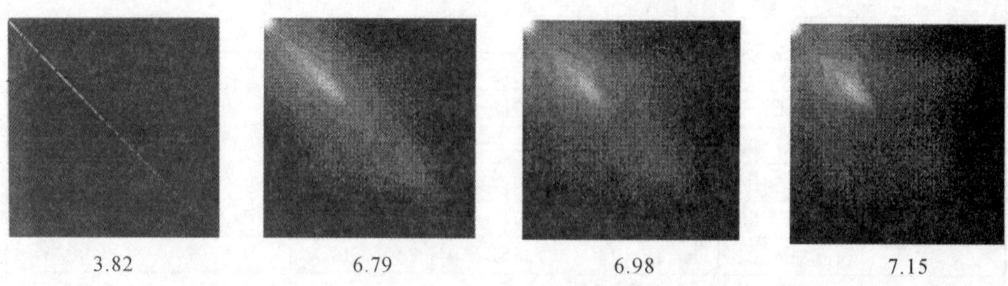

图 4-3-4　MR 图象和自身联合灰度图(从左至右两幅图象相差的角度依次为 0°、2°、5°、10°)

最后,所有的两两配准的结果进行叠加平均(mean)后再按两倍像素平滑(smooth)即得到模板文件,即标准脑模板,见图 4-3-5。综上所述,本研究尝试建立了基于 SPM 的大鼠标准脑模板,从中获得的经验能够扩展到未来其他的动物 fMRI 实验。

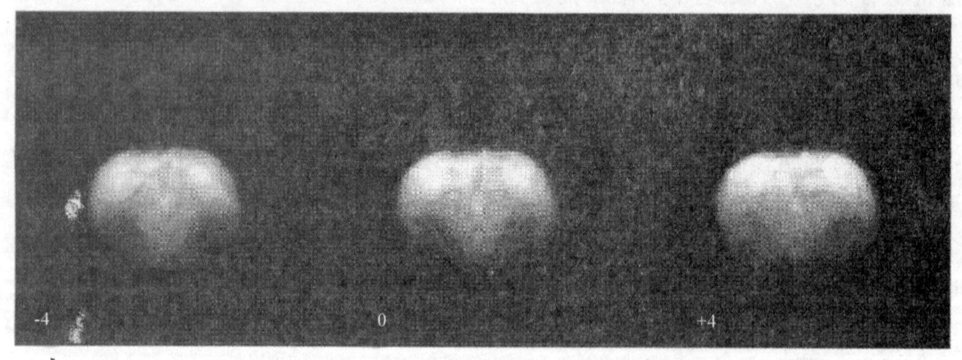

图 4-3-5　基于全部 8 只假手术大鼠的标准脑

(从左至右依次是大脑自上而下的三幅图,层间距为 4.8cm。图中大鼠脑均为放大 4 倍显示)

5. 讨论

目前在国际上比较常用的人脑模板是由加拿大蒙特利尔神经学研究所(Montreal Neurological Institute)基于 152 个正常人脑制作的,并且人类脑计划国际组织(International Consortium for Human Brain Mapping,ICBM)也正在发展基于 450 个正常人脑的标准脑图[17],这些人脑模板都是与 Blairach 标准空间整合的。从这个角度讲,基于 8 只大鼠的脑模板确实较少，但是考虑到我们实际上是为了获得具有整体代表性的开颅手术后的大鼠标准脑空间，这种操作应该是可以的。此外，本研究是通过在大鼠双侧海马注射异丙肾上腺素或者生理盐水获得 AD 模型大鼠和假手术大鼠。钻孔注射手术可能会影响大脑的生理状态，尽管在水迷宫的实验中，假手术组大鼠的逃避时间并不存在显著性差异(10.44±5.78s vs. 6.74±2.37s)，在这种情况下，未进行手术的大鼠参与制作该模板是不合适的，例如，在 SPM 中就有加拿大 Alan Evans；MNI(ICBM，NIH P-20 project，Principal Investigator John Mazziotta)提供的帕金森病人的标准脑模板，这也是我们只选择进行过手术的大鼠扫描制作模板的原因之一。并且由于 Wistar 大鼠各地饲养的封闭群遗传性差异较大，我们也很难采用其他大鼠的扫描数据。然而这种方法应该是具有通用性的。该方法现已用于北京高能物理所，中科院武汉物理与数学研究所小动物的 fMRI 研究，中国台湾阳明大学小动物 PET 研究，以及帕金森症等神经退行性疾病的研究中，从而为国内的小动物 fMRI 实验研究提供基础。这一方法也将被用于我们随后进行的其他小动物的 fMRI 实验研究中。

此外，我们还将尝试非线性的图象配准方法(nonlinear registration)，以期能够获得更为清晰的动物脑模板。然而，尽管脑模板能够满足 fMRI 分析的激活区定位和组间比较的要求，但它并不能提供相应的组织和结构信息。我们未来的目标是建立具有相应组织、结构和生理学信息的大鼠脑图。

四、Alzheimer 病样大鼠模型 BOLD fMRI 信号与行为学变化关系[18]

1. 概述

脑功能成像实验数据量数据处理方法通常是采用基于像素的分析方法，即以像素为基本单位，逐像素对数据做统计分析，得到某个显著性水平下的脑激活图。在获得了统计的 T 或 Z 图后，就需要确定相应的阈值作为脑区激活的显著性差异的阈限。最简单的阈值方法就是给定一个显著性差异的 p 值，作为激活的最小阈限。然而，这种方法存在着极大的问题，以功能磁共振研究中最常见的 EPI 扫描为例，一个全脑的扫描矩阵通常为 64×64×21，有效像素(含脑组织)约为 20000，即便在没有实验刺激的情况下仍存在约 200 个伪激活像素。在这种情况下，一些修正的方式被采用。Bonhrroni 修正用显著性水平除以总的像素，即阈限设定为 0.01/20000=0.0000005，显然这种修正过于严厉。SPM 软件采用 Gauss 随机场理论(Gaussian random field)进行空间信息的约束加以修正，则通常会导致 P 值减小 2 · 20 倍。在人脑的认知功能实验中进行的是纵向比较，即同一被试的脑功能区活动前后磁共振信号强度的变化，这一变化通常只有本底信号的 1%～5%，存在有一个相应的被人们广泛接受的检验阈值，例如，在 SPM 中，未加修正的情况下，检验 P 值小于 0.001，在引入高斯随机场约束的情况下，检验 P 值通常可选为 0.05。在我们的研究中，是将假手术组的大鼠与 IP 组的大鼠进行比较，并不存在公认的阈值，因此我们试图通过对 fMRI 感兴趣区的分析及研究大鼠手术前后行为学变化的关系，实现统计推断。

2. Morris 水迷宫

Morris 水迷宫主要用于测试动物对空间位置觉和方位觉的学习记忆能力。它是利用强迫动物游泳，在水中设置平台，强迫动物寻找平台的方法来实现的。圆形迷宫在水中放置平台，采用视频图象处理方式测试动物行为，并实时监视动物活动的行为表现。

我们实验中的水迷宫为直径 2 米，高 0.6 米的圆形水池。水迷宫底部距离地面 0.35 米。放置于微暗(30lx)的检测房中，水池四周具有丰富的视觉刺激参照物。每次实验前两小时，实验大鼠被带入检测房，以便熟悉实验环境。

每次实验时注入 0.3 米深的水，电加热使水温维持在 26℃。沿周长等距离选择东、南、西、北四个点，据此可以将迷宫对应地分为东南、西南、东北、西北四个象限。在迷宫的东南象限放置一圆形，直径为 10cm 的逃避平台，平台位于水面以下 2cm，实验过程中通过在水中加入一定量的奶粉降低水里的能见度来隐藏平台位置。池子边缘距最近的视觉参照物为 1 米。水迷宫上方安装一个视频监视系统记录大鼠寻找并爬上平台的路线，所需时间(逃避潜伏期，escape latency)以及逃避距离。整个实验过程中迷宫外参照物保持不变。

以大鼠面向池壁放入水中为开始，至爬上中央平台为结束。给定最大 60 秒时间大鼠找出平台，并允许在上面停留 30 秒。如果大鼠在 60 秒内没有找到平台，需将其引导至平台，此时的潜伏期记录为 60 秒。训练历时七天，每段训练分为四次，训练时随机选择四个象限之一为一个入水点。每次完成后间隔 30 秒进行下一次实验。第八天的逃避时间和游泳路径记录作为实验结果。经过一个星期的训练后，所有大鼠均能在 10 秒以内通过水迷宫爬上逃避平台。数据采集和处理由 Morris 水迷宫图象自动监视处理系统完成。

随后大鼠被随机分为两组，分别进行大脑海马区的异丙肾上腺素或者生理盐水注入，在手术后 24 小时重新进行水迷宫实验测试记忆力的保持(memory retention)。

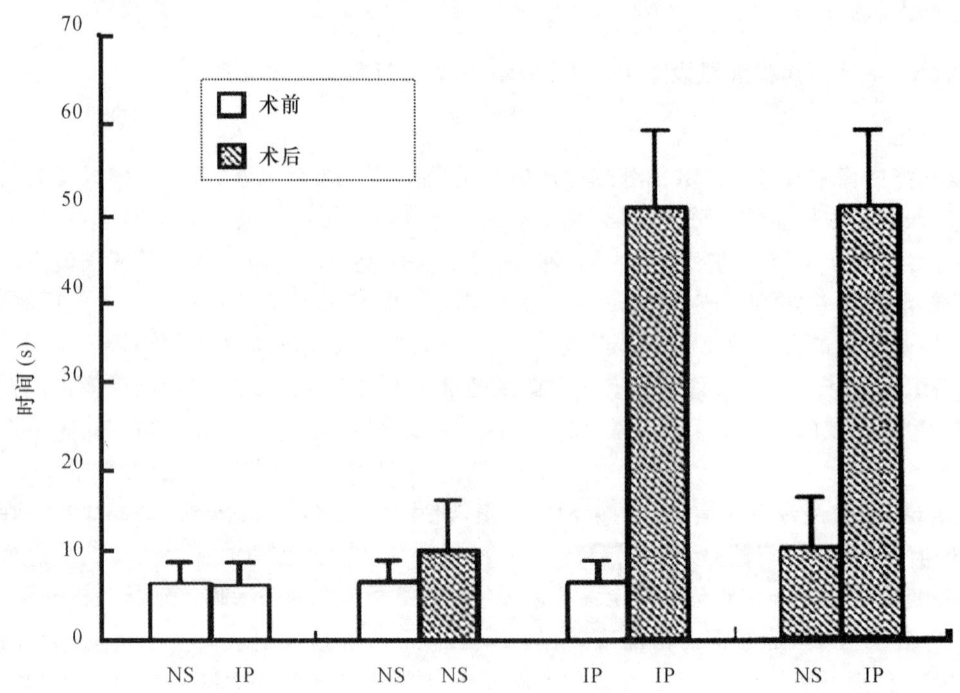

图 4-3-6　水迷宫实验发现 IP 组大鼠术前和术后比较，逃避时间明显延长，而假手术组大鼠的术前和术后逃避时间没有明显的变化。

我们发现和手术前相比，AD 模型大鼠在水中游泳时间和长度均有明显增长(49.83±8.65s vs. 6.55±2.42s，$P<0.01$，图 4-3-6)，而假手术组大鼠在水中的游泳时间和长度没有发生显著性变化(10.44± 5.78s vs. 6.74±2.37s，$P=0.14$，图 4-3-6)。IP 组和假手术组大鼠之间的逃避时间也存在着显著性变化(49.83±8.65s vs. 10.44±5.78s，$P<0.01$)。逃避路径的结果也显示所有大鼠术前和假手术组术后的逃避路线没有太大差异，而 IP 组大鼠手术后在

寻找平台的过程中表现得更为任意(图 4-3-7)。

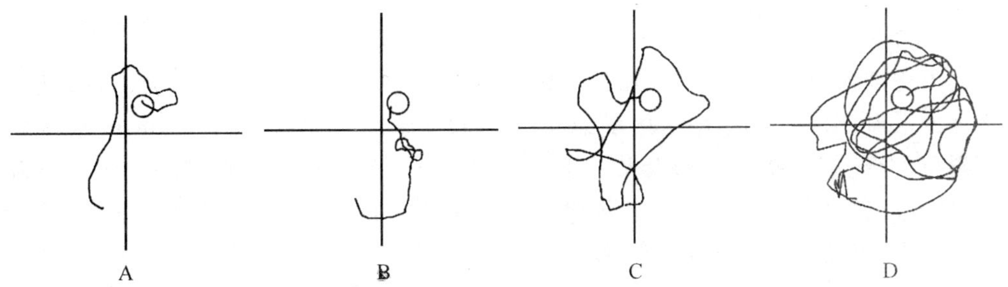

图 4-3-7 大鼠从入水点到位于东北象限平台的逃避路径

(A、C 分别对应假手术组大鼠术前和术后逃避路线,B、D 分别对应 IP 组大鼠术前和术后逃避路线)

3. 免疫印迹试验(western blots)

tau 蛋白的磷酸化利用免疫印迹进行分析。分离的蛋白放置在 Immobilon-P 膜(Millipore,Bedford,MA,USA)上。选用识别 tau 蛋白特异性磷酸化位点的抗体 tau-1,PHF-1 和多细胞系抗体 111e(R111e)进行免疫印迹实验(图 4-3-8)。

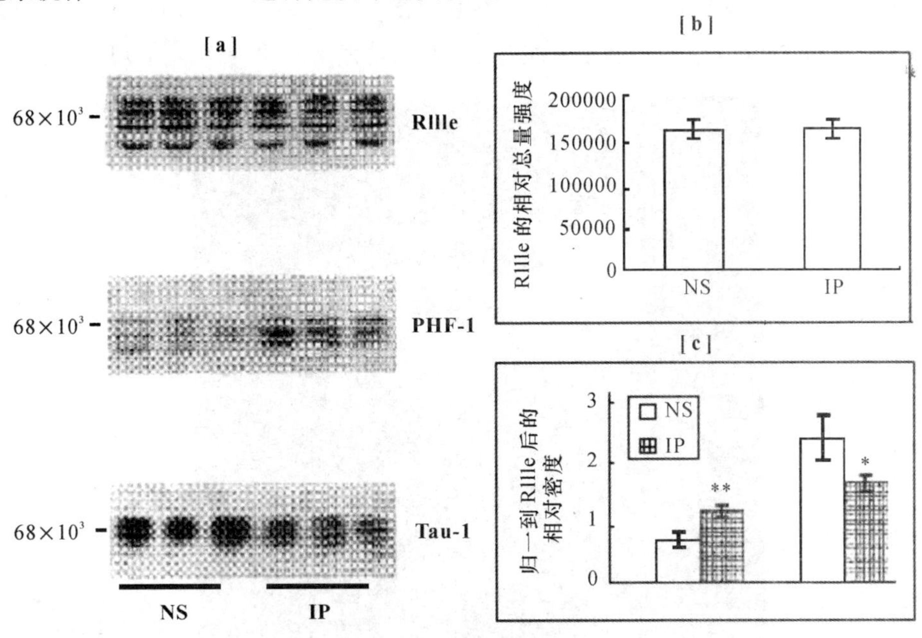

图 4-3-8 免疫印迹实验

4. 图象预处理

我们选用 SPM 软件对分割整理后的数据进行一些必要的图象配准处理。

头动校正的目的就是通过决定一系列的优化参数从而最小化模型与实际观察数据间的剩余方差。SPM 软件包采用“自动图象匹配法”实现空间位置的校正[19]。它的基本思想是“对于通过同一成像技术所获取的两张图象,若这两张图象完全重合,则它们的同一位置像素的灰度值比 r 对所有像素都可通过等值 r 表示”。否则,若两幅图象不相同,设第一张图象像素 i 的灰度值为 a_i,第二张图象相应像素 i 的灰度值为 b_i,则灰度值比 $r_i=a_i/b_i$ 对所有像素并不恒定。因此可首先计算这两张图象的灰度值比,然后求取位移参数使得 $\{r_i\}$ 的方差最小。以其中的一幅图象(通常是第一幅,也称为基准图象,template image)为基准,考虑到同一被试并具有相同的成像参数，通过刚体变换的方法将其他图象(也称为目标图象，object image)变换到基准图象上。

5. ROI 分析

在图象配准以后，我们进行 ROI 的分析。为了获得一个可信赖的统计推断的阈值，我们试图将大鼠术前、术后行为学的变化和 BOLD fMRI 信号之间进行相关。Morris 水迷宫是英国心理学家 Morris 于 20 世纪 80 年代初设计并应用于学习记忆脑机制研究的[20]，可作为检测实验动物学习记忆水平的重要工具。经典的 Morris 水迷宫所检测的是大鼠在多次的训练中，学会寻找固定位置的隐蔽平台，形成稳定的空间位置认知，这种空间认知是加工空间信息(外部线索) 形成的。平台的位置与大鼠自身所处的位置和状态无关，是一种以异我为参照点的参考认知，所形成的记忆是一种空间参考记忆。从信息的加工和提取方式来看，这种空间参考记忆进入意识系统，其储存的机制主要涉及边缘系统(如海马) 以及大脑皮层有关脑区，常伴有 Hebb 突触修饰[21]，属于陈述性记忆。而临床健忘和痴呆的病人，正是陈述性记忆首先受损而且比较突出[22]。所以从检测的记忆属性来说，运用 Morris 水迷宫来进行 tau 蛋白磷酸化导致的记忆力缺失研究是比较恰当的。海马结构广泛参与学习记忆，尤其是短期和近期记忆过程。为此我们在大鼠海马区附近定义一个感兴趣区(region-of-interest，ROI)。区域大小为 1.5mm×1.5mm×3mm，主要包括手术注射区域附近的海马皮质(如图 4-3-9 所示)。

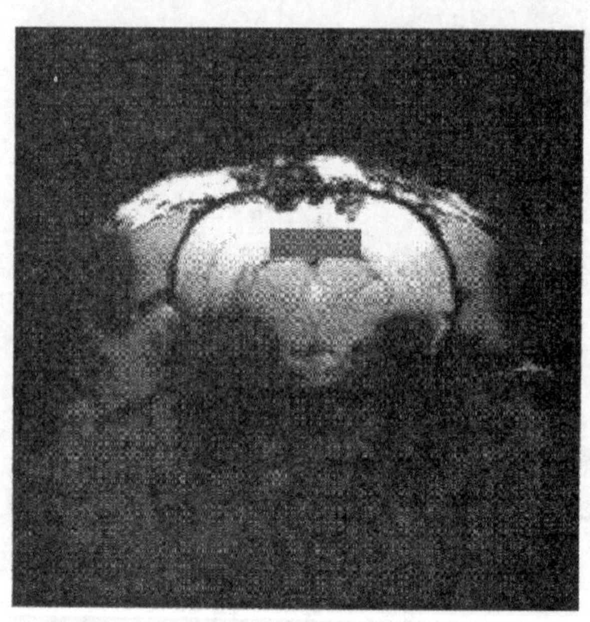

图 4-3-9　主要包含海马区域的感兴趣区设定

选用通常在 PET 研究中采用的、考虑被试差异的单个被试激活的广义线性模型[23]，同时利用协方差分析模型(ancova model)，将整体效应作为一个影响因素而放在线性模型中以消除扫描的总体效应，即假定整体脑血流与局部脑血流的变化成线性关系[24]。

$$Y_{ij}^k = \gamma_i^k = \zeta_i^k(g_{ij} - \bar{g}_{..}) + \zeta_{ij}^k$$

式中可表示被试 $i=1,2,\cdots,N$ 中第 k 个像素在第 $j=1,2,\cdots,M$ 次扫描的信号强度，$\bar{g}_{..}$ 表示被试在所有扫描中的平均。这个模型假设误差项 ζ_{ij}^k 是独立的，并且满足正态分布 $\zeta_{ih}^{iid} \sim N(0,\sigma^2)$。这个(确定敏感区域的) 模型是 over-determined(即缺秩的)，并且有大量的参数来描述相同的模型。相比较而言，很少有满意的方程来评估这种模型，需要做正则化处理。通常 sum-to-zero 约束值被硬性用来对相应组别效应进行评估。这个约束值意味着一个组的效应减去其他各组的总效应，从而可以根据排除检测组后的其他各组的效应来反映它的变化（或激活）。

因此，在本研究中有一个合适的相对权重 c 可作为对单个样本统计学进行评估。即用 $c=(1/6,1/6,1/6,1/6,1/6,1/6,\cdots,c8,\cdots,c13)^T$ 作为相对权重来评估 BOLD 信号的改变，亦即每一个 IP 大鼠 BOLD 信号减去所有对照组大鼠的平均信号。例如，$c^T=(1/6,1/6,1/6,1/6,1/6,1/6,\cdots,0,0,0,0,0,0,0)$将第一只 IP 大鼠 BOLD 信号减去所有对照组大鼠的平均信号，实现对第一只 IP 大鼠的统计学评估。

本实验中的感兴趣区（ROI ）大小为 1.5mm×1.5mm×3mm，包含了海马的主要区域。对于这一区域给出的像素，在方差分析后逐像素进行 t 检验，选择在代表 IP 鼠学习记忆发生改变的感兴趣区域内像素的最大的统计 T 值作为手术前后 BOLD 信号变化的表征，并用来作进一步的分析。免疫印迹结果显示大鼠海马 tau 蛋白有异常过度磷酸化的改变，也可以说明本研究用 IP 诱导的大鼠是具有 AD 样神经病理学改变和行为学变化的动物。因此可通过一个简单的线性回归方程来分析 IP 组大鼠寻找平台的潜伏期时间与 BOLD 信号差异的统计值（T 值）间的关系（图 4-3-10）。

$$T = 7.57L - 204.55$$

这里的 T 是统计 T 值，它代表单个 IP 鼠 fMRI BOLD 信号减去对照组大鼠平均信号；L 是指 IP 大鼠术前术后潜伏期的差值。通过水迷宫实验获得大鼠潜伏期的变化，用统计 T 值反映 fMRI BOLD 信号改变，我们可以通过上述的回归方程得到一个用来表征 fMRI BOLD 信号的改变的阈值，即灵敏度。

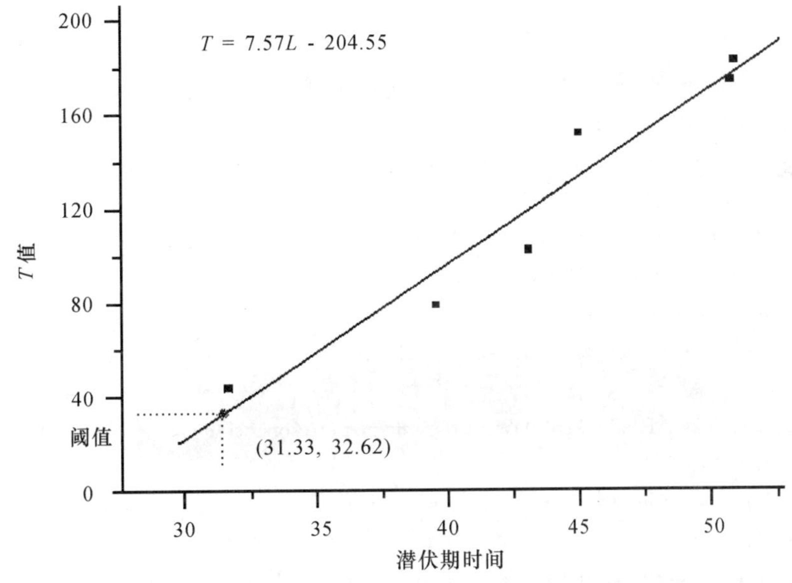

图 4-3-10 寻找平台的潜伏期时间与统计 T 值之间的关系

本回归方程的灵敏度可以作为 AD 样动物模型的 BOLD 信号变化的统计推断的检测阈值。图 4-3-10 结果显示，潜伏期的范围在 31.33～55.23 秒（置信度为 99%）。最小潜伏期为 31.33 秒，对应的统计值 T 为 32.62。基于上述分析，检验 T 值应该设定在 30 左右，能够作为进行 AD 样大鼠模型与假手术组大鼠之间差异的统计推断阈值。

6. 讨论

研究中所有实验大鼠均进行了至少 35 次全脑扫描，为了研究成像序列的稳定性和可靠性，我们将每只大鼠的数据分为前后两组各 18 帧图象，t 检验显示前后两组图象之间不存在显著性差异，说明 ROXY 的成像方法能够作为一种可靠的成像方法[25]。

总的来说，在这个研究中，我们通过研究大鼠术前术后行为学变化与 BOLD 信号的变化，试图建立一个 AD 的 BOLD 信号强度的阈值作为对于 AD 的影像学诊断标准，由图 4-3-10 可以得出，AD 样模型大鼠在手术前后 BOLD 信号的变化阈值可以设定为 30 左右，即在这里统计的 T 值 30 作为一个区分 AD 样大鼠的标准。这种方法如何应用在临床病人中，还有待于进一步的研究。

此外，在我们的研究中选用了一个统计的 T 值作为 BOLD 信号变化的表征，而 T 值变化与实际的 BOLD 信号的强度之间仅仅存在正相关的关系；并没有直接的线性关系，BOLD 信号并不是直接来源于神经电发放，而是来源于与之相关的第二层的能量代谢和血流动力学效应。它是神经活动导致的局部脑血氧消耗代谢率（$rCMR_{02}$）、脑血流（rCBF）及脑血体积（rCBV）的相互作用的综合的结果[26]。

$$\Delta S/S = \widetilde{A}[(\Delta CBF/CBF - \Delta CMR_{02}/CMR_{02})/(1+\Delta CBF/CBF) - \Delta CBV/CBV]$$

式中 $\widetilde{A}$ 是与外磁场有关的生理学参数[27,28]。BOLD 生理学机制的这种复杂性所引起的非线性正是 fMRI 信号分析的重要误差来源。尽管静态成像的方法减少了这种非线性的变化，采用线性回归方法的合理性仍然值得商榷。并且统计的 T 值与被试个数、扫描次数均有关，它所获得的统计推断阈值并不具有普适性。

参考文献

[1] Hu ZH, Wu YG, Wang JZ, Chen FY and Tang XW. A template of rat brain based on fMRI T2 * imaging. Prog Nat Sci, 2005, 15(6):502－506

[2] Lauterbur PC. Image formation by induced local interactions: examples employing nuclear magnetic resonance. Nature, 1973, 242:190－191

[3] Ogawa S, Lee TM, Kay AR and Tank DRL. Brain magnetic resonance imaging with contrast dependent on blood oxygenation. Proc Natl Acad Sci USA, 1990, 7:9868－9872

[4] Chen YC, Galpern WR, Brownell AL, et al. Detection of dopaminergic neurotransmitter activity using pharmacologic MRI: correlation with PET, microdialysis, and behavioral data. Magn Reson Med, 1997, 38: 389－398

[5] Ogawa S, Lee TM, Kay AR and Tank DW. Brain magnetic resonance imaging with contrast dependent on blood oxygenation. Proc Natl Acad Sci USA, 1990, 87:9868－9872

[6] Logothetis NK, Pauls J, Augath M, et al. Neurophysiological investigation of the basis of the fMRI signal. Nature, 2001, 412:150－157

[7] Duong TQ, Kim DS, Ugurbil K and Kim SG. Localized cerebral blood now response at submillimeter columnar resolution. Proc Natl Acad Sci USA, 2001, 98:10904－10909

[8] Smail SA, Wu ED, Bartsch D, et al. Imaging physiologic dyfunction neurotechnique of individual hippocampal subregions in humans and genetically modified mice. Neuron, 2000, 28:653－664

[9] Hu ZH, Wu YG, Wang XC, et al. A template of rat brain based on fMRI T2 * imaging. Prog Nat Sci, 2005, 15(6):502－506

[10] Talsirach J and Tourmouc P. Coplanar Sterotaxic Atlas of the Human Brain. New York: Thieme Medical, 1988

[11] Paxinos G and Watson C. The Rat Brain in Stereotaxic Coordinates(2nd edition). Sydney: Academic Press,1986

[12] Friston KJ,Williams SCR,Howard R,et al. Movement-related effects in fMRI time series. Magn Reson Med, 1996,35:346－355

[13] Bullmore,ET,Brammer MJ,Rabe-Hesketh S,et al. Methods for diagnosis and treatment of stimulus-correlated motion in generic brain activation studies using fMRI. Hum Brain Mapp. 1999, 7:38－48

[14] SPM 软件及使用说明. http://www. fil. ion. ucl. ac. uk/spm

[15] Collignon A, Maes F,Delaere D,et al. Automated multi-modality image registration based on information theory. In: Information Processing in Medical Imaging. Bizais Y, Barillot C and Di Paola R (eds). Dordrecht: Kluwer Academic Publishers, 1995, 263－274

[16] Viola P and Wells WM. Alignment by maximization of mutual information. In: International Conference on Computer Vision. Grimson E, Shafer S, Blake A and Sugihara K (eds). Los Alamitons: IEEE Computer Society Press, 1995, 16－23

[17] Collins DL, Zijdenbos AP,Kollokian V,et al. Design and construction of a realistic digital brain phantom. IEEE Transaction on Medical Imaging,1998, 12: 463－468

[18] Hu ZH, Wang XC, Li LY, et al. Correlation of behavior changes and BOLD signal in Alzheimer-like rat model. Biochem Biophys Sin,2004, 36 (12):803－810

[19] Woods RP, Cherry SR, et al. A rapid automated algorithm for accurately aligning and reslicing position emission tomography images. J Comput Assist Tomogr, 1992, 16: 620－633

[20] Morris RGM, Garrud P,Rawlins JNP, et al. Place navigation imparied in rats with hippocampal lesions. Nature, 1982, 297:681

[21] Lisman J. A mechanism for the Hebb and anti Henn processes underlying learning and memory. Proc Natl Acad Sci USA, 1989, 86:9574

[22] Squire LR and Zola MS. Memory,brain system and behavior. Trends in Neuroscience, 1998, 11:170

[23] Friston KJ, Holmes AP,Wonky KL, et al. Statistical parametric maps in functional imaging:a general linear approach. Hum Brain Mapp. 1995,2:189－210

[24] Friston KJ, Frith CD,Liddle PF, et al. The relationship between global and local changes in PET scans. J Cereb Blood Flow Metab, 1990,10:458－466

[25] Li SJ,Li Z,Wu GH,et al. Alzheimer disease:evaluation of functional MR imaging index as a marker. Radiology, 2002, 225:253－259

[26] Ogawa S,Menon RS,Tank DW,et al. Functional brain mapping by blood oxygenation level-dependent contrast magnetic resonance imaging:a comparison of signal characteristics with a biophysical model. Biophys J, 1993, 64:803－812

[27] Kida I,Kennan RP, Rothman DL,et al. High-resolution CMR(02)mapping in rat codex:a multiparametric approach to calibration of BOLD image contrast at 7 Tesla. J Cereb Blood Flow Metab, 2000, 20:847－860

[28] Hyder F,Kida I,Behar KL, et al. Quantitative functional imaging of the brain:towards mapping neuronal activity by BOLD fMRI. NMR Biomed, 2001, 14:413－431

（胡正珲）

第四节 脑图象分割:自由网格主动轮廓模型

一、引言

探索大脑功能,揭示大脑的奥秘已成为现代科学面临的最大挑战之一。另一方面,随着人口老龄化的加速发展,神经、精神疾病发病率呈逐年增长趋势,如何有效地预防、诊断和治疗各种脑疾病也是人们必须面对的社会问题。近30多年来,医学成像技术经历了一个从静态到动态、从形态到功能、从平面到立体的发展过程。随着X射线,CT,核磁共振成像(magnetic resonance imaging, MRI),超声成像,以单光子发射断层成像(single photon emission computerized tomography, SPECT)、正电子发射断层成像(positron emission tomography, PET)为代表的核医学成像技术的逐步成熟和新型成像技术如光学荧光成像、弥散光学成像的不断涌现,提取与分析定量的大脑生理病理信息已成为可能。然而这些成像模式,只提供了成像手段,如何利用所获数据进行有效的分析,从而带动神经疾病诊断治疗方式的发展,使脑科学、神经病理学和神经认知科学的研究产生深刻的变革,已成为脑成像研究所面临的最根本的挑战。作为医学图象的处理手段,脑图象分析在脑科学、神经病理学和神经认知科学的研究以及临床上对脑疾病的诊断和治疗中有着重要的意义,也是计算机技术最重要和最有前景的应用领域之一[1]。

1. 脑图象分割研究的内容与意义

在脑功能研究与脑病变的病理分析中,准确地分辨医学影像中的正常组织和异常病变已成为神经信息科学的核心热点问题,即需要对脑医学图象进行分割。所谓图象分割是指将图象中具有特殊涵义的不同区域区分开来,这些区域相互是不交叉的,每一个区域都满足特定区域的一致性。显然,只有用某种方法把"感兴趣的目标物体"从复杂的背景中提取出来,才有可能进一步对各个子区域进行定量分析或者识别,进而对图象进行理解。

鉴于脑图象的以下特点,脑图象分割的研究显得尤为迫切:

1)脑医学图象的多样性和脑组织结构的复杂性;

2)脑医学图象存在一定的噪声;

3)图象中目标物体的部分边缘有可能局部不清晰。

自动与可靠地检测脑组织结构信息具有重要的临床意义,可以用于大脑异常区域的检测,而且也可以用于病变类型的医疗诊断,此外也是定量分析等后继操作的关键,是三维可视化、图象引导手术、肿瘤放射治疗、治疗评估的基础。

2. 脑图象分割的研究历史与现状

在过去的二十多年里,医学图象处理分析经历了四个阶段。同样,作为其分支的脑图象分割也经历了这四个阶段[1]:

(1)1980年以前—1984年:二维图象的模式识别时期

这是脑图象分割发展中的初级阶段。这一时期分割算法的特点是,首先在二维图象中检测出较为明显的边界,然后使用某些启发式的轮廓搜索策略将检测到的边界合并或者是连接,并保持曲线光滑。这种方法可以看做是当今发展很迅速的"可变轮廓法"(deformable boundary finding)的一个先驱者。

(2)1985—1991年:基于先验知识的方法起重要作用的时期

这是一个过渡时期。这期间,在一般或是特殊对象的分割领域,边界检测和基于灰度的区域增长这两种方法都得到了进一步的深入研究。

边界检测方面,更智能的方法将图象的灰度梯度集成到相应的结构中去。值得注意的是,这一时期的中晚期,Kass[2]提出了可变形模型(deformable models)的思想。

区域增长方面,利用MR图象中的多参数数据模型并用于分割MR图象中基于物理信号特征的结构开始被研究。统计聚类策略被用于分割有三个参数的MR大脑图象中的灰质层和白质层。尽管将三维图象不同切片视为同一个集合体的思想已经被合理地引入,但是,真正的三维分割方法并未形成,部分原因是MR切片太厚(7~10cm),无法得到高信噪比的图象。

(3)1992—1998年:三维图象分割和高集成分析时期

20世纪90年代中后期,随着更高质量的MR图象不仅在实验室,而且在临床医疗上的应用,以及三维MR图象数据集的获取成为可能,三维图象分割渐渐成为了研究的重点。

这一时期最明显也最成熟的理论以及应用上的进展是基于可变形模型(Snake模型)的边界检测。这些方法已经应用于医疗,3D"Snake"的不同分支方法可用于图象数据集的分割。另外,基于先验知识的方法也被拓展到三维方向的研究。可变形模型始创者之一Terzopoulos和McInerney在1996年发表的综述文献对可变模型作了详细介绍[3]。可变形模型在医学图象分割中的应用被认为是过去几十年中计算机视觉领域的重要成就之一。

这一时期,Osher和Sethian[4]提出的水平集(level set)理论被用于图象分割。图象的轮廓由0 level set来表示,模型变形过程中距离场不断发生变化,就像波的推进一样,当波到达轮廓边界处停止传播。

虽然有以上的成绩,但仍没有哪一种方法可以鲁棒地(Robust)分割一系列脑图象数据集中的各种不同结构。所以,除了以上提到的方法,这一领域的研究仍在不断发展。

(4)1999年以后:基于形变模型的算法成为研究的重点

自从Kass等人提出经典的Snake算子以来,为了解决鲁棒性的问题,人们提出了很多Snake算子的变种(例如:气球力Snake,梯度矢量流Snake,FEM-Snake等等)[5-7]。它通过参数化的主动轮廓,在由先验模型和图象数据构成的能量函数驱动下,逐渐变形,直到抵达区域的边界。参数化主动轮廓的优势在于,轮廓上的各点运动不仅受到外部力的作用,而且还受到内部能量保持张力、平滑性的牵制,因此不易泄漏,对图象有潜在的全面理解的可能性。但是拓扑结构的变化不易处理。尽管出现了可以改变拓扑结构的Snake,但是处理过程非常复杂。近10年来,几何水平集方法的出现,极大地推动了几何形变模型的研究,这里又以Caselles等人和Kichenassamy等人同时提出的测地主动轮廓模型为代表[8,9]。它的突出优点是能非常自然地处理拓扑变化,但是缺点是:泄漏问题和对图象缺乏全面的理解,对于噪声大的图象,往往探测到的是局部的极小值而非全局的极小值。为了解决这些问题,通常的研究方法是通过引入外力的方法,比如Siddiqi等引入面积约束项[10],Xu等把梯度矢量流引入进来[11],Paragios等结合Zhu的区域竞争思想提出测地主动区域模型[12],Xie等人引入弥散区域力[13]。

3. 我们的贡献:自由网格主动轮廓模型的提出

综上所述,用于脑图象分割的算法大致可以分为传统分割方法和基于形变模型的方法。传统图象分割方法包括基于边缘的梯度算子、Sobel算子、Prewitt算子、Kirsch算子和Canny算子等,基于区域的阈值分割、区域生长和Markov分割方法等,由于脑组织的解剖结构复杂性,这些只依赖于图象本身的灰度、纹理等低层次视觉属性的图象分割方法难以满足脑图象分割的要求。脑医学图象分割迫切需要把图象本身的低层次视觉属性和待分割目标的知识和经验结合起来，得到待分割区域的完整表达。基于形变模型的图象分割方法正是在这种需求下出现的，从而受到广泛关注。

总的来说，无论是参数化形变模型还是几何形变模型，都可以归纳为图象数据约束下的偏微分方程[14]。由于脑图象分割问题的空间不规则性和采样点的离散性，有限元法和有限差分法是常用的数值解法。但是现有的有限元方法的应用困难在于：①当所研究区域的几何形状比较复杂时，网格划分将变得非常困难，在三维空间甚至于不可能；②在运算过程中，如果涉及大变形、几何或形状不连续等情况，为了保持所需的精度和可靠性，有限元方法必须对研究区域进行网格重新划分或者节点重新分布定位。然而，网格重划分必须依赖于某种控制准则，而不同的控制准则将产生不同的计算效果[15]。我们引入了自由网格理论对脑医学图象分割问题进行求解。自由网格法仅通过一组点来表达求解域，没有点之间的联结关系，是一种全局最优拟合的方法。它削弱了有限元分片后单元之间的约束，强调整体求解的误差最小，因而具有比有限元法更高的计算精度。且可以轻松地通过加入或去除一些节点来平衡计算精度和速度。

二、主动轮廓模型：Snake 模型与水平集方法

1. Snake 模型

(1)总体概述

传统 Snake 模型可以描述为一条参数化曲线(图 4-4-1)，设 $v(s)=(x(s),y(s))$ 为轮廓曲线，s 为弧长参数，则 Snake 的总能量可以表示为：

$$E_{snake}=\int_0^1 E_{snake}(v(s))\mathrm{d}s=\int_0^1 E_{\mathrm{int}}(v(s))+E_{image}(v(s))+E_{con}(v(s))\mathrm{d}s \qquad (2.1)$$

其中 E_{int} 为由曲线本身性质决定的内部能量项，E_{image} 为由图象决定的外部能量，E_{con} 为由外部约束提供的外部能量。

通过设计合理的能量项，使参数曲线位于目标轮廓附近时，E_{snake} 取极小值。通过能量最小化的过程就可以实现对物体的边缘检测。

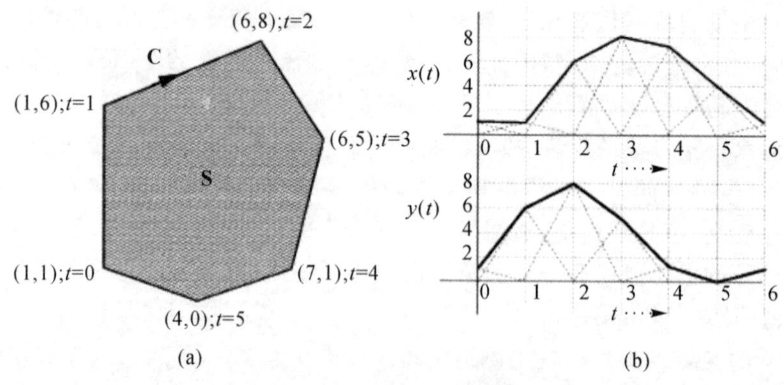

图 4-4-1 曲线的参数化形式

(2)内部能量描述

内部能量是与曲线几何相关的量，而与图象等外部输入信息无关。由 Kass 提出的 Snake 内部能量取曲线的一阶导数与曲线的二阶导数的加权和。通过使曲线的 Snake 的能量达到最小，即内部能量与外部能量的和达到最小，曲线收敛于目标轮廓处。其中内部能量保证了曲线

的光滑，因为 Snake 的前提假设就是目标轮廓是分片连续并且光滑的。其中由曲线一阶导数构成的能量项被称为弹性能量，保证了曲线的连续性；由曲线二阶导数构成的能量项被称为刚性能量，保证了曲线一阶导数的连续性，即是光滑的。内部能量可以表示为：

$$E_{\text{int}} = (\alpha(s) \mid v_s(s) \mid^2 + \beta(s) \mid v_{ss}(s) \mid^2)/2 \tag{2.2}$$

式中 $v_s(s)$为参数曲线的一阶导数，$v_{ss}(s)$为参数曲线的二阶导数。$\alpha(s)$，$\beta(s)$用来控制弹性能量与刚性能量之间的权衡。

(3)外部能量描述

外部能量是使曲线收敛到目标轮廓处的能量项。其构造由两部分构成：基于图象的外部能量项和基于约束的外部能量项，即 $E_{ext} = E_{image} + E_{con}$。从图象角度来看，对于灰度图象 $I(x,y)$，当曲线位于目标轮廓处时，曲线上与图象相对应的各点的梯度值达到最大。利用上述特点，为了使整个 Snake 的能量值达到最小，我们可以很容易地构造 Snake 的图象外部能量项：

$$E_{image} = -\mid \nabla I(x,y) \mid^2 \tag{2.3}$$

当然，这是最简单的构造外部能量的方法，之后人们在这个基础上提出了很多改进的外部能量的计算方法。例如，梯度是一个矢量，上式中我们只考虑了梯度的数量值，没有考虑梯度的方向。但是理想情况下在目标轮廓处，梯度的方向是垂直于目标轮廓的。因此更全面地考虑梯度信息可以使我们的算法更精确。考虑构造图象外部能量项如下：

$$E_{image} = -\oint_c k \cdot (\nabla f(r) \times \mathrm{d}r) = -\oint_c \nabla f(r) \cdot (\mathrm{d}r \times k) = -\oint_c \nabla f(r) \cdot \| \mathrm{d}r \| \hat{n}(r) \tag{2.4}$$

其中 k 是垂直于图象平面的单位向量，并且指向平面上方。$\hat{n}(r)$表示曲线在 r 处的法向量，并且是指向曲线的内侧。

E_{con}是来自交互的约束或者其他基于先验知识的外部能量项。例如来自专家的经验知识的人机交互，或是基于目标轮廓形状信息的先验知识约束等等。

(4)数值方法

根据以上内部能量、外部能量的构造方法，为使总能量达到最小，我们需要解下面的泛函：

$$\min\int_0^1 \left(\frac{1}{2}(\alpha(s) \mid v_s(s) \mid^2 + \beta(s) \mid v_{ss}(s) \mid^2) + E_{ext}\right)\mathrm{d}s \tag{2.5}$$

用变分法解上述能量最小化方程等价于求解下面的欧拉方程：

$$\alpha v''(s) + \beta v''''(s) + \nabla E_{ext} = 0 \tag{2.6}$$

上式可以看做是一个力的平衡方程：

$$F_{\text{int}} + F_{ext} = 0 \tag{2.7}$$

其中：

$$\begin{aligned} F_{\text{int}} &= \alpha v''(s) + \beta v''''(s) \\ F_{ext} &= \nabla E_{ext} \end{aligned} \tag{2.8}$$

最简单的求解以上 Snake 方程的方法是有限差分方法。在利用有限差分方法计算的过程中，我们放弃了上述偏微分方程中变量连续的特征，而关注变量离散取值后对应的函数值。其基本思想是用差分代替微分，将连续变化的变量离散化，从而得到差分方程组的数学形式并求解该差分方程。常用的差分形式有：前向，后向和中心差分，格式如下：

前向差分：$v'_i = v_{i+1} - v_i$；

后向差分：$v'_i = v_i - v_{i-1}$；

中心差分：$v'_i = (v_{i+1} - v_{i-1})/2$

将式(2.6)展开后得：

$$\alpha(v_i - v_{i-1}) - \alpha(v_{i+1} - v_i) + \beta(v_{i-2} - 2v_{i-1} + v_i) - 2\beta(v_{i-1} - 2v_i + v_{i+1}) + \beta(v_i - 2v_{i+1} + v_{i+2}) + (f_x(i), f_y(i)) = 0 \tag{2.9}$$

其中 $f_x(i) = \frac{\partial \nabla E_{ext}}{\partial x}$，$f_y(i) = \frac{\partial \nabla E_{ext}}{\partial y}$，写成矩阵的形式，则为：

$$\begin{aligned} AX + f_x(X,Y) = 0 \\ AY + f_y(X,Y) = 0 \end{aligned} \tag{2.10}$$

其中 A 为一个对角的带状矩阵。为解上述方程，我们引进时间参数 τ，采用显示欧拉的方法，上述方程等价为：

$$\begin{aligned} AX_t + f_x(X_{t-1}, Y_{t-1}) = -\tau(X_t - X_{t-1}) \\ AY_t + f_y(X_{t-1}, Y_{t-1}) = -\tau(X_t - Y_{t-1}) \end{aligned} \tag{2.11}$$

整理后得：

$$\begin{aligned} X_t = (A + \tau I)^{-1}(\tau X_{t-1} - f_x(X_{t-1}, Y_{t-1})) \\ X_t = (A + \tau I)^{-1}(\tau Y_{t-1} - f_y(X_{t-1}, Y_{t-1})) \end{aligned} \tag{2.12}$$

其中$(A+\tau I)$是一个对角的带状矩阵，随着时间参数的变化，曲线不断演化，最终达到平衡状态。运用差分方法求解 Snake 方程运算简单，直观，速度快，但是计算精度比较低，且计算精度依赖于蛇点的初始位置、蛇点的数量，易于收敛于局部最小值，对噪声敏感。

(5)讨论

尽管 Snake 的提出解决了医学图象不易分割的部分难题，然而模型在实际应用中仍然存在一些困难：

1)需要把初始轮廓线放置在 ROI(region of interest)的边界附近；

2)难以收敛至轮廓的深度凹陷处；

3)在变形过程中容易收敛于局部的梯度极大值或从弱边缘处泄漏。

人们针对这些缺点提出了很多改进，主要的变化可以总结为以下两方面：

1)曲线的表达方式；

2)图象能量项的描述。

其中曲线描述方法大致可以分为三种：

1)基于点的 Snakes：曲线是由顺序连接的一系列离散点构成的。通常我们把这些点称为 Snaxels。

2)参数化 Snakes：曲线由参数化的形式连续地表达，使用一些基函数，如 B 样条函数[16]，傅立叶级数等等。

3)几何 Snakes：将平面上的曲线形象地表达为一个恰当的二维平面的水平集[8,9,17]。

外部能量的计算大致可以分为两种：

1)局部能量项：主要是考虑曲线所在局部的图象信息，即梯度信息。

2)全局能量项：通过统计的方法考虑整个图象的特征，比如说区域的信息[18,19]。

在具体的外力计算形式上，有下面一些变化。为了增加捕获区域，Cohen 提出了气球模型(balloon model)，其实质相当于增加了一个气球力，使变形曲线作为一个整体膨胀或收缩，当曲线进入到边界梯度构造的外部作用力场范围时，就被吸引到感兴趣区域的边界。这个气球力的作用等价于变形曲线包围的面积的变化。当沿变形曲线的外法线方向施加作用力时，曲线膨胀，面积增加；沿变形曲线的内法线方向施加作用力时，曲线收缩，面积减小。

Xu[11]提出了一个新的外力构造方法：梯度矢量流(GVF)。通过求解一个梯度扩散方程达到增大捕获区域的目的。即使 Snakes 的初始轮廓与目标轮廓相差很远，通过调整扩散系数，Snake 也可以搜索到目标轮廓。然而，尽管 GVF 扩大了外力场的作用范围，它仍然难以较好地处理曲线收敛于局部梯度极大值的现象。由于内部外部能量共同作用于曲线的缘故，曲线不易自动收敛于深度凹陷处。

对于一些噪声较大的图象，我们一方面可以通过图象预处理手段，如高斯平滑来降低噪声，但另一方面也会削弱目标轮廓处的信息。因此 Xie[13]提出了基于对图象整体理解的全局能量项，其基本思想是首先利用任意一种图象快速分割方法，将图象分为若干个区域，然后在区域边界施加外力，其目的是防止曲线泄漏，即从一个区域无限制地跨入另一个区域。

构造全局能量项，人们纷纷想到了利用统计学的方法[20]。考虑图象含有两个区域的情况(多个区域情况依此类推)，从概率学的角度来看，每个区域有各自的均值和方差。通过构造下面的外部能量项 $E_{region}=-\int_{S}\log(P(f(s)\mid s\in R))\mathrm{d}s-\int_{S'}\log(P(f(s)\mid s\in R'))\mathrm{d}s$，其中 R、R' 代表两个图象分割后不同的区域，S、S' 代表位于封闭曲线内、外的区域。我们可以看到只有当 $R=S$，$R'=S'$ 时，上述能量值达到最小。同时，也有人试图将上述两种能量方式统一起来[20]。

针对传统 Snakes 难以处理拓扑结构变换的情况，Terzopoulos 提出了拓扑自适应 Snakes 模型[21]，曲线在变形过程中能够拓扑变换以分割多个目标。而 Caselles[8]提出的测地线几何主动轮廓模型把基于能量最小化的经典的 Snake 模型和基于曲线演化的几何主动模型结合起来，解决了分割深度凹陷区域和曲线拓扑变形的问题。区别于传统 Snakes 采用显示方法即参数化的方法表达曲线，几何 Snakes 采用隐式曲线的方法表示该轮廓线模型。其最大的优点是很容易地处理 Snakes 变化过程中的拓扑变换，而无需增加任何其他的开销。

2. 水平集方法

(1)水平集方法的基本思想

Osher 和 Sethian[4]于 1988 年提出了水平集方法。水平集方法的主要思想是在 N 维空间里观察 N-1 维曲面的运动情况。举个例子，用曲面即除了包含曲线的 xy 坐标系外，还需要一个表示高度的 z 轴来描述界面(曲线)的运动。我们来看这个公式：$d=\psi(x,y,t=0)$，对于给定的点 $p(x,y)$，在时间 $t=0$ 时，d 表示 $p(x,y)$ 到界面的距离，也就是我们后面要讲到的水平集函数。

水平集思想可以用示例图来形象地描述，图 4-4-2(b)中，圆锥曲面为 $t=0$ 时的水平集函数，该曲面与 xy 平面所截的表面就是该时刻的零水平集 $C(t=0)$，由此看出，水平集函数表示为 $t=0$ 时刻，任意点 $p(x,y)$ 到零水平集的距离。通过改变高度 z 来跟踪界面的运动，也即是通过改变水平集函数来寻找界面，使得在任意时刻，水平集函数与 xy 平面的相交部分都保持为零水平集。如图 4-4-2(d)所示，在 t 时刻，水平集函数通过移动与 xy 平面相交的部分已经发生了改变，这就是 t 时刻新的零水平集。因此，水平集方法的关键就在于求解水平集函数是如何随时间运动，知道了水平集函数的运动情况，也就知道了零水平集，而零水平集就是我们需要寻找的目标。可见水平集方法处理曲线的演化问题不是试图去跟踪演化后的曲线位置，而是遵循一定的规律，在二维固定坐标系中不断更新水平集函数，从而达到演化隐含在水平集函数中的闭合曲线的目的。这种演化曲线方式的最大特点是：曲线演化用隐式方程表示。将运动曲线嵌入曲面中，借曲面的演化实现曲线的演化，这样问题看似复杂了，实际上拓扑结构变化的问题便迎刃而解。

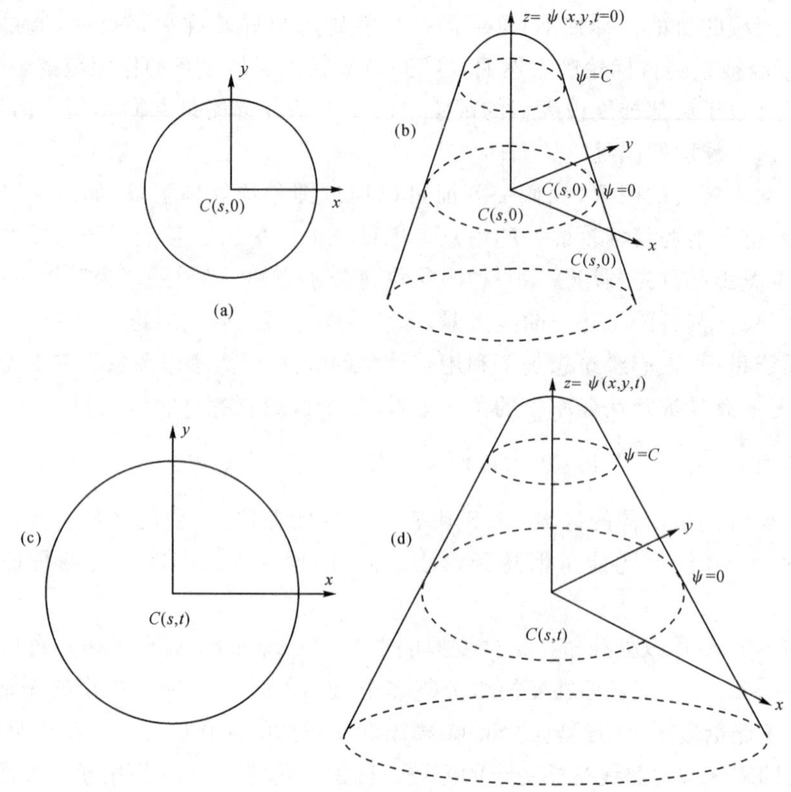

图 4-4-2 演化的水平集及其嵌入的曲面

(2)水平集方法演化方程

为了使演化曲线成为引进的曲面的零水平集，定义曲面方程

$$\psi(x,y,t)=\pm d \tag{3.1}$$

d 为点(x, y)到曲线 $C(s, t)$距离，正负表示点(x, y)在曲线的内部和外部。平面上所有点的距离值构成一个空心锥体，此锥形曲面与 xy 平面相交处即是我们所研究的原始曲线。由此，在曲线演化的过程中，曲线上的点始终都满足下面的方程：

$$\psi(x,y,t)=0 \tag{3.2}$$

方程两边对时间 t 进行求导，则可得到

$$\psi_t+\psi_x\frac{\mathrm{d}x}{\mathrm{d}t}+\psi_y\frac{\mathrm{d}y}{\mathrm{d}t}=0 \tag{3.3}$$

可以表示为

$$\psi_t+\nabla\psi\cdot(x_t+y_t)=0$$

单位法向 $\overline{N}=\frac{\nabla\psi}{|\nabla\psi|}$，设速度函数为：$F(x,y,t)=-(x_t+y_t)\cdot\overline{N}$，于是得到：

$$\psi_t=F\mid\nabla\psi\mid \tag{3.4}$$

这个就是著名的水平集方程。

水平集方法将一个低维空间描述的问题嵌入到高维空间进行描述，形式上使问题变得复

杂化了，但在问题求解上却有许多优点：

①曲线拓扑的变化（曲线的分裂与融合）能得到很自然的处理。只要速度函数是平滑的，水平集函数将始终保持为一个函数，零水平集可以随水平集函数的演化很自然地改变起拓扑结构，可以分裂、合并、形成尖角等。

②可以获得唯一的、满足熵条件的弱解（weak form soention）。

③曲线内在的几何特性（法线方向、曲率）可以直接用水平集函数的微分来估计。

④可以很容易地扩展到高维情况。

三、自由网格主动轮廓模型

1. 基本思想

脑组织分割的意义在于可以定量了解灰质的缺失，脑皮层的结构与海马结构信息。这些重要而又细微的解剖特征，将为脑功能的研究、神经与精神疾病的研究与诊断提供重要的解剖支持。针对现有分割算法难以获取差别细微的组织结构差异信息的难题，我们提出了自由网格主动轮廓模型方法。

我们的方法集合了几何、物理、近似三大理论。其中几何理论用于物体的形状表达，可以采用参数化表达方法或者隐含式的水平集表达方法；物理理论用于控制物体在时空域中发生形变时所受的约束；近似理论提供了模型与数据之间近似匹配的数学基础。通过构造使模型发生形变的力场，模型发生形变最终平衡于目标位置。由于模型变形过程的直观性，在变形过程中，专家可以通过人机交互，利用自己的知识经验来控制变形过程，使得变形后的结果更为符合专家的知识经验，又减少了完全由专家手动控制的繁琐过程。模型中亦可加入由先验知识构成的各项约束，如组织的定位、尺寸、形状等因素，使得形变结果更为鲁棒。

（1）分割能量方程的建立

总体上来看，我们的图象分割算法由三部分构成：

1）待分割物体的拓扑和几何表达；

2）构造能量项：包括内能与外部能量，这个部分与传统的 Snake 模型与水平集方法相同，即使模型在外能量的作用下，向感兴趣目标靠拢，如物体的轮廓。

3）数值解法：采用自由网格方法替代有限元，达到鲁棒分割的目的。

通过这个思想，我们可以构造出自由网格 Snake 算子，也可以建构自由网格水平集。

自由网格 Snake 算子：

对于自然网格 Snake 算子来讲，我们需要预先已知待分割目标的拓扑结构，然后采用参数化的方法来进行表达。不失一般性，设图象为 $I(x,y)$，$u(x,y)$ 表示位于坐标为 (x,y) 处点的位移，Ω 为该模型的几何表达空间，演化服从于最小化下面的能量函数：

$$E(u)=\int_{\Omega}E(u(x,y))\mathrm{d}x\mathrm{d}y=\int_{\Omega}E_{\mathrm{int}}(u(x,y))+E_{image}(u(x,y))\mathrm{d}x\mathrm{d}y$$

$$=\int_{\Omega}\frac{1}{2}\varepsilon^{T}D\varepsilon t\,\mathrm{d}x\mathrm{d}y-\int_{\Omega}u^{T}ft\,\mathrm{d}x\mathrm{d}y \tag{3.5}$$

其中 $E(u)$ 为关于位移 u 的能量项。E_{int} 为由弹性可形变体模型本身性质决定的内部能量项，E_{image} 为由图象力决定的外部能量，ε 为应变，D 是材料矩阵，f 是图象外力。

根据变分原理，泛函 E 取驻值的条件是它的一次变分为零，$\delta E=0$，即 $\dfrac{\partial E}{\partial U}=0$，这样就得到求解方程：

$$KU = F \tag{3.6}$$

其中 K 被称为刚度矩阵，F 为外力列向量，U 为位移列向量。K、F 的组装方法因我们所采用的数值方法而异。模型可以视为在外力 F 的作用下，发生形变，通过不断迭代，最后收敛到平衡位置，即物体的轮廓处，从而达到分割的目的。这个过程中，我们需要求解位移场 U。

自由网格水平集：

然而，自由网格 Snake 算子的缺点是无法自由处理拓扑变换问题，因为采用水平集的表达方法，然后使用自由网格求解水平集方程，可以达到提高精度与自由处理拓扑的双重目的。

我们要面对的依然是水平集方程：$\psi_t = F|\nabla\psi|$，求解这个方程的传统方法或者采用有限差分法，或者采用有限元方法，或者采用移动网格的方法。当需要分割细节问题时，需要局部细化网格，以提高精度。我们提出使用自由网格方法来求解水平集方程，与传统的分割算法相比，大大提高了分割精度。

在这里，我们需要不断演化水平集函数 ψ。

因此，对于我们的自由网格主动轮廓模型算法而言，无论是求解位移场 U（自由网格 Snake 算子）还是求解水平集函数 ψ（自由网格水平集）（以下我们都写为 $X(q)$，q 表示三维空间位置），它们的求解域都用自由网格来表达[14]。

(2) 自由网格求解域表达

最近发展的 Meshfree[15] 方法仅仅通过一组点来表达求解域，而没有点之间的连接关系。FEM 由于单元之间存在约束，因而只能用来处理小形变，而 Meshfree 方法没有这方面的限制。最早的 Meshfree 方法可以追溯到研究天文对象的光滑粒子法（smoothing particle hydrodynamics，SPH），Meshfree 最直接的数学基础是移动最小二乘（moving least square，MLS）。移动最小二乘借助一个影响域有限、单调递减的权函数，采用局部最小二乘拟合的策略，在各个局部均强调了数值解和真实解之间的拟合关系，有助于提高数值解的精度。

Meshfree 的本质是一种函数逼近或拟合，并不是严格意义上的插值，在一般情况下，基于点的插值解和拟合解之间并不完全相同，而是存在一个微小的误差，但这丝毫不影响求解精度，反而它削弱了分片后单元之间的约束，强调整体求解的误差最小，因而具有更高的精度。

与 FEM 相比，Meshfree 具有下面的优点：

①数据要求简单：仅仅要求一组点的集合，不需要点的连接关系。因而可以很方便地从别的系统引入数据；能处理大变形或者结构发生破坏的形变；计算过程中可以轻松地加入一些点或减少一些点来提高计算精度或者加快求解速度。

②计算精度高：因为它不再是从某个单元考虑来插值，而是构建整个域上的拟合，因为具有更高的计算精度。

假设待求函数 $X(q)$ 在其邻域 Ω_q（如图 4-4-3 所示）内可以局部近似为：

$$X^h(q) = \sum_{i=1}^{m} p_i(q)a_i(q) = p^T(q)a(q) \tag{3.7}$$

$p^T(q) = [p_1(q), p_2(q), \cdots, p_m(q)]$ 为基函数，$a(q) = [a_1(q), a_2(q), \cdots, a_m(q)]^T$ 是待定系数。

$$J = \sum_{I=1}^{N} w_I(q)[X^h(q,q_I) - X(q_I)]^2 = \sum_{I=1}^{N} w_I(q)\left[\sum_{i=1}^{N} p_i(q_I)a_i(q) - X_I\right]^2 \tag{3.8}$$

其中 w_I 是 q_I 节点的权重。令 J 取最小值，即：

$$\frac{\partial J}{\partial a_j(q)} = 2\sum_{I=1}^{N} w_I(q)\left[\sum_{i=1}^{m} p_i(q_I)a_i(q) - X_I\right]p_j(q_I) = 0 \quad j = 1, 2, \cdots, m \tag{3.9}$$

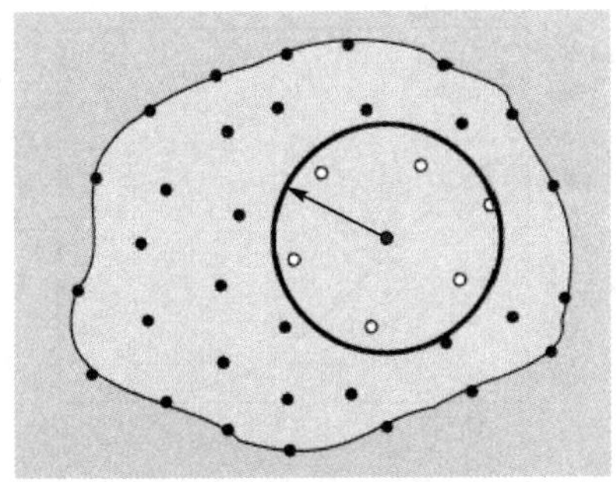

图 4-4-3　影响域示意图

由此得

$$\sum_{i=1}^{m}\Big[\sum_{I=1}^{N} w_I(q)p_i(q_I)p_j(q_I)\Big]a_i(q) = \Big[\sum_{I=1}^{n} w_I(q)p_j(q_I)\Big]X_I \tag{3.10}$$

即

$$A(q)a(q) = B(q)X \tag{3.11}$$

其中

$$A(q)=\sum_{I=1}^{N} w_I(q)p(q_1)p^T(q_1)$$

$$B(q)=[w_1(q)p(q_1)\quad w_2(q)p(q_2)\ \cdots\ w_N(q)p(q_N)]$$

由此得到待定系数向量 $a(q)$：

$$a(q)=A^{-1}(q)B(q)X \tag{3.12}$$

代入式(3.7)，得到：

$$X^h(q,\bar{q})=p^T(\bar{q})A^{-1}(q)B(q)X=N(q,\bar{q})X \tag{3.13}$$

其中 $N(q,\bar{q})$ 称为形函数：

$$N(q,\bar{q})=p^T(\bar{q})A^{-1}(q)B(q) \tag{3.14}$$

权函数 $w_1(x)=w(x-x_I)$ 的选择具有很重要的作用，它在节点 x_I 处的值最大，且具有紧支性，即当 $r=\dfrac{\|x-x_I\|}{d_{mI}}>1$ 时 $w(r)=0$。各节点的支撑域可以取为矩形，则其权函数为：

$$w_I(x)=w\left(\frac{x-x_I}{d_{xI}}\right)w\left(\frac{y-y_I}{d_{yI}}\right) \tag{3.15}$$

其中 d_{xI} 和 d_{yI} 为矩形支撑域在 x 方向和 y 方向上的边长，矩形支撑域对于节点规则分布的情况具有优势。我们可以选择(3.16) 公式定义的函数作为权函数，如图 4-4-4 所示。

$$w(r)=\begin{cases}\dfrac{2}{3}-4r^2+4r^3\ (r\leqslant\dfrac{1}{2})\\[2ex] \dfrac{4}{3}-4r+4r^2-\dfrac{4}{3}r^3\ (\dfrac{1}{2}<r\leqslant1)\\[2ex] 0\ (r>1)\end{cases} \tag{3.16}$$

2. 数值方法及其实现

(1) 自由网格 Snake 算子的实现

1) 初始化：建立与待分割物体拓扑结构相同的初始物体，布置节点；

2) 并计算单元刚度矩阵；

3) 根据图象计算 GVF 和区域力(将会在下面详细介绍)，合成 f，然后计算单元等效结点力；

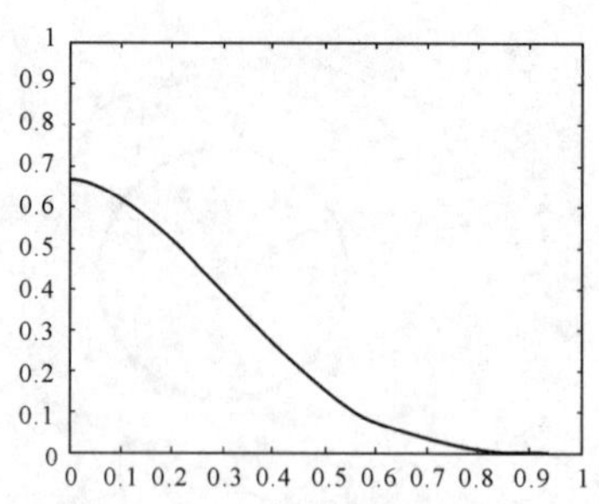

图 4-4-4　权函数示意图

4）计算总体刚度矩阵 K 和总体等效结点力 F。

5）通过引入时间步长 τ，在时间域上运用有限差分的方法，用欧拉方法计算 $KU=F$ 方程，得：

$$(I+\tau K)U^{t+1}=U^t+\tau F^t$$

$$U^{t+1}=(I+\tau K)^{-1}(U^t+\tau F^t)$$

这里 I 是一个单位矩阵，U^t 和 U^{t+1} 分别是在 t 和 $t+1$ 个时间步长后的位移向量。F' 是在 t 个时间步长后的外力向量。当外力消失的时候，也就是 $\|U^{t+1}-U^t\|<\varepsilon$ 时，位移收敛为某个值，达到平衡状态，则得到我们想要的结果，即达到分割图象的效果。计算刚度矩阵和力，都需要计算积分，下面先详细讨论一下积分的数值方法，然后给出力场是如何求解的。

积分方法：

我们需要构造一张与节点排列无关的互不相叠的背景网格，在这个背景网格上采用高斯积分来计算。在这些背景网格单元中，有些单元整个处于问题域内，有些单元处于问题域外，有些单元与问题域相交，所以我们需要判断单元中的高斯点是否处于问题域内，若不是，则舍弃之，如图 4-4-5 所示。在本文中，我们在问题域上布 $m_c\times m_c$ 个单元，其中 $m_c=\sqrt{n_t}$，n_t 是问题域中的节点数。在每个单元中采用 4×4 的高斯积分方法。

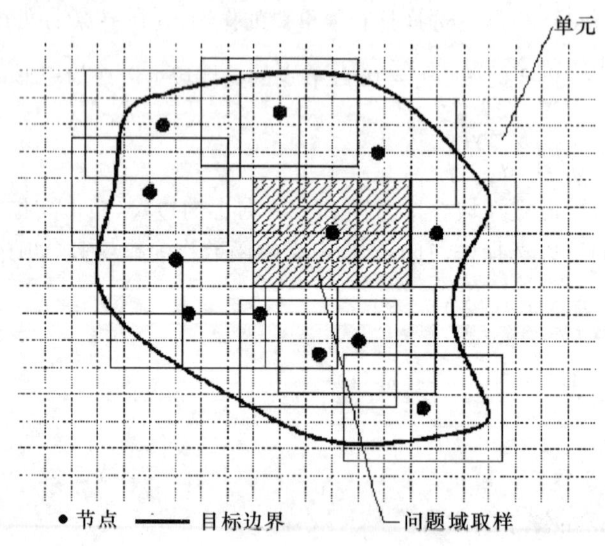

图 4-4-5　背景网格示意图

首先讨论一维问题的数值积分 $\int_a^b f(\zeta)d\zeta$，它的基本思想是构造一个多项式 $\Psi(\zeta)$，在 $\zeta_i(i=1,2,\cdots,n)$ 上使 $\Psi(\zeta_i)=f(\zeta_i)$，然后用近似函数 $\Psi(\zeta)$ 的 $\int_a^b\Psi(\zeta)\mathrm{d}\zeta$ 来近似原被积函数为 $f(\zeta)$ 的积分 $\int_a^b f(\zeta)\mathrm{d}\zeta$，并称 ζ_i 为积分点或取样点。显然积分点 ζ_i 的数目和位置决定了 $\Psi(\zeta)$

近似 $f(\zeta)$的程度，因而也就决定了数值积分的精度。

对于 n 个积分点，按照积分点位置的不同选择，通常采用两种不同的数值积分方法，即 Newton-Cotes 积分和高斯积分。其中 Newton-Cotes 积分采用包括积分端在内的积分点按等距分布；高斯积分的积分点 ζ_i 不是等间距分布的，积分点位置由下述方法确定，先定义 n 次多项式 $P(\zeta)$：

$$P(\zeta)=(\zeta-\zeta_1)(\zeta-\zeta_2)\cdots(\zeta-\zeta_n)=\prod_{j=1}^{n}(\zeta-\zeta_j) \tag{3.17}$$

由下列条件确定 n 个积分点的位置：

$$\int_a^b\zeta^iP(\zeta)\mathrm{d}\zeta=0\quad(i=0,1,\cdots,n-1) \tag{3.18}$$

由上述两式可见，$P(\zeta)$ 具有以下两个性质：

(1) 在积分点上 $P(\zeta)=0$；

(2) 多项式 $P(\zeta)$ 与 $\zeta^1,\zeta^2,\cdots,\zeta^{n-1}$ 在(a,b) 域内正交。

被积函数 $f(\zeta)$ 由 $2n-1$ 次多项式 $\Psi(\zeta)$ 来近似

$$\Psi(\zeta)=\sum_{i=1}^{n}l_i^{(n-1)}(\zeta)f(\zeta_i)+\sum_{i=0}^{n-1}\beta_i\zeta^iP(\zeta) \tag{3.19}$$

用$\int_a^b\Psi(\zeta)\mathrm{d}\zeta$ 来近似$\int_a^bf(\zeta)\mathrm{d}\zeta$，

$$\int_a^bf(\zeta)\mathrm{d}\zeta=\sum_{i=1}^{n}\int_a^bl_i^{(n-1)}(\zeta)\mathrm{d}\zeta+\sum_{i=0}^{n-1}\beta_i\int_a^b\zeta^iP(\zeta)\mathrm{d}\zeta=\sum_{i=1}^{n}H_if(\zeta_i)+R \tag{3.20}$$

其中，$H_i=\int_a^bl_i^{(n-1)}(\zeta)\mathrm{d}\zeta$

也正因为 $\Psi(\zeta)$是 $2n-1$ 次多项式，因此 n 个积分点的高斯积分可达 $2n-1$ 阶精度，这是采用高斯积分的原因之一。

表 4-4-1 列出了对于$(-1,1)$积分域，$n=1\sim6$ 的积分点位置 ζ_i 和权系数 H_i 的值。

表 4-4-1　高斯积分的积分点坐标和权函数

积分点	积分点坐标 ζ_i	积分权系数 H_i
1	0	2
2	$\pm1/\sqrt{3}$	1
3	$\pm\sqrt{3}/\sqrt{5}$	5/9
	0	8/9
4	±0.861136311594053	0.347854845137454
	±0.339981043584856	0.652145154862546
5	±0.906179845938664	0.236926885056189
	±0.538469310105683	0.478628670499366
	0	0.568888888888889
6	±0.932469514203152	0.171324492379170
	±0.661209386466265	0.360761573048139
	±0.238619186083197	0.467913934572691

按照一维高斯积分可以推广至二维、三维高斯积分，推广算法与计算多重积分方法类似。二维积分

$$I=\int_{-1}^{1}\int_{-1}^{1}f(\zeta,\eta)\mathrm{d}\zeta\mathrm{d}\eta \tag{3.21}$$

首先令 η 为常数，进行内层积分

$$\int_{-1}^{1}f(\zeta,\eta)\mathrm{d}\zeta=\sum_{j=1}^{n}H_jf(\zeta_j,\eta)$$

用同样的方法进行外层积分就得到

$$\begin{aligned} I &= \int_{-1}^{1}\int_{-1}^{1} f(\zeta,\eta)\mathrm{d}\zeta\mathrm{d}\eta = \int_{-1}^{1}\sum_{j=1}^{n} H_j f(\zeta_j,\eta)\mathrm{d}\eta \\ &= \sum_{i=1}^{n} H_i \sum_{j=1}^{n} H_j f(\zeta_j,\eta_i) = \sum_{i=1}^{n}\sum_{j=1}^{n} H_i H_j f(\zeta_j,\eta_i) \\ &= \sum_{i,j=1}^{n} H_{ij} f(\zeta_j,\eta_i) \end{aligned} \tag{3.22}$$

类似地推广至三维为

$$I = \int_{-1}^{1}\int_{-1}^{1}\int_{-1}^{1} f(\zeta,\eta,\varsigma)\mathrm{d}\zeta\mathrm{d}\eta\mathrm{d}\varsigma = \sum_{i,j,m=1}^{n} H_{ijm} f(\zeta_i,\eta_j,\varsigma_m) \tag{3.23}$$

外力构造：

从现有的外力构造来看，主要的有气球力和梯度矢量流两种。气球力引入一个膨胀的外部力，取正的或者负的参数可以使轮廓线分别具有收缩或者膨胀的行为能力。梯度矢量流将传统 Snake 的图象力用扩散方程处理，得到整个图象域的梯度向量场作为外部力，具有更大的搜索范围，可以分割凹陷的边界，而且还不必预先了解轮廓线是要膨胀还是收缩。

本文提出的外力构造由两部分构成，取梯度向量流力和区域力的线性组合，区域力是用任意一种区域划分的方法把图象分成若干个区域，然后用扩散的方法计算边界上的区域力，即 $F(x,y)=\alpha V(x,y)+\beta\widetilde{R}(x,y)$。这种新构造的力场不但可以增大捕获区域，从而对初始位置不具有敏感性，并且不容易发生泄漏的情况。

梯度矢量流(gradient vector flow，GVF)：

传统 Snake(active contour)方法遇到两大难题：首先是对初始位置的敏感性；其次是对目标轮廓凹陷处的无法收敛性。而引入 GVF 则可以解决上述两大问题，所谓的 GVF 是 gradient vector flow 的缩写，是一种梯度向量的扩散。它与传统 Snake 外力的区别在于它不可以简单地写成某个函数的梯度的取反，因此具有更大的捕捉范围。初始化的曲线可以在目标轮廓内，目标轮廓外，或者与目标轮廓相交。

GVF 力的计算是通过一个泛函的能量值最小，进而演化为求解一个偏微分方程。

设 GVF 力 $V(x,y)=[r(x,y),s(x,y)]$满足下面的能量最小化方程：

$$\varepsilon = \iint \mu(r_x^2 + r_y^2 + s_x^2 + s_y^2) + |\nabla f|^2 \, |V - \nabla f|^2 \mathrm{d}x\mathrm{d}y \tag{3.24}$$

从直观上看，当$|\nabla f|$较大的时候，这个函数主要由方程的第二项决定，则为了使上述函数达到最小，可以设 $v=\nabla f$，当$|\nabla f|$较小的时候，这个函数主要由方程的第一项决定，则达到了平滑的要求，即在图象梯度比较小的地方，有一个平缓的变化过程，相当于是一个扩散的过程。参数 μ 用来权衡方程的第一项和第二项，用来控制扩散的范围大小。

利用变分法，我们可以看到上式能量最小化方程等价于下面的欧拉方程：

$$\begin{aligned} &\mu\nabla^2 r-(r-f_x)(f_x^2+f_y^2)=0 \\ &\mu\nabla^2 s-(s-f_y)(f_x^2+f_y^2)=0 \end{aligned} \tag{3.25}$$

迭代求解上述方程，得到迭代方式为：

$$\begin{aligned} u_t(x,y,t)&=\mu\nabla^2 u(x,y,t)-[u(x,y,t)-f_x(x,y)]\cdot[f_x(x,y)^2+f_y(x,y)^2] \\ v_t(x,y,t)&=\mu\nabla^2 v(x,y,t)-[v(x,y,t)-f_y(x,y)]\cdot[f_x(x,y)^2+f_y(x,y)^2] \end{aligned} \tag{3.26}$$

图 4-4-6 分别是求解梯度和梯度向量流的可视化表示。代表箭头方向，线段的长度表示

力的大小。

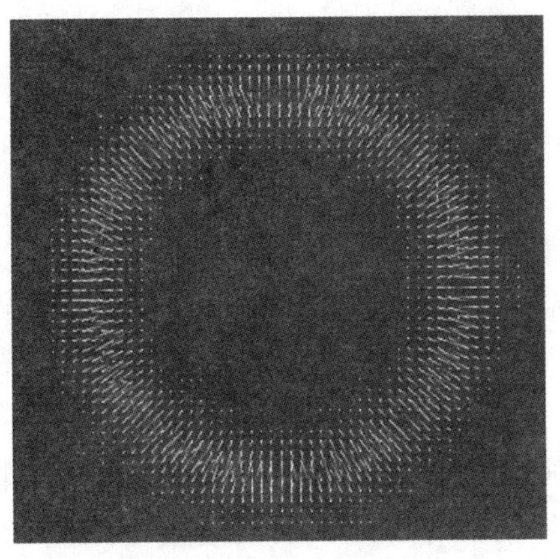

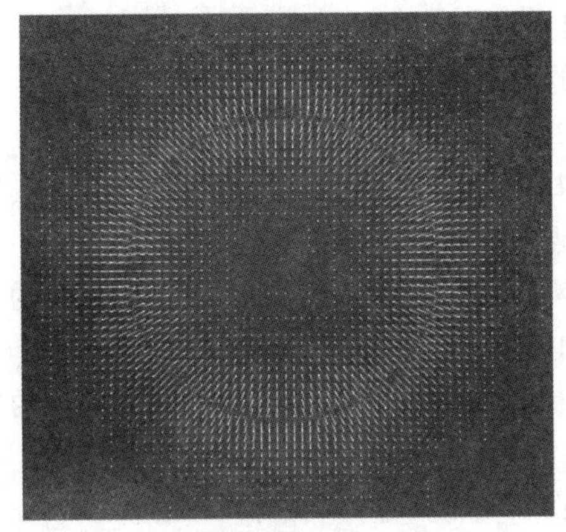

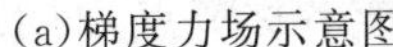
(a)梯度力场示意图　　　　　　　　(b)扩散梯度力场示意图

图 4-4-6　梯度力场与梯度扩散力场对比图

区域力(fegion force)：

引进区域力可以很好地解决泄漏(leakage)问题。首先通过任意一种图象分割的算法(例如 meanshift 算法)把图象分割成若干区域，构成一张区域边界图 ∇R，然后计算这个区域边界图的梯度 R，当一个点在力的作用下运动时，如果它只在一个区域中运动，则它只受到 GVF 力，但是如果它从一个区域跨越到另一个区域时，则需要克服这个区域力的作用。当泄漏产生的时候，区域力能很好地把它拉回区域的边界。如果仅仅使用 ∇R 来计算区域力，捕获范围也是相当小的，类似构造 GVF 的方法，我们得到了一个区域力的扩散以增大它的捕获范围：

设区域力 $\widetilde{R}(x,y)=[\zeta(x,y),\psi(x,y)]$满足下面的方程：

$$\begin{aligned}&p(|\nabla R|)\nabla^2\zeta-q(|\nabla R|)(\zeta-\nabla R_x)=0\\&p(|\nabla R|)\nabla^2\psi-q(|\nabla R|)(\psi-\nabla R_y)=0\end{aligned}\tag{3.27}$$

其中 ∇^2 是拉普拉斯操作数，$p(\cdot)$和 $q(\cdot)$是权重函数，用来控制扩散范围的大小，满足 $p(\cdot)+q(\cdot)=1$。∇R_x 和 ∇R_y 分别是 ∇R 沿着 x，y 方向的分量，我们可以看到当 $p(\cdot)$变小 $q(\cdot)$变大的时候，扩散范围就比较小，反之相反。

(2)自由网络水平集理论实现

求解水平集方程，等价于求解下面时域差分方程的收敛数值解：$\psi^{t+\Delta t}=\psi^t+\Delta tF(\nabla\psi)$。为了得到所想的分割结果，速度项 F 应该包括图象外力场和其他的先验知识。通常，F 可以按照下面的公式构造：$F=\beta g\kappa-(1-\beta)g\,\hat{v}\cdot\dfrac{\nabla\psi}{|\nabla\psi|}$

这里 $g=\dfrac{1}{1+(\nabla G*I)}$($G$ 为高斯平滑模板，I 为图象)为图象梯度力场，κ 为曲率，$\hat{v}$ 为 GVF 力，权重 β 的范围位于 0 和 1 之间。但是由于脑组织结构的复杂性，这样构建 F 可能还不足以得到精确的结果。因此，我们提出在上述力场的构造中加入区域先验信息。依据于脑结构的先验知识，得到归一化强度均值 I_m 与方差 σ^2，然后根据局部图象特性与先验知识的相似性测度，得到新的速度项构造公式：

$$F(x)=\alpha g\kappa-\beta g\,\hat{v}\cdot\frac{\nabla\psi}{|\nabla\psi|}+\gamma(F_c-\mathrm{e}^{-\frac{1}{\sigma^2}\sum|I_x-I_m|})$$

式中：α,β,γ 是三个权重常数，I_x是点 x 邻域的图象强度。

我们采用窄带域算法来实现水平集函数的演化，这是由于我们感兴趣的是零水平集的演化，所以为了提高算法效率，只需迭代更新水平集附近邻域的点，如图 4-4-7 示水平集的 δ 邻域(窄带域)。具体的算法如下[22,23]：

1)设置迭代步数 $m=0$。

2)产生基于数据特征的粒子云：传统的求解水平集方法往往采用规则化的网格，这里我们采用基于先验知识与数据特征形成的粒子云来求解水平集，以达到提高精度的目的。粒子云的各点可以通过不同的算法产生，使得对于具有丰富特征的区域(这些特征包含图象梯度，演化的水平集函数的几何属性，来自于经验的或者训练图象的先验知识等等)布置相应多的粒子点，如图所示。

3)窄带定义，然后计算每个粒子点处的速度。

4)窄带演化：计算水平集函数的导数。基于规则化的网格，可以通过简单的差分法来计算 $\nabla\psi$，在粒子云下计算 $\nabla\psi$，需要通过 MLS 方法。详细的推导已经在前面给出，现简单总结如下：构建每个粒子点的影响区域，然后通过影响区域的粒子点(或者称节点)的水平集数值采用 MLS 方法拟合出当前点的 ψ 值，最后计算 $\nabla\psi$。

5)使用轮廓跟踪算法来获取零水平集。这些新的水平集在步骤 2)和步骤 6)被使用到。

6)M 增 1 转至步骤 2)；值得注意的是，迭代求解过程中需要重新生成窄带内的正负距离函数。

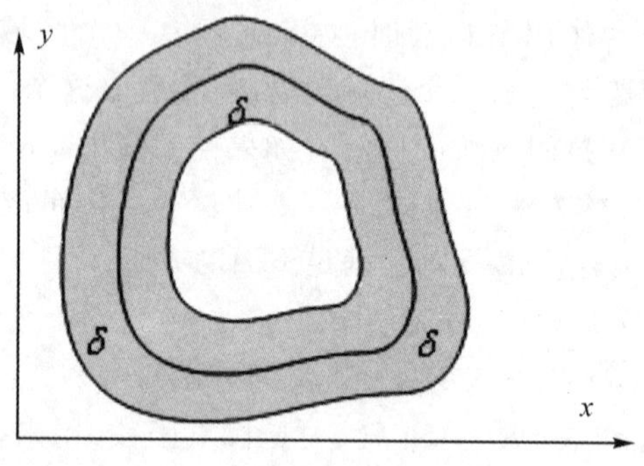

图 4-4-7　水平集的窄带域

四、实验结果

1. 自由网格 Snake 算子

我们在合成图的实验中，建立了一个正五角星模型，对其添加不同数量的噪声，并分别计算分割精度。我们采用分割结果曲线上的每个点与真实边界曲线的误差来计算精度。图 4-4-8原始合成图及添加 30％噪声后的图象。表 4-4-2 表示分别使用有限差分法、有限元法、自由网格法求解可变形模型，且在不同噪声背景下的分割精度。

表 4-4-2　不同噪声背景下误差的范围

噪声(％)	有限差分法	有限元法	自由网格法
0	11.20	8.12	3.03
10	13.32	10.04	4.51
20	18.67	12.44	6.67
30	25.33	16.25	8.83

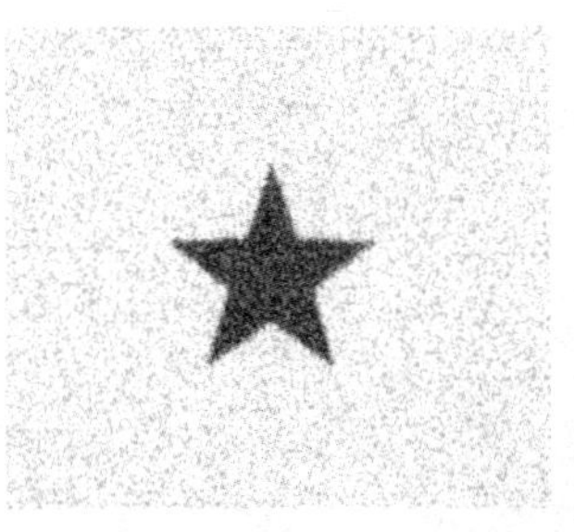

(a)原始图像　　(b)添加30%噪声后的图像

图 4-4-8　人工合成图

在脑医学图象实验中我们选取了嗅球的 MRI 图象，分割过程如图 4-4-9 所示。

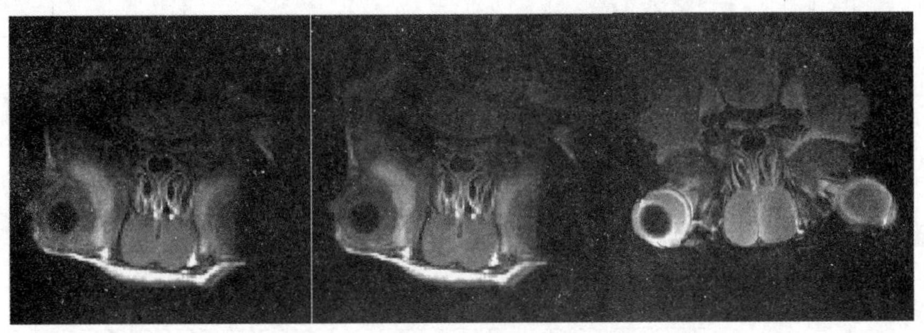

(a)初始化　　(b)中间过程　　(c)分割结果

图 4-4-9　嗅球 MRI 图象的分割

2. 自由网格水平集

首先，我们采用新提出的自由网格几何轮廓模型与传统的规则化网格上的几何轮廓模型针对人工合成图进行了实验。在合成图的实验中，对其添加不同数量的高斯噪声，计算分割精度。图 4-4-10 是原始合成的图象，原始合成物体及粒子云的布局。图 4-4-11 是添加 10％噪声的图象示例，及其规则化网格几何轮廓模型分割结果和自由网格几何轮廓模型分割结果。精度计算我们采用模型上的每个点与真实边界点的距离来计算，最后给出了均方差、标准差、最大误差及其两种方法所需的时间的对比表格，见表 4-4-3。

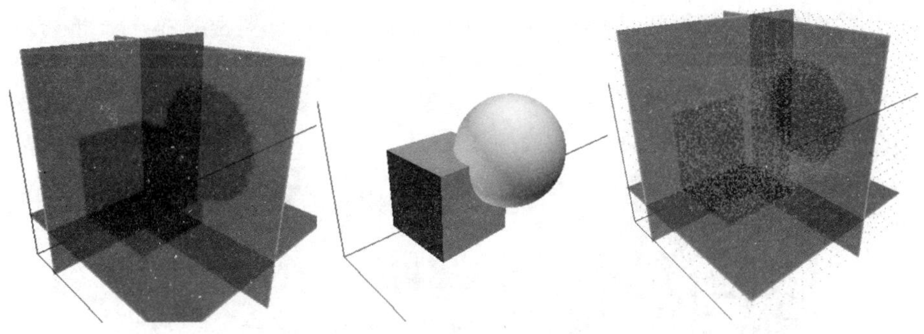

图 4-4-10　从左至右，依次为：合成的图象，合成真值物体，用于计算的粒子云分布示意图

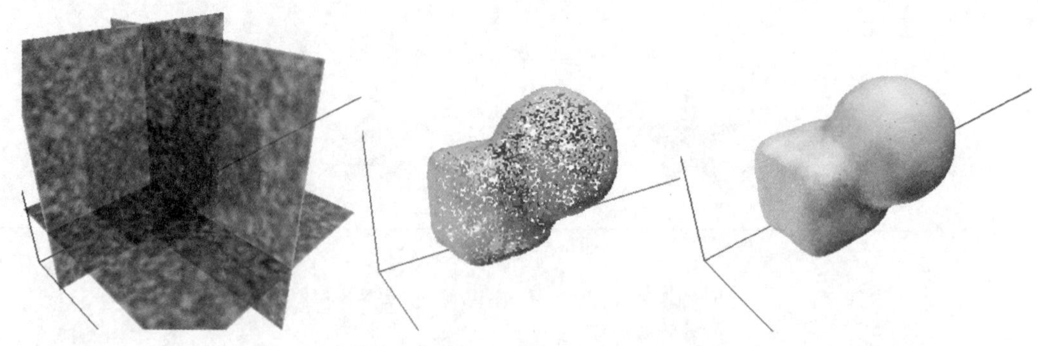

图 4-4-11 从左至右,依次为:加入噪声的图象,规则化网格几何轮廓模型分割结果和自由网格几何轮廓模型分割结果

表 4-4-3 不同噪声背景下两种方法的误差比较

信噪比		传统水平集	我们的方法
10dB	时间	90s	100s
	均方差	0.161904	0.154412
	标准差	0.240990	0.186890
	最大误差	1.3762	1.2911
7dB	时间	98s	84s
	均方差	0.186676	0.1877
	标准差	0.262323	0.218454
	最大误差	1.516919	1.627400
5.5dB	时间	86s	102s
	均方差	0.21797	0.201742
	标准差	0.3437	0.2391
	最大误差	1.7272	1.4755
3dB	时间	171s	100s
	均方差	0.1979	0.1951
	标准差	0.322	0.262
	最大误差	1.9956	1.42599

接着运用我们新提出的算法,分别采用稀疏的粒子云布局与稠密的粒子云布局对三维脑表面进行了分割,如图 4-4-12 所示,可以发现后者的分割精度较高。

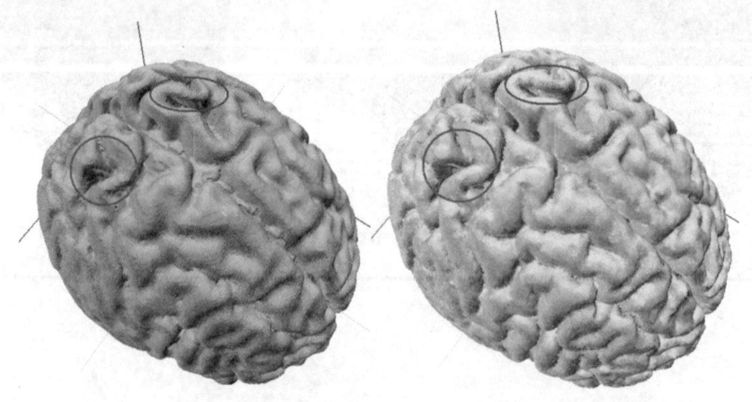

图 4-4-12 自由网格水平集方法分割大脑表面的结果

图 4-4-13(左)是三维脑图象 T1 加权数据，图 4-4-13(右)是用于分割的粒子云布置。对于该三维 MRI 脑图象分割演化过程，在图 4-4-14 中给出。图 4-4-15 给出了使用自由网格水平集方法分割的最后结果在二维 MRI 图象的投影。最后，给出的是我们的方法用于另外两套三维 MRI 图象数据的分割结果，见图 4-4-16。

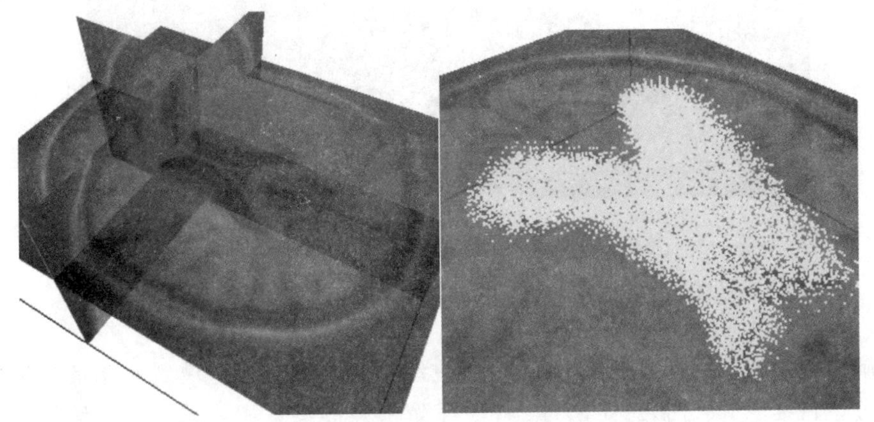

图 4-4-13　三维 MRI 图象数据(T1 加权)和用于计算的粒子云

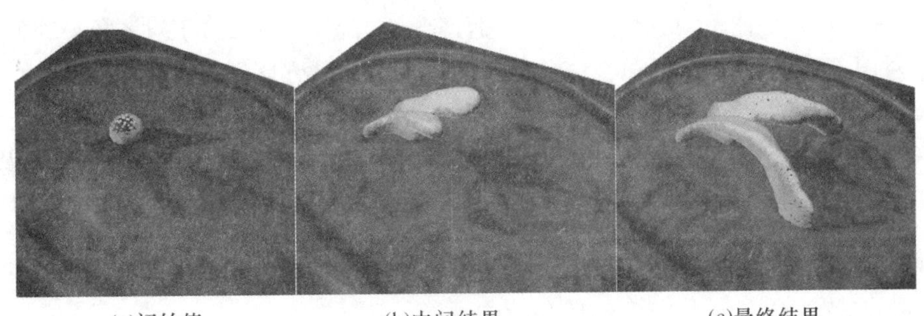

(a)初始值　(b)中间结果　(c)最终结果

图 4-4-14　自由网格水平集的对于脑图象分割

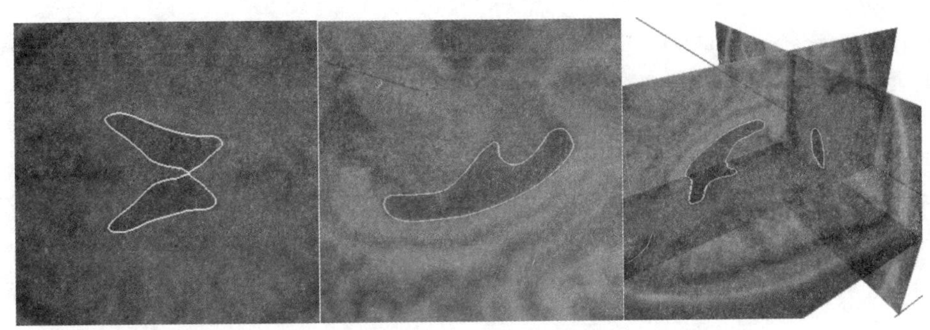

图 4-4-15　图 4-4-14 最终结果在 MRI 二维切片图象的投影

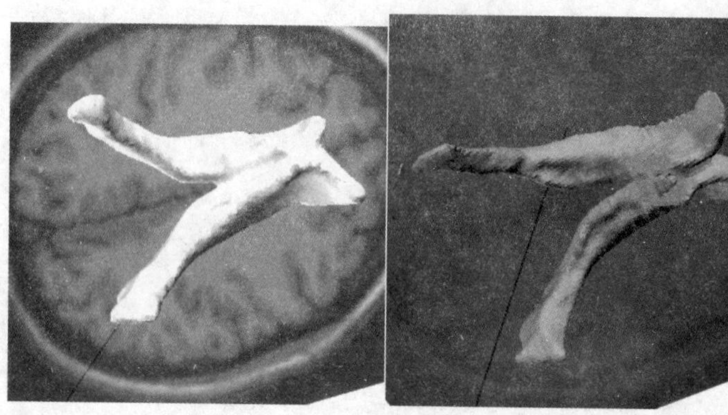

图 4-4-16　两套三维 MRI 脑图象的分割结果

五、总结

针对脑图象的特点，我们提出了自由网格主动轮廓模型。构造模型的能量时遵循的原则是当模型位于目标轮廓处时，总能量为最小。求解上述能量方程依赖于问题域的表达。我们的方法采用自由网格技术，它摆脱了有限元描述中各单元的束缚，描述更加简单，也不再是从某个单元考虑来插值，而是构建整个域上的拟合，因为具有更高的计算精度。然后通过构造恰当的外力，来表现外部能量，其中外力来自于两部分的内容，其一来自于对图象局部的理解，其二来自于对图象整体的理解，因而在图象分割的过程中显得更为鲁棒。通过能量最小化，即求解偏微分方程，即可得到分割的结果。

本文受到国家“973”课题(2003CB716104)、国家自然科学基金项目(60403040)及其国家自然科学基金创新群体基金(60021201)、香港 RGC 项目(HKUST 6252/04E)的资助。

参考文献

[1] Duncan J and N. Medical image analysis: progress over two decades and the challenges ahead. IEEE Transactions on Pattern Analysis and Machine Intelligence, 2000, 22: 85－106

[2] Kass M, Witkin A and Terzopoulos D. Snake: active contour models. International Journal of Computer Vision, 1988, 1: 321－331

[3] McInerney T and Terzopoulos D. Deformable models in medical image analysis: a survey. Medical Image Analysis, 1996, 1: 91－108

[4] Osher S and Sethian JA. Fronts propagating with curvature-dependent speed: algorithms based on Hamilton-Jacobi formulations. J Comp Physics, 1988, 79: 12－49

[5] Cohen LD and Cohen I. Finite-element methods for active contour models and balloons for 2-D and 3-D images. IEEE Transactions on Pattern Analysis and Machine Intelligence, 1993, 15: 1113－1147

[6] Xu C and Prince JL. Snakes, shapes, and gradient vector flow. IEEE Transactions on Image Processing, 1998, 7: 359－369

[7] Liang J, McInerney T and Terzopoulos D. United snakes. IEEE International Conference on Computer Vision, 1999, 933－940

[8] Caselles V, Kimmel R and Sapiro G. Active contours. International Journal of Computer Vision, 1997, 22(1): 61－79

[9] Kichenassamy S, Kumar A, Olver P, Tannenbaum A and Yezzi A. Gradient flows and geometric active contour models. IEEE International Conference on Computer Vision, 1995, 810－815

[10] Siddiqi K, Lauziere Y, Tannenbaum A and Zucker S. Area and length-minimizing flows for shape segmentation. IEEE Transactions on Image Processing, 1998, 7: 433—443

[11] Xu C and Prince J. Generalized gradient vector flow external forces for active contours. Signal Process, 1998, 71: 131—139

[12] Paragios N and Deriche R. Geodesic active regions: a new framework to deal with frame partition problems in computer vision. J Vis Commun Image Represent,2002,13: 249—268

[13] Xie X and Mirmehdi M. RAGS: region-aided geometric snake. IEEE Trans Image Processing, 2004, 13: 640—652

[14] Liu H and Shi P. Meshfree particle methods. IEEE International Conference on Computer Vision (ICCV'03), Nice, France, October, 2003. p. 289—296

[15] Liu GR. Mesh Free Methods. Boca Raton: CRC Press, 2003

[16] Jacob M, Blu T and Unser M. A unifying approach and interface for spline-based snakes. Proc SPIE Int Symp Medical Imaging: Image Processing, v2001, 4322: 340—347

[17] Malladi R, Sethian JA and Vemuri BC. Shape modeling with front propagation: a level set approach. IEEE Transactions on Pattern Analysis and Machine Intelligence, 1995, 17: 158—175

[18] Chesnaud C, Refregier P and Boulet V. Statistical region snake-based segmentation adapted to different physical noise models. IEEE Transactions on Pattern Analysis and Machine Intelligence, 1999, 21: 1145—1157

[19] Chakraborthy, Staib LH and Duncan JS. Deformable boundary finding in medical images by integrating gradient and region information. IEEE Trans Med Imaging, 1996, 15: 859—870

[20] Jacob M, Blu T, Unser M. Efficient energies and algorithms for parametric snakes. IEEE Transactions on Image Processing, 2004, 13: 1231—1244

[21] McInerney T and Terzopoulos D. Topologically adaptable snakes. IEEE ICCV, 1995, 840—845

[22] Ho G, Liu H, Chen Y and Shi P. Level set active contours on unstructured point cloud. IEEE CVPR, 2005, 690—697

[23] Hon Pong Ho, Yunmei Chen, Huafeng Liu, Pengcheng Shi. Point-based geometric deformable models for medical Image segmentation. MICCAI, 2005, 3749:278—285

（刘华锋）

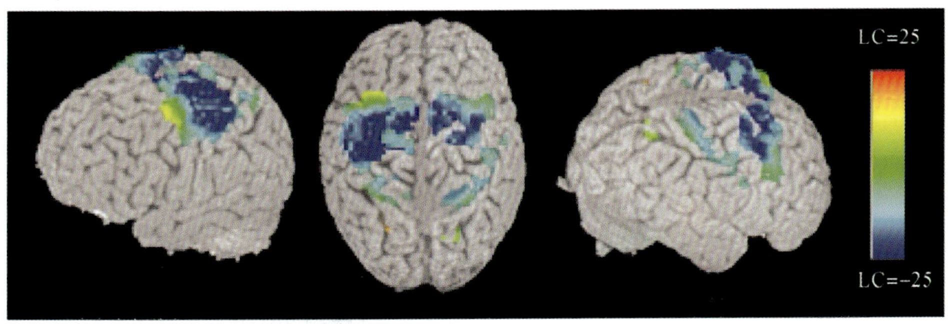

图 2-3-1　三维激活图

（用伪彩色标注一般线性检验的线性组合值（*LC*）（-25<*LC*<25）。红色和黄色标注的区域表明准备成分多于执行，蓝色标注的区域表明准备成分少于执行，绿色区域显示准备和执行强度相似）

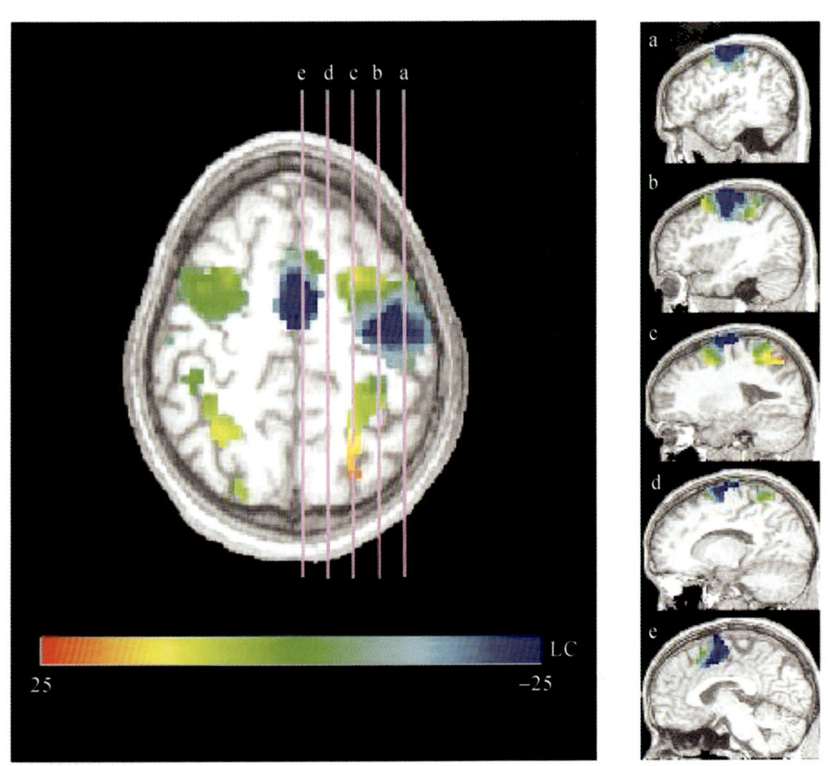

图 2-3-2　激活图切面

（线性组合值（-25<*LC*<25）。红色和黄色标注的区域表明准备成分多于执行，蓝色标注的区域表明准备成分少于执行，绿色区域显示准备和执行强度相似）

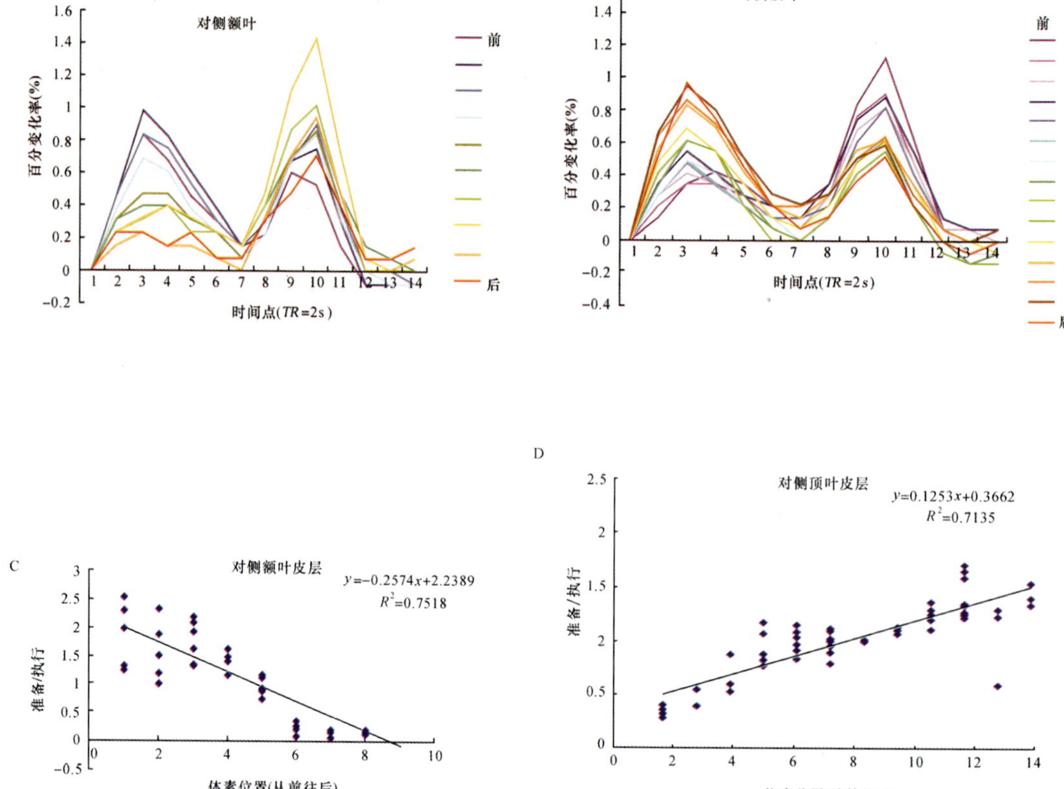

图 2-3-3　皮层功能分布图（平均）

A. 对侧额叶时间反应曲线，从前往后不同的体素点用不同的颜色标注，如右侧所示。第一个峰与准备有关，第二个峰与执行有关。

B. 对侧顶叶时间反应曲线。

C. 对侧额叶各体素点准备与执行峰值的比值，x轴表示从前到后的位置，y轴表示比值。

D. 对侧顶叶各体素点准备与执行峰值的比值。

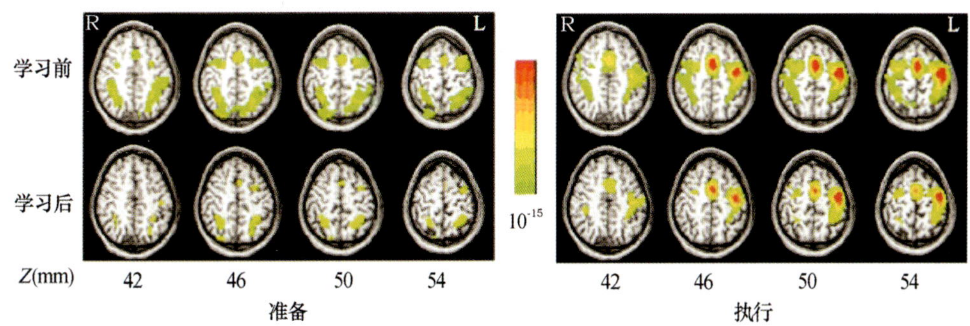

图 2-3-4　　学习前后平均激活图

（左图为运动准备激活图，右图为运动执行激活图。无论对于哪种任务，学习前（上排）的激活范围都大于学习后（下排）。伪彩色表示P值（$P<10^{-15}$），Z表示该层面在Tarairach标准坐标体系中与零平面的距离（mm））

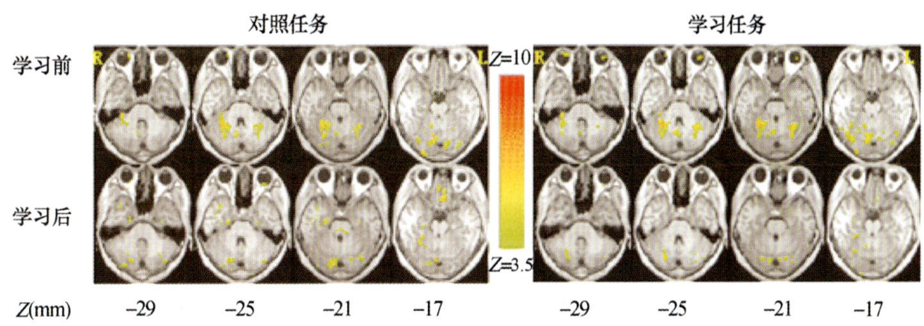

图 2-3-9　　学习前后小脑激活图

（Z值大于3.5（$P\leq 4.7\times 10^{-4}$）的像素被定义为激活点。左图示对照序列，右图示学习序列。上排为学习前激活，下排为学习后激活。无论哪种序列的学习，学习前双侧小脑激活都较学习后多）

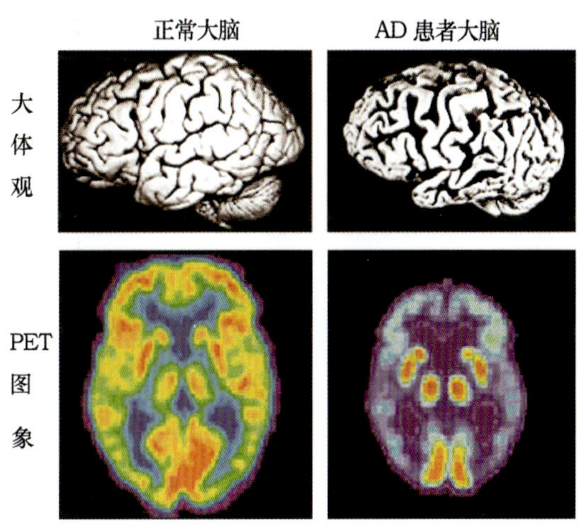

图 3-1-8　　正常大脑和AD患者大脑病理解剖大体观和PET图象比较

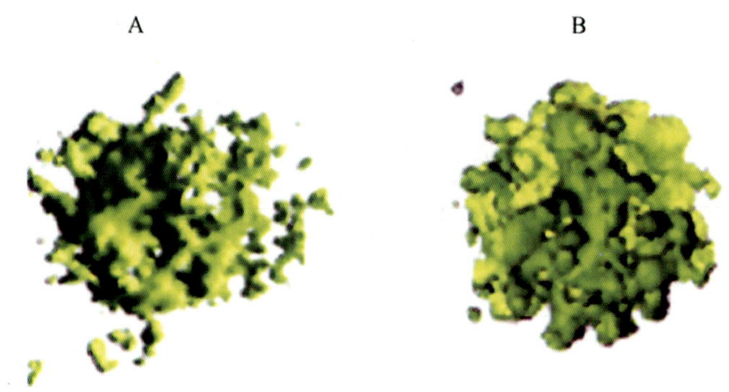

图 3-1-10　Cruz等老年斑三维结构重建图和计算机模拟的老年斑三维结构图
A：老年斑三维结构重建图；B：根据DLA机制计算机模拟的老年斑三维结构图

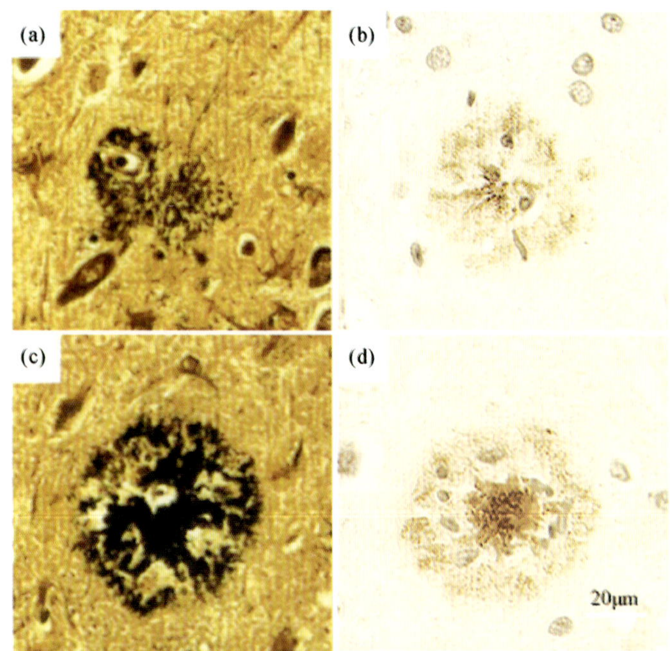

图 3-1-11　老年斑两种染色方法染色结果
（a）和（b）分别为银染法和免疫组织化学法弥散斑图象；
（c）和（d）分别为银染法和免疫组织化学法经典斑图象

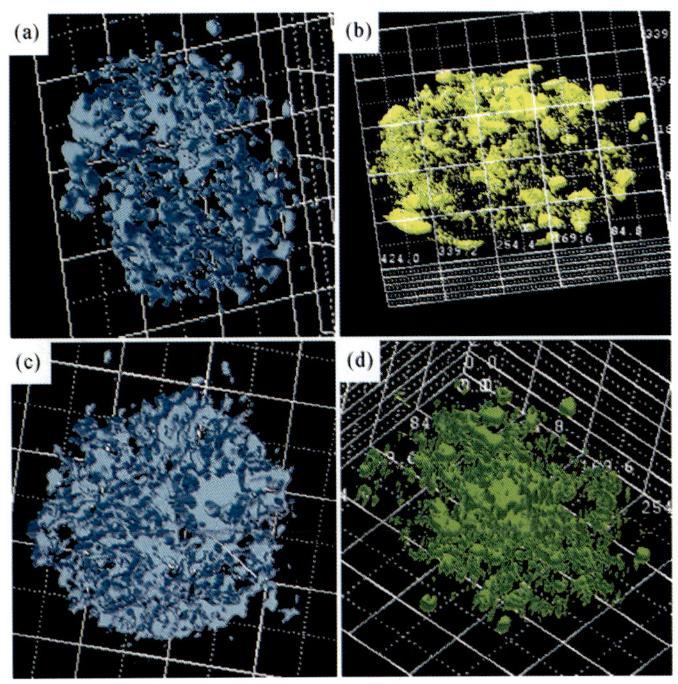

图 3-1-12　老年斑三维重构图象

（a）和（b）分别为银染法和免疫组织化学法弥散斑三维重构图象；
（c）和（d）分别为银染法和免疫组织化学法经典斑三维重构图象

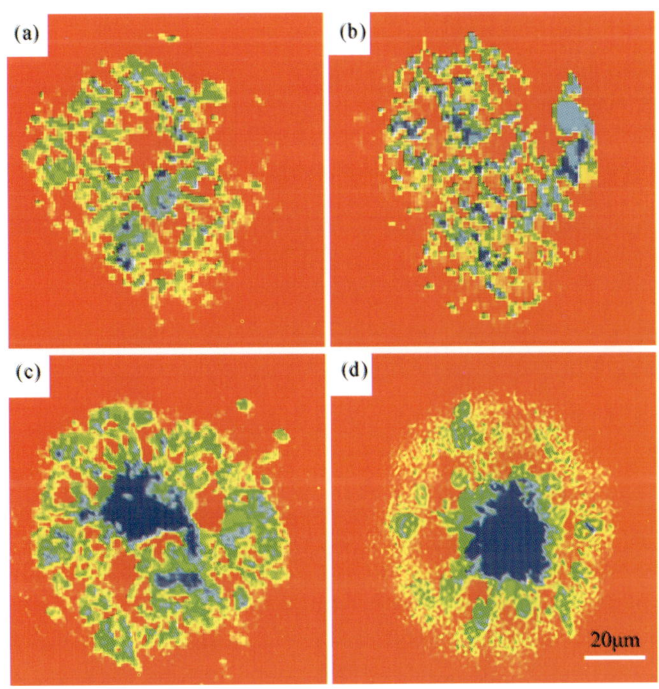

图 3-1-13　老年斑三维结构断面图象

（a）和（b）分别为银染法和免疫组织化学法弥散斑三维重构断面图象；
（c）和（d）分别为银染法和免疫组织化学法经典斑三维重构断面图象

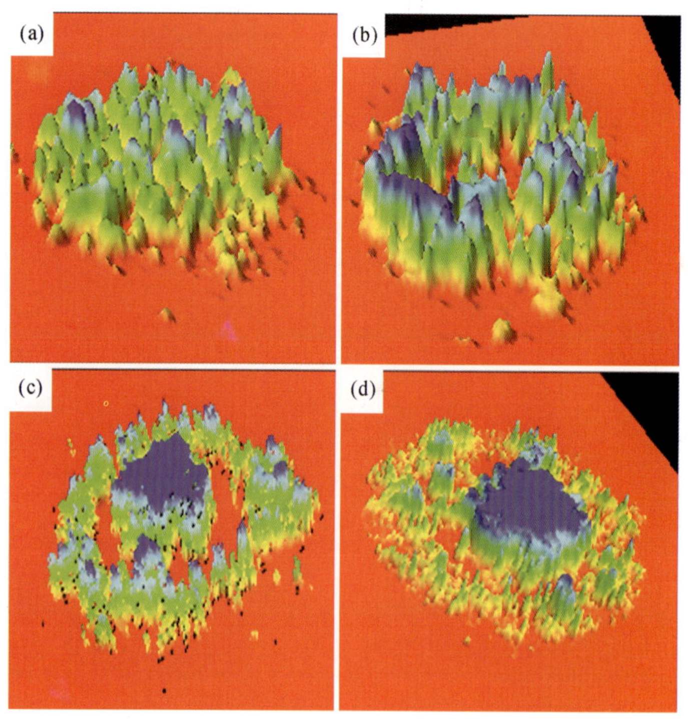

图 3-1-14　老年斑三维结构断面三维可视化图象
(a) 和 (b) 分别为银染法和免疫组织化学法弥散斑三维重构断面三维可视化图象；(c) 和 (d) 分别为银染法和免疫组织化学法经典斑三维重构断面三维可视化图象

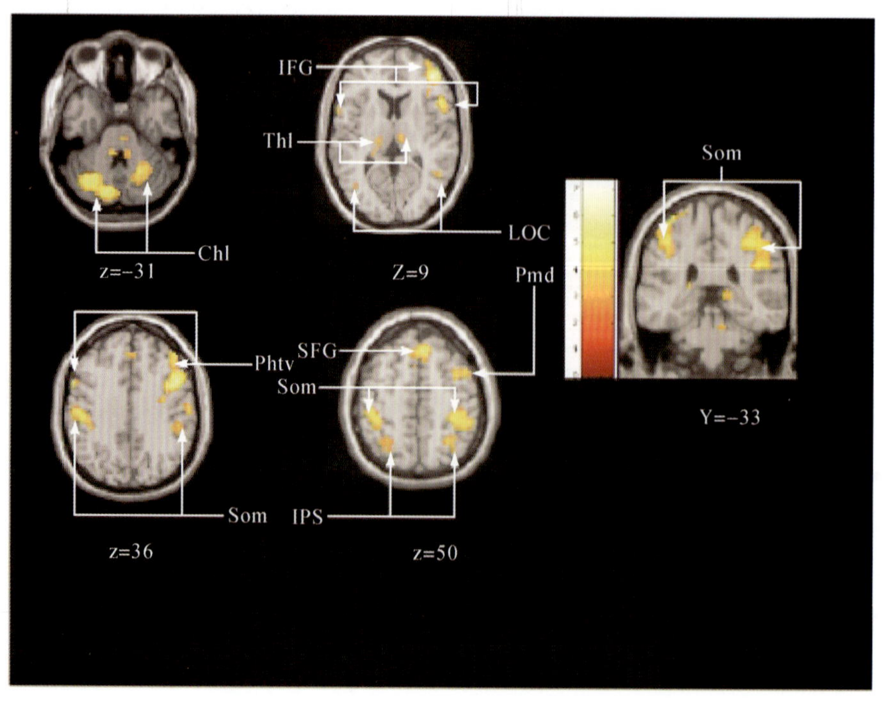

图 3-3-2　二维形状空间结构判断任务时的脑激活图（不同颜色代表不同的t值）

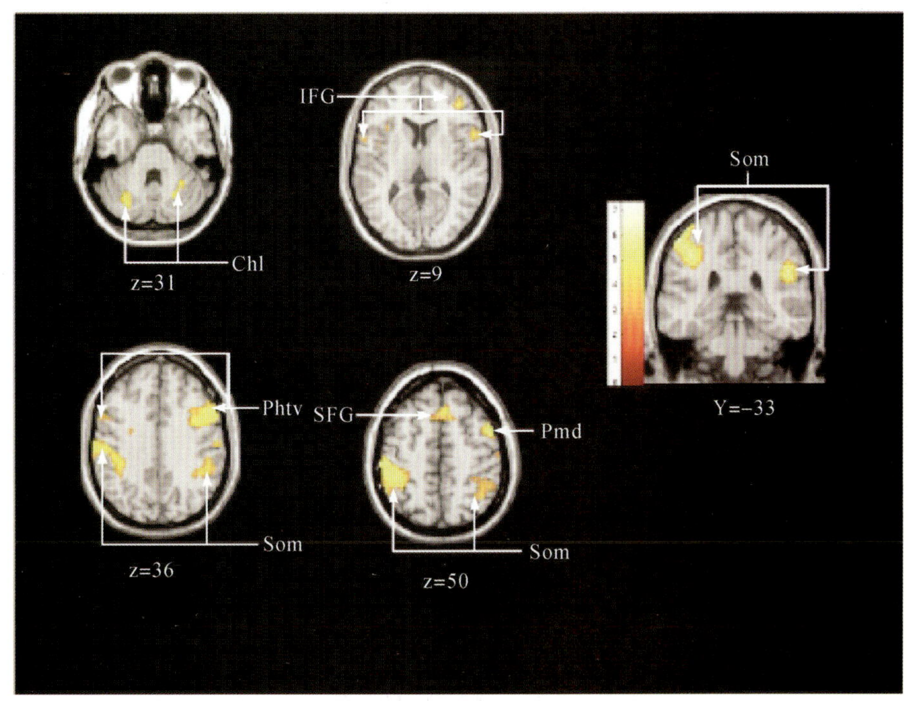

图 3-3-3　微细沟裂空间结构判断任务时的脑激活图

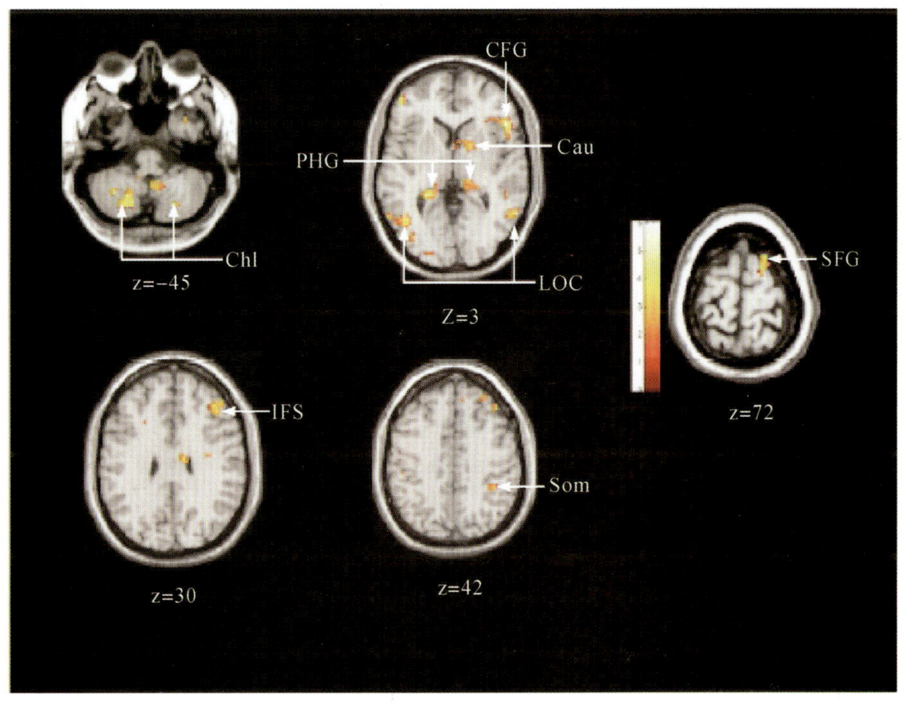

图 3-3-4　在二维形状空间结构判断任务中比微细沟裂空间结构判断任务更活跃的脑区

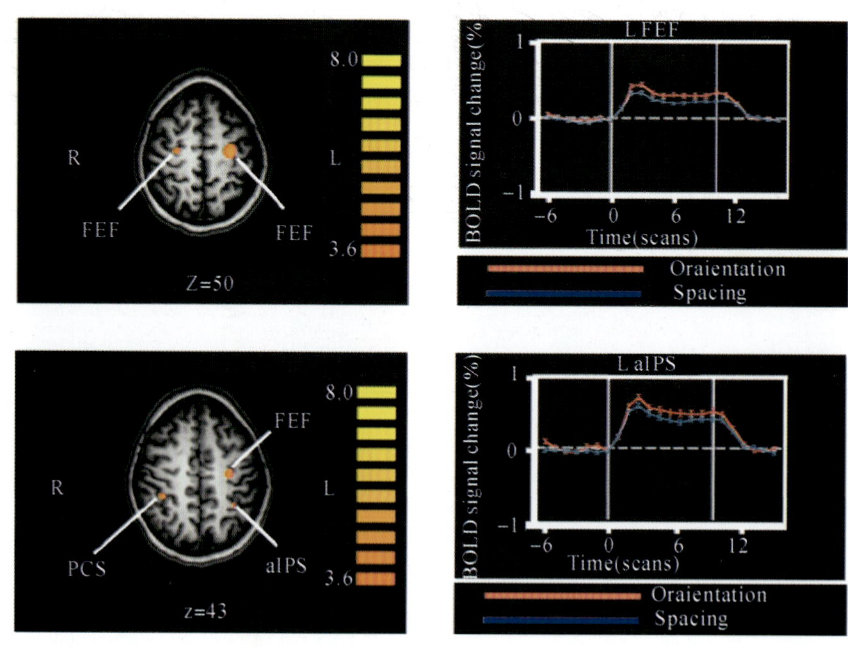

图 3-3-6

左边表示相对于格栅宽度识别任务，格栅方向识别任务时的脑激活情况。
右边表示在激活最显著的脑区BOLD信号随时间变化的曲线。
FEF代表额叶动眼区；PCS代表中央后沟；aIPS代表顶内沟的前部。

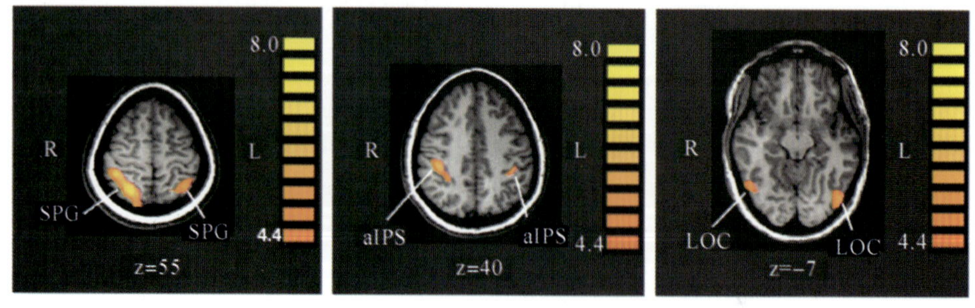

图 3-3-7　双模态（触觉和视觉）物体形状刺激共同激活的区域
（SPG代表顶上回；aIPS代表顶内沟的前部；LOC代表顶枕交界区的外侧部）

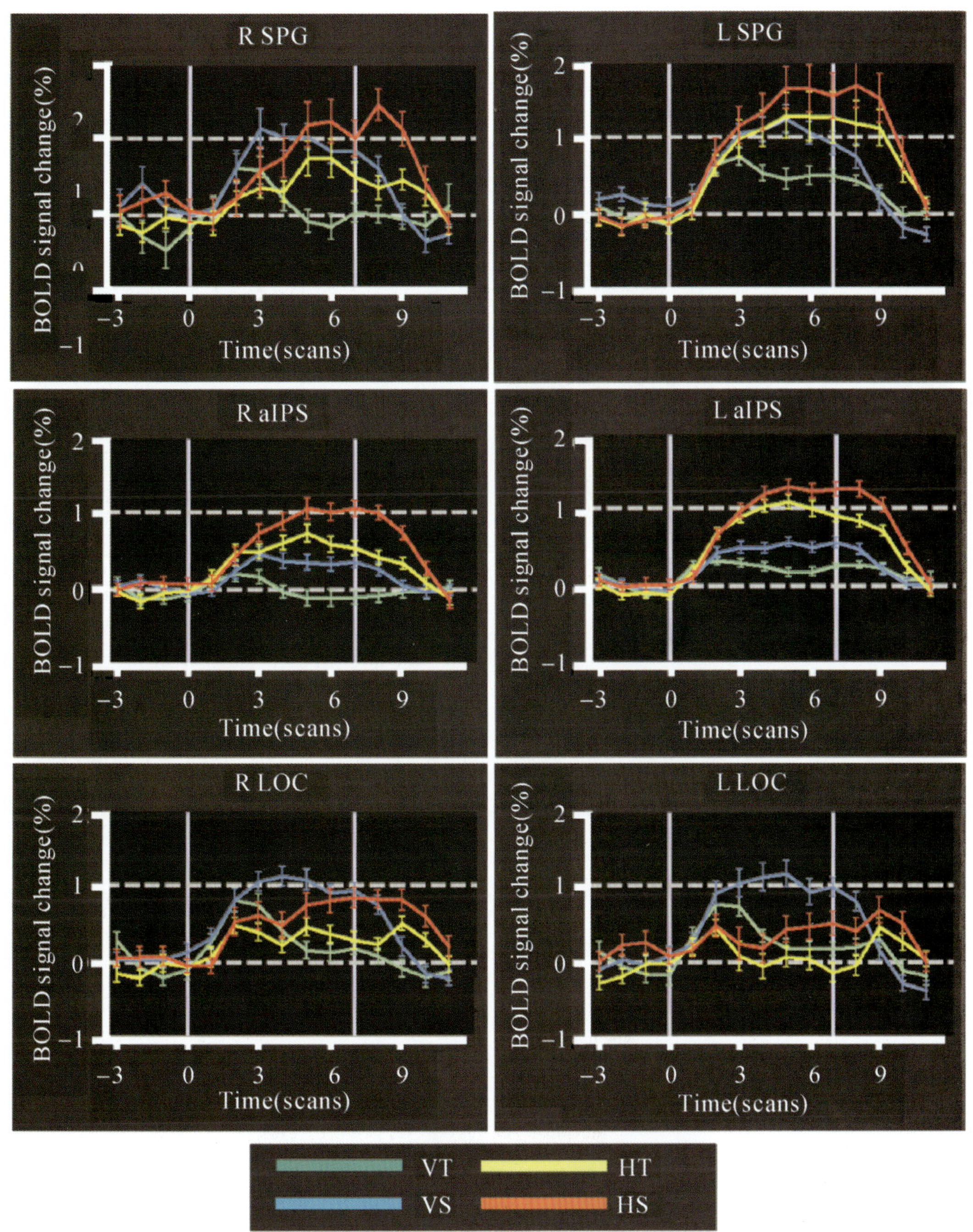

图 3-3-8　在图 3-3-7中显示的各显著激活区域的BOLD信号随时间变化的曲线
（SPG代表顶上回；aIPS代表顶内沟的前部；LOC代表顶枕交界区的外侧部）

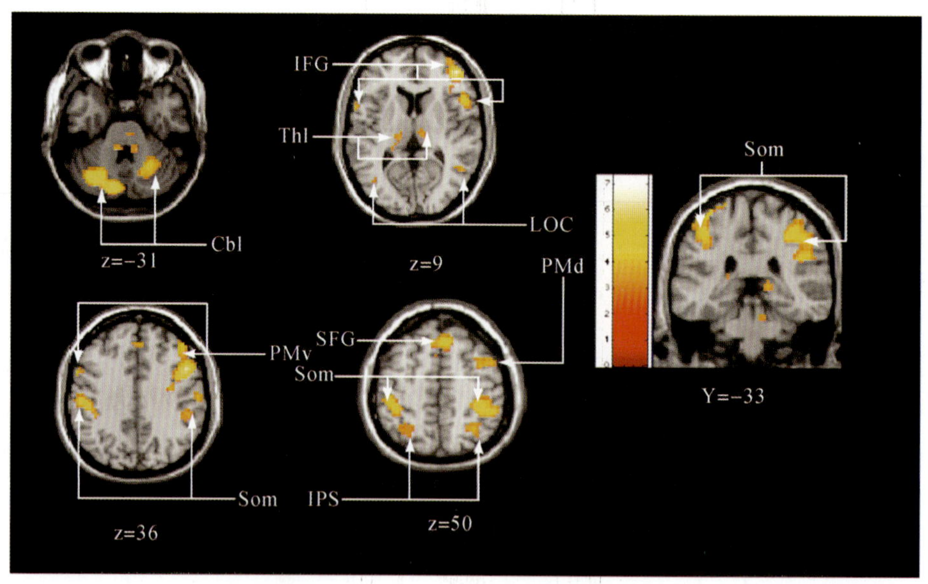

图 3-3-9　正常人在完成触觉任务时的脑功能活动区域（20个正常志愿者）

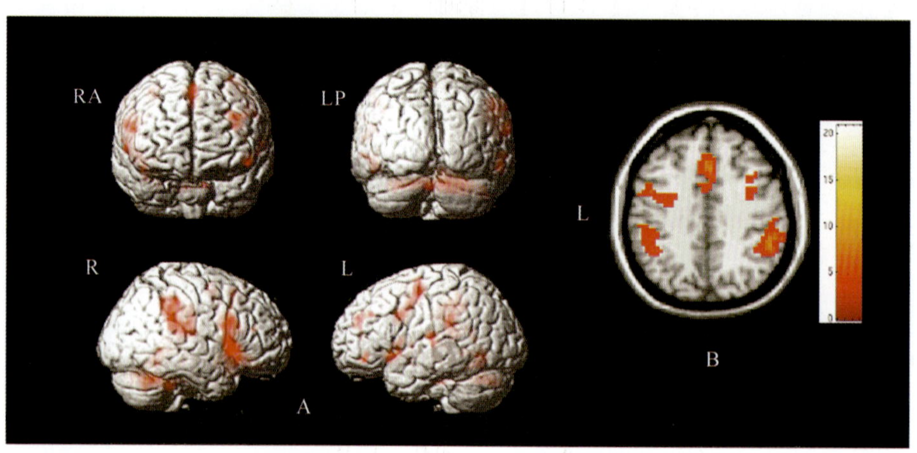

图 3-3-10　与PD组患者年龄相匹配的正常人在完成触觉识别任务时的脑功能活动区域

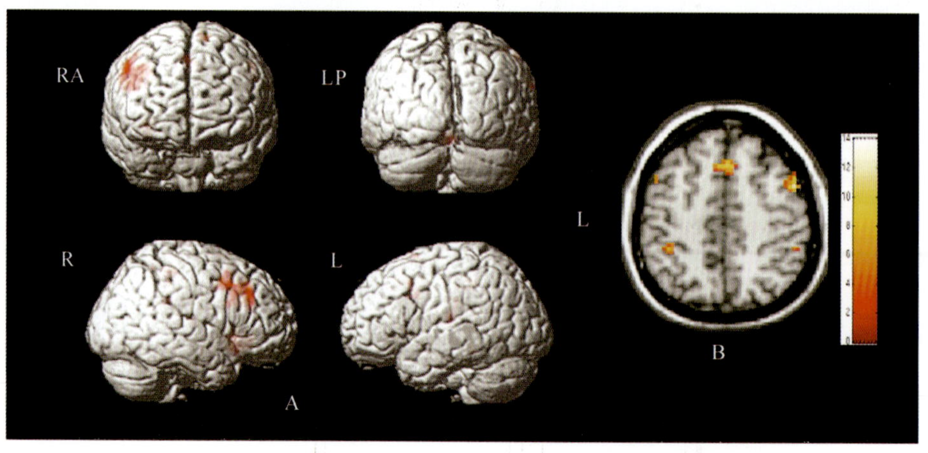

图 3-3-11　PD患者在完成触觉识别任务时的脑功能活动区域

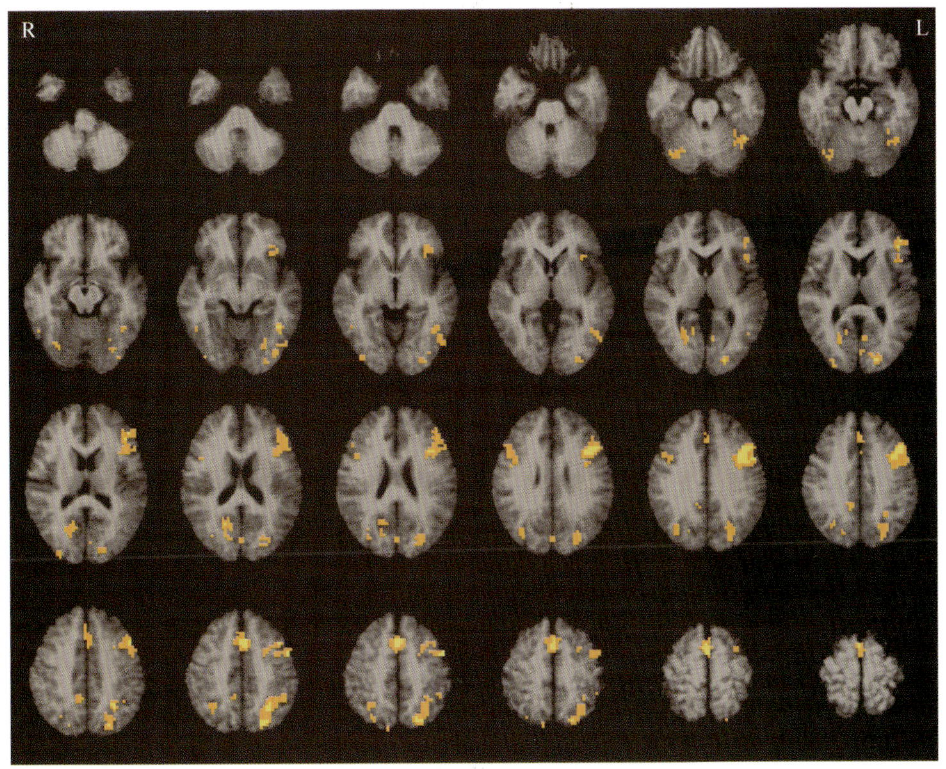

图 3-3-12　健康志愿者在执行词汇联想任务时的大脑激活图

（主要激活区位于左侧额下回、双侧额中回及额叶内侧面、左侧颞叶梭状回、左侧顶下小叶、双侧顶上小叶和双侧枕叶）

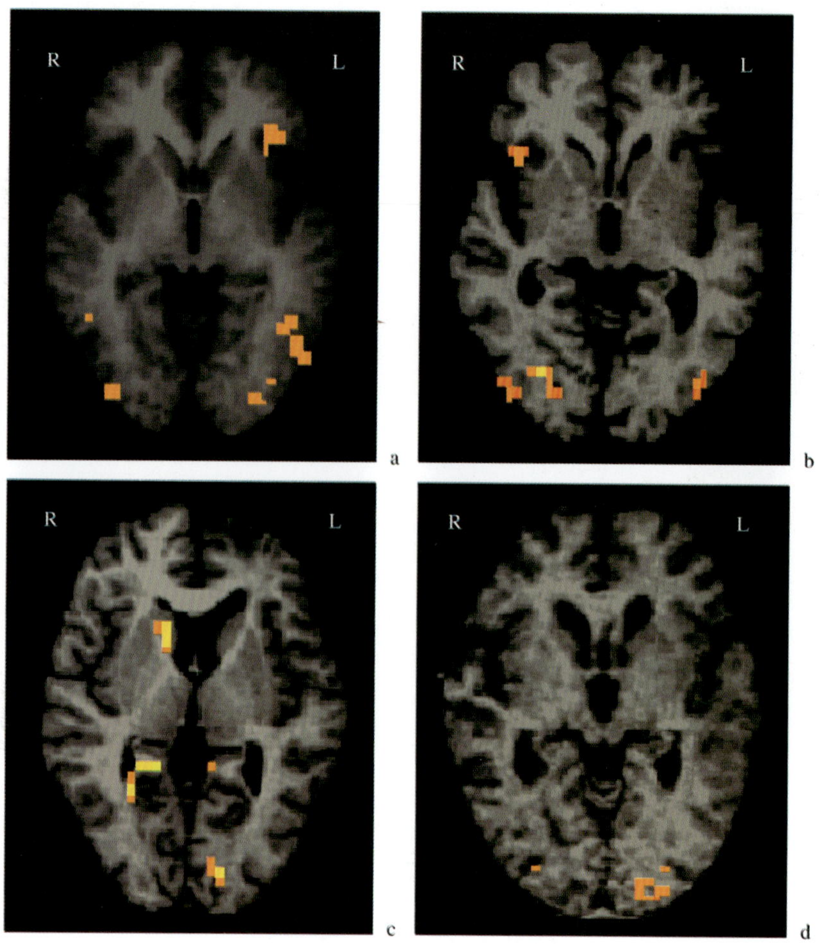

图 3-3-13

(a) 健康志愿者在执行词汇联想任务时的大脑激活图，左上方的亮斑区域表示左侧额下回后部(Broca区)的激活反应；

(b) 病人组例1在执行词汇联想任务时没有左侧Broca区的激活反应，但是右侧大脑半球的对应区域有激活；

(c) 病人组例2在执行词汇联想任务时没有双侧额下回的激活，但是存在右侧基底节区的激活；

(d) 病人组例3在执行词汇联想任务时双侧额下回都没有激活反应

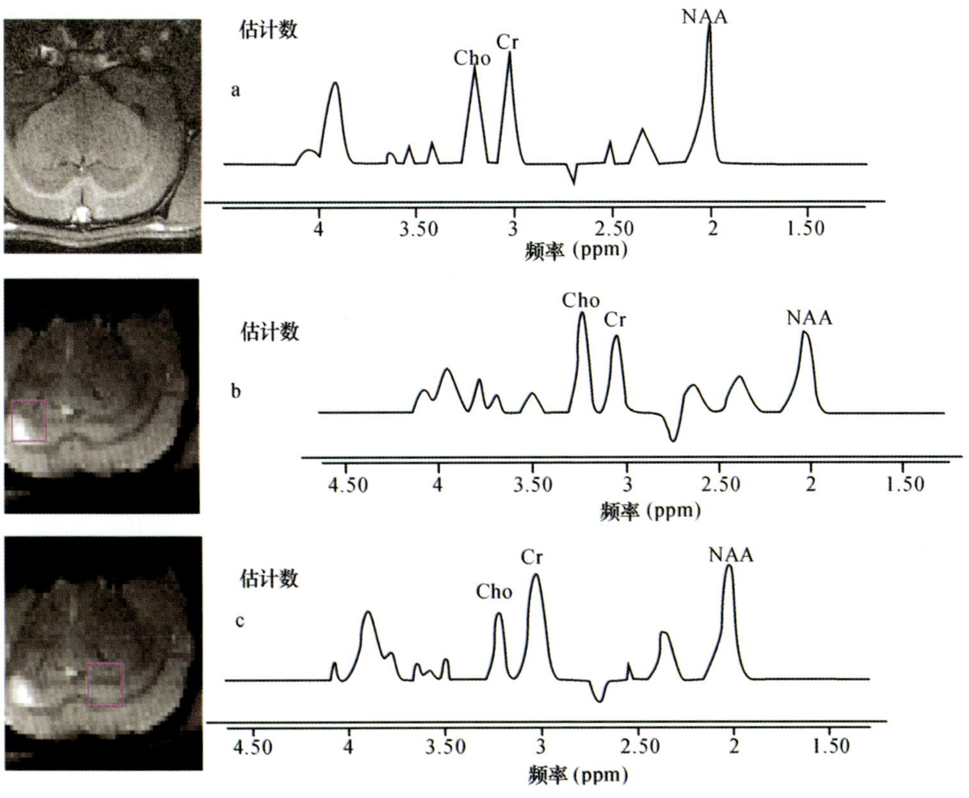

图 3-3-16　活体大鼠的磁共振成像和波谱
（a）对照组；（b）MCAO再灌注组的同侧海马；（c）MCAO再灌注组的对侧海马

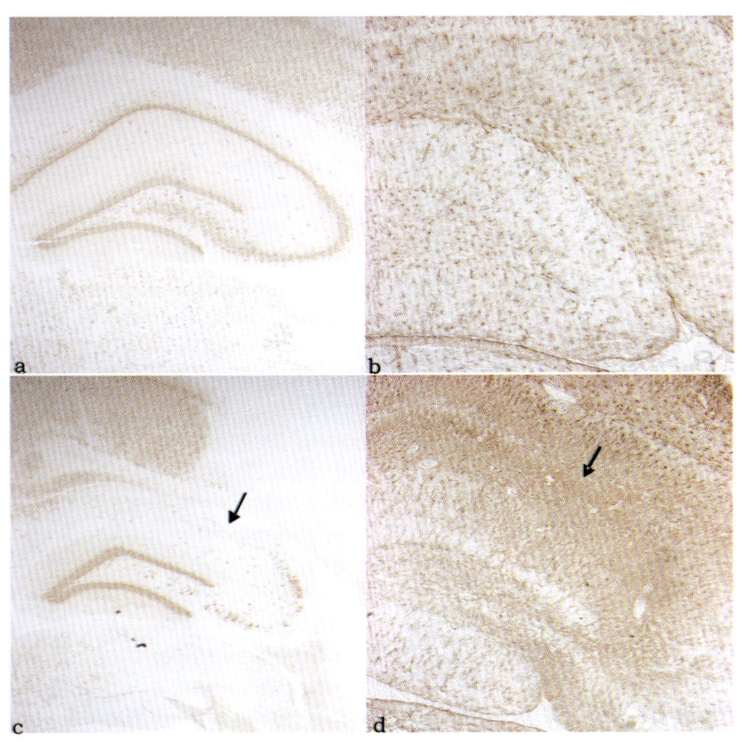

图 3-3-18　45天后海马免疫组织化学检查结果（×10，×200）
（a）对照组中的NeuN表达情况；
（b）对照组中的GFAP表达情况；
（c）MCAO再灌注组的NeuN表达情况（右外侧缺血）；
（d）MCAO再灌注组的GFAP表达情况（右外侧缺血）

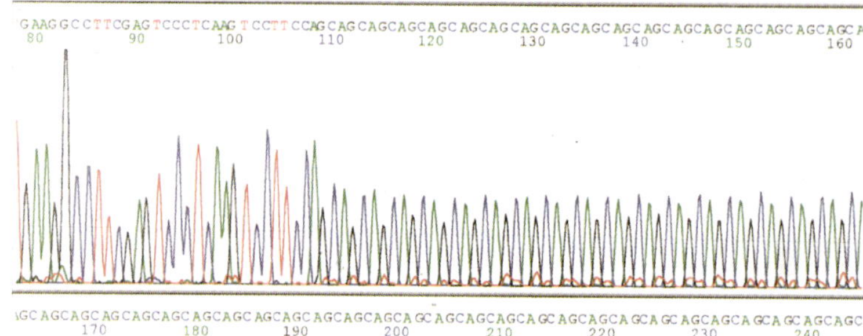

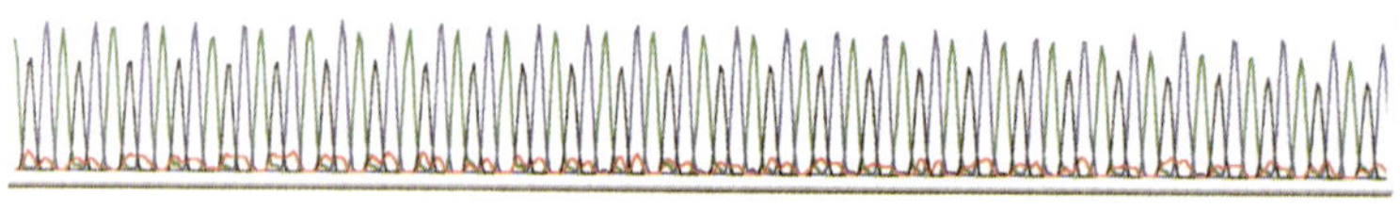

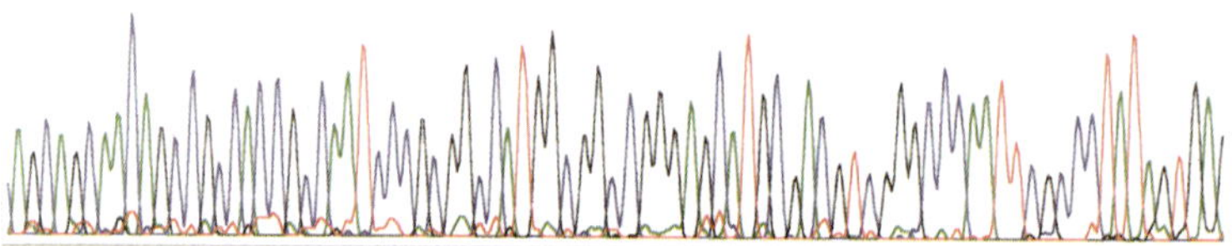

图 3-5-3　　HD患者IT15基因测序图

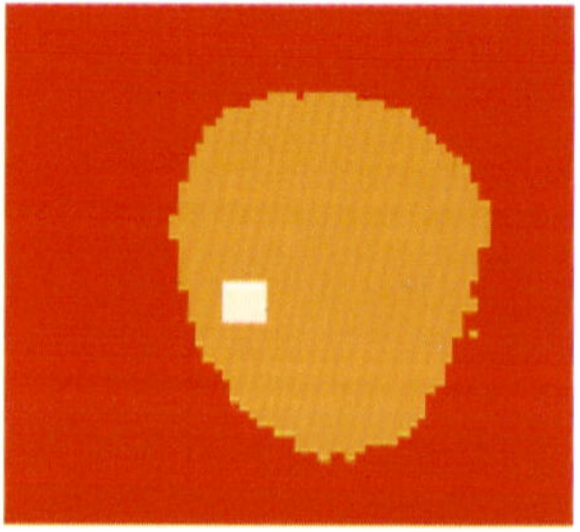

图 4-2-3　　混合数据集

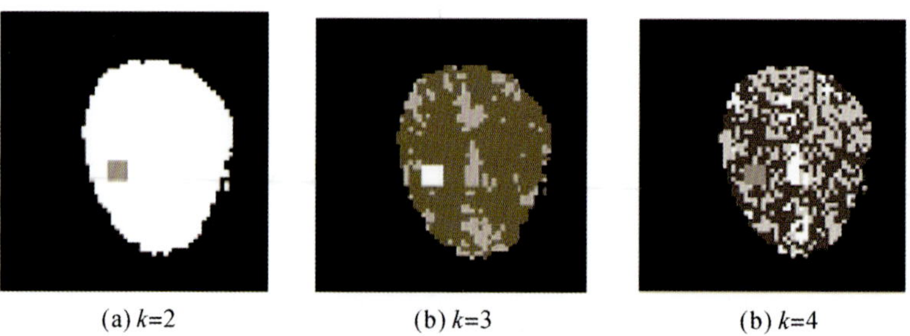

图 4-2-4　　k-均值对混合数据集的聚类结果（k为聚类数）

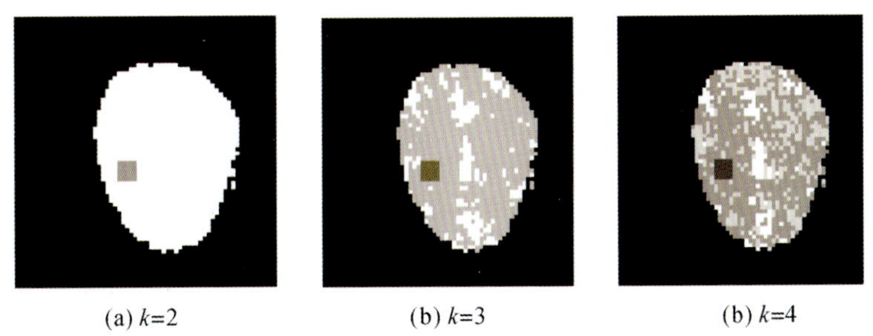

图 4-2-5 ISODATA对混合数据集的聚类结果（k为聚类数）

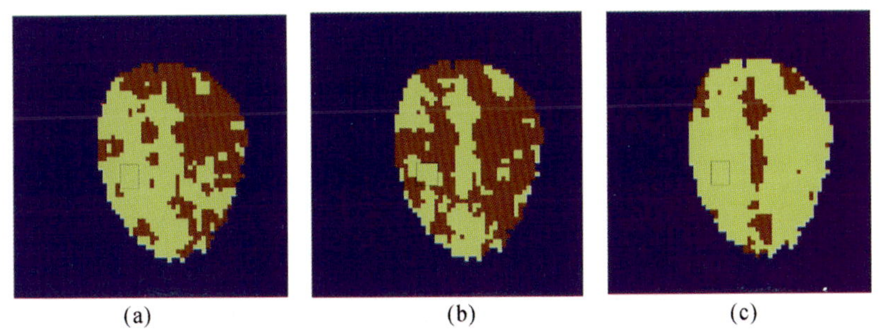

图 4-2-7 混合数据集不平衡问题的处理结果
（a）MFc法；（b） Fcm法；（c） k-means法

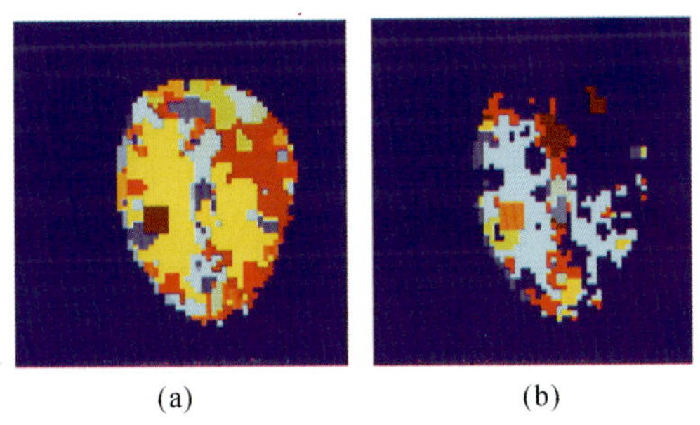

图 4-2-9
（a）原混合数据采用k-means法聚类分析的结果（15类）
（b）经MFc法处理后的数据子集采用k-means法聚类分析结果（9类）

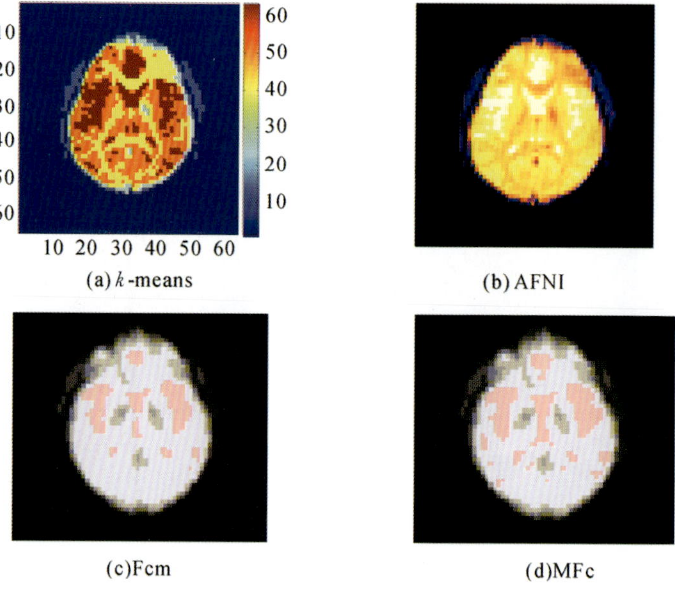

(a) k-means (b) AFNI

(c)Fcm (d)MFc

图 4-2-10 音乐激发fMRI数据的聚类分析

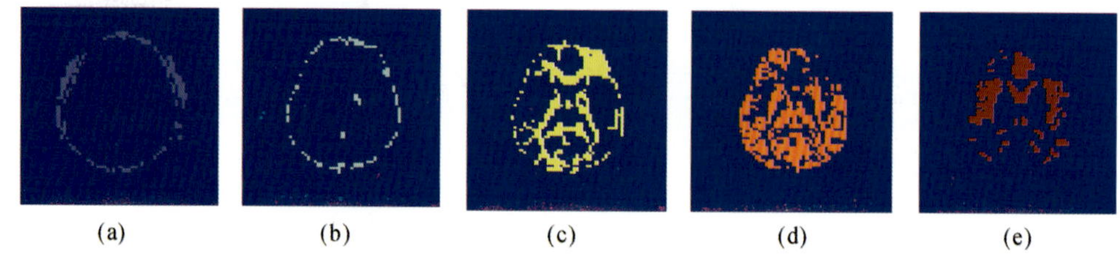
(a) (b) (c) (d) (e)

图 4-2-11 k-means法对音乐激发的fMRI数据分成5类

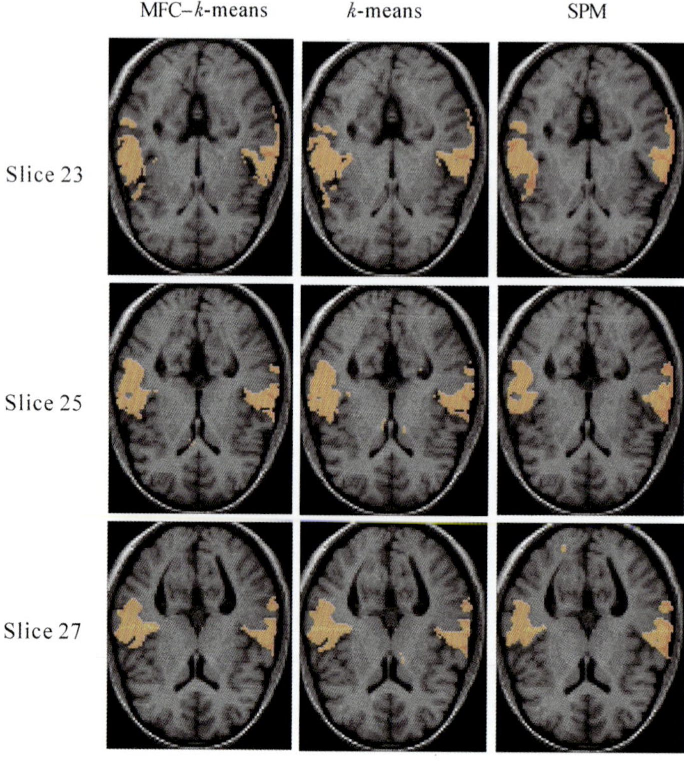

图 4-2-12 MFc+k-means、k-means、SPM法聚类分析结果

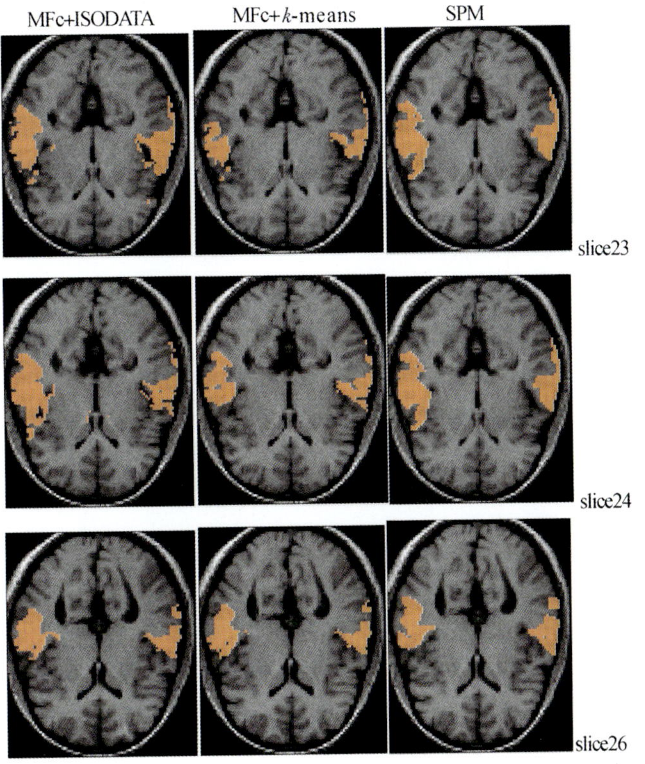

图 4-2-13　MFc+ISODATA、MFc+k-means、SPM聚类分析结果

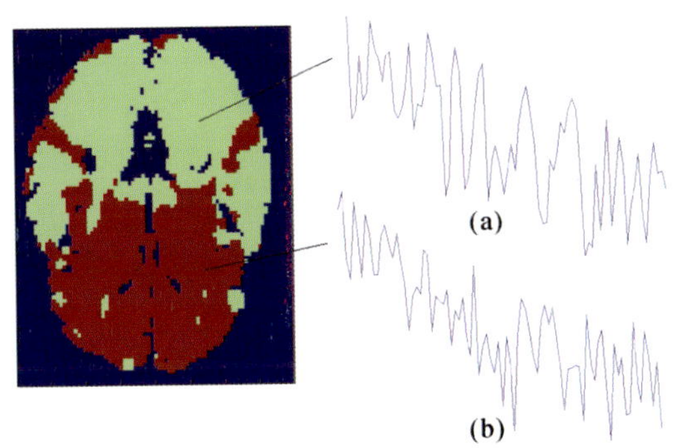

图 4-2-14　用MFc法将第23层分成两个子集的结果
（右边表示是每个子集体素的时间序列的平均值）

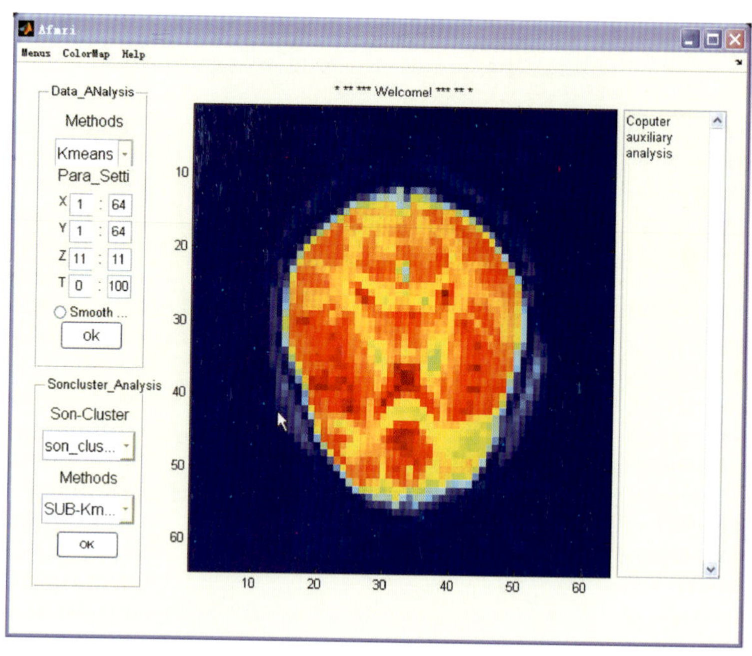

图 4-2-15　　fMRI数据聚类分析平台界面

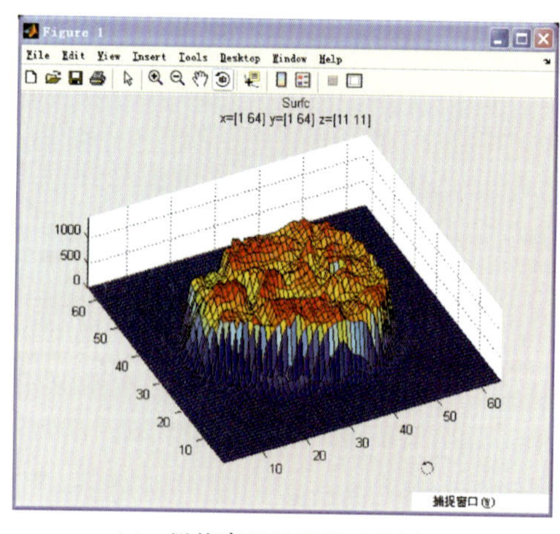

(a)一层体素活动度的三维图

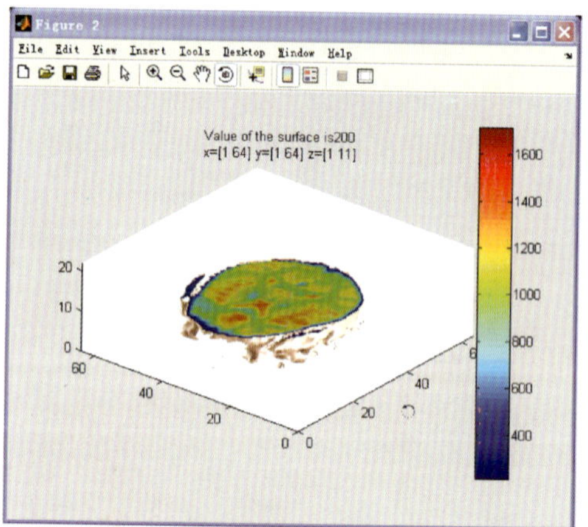

(a)三维视图的层切面

图 4-2-16　　fMRI数据聚类分析的可视化

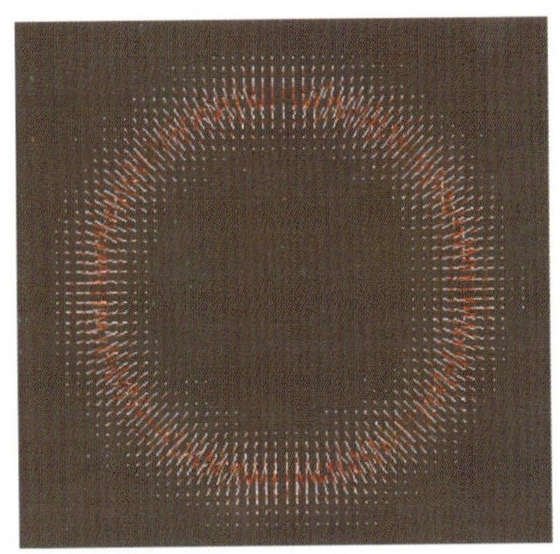

(a)梯度力场示意图

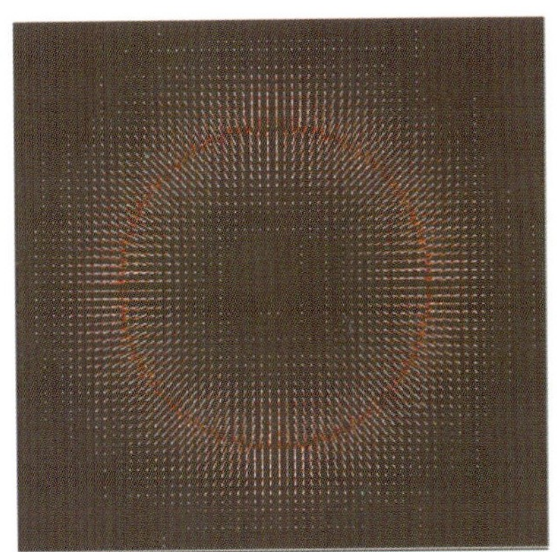

(a)扩散梯度力场示意图

图 4-4-6　梯度力场与梯度扩散力场对比图

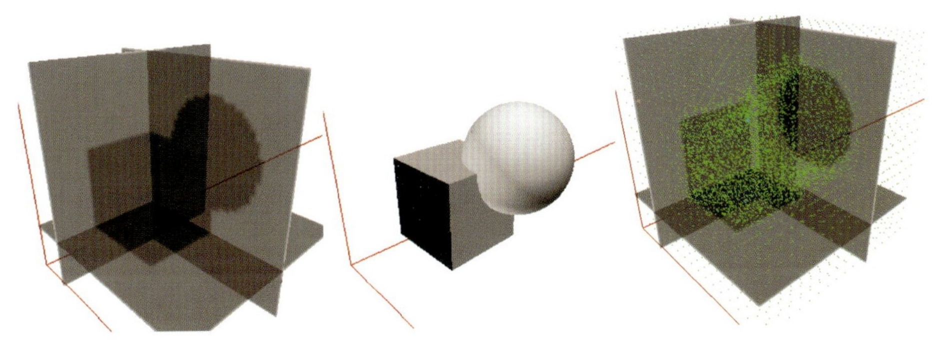

图 4-4-10　从左至右，依次为：合成的图象，合成真值物体，用于计算的粒子云分布示意图

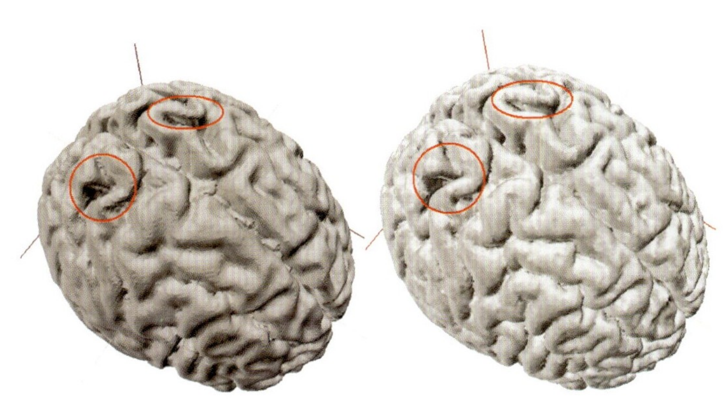

图 4-4-12　自由网格水平集方法分割大脑表面的结果